职业教育护理类专业“十二五”规划教材（行业审定版）

内科护理学

毕清泉　魏秀红　张小兆　主编

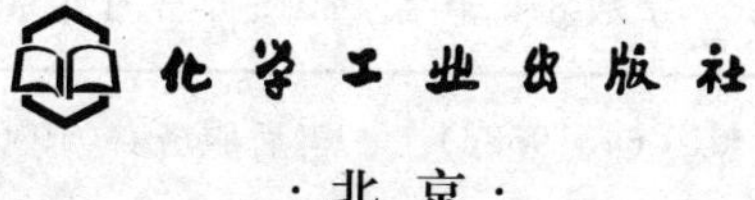

·北京·

本教材共分十章，分别介绍了绪论、呼吸系统疾病患者的护理、循环系统疾病患者的护理、消化系统疾病患者的护理、泌尿系统疾病患者的护理、血液系统疾病患者的护理、内分泌系统及代谢疾病患者的护理、风湿性疾病患者的护理、神经系统疾病患者的护理、传染病患者的护理。编写中，各章按护理程序讲解各类疾病的护理。全书各章章首设有“学习目标”；章末配备“本章小结”和“案例分析”。

本书可供职业院校护理及相关专业使用，也可作为临床护理工作人员的参考用书。

图书在版编目（CIP）数据

内科护理学/毕清泉，魏秀红，张小兆主编．—北京：化学工业出版社，2014.12

职业教育护理类专业“十二五”规划教材（行业审定版）

ISBN 978-7-122-22342-5

Ⅰ.①内…　Ⅱ.①毕…②魏…③张…　Ⅲ.①内科学-护理学-职业教育-教材　Ⅳ.①R473.5

中国版本图书馆CIP数据核字（2014）第268645号

责任编辑：李植峰　张　微　　　文字编辑：何　芳

责任校对：王素芹　　　装帧设计：关　飞

出版发行：化学工业出版社（北京市东城区青年湖南街13号　邮政编码100011）

印　　刷：北京云浩印刷有限责任公司

装　　订：三河市瞰发装订厂

787mm×1092mm　1/16　印张36　字数876千字　2015年3月北京第1版第1次印刷

购书咨询：010-64518888（传真：010-64519686）　售后服务：010-64518899

网　　址：http://www.cip.com.cn

凡购买本书，如有缺损质量问题，本社销售中心负责调换。

定　　价：65.00元

职业教育护理类专业“十二五”规划教材（行业审定版）

教材目录

职业教育护理类专业“十二五”规划教材（行业审定版）

编审委员会名单

职业教育护理类专业“十二五”规划教材（行业审定版）

建设单位名单

（按单位名称笔画排序）

上海中医药大学
上海立达职业技术学院
内蒙古民族大学
长江大学
平阴县职业教育中心
北京市昌平卫生学校
扬州环境资源职业技术学院
江西新余学院
江苏联合职业技术学院南通卫生分院
安徽中医学院
安徽医科大学
沧州医学高等专科学校
阿克苏职业技术学院
武汉铁路职业技术学院
阜阳职业技术学院
金华职业技术学院
荆楚理工学院
南阳医学高等专科学校
南阳医学高等专科学校第一附属医院
重庆医科大学
首都医科大学燕京医学院
泰山医学院
莱阳卫生学校
铁岭卫生职业学院
唐山职业技术学院
海南医学院
聊城职业技术学院
黄淮学院
常德职业技术学院
商丘医学高等专科学校
淮南职业技术学院
淄博职业学院
湖北省荆门市第一人民医院
滨州医学院
滨州职业学院
潍坊医学院
德州学院
衢州职业技术学院

《内科护理学》编写人员

主　编　毕清泉　魏秀红　张小兆

副主编　王　韧　吴　丹　王孟春　王荣俊　余新超

编　者　（按姓名笔画排序）

于艳霞（潍坊护理职业学院）
王　韧（复旦大学护理学院）
王　芳（商丘医学高等专科学校）
王孟春（潍坊市人民医院）
王荣俊（合肥职业技术学院）
王盼盼（安徽医科大学）
王绪英（山东省济南市平阴县人民医院）
毛晓红（潍坊市中医院）
卢　芬（商丘医学高等专科学校）
李双玲（淮南职业技术学院）
毕清泉（安徽医科大学）
许　燕（首都医科大学燕京医学院）
吴　丹（安徽医科大学第二附属医院）
余新超（安徽理工大学）
张小兆（黄淮学院）
陈新娟（潍坊医学院）
高　欣（安徽医科大学）
程　婧（安徽中医药大学）
魏秀红（潍坊医学院）

序

当前，我国医疗卫生事业进入了新的发展时期，在医药卫生体制改革不断深化的大环境下，我国护理事业发展也取得了显著的成效。截至“十一五”末，我国注册护士总数已达到205万，较2005年增长了52%，医院医护比例倒置的问题逐步实现扭转。同时，随着专科护士规范化培训的大力开展，护士队伍的专业技术水平也在不断提高。各级各类医院在落实医改任务过程中，坚持“以患者为中心”，积极改革临床护理模式，使临床护理逐步从简单地以完成医嘱为中心的功能制护理，转变为以责任制整体护理为核心的优质护理，护理实践的内涵不断得到丰富。这就要求责任护士不仅要协助医院完成患者的治疗性工作，而且更加注重运用专业技术知识，全面担负起对患者的专业照顾、病情观察、心理支持、健康教育和康复指导等各项护理任务，以便为患者提供安全、优质、满意的护理服务。这也对护理职业教育提出了更高、更全面的要求。

“十一五”期间是我国职业教育实现跨越式发展的阶段，在经济发展需求的推动下，在教育部《关于全面提高高等职业教育教学质量的若干意见》（教高［2006］16号）以及职业教育“五个对接”“十个衔接”“系统培养”精神的指导下，职业教育不断从传统教育教学模式中蜕变出新，初步实现了从局部的改革到全面的建设。然而，就目前护理职业教育而言，还存在诸多问题，如教学与临床还存在一定的脱节现象，部分教学内容陈旧，往往未及时涉及临床已经应用的新知识和新技术；学校教师下临床较少，尚未真正实现“双师型”队伍的建设；相当一部分学校教学方法相对传统，缺乏对学生综合性、整体性素质的培养，教学过程中缺乏对优质护理理念和工作模式的灌输。此外，尽管“十一五”期间，在各级教育主管部门、各院校以及各出版社的大力支持下，确实出版了一大批优秀的、符合职教特点的教材。然而，职业教育教材建设也还存在一些问题，如教材的内容与职业标准、临床实际对接不紧密，不能反映新技术、新进展；职教特色不鲜明，不能恰当地体现优质护理的观念和工作模式；本科、中高职教材脱节、断层和重复等，不能很好地适应经济社会发展对应用型、技能型人才培养的要求。在对“十一五”期间教学改革进行经验总结和评估的基础上，在《教育部关于“十二五”职业教育教材建设的若干意见》（教职成［2012］9号）精神的指导下，化学工业出版社邀请全国高职高专院校护理类专业的教学负责人和骨干教师，以及临床护理行业的权威专家，共同组织和策划了“职业教育护理类专业‘十二五’规划教材（行业审定版）”的编写工作。

本套教材建设的基本原则是，①遵循“三基五性”的教材编写原则，体现教材的思想性、科学性、先进性、启发性和适用性，从科学素质、创新意识、实践技能等方面实现立体化教学；②符合和满足职业教育的培养目标和技能要求，注意本科教育和职业教育的区别，力求实现中高职教育的有机衔接；③在注重学生全面发展的基础上，以常规技术为基础，以关键技术为重点，以先进技术为导向，体现与临床发展相同步、与当前形势相同步的原则；④注重教材的整体规划性，一方面按基础课和专业课的特点，分别制定了相对统一、规范的教材建设标准，体现整套教材的系统性和规划性，另一方面，协调了不同教材间内容上的联系与衔接，尽量避免遗漏和不必要的重复；⑤体现一线教师编写、行业专家指导、学校与医院结合的全新的教材开发模式，使教材内容切实结合职业岗位的能力需求，实现与医院用人需求的合理对接。

在这套教材的开发中，我们建立了一支能够适应职业教育改革发展要求的教材编审队伍，汇集了众多教学一线老师的教学经验和教改成果，而且得到了来自临床一线护理行业权威专家的指导和支持，相信这套教材的出版不仅能较好地满足护理职业教育的教学需求，而且对促进学科建设、提高教学质量也将起到积极的推动作用。

吴欣娟

2013 年 1 月 30 日

前　言

随着我国社会和卫生保健事业特别是临床护理的快速发展，为了使教材更好地为培养专业护理人才服务，更好地适应医学高职高专教学改革，全面推进素质教育的需要，基于对以往《内科护理学》教材的反思，在内科护理学课程改革及建设的实践中，化学工业出版社组织的职业教育护理类专业“十二五”规划教材（行业审定版）《内科护理学》应运而生。

本教材编写的基本原则是，遵循职业院校护理专业培养目标，本着“以就业为导向、以能力为本位、以发展技能为核心”的职教理念，以适应岗位实际需要为目标，突出应用性、实践性的原则。在教材编写的过程中，特别注重“三基”和“五性”，使学生能够掌握基本理论、基本知识、基本技能，教材充分体现了思想性、科学性、先进性、启发性以及实用性；强调适应职业能力培养，教材内容以培养护生临床实践能力为重点，把实践性、应用性、服务性内容贯穿于整个教材中；构建职业教育新型课程结构，将多学科相关内容优化重组、有机整合，将基础理论与护理实践结合起来，充分体现课程的实用性。

本教材在编写的过程中体现了以下创新点。

（1）编写体例新颖　每节前的“学习目标”，使学生对所学内容的要求十分明确；每章后的“案例分析”，使学生把理论知识与护理对象结合起来，突出了教材的实用性；同时也便于学生通过问题思考进一步理解和掌握所学的知识。

（2）突出先进理念　教材的护理部分体现以人为本的护理理念，教学内容具有较强的针对性和实用性，便于教师针对专业特点，突出教学重点。

（3）强调知识运用　教材文字简练、循序渐进、重点突出、通俗易懂。编写针对护生未来岗位的实际需要，遵循“必需、够用、实用、能用、会用”的原则，精简部分内容。疾病选取合理，对每个疾病的陈述以临床表现、护理诊断/问题、护理措施、健康指导为重点，引导学生学好、学会，主动、积极地去学习和掌握知识内容。

（4）做到四个贴近　一是贴近考试，教材的教学内容与国家护士执业资格考试及全国统一卫生专业技术资格考试相结合，使知识点、创新点、执业点三点结合；二是贴近教师的教学要求，方便教学；三是贴近学生的学习习惯，方便学习掌握；四是贴近临床，理论和实践紧密结合。

本教材共十章，内容分别是绪论、呼吸系统疾病患者的护理、循环系统疾病患者的护理、消化系统疾病患者的护理、泌尿系统疾病患者的护理、血液系统疾病患者的护理、内分泌系统及代谢疾病患者的护理、风湿性疾病患者的护理、神经系统疾病患者的护理以及传染病患者的护理。每个系统或专科的各章的第一节均为概述，简要复习了该系统的解剖结构、生理功能、病因、发病机制或简述该类疾病的分类、共同特点等。第二节列出了该系统或专科疾病带有共性的临床常见的症状和体征，并阐述其护理。第三节以后为该系统常见的具体疾病，每个疾病的内容包括疾病概要和护理，疾病概要的内容大致包括病因及发病机制、病理、分类、临床表现、实验室及其他检查、治疗要点等；护理的内容包括护理评估、护理诊断/问题、护理目标、护理措施、健康教育、护理评价等。另外，每节前有“学习目标”，每章后都有“本章小结”和“案例分析”。

本教材在编写的过程中，参阅了国内外相关教材、专著和研究的观点，并得到了编者所在院校、医院的大力支持，在此一并表示诚挚的感谢。由于时间仓促，编者的能力和知识水平有限，教材中难免存在瑕疵和疏漏之处，恳请使用本教材的师生、临床护理工作者提出宝贵意见和建议，以求再版时改进和完善。

毕清泉

2014 年 12 月

目 录

第一章 绪 论

学习目标

1. 能正确解释内科护理学的概念、范围、结构和内容。
2. 能描述出内科护理学的影响因素和发展趋势。
3. 能准确简述内科护理中护士的角色和作用。
4. 能准确描述学习内科护理学的目的、方法和要求。

内科护理学（medical nursing）是一门临床护理学科，是研究内科患者的生理、心理和社会等方面健康问题的发生、发展规律，运用先进的护理理念和整体护理程序确认和解决患者的健康问题，以达到认识疾病及其预防和治疗、护理患者、促进康复、增进健康的目的。内科护理学建立在基础医学、临床医学和人文社会科学的基础上，是临床护理学中的综合性学科，在临床护理学的理论和实践中具有普遍意义，是现代护理学的一个重要组成部分。因此，护理专业学生必须学好各临床专业课，特别是内科护理学这门临床专业课中的核心课程，为日后成为合格的专业护理工作者打下坚实的基础。

一、《内科护理学》的内容结构

内科护理学与内科学有着紧密的联系，其知识体系的系统性、整体性强，涉及的临床领域广，内容丰富，几乎涵盖了所有的“非手术科”，其内容包括呼吸系统疾病、循环系统疾病、消化系统疾病、泌尿系统疾病、血液系统疾病、内分泌与代谢性疾病、风湿性疾病、传染病、神经系统疾病患者的护理。为构建职业教育新型课程结构，本教材将多学科相关内容优化重组、有机整合，将基础理论与护理实践结合起来，充分体现课程的实用性。在使学生能够掌握基本理论、基本知识、基本技能的基础上，以培养护生临床实践能力为重点，力求把实践性、应用性、服务性内容贯穿于整个教材中。

本教材内容的编写以系统论为基础，秉承整体护理的思想，对每个系统或每类疾病按照护理程序的理念、框架，运用护理学科的专业规范语言进行编写的。其编写结构为：每个系统或专科的各章的第一节均为概述，简要复习了该系统的解剖结构、生理功能、发病机制或简述该类疾病的分类、共同特点等。第二节列出了该系统或专科疾病带有共性的临床常见的症状和体征，并阐述其护理。第三节开始为该系统常见的具体疾病，每个疾病的编写大致包括学习目标、疾病概要和护理三部分，每节前都有本节学习目标，使学生对所学内容的要求十分明确；疾病概要的内容大致包括病因及发病机制、病理、分类、临床表现、实验室及其他检查、治疗要点等；护理的内容包括护理评估、护理诊断/问题、护理目标、护理措施、健康教育、护理评价等。另外，每章后都有本章小结和案例分析，使学生把理论知识与护理对象结合起来，突出了教材的实用性，同时也便于学生通过复习思考进一步理解和掌握所学知识。

二、其他学科的发展对内科护理学的影响

1. 社会需求对内科护理学的影响

随着人类文明和科学技术的飞速进步，社会发展与人民物质文化和生活水平的提高，病因和疾病谱发生了很大的变化，人口老龄化愈来愈严重，人民对卫生服务的需求日趋增长。在我国，心脑血管疾病如高血压、脑梗死、恶性肿瘤、慢性支气管炎、糖尿病等与生活方式及环境因素有关的诸多因素均在威胁人类的生命健康，甚至影响生命质量。慢性疾病呈逐年上升的趋势；虽然一些传染病、寄生虫病得到了基本控制，某些地方病的发病率已成下降趋势，但是性病、艾滋病、乙型病毒性肝炎及一些原本已经控制的传染病如结核病等，感染率和发病率也呈上升趋势；由于不良的生活方式、不健康的生活习惯和环境因素的影响，越来越多的现代人的健康状态处于健康与疾病之间的亚健康状态。心理社会因素对慢性疾病患者健康的影响，促使了传统生物医学模式（biomedical model）向生物-心理-社会医学模式（bio-psycho-social model）的转变。在此基础上，以人的健康为中心的现代护理观也取代了过去以患者为中心的护理观。此外，2003 年首次于亚洲、北美、欧洲爆发流行的一种传染性极强的急性呼吸道疾病——传染性非典型肺炎，2009 年的甲型 H1N1 流感的出现，2014 年在西非爆发的埃博拉病毒和在我国广州爆发的登革热再次引起了对突发性公共卫生事件的重视，增强了在群体层面预防与控制疾病的意识。这些社会需求的变化及人类认识的转变，对护理工作产生了巨大影响，护理学基本理论的充实与提高驱使临床护理实践（包括内科护理学在内）在研究疾病发生、发展过程中，把生物、心理及社会因素密切结合起来考虑，使护理的对象从患者走向健康的人，从个体走向群体，从医院走向家庭社区，走向整个社会。

2. 医学发展对内科护理学的影响

近年来，由于基础和临床医学的进展，尤其是内科学的发展，促进了内科护理学的发展，具体表现在以下方面。

（1）病因及发病机制　随着医学的发展，对疾病的病因及发病机制有了进一步的认识，从而为预防和治疗开辟了新的道路，内科护理学的发展也正是以这些基础学科为起点，进一步提高和丰富起来的。例如，随着遗传学的进展，可通过胎儿绒毛膜或羊水细胞基因中 DNA 的分析，能得到胎儿地中海贫血遗传类型和血友病的产前诊断。由于免疫学的发展，免疫机制障碍在很多疾病中的影响得到重视，应用免疫治疗可提高疗效。药理学的进展使得许多作用显著的新药问世，为疾病提供了更为有效的治疗措施。此外，对病因及发病机制的新认识，也成为临床护理以及对患者进行健康教育和预防指导的理论依据。

（2）检查和诊疗技术　检查和诊疗技术的更新与进步促进了内科护理学的发展。如心、脑、肺的电子监护系统对危重患者进行 24h 监护，密切观测血压、脉搏、呼吸、体温、心电等各项生命体征的变化，在检测指标超出正常范围时及时报警，便于及时发现患者病情变化，提高了危重患者的抢救成功率。现代影像技术如电子计算机 X 线体层摄影、磁共振体层显像、放射性核素检查、超声波诊断技术等的发展，极大地提高了疾病的诊断水平。

（3）治疗技术　近年来，内科疾病的治疗技术在不断提高，如血液透析、腹膜透析等血液净化设备和技术的不断改进，使急慢性肾衰竭、高容量状态、某些急性中毒的治疗效果明显改观，使患者的生存率及生活质量大大提高。器官移植和干细胞移植技术及术后的免疫治

疗使癌症等脏器功能严重衰竭的患者得以生存。心、脑血管的导管诊断和介入治疗技术的提高，使得一些心、脑血管疾病的治疗效果大为改观。

（4）临床护理科研　护理科研的发展丰富了内科护理学的内容，为循证护理提供检索证据，为护理人员的临床实践提供了理论证据的基础。护理科研巩固和精炼了护理专业的知识体系，更加有利于护理专业化的形成和发展。内科护理学的发展离不开护理科研，护理科研是促使内科护理学保持蓬勃发展的不竭动力。因此，这也要求护理人员致力于护理科研的开展，推动包括内科护理学在内的护理学的发展。

三、内科护理学的发展趋势

（1）体现人文关怀　随着人类生活水平的提高，国民对医疗服务的需求也越来越高。这就要求医护人员在提高诊疗技术、临床护理技能的同时，加强对患者的人文关怀。随着生物-心理-社会医学模式的构建与践行，在现代护理观的指导下，护理人员对患者施行以人的健康为中心的整体护理，护理质量得以提高，从而患者的生活质量也得到显著提高。因此，培养临床护理人员的人文关怀思想，为患者提供体贴入微、技术娴熟的人性化服务，尊重患者的人格，保护患者的隐私，重视患者及家属的心理护理，正确认识人的价值、生命的意义，重视临终关怀等是内科护理学未来的发展趋势。

（2）护理实践的飞速发展　人类文明和医学科学技术的飞速发展推动了内科护理学的持续进步，新的知识理论更新、诊疗护理技术的发展使内科护理学的专业性越来越强，分科越来越细，对高新技术的应用越来越多，对临床护理人员的要求也越来越多。护士的角色会不断扩大，除了原有角色，将会根据各个医院的需要设立临床护理专家、护理独立开业者、高级护理咨询者、护理治疗专家、护理顾问、个案管理者等角色。此外，将大力开展社区护理、家庭护理，护理的场所将以医院为主要工作场所转变为以医院、社区、家庭及社会团体为主要场所，以提高整体人群的健康水平和国民的健康水平。

（3）护理教育事业的相应改革　随着护理事业的发展，护理工作范围不断扩大，护士也迎来了新的挑战。目前护士的数量和质量虽然有所增加和提高，但是依然不能满足社会的需要。面对新的治疗技术、新的监护设备、理论知识的更新、护理方法的改进，护理人员对于学习的要求也不断增加。因此，护理教育体系需要进一步完善，继续以护理职业教育为教育的主流，本科、硕士、博士、博士后的护理教育将要不断完善和提高。护理课程的设置体系将更加凸显对人的关注及整体护理思想。

（4）护理科研的蓬勃开展　由于社会的不断发展、科学日新月异，人们对健康及护理专业的要求越来越高，护理教育和护理实践不断发展和提高，护理理论的研究也将进一步深入，使护理专业不断向深度及广度发展，成为一门独立的学科和专业。护理研究是临床护理发展的动力，对护理知识体系的发展有深远影响。因此护理人员有责任和义务通过护理科研改进护理工作方法，推动护理学的发展。

四、内科护理中护士的角色作用

随着护理专业的不断发展，专业护士的角色也越来越多，近年来，随着人们对护理专业要求的不断增加，专业护士的角色范围也在不断扩展。

（1）护理者（caregiver）　即应用自己的专业知识及技能满足服务对象在患病过程中生理、心理、社会文化、感情、精神等方面的需要，帮助服务对象最大限度地保持及恢复健康，预防疾病、减轻痛苦、控制感染，减少服务对象对疾病的各种压力反应等。

（2）协作者（collaborator） 在临床工作中，往往需要医生、护士、营养师、康复治疗师、心理治疗师、社会工作者等多学科专业人员的通力合作，才能对患者提供全面的、协调的、高质量的服务。在多学科专业人员组成的团队中，护士既需要独立对患者进行评估、计划和实施护理，又需要与其他学科专业人员有效沟通、协调合作，探讨解决患者的策略，共同参与决策，为达到护理目标与团队中的其他成员一起努力工作。

（3）沟通者（communicator） 包括收集资料及传递信息。为了提供适合服务对象情况的个体化整体护理，护士必须与服务对象、家属、医生、同事及其他健康工作者沟通，以更好地了解服务对象的情况，使各种健康服务人员更加明确患者的需要及疾病发展过程，最大限度满足患者的需要。

（4）教育者及咨询者（teacher and counselor） 护士必须运用自己的专业及能力，根据服务对象的具体情况对服务对象及家属实施健康教育或提供咨询，包括向服务对象及家属讲授或解答他们有关预防疾病、维持健康、减轻病痛及恢复健康、最大限度达到可自理的知识与技能。

（5）管理者（manager） 专业护士有责任管理及组织患者护理的过程，并注意协调护理过程中各种人员之间的关系，以保证良好的护理质量。

（6）代言者（advocator） 护士应为护理对象提供一个安全的环境，采取各种预防措施以保证患者免受伤害和威胁。在护理对象自己没有能力分辨或不能表达自己意图时，护士应为护理对象辩护。当护士发现一些损害护理对象安全的人或事时，或者当护士发现有任何不道德、不合法或不符合护理对象意愿的事情时，应该挺身而出，坚决捍卫和维护护理对象的安全和权益。

（7）研究者（researcher） 实施护理科研，以检验成果，促进护理专业的发展，提高护理质量，并可进一步丰富护理理论及专业基础知识。更重要的是，护士应培养应用与推广科研成果的意识，用科研成果指导和改进临床实践。

五、内科护理学的学习方法与要求

内科护理学的课程教学包括理论学习、临床见习和毕业实习三个阶段。理论学习以教师课堂讲授为主；临床见习一般在实践基地进行，主要通过典型案例示教、护理查房、病例讨论，指导学生收集资料、书写护理病历及计划等；毕业实习是在实践基地临床老师带教下，对内科患者实施整体护理，把所学的护理理论知识应用于临床的护理实践中。在理论的学习中，要求学生认真系统学习内科护理学的理论知识，积极参与老师和同学交流互动的学习中，加深对教学内容的理解；临床实践中，要求学生能够理论联系实际，主动参与实践，充分锻炼和培训自己的实际工作能力和提高人际沟通能力，并注意职业道德和价值观的培养，树立良好的职业形象。学习内科护理学的方法具体如下。

（1）以课堂的学习目标为导向 采用课堂教学、自学、讨论、示教、临床见习和实习等形式，启发诱导，因材施教，发展智力，培养能力，充分应用现代化的教学手段开展教学活动，以达到最好的教学目的。

（2）注重学科关联 内科护理学是护理专业的核心课程之一，与临床医学和基础医学如病理学，生理学、药理学等有着密切联系，因此，学好本专业课程就要掌握相关知识，加强基本理论、基本知识、基本技能的学习。

（3）坚持理论与实践相结合的原则 内科护理学作为一门综合性的应用学科，它的最大特点就是实践性强。只有把理论和实践结合起来，才能更好地学好内科护理学。因此，学生不仅要认真学习书本知识，还要通过教学见习和临床实习，将理论知识应用于实践，解决临床实际问题，同时在实践中树立尊重患者、关爱患者、以患者为中心的服务意识。针对学习和实践中遇到的问题，能通过查阅文献、综合分析等加以解决。认真完成实践中的各项任务，努力形成护理思维，提高职业能力。

（毕清泉 吴丹）

第二章　呼吸系统疾病患者的护理

第一节　呼吸系统概述

学习目标

1. 能正确描述呼吸系统的解剖结构与生理功能。
2. 能准确解释呼吸系统疾病常用的实验室检查及治疗。
3. 能准确简述呼吸系统的解剖特点与疾病关系。

呼吸系统疾病发病率较高，多种疾病呈慢性过程，可导致肺功能持续性、进行性损害，最终使患者致残甚至危及生命。近年来由于大气污染、环境恶化、吸烟以及人口老龄化等因素，加之呼吸系统特殊的结构，呼吸疾病的流行病学发生了明显改变，如支气管哮喘发病率逐年增加，肺癌发病率位居各种肿瘤首位，肺结核发病率有增长迹象等。

（一）呼吸系统解剖结构

1. 呼吸道

以环状软骨为界被分为上、下呼吸道。从鼻腔到环状软骨称为上呼吸道，包括鼻、咽、喉，除作为气道通气外，还有湿化和净化空气的作用，吸入气体可加温37℃左右，并达到95％的相对湿化；环状软骨以下的气管、支气管至终末呼吸性细支气管末端为下呼吸道。

（1）咽是呼吸道与消化道的共同通道，吞咽时会厌将喉关闭，防止食物进入下呼吸道。环状软骨在声带下方，是喉梗阻时进行环甲膜穿刺的部位。

（2）气管在隆凸处分为左、右两主支气管。右主支气管较左支气管粗、短而陡直，因此异物或吸入性病变（如肺脓肿）多发生在右侧，气管插管过深时亦易误入右主支气管。

（3）气管、支气管黏膜表面由纤毛柱状上皮细胞构成，正常情况下杯状细胞和黏液腺分泌少量黏液。黏液纤毛运载系统和咳嗽反射是下呼吸道的重要防御机制。

2. 肺组织

（1）肺实质　①导气部：主支气管由肺门进入左、右肺中，分支到各肺叶，反复分支成树状，称为支气管树，其反复分支总称为肺的导气部（送气体的功能）。②呼吸部：终末细支气管再分支为呼吸细支气管，继续分支为肺泡小囊，其壁上有肺泡开口连通肺泡，总称肺的呼吸部（具有气体交换的功能）。

（2）肺间质　包括结缔组织及血管、淋巴管、神经等。肺泡上皮细胞有两型。①Ⅰ型细胞：与邻近的肺毛细血管内皮细胞构成气血屏障（呼吸膜）；肺内气体交换主要在肺泡，通过气血屏障进行。②Ⅱ型细胞：分泌表面活性物质，在肺泡表面形成薄薄的液膜，其功能为降低肺泡表面张力，维持肺泡稳定性，防止肺泡萎缩。

(3) 胸膜腔和胸内压　胸膜腔是由胸膜（脏层和壁层）围成的潜在的密闭腔，内有少量液体起润滑作用。胸内压是指胸膜腔内的压力（负压）。胸内负压的生理意义是使肺维持扩张状态，同时促进静脉血及淋巴液的回流。

(4) 肺的血液供应　肺有双重血液供应，即肺循环和支气管循环。

（二）呼吸系统的功能

(1) 气体交换　由三个环节构成呼吸过程，即外呼吸（肺通气和肺换气）、气体在血液中的运输、内呼吸（组织换气）。

(2) 防御功能　调节和净化吸入的空气；清除气道异物；反射性的防御功能；清除侵入肺泡的有害物质；免疫防御。

（三）呼吸系统的解剖特点与疾病的关系

① 呼吸系统是一个开放式系统，不良因子易进入肺脏。

② 呼吸系统有低压、低阻、高容量的生理特点。

（四）呼吸系统疾病常用的辅助检查

(1) 血液检查　血常规、血气分析。

(2) 培养　痰培养、胸腔积液培养。

(3) 影像学检查　X线、CR、CT、MRI。

(4) 纤维支气管镜和胸腔镜检查。

（王绪英）

第二节　呼吸系统疾病常见症状和体征的护理

学习目标

1. 能准确简述咳嗽、咳痰、肺源性呼吸困难、咯血病因及发病机制、常用的实验室检查。

2. 能正确解释咳嗽、咳痰、肺源性呼吸困难、咯血的概念并描述其临床表现。

3. 能运用护理程序的方法对咳嗽、咳痰、肺源性呼吸困难、咯血的患者进行正确的护理和健康指导。

4. 在护理实践中体现护士对患者的爱伤精神和人文关怀。

一、咳嗽与咳痰

咳嗽（cough）是呼吸系统最常见的症状，咳嗽时呈突然的、暴发性的呼气运动，以清除气道分泌物。咳嗽的本质是一种保护性反射。咳痰（expectoration）是借助支气管黏膜上皮纤毛运动、支气管平滑肌的收缩及咳嗽反射，将呼吸道分泌物从口腔排出体外的动作。

常见病因有：①感染，如急慢性咽炎及喉炎、气管-支气管炎、支气管结核、支气管扩张症、肺炎、胸膜炎等；②变态反应性疾病（过敏因素），如支气管哮喘；③理化因素；④气候、环境因素；⑤其他，如肿瘤、气胸、二尖瓣狭窄、服用药物（β受体阻滞剂、血管紧张素转换酶抑制剂）等。

1. 护理评估

（1）健康史　询问患者有无引起咳嗽、咳痰的病因及诱因，病程的长短，时间与规律，咳嗽的性质、音色，痰液的颜色、性质、量、气味及是否容易咳出；咳嗽与体位、气候变化等的关系；有无伴随症状；有无吸烟史；有无相关的职业和环境因素；询问既往和目前检查、用药和治疗情况。

（2）身体状况　有无体温升高、脉率增快、血压变化、意识障碍。皮肤黏膜变化，有无缺氧变化，是否有强迫体位（端坐体位等），呼吸音是否正常，有无干湿性啰音等。

（3）心理-社会状况　是否存在因夜间咳嗽和大量咳痰而感觉疲乏、烦躁不安、失眠、焦虑和抑郁等不良情绪。另外，了解是否存在因疾病如肺结核而导致周围健康人群的歧视等。

（4）实验室及其他检查　血常规检查看白细胞数量及中性粒细胞的比例。痰液检查有无致病菌。血气分析看氧分压及二氧化碳分压的变化。肺功能检测有无异常。

2. 护理诊断/问题

（1）清理呼吸道无效　与无效咳嗽、痰黏稠或分泌过多、胸痛、意识障碍、体力下降等有关。

（2）有窒息危险　与年龄、呼吸肌无力、过度镇静、呼吸道分泌物增多、意识障碍等有关。

3. 护理目标

患者能有效咳嗽，痰液易咳出；能正确采用有利于体位引流的合适体位；能配合胸部叩击等方法，排出痰液；焦虑减轻或消失；未发生并发症。

4. 护理措施

（1）促进有效排痰的措施

① 保证体液容量：鼓励患者多饮水，增加体内水分，必要时亦可适当增加静脉补液，以利于呼吸道痰液的稀释和排出。

② 气道湿化——超声雾化吸入：用温开水、蒸馏水或生理盐水进行雾化吸入，针对病情和痰液情况，亦可加入抗生素或糜蛋白酶等药物。

③ 物理治疗

a. 定时翻身：对于昏迷的患者做到每 2h 翻身一次。

b. 胸部叩击护理：叩背护理可通过对胸部有节律的震动，间接地使附着于肺泡周围支气管壁的痰液松动、脱落，易于咳出。叩背操作时，将五指并拢，掌指关节屈曲，指前部和大小鱼际与患者皮肤接触，腕关节均匀有力。叩击自上而下，由外向内，同时嘱患者深呼吸，用力咳嗽。对于老年及危重患者，叩背时用力不宜过猛，同时要观察患者的面色、呼吸、心率等情况。每次叩击时间为 5～15min，安排在患者餐后 2h 或者是餐前 30min 完成。每一个肺叶叩击 1～3min，每分钟叩击频率为 120～180 次。

c. 体位引流（重力引流）：根据肺部感染的部位，通过体位姿势的变化促进排痰。可根据胸部 X 线片，肺部听诊明确感染的叶、段。肺上叶宜取半卧位；中叶取仰卧或健侧卧位；下叶取俯卧位。每天体位引流 2 次，每次 15～20min，可配合胸部叩击，对于危重患者要观察呼吸、心率情况，防止意外，呼吸衰竭、明显呼吸困难发绀者、近 1～2 周有大咯血患者、严重心血管疾病患者及老年人体弱不能耐受者禁用体位引流。适用于肺脓肿、支气管扩张症有大量痰液不能排出的患者。慢性阻塞性肺疾病患者，尤其是老年患者，往往有咳痰无力和反应迟钝，使痰液不易咳出，不利于呼吸道感染的治疗。采用胸部物理排痰法和湿化呼吸道等措施，有效地促进了痰液的排出，为呼吸道炎症的治疗起到了积极有效的作用。

d. 机械吸痰：适用于无力咳出黏稠痰液、意识不清或排痰困难者。可经患者的口、鼻腔、气管插管或者气管切开处进行负压吸痰。注意事项：每次吸痰时间小于15s。2次吸痰间隔大于3min，吸痰动作要轻柔、迅速。吸痰前、后给患者适当提高氧浓度。注意严格无菌操作，避免医源性感染。

(2) 病情观察　评估痰的性状、量、色、气味，听诊呼吸音、评估患者咳嗽能力，监测每天液体摄入量，保证饮水＞1500mL。

(3) 饮食护理　保证每日摄入足够的热量，宜进富含维生素、易消化食物，增进食欲。避免油腻、刺激、易于产气的食物，防止便秘、腹胀影响呼吸。对张口呼吸、痰液黏稠者，补充足够水分，使每天饮水量达到1.5～2L，并做好口腔护理。

(4) 环境与休息　为患者提供安静舒适的病史环境，保持室内空气清新、洁净，注意通风。维持适宜的温度（18～20℃）和湿度（50%～60%），以充分发挥呼吸道的自然防御功能。哮喘患者室内避免有过敏原，如尘螨、刺激性气体、花粉等。使患者保持舒适体位，采取坐位或者半坐位以改善呼吸困难和咳嗽排痰。

(5) 用药护理　遵医嘱给予抗生素、止咳、祛痰药物，静滴、口服、雾化吸入，掌握药物的不良反应。不滥用药物，咳痰困难者慎用强镇咳药物。

5. 健康教育

注意劳逸结合，生活规律。帮助患者了解咳嗽咳痰的病因和诱因，避免受凉，不要吸烟、酗酒，适量参加体育锻炼，增强体质。防止过度疲劳，防止原发疾病的复发。

6. 护理评价

患者能否进行有效咳嗽，呼吸道通畅。咳嗽次数减少或消失，痰量减少或无咳嗽。

二、肺源性呼吸困难

呼吸困难（dyspnea）是指患者主观感觉空气不足、呼吸不畅；客观上表现为呼吸用力，呼吸频率、深度及节律的异常。肺源性呼吸困难是指呼吸系统疾病引起患者自觉空气不足、呼吸费力，并伴有呼吸频率、深度与节律的异常。严重时出现鼻翼扇动、张口或端坐呼吸。急性者常见于肺炎、气胸、胸腔积液、肺梗死，慢性者常见病因为慢性阻塞性肺疾病（COPD）、弥漫性肺间质纤维化等。临床上有三种类型。①吸气性呼吸困难：吸气性呼吸困难在严重时会出现胸骨上窝、锁骨上窝、肋间隙凹陷，称为“三凹征”。常伴有干咳和哮鸣音，多见于喉水肿、痉挛、气管异物。②呼气性呼吸困难：见于支气管哮喘、慢性阻塞性肺气肿、喘息型慢支。③混合性呼吸困难：见于重症肺炎、肺结核、大量胸腔积液、气胸等。

1. 护理评估

(1) 健康史

① 起病缓急：突发者多见于呼吸道异物、张力性气胸等；起病急者考虑急性肺水肿、肺不张、气胸、大叶性肺炎；起病缓慢者多为COPD、慢性肺心病、肺结核等。

② 有无诱因：支气管哮喘发作多有过敏原接触史；与活动有关者常见于心脏疾病慢性肺心病、间质性肺炎；自发性气胸多与过度用力或屏气用力有关。

③ 年龄、性别：青年人多为肺结核、胸膜疾病；女性突发呼吸困难应该考虑癔症；老年人多为肺癌、COPD、冠心病等。

④ 伴随症状：有无咳嗽、咳痰、胸痛、发热、神志等改变。

⑤ 活动情况：中度以上体力活动引起的呼吸困难为轻度；轻度体力活动所致的呼吸困

难为中度；休息时也有呼吸困难为重度。

⑥ 心理反应：有无紧张、焦虑、注意力不集中、失眠、恐惧等。

(2) 身体状况　患者是否有烦躁不安、神志恍惚、谵妄甚至昏迷；是否有表情痛苦、鼻翼扇动、张口呼吸或点头呼吸；呼吸频率、深度和节律变化，检查是否有桶状胸，双肺肺泡呼吸音减弱或者消失，干湿性啰音等。

(3) 心理-社会状况　因患者经常感觉呼吸困难、憋气和濒死感，表现为精神紧张、疲乏、注意力不集中、失眠、抑郁、焦虑和恐惧等；病情反复时还会给患者带来较重的精神负担，容易对治疗失去信心，同时给患者家庭带来沉重的精神、经济负担，故需评估患者及家属能否应对疾病带来的生活方式变化。

(4) 实验室及其他检查　动脉血气分析测定氧分压及二氧化碳分压，以了解患者呼吸状态，明确其肺功能情况。

2. 护理诊断/问题

(1) 气体交换受损　与呼吸道痉挛、呼吸面积减少、换气功能障碍有关。

(2) 活动无耐力　与呼吸功能受损导致机体缺氧有关。

3. 护理目标

① 患者能自述呼吸困难程度减轻。

② 能进行有效的休息和活动，活动耐力逐渐提高。

4. 护理措施

(1) 生活护理　保持环境安静、空气清新、温湿度适宜，避免刺激性气体的吸入。哮喘患者室内避免过敏原如花草、尘螨，危重患者需入住重症监护病房。协助患者采取半坐卧位或端坐位休息，以减轻呼吸困难。必要时放置跨床小桌，以便患者伏桌休息。病情较轻者可合理安排活动量，逐步提高肺活量。保证每日的热量充足，避免刺激性强、易产气的食物，防止便秘、腹胀等。对于张口呼吸、痰液黏稠者，需补充足够的水分并进行口腔护理。

(2) 病情观察　动态观察病情变化和呼吸困难的类型、程度和进展。有条件的可监测血氧饱和度、动脉血气分析的变化；无条件时观察呼吸道是否通畅，口唇、颜面和甲床的颜色变化；观察有无心衰和严重心律失常，便于及时处理。

(3) 缓解呼吸困难　①氧疗：保持呼吸道通畅，给予合适的氧疗以纠正缺氧，给鼻导管低流量（1～2L/min)、低浓度持续吸氧，必要时气管插管或使用呼吸机辅助呼吸。②指导患者使用腹式呼吸或缩唇呼吸，提高通气量。a. 腹式呼吸：取立位或坐位，一手放胸前，一手放腹部，吸气时用鼻吸入，尽力将腹部挺出，使腹内压下降，协助膈肌下降运动，帮助吸气，呼气时用口呼出，作吹口哨状，防止呼气期小气道陷闭，从而影响呼气，同时腹部内收，使腹内压增加，帮助膈肌向上运动，有助于呼气。b. 缩唇呼吸：吸气时让气体从鼻孔进入，屏气片刻再进行缩唇呼气，呼气时缩拢口唇呈吹哨样，使气体通过缩窄的口型徐徐将肺内气体轻轻吹出，每次呼气持续 4～6s，然后用鼻子轻轻吸气，吸气和呼气的时间比例为 1∶2 或 1∶3。

(4) 用药护理　按医嘱应用支气管扩张药、呼吸兴奋药等，观察药物疗效和副作用。对于使用大剂量激素患者，需观察胃液的颜色、量、性质及大便颜色、量、性质，以及有无上腹部不适等，遵医嘱给予胃黏膜保护药预防应激性溃疡。

(5) 心理护理　患者烦躁不安、焦虑等会加重呼吸困难的程度，护理人员应多陪伴患者，稳定其情绪，指导患者多做缓慢深呼吸，使之放松、配合治疗，发现异常需及时给予心理干预和疏导，适时安慰患者，增强其安全感。同时需向患者家属交代病情，取得家属的理解和支持。

5. 护理评价

① 患者无发绀，呼吸频率、深度和节律趋于正常或者呼吸平稳。

② 日常活动量增加，不感到疲乏。

三、咯血

咯血（hemoptysis）是指喉以下呼吸道和器官出血经口排出体外（是内科急症的常见症状，大量咯血可致窒息死亡）。常见病因：①支气管疾病，如支扩、慢支、支气管结核等；②肺部疾病，如肺结核、肺炎、肺癌、肺水肿等；③心血管疾病，如二尖瓣狭窄、急性肺水肿等；④全身性疾病，如血液病、结缔组织病等。根据咯血量临床将咯血分为痰中带血；小量咯血＜100mL/24h，中量100～500mL/24h，大量＞500mL/24h或一次超过300mL。

1. 护理评估

（1）病史　有无肺结核、支气管扩张症、肺癌等疾病。

（2）身体状况

① 咯血的量、颜色、次数等。

② 窒息先兆表现：胸闷气促，咯血不畅，紧张、面色灰暗、喉部痰鸣音、咯血突止等。

③ 窒息表现：表情恐怖、张口瞠目、两手乱抓、挣扎坐起、抽搐、大汗淋漓、牙关紧闭、神志突然丧失、面色青灰等。

2. 护理措施

窒息的抢救：①保持呼吸道通畅，立即清除气道内血凝块，用吸引器吸血，无条件时可用手抠出血块，使患者保持头低脚高45°。②俯卧位，并轻拍健侧背部，以利血液流出。③紧急情况时应考虑进行气管插管或气管切开，以较粗内径的鼻导管经气管导管内吸引。④对呼吸、心跳停止者，应立即进行心肺复苏。

四、胸痛

胸痛是指病变累及壁层胸膜时引起（为一种局限性锐痛）。常见病因：胸内脏器病变（胸膜炎、气胸、肺癌等）、心血管病变（心绞痛、心肌梗死等），食管病变（食管癌）、纵隔病变等；神经精神性胸痛（如肋间神经炎或其他放射的牵引痛）；胸壁病变（外伤、带状疱疹、胸肌劳损、肋软骨炎、骨折）等。

（王绪英）

第三节　急性呼吸道感染患者的护理

学习目标

1. 能准确简述急性呼吸道感染常见的病因及传播途径和治疗要点。
2. 能正确描述急性呼吸道感染的分类、常见的临床表现及常用的辅助检查方法。
3. 能运用护理程序的方法对呼吸系统患者进行正确的护理和健康指导。
4. 在护理实践中，体现护士对患者的爱伤精神和人文关怀。

一、急性上呼吸道感染患者的护理

急性上呼吸道感染（acute upper respiratory tract infection）是指鼻、咽、喉部急性炎症的统称，是呼吸道最常见的传染病。大多数由病毒引起，少数由细菌所致。发病率高，传染性强，而且可致严重并发症，必须积极防治。

【疾病概要】

1. 病因及发病机制

70％～80％由病毒引起，主要有鼻病毒、流感病毒、副流感病毒、呼吸道合胞病毒、腺病毒、埃可病毒、萨科奇病毒、麻疹病毒、风疹病毒等，少数由细菌直接感染或继发于病毒感染之后，主要为溶血性链球菌，其次为流感嗜血杆菌、肺炎球菌、葡萄球菌，偶见革兰阴性杆菌。主要诱因包括受凉、淋雨、过劳等使全身或呼吸道局部防御功能下降而发病。本病全年皆可发生，冬、春季多发。气候突变时流行，多为散发。主要经飞沫传播，也可因接触病毒污染的用具而传播。

2. 临床表现

（1）症状　全身症状较轻，局部（鼻、咽、喉）症状重（为主）。

① 普通感冒：俗称“伤风”或“上感”。成人多由鼻病毒、副流感病毒引起，潜伏期短(1～3d)，起病急，主要为鼻部症状，初期有咽干、喉痒，继而出现打喷嚏、鼻塞、流涕，可伴咽痛，有时由于耳咽管炎使听力减退。可伴咽痛、头痛、流泪、呼吸不畅、声嘶、干咳或咳少量黏液等。可有全身不适，不发热或有低热，食欲缺乏，鼻和咽部黏膜充血和水肿，如无并发症，一般5～7d痊愈。

② 病毒性咽炎、喉炎和支气管炎：a. 急性病毒性咽炎，临床特征为咽部发痒和烧灼感，轻度疼痛。体检咽部明显充血、水肿，颌下淋巴结肿大，可有触痛，腺病毒感染时可伴有眼结膜炎。b. 急性病毒性喉炎，以声音嘶哑、说话困难、咳嗽时疼痛为特征，常有发热、咽炎和咳嗽。体检可见喉部水肿、充血，局部淋巴结轻度肿大，伴触痛，可闻喘鸣音。c. 急性病毒性支气管炎，临床表现为咳嗽、无痰或少量黏痰，伴有发热、乏力、声嘶。

③ 细菌性咽-扁桃体炎：多由溶血性链球菌引起。起病急，有明显咽痛、畏寒、发热，体温可达39℃以上，体检咽部明显充血，扁桃体肿大、充血，表面有黄色点状渗出物，颌下淋巴结肿大，有压痛。

④ 疱疹性咽峡炎：主要由柯萨奇病毒A致病，多发于夏季，多发人群为儿童，表现为咽痛明显，伴发热，病程约1周。体检可见喉部充血、水肿、局部淋巴结肿大。可闻及喉部喘鸣声。

⑤ 咽结膜热：发热、咽痛、畏光及流泪，咽及结膜明显充血，常发生于夏季，通过游泳传播，以儿童常见。

（2）并发症　（向上）急性鼻窦炎、中耳炎；（向下）气管、支气管炎；部分患者可继发变态反应，如风湿病、肾小球肾炎、心肌炎等严重并发症。

（3）实验室及其他检查

① 血液检查：病毒感染常见白细胞计数正常或偏低，淋巴细胞比例相对升高；细菌感染常见白细胞计数升高，分类中性粒细胞升高或核左移。

② 病原学检查：包括痰液涂片及痰培养（最常用的病原学检测方案）。

③ 胸部X线检查：多无异常的变化。

3. 治疗要点

病毒感染目前尚无特殊抗病毒药物，以休息、对症处理、忌烟、多饮水、保持室内空气流通、防治继发细菌感染为主。

【护理】

1. 护理评估

(1) 健康史 有无与急性上呼吸道感染患者密切接触史；有无受凉、淋雨及过度劳累等诱因；呼吸道有无慢性炎症。

(2) 身体状况

① 症状：可轻可重，取决于患者患的是哪种呼吸道感染，大部分会有发热。

② 体征：一般无明显的异常，重者可以出现并发症的体征。

③ 实验室及其他检查：血液检查、病原学检查、胸部 X 线检查等符合急性上呼吸道感染。

④ 并发症：急性鼻窦炎、中耳炎及急性气管-支气管炎，病毒性心肌炎、肾小球肾炎、风湿热等。

(3) 心理-社会状况 患者因发热等症状导致情绪低落，或因发生并发症而焦虑，有的则因为知识缺乏，不及时就医而耽误病情。

2. 护理诊断/问题

(1) 体温过高 与病毒和（或）细菌感染有关。

(2) 潜在并发症 鼻窦炎、风湿病、肾炎、心肌炎等。

(3) 知识缺乏 缺乏疾病防治知识。

3. 护理目标

3～5d 体温接近或恢复正常，减少或避免并发症发生。

4. 护理措施

(1) 环境与休息 卧床休息，保持室内空气流通，调节适宜温湿度。

(2) 饮食护理 多饮水，补充足够的热量，给予清淡易消化、富含营养的食物。高热期以及药物退热时给予足够的水分，防止内环境紊乱。

(3) 病情观察 观察体温、脉搏等生命体征；观察患者痰液颜色、性质、量和气味；正确收集痰标本，及时送检；注意病情的流行情况以及各种并发症的症状、体征；及时了解患者治疗的依从性、治疗效果、药物的不良反应，定期检查血常规、X 线胸片等指标，防止病情进展为肺炎。

(4) 用药护理 按医嘱给予抗感染治疗，观察药效及副作用。

(5) 对症护理 体温超过 39℃时需进行物理降温，如头部冷敷，冰袋置于大血管部位，冰水或酒精擦浴等，必要时按医嘱应用药物降温，观察并记录降温效果，退热时患者常大汗淋漓，应及时擦干，更换衣服及被褥，年老体弱应注意观察血压、脉搏变化，以防虚脱。加强口腔护理，防止口腔感染，鼓励多饮水、多漱口，唇裂可涂护唇油。

(6) 心理护理 做好心理护理，护理人员要多关心、安慰患者，多与患者沟通，让患者了解本病常识，用良好的心态积极配合治疗，以促进康复。

5. 健康教育

注意劳逸结合，生活有规律。帮助患者了解肺炎的病因和诱因，避免受凉，不要吸烟、酗酒，适量参加体育锻炼，增强体质。防止过度疲劳，防止感冒，预防疾病的发生。

6. 护理评价

患者体温是否恢复正常；呼吸是否平稳；是否发生并发症；能否积极配合治疗和护理。

二、急性气管-支气管炎患者的护理

急性气管-支气管炎（acute tracheo-bronchitis）是由于多种因素引起的气管-支气管黏膜的急性炎症，临床主要表现为咳嗽、咳痰或伴有喘息。多见于寒冷季节，各年龄均可发病。

【疾病概要】

1. 病因及发病机制

感染是最主要病因，过度劳累和受凉是常见诱因。

(1) 病因　急性气管-支气管炎可以由病毒、细菌直接感染，也可以由上呼吸道感染蔓延所致。危险因素包括免疫功能失调、营养不良、佝偻病、特异性体质、鼻炎、鼻窦炎等。

(2) 理论因素　冷空气、粉尘、刺激性气体或烟雾（如二氧化硫、二氧化氮、氨气、氯气等）的吸入。

(3) 过敏反应　常见的吸入性过敏原包括花粉、有机粉尘、真菌孢子、动物皮毛及排泄物的吸入；钩虫、蛔虫的幼虫在肺的移行；对细菌蛋白质的过敏。

2. 病理

急性气管-支气管炎发病机制是由于上述病因刺激，使气管、支气管黏膜充血、水肿及浆液渗出，淋巴细胞和中性粒细胞浸润；同时伴有纤毛上皮细胞损伤，合并细菌感染时，分泌物呈脓性。

3. 临床表现

(1) 病史　起病较急，症状轻重不一，可先有上呼吸道感染症状。病程一般 7～10d，部分可迁延 2～3 周。少数可演变为慢性支气管炎。

(2) 症状　咳嗽、咳痰。如细菌感染较重，痰量明显增多，咳嗽加重，可出现脓痰。儿童可有发热、胸痛、呕吐、腹泻等全身症状。

(3) 体征　两肺呼吸音粗糙，不固定的散在的干啰音、痰鸣音或少量湿啰音，随体位和咳嗽而变。支气管痉挛时可闻及哮鸣音。

(4) 特殊的支气管炎　哮喘性支气管炎。

① 多见于 3 岁以下，有湿疹或其他过敏史。

② 有类似哮喘症状与体征，如呼气性呼吸困难，肺部叩诊呈鼓音，听诊两肺布满哮鸣音及少量粗湿啰音。

③ 有反复发作倾向，一般 3～4 岁发作次数可减少，直至痊愈，少数发展为哮喘。

(5) 实验室及其他检查

① 血液检查：病毒感染时，血常规多正常；细菌感染时，血白细胞计数及中性粒细胞比例多明显增高，并有核左移现象，细胞内可见中毒颗粒。

② 病原学检查：痰涂片或培养可见致病菌。

③ 胸部 X 线检查：正常，或有肺纹理增粗、肺门阴影增深。

4. 治疗要点

(1) 抗感染治疗　及时应用抗菌药物控制炎症，一般应用青霉素、头孢菌素类、大环内酯类、喹诺酮类抗生素，有条件的可以给予细菌培养、药敏试验选择敏感抗生素。

（2）对症支持治疗　包括卧床休息，补充足够的蛋白质、热量和维生素，鼓励多饮水。

① 止咳：干咳患者给予喷托维林、氢溴酸右美沙星等。有痰液的患者给予复方甘草合剂。

② 祛痰：咳嗽且无力咳痰患者给予溴己新（必嗽平）、盐酸氨溴索注射液（沐舒坦）、细辛脑等。

③ 平喘：支气管痉挛的患者给予支气管扩张药（茶碱类、β受体激动剂）。

【护理】

1. 护理评估

（1）健康史　患者近期有无受凉、劳累等诱因。

（2）身体状况

① 症状：起病急缓不一，大多数患者有上感的症状如发热、咳嗽、咳痰及胸痛等。

② 体征：胸部听诊呼吸音正常或者增粗，有些患者会出现散在的干湿性啰音。

③ 辅助检查：大部分患者检查血常规和X线胸片即可诊断。

（3）心理-社会状况　大多数患者知识缺乏，对本病的预后及并发症认识不足，造成耽误治疗；有的患者过分担心，会出现焦虑。

2. 护理诊断/问题

（1）清理呼吸道无效　与呼吸道感染、痰液黏稠有关。

（2）气体交换受损　与过敏引起支气管痉挛有关。

（3）疼痛　胸痛，与气管炎症有关。

3. 护理目标

体温恢复正常；呼吸道通畅，呼吸平稳；无并发症的发生。

4. 护理措施

（1）休息与环境　保持环境安静，适宜的温度、湿度、通气良好的居室，取舒适的体位，有利于休息。

（2）饮食护理　高热量、高维生素、产气少的饮食，做到少量多餐，避免因饱胀而引起呼吸不畅。

（3）病情观察　观察痰液是否容易咳出和体温的变化情况，休息时是否能够平卧，睡眠能否得到保证；观察呼吸的频率、节律和深度的改变等。

（4）用药护理　遵医嘱给予抗病毒药或抗生素。有细菌感染征象者，可根据痰液病原菌检查选择抗生素，症状严重者可肌内注射或静脉滴注。痰稠不易咳出可给予雾化吸入或蒸汽吸入。

（5）心理护理　鼓励患者说出焦虑的原因，向患者解释本病相关知识，以减轻心理压力，有利于休息与工作。

5. 健康教育

（1）疾病预防指导　增强体质，积极参加体育锻炼，根据患者的体质选择合适的体育运动，可增加耐寒锻炼（如冷水洗脸、冬泳等）。

（2）疾病知识指导　避免复发，注意休息，避免劳累，多饮水，进食清淡、富含营养的食物，保持室内环境适宜，避免理化刺激。

6. 护理评价

患者体温是否恢复正常；呼吸是否平稳；咳嗽咳痰是否减轻，是否发生并发症；能否积极配合治疗和护理。

（王绪英　高欣）

第四节　肺炎患者的护理

学习目标

1. 能准确简述肺炎的病因、发病机制、诊断、实验室检查和治疗要点。
2. 能正确解释肺炎的概念，描述其临床表现。
3. 能运用护理程序的方法，对肺炎患者进行正确的护理和健康指导。
4. 在护理实践中，体现护士对患者的爱伤精神和人文关怀。

肺炎是呼吸系统常见病，在我国发病率、死亡率较高，占各种死因的第5位。老年人或免疫功能低下者（应用免疫抑制剂、久病体衰、糖尿病、尿毒症等）并发肺炎时死亡率更高。肺炎发病率、病死率高可能与下列因素有关：病原体变迁、病原学诊断困难、易感人群结构改变、医院获得性肺炎发病率增高、不合理应用抗生素引起细菌耐药性增高等。细菌性肺炎最常见，由于抗生素的应用，肺炎病死率明显下降。但近年来，由于病原体变异、人口老年化、不合理应用抗生素、伴有基础疾病和免疫功能低下等因素，使得肺炎总的病死率不再降低，甚至有所上升。

【疾病概要】

肺炎是指终末气道、肺泡和肺间质的炎症，可由病原微生物、理化因素、免疫损伤、过敏及药物所致，病因以感染最常见。一般而言，凡未表明特定病因者的肺炎均指感染性的，肺炎种类较多，有多种分类方法。

（一）分类

1. 按解剖学分类

大叶性（肺泡性）肺炎、小叶性（支气管性）肺炎和间质性肺炎。

2. 按病因分类

（1）细菌性肺炎　如肺炎球菌性肺炎、金黄色葡萄球菌肺炎、甲型溶血性链球菌肺炎、革兰阴性杆菌肺炎（大肠杆菌肺炎、肺炎杆菌肺炎、铜绿假单胞菌肺炎、克雷白杆菌肺炎、流感嗜血杆菌肺炎等）。

（2）非典型病原体所致的肺炎　如军团菌肺炎、支原体肺炎和衣原体肺炎等。

（3）病毒性肺炎　如冠状病毒肺炎、腺病毒肺炎、呼吸道合胞病毒肺炎、流感病毒肺炎、单纯疱疹病毒肺炎等。

（4）真菌性肺炎　如白色念珠菌肺炎、曲霉肺炎、放射菌肺炎等。

（5）其他病原体所致的肺炎　如立克次体肺炎、弓形虫肺炎、肺吸虫肺炎等。

（6）理化因素所致的肺炎　如放射性损伤所引起的放射性肺炎、胃酸吸入、药物等引起的化学性肺炎等。

3. 按患病环境分类

（1）社区获得性肺炎（community acquired pneumonia，CAP）　也称院外肺炎，是指在医院外引起的感染性肺实质的炎症，主要病原体为肺炎链球菌（占40%）、支原体、衣原体、流感嗜血杆菌和呼吸道病毒，包括具有明确潜伏期的病原体感染而在入院后平均潜伏期内发病的肺炎。

（2）医院获得性肺炎（hospital acquired pneumonia，HAP）　亦称为医院内肺炎，是指患者入院时既不存在、也不处于潜伏期，而于入院48h后在医院内发生的肺炎，也包括出院后48h内发生的肺炎，居院内感染的第三位，HAP包括呼吸机相关肺炎和卫生保健相关肺炎，目前已日益受到重视，感染的途径以口咽部吸入为主，其次为血源性播散。无感染高危因素患者的常见病原体依次为肺炎链球菌、流感嗜血杆菌、金黄色葡萄球菌、铜绿假单胞菌、大肠杆菌、肺炎克雷白杆菌等；有感染高危因素患者的常见病原体为金黄黄色葡萄球菌、铜绿假单胞菌、肠杆菌属、肺炎克雷白杆菌等。

（二）临床表现

1. 共同临床表现

细菌性肺炎的症状变化较大，可轻可重，决定于病原体和宿主的状态。常见症状为咳嗽、咳痰，或原有呼吸道症状加重，并出现脓性痰或血痰，伴或不伴胸痛。肺炎病变范围大者可有呼吸困难、呼吸窘迫。大多数患者有发热。早期肺部体征无明显异常，重症者可有呼吸频率增快、鼻翼扇动、发绀。肺实变时有典型的体征，如叩诊浊音、语颤增强和支气管呼吸音等，也可闻及湿性啰音。并发胸腔积液者，患侧胸部叩诊浊音，语颤减弱，呼吸音减弱。临床常见肺炎的症状、体征和X线特征见表2-1。

表2-1　临床常见肺炎的症状、体征和X线特征

病原体	病史、症状、体征	X线特征
肺炎链球菌	起病急、寒战、高热、咳铁锈色痰、胸痛、肺实变体征	肺叶或肺段实变，无空洞，可伴胸腔积液
金黄色葡萄球菌	起病急、寒战、高热、脓血痰、气急、有毒血症症状、休克	肺叶或小叶浸润，早期空洞，脓胸可见液气囊腔
肺炎克雷白杆菌	起病急、寒战、高热、全身衰竭、咳砖红色胶冻状痰	肺叶或肺段实变，蜂窝状脓肿
铜绿假单胞菌	毒血症症状明显，脓痰，可呈蓝绿色	弥漫性支气管肺炎，早期肺脓肿
大肠杆菌	原有慢性病，高热、脓痰、呼吸困难	支气管肺炎，脓胸
流感嗜血杆菌	高热、呼吸困难、衰竭	支气管肺炎、肺叶实变、无空洞
厌氧菌	吸入病史，高热、腥臭痰、毒血症症状明显	支气管肺炎、脓胸、脓气胸，多发性肺脓肿
军团菌	高热、肌痛、相对缓脉	下叶斑片浸润，可有空洞
支原体	起病缓、可小流行、乏力、肌痛、头痛	下叶间质支气管肺炎，3～4周可自行消散

2. 临床类型

（1）肺炎链球菌肺炎　由肺炎链球菌感染引起的肺实质炎症，约占社区获得性肺炎的半数，发病前常有受凉、淋雨、疲劳、醉酒和病毒感染史，有上呼吸道感染的前驱症状。临床表现如下。①起病急骤，以高热、寒战、咳嗽、咳铁锈色痰（或痰中带血）及胸痛为典型临床症状，体温在数小时内升至39～40℃，发热高峰在下午或傍晚，或呈稽留热。②体征：

急性病容，口角和鼻周有单纯疱疹，病变广泛时有发绀，有败血症者可出现皮肤、黏膜瘀点、巩膜黄染等。早期肺部无明显异常，肺实变时叩诊浊音、触觉语颤增强、听诊有支气管呼吸音，消散期可闻及湿啰音，病变累及胸膜时可有胸膜摩擦音。③严重感染者，可伴发感染性休克（称休克型肺炎）、急性呼吸窘迫综合征及精神神经症状，其他并发症有胸膜炎、脓胸、心包炎等。

（2）葡萄球菌肺炎　由葡萄球菌引起的急性肺部化脓性炎症。常发生于有慢性基础疾病或免疫功能受损的患者，病情较重，若治疗不当，病死率较高。临床表现如下。①起病急骤，寒战、高热等毒血症症状明显，体温高达39～40℃，胸痛、咳嗽、脓性痰，痰量多，痰中可带血或呈脓血状。②早期可无阳性体征，与严重的中毒症状和呼吸道症状不平行，其后出现两肺散在湿啰音和肺实变体征，发生气胸或脓气胸时有相应体征。③病情严重者早期即可出现周围循环衰竭。老年患者症状可不典型。

（3）革兰阴性杆菌肺炎　是指由肺炎克雷白杆菌、嗜肺军团杆菌、铜绿假单胞菌、流感嗜血杆菌、大肠杆菌等引起的肺部炎症，是医院获得性肺炎的常见类型。多见于年老体弱、营养不良、慢性呼吸系统疾病及长期使用免疫抑制剂致机体免疫功能低下者。临床表现如下。①有发热、咳嗽、咳痰、胸痛、气急、发绀、心悸等症状，严重者可出现休克和呼吸衰竭。②痰液特征与感染病原菌相关，如肺炎克雷白杆菌感染，痰液呈砖红色胶冻样；铜绿假单胞菌感染，痰液呈绿色脓性；嗜肺军团杆菌感染，痰液呈带少量血丝的黏痰或血痰等。③体征：原有基础疾病的体征，加上肺部湿性啰音和肺实变征等。

（4）真菌性肺炎（肺部真菌感染）　最常见的深部真菌病。多继发于长期应用广谱抗菌药物、糖皮质激素、细胞毒药物及免疫抑制剂而致机体免疫功能低下者，或因长期留置导管、插管等诱发。临床表现与细菌性肺炎相似。①肺念珠菌病：表现为畏寒、高热，咳白色泡沫样黏痰或呈胶冻状，有酵臭味，有时咯血。②肺曲霉病：以干咳、胸痛常见，部分患者有咯血，病变广泛时出现气急、呼吸困难甚至呼吸衰竭。

（5）支原体肺炎　由肺炎支原体引起的呼吸道和肺部的急性炎症，常同时有咽炎、支气管炎和肺炎。支原体肺炎约占非细菌性肺炎的1/3以上或各种原因引起肺炎的10%。临床表现：①起病缓慢，有发热、乏力、头痛、咽痛、食欲缺乏、肌肉酸痛等全身症状；偶伴胸骨后疼痛，肺外表现常见，如斑丘疹、多形红斑等。②咳嗽多呈阵发性刺激性呛咳，少量白色黏液痰。③体征：咽部充血、颈部淋巴结肿大等，肺部体征常不明显。

（6）病毒性肺炎　由上呼吸道病毒感染向下蔓延所致的肺部炎症。约占需住院的社区获得性肺炎的8%，大多发生于冬春季节，可爆发或散发流行。临床表现：①起病较急，发热、头痛、全身酸痛、倦怠等表现较突出，有咳嗽、少痰或白色黏液痰、咽痛等呼吸道症状。②小孩或老年人易发生重症病毒性肺炎，表现为呼吸困难、发绀、嗜睡、精神萎靡，甚至发生休克、心力衰竭、呼吸衰竭或急性呼吸窘迫综合征等并发症。③胸部体征常不明显，严重者有呼吸浅速、心率增快、发绀、肺部干湿啰音。

3. 实验室及其他检查

（1）血液检查　细菌性肺炎，血白细胞计数及中性粒细胞比例多明显增高，并有核左移现象，细胞内可见中毒颗粒。

（2）病原学检查　包括痰液涂片及痰培养（最常用的病原学检测方案）、血液及胸腔积液培养等。病毒性肺炎需行下呼吸道分泌物或肺活检标本培养分离病毒，真菌性肺炎可行痰液和组织真菌培养。

（3）胸部X线检查　可表现为肺纹理改变、肺部炎症阴影和胸腔积液征象等。

（4）免疫学检查　对支原体肺炎和病毒性肺炎的诊断有重要作用。

（三）治疗要点

1. 抗感染治疗

肺炎治疗的主要环节中，正确合理选用抗感染药物是关键。可根据患病环境和当地流行病学资料或根据细菌培养和药敏试验结果选择敏感的抗菌药物。一般对于青壮年和无基础疾病的社区获得性肺炎，常选用青霉素类、第一代头孢菌素类和对呼吸系统感染有显著疗效的喹诺酮类药物；老年人、有基础疾病的社区获得性肺炎，常选用第二、三代头孢菌素类、β-内酰胺类/β-内酰胺酶抑制剂和喹诺酮类，可联合大环内酯类和氨基糖苷类；医院获得性肺炎，常用药物有第二、三代头孢菌素类、β-内酰胺类/β-内酰胺酶抑制剂、喹诺酮类和碳青霉烯类。对重症肺炎的治疗应首选广谱的强力抗菌药物，并要足量、联合用药。

（1）肺炎链球菌肺炎　首选青霉素类，用药途径及剂量可根据病情轻重和有无并发症而定。对青霉素类过敏或耐药者，可用喹诺酮类、头孢菌素类药物，多重耐药菌株感染者选用万古霉素。疗程通常为2周，或在退热后3d停药，也可由静脉用药改为口服，维持数日。

（2）葡萄球菌肺炎　选用敏感的抗菌药物的同时，强调早期引流原发病灶。因金黄色葡萄球菌对青霉素类多耐药，故可选用耐青霉素酶的半合成青霉素或头孢菌素类，如苯唑西林钠、氯唑西林、头孢呋辛钠等，也可参考细菌培养的药敏试验结果选择抗菌药物。

（3）革兰阴性杆菌肺炎　抗菌药物宜大剂量、长疗程、联合用药，以静脉滴注为主。抗菌治疗前应尽可能进行细菌培养和药敏试验，以利于抗菌药物的调整。①克雷白杆菌肺炎：常用第二、三代头孢菌素类联合氨基糖苷类抗菌药物。②军团菌肺炎：首选药物为红霉素，也可加用利福平。③铜绿假单胞菌肺炎：可应用第三代头孢菌素类、氨基糖苷类和喹诺酮类等。

（4）支原体肺炎　早期应用适当抗菌药物可减轻症状、缩短病程，首选大环内酯类如红霉素等。

（5）病毒性肺炎　以对症治疗为主，如果没有明确的细菌感染证据，一般不宜应用抗菌药；预防性治疗。抗病毒药物有利巴韦林、阿昔洛韦、奥司他韦、金刚烷胺等，尤其对于有免疫缺陷或应用免疫抑制剂者应尽早使用。

2. 抗休克

发生感染性休克时，应通过补充血容量、纠正酸中毒、应用血管活性药和糖皮质激素等措施进行抗休克治疗。

3. 对症支持治疗

包括卧床休息，补充足够的蛋白质、热量和维生素，鼓励多饮水，清除呼吸道分泌物以保持气道通畅，维持呼吸功能，纠正缺氧，维持水、电解质平衡等。

【护理】

（一）护理评估

1. 健康史

评估有无导致机体防御机制下降的因素如吸烟、酗酒、年老体弱、长期卧床、意识不清、吞咽和咳嗽反射障碍，存在慢性基础疾病，长期使用肾上腺糖皮质激素、免疫抑制剂或抗肿瘤药物及接受机械通气或大手术等。

2. 身体状况

(1) 症状　可轻可重，决定于病原体和宿主的状态。常见症状为咳嗽、咳痰，或原有呼吸道症状加重，并出现脓性痰或血痰，伴或不伴胸痛。肺炎病变范围大者可有呼吸困难、呼吸窘迫。大多数患者有发热。

(2) 体征　早期无明显异常，重症者可有呼吸频率增快，鼻翼扇动，发绀。肺实变时有典型的体征，如叩诊浊音、语颤增强和支气管呼吸音等，也可闻及湿性啰音。并发胸腔积液者，患侧胸部叩诊浊音，语颤减弱，呼吸音减弱。

(3) 实验室及其他检查　血液检查、病原学检查、胸部X线检查、免疫学检查等符合上述肺炎特点。

3. 心理-社会状况

因肺炎起病急，全身中毒症状明显和短期内病情加重，询问患者及家属有无焦虑不安甚至恐惧等心理反应。

(二) 护理诊断/问题

(1) 体温升高　与感染有关。

(2) 气体交换受损　与肺部感染引起呼吸面积减少有关。

(3) 疼痛　与胸膜反应有关。

(4) 潜在的并发症　感染性休克。

(5) 焦虑　与病情重、患者对疾病不了解有关。

(三) 护理目标

体温恢复正常；呼吸道通畅，呼吸平稳；胸痛减轻；焦虑减轻或消失；未发生并发症。

(四) 护理措施

1. 休息与环境

卧床休息。气急者给予半卧位。

2. 饮食护理

给予高蛋白质、高热量、高维生素、易消化的流质或半流质，鼓励多饮水，每日饮水量在2000mL以上（有心、肾功能不全者适当控制）。

3. 病情观察

观察生命体征、神志、面色、尿量的变化情况，尤其要严密监测体温、脉搏、呼吸。注意痰色、痰量、发绀、胸痛是否改善。若患者高热持续不退、呼吸极度困难、神志明显改变、心悸不能随体温下降而缓解等，提示可能有并发症发生。

4. 用药护理

遵医嘱给予抗生素或抗病毒药。细菌感染者可根据痰液病原菌检查选择敏感抗生素，注意药物的作用与副作用的观察。

5. 对症护理

(1) 降温　高热时可物理降温，或按医嘱给予小剂量解热药，保持患者皮肤清洁干燥。退热时需及时补充液体，以防虚脱。

(2) 保暖　寒战时用暖水袋或电热毯保暖，并适当增加被褥。

(3) 胸痛护理　嘱患者患侧卧位或用胶布固定胸壁，以减轻疼痛。

(4) 口腔护理　睡前、起床后、餐前、餐后清洁口腔，如漱口、刷牙、口腔护理等。

（5）改善呼吸，促进排痰 气急者给予半卧位，或遵医嘱给予氧气吸入，流量 2～4L/min。痰黏不易咳出时可鼓励患者多饮水，亦可给予蒸汽或超声雾化吸入，或遵医嘱给予祛痰药，以稀释痰液，并配合翻身拍背促进痰液排出。

6. 休克型肺炎的抢救与护理

（1）立即给予休克卧位、保暖、吸氧。

（2）判断病情转归 严密监测体温、脉搏、呼吸、血压、神志、尿量、皮肤颜色及温度的变化，记录 24h 出入量。若患者神志逐渐清醒、生命体征稳定、皮肤变暖、尿量增加，预示病情已开始好转。必要时监测动脉血气分析和电解质情况。

（3）配合抢救用药 迅速建立两条静脉通道，保证迅速扩容及抢救药物按时按量输入。使用血管活性药物时要加强巡视，防药液外渗引起局部组织损伤。

7. 心理护理

本病起病急，症状明显，病情重，往往会给患者带来种种心理问题，如怕耽误工作或学习，不适应陌生环境等。护理人员要多关心、安慰患者，多与患者沟通，让患者了解本病常识，用良好的心态积极配合治疗，以促进康复。

（五）健康教育

注意劳逸结合，生活有规律。帮助患者了解肺炎的病因和诱因，避免受凉，不要吸烟、酗酒，适量参加体育锻炼，增强体质。防止过度疲劳，防止感冒，预防肺炎的发生。

（六）护理评价

患者体温是否恢复正常；呼吸是否平稳；胸痛是否消失；患者焦虑是否减轻或消失；是否发生并发症；能否积极配合治疗和护理。

（王绪英）

第五节 肺脓肿患者的护理

学习目标

1. 能准确简述肺脓肿的病因、发病机制、实验室检查及治疗要点。
2. 能正确解释肺脓肿的概念，描述其临床表现。
3. 能运用护理程序的方法，对肺脓肿患者进行正确的护理和健康指导。
4. 在护理实践中，体现护士对患者的爱伤精神和人文关怀。

肺脓肿是由于多种病原菌引起的肺部化脓性感染，早期为肺组织的感染性炎症，继而坏死、液化，外周有肉芽组织包围形成脓肿，临床特征为高热、咳嗽、咳大量脓臭痰。多见于男性青壮年及体弱多病的老年人。

【疾病概要】

（一）病因及发病机制

根据感染途径，肺脓肿可分为以下类型。

（1）吸入性肺脓肿　临床上最多见的类型，病原菌多为厌氧菌，占 80%以上；经口、鼻、咽吸入，误吸为主要原因；多为单发右肺多于左肺（与解剖结构有关系）；仰卧位时好发于肺上叶后段或者下叶背段。坐位时，好发于下叶后基底段。

（2）继发性肺脓肿　可继发于细菌性肺炎、支气管扩张症、空洞型肺结核、支气管囊肿、支气管肺癌等肺部疾病（病原菌毒力强、繁殖快、肺组织广泛化脓、坏死而成肺脓肿）；支气管异物阻塞（是导致小儿肺脓肿的重要因素）；邻近器官的化脓性病变蔓延至肺。阿米巴肝脓肿可穿破膈肌至右下肺，形成阿米巴肺脓肿。

（3）血源性肺脓肿　因皮肤外伤感染、疖痈、骨髓炎所致的败血症，脓毒菌栓经血行播散到肺，引起小血管栓塞、炎症、坏死而形成脓肿。致病菌以金黄色葡萄球菌多见。

（二）临床表现

1. 症状

多数（70%～90%）急性起病，多有齿、口、咽感染灶，或手术、劳累、受凉等病因。首先表现为化脓性感染的全身毒血症症状，若感染没及时控制，10～14d 突咳出大量脓臭痰，全身毒血症症状缓解，约 1/3 患者有不同程度的咯血，偶有中、大咯血而突然窒息致死，血源性先有脓毒血症的症状，后才出现咳、痰、胸痛等，痰量少，很少咯血。破溃到胸膜腔有突发胸痛，气急，出现脓气胸，占 20%～30%，慢性者常咳嗽，咳脓痰，反复发热和咯血，持续数周，可贫血、消瘦等。

2. 体征

与脓肿大小及部位有关，慢性者有杵状指，血源性者体征大多阴性。

3. 实验室及其他检查

（1）血常规　白细胞计数升高，可达（20～30）$\times 10^9$/L，中性粒细胞在 90%以上，核左移明显，有中毒颗粒，慢性肺脓肿患者血白细胞稍升高或正常，红细胞和血红蛋白减少。

（2）痰　脓性、黄绿色，可有血，分层，菌培可发现致病菌。

（3）X 线　早期大片浓密炎症浸润阴影，边缘不清，或为团片状浓密阴影，分布在一个或数个肺段。肺脓肿形成，脓液经支气管排出后，脓腔出现圆形透亮区及气液平面。慢性肺脓肿呈厚壁空洞，内壁不规则；血源性肺脓肿表现为两肺外侧有多发球形致密阴影，大小不一，中央有小脓腔和气液平面。

（4）纤维支气管镜　有助于明确病因，病原学诊断及治疗，也可注抗生素及吸脓液（纤支镜灌洗术）。

（三）治疗要点

积极抗感染和痰液引流。

（1）急性肺脓肿的感染细菌包括厌氧菌，一般均对青霉素敏感（故首选），厌氧菌中仅脆弱类杆菌对青霉素不敏感，而对林可霉素、克林霉素和甲硝唑敏感。

（2）体位引流　身体状况较好者可采取体位引流排痰。有利于排痰，促进愈合。

（3）有条件宜尽早应用纤维支气管镜冲洗及吸引治疗，还可直接反复灌洗抗生素药液，每周 1～2 次，加强局部治疗。

（4）外科手术切除　肺脓肿病程超过 3 个月，经内科治疗，病变未见明显吸收，并有反复感染、咯血者，并发支气管胸膜瘘或脓胸经抽吸冲洗治疗效果不佳者，怀疑癌肿阻塞者，都可考虑手术治疗。

【护理】

（一）护理评估

1. 健康史

询问有无口腔卫生不良、牙周炎、牙龈炎、上呼吸道手术、全身麻醉、神志不清等易患因素。

2. 身体状况

（1）症状 发病急，多伴有高热，咳嗽咳痰，病程较长，容易反复。

（2）体征 当病变累及胸膜时，会出现胸痛，伴有胸膜摩擦音，重者出现胸腔积液及肺实变的体征。慢性肺脓肿会出现慢性缺氧的表现，如出现杵状指等。

（3）辅助检查 血常规、X线胸片或者胸部CT即可确诊。

3. 心理-社会状况 病程时间长，多数患者不能坚持正规有效的治疗，多数患者对病情重视程度不够，耽误疾病的治疗。

（二）护理诊断/问题

（1）体温升高 与肺组织炎症坏死有关。

（2）清理呼吸道无效 与浓痰聚积有关。

（3）营养失调 低于机体需要量，与肺部感染导致机体消耗增加有关。

（4）气体交换受损 与气道内痰液积聚、肺部感染有关。

（5）疼痛 胸痛，与炎症延及胸膜有关。

（三）护理目标

体温恢复正常；患者能保持呼吸道通畅；患者能进行有效的排痰。

（四）护理措施

1. 一般护理

对于起病急骤的高热患者应予卧床休息，病室内要保持空气流通，及时排除痰液腥臭气味。最好与其他病种患者分室住或安置在病房一角靠近窗口，以减少对其他患者的不良影响。做好口腔护理，可用生理盐水或朵贝尔液嗽口，清除口臭，及时倾倒痰液，痰杯加盖并每日清洗消毒一次，痰杯内可放置消毒液，以达到消毒和去除臭味的目的。对体温持续不降的患者，给予物理降温或药物降温，要防止因出汗过多导致虚脱。注意保持皮肤的清洁，经常更换衣被，以保持舒适的休养环境，更换衣被时要关闭门窗，防止着凉感冒而加重病情。

2. 饮食护理

给予高蛋白、高维生素、高热量、易消化的食物，食欲欠佳者可少量多餐。

3. 痰液引流

（1）支气管镜引流 做支气管镜前4h禁食，术前30min给予阿托品0.5mg皮下注射，口服可待因0.03g，以减少分泌物，避免咳嗽，然后行支气管镜吸引并观察记录引流液的数量、性质和颜色。术中如出现呼吸困难、严重憋气或不能耐受等情况应停止吸引。术后如有咯血应对症处理，呼吸困难应予吸氧。术中因咽喉局部麻醉，术后2h后才可进温热流食，以减少对咽喉部的刺激，防止呛咳误吸。

（2）体位引流排痰。

4. 心理护理

帮助患者树立战胜疾病的信心。

（五）健康教育

注意劳逸结合，生活有规律。积极治疗原发病，防止病灶分泌物吸入肺内，诱发感染。

（六）护理评价

患者体温是否恢复正常；呼吸是否平稳；咳嗽咳痰量是否减少或者是消失；患者焦虑是否减轻或消失；是否发生并发症；能否积极配合治疗和护理。

（王绪英）

第六节　支气管扩张症患者的护理

学习目标

1. 能准确简述支气管扩张症患者的病因、发病机制、诊断和治疗要点。
2. 能正确解释支气管扩张症的概念，描述其临床表现。
3. 能运用护理程序的方法，对支气管扩张症患者进行正确的护理和健康指导。
4. 在护理实践中，体现护士对患者的爱伤精神和人文关怀。

支气管扩张症（bronchiectasis）是指直径大于2mm的支气管管壁的肌肉和弹性组织破坏，慢性持久异常扩张。临床上表现为慢性咳嗽、大量咳痰、反复咯血。多起病于儿童及青年时麻疹、百日咳后的支气管炎、迁延不愈的支气管肺炎等。

【疾病概要】

支气管扩张症是由于支气管及其周围组织的慢性炎症和阻塞，破坏管壁（引起支气管组织结构较严重的病理性破坏），导致支气管管腔扩张和变形的慢性支气管化脓性疾病。

（一）病因及发病机制

1. 病因

主要是支气管-肺组织感染和阻塞；支气管先天性发育缺损和遗传因素较少见。引起感染的常见病原体为铜绿假单胞菌、金黄色葡萄球菌、流感嗜血杆菌、肺炎链球菌和卡他莫拉菌。

2. 发病机制

支气管扩张症常常是位于段或亚段支气管管壁的破坏和炎性改变，受累管壁的结构，包括软骨、肌肉和弹性组织破坏被纤维组织替代。扩张的支气管内可积聚稠厚脓性分泌物，其外周气道也往往被分泌物阻塞或被纤维组织闭塞所替代。炎症可致支气管壁血管增多，并伴有相应支气管动脉扩张及支气管动脉和肺动脉吻合。支气管扩张形状分为柱状和囊状两种，亦常混合存在，血管瘤破裂可大咯血。支气管周围纤维瘢痕组织收缩。

（二）临床表现

1. 典型症状

（1）慢性咳嗽、大量脓痰　咳嗽通常发生在早晨和晚上，与体位改变有关，这是由于支气管扩张部位分泌物积蓄，改变体位时分泌物刺激支气管黏膜引起咳嗽和排痰。其严重度可用痰量估计：轻度，150mL/d；急性感染发作时，黄绿色脓痰量每日可达数百毫升。感染时痰液静置后出现分层的特征：上层为泡沫，下悬脓性成分，中层为混浊黏液，下层为坏死组织沉淀物。

（2）反复咯血　50%～70%的患者有程度不等的咯血，从痰中带血至大量咯血，咯血量与病情严重程度、病变范围不一致。部分患者以反复咯血为唯一症状，临床上称为"干性支气管扩张症"，其病变多位于引流良好的上叶支气管。

（3）继发感染　同一肺段反复发生肺炎并迁延不愈。

（4）全身毒血症症状　如反复感染，可出现发热、乏力、食欲减退、消瘦、贫血等，儿童可影响发育。

2. 体征

两肺下部、背部听到局限性、固定性粗湿啰音，有时可闻及哮鸣音，见消瘦、贫血、发绀、杵状指等，久之可肺气肿、呼吸衰竭等。

3. 实验室及其他检查

（1）影像学检查　①胸部CT显示柱状扩张、成串成簇的囊样改变。②X线胸片显示早期肺纹理增多、增粗。典型者在粗乱肺纹理中有蜂窝状透亮阴影或卷发状阴影，感染时内有液平，纵切面可显示"双轨征"，横切面显示"环形阴影"（图2-1）。

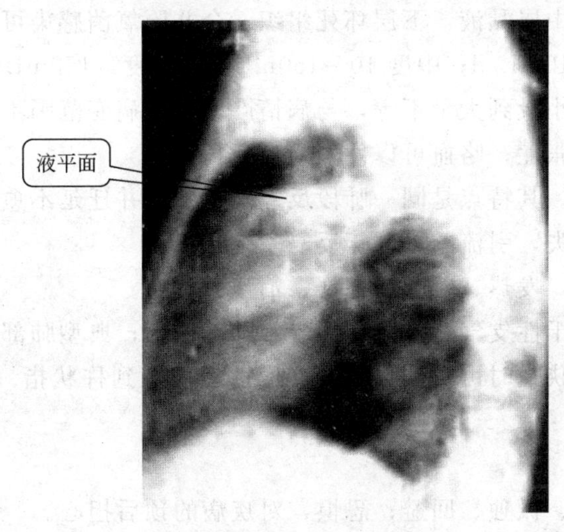

图2-1　支气管扩张症

（2）纤维支气管镜检查　有助于发现患者出血和阻塞部位。镜下可进行局部灌洗，取灌洗液做细菌学和细胞学检查。

（三）治疗要点

治疗原则：促进痰液引流和防治呼吸道反复感染。

1. 控制感染

这是支气管扩张症急性感染期的主要治疗措施。原则：可联用、有效、足量、全程、必要时静脉给药。应根据临床表现和痰培养结果，先用抗生素。常口服选用阿莫西林0.5g，每日4次，环丙沙星0.5g，一日2次；或头孢菌素类抗生素。严重感染时可静脉滴注氨苄西林或第三代头孢菌素类。另全身用药配合局部给药（雾化吸入、环甲膜穿刺和纤支镜），可提高抗菌效果。

2. 加强痰液引流

可保持气道通畅，减少继发感染，减轻全身中毒症状。

(1) 祛痰药　氨溴索、细辛脑等。

(2) 支气管扩张药　茶碱类。

(3) 体位引流　看患者情况而定，体位引流的作用有时较抗生素治疗更重要。

3. 手术治疗

经充分的内科治疗后仍反复发作的呼吸道急性感染和（或）保守治疗不能缓解的大咯血患者，其病变范围不超过两叶肺，经药物治疗不易控制，年龄 40 岁以下，全身情况良好，可根据病变范围做肺段或肺叶切除术。

【护理】

(一) 护理评估

1. 健康史

幼儿时期麻疹、百日咳、支气管肺炎、呼吸道感染反复发作史，异物、肿瘤、肺结核病史，先天发育缺陷，免疫功能失调性疾病。

2. 身体状况

(1) 慢性咳嗽、大量脓痰　①量可达数百毫升，与体位有关；②色为黄色或绿色；③静置分三层，上层泡沫，中层黏液，下层坏死组织。合并厌氧菌感染可有恶臭味。根据患者咳痰量不同分为：轻度＜10mL/d；中度 10～150mL/d；重度＞150mL/d。

(2) 反复咯血　从小量到大量不等，与病情严重度及病变范围不一致；以咯血为唯一症状者，称干性支气管扩张症；咯血可以发生窒息死亡。

(3) 反复肺部感染　其特点是同一肺段反复发生肺炎并迁延不愈。这是由于扩张的支气管清除分泌物的功能丧失，引流差，易于反复发生感染。

(4) 全身中毒症状　发热、乏力、盗汗、消瘦、贫血。

(5) 体征　早期或干性支气管扩张症无异常肺部体征；典型肺部体征可听到固定持久的湿啰音；有气道痉挛或狭窄时可听到哮鸣音；慢性者可见到杵状指（趾）、营养不良、贫血等体征。

3. 心理-社会状况

焦虑、沮丧；自卑、孤独、回避；恐惧，对疾病的预后担心。

4. 实验室及其他检查

影像学检查（X 线胸片、胸部 CT、支气管碘油造影）、纤维支气管镜检查、血常规、痰涂片和痰培养等符合支气管扩张症。

(二) 护理诊断/问题

(1) 清理呼吸道无效　与痰多黏稠、无力咳嗽有关。

(2) 潜在并发症　大咯血、窒息。

(3) 营养失调　与机体慢性消耗有关。

(4) 恐惧　与突然或反复大咯血有关。

(三) 护理目标

体温恢复正常；呼吸道通畅，咳嗽咳痰减轻，呼吸平稳；焦虑减轻或消失；未发生并发症。

（四）护理措施

1. 一般护理

应卧床休息，保持病室环境的清洁、安静、空气新鲜，随时更换卧具，保持床单位的整洁。高热时按高热患者护理，出汗较多的患者应注意补充液体，防止脱水。及时清理口内分泌物，做好口腔护理，保持口腔清洁，防止口腔炎发生。鼓励患者尽可能多进食，食谱的选择应满足患者的生理和能量所需。应给予高蛋白、高热量、多维生素、易消化的饮食，补充机体消耗，提高机体抗病的能力。

2. 病情观察

密切观察痰量、气味、颜色和分层，及时采取痰标本送化验。

3. 体位引流的护理

首先应给予祛痰药，使痰液变稀薄容易咳出，以减轻支气管感染和全身毒性反应。指导患者根据病变的部位使患侧向上，开口向下，做深呼吸、咳嗽，并辅助拍背，使分泌物在气管内振荡，借助重力作用排出体外（图 2-2），必要时还可以进行雾化吸入，效果更好。患者做体位引流应在空腹时，每日可做 2～4 次，每次 15～20min。做引流时要观察患者的呼吸、脉搏等变化，如有呼吸困难、心慌、出冷汗等症状时应停止引流，给予半卧位或平卧位吸氧。引流完毕应协助患者清洁口腔分泌物。

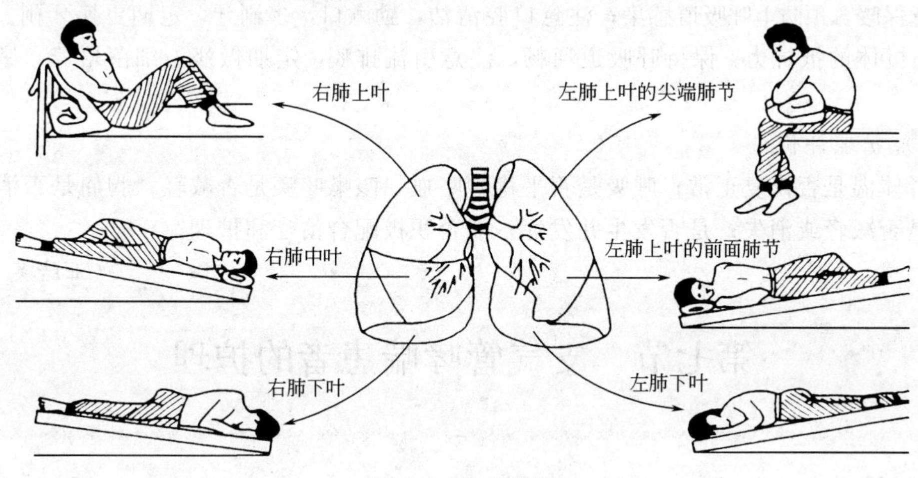

图 2-2　体位引流

4. 咯血的护理

（1）小量咯血的护理　小量咯血时嘱患者安静休息，做好精神护理，解除紧张心理状态，可以加用小量镇静药。小量咯血者宜进少量温、凉流质饮食。多饮水，多食富含纤维素食物，以保持排便通畅，避免排便时负压增加而引起再度咯血。

（2）大咯血的护理

① 大量咯血时要安慰患者，保持镇静，绝对卧床休息，患侧卧位，配合医护人员积极治疗，防止窒息。

② 饮食护理：大量咯血者应禁食。

③ 对症护理：安排专人护理并安慰患者。保持口腔清洁，及时清理患者咯出的血块及污染的衣物、被褥。对于精神极度紧张、剧烈咳嗽的患者，可建议给予小剂量的镇静药或镇咳药。

④ 保持呼吸道通畅：痰液黏稠无力咳出者，可经鼻腔吸痰。重症患者在吸痰前后应适当提高吸氧浓度，以防止吸痰引起低氧血症。嘱患者将气管内的痰液轻轻咳出，保持气道通畅。咯血时轻轻拍击健侧背部，嘱患者不要屏气，以免诱发喉头痉挛，使血液引流不畅形成血块，导致窒息。

⑤ 用药护理：必要时遵医嘱给予垂体后叶素静脉滴入，可使全身小动脉收缩，回心血流减少，肺循环减少，制止肺的出血。静脉输入垂体后叶素，应调好输入速度，观察血压的变化，速度过快易发生恶心、呕吐、血压升高、心率增快、面色苍白等，因此高血压、冠心病及孕妇禁用。年老体弱、肺功能不全者慎用镇静药和镇咳药，应注意观察呼吸中枢和咳嗽反射受抑制的情况，以早期发现因呼吸抑制导致的呼吸衰竭和不能咯出血块而发生窒息。

(3) 窒息的抢救　对于大咯血及意识不清的患者，应在病床旁备好急救器械，一旦患者出现窒息现象，立即取头低脚高45°角俯卧位，头偏向一侧，轻拍背部，迅速排出气道和口咽部的血块，或直接刺激咽部以咳出血快。必要时进行机械吸痰。给予高浓度吸氧，做好气管插管和气管切开的准备和配合工作，以解除呼吸道阻塞。同时给予输血、补液等抗休克治疗。

(4) 病情观察　密切观察患者咯血的量、颜色、性质及出血的速度，观察生命体征及意识状态的变化，有窒息征象；有无肺不张、肺部感染及休克等并发症的表现。

(五) 健康教育

注意保暖，预防上呼吸道感染；注意口腔清洁，勤漱口，多刷牙，定期更换牙刷。锻炼身体，增强机体的抵抗力。保持呼吸道通畅，注意引流排痰，定期做痰液细菌培养，尽早对症下药。

(六) 护理评价

患者体温是否恢复正常；呼吸是否平稳，咯血、咳嗽咳痰是否减轻；胸痛是否消失；患者焦虑是否减轻或消失；是否发生并发症；能否积极配合治疗和护理。

(王绪英　高欣)

第七节　支气管哮喘患者的护理

学习目标

1. 能准确简述支气管哮喘患者的病因、发病机制、诊断和治疗要点。
2. 能正确解释支气管哮喘的概念，描述其临床表现。
3. 能运用护理程序的方法，对支气管哮喘患者进行正确的护理和健康指导。
4. 在护理实践中，体现护士对患者的爱伤精神和人文关怀。

支气管哮喘（bronchial asthma）是一种慢性气道炎症性疾病，以嗜酸粒细胞、肥大细胞（T淋巴细胞）反应为主的气道变应性炎症和气道高反应性为特征，常出现不同程度的可逆性气道阻塞症状（治疗不当也可呈不可逆性）。临床表现为反复发作的呼气性呼吸困难伴哮鸣音，胸闷或咳嗽，症状可自行或治疗后缓解。病因不清，大多认为与多基因遗传有关，同时受遗传、环境因素双重影响。

【疾病概要】

（一）病因及发病机制

病因并不明确，目前认为哮喘是多基因遗传病，受遗传与外界环境双重影响，外界环境因素主要为哮喘的激发因素。包括吸入性变应原（动物的毛屑、氨气、尘螨、花粉等），食物（高蛋白食物如海鲜、奶、蛋类），药物（阿司匹林、普萘洛尔等）。

哮喘的发病机制不完全清楚，可概括为免疫-炎症机制、神经机制和气道高反应性及其相互作用（图 2-3）。

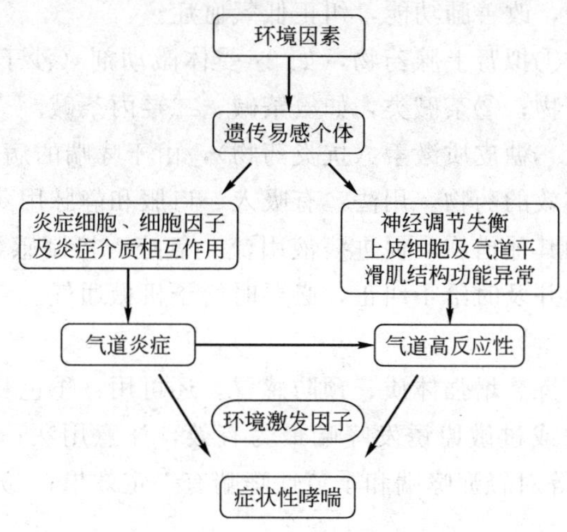

图 2-3 哮喘发病机制示意图

（二）临床表现

1. 症状和体征

主要表现为突然发作的呼气性呼吸困难。

（1）发作性伴有哮鸣音的呼气性呼吸困难或发作性胸闷和咳嗽。胸部呈过度充气状，有广泛哮鸣音，呼气音延长。

（2）一般发作时听诊会听到双肺广泛哮鸣音，呼吸困难加重，哮鸣音反而减轻或消失，提示病情严重，痰栓阻塞细支气管（肺不张）或并发自发性气胸等所致。

（3）重症哮喘：严重哮喘发作持续 24h 以上，经一般解痉药治疗不能缓解者。

2. 并发症

气胸、纵隔气肿、肺不张、呼衰，长期反复发作和感染可并发慢性支气管炎、肺气肿、支气管扩张症、间质性肺炎、肺纤维化和肺心病等。

3. 实验室及其他检查

（1）血常规　发作时嗜酸粒细胞增高，感染时白细胞、中性粒细胞增高。

（2）痰液检查　可见较多嗜酸粒细胞及其退化形成的类萎形结晶黏液栓和透明哮喘珠（Laennec 珠）。合并感染、痰涂片、药物培养、药敏试验等，有助于诊治。

（3）肺功能检查　在哮喘发作时，有关呼气流速的全部指标均显著减少。

（4）X 线检查　发作时可见两肺透亮度增加，呈过度充气状态。缓解期无明显异常。合并感染时，可见肺纹理增粗及炎症的浸润阴影。

（5）血气分析　发作时可缺氧、PaO_2 降低。如伴 $PaCO_2$ 升高，则提示气道阻塞严重，病情危重。重症哮喘可出现呼吸性酸中毒或合并代谢性酸中毒。

（6）过敏原检测。

（三）治疗要点

治疗原则：消除病因，采用阶梯或综合治疗，控制急性发作和预防复发。

1. 消除病因

避免各种诱因，脱离变应原，这是治疗哮喘最有效的方法。

2. 控制急性发作

目的是尽快缓解症状，改善肺功能，纠正低氧血症。

（1）支气管扩张药　①拟肾上腺药物，如 β_2 受体激动剂（沙丁胺醇、特布他林）为控制哮喘急性发作的首选药物；②茶碱类，如氨茶碱、二羟丙茶碱。

（2）肾上腺皮质激素　糖皮质激素（抗炎药物），由于哮喘的病理是慢性非特异性炎症，本药是当前治疗哮喘最有效的药物。用法：有吸入、口服和静脉用药，方法根据病情而定。

（3）控制急性发作的其他措施　促进痰液引流、氧疗、控制感染，危重患者应注意水、电解质和酸碱平衡失调，并及时给予纠正，必要时给予机械通气。

3. 预防复发

避免过敏原、体育锻炼、增强体质、预防感冒。还可用：①色甘酸钠，为非糖皮质激素类抗炎药物，对预防运动或过敏原诱发哮喘最为有效，注意用法；②酮替芬和新一代组胺 H_1 受体拮抗剂阿司咪唑等对轻症哮喘和季节性哮喘有一定效果；③脱敏治疗。

【护理】

（一）护理评估

（1）健康史　既往有无对药物、花粉过敏史，有无家族遗传史。

（2）身体状况　呼吸困难的程度，有无桶状胸，发病时胸部听诊有无哮鸣音，呼吸困难缓解后患者的表现是否和正常一样。

（3）心理-社会状况　担心疾病病情，害怕有生命危险。

（二）护理诊断/问题

（1）气体交换受损　与支气管痉挛、气道炎症、气道阻力增加有关。

（2）清理呼吸道无效　与支气管黏膜水肿、分泌物增多、痰液黏稠、无效咳嗽有关。

（3）活动无耐力　与缺氧、呼吸困难有关。

（4）营养失调　低于机体需要量，与呼吸困难、疲乏引起食欲下降有关。

（5）焦虑　与哮喘是慢性疾病反复发作有关。

（三）护理目标

① 患者能进行有效咳嗽，痰液容易咳出。

② 患者呼吸困难缓解，发绀消失。

③ 患者能说出焦虑的原因及心理感受，焦虑明显减轻或消除。

④ 患者能正确使用喷雾剂，能复述哮喘相关防治知识。

（四）护理措施

1. 一般护理

（1）休息与活动　发作时卧床休息，取半坐卧位，上身尽量前倾，可用床头桌。病情好转后逐渐增加活动量。

（2）饮食护理　热量充足、高维生素、清淡易消化的流质或半流质，鼓励多饮水，必要时静脉营养。

（3）吸氧　重症哮喘患者常伴不同程度的低氧血症，应遵医嘱给予鼻导管或面罩吸氧，吸氧流量为每分钟1～3L，吸入氧浓度一般不超过40%。为避免气道干燥和寒冷气流的刺激而导致气道痉挛，吸入的氧气应尽量温暖湿润。在给氧过程中，监测动脉血气分析。如哮喘严重发作，经一般药物治疗无效，或患者出现PaO_2<60mmHg、$PaCO_2$>50mmHg时，应准备进行机械通气。

2. 病情观察

监测生命体征，评估患者呼吸困难程度，有无高碳酸血症或低氧血症的症状和体征，定时听诊呼吸音。根据病情监测血气分析，随时调整给氧浓度，使PaO_2提高>60mmHg（8kPa）。

3. 避免诱因

寻找变应原，分析诱因，避免再次接触，病室空气流通、新鲜，温湿度适宜，病室布置力求简单。

4. 用药护理

按医嘱给药，注意评估其效果及不良反应。

（1）β_2受体激动剂　主要不良反应为偶有头痛、头晕、心悸、手指震颤等，停药或坚持用药一段时间后症状可消失，用量过大可引起严重心律失常，甚至发生猝死，缓释片含有控释材料，必须整片吞服。

（2）茶碱类　主要副作用为胃肠道症状（恶心、呕吐）、心血管症状（心动过速、心律失常、血压下降、心跳骤停），偶可兴奋呼吸中枢，严重者可引起抽搐乃至死亡，故注射不可过快［注射速度<0.25mg/(kg·min)］，用量不可过大，每天注射量一般不超过1.0g。

（3）激素　主要给药途径是吸入，吸入的主要不良反应为口咽部真菌感染、咳嗽和局部皮肤变薄等，应指导患者吸入后立即漱口。

（五）健康教育

注意劳逸结合，生活有规律。帮助患者了解哮喘发作的诱因，避免接触变应原，不要吸烟、酗酒，适量参加体育锻炼，增强体质。身边备常用药物。

（六）护理评价

评价患者呼吸困难是否缓解，是否出现并发症，紧张情绪是否缓解，是否学会使用气雾剂。

（王绪英）

第八节　肺结核患者的护理

学习目标

1. 能准确简述肺结核的病因、发病机制、传播途径、诊断。
2. 能正确解释肺结核的概念，描述其临床表现。
3. 能正确简述肺结核的治疗原则和治疗要点。
4. 能运用护理程序的方法，对肺结核患者进行正确的护理和健康指导。
5. 在护理实践中，体现护士对患者的爱伤精神和人文关怀。

【疾病概要】

结核病是由结核杆菌引起的慢性传染病，可侵及许多脏器，以肺部受累形成肺结核最为常见。WHO在1993年4月23日宣布“全球结核病紧急状态宣言”，呼吁各国加强结核防治。中国被WHO列为高负担、高危险性的22个国家之一。我国结核病呈“三高一低”即高感染率，高患病率，高耐药率，低递降率。

（一）病因及发病机制

病原菌为结核杆菌，为需氧菌，不易染色，经品红加热染色后，即使用酸性酒精冲洗亦不能脱色，故称抗酸杆菌。其分型包括人型、牛型、鼠型、非洲型4类。结核杆菌的生物学特性如下。

（1）生长速度慢　结核核菌为需氧菌，其适宜温度为37℃左右，合适pH值为6.8～7.2。生长缓慢，增殖一代需14～20h，生长成可见菌落一般需4～6周。

（2）对外界理化因素的抵抗力强　能耐寒、耐干燥、耐潮湿，在干燥环境中可存活数月或数年。在阴湿环境下能生存5个月以上，但在阳光下暴晒2～7h、紫外线照射30min左右即可被杀死。70％乙醇接触2min，含有效氯2000mg/L的消毒液浸泡、擦拭30min以上，亦可杀灭结核菌。湿热对结核菌杀伤力较强，80℃ 5min、90℃ 1min即可杀死。将痰吐在纸上直接焚烧是最简易的灭菌方法。除污剂或合成洗涤剂对结核菌完全不起作用。

（3）菌体成分导致结核结节、免疫反应　结核杆菌菌体成分复杂，主要是类脂质、蛋白质和多糖类。类脂质占总量的50％～60％，其中的蜡质约占50％，其作用与结核病的组织坏死、干酪液化、空洞发生以及结核变态反应有关。

在人体内，脂质能引起单核细胞、上皮样细胞和淋巴细胞浸润而形成结核结节；蛋白质可引起过敏反应及中性粒细胞、单核细胞浸润；多糖则参与某些免疫反应。

（4）有耐药性　耐药为结核菌重要生物学特性，与治疗成败关系很大。可分为原发性耐药和继发性耐药，前者指从未接触过药物治疗的结核病患者体内某些结核菌对某些药不敏感；后者指接受过药物治疗的结核病患者体内有些结核菌发生诱导变异，逐渐适应含药环境而继续生存，使抗结核药治疗失败。

（二）感染途径

1. 呼吸道传播

为主要传播途径，飞沫传播为最常见的方式。

（1）飞沫传播　是肺结核最重要的传播途径。传染源主要是痰中带菌的结核病患者，尤其是未经治疗者。传染性的大小取决于痰内细菌量的多少，痰涂片检查阳性者属于大量排菌。患者在咳嗽、打喷嚏或高声说笑时将附着结核杆菌的痰沫四溅，使接触者直接吸入带菌飞沫而受到感染。尤其直径1～5μm大小的飞沫最容易在肺泡内沉积，因该飞沫重量较轻，飘浮于空气中时间较长，当室内通风不良时，该飞沫浓度较高，更增加了被吸入的危险。

（2）尘埃传播　较少见。带菌痰滴飘落于地面或其他物品上，干燥后随尘埃被人吸入呼吸道。

2. 消化道感染

次要感染途径，如饮用消毒不彻底的感染牛型结核菌牛奶，通过与患者共餐或食用带菌食物而引起肠道感染，再影响到肺。

3. 血行感染

初感染时，或感染后病灶恶化或复发时，结核菌可经淋巴、血液传播至肺或其他组织、器官。

（三）人体反应性

1. 免疫力

人体对结核菌的免疫力分非特异性免疫力（先天或自然免疫力）和特异性免疫力（后天性免疫力）两种。后者是通过接种卡介苗或感染结核菌后获得的免疫力，其免疫力强于自然免疫。

但二者对机体的保护作用都是相对的。机体免疫力强可防止患结核病或使病情趋于局限。而营养不良、婴幼儿、老年人、糖尿病、硅沉着病、艾滋病及使用糖皮质激素、免疫抑制剂治疗者，由于机体免疫功能低下而易受结核菌感染而发病，或使原已稳定的病灶重新活动。

2. 变态反应

结核杆菌侵入人体后4～8周，身体组织对结核菌及其代谢产物所发生的敏感反应，属于第Ⅳ型（迟发型）变态反应。其结核菌素试验呈阳性。

（四）分型

1. 原发性肺结核

多见于儿童、偏远山区或农村的成人，症状多轻微而短暂。X线胸片为哑铃形阴影，即原发病灶、引流淋巴管炎和肿大的肺门淋巴结形成典型的原发综合征（图2-4）。抵抗力强时大多数病灶可自行吸收或钙化。

2. 血行播散型肺结核

包括急性（急性粟粒型肺结核）、亚急性和慢性血行播散型肺结核三种。急性粟粒型肺结核多见于婴幼儿和青少年。起病急，持续高热，大小及密度均匀。中毒症状严重，约一半以上的小儿和成人合并结核性脑膜炎。胸部X线显示双肺满布粟粒状阴影，大小及密度均匀，结节直径2mm左右（图2-5）。常并发结核性脑膜炎。

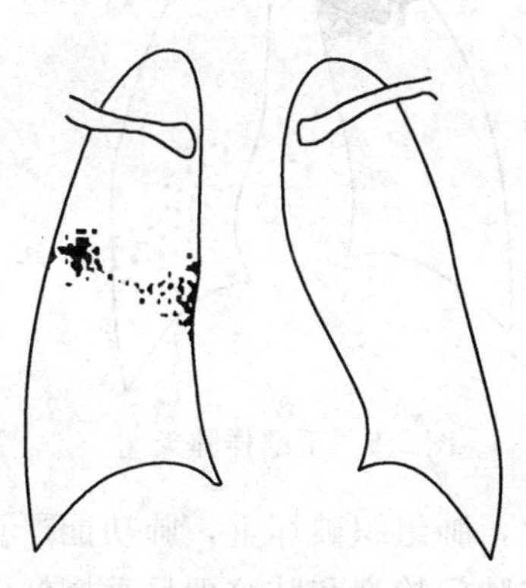

图2-4　原发性肺结核

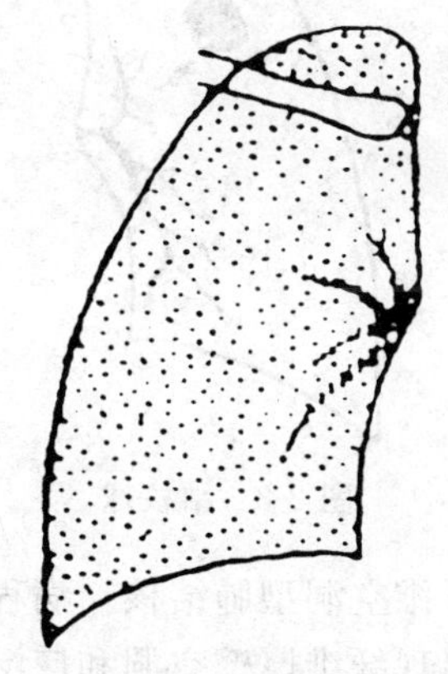

图2-5　血行播散型肺结核

3. 继发性肺结核

这是成人中最常见的类型。

（1）浸润型肺结核　是最常见的继发性肺结核。病灶部位多在锁骨上下，当人体免疫力低下时，肺部病灶内潜伏的结核菌重新繁殖，形成以渗出为主，伴有程度不同的干酪样病灶，称浸润型肺结核。胸部X线显示为片状、絮状阴影，边缘模糊（图2-6）。

（2）空洞型肺结核　空洞形态不一。多由干酪渗出病变溶解形成洞壁不明显的、多个空腔的空洞（图 2-7）。空洞型肺结核多由支气管播散，临床症状较多，发热，咳嗽，咳痰和咯血，患者痰中多带菌。经有效治疗后，可以达到空洞愈合，痰中结核菌阴性。

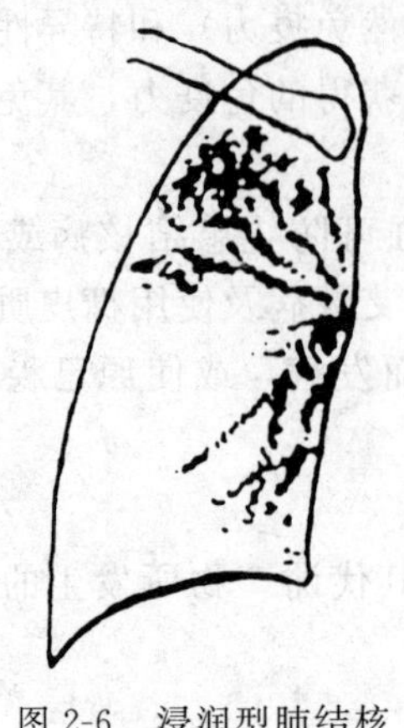

图 2-6　浸润型肺结核

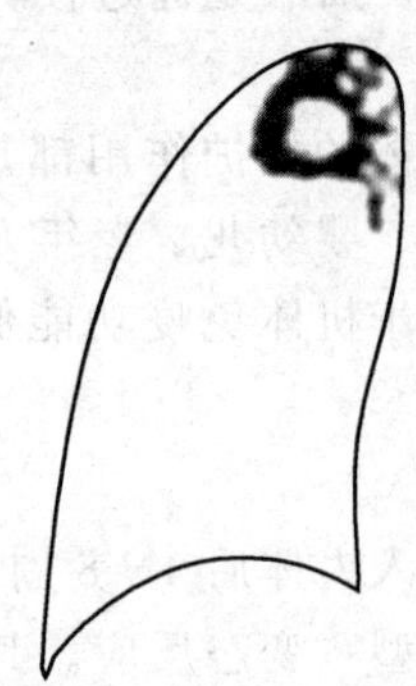

图 2-7　空洞型肺结核

（3）结核球　多由干酪样病变吸收和周边纤维膜包裹或干酪空洞阻塞性愈合而形成，凝成球形病灶，称“结核球”（图 2-8）。

（4）干酪样肺炎　发生在机体免疫力和体质衰弱、大量结核杆菌感染的患者，或有淋巴结支气管瘘，淋巴结中的大量干酪样物质经支气管进入肺内而发生大片干酪样坏死。病情呈急性进展，出现高热、呼吸困难等严重毒性症状，临床上称为干酪（或结核性）性肺炎。分为大叶性干酪样肺炎和小叶性干酪样肺炎（图 2-9）。

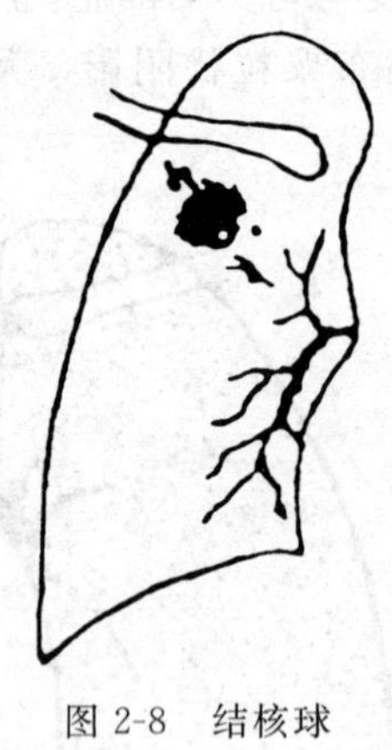

图 2-8　结核球

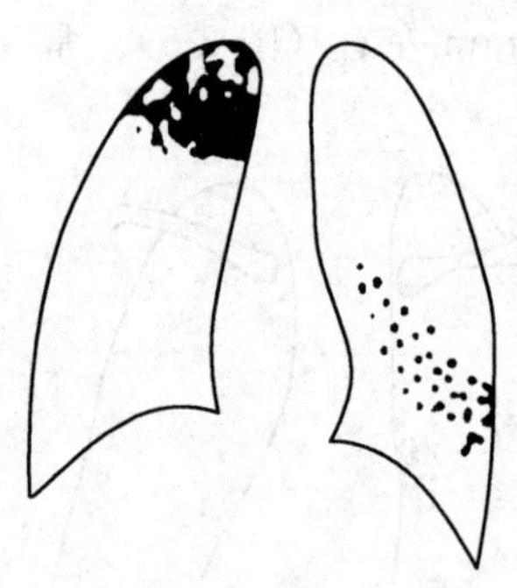

图 2-9　干酪样肺炎

（5）纤维空洞型肺结核　病程长，反复进展恶化，肺组织破坏重，肺功能严重受损，双侧或单侧出现纤维厚壁空洞和广泛的纤维增生，造成肺门抬高和肺纹理呈垂柳样，纵隔向患侧移位，常见胸膜粘连和健侧代偿性肺气肿，且空洞长期不愈，痰中结核菌始终阳性（图 2-10）。常并发肺心病。

4．结核性胸膜炎

包括结核性干性胸膜炎、结核性渗出性胸膜炎、结核性脓胸。干性胸膜炎胸痛明显，可闻及胸膜摩擦音。以渗出性胸膜炎最常见（图 2-11）。

5．菌阴肺结核

即三次痰涂片及一次痰培养阴性的肺结核。

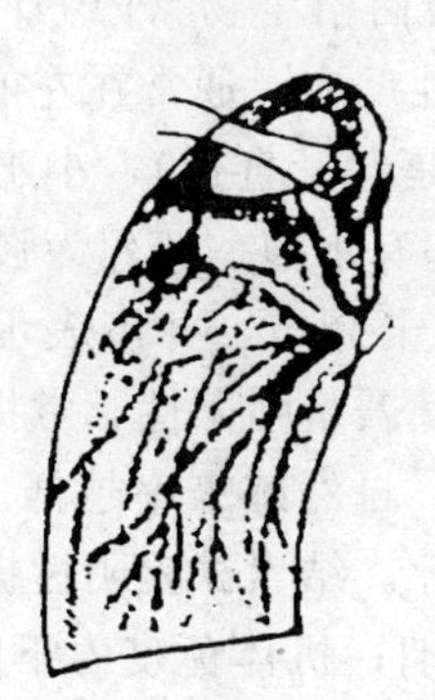
图 2-10　纤维空洞型肺结核

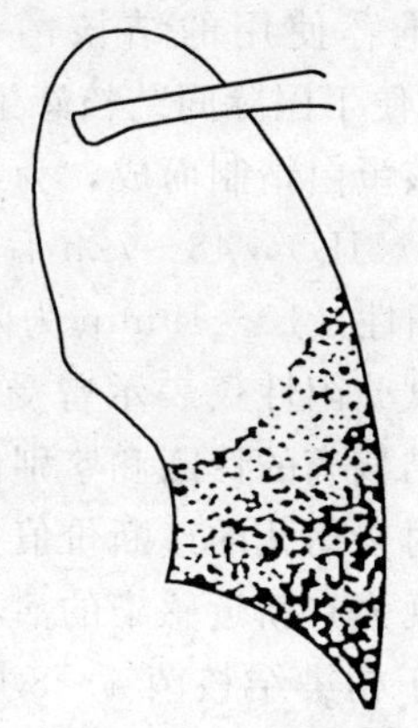
图 2-11　渗出性胸腔积液

6. 其他肺外结核

按部位和脏器命名，如骨关节结核、肾结核、肠结核等。

（五）临床表现

1. 症状

（1）全身症状　结核毒性症状，表现为午后低热、乏力、纳差、体重减轻、盗汗。育龄女性可有月经不调、闭经等。若肺部病灶进展播散时，可有不规则高热、畏寒等。

（2）呼吸系统症状

① 咳嗽咳痰：是肺结核最常见症状。咳嗽较轻，多为干咳或少量白色黏液痰。有空洞形成时，痰量增多；若合并其他细菌感染，痰可呈脓性；若合并厌氧菌感染时有大量脓臭痰；若合并支气管结核，表现为刺激性咳嗽。

② 咯血：1/3～1/2 患者有咯血，多为少量咯血，少数严重者可引起大量咯血。咯血量与病变严重程度不一定成正比。咯血后持续高热常提示病灶播散。

③ 呼吸困难：一般肺结核无呼吸困难，若病变范围较大，或干酪样肺炎，并有大量胸腔积液、自发性气胸、肺心病、呼吸衰竭、心力衰竭者常有呼吸困难，甚至发绀。

④ 胸痛：病变累及壁层胸膜时有胸壁刺痛，为胸膜炎性胸痛，并随呼吸和咳嗽而加重。

2. 体征

因病变范围和性质而异。病灶小或位置深者，多无异常体征。病变范围较大者可有患侧肺实变体征。肺结核好发于上叶尖后段，故肩胛间区或锁骨上下部位听到细湿啰音，对诊断有重要参考意义。肺有广泛纤维化或胸膜粘连增厚者，对侧可有代偿性肺气肿体征。结核性胸膜炎早期有局限性胸膜摩擦音，以后出现典型胸腔积液体征。

3. 并发症

可并发自发性气胸、脓气胸、支气管扩张症、慢性肺源性心脏病。经血行播散可并发脑、心包、泌尿生殖系统及骨结核等肺外结核。

4. 实验室及其他检查

（1）结核菌检查　是确诊肺结核最特异的方法，也是制定化疗方案和考核疗效的主要依据。痰中找到结核杆菌是确诊本病的主要依据，痰菌阳性说明病灶开放性，具传染性。

（2）影像学检查　胸部 X 线为早期诊断重要方法，也是临床分型的主要依据。胸部 CT 可以发现微小或者隐蔽病变。

（3）结核菌素（简称结素）试验（old tuberculin，OT）　目前世界卫生组织和国际防痨和肺病联合会推荐使用的结核菌素为纯蛋白衍化物（purified protein derivative，PPD）PPD-RT23，以便于国际间结核感染率的比较。结核菌纯蛋白衍生物（PPD）系从旧结核素滤液中提取结核蛋白精制而成，为纯结素，不产生非特异性反应。通常在左前臂屈侧中部皮内注射 0.1mL（5IU），48～72h 后测量皮肤硬结直径（不是红晕直径），小于 4mm 为阴性，5～9mm 为弱阳性，10～19mm 为阳性，20mm 以上或局部有水疱、坏死为强阳性。

成人结素试验阳性仅表示曾受到结核菌感染或接种过卡介苗，并不表示一定患病。所以，本试验在结核病的诊断和鉴别诊断中的应用价值有限。若呈强阳性，常提示活动性结核病。结素试验对婴幼儿的诊断价值大于成人，因年龄越小，自然感染率越低。3 岁以下强阳性反应者，应视为有新近感染的活动性结核病，应进行治疗。结素试验阴性提示机体未感染结核菌，还见于初染结核菌 4～8 周以内处于变态反应前期；机体免疫力下降或受抑制时，如应用糖皮质激素或免疫抑制剂、严重结核病和危重患者、淋巴细胞免疫系统缺陷、严重营养不良等情况下，待病情好转，结核菌素试验又会转为阳性反应。

（六）治疗要点

抗结核药对控制结核起决定性作用，休息与营养仅起辅助作用。

1. 化疗

凡是活动性肺结核均需进行抗结核治疗。结核菌根据其代谢状态分为 A、B、C、D 四群。A 菌群快速繁殖，B 菌群、C 菌群处于半静止状态，D 菌群处于休眠状态，不繁殖。各菌群之间可以相互转化。大多数抗结核药可以作用于 A 菌群，抗结核药对 B 菌群、C 菌群作用较差，对 D 菌群无作用。

（1）化疗原则　早期、规律、全程、适量、联合用药。

① 早期：指一旦发现和确诊结核后均应立即给予化学治疗。早期以 A 菌群为主，生长代谢旺盛，病灶血流丰富，药物浓度高，药效好。

② 规律：指严格执行医嘱，按时按量用药，不可随意更改方案、遗漏或随意中断用药，防止耐药菌株产生。

③ 全程：指患者必须按治疗方案，坚持完成规定疗程，目的是彻底治愈，防止复发。

④ 适量：严格遵照医嘱用药，药量少时效果差，易产生耐药性；药量多时毒副作用大。

⑤ 联合：采用多种抗结核药物治疗，杀死病灶中不同生长速度的菌群，防止耐药菌株产生，增加药物的协同作用。

（2）常用抗结核药物　见表 2-2。

表 2-2　常用抗结核药物

药名(缩写)	作用	副作用
异烟肼(H/INH)	杀细胞内、外菌	周围神经炎
利福平(R/RFP)	杀细胞内、外菌	肝损害、变态反应
链霉素(S/SM)	杀细胞外菌	听力障碍、肾损害、口周麻木、过敏性皮疹
吡嗪酰胺(Z,PZA)	杀细胞内菌、酸性环境下	高尿酸血症、关节痛
乙胺丁醇(E,EMB)	抑菌	视神经炎
对氨基水杨酸钠(P,PAS)	抑菌	变态反应、肝损害

（3）化疗方案

① 标准化治疗方案：整个方案分两个阶段，即 2 个月强化（初始）期和 4～6 个月的巩固期。强化期旨在杀灭繁殖菌，迅速控制病情，通常联合 3～4 个杀菌药，约在 2 周之内传

染性患者经治疗转为非传染性，症状得以改善。巩固期药物减少，但仍需灭菌药，以清除残余菌、提高治愈率、防止复发。初治涂阳肺结核治疗方案：2HRZE/4HR、$2H_3R_3Z_3E_3/4H_3R_3$。复治涂阳肺结核治疗方案：2HRZSE/4～6HRE、$2H_3R_3Z_3S_3E_3/6H_3R_3E_3$ 等。

② 间歇用药方案：$2H_3R_3Z_3/4H_3R_3$。初治涂阴肺结核治疗方案：2HRZ/4HR、$2H_3R_3Z_3/4H_3R_3$。其中药物前面的数字分别代表强化期和巩固期的月数，而药物后面的下标代表每周服药的次数，无下标者表示每天服用。

2. 对症治疗

(1) 糖皮质激素　结核中毒性症状用糖皮质激素无抑菌作用，而能抑制机体免疫力，单独使用有可能使结核病变扩散，且对已形成的胸膜增厚及粘连无作用，因此，应在有效的抗结核治疗基础上慎用。

(2) 咯血　少量咯血以对症治疗为主，包括休息、止咳、镇静，如可待因、卡巴克洛等。中等或大量咯血要绝对卧床休息，胸部放冰袋，配血备用，用垂体后叶素。咯血窒息是咯血致死的主要原因，需严加防范，积极准备抢救。

(3) 手术治疗　化疗无效，多重耐药的厚壁空洞，大块干酪病灶，结核性脓胸，大咯血保守治疗无效者可考虑手术。目前已很少用。

【护理】

(一) 护理评估

1. 健康史

评估有无导致机体防御机制下降的因素如吸烟、酗酒、年老体弱、长期卧床、意识不清、吞咽和咳嗽反射障碍，存在慢性基础疾病，长期使用肾上腺糖皮质激素、免疫抑制剂或抗肿瘤药物及接受机械通气或大手术等。

2. 身体状况

(1) 症状　可轻可重，决定于病原体和宿主的状态。常见症状为咳嗽、咳痰，痰中带血丝，重者有咯血。大多数患者有低热。

(2) 体征　取决于病变的性质和范围，病变较重者会有肺实变体征，肺广泛纤维化或者胸膜肥厚者，对侧会有代偿性肺气肿体征，结核性胸膜炎患者会有胸腔积液。

(3) 实验室及其他检查　X线胸片、结素试验、痰找结核杆菌、胸部CT。

3. 心理-社会状况　患者会有焦虑恐惧孤独感，对于治疗会有抵触反应，做好心理护理。

(二) 护理诊断/问题

(1) 活动无耐力　与活动性肺结核有关。

(2) 知识缺乏　缺乏有关肺结核方面的知识与缺乏指导或缺少信息来源。

(3) 营养失调　低于机体需要量，与机体消耗增加、食欲减退有关。

(4) 有传染的危险　与结核菌随痰排出有关。

(三) 护理目标

体温恢复正常；呼吸道通畅，呼吸平稳；胸痛减轻；焦虑减轻或消失；未发生并发症。

(四) 护理措施

(1) 休息与活动　结核毒性症状明显，特别是肺结核活动期、咯血、有高热等严重结核病毒性症状，或结核性胸膜炎伴大量胸腔积液者，应卧床休息。待中毒症状消失、咯血停止、病灶活动性减退时可循序渐进适当进行活动及体育锻炼，以增强机体免疫功能。

(2) 饮食护理　合理调配饮食、加强饮食营养十分重要。为补充机体消耗及增强修复能力，应多食肉类、蛋类、牛奶等富含动植物蛋白的食物，保证有足够的蛋白质，成人每日为100～200g。食物中并应含有多种维生素及钙质，应每天摄入一定量的新鲜蔬菜和水果，以补充维生素。若患者有大量盗汗，应保持体内水、电解质平衡。鼓励患者多饮水，每日不少于1.5～2L，保证机体代谢的需要和体内毒素的排泄，必要时遵医嘱给予静脉补充。每周测量、记录体重1次，观察患者营养改善的情况。

(3) 病情观察　观察生命体征、意识、瞳孔的变化。观察临床症状的动态变化，如咳嗽有无加重、痰量有无增多、是否为脓性痰；有无高热及并发症的发生；观察咯血的量、色、性质及出血速度。

(4) 咯血的护理　见呼吸系统常见症状的护理。

(5) 用药护理　抗结核化疗对控制结核病起决定性作用，护士应向患者及其家属反复强调化疗的重要性及意义，督促患者按医嘱服药，坚持完成规则、全程化疗，以提高治愈率、减少复发；说明化疗药的用法、疗程、可能出现的不良反应及表现，督促患者定期检查肝功能及听力情况。出现不良反应后应及时就医，不可自行停药。

(6) 心理护理　肺结核病患者都有恐怖、焦虑、情绪不稳定的心理状况，要认真解释、安慰患者，做好耐心细致的思想工作，使患者对疾病有正确的认识，能够顺利地接受和配合治疗，树立战胜疾病的信心。肺结核病患者住院时间长，长时间受疾病折磨，感觉需要别人照顾，被动性加强，对医护人员充满希望和依赖心理，护士应结合患者不同的心理特点做好心理护理，培养患者自我料理的生活能力。

(五) 健康教育

1. 结核病预防控制

(1) 控制传染源　与结核病患者密切接触者应去医院进行有关检查。早期发现患者并登记管理，给予及时正规治疗是预防结核病疫情的关键，做到长期随访。

(2) 切断传播途径　①让患者单居一室，进行呼吸道隔离，开窗通风，保持空气新鲜，每日用紫外线照射消毒；②患者打喷嚏或咳嗽应用双层纸巾遮掩，纸巾用后焚烧，严禁随地吐痰，吐出的痰液用2000mg/L含有效氯的消毒液灭菌处理；餐具、痰杯应煮沸消毒或用消毒液浸泡消毒，同桌共餐时使用公筷；被褥、书籍在烈日下暴晒6h以上；③患者外出时应戴口罩；④衣物、寝具、书籍等可在阳光下暴晒进行杀毒。

(3) 保护易感人群　给未受过结核菌感染的新生儿、儿童及青少年接种卡介苗，使人体产生对结核菌的获得性免疫力，减轻感染后的发病与病情。在开放性肺结核（即排菌者）的家庭内，对结核菌素阳性的患者密切接触的成员及结素试验新近转为阳性的儿童可服用异烟肼预防结核。

(4) 宣传教育　宣传结核病的传播途径及消毒、隔离重要性，指导患者采取积极的预防方法和有效的消毒、隔离措施，并能自觉遵照执行。

2. 患者指导

(1) 日常生活调理　合理安排休息，恢复期逐渐增加活动，以提高机体免疫力但避免劳累；保证营养的摄入，戒烟酒；避免情绪波动及呼吸道感染。

(2) 用药指导　督促患者遵医嘱坚持规则、全程、合理用药。

（3）定期复查　督促患者治疗期间定期复查胸片和肝、肾功能，及早发现药物毒副作用，及时调整药物。定期随访，密切关注治疗效果，彻底治愈肺结核。

（六）护理评价

患者体温是否恢复正常；患者焦虑、自闭、孤独的心理是否减轻或消失；是否能坚持并配合治疗。

（王绪英）

第九节　慢性支气管炎患者的护理

学习目标

1. 能准确简述慢性支气管炎常见的病因、发病机制、诊断和治疗要点。
2. 能正确解释慢性支气管炎概念，描述其临床表现。
3. 能运用护理程序的方法，对慢性支气管炎患者进行正确的护理和健康指导。
4. 在护理实践中，体现护士对患者的爱伤精神和人文关怀。

慢性支气管炎（chronic bronchitis）简称慢支，是因反复感染，长期的物理、化学性刺激，引起的气管、支气管黏膜及其周围组织的慢性炎症，是严重危害人民健康的常见病、多发病，患病率为3%～5%，老年人为15%左右，北方高于南方，农村高于城市，吸烟者高于不吸烟者。咳嗽、咳痰或伴喘息，每年发病3个月，连续2年或以上者，并排除其他心肺疾病即可诊断慢支。每年发病不足3个月，而有明确的客观检查依据（如X线、呼吸功能测定等）者亦可诊断。

【疾病概要】

慢支是指气管、支气管黏膜及其周围组织的慢性非特异性炎症，临床上以慢性反复发作的咳嗽、咳痰或伴有喘息为特征，严重时可并发阻塞性肺气肿甚至肺心病，是一种严重危害人民健康的常见病，尤以老年人为多见。

（一）病因

1. 感染

在病毒（感冒病毒、鼻病毒、腺病毒）感染的基础上，可继发细菌感染，感染细菌有流感嗜血杆菌、肺炎球菌、甲型溶血型链球菌、奈瑟球菌等。继发感染是慢支发作和加剧的主要原因。

2. 理化因素

（1）吸烟　吸烟在患病率比不吸烟者高2～8倍，且与吸烟的量、时间成正比，其原因是：焦油和烟碱能抑制呼吸道纤毛活动，削弱巨噬细胞的吞噬和杀菌作用。

（2）大气污染　某些化学气体，如二氧化硫和烟雾，对支气管黏膜有刺激和细胞毒性作用。

（3）气候变化　冷空气刺激支气管黏膜，引起黏液腺分泌增加，支气管平滑肌痉挛，分泌物排出困难，症状加重，所以北方患病率高于南方。

3. 过敏因素

如对尘、螨、细菌、真菌过敏。

4. 免疫功能降低

支气管黏膜分泌的 IgA、IgG 减少，易导致感染。

5. 自主神经功能失调

当呼吸道的副交感神经反应增高时，对正常人不起作用的轻微刺激可引起支气管收缩、痉挛、分泌增多，而产生症状。

6. 老年人

呼吸道防御功能低下，使慢支发病增加。

综上所述，当机体抵抗力减弱时，气道在不同程度敏感性（易感性）的基础上有一种或多种外因的存在，长期反复作用，可发展成慢支。

（二）临床分型、分期

1. 分型

(1) 单纯型　表现为咳嗽、咳痰反复发作，但不伴有哮喘。

(2) 喘息型　除反复发作的咳嗽、咳痰外，尚有哮喘，多为慢支的晚期。

2. 分期

(1) 急性发作期　在 1 周内出现脓性痰，痰量明显增多，或伴有发热等炎症表现，或咳、痰、喘任何一项明显加剧。

(2) 慢性迁延期　有不同程度的咳、痰、喘迁延 1 个月以上者。

(3) 临床缓解期　症状基本消失或偶有轻微咳嗽和少量痰液，保持在 2 个月以上者。

（三）临床表现

慢支的主要临床表现可概括为咳、痰、喘、炎四个字。

1. 症状

(1) 起病特点　多在中年以上，缓慢起病，部分患者有急性上感史，在气候变化、受凉后发病，夏季转暖时可自然缓解。

(2) 主要症状　咳、痰、喘、炎。

① 咳嗽：以晨起为著。由于夜间睡眠后，迷走神经相对兴奋，支气管腺体分泌相对增多，管腔内痰液滞留导致夜间痰量增多。起床后由于体位改变和痰液流动，反射性地咳出大量痰液，所以清晨痰量也增多。

② 咳痰：一般呈白色泡沫状，若伴发感染则痰量增多，黏稠度增加，可呈脓性或偶尔痰中带血。痰以清晨较多，其原因：夜间痰液积聚及副交感神经兴奋。痰量分级：小量20～50mL/24h，中等量 50～100mL/24h，大量＞100mL/24h。

③ 喘息：反复发作后，由于支气管狭窄痉挛，可发生喘息，加之感染，可呈哮喘样发作。

④ 炎症：反复感染发炎，迁延不愈。

2. 体征

早期可无体征。以后在肺底可听到干湿性啰音。喘息型患者可听到哮鸣音。晚期患者可有肺气肿体征。

3. 实验室及其他检查

(1) 血液检查 急性期白细胞增多。

(2) 痰液检查 涂片可见大量中性粒细胞，培养可检出致病菌。

(3) X线检查 早期往往无异常，病程长者有肺纹理增多、增粗，以两肺中下野为著。管壁增厚呈轨道状。

(四) 治疗要点

1. 急性发作期

以控制感染为主，予祛痰、止咳和解痉、平喘药物。

(1) 控制感染 根据病原菌药物敏感试验选用抗生素，如红霉素、罗红霉素对革兰阳性球菌和支原体有效；阿莫西林、头孢呋辛、头孢克洛等对革兰阴性和阳性菌均有效；氧氟沙星对革兰阴性菌作用更强，适用于对青霉素和头孢菌素类过敏者。

(2) 祛痰、止咳 可用复方甘草合剂、溴己新、盐酸氨溴索等。对年老体弱无力咳痰或痰量较多者，应以祛痰为主，不宜选用强镇咳药，如可待因等，以免抑制呼吸中枢及加重呼吸道阻塞和炎症，导致病情恶化。

(3) 解痉、平喘 常用氨茶碱、特布他林（喘康速）等口服，或沙丁胺醇（舒喘灵）、异丙托溴胺等吸入剂或雾化吸入，或生理盐水气雾湿化吸入，可稀释痰液，协助排痰。

2. 缓解期

加强锻炼，增强体质，加强环境卫生，避免诱发因素。

【护理】

(一) 护理评估

(1) 健康史 患者有无长期吸烟史，有无近期受凉史等。

(2) 身体状况 患者咳嗽咳痰的时间、季节，有无季节性加重等，化验血常规可以看到白细胞数值增高及中性粒比例高。

(3) 心理-社会状况 患者对疾病的知识缺乏，重视程度不够。

(二) 护理诊断/问题

(1) 清理呼吸道无效 与呼吸道分泌物增多、黏稠有关。

(2) 处理治疗计划不当/无效 与知识缺乏有关。

(3) 体温过高 与慢支并发感染有关。

(4) 活动无耐力 与日常活动时供氧不足、疲乏有关。

(三) 护理目标

体温恢复正常；呼吸道通畅，呼吸平稳；胸痛减轻；焦虑减轻或消失；未发生并发症。

(四) 护理措施

(1) 病情观察 密切观察咳、痰、喘症状及诱发因素，尤其是痰液的性质和量。评估临床分型、分期，如单纯型或喘息型、急性发作期或慢性迁延期。

(2) 用药护理 用药后观察药物疗效。

① 止咳药：可待因有麻醉性中枢镇咳作用，适于剧烈干咳者，可能会成瘾。喷托维林是非麻醉性中枢镇咳药，无成瘾性。

② 祛痰药：溴己新可使痰液中黏多糖纤维断裂，痰液黏度降低。对痰液较多或年老体弱、无力咳痰者以祛痰为主。尽量避免使用可待因等强镇咳药，因其可抑制中枢和加重呼吸道阻塞和炎症。

(3) 保持呼吸道通畅　指导痰多黏稠、难咳的患者多饮水，遵医嘱每天用生理盐水、硫酸庆大霉素、α-糜蛋白酶等药物雾化吸入，指导患者采取有效咳嗽方式，协助患者翻身、胸部叩击和体位引流。

(4) 认识影响治疗的因素　确认阻碍治疗的因素，如不良的生活方式、家庭环境、工作环境，不相信疾病的严重性，不相信会影响生活能力和丧失劳动力，拮据的经济状况等。

(5) 解释疾病的相关知识　如疾病的诱发因素；疾病发生、发展过程和并发症；治疗经过及注意事项等。提高患者对预防、治疗疾病的认识程度。

(6) 增强信心和自我护理能力　与患者探讨积极应对、配合治疗的方法，提高患者战胜疾病的信心。

(7) 戒烟　停止吸烟可改变自然病程，减慢病情的恶化速度。戒烟是必要的，然而也是困难的，因为要打断生理成瘾环，需要患者的决心和配合。

(8) 鼓励患者和家属参与治疗计划　提供相应的学习资料；鼓励家庭成员改善环境、改变饮食习惯、减少烟雾、花粉等过敏原的接触。

(五) 健康教育

(1) 指导患者和家属了解疾病的相关知识，积极配合康复治疗。

(2) 加强管理

① 环境因素：消除及避免烟雾、粉尘和刺激性气体的吸入；生活在空气清新、温湿度适宜、阳光充足的环境中，注意防寒避暑。

② 个人因素：制定有效的戒烟计划；保持口腔清洁。

③ 饮食营养：足够的热量、蛋白质、维生素和水分，增强食欲。

(3) 加强体育锻炼，增强体质，提高免疫能力。锻炼应量力而行、循序渐进，以患者不感到疲劳为宜，如散步、慢跑、太极拳、体操、有效的呼吸运动等。

(4) 防治感染　皮下注射核酪注射液或菌苗疗法，可增强个体抵抗力。

(六) 护理评价

患者体温是否恢复正常；咳嗽咳痰是否减轻，患者焦虑是否减轻或消失；是否发生并发症；能否积极配合治疗和护理。

（王绪英）

第十节　慢性阻塞性肺疾病患者的护理

学习目标

1. 能准确简述慢性阻塞性肺疾病常见病因、发病机制、诊断和治疗要点。
2. 能正确解释慢性阻塞性肺疾病的概念，描述其临床表现及并发症。
3. 能运用护理程序的方法，对慢性阻塞性肺疾病患者进行正确的护理和健康指导。
4. 在护理实践中，体现护士对患者的爱伤精神和人文关怀。

慢性阻塞性肺疾病（chronic obstructive pulmonary disease，COPD）是指呼吸道受到长

期的外界刺激引起终末细支气管远端（呼吸细支气管、肺泡管、肺泡囊和肺泡）的气道弹性减退、过度膨胀、充气和肺容积增大或同时伴有气道壁破坏的病理状态，具有不可逆性气道阻塞的病理改变和阻塞性通气功能障碍。

COPD 与慢性支气管炎及肺气肿密切相关，当慢性支气管炎和肺气肿患者肺功能检查出现气流受限并且不能完全可逆时，则诊断为 COPD。COPD 是一种常见、多发、高致残率、高致死率的慢性呼吸系统疾病。

【疾病概要】

（一）病因及发病机制

本病病因尚不完全清楚，可能是个体易感因素和环境因素长期互相作用的结果。

（1）吸烟　为重要的发病因素，吸烟者慢性支气管炎的患病率比不吸烟者高 2～8 倍，烟龄越长，吸烟量越大，COPD 患病率越高。

（2）职业粉尘和化学物质　接触职业粉尘及化学物质，如烟雾、变应原、工业废气及室内空气污染等，浓度过高或时间过长时，均可能产生与吸烟类似的 COPD。

（3）空气污染　大气中的二氧化硫、二氧化氮、氯气等有害气体可损伤气道黏膜上皮，使纤毛清除，功能下降，黏液分泌增加，为细菌感染增加条件。

（4）感染因素　与慢性支气管炎类似，感染亦是 COPD 发生发展的重要因素之一。

（5）蛋白酶-抗蛋白酶失衡　蛋白水解酶对组织有损伤、破坏作用；抗蛋白酶对弹性蛋白酶等多种蛋白酶具有抑制功能，其中 α_1-抗胰蛋白酶（α_1-AT）是活性最强的一种。蛋白酶增多或抗蛋白酶不足均可导致组织结构破坏产生肺气肿。吸入有害气体、有害物质可以导致蛋白酶产生增多或活性增强，而抗蛋白酶产生减少或灭活加快；同时氧化应激、吸烟等危险因素也可以降低抗蛋白酶的活性。

（6）其他　氧化应激、炎症、自主神经功能失调、气温变化、营养不良等都有可能参与 COPD 的发生、发展。

（二）病理

COPD 的病理改变主要表现为慢性支气管炎及肺气肿的病理变化。支气管黏膜上皮细胞变性、坏死，溃疡形成。纤毛倒伏、变短、不齐、粘连，部分脱落。缓解期黏膜上皮修复、增生、鳞状上皮化生和肉芽肿形成。杯状细胞数目增多肥大，分泌亢进，腔内分泌物潴留。基底膜变厚坏死。肺气肿的病理改变可见肺过度膨胀，弹性减退。外观灰白或苍白，表面可见多个大小不一的大疱。镜检见肺泡壁变薄，肺泡腔扩大、破裂或形成大疱，血液供应减少，弹力纤维网破坏。按累及肺小叶的部位，可将阻塞性肺气肿分为小叶中央型、全小叶型及介于两者之间的混合型三类，其中以小叶中央型为多见。

（三）临床表现

1. 症状

起病缓慢，病程长，反复急性发作。

（1）慢性咳嗽　常晨间咳嗽明显，夜间有阵咳或伴有咳痰。

（2）咳痰　一般为白色黏液或浆液性泡沫痰，偶可带血丝。急性发作期痰量增多，有脓性痰。

（3）气短或呼吸困难　早期可无明显症状，随病情进展，出现逐渐加重气促或呼吸困难，典型症状是劳力性气促，是 COPD 的标志性症状。

(4) 喘息和胸闷　病情严重或急性加重时可出现喘息。

2. 体征

早期不明显，发展可出现典型肺气肿体征。可有桶状胸、呼吸运动减弱；气管居中，语颤减弱或消失；过清音，心浊音界缩小或不易叩击，肝浊音界和肺下界下降；心音遥远，呼吸音减弱，呼气延长，并发感染可有湿啰音。

3. 并发症

自发性气胸（最常见），肺部急性感染，肺心病等。

4. 实验室及其他检查

(1) 典型X线　COPD早期胸片可无明显变化，以后可出现肺纹理增粗、紊乱等非特异性改变，也可有肺气肿改变。X线胸片对诊断COPD特异性不高，主要用于确定肺部并发症及与其他肺部疾病鉴别之用。

(2) 呼吸功能检查　是判断气流受阻的主要客观指标，对COPD诊断、严重程度评价、疾病进展、预后及治疗反应等有重要意义。吸入支气管扩张药后 $FEV_1/FVC<70\%$ 及 $FEV_1<80\%$ 预计值者，可确定为不能完全可逆的气流受限。

(3) 血气分析　如出现明显缺氧及 CO_2 潴留时，则 PaO_2 降低、$PaCO_2$ 升高，并可出现失代偿性呼酸，pH值降低。

(4) 血液和痰液检查　COPD并发细菌感染时，如肺炎链球菌、流感嗜血杆菌、卡他莫拉菌、肺炎克雷白杆菌等，外周血白细胞增高，核左移。痰培养可能检出病原菌。

（四）治疗要点

为延缓疾病进展，控制各种并发症，发挥机体代偿作用，改善呼吸功能，提高患者工作、生活能力，治疗要点如下。

1. COPD急性加重期治疗

(1) 支气管扩张药　短期按需应用以缓解症状，长期规律应用以减轻症状。常用长效 β_2 受体激动剂有沙美特罗、福莫特罗，可通过吸入或口服应用；常用长效抗胆碱能药物有溴化异丙托品、噻托溴铵；常用茶碱类药物有氨茶碱。急性加重期应增加支气管扩张药的剂量或使用次数，并改用氧气驱动的射流雾化吸入器。

(2) 氧疗　根据血气分析，给予合理给氧。缺氧伴二氧化碳潴留者，给予持续低流量吸氧。

(3) 控制感染　开始时根据患者所在地常见病原菌类型经验性选择抗生素，若疗效不佳，再根据痰培养药敏试验结果调整药物。长期应用广谱抗生素、激素易继发真菌感染，需注意预防。

(4) 糖皮质激素　COPD急性加重期住院患者宜在应用支气管扩张药、抗生素的基础上口服或静脉使用糖皮质激素治疗。

(5) 其他治疗　促进排痰，补充水、电解质、高热量高蛋白高维生素饮食，积极治疗并发症等。

2. 稳定期治疗

(1) 健康教育　劝导吸烟的患者戒烟是减慢肺功能损害的最有效的措施。因职业或环境粉尘或刺激性气体所致者应脱离危险环境。

(2) 支气管扩张药　同急性加重期治疗相似。

(3) 止咳、祛痰　同慢支治疗。

(4) 长期家庭氧疗(LTOT)　对COPD患者可提高生活质量和生存率，并对血流动力学、运动能力和精神状态均会产生有益的影响。LTOT指征为：①$PaO_2 \leqslant 55mmHg$ 或 $SaO_2 \leqslant 88\%$，有或没有高碳酸血症；②PaO_2 55～70mmHg或 $SaO_2 \leqslant 89\%$，并有肺动脉高压、右心衰竭或红细胞增多症。一般用鼻导管吸氧，氧流量为1.0～2.0L/min，吸氧时间10～15h/d。目的是使患者在静息状态下，达到 $PaO_2 \geqslant 60mmHg$ 和(或) SaO_2 升至90%。

(5) 长期吸入糖皮质激素　对于COPD与哮喘合并存在的患者，长期吸入糖皮质激素和长效 β_2 受体激动剂效果较好，有助于减少急性发作频率，提高生活质量。

(6) 免疫调节治疗　适当应用胸腺素注射液、核酪注射液、死卡介苗精制品注射液等，可调节机体免疫。

(7) 康复治疗　可以使因进行性气流受限、严重呼吸困难而很少活动的患者改善活动能力、提高生活质量，是COPD患者稳定期的重要治疗手段，具体包括呼吸生理治疗、肌肉训练、营养支持、精神治疗与教育等多方面措施。

【护理】

(一) 护理评估

1. 健康史

患者既往有无慢支病史或者长期吸烟史，最近有无受凉、劳累等诱因。

2. 身体状况

(1) 呼吸困难　慢支合并肺气肿时，在原有咳嗽、咳痰的基础上出现逐渐加重的呼吸困难。根据呼吸困难的程度与体力的关系，即活动耐量来评定呼吸困难的程度，虽不够精确，但简单、实用。

(2) 咳嗽、咳痰　当合并呼吸道感染时，发热、咳嗽、咳痰加重，痰为黄脓，伴喘息。

(3) 全身症状　食欲缺乏，体重减轻。肺气肿时肺的顺应性下降，气道阻力增加，呼吸肌收缩效率降低，使呼吸功增加，呼吸的能量消耗增多，加之慢性缺氧时胃肠道功能紊乱，摄入减少，常引起营养供给相对不足或营养不良，在有感染时，机体处于高代谢状态，对营养的需求也增加。

(4) 体征　早期体征不明显，随病情发展可出现桶状胸，肋间隙水平增宽，呼吸运动减弱，触觉语颤减弱，叩诊呈过清音，心浊音界缩小，肺下界和肝浊音界下移，听诊两肺呼吸音减弱，呼气延长，并发感染时可有干湿啰音，如出现剑突下心搏时，提示并发肺心病。

(5) 辅助检查　①胸部X线：胸廓前后径增大，肋骨水平、肋间隙增宽，膈肌低平，两肺野透亮度增高肺纹理变细、减少，心脏悬垂狭长。②呼吸功能检查：慢支合并肺气肿时，第一秒用力呼气量占用力肺活量比率($FEV_1/FVC\%$)低于60%；最大通气量(MVV)低于预计值的80%；残气容量(RV)增加，残气容量量占肺总量的百分比(RV/TLC)高于46%。③动脉血气分析：早期无变化，随病情发展，动脉血氧分压降低，二氧化碳分压增高，并可出现代偿性呼吸性酸中毒，pH降低。

3. 心理-社会状况

患者对疾病的重视程度不够。

(二) 护理诊断/问题

(1) 气体交换受损　与气道阻塞、通气不足。

（2）清理呼吸道无效　与气道分泌物较多黏稠、气道湿度降低和无效咳嗽有关。

（3）焦虑　与健康状况的改变、病危、经济状况有关。

（4）活动无耐力　与疲劳、呼吸困难、氧供氧耗失衡有关。

（5）营养失调　低于机体需要量，与食欲降低、摄入减少、腹胀、呼吸困难、痰液增多有关。

（6）潜在并发症　气胸、肺心病、呼吸衰竭、肺性脑病等。

（三）护理目标

（1）患者气急程度减轻。

（2）患者保持最佳的气体交换，动脉血气分析在正常范围。

（3）患者尽可能不发生并发症，一旦发生能够及时发现和处理。

（四）护理措施

（1）环境与活动　保持环境整洁、舒适，维持适宜的室温（18～20℃）与相对湿度(50%～60%)，注意保暖，避免受凉。全身运动锻炼结合呼吸锻炼能有效挖掘呼吸功能潜力，可进行步行、骑自行车、气功、太极拳、家庭劳动等，锻炼方式、锻炼时速度、距离根据患者身体状况决定。

（2）营养与饮食　给予高热量、高蛋白质、高维生素饮食，少吃产气食品，防止产气影响膈肌运动。应重视营养摄入，改善营养状态，提高机体的免疫力。并鼓励患者多饮水（>1500mL/d）。

（3）合理用氧　对呼吸困难伴低氧血症者，采用低流量持续给氧，流量1～2L/min，提倡长期家庭输氧疗法，每天氧疗时间不少于15h，特别是睡眠时间不可间歇，以防熟睡时呼吸中枢兴奋性更低或上呼吸道阻塞而加重缺氧。提醒患者及家属注意用氧安全，严格遵医嘱控制氧流量，注意定期清洁、消毒用氧装置。教会家属如何判断氧疗有效及无效，以便发现异常及时就诊。

（4）呼吸训练　对于改善早期肺功能症状及缓解期症状都具有重要意义。腹式呼吸：阻塞性肺气肿患者往往依赖于胸式呼吸增加呼吸频率代偿呼吸困难。但这种代偿较腹式呼吸的有效性低，患者容易疲劳。加强稳定期患者膈肌、腹肌运动训练，有利于腹式呼吸，减少患者能量消耗，提高呼吸效率，改善呼吸功能。

① 腹式深呼吸：取立位或坐位，一手放胸前，一手放腹部，吸气时用鼻吸入，尽力将腹部挺出，使腹内压下降，协助膈肌下降运动，帮助吸气，呼气时用口呼出，作吹口哨状，防止呼气期小气道陷闭，从而影响呼气，同时腹部内收，使腹内压增加，帮助膈肌向上运动，有助于呼气。

② 缩唇呼吸：吸气时让气体从鼻孔进入，最好稍微屏气片刻再进行缩唇呼气，呼气时缩拢口唇呈吹哨样，使气体通过缩窄的口型徐徐将肺内气体轻轻吹出，每次呼气持续4～6s，然后用鼻子轻轻吸气，吸气和呼气的时间比例为1∶2或1∶3。

（5）病情观察　密切观察患者神志、呼吸、血压等变化；监测血气分析，随时观察指端血氧饱和度，以此调节氧流量（持续低流量吸氧1～2L/min）；观察药物的疗效及副作用。

（6）心理护理　由于长期呼吸困难，患者容易丧失信心，多有焦虑、抑郁等心理障碍，护士应聆听患者的叙述，做好患者与家属及单位间的沟通，疏导其心理压力，必要时请心理医生协助诊治。

（五）健康教育

（1）指导患者和家属了解疾病的相关知识，积极配合康复治疗。

（2）加强管理

① 环境因素：消除及避免烟雾、粉尘和刺激性气体的吸入；生活在空气清新、温湿度适宜、阳光充足的环境中，注意防寒避暑。

② 个人因素：制定有效的戒烟计划；保持口腔清洁。

③ 饮食营养：足够的热量、蛋白质、维生素和水分，增强食欲。

（3）加强体育锻炼，增强体质，提高免疫能力。锻炼应量力而行、循序渐进，以患者不感到疲劳为宜，如散步、慢跑、太极拳、体操、有效的呼吸运动等。

（4）防治感染　注意保暖，避免感冒，可以使用增加机体免疫力的胸腺五肽等。

（六）护理评价

患者的呼吸困难是否得到改善，血氧浓度能否维持正常范围，患者是否掌握有效的呼吸锻炼方法，并坚持进行，患者能否了解预防及控制疾病的方法。

（王绪英　高欣）

第十一节　慢性肺源性心脏病患者的护理

学习目标

1. 能准确简述慢性肺源性心脏病的病因、发病机制、诊断和治疗要点。
2. 能正确解释慢性肺源性心脏病概念，描述其临床表现。
3. 能运用护理程序的方法，对慢性肺源性心脏病患者进行正确的护理和健康指导。
4. 在护理实践中，体现护士对患者的爱伤精神和人文关怀。

慢性肺源性心脏病（chronic pulmonary heart disease）是由肺组织、肺动脉血管或胸廓的慢性病变引起肺组织结构和功能的异常，造成肺血管阻力增加，肺动脉压力增高，使右心扩张、肥大、伴或不伴右心衰竭的心脏病，并排除先天性心脏病和左心病变引起者，是常见病、多发病。患病年龄多在40岁以上，随年龄增长而患病率增高。发病率为4‰，＞15岁为7‰，北方高于南方，农村高于城市，吸烟者高于不吸烟者。

【疾病概要】

（一）病因

按原发病变发生部位将病因分为四大类。

（1）慢性支气管、肺疾病　慢性肺心病中80％～90％继发于COPD。其次，是支气管哮喘、支气管扩张症、重症肺结核、肺尘埃沉着病、间质性肺炎等。

（2）胸廓运动障碍性疾病　较少见。严重的脊椎后凸或侧凸、脊椎结核、类风湿关节炎、胸膜广泛粘连及胸廓成形术后造成的严重胸廓或脊椎畸形，以及神经肌肉疾病如脊髓灰质炎，均可引起胸廓活动受限、肺受压、支气管扭曲或变形，导致肺功能受损。气道引流不畅，肺部反复感染，并发肺气肿或纤维化。

(3) 肺血管疾病　慢性血栓栓塞性肺动脉高压、肺小动脉炎以及原发性肺动脉高压，均可使肺动脉狭窄、阻塞，引起肺血管阻力增加、肺动脉高压和右心室负荷加重，发展成慢性肺心病。

(4) 其他　原发性肺泡通气不足及先天性口咽畸形、睡眠呼吸暂停低通气综合征等均可产生低氧血症，引起肺血管收缩，导致肺动脉高压，发展成慢性肺心病。

(二) 发病机制

引起右心室扩大、肥厚的因素很多，但先决条件是肺功能和结构的不可逆性改变，发生反复的气道感染和低氧血症，导致一系列体液因子和肺血管的变化，使肺血管阻力增加，肺动脉血管的结构重塑，产生肺动脉高压。

1. 肺动脉高压的形成

(1) 肺血管阻力增加的功能性因素　缺氧、高碳酸血症和呼吸性酸中毒使肺血管收缩、痉挛，其中缺氧是肺动脉高压形成最重要的因素。体液因素在缺氧性肺血管收缩中占重要地位。缺氧时收缩血管的活性物质增多，如前列腺素、白三烯、5-羟色胺（5-HT）、血管紧张素Ⅱ、血小板活化因子（PAF）使肺血管收缩，血管阻力增加。其次，内皮源性舒张因子和收缩因子的平衡失调，在缺氧性肺血管收缩中也起一定作用。缺氧使平滑肌细胞膜对 Ca^{2+} 的通透性增加，肌肉兴奋-收缩耦联效应增强，直接使肺血管平滑肌收缩。高碳酸血症时，由于 H^{+} 产生过多，使血管对缺氧的收缩敏感性增强，致肺动脉压增高。

(2) 肺血管阻力增加的解剖学因素　解剖学因素系指肺血管解剖结构的变化，形成肺循环血流动力学障碍。主要原因有四点。①肺血管炎症：长期反复发作的慢性阻塞性肺疾病及支气管周围炎，可累及邻近肺小动脉，引起血管炎，导致管壁增厚、管腔狭窄或纤维化，甚至完全闭塞，使肺血管阻力增加，产生肺动脉高压。②随肺气肿的加重，肺泡内压增高，压迫肺泡毛细血管，造成毛细血管管腔狭窄或闭塞。肺泡壁破裂造成毛细血管网的毁损，肺泡毛细血管床减损超过 70%时肺循环阻力增大。③肺血管重塑：慢性缺氧使肺血管收缩，管壁张力增高，同时缺氧时肺内产生多种生长因子，可直接刺激管壁平滑肌细胞、内膜弹力纤维及胶原纤维增生。④血栓形成：部分慢性肺心病急性发作期患者存在多发性肺微小动脉原位血栓形成，引起肺血管阻力增加，加重肺动脉高压。此外，肺血管性疾病、肺间质疾病、神经肌肉疾病等皆可引起肺血管的病理改变，使血管腔狭窄、闭塞，肺血管阻力增加，发展成肺动脉高压。

在慢性肺心病肺动脉高压的发生机制中，功能性因素较解剖学因素更为重要。

(3) 血液黏稠度增加和血容量增多　慢性缺氧产生继发性红细胞增多，血液黏稠度增加。缺氧可使醛固酮增加，肾小动脉收缩，肾血流减少也加重水、钠潴留，血容量增多。血液黏稠度增加和血容量增多更使肺动脉压升高。

2. 心脏病变和心力衰竭

肺循环阻力增加时，右心发挥其代偿功能，以克服肺动脉压升高的阻力而发生右心室肥厚。肺动脉高压早期，右心室尚能代偿。随着病情的进展，肺动脉压持续升高，右心失代偿而致右心衰竭。慢性肺心病除发现右心室改变外，也有少数可见左心室肥厚。由于缺氧、高碳酸血症、酸中毒、相对血流量增多等因素，使左心负荷加重。如病情进展，则可发生左心室肥厚，甚至导致左心衰竭。

3. 其他重要器官的损害

缺氧和高碳酸血症除影响心脏外，尚导致其他重要器官如脑、肝、肾、胃肠及内分泌系统、血液系统等发生病理改变，引起多器官的功能损害。

（三）临床表现

本病病程进展缓慢，可分为代偿与失代偿两个阶段，但其界线有时并不清楚。

1. 功能代偿期

患者都有慢性咳嗽、咳痰或哮喘史，逐渐出现乏力、呼吸困难。体检示明显肺气肿表现，包括桶状胸、肺部叩诊呈过度清音、肝浊音上界下降、心浊音界缩小甚至消失。听诊呼吸音低，可有干湿啰音，心音轻，有时只能在剑突下处听到。肺动脉区第二音亢进，上腹部剑突有明显心脏搏动，是病变累及心脏的主要表现。颈静脉可有轻度怒张，但静脉压并不明显增高。

2. 功能失代偿期

肺组织损害严重引起缺氧，二氧化碳潴留，可导致呼吸和（或）心力衰竭。

（1）呼吸衰竭　早期主要表现为发绀、心悸和胸闷等，病变进一步发展时发生低氧血症和高碳酸血症，可出现各种精神神经障碍症状，称为肺性脑病。表现为头痛、头胀、烦躁不安、语言障碍，并有幻觉、精神错乱、抽搐或震颤等。动脉血氧分压低于 3.3kPa（25mmHg）、动脉血二氧化碳分压超过 9.3kPa（70mmHg）时，中枢神经系统症状更明显，出现神志淡漠、嗜睡，从而昏迷以致死亡。

（2）血液、循环系统症状　慢性缺氧、CO_2 潴留引起肺动脉高压，发生右心衰，伴有体循环淤血体征。CO_2 潴留表现为外周体表静脉充盈、皮肤红润、温暖多汗、血压升高、心搏量增多而致脉搏洪大；脑血管扩张致搏动性头痛。晚期由于严重缺氧、酸中毒影响心肌损害，出现周围循环衰竭、血压下降、心律失常、心跳停搏。

（3）消化、泌尿系统症状　肝功能异常如谷丙转氨酶升高；肾功能异常如血尿素氮（BUN）升高、蛋白尿、尿中出现红细胞和管型；胃肠道症状有黏膜充血水肿、糜烂渗血，或应激性溃疡引起上消化道出血。

3. 并发症

（1）肺性脑病　由于呼吸功能衰竭所致 O_2 降低、CO_2 升高引起精神障碍、神经系统症状的一种综合征，是肺心病死亡的首要原因。

（2）酸碱失衡及电解质紊乱。

（3）心律失常　应与洋地黄引起的心律失常鉴别。常见的有房早，阵发性室上性心动过速（其中紊乱性房性心动过速最具特征），房扑，房颤。急性严重心肌缺氧时可出现心室颤动甚至心跳骤停。

（4）休克　发生休克则预后不良。可有感染中毒性休克、失血性休克（多由上消化道出血引起）、心源性休克（由严重心力衰竭及心律失常所致）。

（5）上消化道出血。

（6）弥散性血管内凝血（DIC）。

4. 实验室及其他检查

（1）血液检查　红细胞计数和血红蛋白常增高，血细胞比容正常或偏高，全血黏度、血浆黏度和血小板聚集率常增高，红细胞电泳时间延长，血沉一般偏快；动脉血氧饱和度常低于正常，二氧化碳分压高于正常，呼吸衰竭时更为显著。

（2）痰细菌培养　以甲型链球菌、流感杆菌、肺炎球菌、葡萄球菌、奈瑟球菌、草绿色链球菌等多见。

（3）胸部X线　①右下肺动脉干扩张：横径≥1.5cm。经动态观察后动脉干横径增宽达2mm以上（图2-12）。②肺动脉段凸出，高度≥3mm。③中心肺动脉扩张与外周分支纤细两者形成鲜明对比，呈"残根状"。④右前斜位圆锥部凸出高度≥7mm。⑤右心室增大（结合不同体位判断）。具有①～④项中两项以上或⑤一项者可诊断（图2-13）。

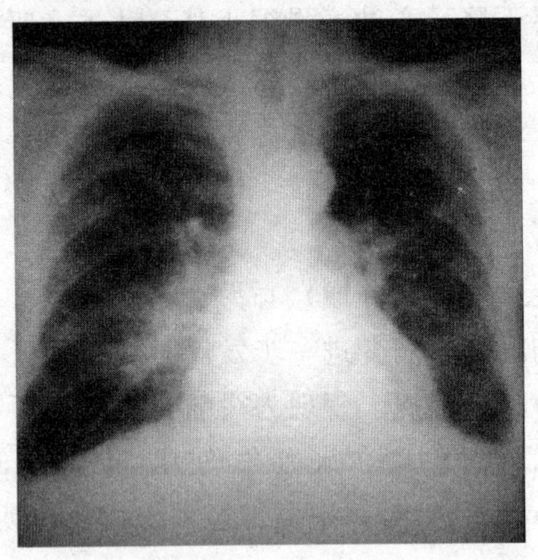

图2-12　肺心病X线表现

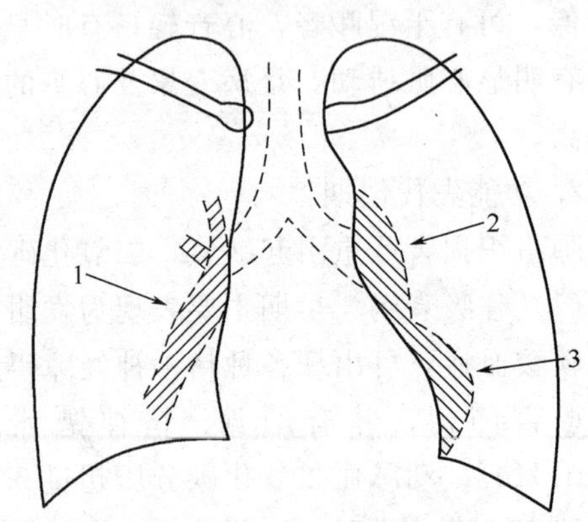

图2-13　肺心病表现

1—右肺下动脉增宽；2—凸出肺动脉段；3—心尖上凸

5. 心电图检查

（1）主要条件　额面平均电轴≥+90°；重度顺钟向转位V_5导联R/S≤1（阳性率较高）；V_1导联R/S≥1；aVR导联R/S或R/Q≥1（阳性率较低）；V_1～V_3导联呈现QS、Qr、qr（需除外心肌梗死）；$R_{V_1}+S_{V_5}>1.05$mV；肺型P波即P波电压≥0.22mV；或电压≥0.2mV，呈尖峰型；或低电压时P波电压>1/2R波呈尖峰型；P电轴≥+80°（图2-14）。

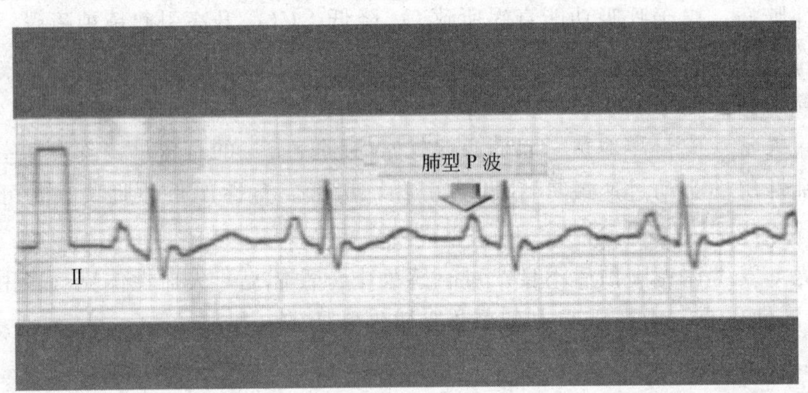

图2-14　肺型P波

（2）次要条件　肢体导联普遍低电压；完全性或不完全性右束支传导阻滞。具有一项主要条件即可诊断，两项次要条件者为可疑。

6. 超声心电图检查

7. 肺功能检查

显示通气和换气功能障碍。

（四）治疗要点

1. 急性期治疗

积极控制感染；通畅呼吸道，改善呼吸功能；纠正缺氧和二氧化碳潴留；控制呼吸和心力衰竭；积极处理并发症。

（1）控制呼吸道感染　呼吸道感染是发生呼吸衰竭和心力衰竭的常见诱因，故需积极应用药物予以控制。根据痰菌培养及药敏试验选择抗生素。在还没有培养结果前，根据感染的环境及痰涂片革兰染色选用抗生素，社区获得性感染以革兰阳性菌占多数，医院感染则以革兰阴性菌为主，或选用二者兼顾的抗生素。常用的有青霉素类、氨基糖苷类、喹诺酮类及头孢菌素类抗感染药物，且必须注意可能继发真菌感染。

（2）改善呼吸功能　抢救呼吸衰竭采取综合措施，包括缓解支气管痉挛、清除痰液、畅通呼吸道，持续低浓度（24%～35%）给氧，应用呼吸兴奋药等。必要时施行气管切开、气管插管和机械呼吸器治疗等。

（3）控制心力衰竭　轻度心力衰竭给予吸氧，改善呼吸功能、控制呼吸道感染后，症状即可减轻或消失。但对治疗无效的重症患者，可适当选用利尿药、正性肌力药或扩血管药物。

（4）氧疗　通畅呼吸道，纠正缺氧和二氧化碳潴留。

（5）控制心律失常　一般经过治疗慢性肺心病的感染、缺氧后，心律失常可自行消失。如果持续存在，可根据心律失常的类型选用药物，详见第三章第四节。

（6）抗凝治疗　应用普通肝素或低分子肝素防止肺微小动脉原位血栓形成。

2. 缓解期治疗

这是防止肺心病发展的关键。目的是增强患者的免疫功能，去除诱发因素，减少或避免急性加重期的发生，使肺、心功能得到部分或全部恢复，如长期家庭氧疗、调整免疫功能等。慢性肺心病患者多数有营养不良，营养疗法有利于增强呼吸肌力，改善缺氧。

【护理】

（一）护理评估

1. 健康史

患者有无慢支病史，有无咳嗽咳痰病史，有无长期吸烟史，有无在季节变换时病情加重的病史。

2. 身体状况

（1）症状　患者呼吸困难是否是逐渐加重的，是否有活动后心悸的情况，有无精神状态、意识的改变。

（2）体征　有无发绀、肺气肿的体征，有无颈静脉怒张、心率增快、肝大等右心衰竭的表现。

3. 心理-社会状况

由于病程较长，反复发作，患者对于疾病的预后担心；或者对于疾病不够重视，耽误治疗。

（二）护理诊断/问题

（1）气体交换受损　与低氧、二氧化碳潴留、肺血管阻力增高有关。

（2）清理呼吸道无效　与呼吸道感染、气道分泌物较多且黏稠、气道湿度降低和无效咳嗽有关。

（3）活动无耐力　与心肺功能减退有关。

（4）体液过多　与心排血量减少、肾血流灌注量减少有关。

（5）皮肤完整性性受损　与水肿、长期卧床有关。

（6）潜在并发症　肺性脑病、呼吸衰竭、心律失常、休克、消化道出血。

（三）护理目标

呼吸道通畅，呼吸平稳；焦虑减轻或消失。

（四）护理措施

1. 病情观察

尤其重视生命体征、神志、发绀的观察，一旦患者出现烦躁不安应警惕呼吸衰竭，当患者出现白天嗜睡、神志恍惚，夜间失眠、兴奋等肺性脑病症状时，应及时通知医生进行抢救。

2. 氧疗的护理

患者因缺氧而出现口唇发绀、呼吸困难，立即给予低浓度（24%～30%）、低流量（1～2L/min）吸氧。（持续低流量吸氧的原因：因为患者的呼吸中枢对二氧化碳的敏感性降低，其兴奋性主要依靠缺氧对外周化学感受器的刺激作用，当吸入氧浓度过高时，随缺氧的短暂改善解除了其对中枢的兴奋作用，结果使呼吸受抑制，二氧化碳潴留加剧，甚至出现呼吸性酸中毒和肺性脑病。还有就是由氧离曲线的特点所决定，持续吸入低氧浓度，使患者 PaO_2 适当提高即能使 SaO_2 明显提高，这样既纠正严重缺氧，又避免二氧化碳潴留对呼吸中枢的抑制作用。）氧疗时注意观察患者神志、发绀以便更好调节浓度和流量。

3. 用药护理

由于患者长期缺氧，对洋地黄制剂耐受性低，疗效差、易中毒。使用时应遵医嘱准确用药，并密切观察心率，尤其是节律的变化；使用利尿药时宜缓慢，监测血钾等离子测定，防止低钾血症的发生。使用血管扩张药时，注意观察患者心率和血压情况。对于 CO_2 潴留、呼吸道分泌物多的患者慎用镇静药、麻醉药、催眠药，因可能引起呼吸抑制和咳嗽反射减弱，用药时应注意观察。

4. 对症护理

（1）及时清除痰液，改善肺泡通气　对体弱卧床、痰多而黏稠的患者，宜每 2～3h 帮助翻身 1 次，同时鼓励患者咳嗽，并在呼气期给予拍背，促进痰液排出。对神志不清者，可进行机械吸痰。

（2）持续低流量吸氧　氧浓度一般在 25%～30%，氧流量为 1～2L/min，经鼻导管持续吸入，必要时可通过面罩或呼吸机给氧。因失代偿期患者多为慢性Ⅱ型呼吸衰竭。

（3）水肿患者的护理　限制水盐摄入；做好皮肤护理；正确记录 24h 出入液量；按医嘱应用利尿药，注意观察水肿消长情况。

（4）加强呼吸肌锻炼，如腹式呼吸和缩唇呼气。

5. 心理护理

肺心病患者精神休息和体力休息同等重要。因此，应做好患者心理护理工作，帮助患者认识这些问题并指导应对措施。与照顾者沟通，争取使患者得到良好的关注和照顾。

（五）健康教育

（1）疾病预防指导　对高危人群进行宣传教育，劝导戒烟，积极防治 COPD 等慢性支气管肺疾病，以降低发病率。

（2）疾病知识指导　帮助患者了解肺心病的病因和诱因，积极治疗原发病，避免受凉，戒除烟酒，坚持家庭氧疗，加强饮食营养，保证机体的康复需要。缓解期根据心、肺功能和体力情况适量参加体育锻炼（有氧运动如太极拳、慢走等）和呼吸功能锻炼，改善呼吸功能，增强体质。

（3）病情监测指导　告知患者和家属病情变化的征象，如体温升高、呼吸困难加重、咳嗽剧烈、咳痰不畅、尿量减少或发现患者神志淡漠、嗜睡、躁动等，均提示病情变化或加重，需及时就诊。

（六）护理评价

患者呼吸是否平稳；呼吸困难是否减轻，心衰的症状是否减轻或消失，患者焦虑是否减轻或消失；是否发生并发症；能否积极配合治疗和护理。

（王绪英　高欣）

第十二节　原发性支气管肺癌患者的护理

学习目标

1. 能准确简述原发性支气管肺癌的病因、发病机制、诊断和治疗要点。
2. 能正确解释原发性支气管肺癌概念，描述其临床表现。
3. 能运用护理程序的方法，对原发性支气管肺癌进行正确的护理和健康指导。
4. 在护理实践中，体现护士对患者的爱伤精神和人文关怀。

原发性支气管肺癌（primary bronchogenic carcinoma）是源于支气管黏膜和腺体的恶性肿瘤，常伴有区域性淋巴结和血行转移，简称肺癌，是肺部最常见的原发性恶性肿瘤。早期常有刺激性咳嗽、痰中带血等呼吸道症状，病情进展速度与肿瘤的组织学类型、分化程度等生物学特性有关。本病发病随年龄增长而增加，发病高峰在 60～79 岁。其发病率在很多国家都呈上升趋势。世界肺癌占肿瘤死亡的 19%，居恶性肿瘤死因的第一位。

【疾病概要】

（一）病因及发病机制

尚未明确，一般认为与下列因素有关。

（1）吸烟　大量研究表明，吸烟是肺癌死亡率进行性增加的首要原因。国内外调查均表明，80%～90%的男性肺癌与吸烟有关，而且肺癌的发病率和死亡率与吸烟呈明显的量-效关系。纸烟中含有多种致癌物质，与肺癌有关的主要是苯并芘。被动吸烟者也容易引起肺癌。

（2）职业致癌因素　已被确认的致人类肺癌的职业因素有石棉、砷、铬、镍、二氯甲醚、煤烟、焦油和石油中的多环芳烃、烟草的加热产物等，若长期接触可诱发肺癌。

（3）电离辐射　大剂量电离辐射可引起肺癌，不同射线产生的效应也不同，如在日本广岛原子弹释放的是中子和 α 射线，长崎则仅有 α 射线，前者患肺癌的危险性高于后者。

（4）饮食与营养　食物中维生素 A、维生素 E、维生素 B_2、β-胡萝卜素和微量元素（锌、硒）的摄入量与癌症发生负相关，其中最突出的是肺癌。

（5）空气污染　室外大环境污染主要来自汽车废气、工业废气、公路沥青等。室内小环境污染如被动吸烟、烹调时的烟雾、室内用煤以及装修材料的污染都是肺癌的危险因素。

（6）其他诱发因素　美国癌症学会将结核列为肺癌的发病因素之一。有结核病者患肺癌的危险性是正常人群的 10 倍。此外，病毒感染、真菌毒素（黄曲霉毒素）等对肺癌的发生可能也起一定作用。

（7）遗传和基因改变　遗传因素和肺癌的相关性受到重视。长期探索和研究表明肺癌可能是一种外因通过内因发病的疾病。上述的外因可诱发细胞的恶性转化和不可逆的基因改变。

（二）病理和分类

1. 按解剖学部位分类

见表 2-3、图 2-15、图 2-16。

表 2-3　肺癌解剖学分类

分类	中央型	周围型
病变部位	段支气管以上至主支气管（靠近肺门）	段支气管以下（位于肺边缘部）
发病比例	约占 3/4	约占 1/4
组织学分类	以鳞癌、小细胞癌较多见	以腺癌较多见
痰找癌细胞阳性	阳性率较高	阳性率较低
临床表现	早	晚

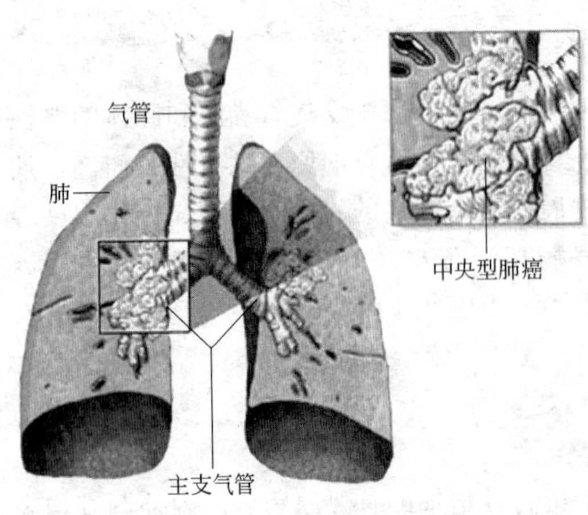

图 2-15　中央型肺癌（一）

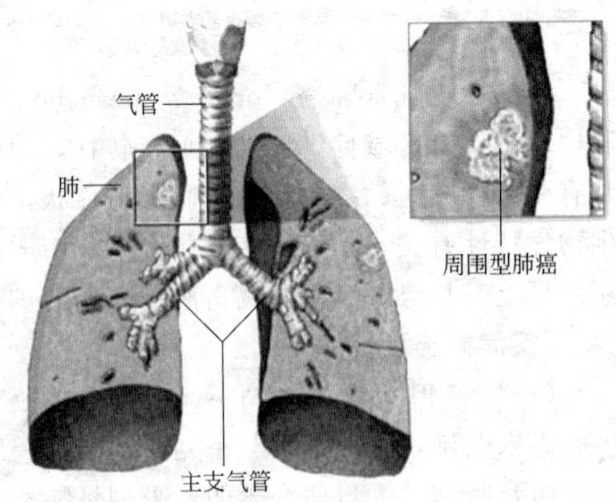

图 2-16　周围型肺癌（一）

2. 按组织学分类

多数按细胞分化程度和形态特征分类：①鳞癌：为最常见的类型。②小细胞癌。③大细胞癌。④腺癌。

（三）临床表现

临床表现与其部位、大小、类型、发展的阶段、有无并发症或转移有密切关系，大多因呼吸系统症状就医，5%～15%患者在发现肺癌时无症状。

1. 由原发肿瘤引起的症状

（1）咳嗽　为常见早期症状，癌在气管内可有刺激性干咳或少量黏痰。癌增大引起远端支气管狭窄时，咳加重，多为持续性，且呈高音调金属音，是一种特征性的阻塞性咳嗽。继发感染时，痰量增加，且呈黏液脓性。早期为刺激性干咳，晚期由于支气管狭窄导致咳嗽加重，带有金属音调。

（2）咯血　由于癌组织血管丰富常引起，以中央型多见，部分（20%）以此为首发症状。常为间断或持续性痰中带血，如侵蚀大血管可引起大咯血。

（3）喘鸣　由于癌引起支气管部分阻塞，部分（2%）在吸气时可局限性喘鸣。

（4）胸闷、气急　癌引起支气管狭窄（尤其是中央型）或转移到肺门淋巴结压迫主支气管或隆突，或转移至胸膜致大量胸腔积液，或致心包积水，或膈肌麻痹，上腔静脉阻塞及肺部广泛受累均可发生。

（5）发热　多由继发感染所致，或癌坏死所致，抗菌药疗效不佳。

（6）体重下降　消瘦为常见症状之一，可因感染、疼痛、癌毒素等引起，晚期可表现为恶病质。

2. 肿瘤局部扩展引起的症状

（1）胸痛　约30%的肿瘤直接侵犯胸膜、肋骨和胸壁，出现持续、固定、剧烈的胸痛（程度可不同）。

（2）呼吸困难　压迫大气道，可出现吸气性呼吸困难。

（3）咽下困难　为癌侵犯或压迫食管引起，还可引起支气管-食管瘘，导致肺部感染。

（4）声音嘶哑　癌直接压迫或转移至纵隔淋巴结，肿大压迫喉返神经所致（多见左侧）。

（5）上腔静脉阻塞综合征　癌侵犯纵隔，压迫上腔静脉时，上腔静脉回流受阻，产生头面部、颈部和上肢水肿，以及胸前部淤血和静脉曲张，可引起头痛和头昏或眩晕。

（6）Horner综合征　位于肺尖部的肺癌称上沟癌（Pancoast癌），可压迫颈部交感神经，引起病侧眼睑下垂、瞳孔缩小、眼球内陷、同侧额部与胸壁无汗或少汗。也常有癌压迫臂丛造成以腋下为主、向上肢内侧放射的火灼样疼痛，夜间尤甚。

3. 由癌远处转移引起的症状

（1）脑转移　头痛、呕吐、眩晕、复视、共济失调、半身不遂等，重者可有颅内高压症状。

（2）肝转移　厌食、肝区疼痛、肝大、黄疸、腹水等。

（3）骨转移　常在肋骨、脊椎骨、骨盆，表现为局部疼痛和压痛。

（4）淋巴结转移　锁骨上淋巴结常是肺癌转移的部位，可毫无症状。患者自己发现而就诊，典型的多位于前斜角肌区，固定而坚硬，逐增大增多，可融合，多无痛感。皮下转移可触及皮下结节。

4. 癌作用于其他系统引起的肺外表现

包括内分泌（库欣综合征、稀释性低钠血症）、神经肌肉（小脑皮质变性、周围神经病变、重症肌无力、脊髓小脑变性)、结缔组织、血液系统和血管的异常改变，又称副癌综合征。

(1) 肥大性肺性骨关节病　常见于肺癌（也见于肺转移癌、间皮瘤等），多侵犯上、下肢长骨远端，发生杵状指和肥大性骨关节病。前者具有发生快、指端疼痛、甲床周围环绕红晕的特点（以鳞癌多见）。

(2) 分泌促性激素　引起男性乳房发育。分泌 ATCH 样物，可引起库欣综合征，表现为肌力减弱、水肿、高血压、尿糖增高。

5. 实验室及其他检查

是肺癌诊断的主要依据，主要有 X 线表现以及痰细胞学检查。

(1) X 线检查　包括胸透、胸片（正、侧位）和局部体层摄影。CT 检查可显示纵隔旁肿块所在部位，肺门淋巴结，有无心脏侵犯及胸腔积液等。

① 中心型肺癌：直接 X 线征象多为一侧肺门类圆形阴影，边缘毛糙，可有分叶或切迹等表现。与肺不张、阻塞性肺炎并存时，可呈现反“S”形征象，有诊断意义（图 2-17）。单侧肺门肿块或纵隔阴影增宽，可有肺不张。多呈孤立的类球形病灶，大多数为单发。

② 周围型肺癌：早期常呈局限性小斑片状阴影，也可呈结节状，网状阴影。肿块周边可有毛刺，切迹和分叶（图 2-18）。如发生癌性空洞，多呈偏心性，内壁不规则，凹凸不平。可伴有肺门、纵隔淋巴结转移、淋巴结肿大。

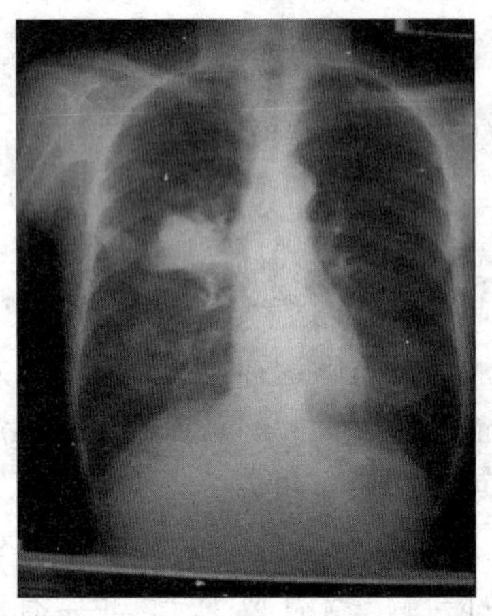

图 2-17　中央型肺癌（二）

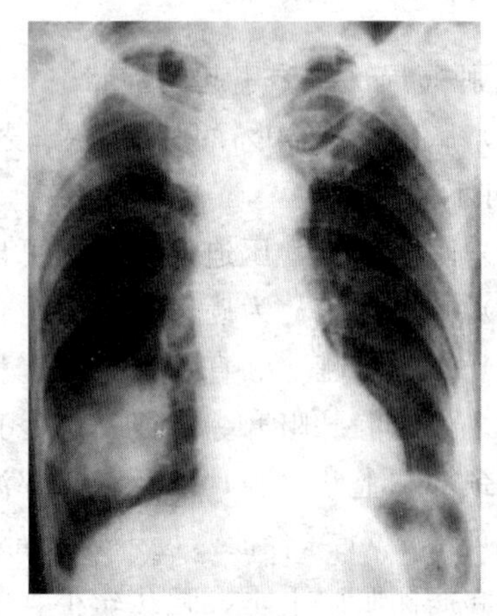

图 2-18　周围型肺癌（二）

(2) 痰脱落细胞学检查　留痰查找癌细胞是肺癌早期诊断的有效方法，阳性率可达80%以上。

(3) 支气管镜检查　可观察局部黏膜改变，进行活检、刷检、抽吸、冲洗等，取得标本，进行组织学分型。

(4) 经胸壁穿刺活检　一种简便的检查方法，用于其他方法未能确诊者。适用于周围型病变。

(5) 其他　有颈淋巴结活检、胸腔穿刺、B 超检查等。

(四) 治疗要点

肺癌的治疗原则以手术或争取手术为主，彻底切除肿瘤和胸腔内有可能转移的淋巴结，尽可能保留有功能的正常组织，并且依据肺癌的不同期别、组织类型采用术前或术后放射治疗，化学药物治疗和免疫治疗的综合治疗，以期达到根治的目的。例如小细胞癌应先行化学治疗或放射治疗，再行手术切除；非小细胞肺癌则应先行手术，术后辅以放射治疗或化学治疗（表 2-4）。肺癌的术式有局部切除（肺段或楔形切除）、肺叶切除和支气管成形术（袖状切除）、全肺切除术、姑息性切除。

表 2-4　原发性支气管肺癌常用化疗药物

药名	给药途径	不良反应
依托泊苷	静脉注射	骨髓抑制、消化道反应、脱发、直立性体血压、注射部位血管刺激
顺铂	静脉注射胸、腹腔内注射	消化道反应、肾脏毒性、听神经毒性、骨髓抑制，肾功能不全者慎用
卡铂	静脉注射	骨髓抑制，肾毒性较轻
环磷酰胺	口服、静脉注射	骨髓抑制、恶心、呕吐、脱发、出血性膀胱炎
多柔比星	静脉注射	骨髓抑制、脱发、消化道反应、心脏毒性
长春新碱	静脉注射	周围神经炎、骨髓抑制、消化道反应、注射部位血管刺激
紫杉醇	静脉注射	骨髓抑制、过敏反应
丝裂霉素	静脉注射	骨髓抑制、消化道反应

【护理】

（一）护理评估

1. 健康史

患者有无家族遗传史，有无长期吸烟史，有无长期接触石棉、无机砷化合物史。

2. 身体状况

（1）症状　咳嗽的性状，咳痰是否有血丝，近期有无体重明显下降等。

（2）体征　患者有无声音嘶哑，有无咽下困难，有无远处转移的表现。

（3）辅助检查　X 线胸片、胸部 CT 或者肺组织活检等可以确诊。

3. 心理-社会状况

一旦确诊，患者心理负担加重，有时考虑较多，甚至担心会加重家庭经济而放弃治疗。多数会担心疾病的预后。

（二）护理诊断/问题

（1）恐惧　与肺癌的确诊、不了解治疗计划以及预感到治疗对机体功能的影响和死亡威胁等有关。

（2）疼痛　与癌细胞浸润、肿瘤压迫或转移有关。

（3）营养失调　低于机体需要量与癌肿致机体过度消耗、压迫食管致吞咽困难、化疗反应致食欲下降、摄入量不足有关。

（4）潜在并发症　化疗药物不良反应、肺感染、呼衰、放射性肺炎。

（5）有皮肤完整性受损的危险　放疗、卧床。

（三）护理目标

体温恢复正常；呼吸道通畅，呼吸平稳；胸痛减轻；焦虑减轻或消失；未发生并发症。

（四）护理措施

1. 一般护理

（1）休息与体位　保持环境安静，根据不同病期安排患者适当休息，采取舒适的体位。

（2）营养护理　①评估：饮食习惯、营养状态、摄入情况。②饮食护理：制定饮食计划，选择高蛋白、高热量、高维生素、易消化饮食。③食物准备：食物的色、香、味适合患者饮食习惯。④增进食欲：营造进餐环境，进餐前休息片刻，少量多餐。⑤帮助进餐：尽可能安排患者与他人共同进餐，病情危重者采取喂食、鼻饲，或静脉补充。

2. 病情观察

观察肺癌患者常见症状、体征的动态变化；注意有无肿瘤转移的症状；化疗、放疗者，严密观察有无恶心、呕吐、脱发、口腔溃疡、皮肤损害等不良反应；放疗者有无吞咽困难等放射性食管炎及咳嗽、咳痰等放射性肺炎的发生；监测周围血象、血浆蛋红蛋白变化；监测生命体征、尿量和体重。

3. 疼痛护理

① 评估疼痛：疼痛的部位、性质和程度；疼痛加重或减轻的因素；影响患者表达疼痛的因素；疼痛持续、缓解、再发的时间等。

② 减少诱发和加重因素：预防呼吸道感染，给予镇咳药，教会腹式呼吸、缩唇呼吸；提供安静的环境，调整舒适的体位；小心搬动患者，避免拖、拉动作；指导、协助胸痛患者用手或枕头护住胸部，以减轻深呼吸、咳嗽或变换体位所引起的胸痛。

③ 控制疼痛：药物止痛，按医嘱用止痛药，注意观察疗效及药物不良反应，尽量口服；按时给药；阶梯给药；个体化（三阶梯疗法）；患者自控镇痛如计算化的注射泵；物理止痛如按摩、针灸、穴位或局部冷敷。

4. 发热护理

发热是肺癌的常见症状，应按发热患者护理，及时更换汗湿的衣服，并注意保暖，预防感冒。晚期“癌性热”需对症处理。

5. 心理护理

多与患者沟通，建立良好的护患关系，正确评价目前面临的情况，根据患者的心理承受能力及个性特征，采用恰当的语言将诊断结果告知患者。必要时可协同家属采取保护性医疗制度，合理隐瞒，帮助建立良好的社会支持网，鼓励家庭成员和亲朋好友定期探视患者，引导患者及时体验治疗的效果，以增加治疗的信心。

6. 专科护理

（1）与患者共寻找减轻疼痛的方法，给予舒适体位，避免剧烈咳嗽，分散注意力等。

（2）化疗护理　化疗前对患者解释化疗的目的、方法，可能产生的副作用。治疗前后2h内避免进餐，若有恶心、呕吐时可减慢药物滴速或遵医嘱给甲氧氯普胺10～20mL肌注。严密观察血象变化，每周检查1～2次白细胞总数，当白细胞总数降至3.5×10^9/L应及时报告医生并暂停化疗药物，遵医嘱给予利血生、沙肝醇等药物，以促进机体造血功能，当白细胞降至1×10^9/L应遵医嘱输白细胞及使用抗生素以预防感染，并进行保护性隔离。化疗后患者涎腺分泌常减少，出现口干、口腔pH下降，易致牙周病和口腔真菌感染。口腔护理可用盐水复方硼酸液漱口，并局部涂制霉菌素。注意保护和合理使用静脉血管。静脉给药时应在输注化疗药物前后输注无药液体，以防药液外渗使组织坏死，并可减少对血管壁的刺激。若化疗药液不慎外漏，应立即停止输注，迅速使用0.5%普鲁卡因溶液10～20mL局部封闭，并用冰袋冷敷，局部外敷氟轻松或氢化可的松软膏，以减轻组织损伤，切忌热敷，以免加重组织损伤。对由于药物毒性作用使皮肤干燥、色素沉着、脱发和甲床变形者，应做好解释和安慰，向患者说明停药后可使毛发再生，以消除患者顾虑。

（3）放疗的护理　对于接受放疗的患者，应向患者说明放疗的目的、方法以及照射后可出现红斑、表皮脱屑、色素沉着、瘙痒感等，应注意有效保护，防止进一步损伤。在皮肤放射部位涂上的标志在照射后切勿擦去，皮肤照射部位忌贴胶布，不用红汞、碘酊涂擦。照射时协助患者取一定体位，不能随便移动，以免损伤其他部位皮肤。告知患者皮肤部位应避免搔抓、压迫和衣服摩擦，洗澡时不用肥皂和搓擦，避免阳光照射和冷热刺激。如有渗出性皮炎可暴露，局部涂具有收敛、保护作用的鱼肝油软膏。

（五）健康教育

（1）疾病知识指导　宣传防癌知识，进行肺癌普查。

（2）生活指导　戒烟、控制环境污染、防治呼吸系统疾病、平衡膳食。

（3）心理指导　正确认识肺癌，增强治疗信心。

（4）出院指导　完成化疗、放疗，做好临终前护理。

（六）护理评价

患者胸痛是否减轻，咳痰、咯血是否减轻，能否心情放松、情绪稳定，配合医护人员的治疗与护理。

（王绪英　高欣）

第十三节　气胸患者的护理

学习目标

1. 能准确简述气胸病因、发病机制、诊断和治疗要点。
2. 能正确解释气胸的概念，描述其临床表现。
3. 能运用护理程序的方法，对气胸患者进行正确的护理和健康指导。
4. 在护理实践中，体现护士对患者的爱伤精神和人文关怀。

【疾病概要】

自发性气胸（spontaneous pneumothorax）是指在无外伤或人为因素情况下，因肺部疾病使肺组织及脏层胸膜自发破裂，空气进入胸膜腔造成的胸腔积气和肺萎缩（图 2-19）。

（一）病因及发病机制

肺组织异常导致气道内压力过高，引起脏层胸膜破裂使空气进入胸腔从而引起肺容量减少、心脏大血管、纵隔移位。

（1）原发性气胸　指常规胸部 X 线检查肺部无明显异常者所发生的气胸。多数为脏层胸膜下肺泡先天性发育缺陷或炎症瘢痕形成的肺大疱引起表面破裂所致；多见于瘦高型男性青壮年。

（2）继发性气胸　常继发于肺或胸膜疾病基础上，如慢性阻塞性肺疾病（COPD）、肺结核、肺尘埃沉着病、肺癌、肺脓肿等疾病形成肺大疱或直接损伤胸膜所致，细菌进入胸腔引起化脓性感染，形成脓气胸，以 COPD 最常见。

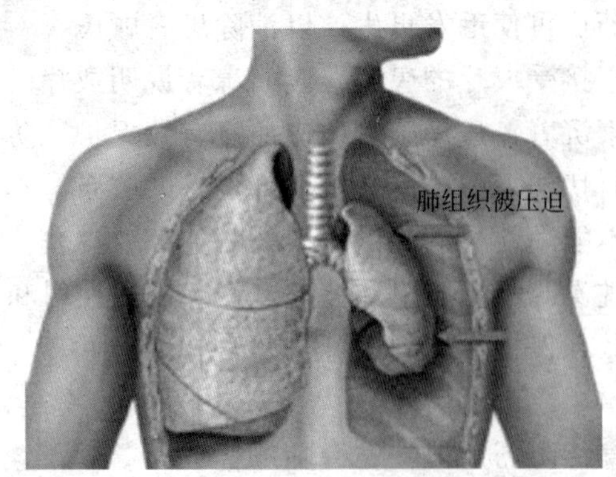

图 2-19 左侧自发性气胸，肺组织被压迫

自发性气胸的发生常与剧烈运动、剧咳、排便用力、持重物、举手欢呼、打喷嚏等用力屏气动作使气道内压力突然增高有关。机械通气时压力过高也可诱发气胸。但也有一些患者无明显上述诱因。

自发性气胸的发病机制为：肺组织异常，气道内压力过高，脏层胸膜破裂，肺容量减少，压迫心脏、大血管纵隔移位。月经性气胸仅在月经来潮前后24～72h内发生，病理机制尚不清楚，可能是胸膜上有异位子宫内膜破裂所致。妊娠期气胸可因每次妊娠而发生，可能跟激素变化和胸廓顺应性改变有关。

（二）临床表现

1. 症状

（1）胸痛　首发症状，常有诱因，为突发、尖锐、持续性刺痛或刀割样痛，吸气时加剧，多发生在前胸、腋下等部位。

（2）呼吸困难　为气胸的典型症状（呼吸困难的程度与有无肺基础疾病及肺功能情况、气胸发生的急缓、积气的量和压力三个因素有关）。如原有肺功能减退，肺压缩20%～30%可出现明显的呼吸困难。大量气胸，尤其是张力性气胸，由于胸膜腔内压力骤增，患侧肺完全压缩，纵隔移位，可迅速出现呼吸循环障碍。

（3）刺激性干咳　由气胸刺激胸膜所致。

2. 体征

呼吸增快，发绀，多见于张力性气胸，听诊呼吸音减弱或消失，重者气管、纵隔移位。患侧胸廓饱满，呼吸运动减弱，叩诊鼓音，语颤及呼吸音均减低或消失，气管移向健侧，皮下气肿时有握雪感。

3. 并发症

脓气胸、血气胸、纵隔气肿、皮下气肿及呼吸衰竭、循环障碍等。

（三）临床分型

（1）闭合性（单纯性）气胸　胸膜破口较小，随着呼气时肺回缩及浆液渗出物的作用，脏层胸膜破口自行封闭，不再有空气进入胸膜腔。

（2）交通性（开放性）气胸　胸膜破口较大或两层胸膜间有粘连和牵拉，使破口持续开放，空气在吸气和呼气时自由进出胸膜腔。抽气后可呈负压，但观察数分钟，压力又复升至抽气前水平。

（3）张力性（高压性）气胸　胸膜破口呈单向活瓣或活塞作用，吸气时开启，空气进入胸膜腔，呼气时破口关闭，胸腔内气体不能再经破口返回呼吸道排出体外。此型气胸胸膜腔内压测定常超过 $10cmH_2O$，甚至高达 $20cmH_2O$，抽气后胸膜腔内压可下降，但又迅速复升，对机体呼吸循环功能的影响最大，必须紧急抢救处理。

（四）实验室及其他检查

（1）胸部X线检查　是诊断气胸、判断疗效的重要方法，能显示肺萎缩的程度，肺内病变的情况。胸的典型X线表现为外凸弧形的细线条形阴影，称为气胸线，线外透亮度增高，无肺纹理。大量气胸时，肺脏向肺门回缩，呈圆球形阴影。大量气胸或张力性气胸常显示纵隔及心脏移向健侧。合并纵隔气肿在纵隔旁和心缘旁可见透光带。

（2）胸部CT　表现为胸膜腔内极低密度气体影，伴肺组织不同程度的压缩的改变。CT对于小量气胸、局限性气胸以及肺大疱与气胸的鉴别比X线胸片更敏感和准确。

（五）治疗要点

治疗原则：排除气体，缓解症状，促使肺复张，防止复发。

1. 保守治疗

绝对卧床休息，减少肺活动，有利于破口愈合；呼吸困难、发绀者给氧；剧咳者止咳；支气管痉挛者应用解痉药。

2. 排气减压治疗

（1）紧急排气　张力性气胸可用小刀或大号针头直接从患侧锁骨中线第二肋间或腋前线第4～5肋间刺入胸腔进行急救。

（2）气胸箱抽气　最常用。

（3）胸腔插管水封瓶闭式引流或连续负压吸引　胸腔引流管连接于负压连续排气装置使胸腔内压力保持负压水平（以 $-20\sim-10cmH_2O$ 为宜）（图2-20）。本方法可迅速排气、引流胸腔积液，促使肺早日复张，使裂口愈合。适用于胸内压不高而肺仍未复张的气胸，尤其是慢性气胸和多发性气胸。

3. 胸膜粘连术

适用于反复发作的气胸。

4. 手术治疗

手术指征：①慢性气胸（病程＞3个月）；②反复发作的气胸；③张力性气胸闭式引流失败者；④大量血气胸；⑤胸膜肥厚所致肺膨胀不全者；⑥特殊类型气胸；⑦支气管胸膜瘘伴胸膜增厚者均应考虑手术治疗。

5. 原发病及并发症处理

积极治疗原发病，避免诱因，预防和处理继发的细菌感染。

【护理】

（一）护理评估

1. 健康史

患者发病前有无气压骤变、剧咳、喷嚏、屏气或高喊大笑、举手欢呼、抬举重物等用力过度；自发性气胸常继发于慢性阻塞性肺疾病，其次是特发性气胸。

2. 身体状况

（1）症状　部分患者会有剧烈的胸痛，有时伴有呼吸困难及干咳。

（2）体征　取决于患者胸膜腔内积气量的多少，量大会影响到呼吸状态，患者表现为呼

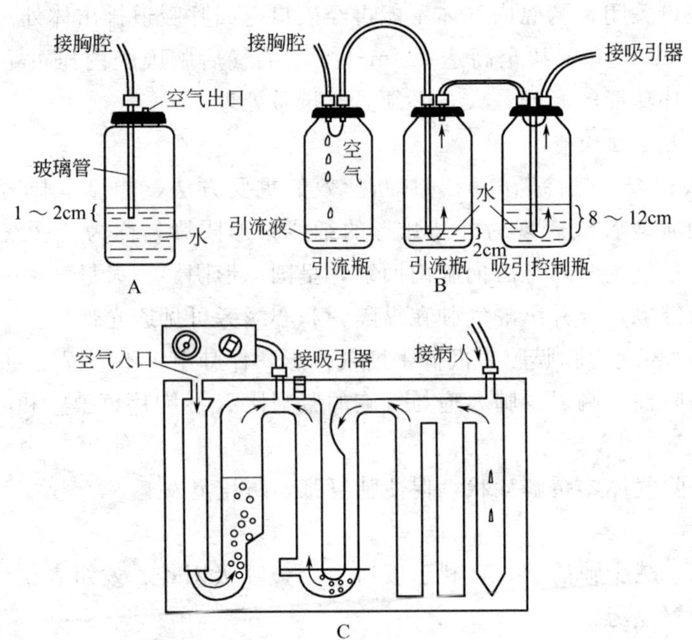

图 2-20 胸腔闭式引流装置

吸频率的加快，呼吸动度变浅，患侧胸廓饱满，呼吸音消失；轻者体征不明显。

（3）辅助检查　一般 X 线胸片即可确诊。

3. 心理-社会状况

评估患者有无紧张、恐惧心理及家庭社会支持情况。

（二）护理诊断/问题

（1）低效性呼吸型态　与肺扩张能力下降、疼痛、缺氧、焦虑有关。

（2）疼痛　与气体刺激胸膜或胸腔置管引流有关。

（3）有感染的危险　与胸腔与气道相通及或胸腔置管有关。

（4）知识缺乏　缺乏预防气胸复发的知识。

（三）护理目标

呼吸困难缓解；胸痛减轻；焦虑减轻或消失；未发生并发症。

（四）护理措施

（1）休息与环境　绝对卧床休息，避免用力、屏气、咳嗽等增加胸腔内压的活动。协助采取有利于呼吸的体位，如抬高床头、半坐位或端坐位等；环境应安静，保证充足的睡眠，以利于减少耗氧和胸腔气体的吸收；卧床期间，协助患者每 2h 翻身 1 次。如有胸腔引流管，翻身时应注意防止脱落。

（2）吸氧　根据必要时面罩吸氧；氧流量控制在 2～5L/min，吸氧可加快胸腔内气体的吸收，减少肺活动度，促使胸膜裂口愈合；若有纵隔气肿，可给予高浓度吸氧，增加纵隔内氧浓度，有利于气肿消散。

（3）密切观察病情变化　严密观察呼吸频率、深度及呼吸困难的表现和血氧饱和度变化，注意胸痛、生命体征及肺部体征的变化，经常巡视病房，及时听取患者主诉。大量气胸，尤其是张力性气胸时，可迅速出现严重呼吸循环衰竭，发现患者出现心率加快、血压下降、发绀、冷汗、心律失常、休克等病情变化时，要及时通知医生并配合处理。

（4）缓解疼痛　教会患者床上活动的方法和自我放松的技巧，如缓慢深呼吸、全身肌肉放松、听音乐、广播或看书报，以分散注意力，减轻疼痛；胸痛剧烈时，按医嘱给予止痛药和镇静药，咳嗽剧烈时，遵医嘱给予止咳药物，以减轻咳嗽引起的胸痛。如果疼痛不缓解、患者主诉近期疼痛与以往有明显的变化时，及时与医生联系并有效地处理。

（5）心理支持　当患者呼吸困难严重时应尽量陪伴在患者的床旁，解释病情，缓解患者紧张、焦虑的情绪，防止其情绪反应加重呼吸困难和缺氧。协助医生做好各种检查的准备和配合工作做各项检查、操作前向患者做好解释，以避免恐惧。

（6）做好胸腔闭式引流的护理　见后诊疗技术有关内容。

（五）健康教育

① 积极治疗原发病。

② 避免各种诱因防止气胸复发：注意劳逸结合，在气胸痊愈的1个月内不进行剧烈运动，如打球、跑步等。避免抬举重物、剧烈咳嗽、用力排便，采取有效的预防便秘的措施。戒烟、戒酒。保持心情愉快。

③ 一旦出现胸闷、突发性胸痛或气急，则提示气胸复发的可能，应及时就医。

（六）护理评价

呼吸困难是否缓解；胸痛是否消失；患者焦虑是否减轻或消失；是否发生并发症；能否配合治疗。

（王绪英）

第十四节　胸腔积液患者的护理

学习目标

1. 能准确简述胸腔积液患者的病因、发病机制、诊断和治疗要点。
2. 能正确解释胸腔积液的概念，描述其临床表现。
3. 能运用护理程序的方法，对胸腔积液患者进行正确的护理和健康指导。
4. 在护理实践中，体现护士对患者的爱伤精神和人文关怀。

胸腔积液（pleural fluid）是胸膜表面间质的液体漏出或渗出并积蓄在胸膜腔。胸腔积液分为漏出液和渗出液。漏出液发生在影响胸膜腔液体形成或吸收的全身因素改变时，例如低白蛋白血症，血浆胶体渗透压降低或充血性心衰的静水压升高。渗出液发生在胸膜表面或淋巴管有病变时，由细菌性肺炎、结核病或肿瘤引起的胸膜疾病，由于毛细血管通透性增加而产生胸腔液体积蓄。继发于淋巴瘤或转移性肿瘤的淋巴管阻塞亦可产生渗出性积液。所以对于胸腔积液明确是漏出液还是渗出液，继而明确原发疾病，是诊治过程的关键。

【疾病概要】

胸腔积液多见于40岁以上的人群，有进行性加重的胸痛和呼吸困难，多为大量血性胸腔积液，增长速度快，是转移性恶性肿瘤患者的常见并发症，肺癌是其产生的主要原因之一。肺癌初诊时大约有15%的病例有胸腔积液，在病程中又有40%～50%出现胸腔积液，胸腔积液的出现意味着病情进展到晚期和预后较差，有效地控制恶性胸腔积液对缓解症状、减轻痛苦、提高生活质量和挽救或延长其生命有重要意义。

（一）临床表现

少量胸腔积液时常无明显症状；大量胸腔积液（>500mL）时患者可有气促、胸闷、心悸，呼吸困难，胸壁运动受限，呈端坐呼吸。胸部患侧饱满，语颤音消失或减少，叩诊出现实音，听诊患侧呼吸音减弱或消失，气管、纵隔移位等。

（二）辅助检查

（1）X线　积液>300mL时肋膈角变钝；积液影有弧形上缘，平卧后积液散开使肺野透亮度降低。

（2）B超　可以定位胸腔积液。

（3）胸腔积液常规　①颜色：漏出液淡黄色；渗出液深黄色、血性、乳白色、黑色、巧克力色。②透明度：漏出液清亮；渗出液混浊。③比重：漏出液<1.018；渗出液>1.018。④凝固性：漏出液不易自凝；渗出液容易自凝（表2-5）。

表2-5　漏出液和渗出液的鉴别

比较项目	漏出液	渗出液
外观	清晰透明、淡黄色	混浊、深黄色、血性、脓性
比重	<1.018	>1.018
凝固性	不	自凝
黏蛋白定性	阴性	阳性
细菌	无	可有
蛋白质定量	<25g/L	>30g/L
LDH	<200U/L	>200U/L
细胞总数（$\times10^6$/L）	<100，以淋巴细胞为主，偶见间皮细胞	>500，中性粒细胞为主，主要见于以化脓性或结核积液早期，淋巴细胞增多主要见于结核或癌性积液

（三）种类

（1）漏出液　由充血性心力衰竭、肝病、低蛋白血症和肺栓塞等引起。

（2）变更漏出液　由于肺扭转、膈疝、肝箝闭、充血性心力衰竭或未脱落肿瘤阻塞淋巴回流引起。变更漏出液中中性粒细胞、间皮细胞和红细胞比漏出液中多，蛋白和比重增大。

（3）渗出液　分腐败性和非腐败性渗出液两种。腐败性渗出液由于外伤或穿孔，使细菌、真菌、病毒、生虫等进入胸腔引起；非腐败性渗出液见猫传染性腹膜炎、胰腺炎尿毒症、肺叶扭转和新生瘤。

（4）肿瘤性积液　见于胸腺淋巴肉瘤、胸腔间皮瘤、转移性癌和腺癌、血管肉瘤、心脏肿瘤等引起的是非腐败性渗出液。

（5）乳糜性积液　也称乳糜胸，见于先天性胸导管异常、胸导管肿瘤和栓塞。心肌病或长期胸积液，由于细胞破碎，可引起假乳糜胸。

（四）治疗方法

胸腔穿刺术及胸腔闭式引流术（详见支气管肺癌的护理）。

1. 适应证

急性脓胸、胸外伤、肺及其他胸腔手术后、气胸（尤其张力性）。

2. 禁忌证

结核性脓胸。

3. 注意事项

①保持引流管通畅，不使受压、扭转，逐日记录引流量及其性质和变化。②每日帮助患者起坐及变换体位，使引流充分通畅。③如系急性脓胸，术中宜取分泌物做常规检验、细菌培养及药物敏感试验。如为张力性气胸，可于病侧锁骨中线第 2 前肋间、腋前线或腋中线的第 4 或第 5 肋间处置管。④定期胸部 X 线摄片，了解肺膨胀和胸膜腔积液情况。

4. 胸腔闭式引流穿刺后护理

（1）保持管道的密闭和无菌　使用前注意引流装置是否密封，胸壁伤口引流管周围，用油纱布包盖严密，更换引流瓶时，必须先双重夹闭引流管，以防空气进入胸膜腔，严格执行无菌操作规程，防止感染。

（2）体位　胸腔闭式引流术后常置患者于半卧位，以利呼吸和引流。鼓励患者进行有效咳嗽和深呼吸运动，利于积液排出，恢复胸膜腔负压，使肺扩张。

（3）维持引流通畅　闭式引流主要靠重力引流，水封瓶液面应低于引流管胸腔出口平面 60cm。任何情况下引流瓶不应高于患者胸腔，以免引流液逆流入胸膜腔造成感染。定时挤压引流管，30～60min 1 次，以免管口被血凝块堵塞。挤压方法为：用止血钳夹住排液管下端，两手同时挤压引流管然后打开止血钳，使引流液流出。检查引流管是否通畅最简单的方法是观察引流管是否继续排出气体和液体，以及长玻璃管中的水柱是否随呼吸上下波动，必要时请患者深呼吸或咳嗽时观察。水柱波动的大小反映残腔的大小与胸腔内负压的大小。正常水柱上下波动 4～6cm。如水柱无波动，患者出现胸闷气促、气管向健侧偏移等肺受压的症状，应疑为引流管被血块堵塞，需设法挤捏或使用负压间断抽吸引流瓶短玻璃管，促使其通畅，并通知医生。

（4）妥善固定　运送患者时双钳夹管，下床活动时，引流瓶位置应低于膝关节，保持密封。

（5）观察记录　观察引流液的量、颜色、性状、水柱波动范围，并准确记录。手术后一般情况下引流量应小于 80mL/d，开始时为血性，以后颜色为浅红色，不易凝血。若引流量多，颜色为鲜红色或红色，性质较黏稠，易凝血，则疑为胸腔内有活动性出血。每日更换水封瓶，做好标记，记录引流量。如是一次性引流瓶无需每日更换。

（6）脱管处理　若引流管从胸腔滑脱，立即用手捏闭伤口处皮肤，消毒后用凡士林纱布封闭伤口，协助医生做进一步处理。如引流管连接处脱落或引流瓶损坏，立即双钳夹闭胸壁导管，按无菌操作更换整个装置。

（7）拔管指征　48～72h 后，引流量明显减少且颜色变淡，24h 引流液小于 50mL，脓液小于 10mL，X 线胸片示肺膨胀良好、无漏气，患者无呼吸困难即可拔管。方法：嘱患者先深吸一口气后屏气即可拔管，迅速用凡士林纱布覆盖，宽胶布密封，胸带包扎 1d。

（8）拔管后观察　患者有无胸憋、呼吸困难、切口漏气、渗液、出血、皮下气肿等症状。

【护理】

（一）护理评估

1. 健康史

患者有无外伤、结核、肝硬化、心衰、食管炎等疾病的病史。

2. 身体状况

（1）症状　患者呼吸困难的程度与胸腔积液的量成正比，少量的积液患者会有胸痛，大量的积液患者表现为呼吸困难。

（2）体征　少量积液时，胸膜摩擦音或无明显体征。中至大量积液时，患侧呼吸运动受限，肋间隙饱满，语颤减弱或消失，气管、纵隔偏向健侧。积液区叩诊为浊音或实音，积液区呼吸音减弱或消失。

（3）辅助检查　X线胸片或者胸透即可确诊。

3. 心理-社会状况

因对病情的不理解，病程时间长，病情反复，患者表现为焦虑。

（二）护理诊断/问题

（1）气体交换功能受损　与炎症使呼吸膜增厚有关。

（2）清理呼吸道无效　与炎症使分泌物增多、黏稠及咳嗽无力有关。

（3）体温过高　与肺部炎症有关。

（4）营养失调　低于机体需要量，与胸膜炎、胸腔积液引起高热、消耗状态有关。

（5）胸痛　与胸膜摩擦或胸腔穿刺术有关。

（6）焦虑　与疾病时间长、病情反复有关。

（7）舒适度改变　与胸腔闭式引流术有关。

（三）护理目标

患者呼吸困难、胸痛消失，体温恢复正常。

（四）护理措施

1. 改善呼吸功能

① 保持室内空气新鲜，温湿度适宜。

② 保持患者安静，避免剧烈吵闹，以减少氧的消耗。

③ 体位：半卧位，利于呼吸，平卧时垫高肩颈部。经常变换体位以减轻肺瘀血，防止肺不张。

④ 给氧：根据缺氧程度选择不同的给氧方式。

⑤ 饮食：宜给易消化、富有营养的食物；耐心喂食、防止呛咳；少量多餐，避免过饱影响呼吸。

⑥ 按医嘱准确使用抗生素，以消除肺部炎症。

2. 保持呼吸道通畅

① 鼓励患者进行有效咳嗽，翻身、拍背每2～4h一次。

② 雾化吸入每日2次或8h一次。

③ 保证液体的摄入量，多喂温开水，利于痰液排出。

3. 发热的护理

（1）降温　可采用物理降温或药物降温的方法。物理降温有局部和全身冷疗两种方法。

化学降温主要指应用退热药，通过体温调节中枢，减少产热，加速散热，而达到降温的目的。行降温措施 30min 后应测量体温并记录。

(2) 休息　休息可减少能量的消耗，有利于机体的康复。高热者绝对卧床休息，低热者酌情减少活动，适当休息。同时提供患者合适的环境，如室温适宜、环境安静、空气流通等。

4. 营养失调的护理

① 指导并帮助患者在进餐之前获得休息的机会，以便有充分的精力进餐。

② 就餐时限制液体的入量，以免胃部过度扩张；同样在饭前和饭后 1h 避免摄取液体。

③ 鼓励家属携带患者特别喜好的家庭制作的食品。

④ 避免饮咖啡（会降低食欲）和碳酸盐饮料（导致饱胀感）。

⑤ 限制过量活动，活动量以能增加营养物质的代谢和作用，以增加食欲为宜，建议患者少食刺激性食物。

5. 胸痛

协助患者取患侧卧位，必要时用宽胶布固定胸壁，以减少胸廓活动幅度减轻疼痛。

6. 心理护理

在与患者建立良好的信赖关系的基础上，给予患者诚挚的安慰和鼓励，向患者讲解药物的作用与不良反应以及抽液的一系列注意事项，机制和优点，消除顾虑，坚定信心，使其愉悦地接受并配合治疗，耐心地解释患者提出的各种问题，消除不安情绪，以取得最佳的配合，并做好家属工作，共同配合给予心理支持。

7. 胸腔闭式引流的护理

① 加强病房巡视，经常观察导管周围有无红肿、渗出，及时更换敷贴。

② 保持导管通畅，防止滑落与扭曲，倾倒引流液时特别注意关闭导管，防止空气逸入胸腔。

③ 在进行注药时要严格无菌操作，准确将药液注入胸腔内。在注药时注意观察患者有无疼痛、胸闷、出汗等症状，发现异常立即停止操作，并及时对症处理，注药后用 20mL 生理盐水冲管，然后夹闭引流管。

④ 指导患者经常更换体位，协助离床活动，促使肺部早日复张。

⑤ 积液中含有大量纤维蛋白原，易引起导管阻塞，定时用生理盐水 250mL＋肝素 12500U 的溶液 5～10mL 冲管。

⑥ 应严密观察引流是否通畅，记录引流量。

⑦ 每日更换胸腔闭式引流瓶，严格无菌操作，避免逆行感染。

（五）健康教育

(1) 治疗指导　有效执行治疗方案，向患者及家属解释本病的特点及目前的病情。

(2) 活动指导　指导患者合理安排休息与活动，逐渐增加活动量，避免过度劳累。

(3) 营养指导　向患者及家属讲解加强营养为胸腔积液治疗的重要组成部分，需合理调配饮食，进高能量、高蛋白、富含维生素的食物，增强机体抵抗力。

（六）护理评价

患者体温是否恢复正常；呼吸是否平稳；胸痛是否消失；患者焦虑是否减轻或消失；是否发生并发症；能否积极配合治疗和护理。

（王绪英）

第十五节　呼吸衰竭患者的护理

学习目标

1. 能准确简述呼吸衰竭的病因、发病机制、诊断和治疗要点。
2. 能正确解释呼吸衰竭的概念，描述其临床表现。
3. 能运用护理程序的方法，对呼吸衰竭患者进行正确的护理和健康指导。
4. 在护理实践中，体现护士对患者的爱伤精神和人文关怀。

【疾病概要】

呼吸衰竭（respiratory failure）是由各种原因导致严重呼吸功能障碍引起动脉血氧分压（PaO_2）降低，伴或不伴有动脉血二氧化碳分压（$PaCO_2$）增高而出现一系列病理生理紊乱的临床综合征。它是一种功能障碍状态而不是一种疾病，可因肺部疾病引起，也可能是各种疾病的并发症。

（一）病因

参与外呼吸即肺通气和肺换气的任何一个环节的严重病变，都可导致呼吸衰竭，常见的病因如下。

（1）气道阻塞性病变　气管-支气管的炎症、肿瘤、异物、痉挛、纤维化瘢痕，如慢性阻塞性肺疾病（COPD)、重症哮喘等引起气道阻塞和肺通气不足，或伴有通气/血流比例失调，导致缺氧和 CO_2 潴留，发生呼吸衰竭。

（2）肺组织病变　各种累及肺泡和（或）肺间质的病变，如肺炎、严重肺结核、弥漫性肺纤维化、肺气肿、肺水肿、硅沉着病等，均致肺泡减少、有效弥散面积减少、肺顺应性减低、通气/血流比例失调，导致呼吸衰竭。

（3）肺血管疾病　肺栓塞、肺血管炎等可引起通气/血流比例失调，或部分静脉血未经过氧合直接流入肺静脉，导致呼吸衰竭。

（4）神经肌肉疾病　脑血管疾病、颅脑外伤、脑炎以及镇静催眠药中毒，可直接或间接抑制呼吸中枢。脊髓颈段或高位胸段损伤（肿瘤或外伤）、脊髓灰质炎、多发性神经炎、重症肌无力、有机磷中毒、破伤风以及严重的钾代谢紊乱，均可累及呼吸肌，造成呼吸肌无力、疲劳、麻痹，导致呼吸动力下降而引起肺通气不足。

（5）胸廓与胸膜病变　胸部外伤造成连枷胸、严重的自发性或外伤性气胸、脊柱畸形、大量胸腔积液或伴有胸膜肥厚与粘连、类风湿性脊柱炎、强直性脊柱炎等，均可影响胸廓活动和肺脏扩张，造成通气减少及吸入气体分布不均，导致呼吸衰竭。

（二）发病机制和病理生理

1. 肺通气不足

健康成人在静息状态下呼吸空气时，总肺泡通气约 4L/min，可维持正常肺泡氧分压（PaO_2）和二氧化碳分压（$PaCO_2$）。各种原因导致肺泡通气不足时，使进出肺的气体量减少，导致 PaO_2 降低和 $PaCO_2$ 升高，使流经肺泡毛细血管的血液不能充分动脉化，从而导致缺氧和二氧化碳潴留。

2. 通气/血流比例失调

是低氧血症最常见的原因。正常成人在静息状态下，肺泡通气与周围毛细血管血流比例应保持在0.8才能保持有效的气体交换。若$V/Q<0.8$，则产生肺动-静脉样分流；若$V/Q>0.8$，生理死腔增大。V/Q失调最终引起缺氧，对CO_2潴留影响甚微。

3. 弥散障碍

肺内气体交换是通过弥散过程实现的。气体的弥散量取决于弥散面积、肺泡膜的厚度和通透性、气体和血液接触的时间和气体分压差等。肺泡弥散面积减少或呼吸膜的增厚均可影响气体的弥散。由于氧气的弥散速度比对CO_2慢，且氧气的弥散仅为CO_2的1/20，故弥散障碍通常以低氧血症为主。

4. 缺氧和CO_2潴留对机体的影响

呼吸衰竭时发生的低氧血症和高碳酸血症，能够影响全身各系统器官的代谢、功能甚至使组织结构发生变化，通常先引起各系统器官的功能和代谢发生一系列代偿适应反应，以改善组织的供氧，调节酸碱平衡和适应改变了的内环境。当呼吸衰竭进入严重阶段时，则出现代偿不全，表现为各系统器官严重的功能和代谢紊乱直至衰竭。

(1) 对中枢神经系统的影响　脑组织、细胞对缺氧十分敏感。轻度缺氧可引起注意力不集中、定向障碍、智力减退。随着缺氧加重，可导致烦躁不安、谵妄、神志恍惚甚至昏迷。CO_2潴留对中枢神经起抑制作用，引起精神神经症状。缺氧和CO_2潴留均会使脑血管扩张，血流量增加，颅内压增高，颅内压增高进一步加重脑组织缺氧，从而造成恶性循环。

(2) 对心脏、循环的影响　缺氧和CO_2潴留均可刺激心脏，使心率加快、心肌收缩力增强、心搏量增加、血压上升；缺氧时肺小动脉收缩，肺循环阻力增加，导致肺动脉高压，使右心负荷加重；长期缺氧可使心肌发生变性、坏死和心肌收缩力降低，导致心力衰竭。缺氧、CO_2潴留还可引起严重心律失常。$PaCO_2$中度升高时，四肢浅表静脉和毛细血管扩张，表现为皮肤潮红、温暖、多汗，有CO_2潴留面容如面部潮红、球结膜充血水肿等。

(3) 对呼吸的影响　缺氧和CO_2潴留对呼吸系统的影响都是双向的，既有兴奋作用，又有抑制作用。当$PaO_2<60mmHg$时，缺氧主要通过颈动脉体和主动脉体化学感受器的反射作用兴奋呼吸中枢，增强呼吸运动。若$PaO_2<30mmHg$，抑制作用占优势。长期慢性缺氧时呼吸中枢易受呼吸抑制药物的影响，故慢性呼吸衰竭患者要慎用镇静药、止痛药、麻醉药、安眠药。CO_2对于呼吸中枢具有强大的兴奋作用，CO_2浓度增加时，通气量明显增加，$PaCO_2$每增加1mmHg，通气量增加2L/min。但当$PaCO_2>80mmHg$时，会对呼吸中枢产生抑制和麻痹作用，通气量反而下降，此时呼吸运动主要靠缺氧的反射性呼吸兴奋作用维持。因此对这种患者进行氧疗时，如吸入高浓度氧，由于解除了低氧对呼吸的刺激作用，可造成呼吸抑制，应注意避免。

(4) 呼吸性酸中毒和电解质的影响　严重缺氧时，体内三羧酸循环、氧化磷酸化作用和有关酶活性受抑制，不但降低机体产生能量效率，还因无氧酵解增加，乳酸在体内堆积，导致代谢性酸中毒。同时缺氧可使能量产生不足，导致钠泵功能障碍，使细胞内K^+转移至血液，而NA^+和H^+进入细胞内，造成高钾血症和细胞内酸中毒。慢性CO_2潴留造成低氯血症。$PaCO_2$增高（>45mmHg）可使pH下降（<7.35），导致呼吸性酸中毒。

(5) 对血液系统的影响　慢性缺氧时，由于促红细胞生成素增加，刺激骨髓引起继发性红细胞增多，使血液黏稠度增加，加重肺循环和右心负担，且易引起DIC等并发症。

(6) 对消化系统的影响　严重缺氧时可使胃壁血管收缩，胃黏膜屏障作用降低。而CO_2潴留可增强胃壁细胞碳酸酐酶活性使胃酸分泌增多，出现胃肠黏膜糜烂、坏死、溃疡和出血。缺氧可直接或间接损害肝细胞使谷丙转氨酶上升，若缺氧能够得到及时纠正，肝功能可逐渐恢复正常。

(7) 对肾功能的影响　呼吸衰竭的患者常常合并肾功能不全，使肾血管痉挛，血流减少，引起肾功能障碍，表现为少尿和氮质血症。若及时治疗，随着外呼吸功能的好转，肾功能可以恢复。

(三) 呼吸衰竭分类

1. 按照动脉血气分析分类

(1) Ⅰ型呼吸衰竭　即缺氧性呼吸衰竭，血气分析特点是$PaO_2<60mmHg$，$PaCO_2$降低或正常。主要见于肺换气障碍（通气/血流比例失调、弥散功能损害和肺动-静脉分流）疾病，如严重肺部感染性疾病、间质性肺疾病、急性肺栓塞等。

(2) Ⅱ型呼吸衰竭　即高碳酸性呼吸衰竭，血气分析特点是$PaO_2<60mmHg$，伴有$PaCO_2>50mmHg$，系肺泡通气不足所致。单纯通气不足，低氧血症和高碳酸血症的程度是平行的，若伴有换气功能障碍，则低氧血症更为严重。

2. 按照发病急缓分类

(1) 急性呼吸衰竭　由于多种突发的致病因素，如严重肺疾病、创伤、休克、电击、急性气道阻塞等，使肺通气和（或）换气功能迅速出现严重障碍，在短时间内发展为呼吸衰竭。因机体不能很快代偿，若不及时抢救，会危及患者生命。

(2) 慢性呼吸衰竭　指一些慢性疾病，如COPD、肺结核、间质性肺疾病、神经肌肉病变等，造成呼吸功能的损害逐渐加重，经过较长时间发展为呼吸衰竭。早期虽有低氧血症或伴高碳酸血症，但机体通过代偿适应，多能耐受轻工作和日常活动，动脉血气分析pH在正常范围（7.35～7.45），此时成为代偿性慢性呼吸衰竭。若在此基础上并发呼吸系统感染或气道痉挛等，病情急性加重，在短时间内出现PaO_2显著下降和$PaCO_2$显著升高，称为慢性呼吸衰竭急性加重，其病理生理学改变和临床情况兼有急性呼吸衰竭的特点。

3. 按照发病机制分类

可分为泵衰竭（pump failure）和肺衰竭（lung failure）。驱动或制约呼吸运动的中枢神经系统、外周神经系统、神经肌肉组织以及胸廓统称为呼吸泵，这些部位的功能障碍引起的呼吸衰竭称为泵衰竭，以Ⅱ型呼吸衰竭为主。肺组织、气道阻塞和肺血管病变造成的呼吸衰竭，称为肺衰竭，表现为Ⅰ型呼吸衰竭。

(四) 临床表现

除原发病症状外，其临床表现主要与缺氧和高碳酸血症有关。

(1) 呼吸困难　最早、最突出的表现，表现为呼吸浅速、出现“三凹征”，严重者有呼吸节律的改变。呼吸中枢受损时，呼吸频率变慢且常伴节律的变化，如潮式呼吸。

(2) 发绀　缺氧的典型表现，可见口唇、指甲等处发绀。

(3) 精神神经症状　缺氧早期脑血流量增加，可出现搏动性急性头痛；轻度缺氧可出现注意力分散，智力定向力减退；缺氧程度加重，出现烦躁不安、神志恍惚、嗜睡、昏迷（表2-6）。轻度二氧化碳潴留表现兴奋症状，如多汗、烦躁、白天嗜睡、夜间失眠；二氧化碳潴留加重对中枢神经系统的抑制作用，表现神志淡漠，间歇抽搐、昏睡、昏迷等二氧化碳麻醉现象，称“肺性脑病”。（PaO_2＜60mmHg 时注意力不集中、智力和视力轻度减退；PaO_2 40～50mmHg 时：一系列神经系统症状，烦躁不安、意识障碍；PaO_2＜30mmHg 时：神志丧失乃至昏迷；PaO_2＜20mmHg 时：数分钟可造成神经细胞不可逆性损伤。）

表 2-6 缺氧程度及表现

程度	临床表现
轻度缺氧	注意力分散、智力或定向力减退
缺氧加重	烦躁、神志恍惚，嗜睡及昏迷等
CO_2 潴留早期	兴奋（烦躁不安、昼睡夜醒，甚至谵妄）
CO_2 潴留加重	抑制（表情淡漠、肌颤、间歇抽搐、嗜睡及昏迷等，这种由缺氧和 CO_2 潴留导致的神经精神障碍症候群，称肺性脑病）

（4）循环系统症状 CO_2 潴留使外周体表静脉充盈、皮肤潮红、温暖多汗及血压升高；多数患者出现心动过速，严重缺氧和酸中毒时可导致周围循环衰竭、血压下降、心律失常甚至心脏骤停；因脑血管扩张，患者常有搏动性头痛。

（5）消化和泌尿系统症状 严重呼吸衰竭时可出现上消化道出血、黄疸、蛋白尿、氮质血症等肝肾功能损害症状，少数出现休克及 DIC 等。

（五）实验室及其他检查

（1）动脉血气分析 动脉血氧分压（PaO_2）、动脉二氧化碳分压（$PaCO_2$）、血 pH 等，反映呼吸衰竭时缺氧、二氧化碳潴留、酸碱失衡情况。

（2）肺功能检测 包括肺活量（VC）、用力肺活量（FVC）、第一秒用力呼气容积（FEV_1）、呼气峰流速（PEF）等，有助于判断气道阻塞的程度。

（3）胸部影像学检查 包括胸部 X 线、CT、MRI 等，有助于分析呼吸衰竭的原因。

（六）治疗要点

呼衰治疗的基本原则是：在保持呼吸道通畅的前提下，迅速纠正严重缺氧和 CO_2 潴留，积极处理原发病或诱因，维持心、脑、肾等重要脏器的功能，预防和治疗并发症。

【护理】

（一）护理评估

1. 健康史

患者有无 COPD（最常见）重症哮喘、严重肺结核、胸廓畸形、广泛胸膜增厚、气胸、重症肌无力等病史，有无呼吸道感染（最常见）、高浓度吸氧、手术、外伤、麻醉等诱因。

2. 身体状况

（1）症状 除原发病症状外，主要表现为缺氧和 CO_2 潴留引起的多脏器功能障碍。

（2）体征 外周体表静脉充盈、皮肤潮红、温暖多汗、球结膜充血水肿。血压早期升高，后期下降；心率多数增快。部分患者可见视盘水肿、瞳孔缩小，腱反射减弱或消失、锥体束征阳性等。

（3）辅助检查 血气分析是确定有无呼衰以及进行呼衰分型最有意义的指标。应做血 pH、电解质测定。呼吸性酸中毒合并代谢性酸中毒时，血 pH 明显降低可伴高钾血症；呼吸性酸中毒伴代谢性碱中毒时，常有低钾血症和低氯血症。

3. 心理-社会状况

部分患者过分依赖呼吸机，一旦脱机，可能出现情绪紧张，对自主呼吸缺少信心。由于患者长期受慢性疾病折磨，加上病情突然加重，患者及家属可能出现焦虑、恐惧等心理。

（二）护理诊断/问题

（1）气体交换受损　与呼吸衰竭有关。

（2）急性意识障碍　与缺氧、二氧化碳潴留有关。

（3）生活自理能力缺陷　与意识障碍有关。

（4）合作性问题　潜在并发症：水、电解质紊乱，上消化道出血。

（三）护理目标

① 呼吸困难缓解，发绀减轻或消失。

② 血气分析指标得到改善。

③ 气道通畅，痰能咳出，痰鸣音消失。

④ 焦虑减轻或消失。

⑤ 意识状态好转。

（四）护理措施

1. 合理用氧

（1）氧疗的原则：　①Ⅰ型呼吸衰竭：多为急性呼吸衰竭，应给予较高浓度（吸氧浓度为30%～50%）或高浓度（>50%）氧气吸入。急性呼吸衰竭，通常要求氧疗后 PaO_2 维持在接近正常范围。②Ⅱ型呼吸衰竭：给予低流量（1～2L/min）、低浓度（<35%）持续吸氧。慢性呼吸衰竭，通常要求氧疗后 PaO_2 维持在 60mmHg 或 SaO_2 在 90%以上。氧浓度可按以下公式估算：实际吸入氧浓度（%）＝21＋4×氧流量（L/min）。

（2）观察用氧效果　吸氧过程中，注意观察用氧效果，如吸氧后呼吸困难缓解、发绀减轻、心率减慢，表示氧疗有效；定时监测动脉血气分析结果的变化，根据血气结果及时调节吸氧流量和浓度，以防止发生氧中毒和二氧化碳麻醉。

2. 通畅气道，改善通气

（1）及时清除痰液　清醒患者鼓励用力咳痰。对于痰液黏稠患者，要加强雾化，稀释痰液。咳嗽无力者定时协助翻身、拍背，促进排痰。对昏迷患者可机械吸痰，保持呼吸道通畅。

（2）按医嘱应用支气管扩张药，如氨茶碱等。

（3）对病情重或昏迷患者气管插管或气管切开，使用人工机械呼吸器。

（4）鼓励患者多饮水，做好雾化吸入护理。注意湿化空气。

3. 用药护理

（1）按医嘱选择使用有效的抗生素控制呼吸道感染。密切观察药物疗效和不良反应。

（2）按医嘱使用呼吸兴奋药（如尼可刹米、洛贝林等），必须保持呼吸道通畅。注意观察用药后反应，防药物过量；对烦躁不安、夜间失眠患者，慎用镇静药，以防引起呼吸抑制。

4. 观察病情

（1）观察呼吸困难的程度、呼吸频率、节律和深度。

（2）观察有无发绀、球结膜充血、水肿、皮肤温暖多汗及血压升高等缺氧和 CO_2 潴留表现。

（3）监测生命体征及意识状态。

（4）监测并记录出入液量，血气分析和血生化检查、电解质和酸碱平衡状态。

（5）观察呕吐物和粪便性状。

（6）观察有无神志恍惚、烦躁、抽搐等肺性脑病表现，一旦发现，应立即报告医师协助处理。密切注意生命体征及神志改变。及时发现肺性脑病及休克；注意尿量及粪便颜色，及时发现上消化道出血。

5. 心理护理

经常巡视、了解和关心患者，特别是对建立人工气道和使用机械通气的患者。采用各项医疗护理措施前，向患者作简要说明，给患者安全感，取得患者信任和合作。指导患者应用放松技术、分散注意力。

（五）健康教育

（1）疾病知识指导　向患者及家属介绍疾病发生、发展与治疗、护理过程，与其共同制定长期防治计划。指导患者和家属学会合理家庭氧疗的方法以及注意事项。

（2）疾病预防指导　指导患者呼吸功能锻炼和耐寒锻炼，如缩唇呼吸、腹式呼吸及冷水洗脸等；教会患者有效咳嗽、咳痰、体位引流及拍背等方法。若病情变化，应及时就诊。

（3）生活指导　劝告吸烟患者戒烟，避免吸入刺激性气体；改进膳食，增进营养，提高机体抵抗力。指导患者制定合理的活动与休息计划，劳逸结合，以维护心、肺功能状态。

（4）用药指导　遵医嘱正确用药，了解药物的用法、用量和注意事项及不良反应等。

（六）护理评价

患者的意识有无恢复，呼吸困难有无缓解，发绀有无减轻，血气分析结果是否正常。

（王绪英　高欣）

第十六节　急性呼吸窘迫综合征患者的护理

学习目标

1. 能准确简述急性呼吸窘迫综合征病因、发病机制、诊断和治疗要点。

2. 能正确解释急性呼吸窘迫综合征的概念，描述其临床表现。

3. 能运用护理程序的方法，对急性呼吸窘迫综合征患者进行正确的护理和健康指导。

4. 在护理实践中，体现护士对患者的爱伤精神和人文关怀。

【疾病概要】

急性呼吸窘迫综合征（acute respiratory distress syndrome，ARDS）指因肺实质发生急性弥漫性损伤导致的急性缺氧性呼吸衰竭。是急性肺损伤（acute lung injury，ALI）的严重阶段。两者为同一疾病过程的两个阶段。ARDS 和 ALI 是由心源性以外的各种内外致病因素的急性进行性呼吸困难。

（一）病因与病理

1. 病因

创伤、感染、休克是发生 ARDS 的三大诱因，占 70%～85%，多种致病因子或直接作用于肺，或作用于远离肺的组织造成肺组织的急性损伤，而引起相同的临床表现。直接作用于肺的致病因子如胸部创伤、误吸、吸入有毒气体各种病原微生物引起的严重肺部感染和放射性肺损伤等；间接的因素有败血症。休克、肺外创伤药物中毒、输血、出血坏死型胰腺炎体外循环等。

2. 病理

损伤疾病一引起肺泡和（或）肺血管内皮受损，使血管通透性增高，体液和血浆蛋白渗出血管外至肺间质和肺泡腔内，形成非心源性肺水肿。肺表面活性物质减少和活性降低，使肺泡发生早期关闭肺功能残气量降低及广泛性肺不张导致肺顺应性下降，通气/灌流比例失调和肺内分流量增加，引起顽固性低氧血症。主要的病理改变为肺广泛充血、水肿、肺泡内透明膜形成。

（二）临床表现

1. 临床表现

ARDS 患者于原发病后 5d 内（一般在发病 24h 内）发生 ALI/ARDS，因此极易误认为原发病病情加剧，失去早期诊断的时机，表现为进行性呼吸困难、窘迫、发绀为最早最客观的表现。特点：呼吸费力、深快，达 28 次/分以上，伴明显的发绀，一般氧疗不能缓解。早期体征：可无异常或仅闻少量细湿啰音，中晚期出现干性或湿性啰音，出现呼吸困难“三凹征”。

2. 临床分期

1 期：除以上体征外，出现自发性过度通气，呼吸频率稍增快。

2 期：发病后 24～48h 表现为呼吸急促，浅而快，呼吸困难，发绀加重肺出现细小啰音，呼吸音粗糙，肺内分流量为 15%～20%。

3 期：进行性呼吸困难，发绀明显，两肺有散在湿性及干性啰音，肺内分流量为 20%～25%。

4 期：呼吸极度困难，脑功能障碍，神志障碍或昏迷，肺部啰音增多，管状呼吸音肺内分流量在 25%以上。

3. 实验室及其他检查

（1）肺量计测定　肺容量和肺活量，残气，功能残气均减少。呼吸死腔增加，若死腔量/潮气量（V_D/V_T）>0.6，提示需机械通气。

（2）肺顺应性测定　在床旁测定的常为胸肺总顺应性。应用呼气末正压通气的患者，可按公式计算动态顺应性（Cdyn）。顺应性检测不仅对诊断、判断疗效有价值，而且对监测有无气胸或肺不张等合并症均有实用价值。

（3）动脉血气分析　PaO_2 降低是 ARDS 诊断和监测的常用指标。根据动脉血氧分析可以计算出肺泡动脉氧分压差（$PA\text{-}aO_2$）、静动脉血分流（Qs/Qt）、呼吸指数（$PA\text{-}aO_2/PaO_2$），氧合指数（PaO_2/FiO_2）等。如 Qs/Qt 现被提倡用于病情分级，以高于 15%、25%和 35%分别划分为轻、中、重不同严重程度。呼吸指数参照范围 0.1～0.37，>1 表明氧合功能明显减退，>2 常需机械通气。氧合指数正常为 400～500mmHg（53.2～

66.7kPa），ARDS 时降至 200mmHg（26.7kPa）。

（4）血流动力学监测　通过通入四腔漂浮导管，可同时测定并计算肺动脉压（PAP）、肺动脉毛细血管楔压（PCWP）、肺循环阻力（PVR）、PVO_2、CVO_2、Qs/Qt 及热稀法测定心排血量（CO）等，不仅对诊断、鉴别诊断有价值，而且对机械通气治疗，特别是 PEEP 对循环功能影响，亦为重要的监测指标。ARDS 患者平均脉动脉压增高＞2.67kPa，肺动脉压与肺毛细血管楔压差（PAP-PCWP）增加（＞0.67kPa），PCWP 一般＜1.18kPa（$12cmH_2O$），若＞1.57kPa（$16cmH_2O$），则为急性左心衰竭，可排除 ARDS。

（5）X 线胸片　以演变快速多变为特点。早期（发病 24h 内）无异常或者出现边缘模糊的肺纹理增多，中期（发病 1～5d）很快出现斑片状并逐渐融合成大片状浸润影，晚期（发病 5d 以上）大片阴影中可见支气管充气征，"白肺"样变，后期出现肺间质纤维化。

（三）治疗要点

积极治疗原发疾病、纠正缺氧、改善肺泡换气功能为首要的治疗措施，一般需用高浓度给氧，氧疗是纠正 ARDS 患者低氧血症的基本手段。ARDS 患者低氧血症严重，常规氧疗难以奏效，机械通气是最主要的呼吸支持手段。同时维持有效循环，控制感染和营养支持等。

【护理】

（一）护理评估

1. 健康史

有无与 ARDS 相关的危险因素，如休克、感染、严重创伤、弥散性血管内凝血、吸入刺激性气体、溺水、大量出血、急性胰腺炎、氧中毒、药物中毒等。

2. 身心状况

（1）躯体表现　ARDS 一般在原发病后 12～72h 内发生，一般可分为四个时期。

1 期：原发病后 12～24h，除原发病（如休克、感染等）体征外，呼吸频率稍快，PaO_2 降低，胸片正常。

2 期：①早期呼吸急促、浅而快，呼吸困难，发绀。肺听诊及胸片仍为正常；②晚期肺部出现细小啰音，呼吸音粗糙。轻度低氧、低碳酸血症。胸片示双肺纹理增强，轻度肺间质水肿。

3 期：进行性呼吸困难，明显发绀，双肺散在干、湿啰音；中度以上低氧血症，明显呼吸性碱中毒或合并代谢性酸中毒；胸片示双肺弥漫性小斑点片状浸润影，以周边为重。

4 期：呼吸极度困难，意识发生障碍甚至昏迷，肺部啰音明显并出现管状呼吸音，心律失常，心率减慢甚至停止；重度低氧血症、高碳酸血症，呼吸性碱中毒、代谢性酸中毒同时存在；胸片示双肺小片状阴影并融合成大片状阴影。

（2）心理状态　由于发病突然、病情危重和进行性呼吸困难等使患者感到极度不安、恐慌甚至绝望；若患者应用呼吸机而无法表达意愿时，可表现出急躁和不耐烦。

3. 实验室检查

动脉血气分析有显示 PaO_2 降低（＜60mmHg）和 $PaCO_2$ 异常，胸部 X 线片呈现出两肺边缘模糊的片状阴影或大片浸润阴影。

（二）护理诊断/问题

（1）焦虑/恐惧　与意外创伤或病情加重等因素有关。

（2）低效性呼吸状态　与肺水肿、肺不张、呼吸道分泌物潴留等有关。

（3）气体交换受损　与肺泡-毛细血管壁等病理改变有关。

（4）有感染的危险　与呼吸道不畅、肺水肿、全身抵抗力降低及某些治疗护理操作等有关。

（三）护理目标

① 患者呼吸困难、发绀等缺氧症状得到明显的改善。

② 患者能自主有效排痰，保持呼吸道的通畅。

③ 患者营养状况明显好转，发生感染的危险性减小。

④ 焦虑减轻，配合医护人员工作。

（四）护理措施

1. 预防

针对引起 ARDS 的原发病，应及时进行处理。如对于创伤、感染及休克患者，要避免吸入高浓度氧及输入较多库存血等。对大手术患者，术前要检查肺功能，术后采用雾化吸入疗法，鼓励深呼吸和排痰，预防肺部感染。

2. 休息与环境

安置患者于呼吸监护病室实施特别监护，保持病室空气清新，定时通风换气和空气、地面消毒，注意保暖。

3. 饮食护理

ARDS 患者处于高代谢状态，患者应多补充高热量、高蛋白、高维生素、高脂肪饮食，必要时遵医嘱行肠内或肠外营养，以避免发生营养代谢失调和电解质紊乱。昏迷患者给予鼻饲或肠外营养。

4. 病情观察

ARDS 是一种急性危重病，将患者安置于监护室内实行特别监护。监测生命体征和意识状态，尤其是要关注呼吸困难和缺氧情况的变化，注意每小时尿量变化，准确记录 24h 出入液量，遵医嘱及时采集和送检动脉血气分析和生化检测标本。对高危的患者应严密观察，加强监护，一旦发现呼吸频速、PaO_2 降低等肺损伤表现，在治疗原发时，应早期给予呼吸支持和其他有效的预防及干预措施，防止 ARDS 进一步发展和重要脏器损伤。

5. 用药护理

遵医嘱给予抗生素、呼吸兴奋药。要保持呼吸道通畅，适当增加吸入氧浓度。静滴速度不宜过快，用药后注意呼吸频率、幅度及神志的变化，若出现恶心、呕吐、烦躁、肌肉抽搐，要及时通知医生，严重者立即停药。慎用抑制呼吸类药物。

6. 对症护理

（1）纠正低氧血症　迅速纠正缺氧是抢救 ARDS 最重要的措施。一般需高浓度（>50%）给氧，通常的鼻塞和面罩给氧难以纠正缺氧状态，需及早应用机械通气。目前较常使用的通气方式是呼气终末正压通气（positive end expiratory pressure，PEEP），以尽早提高血氧分压。但是 PEEP 可使静脉回心血量减少，并使肺泡内压增加而导致肺气压伤和心脏循环负担加重，所以在护理时必须加强对呼吸、循环的监测和临床症状、体征的观察。在氧疗过程中，要记录给氧方式、给氧浓度及时间，观察氧疗的效果和不良反应等。

（2）消除肺水肿　遵医嘱应用利尿药、人血白蛋白等消除肺水肿，同时限制液体入量

(1500～2000mL/d)；应用肾上腺皮质激素抗炎、缓解支气管痉挛。用药期间应观察疗效和药物不良反应。

(3) 加强皮肤和口腔护理，防止继发感染。

(4) 加强人工气道和机械通气护理。

7. 心理护理

应根据患者的心理需求，通过语言、表情、手势等与患者交流，解释疾病的发展过程和积极配合治疗的重要性，鼓励患者树立战胜疾病的信心。

(五) 健康教育

(1) 疾病知识指导　把发病的原因、诱因以及病情的变化演变及时与家属讲解，使患者及家属了解疾病的康复保健的意义。

(2) 呼吸锻炼的指导　教会患者有效咳嗽、咳痰的方法，提高患者的自我护理能力，加速康复，防止病情恶化。

(3) 用药指导　出院时药物的用法剂量及常见的副作用告知患者及家属，教会患者学会家庭氧疗。

(4) 活动与休息　学会劳逸结合，不能劳累，避免病情加重。

(5) 增强体质，提高机体的抵抗力。

(6) 呼吸衰竭的表现及处理　若有气急、发绀加重等变化，及时就医。

(六) 护理评价

① 患者呼吸困难、发绀症状是否缓解或消失。

② 患者能否有效排痰和保持呼吸道通畅。

③ 患者身体营养状况是否得到改善，机体抗病能力得到提高。

(王绪英)

第十七节　呼吸系统常见诊疗技术及护理

学习目标

1. 能运用护理程序的方法血气分析采血部位、意义、术后护理；纤维支气管镜检查的术后护理。
2. 能准确简述血气分析、纤维支气管镜检查的适应证、禁忌证。
3. 能正确描述纤维支气管镜检查的术中配合操作。
4. 在护理实践中体现护士爱伤精神和对患者的人文关怀。

一、采集动脉血与血气分析

动脉血气分析系指采集动脉血进行酸碱度、二氧化碳分压、氧分压、碳酸氢盐、氧饱和度等的分析过程。

【目的】

通过动脉血气分析可监测有无酸碱平衡失调、缺氧和二氧化碳潴留，判断急、慢性呼吸衰竭的程度。为诊断和治疗呼吸衰竭提供可靠依据。

【适应证】

动脉血气分析检查适用于临床各科的危重患者。动态动脉血气分析监测对于判断危重患者的呼吸功能和酸碱失衡类型、指导治疗和判断预后均有重要作用。

【禁忌证】

动脉血气分析检查无绝对禁忌证。但在动脉穿刺采血完成，拔针后应紧按动脉穿刺部位3～5min，防止采血部位出血，特别对有严重出血倾向的危重患者更应注意采血部位的局部出血。

【护理】

(1) 操作前准备　①向患者或家属说明穿刺的目的和配合的注意事项，使患者在安静状态下接受穿刺。②用物准备：5mL无菌注射器、肝素溶液25U/mL（每支肝素加生理盐水50mL），软橡皮塞、静脉穿刺盘。

(2) 采血部位的选择　桡动脉、股动脉、肱动脉、足背动脉。通常选用桡动脉和股动脉。

(3) 操作过程　①先用无菌注射器抽吸肝素溶液1mL，来回抽动活塞，使肝素溶液涂布注射器内壁后，针尖向上，排除注射器内气泡和肝素液，但必须留有0.1～0.2mL的肝素液充盈乳头和针头，以免抽血时乳头与针头内空气进入注射器内。②选好采血位置常规消毒穿刺区皮肤和操作者的手指，消毒直径5cm以上。

(4) 穿刺

① 桡动脉穿刺：患者取坐位或平卧位，患者应将腕部伸直，掌心向上，手自然放松，穿刺点位于掌横纹上方1～2cm的动脉搏动处，用已消毒的手指触桡动脉搏动的准确位置，使动脉恰在手指的下方，在示指边的动脉搏动处进针，与皮肤成45°～60°角，针头斜面向上直接逆动脉血流方向刺入血管，缓慢进针直到看见鲜血。

② 股动脉穿刺：患者平卧，穿刺侧大腿略外展、外旋，常规消毒皮肤，用左手示指和中指摸清股动脉搏动，予以固定，以腹股沟韧带下1.5～2.0cm股动脉搏动最强处作为穿刺点，穿刺针与皮肤垂直，保持90°角，缓慢进针到看见鲜血。

(5) 穿刺成功后，不要抽拉活塞，而应借助动脉压使血流流入注射器，以免乳头与针栓处衔接不紧而将空气抽入注射器内，采取的血量2mL。采血完毕拔出针头后，立即用消毒干棉签压迫穿刺处。并迅速将针尖斜面刺入橡皮塞内，以免与空气接触影响检验结果。同时用手转动针筒数次使血液与肝素充分混匀，以防凝血。穿刺处通常压迫5～10min。

(6) 采血后应立即送检，并在标签上填写吸氧浓度、体温，以免影响测定结果。

(7) 操作完毕，整理用物及患者床单位。

(8) 注意事项

① 严格执行“三查七对”和无菌技术操作原则。

② 采血前了解患者诊断，如有经血传染的传染病患者，操作人员要保护好自己，采取必要的保护措施。

③ 选择桡动脉应最好保证尺动脉通畅的情况下穿刺，否则选择其他动脉，股动脉穿刺因静脉的位置靠的近，外侧有股神经，斜刺易深入静脉或神经，在膀胱充盈时斜刺过深（如

儿童）易损伤膀胱造成感染、出血。

④ 穿刺区皮肤如有破溃、感染、硬结、皮肤病等，不能进行穿刺取血。一次穿刺失败，切勿反复在同一部位穿刺以免形成血肿，应另选其他部位进行穿刺，从采集标本到完成测定，时间不超过 30min。

⑤ 拔针后，注射器不能回吸，只能稍外推，使血液充满针尖空隙，并排出第 1 滴血弃之，让空气排尽，用橡皮塞封住针头，隔绝空气。

⑥ 吸痰治疗的患者，应于吸痰后 20min 方可采集血气标本，这时体内血气和酸碱值达平衡状态。

⑦ 加压压迫止血至少 10～15min 以上，股动脉的加压时间要顺应延长，有凝血机制障碍或服用抗凝血药及溶栓治疗的患者采血后应延长压迫时间，直到确无出血方可松手离开。

⑧ 如果气泡在针管的最远端，就不要去排除它，因为用力地弹动针管会造成红细胞破裂，影响检验结果。

⑨ 采血完毕后，把注射器来回搓滚 5～10s，或来回按顺时针的方向摇晃注射器，也可以帮助血液和抗凝血药的混合，10min 内一定要送检，否则全血中的活性红细胞代谢不断消耗氧，产生二氧化碳，从而影响结果的准确性。

二、纤维支气管镜检查术

纤维支气管镜检查是一项内镜技术，临床应用范围很广，虽然操作不大，却可使许多隐藏在气管、支气管及肺内深部难以发现的疾病在没有体表创伤的情况下得以诊断及治疗，可使许多患者免除开刀手术之苦。

【目的】

纤维支气管镜适用于做肺叶、段及亚段支气管病变的观察，活检采样，细菌学、细胞学检查、配合 TV 系统可进行摄影，示教和动态记录。能帮助发现早期病变，能开展息肉摘除等体内外科手术，对于支气管、肺疾病研究，术后检查等是一种良好的精密仪器。纤维支气管镜发明后已广泛应用于临床。除在呼吸系统疾病诊断方面取得很大进展之外，在治疗方面也得到广泛应用。

【适应证】

① 明确肺部肿块的性质、协助肺癌术前分期及决定切除范围。

② 不明原因的呼吸系统症状如顽固性咳嗽、喘鸣、肺不张。

③ 咯血及痰中带血诊断与治疗。

④ 清除气管、支气管分泌物。

⑤ 肺部感染疾病中的应用：经纤支镜取出污染的深部痰做细菌培养可明确病原菌，此外，通过纤支镜做支气管肺泡灌洗，局部注射抗生素，有利于炎症的吸收。

⑥ 弥漫性肺部病变：运用纤支镜做肺活检及支气管肺泡灌洗有助于诊断。

【禁忌证】

① 一般情况差、体质衰弱不能耐受支气管镜检查者。

② 有精神不正常，不能配合检查。

③ 有慢性心血管疾病，如不稳定型心绞痛、心肌梗死、严重心律失常、严重心功能不全、高血压病、检查前血压仍高于 160/100mmHg、动脉瘤等。

④ 有慢性呼吸系统疾病伴严重呼吸功能不全，若需要检查时，可在供氧和机械通气下

进行。

⑤ 麻醉药物过敏，不能用其他药物代替者。

⑥ 有严重出血倾向及凝血机制障碍者。

⑦ 呼吸道有急性化脓性炎症伴高热，急性哮喘发作和正在咯血者，可在病情缓解后进行。

【护理】

1. 术前护理

（1）病情调查　详细询问患者过敏史、支气管哮喘史及基础疾病史各种禁忌。

（2）心理护理。

（3）药品、器械的准备　备好急救药品、氧气、开口器和舌钳，检查活检钳有无松动、断裂，纤支镜镜面及电视图像是否清晰，确保心电监护仪、吸痰器性能良好，必要时备好人工复苏器。

（4）患者准备　术前禁食、禁饮水4h，术前30min肌注阿托品0.5mg，以减少支气管分泌物，防止迷走神经反射和减弱咳嗽反射。精神紧张者肌注地西泮10mg，避免使用呼吸抑制药如吗啡、哌替啶等。

2. 术中护理

（1）纤支镜术中观察护理　患者取仰卧位，选择经鼻插镜，进入声门前注入2%利多卡因2mL，停留1～2min，让患者有适应过程，同时告诉患者纤支镜进入声门时会有恶心、咳嗽、气憋感觉，属正常反应，应精神放松，张口呼吸，不能抬头或摇头，有痰可咳出或咽下。及时清除口腔分泌物，保持上呼吸道通畅。进入总支气管腔后，立即注入2%利多卡因2mL，停留休息1min，安慰患者，利用谈话以转移患者注意力，必要时让家属握紧患者双手给予心理依托，同时要防止忍耐力差的患者强行翻身及拔管。注意观察患者神志，有无发绀、出汗、烦躁、呼吸困难等情况，观察心电监护仪显示的心率、心律、血氧饱和度变化。术中必要时听诊心音及呼吸音变化，出现肺部哮鸣音，呼吸、心跳停止等意外情况，立即报告医生，停止操作，并及时抢救。

（2）活检治疗配合及护理　活检前，备好1∶10000肾上腺素或1kU巴曲酶10mL，对于估计活检部位易出血者，可先注入2mL 1∶10000肾上腺素或巴曲酶。活检后轻度出血者可经纤支镜吸出，出血多时立即经导管注入2mL 1∶10000肾上腺素或巴曲酶，有时可用活检钳抵压出血部位止血。当活检钳（或穿刺针）进入支气管腔内时，注意电视屏幕上活检钳（或穿刺针）所达部位，同时叮嘱患者减少呼吸动度，尽量控制咳嗽，一旦患者出现剧烈咳嗽，应立即关闭活检钳（或穿刺针）并迅速退回活检管道内，以防损伤肺组织。

3. 术后护理

（1）一般护理　拔镜后嘱患者卧床或静坐休息30min，禁食3h，以免误吸。告诫患者少讲话、多休息，不可用力咳嗽、咳痰，可能出现鼻腔咽喉不适、疼痛、鼻衄、声嘶、头晕、胸闷、吞咽不畅等，休息后可逐渐缓解。3h后可试进少量温凉流食。

（2）呼吸观察　术后注意观察呼吸频率、深度、节律的变化和口唇颜色，呼吸不畅者予以吸氧2～3L/min。

（3）咯血的观察和护理　行纤支镜活检术出现少量咯血属正常现象，表现为痰中带血或少量血痰。原因是支气管黏膜擦伤，活检或细胞刷检时黏膜损伤，一般不必特殊处理，1～

3d 可自愈。大咯血则可能与凝血功能不佳，病变组织血管丰富，活检钳不锐利，钳夹撕拉等有关。一旦出现大咯血，立即报告医生，及时治疗、抢救，并采取有效的护理措施：去枕平卧，头偏向患侧，或头低脚高位，轻拍背部，消除鼻腔、口咽内的积血，保持呼吸道通畅；消除患者的恐惧、紧张情绪，必要时给小量镇静药，避免用力咳嗽，吸氧 3～4L/min；建立静脉输液通道，给予止血药应用，必要时输血。

（4）严密观察生命体征变化　观察有无面色苍白、皮肤湿冷等休克状态，准备好抢救药品、器械，避免窒息致死的后果发生。

（王绪英）

本章小结

咳嗽与咳痰、呼吸困难、咯血是呼吸系统的常见症状，其临床特征有助于疾病的诊断。咳嗽与咳痰、呼吸困难护理的重点是保持呼吸道的通畅，大量咯血最严重的并发症是窒息，主要措施是密切观察和协助窒息抢救。

急性上呼吸道感染是指鼻、咽、喉部急性炎症的统称，主要是咽喉部痒痛症状；急性气管-支气管炎临床主要表现为咳嗽、咳痰或伴有喘息。治疗以抗感染及对症治疗为主。护理的重点是对症护理尤其是对于体温过高及咳嗽咳痰的护理。

肺炎是指终末气道、肺泡和肺间质的炎症，可由病原微生物感染、各种理化因素、免疫损伤、过敏及药物作用所致。各种肺炎均有不同程度的全身毒血症症状和呼吸系统表现，不同肺炎的痰液各有其特征，胸部 X 线检查和痰液检查有助于诊断，治疗以抗感染及抗休克为主。护理的重点是对症护理和感染性休克的抢救配合。

支气管哮喘是一种慢性气道炎症性疾病，以嗜酸粒细胞、肥大细胞（T 淋巴细胞）反应为主的气道变应性炎症和气道高反应性为特征，常出现不同程度的可逆性气道阻塞症状（治疗不当也可呈不可逆性）。临床表现为反复发作的呼气性呼吸困难伴哮鸣音，胸闷或咳嗽，症状可自行或治疗后缓解。治疗以消除病因，采用阶梯或综合治疗，控制急性发作和预防复发为主。护理的重点是心理护理、对症护理教会患者正确使用药物。

肺结核是结核杆菌引起的肺部慢性传染性疾病。痰中排菌患者是肺结核病重要的传染源。全身表现午后低热、盗汗、消瘦等；局部表现咳嗽、咳痰、咯血等。化疗对结核病的控制起决定作用，化疗原则为早期、规律、全程、适量、联合用药治疗。护理特色为全程督导短程化疗。

慢支是指气管、支气管黏膜及其周围组织的慢性非特异性炎症，临床上以慢性反复发作的咳嗽、咳痰或伴有喘息为特征，严重时可并发阻塞性肺气肿甚至肺心病。治疗注意原发疾病及诱因，同时急性期积极的用抗生素。护理问题注意患者痰液是否顺利咳出，保持呼吸道通畅。

慢性肺源性心脏病，缓解期治疗是防止肺心病发展的关键。急性期控制呼吸道感染。呼吸道感染是发生呼吸衰竭和心力衰竭的常见诱因。综合措施有改善呼吸功能，抢救呼吸衰竭等。

呼吸衰竭是由各种原因导致严重呼吸功能障碍引起动脉血氧分压（PaO_2）降低，伴或不伴有动脉血二氧化碳分压（$PaCO_2$）增高而出现一系列病理生理紊乱的临床综合征。在保持呼吸道通畅的前提下，迅速纠正严重缺氧和 CO_2 潴留，积极处理原发病或诱因，维持心、脑、肾等重要脏器的功能，预防和治疗并发症。护理注意保持呼吸道通畅，同时遵守吸氧原则，避免加重呼吸困难。

急性呼吸窘迫综合征指因肺实质发生急性弥漫性损伤导致的急性缺氧性呼吸衰竭，是急性肺损伤的严重阶段。积极治疗原发疾病，纠正缺氧，改善肺泡换气功能为首要的治疗措施，一般需用高浓度给氧，氧疗是纠正 ARDS 患者低氧血症的基本手段。ARDS 患者低氧血症严重，常规氧疗难以奏效，机械通气是最主要的呼吸支持手段，同时维持有效循环、控制感染和营养支持等。

案例分析

案例 1

患者，女，24 岁，2d 前淋雨后寒战，高热达 40℃，伴咳嗽、胸痛，咳铁锈色痰。担心本病预后不好。检查：神志清楚，急性病容，呼吸急促，T 39.8℃，P 108 次/分，R 30 次/分，BP 102/72mmHg，左下肺部闻及管状呼吸音；X 线示左下肺大片状阴影，呈肺段分布；痰涂片可见肺炎球菌。初步诊断为肺炎球菌性肺炎。

问题：

1. 存在哪些护理诊断/问题？
2. 主要护理要点是什么？

案例 2

患者，男，67 岁，气急、咳嗽、咳痰 1 年半，痰中带血 1 周，时有胸闷，晚间盗汗。查体：T 37.4℃，P 80 次/分，R 20 次/分，BP 105/70mmHg，消瘦。胸部 X 线片示：锁骨下片状、絮状阴影，边缘模糊。初步诊断：浸润性肺结核。

问题：

1. 存在哪些护理诊断/问题？
2. 主要护理要点是什么？

案例 3

某特发性肺间质纤维化患者，男，33 岁，因呼吸困难、昏迷 1h 入院。体检：T 36.5℃，P 104 次/分，R 60 次/分。呼吸急促，发绀，两肺底有细湿啰音。肺活量 1000mL（正常成年男性 3500mL）。血气分析：PaO_2 58mmHg，$PaCO_2$ 60mmHg（正常 40mmHg），pH 7.25（正常7.35～7.45）。

问题：

1. 存在哪些护理诊断/问题？
2. 主要护理要点是什么？

目标检测

A_1 型单项选择题

1. 慢性支气管炎最突出的症状是（　　）。

A. 长期反复咳嗽　　B. 反复感染　　C. 少量咯血

D. 发热、胸痛　E. 喘息

2. 成人浸润型肺结核的感染途径是（　　）。

A. 组织蔓延　B. 接触传染　C. 经呼吸道传染

D. 遗传　E. 食物传染

3. 大咯血窒息急救时，患者应立即采取（　　）。

A. 头低脚高位　B. 半卧位　C. 平卧位

D. 坐位　E. 中凹卧位

4. 肺心病患者，肺、心功能失代偿期的主要表现为（　　）。

A. 发热　B. 咳嗽、咳痰　C. 咯血

D. 呼吸衰竭与心力衰竭　E. 胸痛、胸闷

5. 引起肺心病的主要原因为（　　）。

A. 胸廓活动功能障碍　B. 呼吸中枢功能障碍　C. 慢性支气管炎、肺疾患

D. 胸腔内肿瘤　E. 过敏反应

6. 呼吸衰竭最早的临床表现为（　　）。

A. 发绀　B. 呼吸困难　C. 精神神经症状

D. 心血管症状　E. 休克

7. 刺激性呛咳或带金属音的咳嗽应首先考虑（　　）。

A. 上呼吸道感染　B. 肺部病变早期　C. 左心功能不全

D. 支气管扩张　E. 支气管肺癌

8. 慢性支气管炎发生和加重的最主要原因是（　　）。

A. 大气污染　B. 职业　C. 感染

D. 吸烟　E. 遗传

9. 缺氧伴有二氧化碳潴留的给氧方式是（　　）。

A. 高流量氧气吸入　B. 低流量持续性给氧　C. 低浓度间断给氧

D. 高流量且用乙醇湿化　E. 高流量、高浓度氧气吸入

10. 肺心病、心力衰竭的治疗中最主要的是（　　）。

A. 控制感染，改善通气功能　B. 应用利尿药　C. 应用强心药

D. 应用脱水药　E. 糖皮质激素的应用

A_2 型单项选择题

11. 某慢性肺源性心脏病患者，喘憋明显，略有烦躁。在治疗过程中，应慎用镇静药，以避免（　　）。

A. 洋地黄中毒　B. 双重感染　C. 脱水，低钾血症

D. 诱发肺性脑病　E. 加重心力衰竭

12. 某肺结核患者，突然出现喷射性大咯血，继而突然中断，表情恐怖，大汗淋漓。此时首要的护理措施是（　　）。

A. 立即取半卧位　B. 加压给氧　C. 立即气管插管

D. 保持呼吸道通畅，清除血块　E. 人工呼吸

13. 某肺心病患者，血气分析：PaO_2 6.0kPa(45mmHg)，$PaCO_2$ 10.0kPa（75mmHg)。应使用哪一种氧疗法（　　）。

A. 持续低流量、低浓度给氧

B. 持续高流量、高浓度给氧

C. 间歇低流量、低浓度给氧

D. 间歇高流量、高浓度给氧

E. 间歇高流量、乙醇湿化给氧

14. 老年男性患者，有长期吸烟史。近数月来人较消瘦，且有刺激性呛咳，咳白色黏痰，有时带少量血丝，经抗感染治疗无明显效果。听诊右肺中部有局限性哮鸣音。X 线摄片见右肺肺门附近有单侧不规则肿块状阴影，无邻近转移现象。应首先采取下列哪项治疗措施（　　）。

A. 免疫治疗　　B. 放射治疗　　C. 抗癌药物治疗

D. 手术治疗　　E. 中医中药治疗

15. 患者右侧胸痛。查胸部对称，右侧呼吸运动减弱，气管居中，右下语颤增强，叩诊浊音，右下肺有湿啰音。该患者可能为（　　）。

A. 右下肺炎　　B. 右侧胸膜积液　　C. 右侧气胸

D. 右侧肺气肿　　E. 右支气管扩张

16. 女性患者，65 岁，反复咳嗽、咳痰 35 年，加重 2 天，夜间因烦躁不安服用地西泮（安定片）5mg 睡眠，晨起家人呼之不应，呼吸浅快，上述表现考虑患者最可能是发生了（　　）。

A. 地西泮的镇静催眠的作用　　B. 地西泮抑制呼吸中枢　　C. 地西泮的镇咳作用

D. 地西泮过量　　E. 对地西泮过敏

17. 男性患者，62 岁，诊断为慢性肺源性心脏病，血气分析结果示：PaO_2 53mmHg，$PaCO_2$ 61mmHg，患者氧疗的要求为（　　）。

A. 持续低流量吸氧　　B. 低流量间断给氧　　C. 高浓度间断给氧

D. 氧浓度大于 50%　　E. 高浓度持续给氧

18. 女性患者，32 岁，既往哮喘病史，此次因受凉后出现咳嗽、气喘，予以氧疗，静脉给予氨茶碱点滴，并雾化吸入沙丁胺醇，25min 后，患者出现恶心、呕吐，应该考虑患者为（　　）。

A. 喘息导致胃内容物返流

B. 提示病情加重

C. 氨茶碱药物的副作用

D. 提示茶碱用药超过安全用药浓度，需进行血液透析

E. 对氨茶碱过敏

19. 青年女性，一周前右脚脓疖，今日开始发热伴寒战、咳嗽、咳脓性痰并痰中伴血丝，胸痛。血常规：WBC $22\times10^9/L$，胸片显示散在浓度较淡的圆形阴影，内有透光区及可疑空气液平面，应该考虑为（　　）。

A. 金黄色葡萄球菌肺炎　　B. 肺炎球菌肺炎　　C. 支气管扩张症伴感染

D. 病毒性肺炎　　E. 多发肺脓肿并肺感染

20. 青年男性，醉酒后受凉，次晨出现寒战、发热、胸痛、咳嗽，今晨因心慌来院就诊。查体：T 36.7℃，BP 82/45mmHg，神志清，口唇发绀，四肢湿冷，心电图示窦性心

动过速，X线胸片示右肺上叶大片实变影像，此刻处理不恰当的是（　　）。

A. 静脉用青霉素

B. 静脉滴注糖皮质激素

C. 静脉用右旋糖酐40

D. 输液中加入适量多巴胺

E. 输液速度注意要慢，并静脉用毛花苷C

A_3 型单项选择题

（21～23题共用题干）

张先生，34岁。幼时曾患麻疹肺炎，被诊断为支气管扩张症已10余年，近1周来咳嗽、咳痰加重，痰呈脓性，每日约500mL，伴低热。

21. 张先生所患支气管扩张症的发病基本因素是（　　）。

A. 全身免疫功能低下　　B. 支气管防御功能退化　　C. 支气管平滑肌痉挛

D. 支气管感染和阻塞　　E. 支气管变态反应性炎症

22. 由支气管扩张症基本发病因素而引起的最主要的护理问题是（　　）。

A. 体温过高　　B. 清理呼吸道无效　　C. 气体交换障碍

D. 潜在咯血　　E. 潜在窒息

23. 针对支气管扩张症的最主要的护理问题，对张先生采取哪种护理措施最有效（　　）。

A. 指导有效咳嗽　　B. 拍背　　C. 湿化呼吸道

D. 体位引流　　E. 导管吸痰

（24～25题共用题干）

男性患者，40岁。近来感午后低热、面颊潮红、夜间盗汗、咳嗽有黏痰，胸痛，伴消瘦无力，初步拟诊为肺结核。

24. 为明确诊断最有价值的检查是（　　）。

A. X线检查　　B. 红细胞沉降率检查　　C. 痰结核菌检查

D. 结核菌素试验　　E. 支气管镜检

25. 对此患者用物进行消毒处理的方法中，下列哪一项不妥（　　）。

A. 用过的餐具煮沸5min后再洗涤

B. 痰吐在纸上用火焚烧

C. 被褥、书籍在强烈阳光下暴晒1h

D. 咳嗽时应以纸巾等掩住口鼻

E. 室内隔日用15W紫外线灯照射2h

（26～28题共用题干）

李先生，24岁，因急性肺炎球菌肺炎入院。住院次日突然出现烦躁，恐惧，四肢厥冷，血压76/43mmHg，脉细速，134次/分。

26. 该患者最主要的护理问题是（　　）。

A. 中毒性休克　　B. 组织灌注不足　　C. 恐惧

D. 体温过高　　E. 舒适的改变

27. 对该患者首先采取的护理措施是（　　）。

A. 高流量给氧　　B. 安慰患者　　C. 心电图检查
D. 建立静脉通路　　E. 准备抢救用品

28. 下列药物需静脉滴入，护士应首先输入（　　）。
A. 青霉素　　B. 地塞米松　　C. 多巴胺
D. 右旋糖酐 40　　E. 碳酸氢钠

（29～30 题共用题干）

老年男性患者，反复咳嗽、咳痰伴气促 10 多年，2h 前突发胸闷、呼吸困难，逐渐加重。查体：神志模糊，呼吸急促，口唇发绀，气管右偏，胸廓桶状，左胸叩诊呈鼓音，左肺呼吸音低，右下肺散在干湿性啰音，颈部皮下捻发感。

29. 该患者首先考虑的检查是（　　）。
A. 心电图　　B. 胃镜　　C. 胸部 X 线片
D. 血气分析　　E. 血常规

30. 该患者胸痛的原因为（　　）。
A. 肺癌　　B. 自发性气胸　　C. 肺栓塞
D. 胸膜炎　　E. 带状疱疹

A_4 型单项选择题

（31～35 题共用题干）

患者男性，86 岁。有慢性支气管炎病史 40 年。一周前受凉后再次出现咳嗽、咳痰，痰白质黏，伴有呼吸困难、胸闷、乏力。以慢性支气管炎合并慢性阻塞性肺气肿收入院治疗。

31. 患者最有可能出现的并发症是（　　）。
A. 心力衰竭　　B. 上消化道出血　　C. 急性肾衰竭
D. 呼吸衰竭　　E. DIC

32. 患者最主要的护理问题是（　　）。
A. 体液过多　　B. 清理呼吸道无效　　C. 生活自理能力缺陷
D. 营养失调，低于机理需要量　　E. 肺脓肿

33. 氧疗时，护理措施正确的是（　　）。
A. 间断吸氧　　B. 持续低流量吸氧　　C. 高流量吸氧
D. 高浓度吸氧　　E. 酒精湿化吸氧

34. 如果患者病情进一步发展，呼吸困难加重，查体：口唇发绀，颈静脉怒张，双肺散在湿啰音。心率 120 次/分，律齐。肝肋下 3cm，双下肢可见凹陷性水肿。此时患者应避免使用（　　）。
A. 溴己新　　B. 氨茶碱　　C. 可待因
D. 盐酸氨溴索　　E. 沙丁胺醇气雾剂

35. 该患者适宜的体位是（　　）。
A. 仰卧位　　B. 侧卧位　　C. 头高足低位 GT
D. 半坐卧位　　E. 俯卧位

（36～40 题共用题干）

患者男性，36 岁，平素体健。淋雨后发热，咳嗽、咳痰 2 天，右上腹痛伴气急、恶心 1 天。

36. 除考虑急腹症外，重点鉴别的疾病是（　　）。

A. 肺炎链球菌肺炎　　B. 自发性气胸　　C. 膈神经麻痹

D. 肺栓塞　　E. 肺结核

37. 为明确诊断，应进行的检查是（　　）。

A. 血常规　　B. 血细胞涂片　　C. 血气分析

D. 痰涂片或培养　　E. 肺功能测定

38. 首选的治疗药物是（　　）。

A. 头孢他啶　　B. 青霉素　　C. 解热镇痛片

D. 胃肠道解痉药　　E. 庆大霉素

39. 如果患者病情进一步发展，体检：体温 37℃，脉搏 110 次/分，呼吸 28 次/分，血压 80/50mmHg，患者面色苍白，口唇发绀，右下肺叩诊音发浊，听到少量湿啰音。应首先考虑的诊断是（　　）。

A. 肺炎球菌肺炎　　B. 休克性肺炎　　C. 右侧胸膜炎

D. 右侧气胸　　E. 肺脓肿

40. 为防止病情恶化。应特别注意观察（　　）。

A. 血液变化　　B. 体温变化　　C. 肺部体征变化

D. 血细胞变化　　E. 呼吸系统症状变化

（王绪英）

第三章　循环系统疾病患者的护理

第一节　循环系统概述

学习目标

1. 能正确描述循环系统的解剖结构与生理功能。
2. 能准确解释循环系统疾病常用的实验室检查及治疗。
3. 能准确简述循环系统的解剖特点与疾病关系。

循环系统由心脏、血管和调节血液循环的神经体液组成，其功能是为全身组织器官运输血液、氧气、营养物质、酶和激素，并将组织代谢废物运走，以保证人体正常新陈代谢的进行。循环系统也具有内分泌功能。循环系统疾病包括心脏和血管疾病，合称心血管疾病，以心脏病最为多见，且多数较为严重。

随着人类环境和生活方式的改变，以心血管疾病为代表的慢性疾病已成为全世界范围内最大的流行病。根据世界卫生组织 2008 年的报告，全球心血管疾病死亡率为 315/10 万，心血管疾病的死亡人数占总死亡人数的 30％，居死因的首位。而在我国，心血管疾病一直位于近十年来死亡原因的第一位。2006 年心血管疾病死亡占城市人群总死亡的 34.8％，占农村人群总死亡的 34.3％，目前我国每年约有 300 万人死于心血管病。

（一）循环系统的解剖生理

1．心脏

心脏是一个中空的肌性器官，呈圆锥体，前后略扁，斜位于胸腔中纵隔内。心脏从外至内分别有心包、冠状动脉和静脉、心肌层、心内膜和瓣膜组成，分别连接主动脉、肺动脉、肺静脉和上下腔静脉。此外，心内膜下还有特化的心脏传导系统。

（1）心脏的位置、外形和毗邻　心脏斜位于两肺之间的中纵隔内，2/3 位于正中线左侧，解剖上包括一尖（心尖）、一底（心底）、两面（胸肋面、膈面）、三缘（钝缘、锐缘、下缘）、四沟（冠状沟、前室间沟、后室间沟和后房间沟）和四腔（左心室、左心房、右心室和右心房）。

（2）心包　心包是心脏外面的一层薄膜，心包和心脏壁的中间有浆液，能润滑心肌，使心脏活动时不跟胸腔摩擦而受伤。可分为浆膜心包和纤维心包。浆膜心包可分为脏层和壁层，脏层覆于心肌的外面，又称为心外膜，壁层在脏层的外围。脏层与壁层在出入心的大血管根部相移行，两层之间的腔隙称为心包腔，内含有少量浆液，起润滑作用，可减少心在搏动时的摩擦。纤维心包又称心包纤维层，是一纤维结缔组织囊，贴于浆膜心包壁层的外心包面，向上与出入心的大血管外膜相移行，向下与膈的中心腱紧密相连。

(3) 冠状动脉和静脉　冠状动脉是供给心脏血液的动脉，分为左冠状动脉和右冠状动脉，起于主动脉根部的同名冠状窦，行于心脏表面（图 3-1）。左冠状动脉的主要分支有前室间支（前降支）和左旋支。在冠状动脉及其分支之间存在着许多侧支或吻合支，平时并不参与冠状动脉的循环，只有当冠脉主干发生狭窄或阻塞，或某些足够强的刺激出现时（如严重缺氧），它们才开放，可取代阻塞的冠状动脉以维持对心脏的供血，称为侧支循环。

心脏的静脉包括心小静脉、心中静脉、心大静脉和冠状静脉窦，冠状静脉窦收集心脏的绝大部分静脉血，并最终汇入右心房。

(4) 心腔和瓣膜　心脏由两侧的房室瓣分为心房和心室，左侧房室瓣称为二尖瓣，右侧房室瓣称为三尖瓣，心房由房间隔分隔为左心房和右心房，心室则由室间隔分为左心室和右心室。右心房、室位于房、室间隔平面的右前方，右心室是最前方的心腔，右心房是最靠右侧的心脏，构成心右缘；左心房、室位于房、室间隔平面的左后方，左心房是最后方的心脏，左心室是最靠左侧的心腔，构成心左缘（图 3-2）。

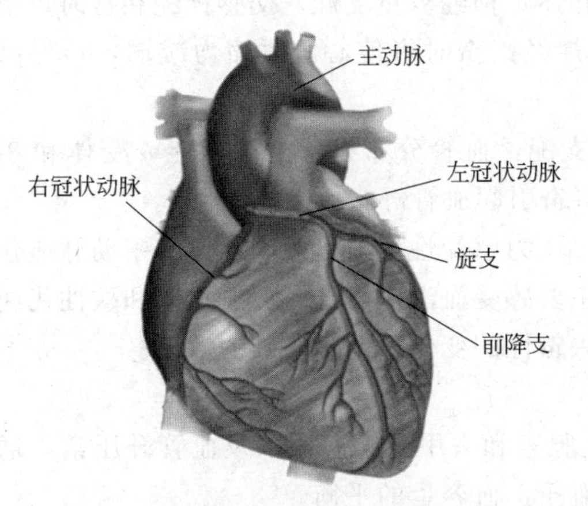

图 3-1　冠状动脉

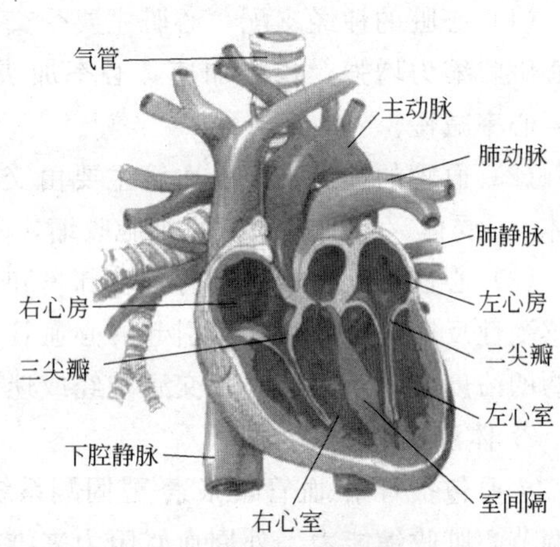

图 3-2　心腔和瓣膜

(5) 心脏传导系统　心脏传导系统是由特殊心肌纤维组成的传导系统，其功能是产生并传导冲动，维持心脏的节律性搏动。心脏传导系统包括窦房结、房室结、房室束、左右房室束分支、分布到心室乳头肌和心室壁的浦肯野纤维（图 3-3）。心脏传导系统功能是发生冲动并传导到心脏各部，使心房肌和心室肌按一定节律性收缩。除窦房结位于右心房心外膜深部，其余的部分均分布在心内膜下层。组成心脏传导系统的特殊心肌纤维有以下三种类型：起搏细胞（参与组成窦房结和房室结）、移行细胞（起传导冲动的作用）和浦肯野纤维（能快速传导冲动）。

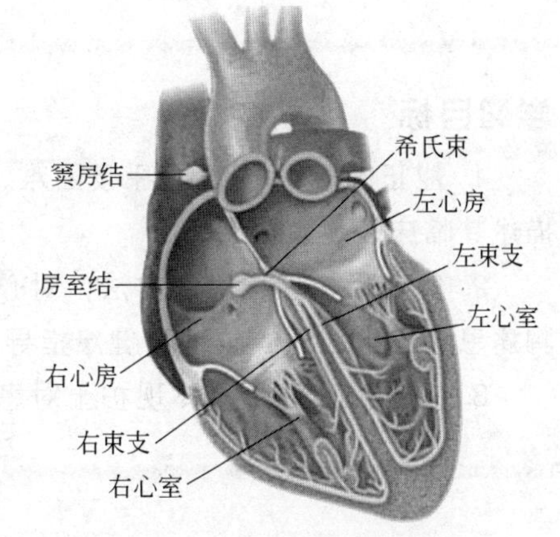

图 3-3　心脏传导系统

2. 血管

血管可分为动脉、静脉和毛细血管。动脉起自心脏，不断分支，口径渐细，管壁渐薄，最后分成大量的毛细血管，分布到全身各组织和细胞间。毛细血管再汇合，逐级形成静脉，最后返回心脏。动脉和静脉是输送血液的管道，毛细血管是血液与组织进行物质交换的场所，动脉与静脉通过心脏连通，全身血管构成封闭式管道。人体内血管分布常具有对称性，并与机能相适应，大的血管走向多与身体长轴平行，并与神经一起被结缔组织膜包裹成血管神经束。

主动脉和大动脉的管壁较厚，含有丰富的弹性纤维，具有可扩张性和弹性。左心室射血时，主动脉和大动脉被动扩张，容积增大。左心室不再射血，扩张的主动脉和大动脉可以发生弹性回缩，把在射血期多容纳的那部分血液继续向外周推动，故主动脉和大动脉被称为弹性贮器血管。小动脉和微动脉口径较小，且管壁又含有丰富的平滑肌，通过平滑肌的舒缩活动很容易使血管口径发生改变，从而改变血流的阻力，因此称为阻力血管。静脉和相应的动脉相比，数量大，口径大，管壁薄，易扩张。通常安静时，静脉内容纳60%～70%的循环血量，故又叫容量血管。

（二）循环系统的神经体液调节

1. 神经调节

（1）心脏的神经支配　心脏主要受交感神经和迷走神经双重支配。交感神经兴奋时可引起心脏收缩力增强，传导加速，心率加快。迷走神经兴奋时可使心脏收缩力减弱，传导减慢，心率减慢。

（2）血管的神经支配　血管主要由交感神经支配，血管分布有肾上腺素能 α 受体和 β_2 受体，α 受体兴奋引起平滑肌细胞收缩，β_2 受体兴奋引起血管舒张。

（3）心血管反射　主要有颈动脉窦和主动脉弓压力感受性反射、颈动脉体和主动脉体化学感受性反射、心肺感受器引起的心血管反射。主要感受血液中氧气、二氧化碳和酸性代谢产物的浓度变化，引起心脏交感神经或迷走神经兴奋性的变化，调节心脏的活动。

2. 体液调节

主要包括肾素-血管紧张素-醛固酮系统、肾上腺素和去甲肾上腺素以及血管升压素，通过调节心脏收缩能力、外周血管阻力来维持机体血压、血容量的平衡。

（程婧）

第二节　循环系统疾病常见症状和体征的护理

学习目标

1. 能正确解释心源性呼吸困难、心源性水肿、心悸、心源性晕厥、胸痛的概念，描述其临床表现。

2. 能运用护理程序的方法，对心源性呼吸困难、心源性水肿、心悸、心源性晕厥、胸痛患者进行正确的护理和健康指导。

3. 在护理实践中，体现护士对患者的爱伤精神和人文关怀。

一、心源性呼吸困难

由各种心血管疾病导致患者主观感到空气不足、呼吸费力，客观上表现呼吸运动用力，严重时可出现张口呼吸、鼻翼扇动、端坐呼吸甚至发绀、呼吸辅助肌参与呼吸运动，并且可有呼吸频率、深度、节律的改变。主要是由于左心和（或）右心衰竭引起，尤其是左心衰竭时呼吸困难更为严重。心源性呼吸困难常表现如下。

（1）劳力性呼吸困难　在体力活动时发生或加重，休息后缓解或消失，常为左心衰竭最早出现的症状。系因运动使回心血量增加，左心房压力升高，加重了肺淤血。

（2）夜间阵发性呼吸困难　即患者在夜间已入睡后因突然感到胸闷、气急而憋醒，被迫坐起，呼吸深快。轻者数分钟至数十分钟后症状逐渐缓解，重者可伴有咳嗽、咳白色泡沫痰、气喘、发绀、肺部哮鸣音，称为心源性哮喘。发生机制包括：睡眠平卧时血液重新分配使肺血流量增加；横膈高位，肺活量减少；夜间迷走神经张力增高，小支气管收缩等。

（3）端坐呼吸　患者常因平卧时呼吸困难加重而被迫采取高枕卧位、半卧位或坐位。系因抬高上身能减少回心血量并使横膈下降，有利于缓解呼吸困难。

（一）护理评估

1. 健康史

了解有无与心源性呼吸困难相关的疾病，如慢性风湿性心瓣膜病、高血压性心脏病、冠状动脉粥样硬化性心脏病、心肌疾病以及心包炎等。询问呼吸困难发生的轻重、缓急、时间、特点、缓解方式，是否伴有咳嗽、咳痰、乏力等伴随症状，观察痰液的颜色、量、性状。了解是否对患者的日常行为、活动耐力和睡眠产生影响。患者是否产生紧张情绪。

2. 身体状况

（1）症状　常见症状有呼吸困难、咳痰、乏力。

（2）体征　评估呼吸频率、节律及深度；意识状况；面容与表情；营养状况；体位；皮肤黏膜有无水肿；颈静脉有无充盈怒张等。双肺有无湿啰音或哮鸣音；心率、心律、心音有无异常改变；有无奔马律等。

（3）实验室及其他检查　动脉血气分析结果和胸片 X 线检查结果，了解患者缺氧的程度及酸碱平衡状况，有无肺淤血、肺水肿及严重程度、有无肺部感染、胸腔积液等。

3. 心理-社会状况

患者在夜间已入睡后因突然感到胸闷、气急而憋醒，询问患者及家属有无焦虑不安甚至恐惧等心理反应。

（二）护理诊断/问题

（1）气体交换受损　与肺淤血、肺水肿或伴肺部感染有关。

（2）活动无耐力　与氧的供需失调有关。

（3）焦虑　与呼吸困难影响到患者的日常生活及睡眠，病情呈加重趋势有关。

（三）护理目标

① 患者能维持有效的气体交换，缺氧症状明显改善或消失。

② 患者活动耐受力逐渐增加，活动时无明显不适。

③ 患者焦虑程度减轻或消失，能积极配合治疗。

（四）护理措施

（1）一般护理

① 休息与体位

a. 休息：明显呼吸困难时应卧床休息，以减轻心脏负荷，利于心功能恢复。

b. 体位：根据患者呼吸困难的类型和程度采取适当的体位，如给患者 2～3 个枕头、摇高床头。严重呼吸困难时，协助端坐位或设置跨床小桌伏桌休息，以患者感觉舒适为准，必要时双腿下垂。

② 氧疗：对于有低氧血症者，纠正缺氧对缓解呼吸困难、保护心脏功能、减少缺氧性器官功能损害有重要意义。氧流量一般在 2～4L/min，肺心病 1～2L/min，而急性左心衰竭者需要高流量鼻导管或者面罩加压给氧。

(2) 静脉输液时严格控制滴速，20～30 滴/分，防止急性肺水肿发生。

(3) 心理护理　了解患者心态，予以安慰和疏导，及时向患者解释疾病发展和治疗过程中出现的各种问题。

(4) 密切观察病情变化　密切观察呼吸、脉搏、血压、意识状态、皮肤黏膜颜色、肺部呼吸音和啰音以及心脏体征的变化，观察血气分析及其他辅助检查结果的变化，并注意有无新的症状和体征出现。一旦发生急性肺水肿，应迅速给予两腿下垂坐位、乙醇（30%～50%）湿化吸氧及其他对症措施。

二、心源性水肿

心源性水肿是指充血性心力衰竭时体循环静脉淤血所引起的细胞外组织间隙的过量积液，最早出现在身体下垂部位，呈凹陷性。主要是右心衰竭的表现。发生机制主要是有效循环血量减少，肾血流量减少，继发性醛固酮增多引起钠水潴留以及静脉淤血，毛细血管滤过压增高，组织液回吸收减少所致。前者决定水肿程度，后者决定水肿部位。

① 水肿逐渐形成，首先表现为尿量减少，肢体沉重，体重增加，然后逐渐出现下肢及全身水肿。

② 水肿先从身体的下垂部位开始，逐渐发展为全身性水肿。一般首先出现下肢可凹陷性水肿，以踝部最为明显。伴有右心衰竭和静脉压升高的其他症状和体征，如心悸、气喘、颈静脉怒张、肝大甚至胸腹水等。

（一）护理评估

1. 健康史

了解有无与心源性水肿发生有关的循环系统疾病史。评估水肿与患者的饮食、活动的关系，了解水肿的部位、出现的时间、程度、发展速度。患者用药情况，是否由因水肿引起的自我形象紊乱和身体不适。

2. 身体状况

(1) 症状　检查水肿出现的部位，如长期卧床者要注意检查骶尾部和会阴处；观察其严重程度；水肿部位的皮肤干燥等；测量体重、腹围。

(2) 体征　是否有肝大、颈静脉怒张、黄疸、营养不良、腹水等。

(3) 实验室及其他检查　有无低蛋白血症及电解质紊乱。

3. 心理-社会状况

患者因水肿引起躯体不适和体态变化，可产生犹豫、烦躁等心理。病情反复发作、严重影响工作和生活时，可出现悲观甚至绝望的心理。

（二）护理诊断/问题

(1) 体液过多　与右心衰引起体循环淤血有关。

(2) 有皮肤完整性受损的危险　与水肿部位循环改变、强迫体位或躯体活动受限有关。

（三）护理目标

① 患者水肿减轻或消失。

② 患者保持皮肤完整无损，无压疮的表现。

（四）护理措施

1. 一般护理

① 休息与体位：休息有助于增加肾血流量，提高肾小球滤过滤，促进水钠排出，减轻水肿。因此，轻度水肿者应限制活动，重度水肿卧床休息；根据病情取半卧位或坐位，下肢水肿要抬高下肢，并要经常换体位，避免局部过度受压，伴胸腔积液或腹水者宜采取半卧位。

② 饮食护理：给予低盐、高蛋白、易消化饮食。根据病情适当限制液体摄入量。

③ 皮肤护理：注意观察有无压疮发生。保持皮肤干燥清洁；帮助患者勤翻身，严重水肿可使用气垫床等。

2. 用药护理

维持体液平衡，纠正电解质紊乱，静脉输液时注意控制输液速度，一般以 1～1.5mL/min 为宜。遵医嘱使用利尿药，合理安排用药时间，一般要避免睡前用药；密切观察疗效和不良反应。

3. 病情监测

定期测体重，量腹围，观察水肿部位皮肤情况，必要时记录 24h 出入液量。

三、心悸

心悸是一种自觉心脏跳动的不适感或心慌感。当心率加快时感到心脏跳动不适，心率缓慢时则感到搏动有力。心悸时，心率可快、可慢，也可有心律失常，心率和心律正常者亦可有心悸，常伴有胸闷不适、气短乏力、头晕甚至喘促、肢冷汗出或见晕厥。发作常由情绪刺激、惊恐紧张、劳倦过度、饮酒饱食诱发。心悸可以由于心脏活动的频率、节律或收缩强度的改变而导致，也可以在心脏活动完全正常的情况下产生，后者系因人们对自己心脏活动特别敏感而致。健康人一般仅在剧烈运动、精神高度紧张或高度兴奋时才会感觉到心悸，属于正常情况。

（一）护理评估

1. 健康史

了解有无导致心悸的器质性心脏病和全身性疾病；有无导致心悸的诱因，如心脏神经官能症、心情紧张、剧烈运动、过量吸烟、饮酒、饮浓茶或咖啡，应用某些导致心悸药物，如阿托品、氨茶碱、肾上腺素等。

2. 身体状况

（1）症状　了解心悸发生的时间、发作频率、持续时间、诱发因素、心悸发作时的主观感受及伴随症状，如有无胸痛、呼吸困难、黑矇、晕厥、抽搐等。

（2）体征　检查心尖搏动、心音、心率、心律及脉搏，有无心排血量减少的情况。

（3）实验室及其他检查　观察心电图和 24h 动态心电图检查结果，了解有无心动过速、心动过缓、期前收缩（又称早搏）等心律失常。

3. 心理-社会状况

患者初发心悸时不适感到明显，常引起紧张、焦虑或恐惧，而不良情绪又使交感神经兴奋、心脏负荷加重甚至诱发心律失常而使心悸加重。

（二）护理诊断/问题

（1）焦虑　与心悸发作所致不适及担心预后有关。

（2）活动无耐力　与心悸发作所致疲乏无力有关。

（三）护理目标

① 患者心悸缓解或消失；情绪稳定，能配合治疗及护理。

② 患者活动耐受力逐渐增加，活动时无明显不适。

③ 患者焦虑程度减轻或消失，能积极配合治疗。

（四）护理措施

（1）一般护理

① 休息与体位：指导患者多休息；安排适宜的体位，如心悸明显的患者应避免左侧卧位，因左侧卧位较易感觉到心跳，器质性心脏病伴心功能不全时可取半卧位。

② 饮食：避免饱餐，因饱餐可诱发心律失常、使心悸加重。

（2）用药护理　遵医嘱应用抗心律失常药物，注意剂量、疗程、适应证、禁忌证，还应密切观察疗效和防治不良反应等。

（3）心理护理　对于过分敏感的患者，要做耐心的解释，心悸本身无危害性，它的危害性主要与原发病有关；对于器质性心脏病者，要告知不良情绪可使交感神经兴奋、心悸负荷加重甚至诱发心律失常而使心悸加重，原发病治愈之后，心悸就会减轻或消失。

（4）观察病情　了解患者心悸的变化，有无呼吸困难、胸痛、晕厥等伴随症状。观察心脏的体征，尤其是心悸、心律的变化；观察脉搏变化；注意全身情况。必要时做心电监护，进行动态观察。

（5）健康教育　帮助患者和家属分析造成心悸的原因以及使其加重的诱因，教会其采取预防措施，放松心情。

四、心源性晕厥

心源性晕厥由于心排血量骤减、中断或严重低血压，引起脑供血不足，出现短暂意识丧失，发作较为突然，多无前驱症状，与体位无关。

心源性晕厥常由心律失常及心脏排血量减少或中断引起。严重的缓慢性心律失常及快速性心律失常，心脏供血暂停3s以上可发生近乎晕厥，5s以上可发生晕厥，超过10s可出现抽搐，称阿-斯综合征。当心率低于40～60次/分或高于160～180次/分时也可发作晕厥，如病态窦房结综合征、Q-T间期延长综合征，晕厥发作时心电图异常。心排血量减少或中断也可引起晕厥，如心脏瓣膜病、冠心病和心肌梗死、先天性心脏病、原发性心肌病、左心房黏液瘤及巨大血栓形成、心脏压塞等。

（一）护理评估

1. 健康史

了解患者有无导致晕厥的心脏病史，如病态窦房结综合征、房室传导阻滞、阵发性心动过速等心律失常，或者肥厚型心肌病、主动脉瓣狭窄、左心房黏液瘤等引起急性心输出受阻的疾病。了解有无其他引起晕厥的原因，如因剧烈疼痛、恐惧、直立过久、排尿等导致的血管运动失调，或低血糖、咳嗽等。以往有无类似发作，做过何种检查和治疗。

2. 身体状况

（1）症状　晕厥发生的诱发因素、频率、持续时间、与体位的关系，每次发作是否有面色苍白、恶心、呕吐、头晕、黑朦、出冷汗、胸闷等伴随症状。

(2) 体征 检查心音、心率、心律及脉搏有无改变，血压有无下降；有无面色苍白、抽搐、瘫痪等体征。

(3) 实验室及其他检查 观察心电图，必要时给予24h动态心电图监测。

3. 心理-社会状况

清醒患者自觉病情严重，焦虑不安、恐惧、惧怕突然死亡。

(二) 护理诊断/问题

(1) 有受伤的危险 与意识突然丧失有关。

(2) 焦虑 与晕厥发作所致不适及清醒后自觉病情严重有关。

(三) 护理目标

① 患者没有发生受伤。

② 患者焦虑程度减轻或消失，能积极配合治疗。

(四) 护理措施

(1) 一般护理 向患者解释晕厥的原因。晕厥发作频繁者，应劝其卧床休息，避免单独外出。对非心源性晕厥者，嘱其避免诱因，出现头晕、黑朦等晕厥征兆时，立即下蹲或平卧，以防止摔伤。

(2) 发作时护理 应立即将患者置于空气通风处，迅速解开衣领，必要时遵医嘱给予抗心律失常药物，并配合做好心脏起搏、电复律和消融术以及心脏其他手术的术前准备和术后护理。

(3) 心理护理 加强心理疏导，稳定患者情绪。

(4) 观察病情 密切观察血压、呼吸、尤其是心前区疼痛发作时心率、心律与心电图的变化；必要时进行持续心电监护。

五、胸痛

循环系统疾病引发的胸痛常由心肌缺血所致，多见于心绞痛、心肌梗死，由于冠状动脉粥样硬化导致心肌缺血引起。其他原因可见于主动脉瓣关闭不全或狭窄、肥厚型心肌病等。

(一) 护理评估

1. 健康史

了解有无冠心病、重度主动脉狭窄和关闭不全、风湿性冠状动脉炎、肥厚型心肌病、心包炎、心脏神经官能症等病史；发作的可能诱因；是首次发作还是复发，做过何种检查和治疗。

2. 身体状况

(1) 症状 了解疼痛的部位、性质、持续时间，有无放射痛，有无大汗、恶心、乏力、头晕等伴随症状，疼痛缓解的方式，有无出现心律失常、休克、心力衰竭等严重的并发症。

(2) 体征 监测生命体征、心率、心律、心音，观察意识、面色、肢体体温等。

(3) 实验室及其他检查 观察心电图、超声心电图等有无心脏病的表现，必要时测。

3. 心理-社会状况

胸痛反复发作可影响工作和日常生活，应询问患者是否有忧郁、焦虑或恐惧等心理。

(二) 护理诊断/问题

(1) 疼痛 心前区疼痛与心肌缺血、缺氧及心包炎症刺激有关。

（2）活动无耐力　与心肌氧的供需失衡有关。

（三）护理目标

① 患者心前区疼痛减轻或消失。

② 患者活动耐受力逐渐增加，活动时无明显不适。

（四）护理措施

（1）休息　疼痛发作时，让患者立即停止活动，就地休息。

（2）用药护理　遵医嘱立即给予硝酸酯类等药物、给氧，改善心肌供血；予吗啡镇静，避免患者躁动不安增加心肌耗氧而加重心肌缺血缺氧。

（3）心理护理　对于过分敏感的患者，要做耐心的解释，心悸本身无危害性，它的危害性主要与原发病有关；对于器质性心脏病者，要告知不良情绪可使交感神经兴奋、心悸负荷加重，甚至诱发心律失常而使心悸加重，原发病治愈之后，心悸就会减轻或消失。

（4）观察病情　密切观察血压、呼吸，尤其是心前区疼痛发作时心率、心律与心电图的变化；必要时进行持续心电监护。

（5）健康教育　解释心前区疼痛的原因、诱因。嘱患者避免诱因，减少发作，随身携带硝酸甘油。出现心前区疼痛时，应停止活动，就地休息，不要过于紧张，随即含服硝酸甘油一片。保持大便通畅，注意休息。

（程婧）

第三节　心力衰竭患者的护理

学习目标

1. 能准确简述急性心力衰竭、慢性心力衰竭的常见病因、发病机制、诊断和治疗要点。

2. 能正确解释急性心力衰竭、慢性心力衰竭常见症状和概念，描述其临床表现。

3. 能运用护理程序的方法，对急性心力衰竭、慢性心力衰竭患者进行正确的护理和健康指导。

4. 在护理实践中，体现护士的爱伤精神和对患者的人文关怀。

心力衰竭（heart failure，HF）简称为心衰，是指各种原因引起的心肌损伤（如心肌梗死、心肌炎、压力负荷过重、心肌病）使得心脏结构或功能发生了变化，导致心室泵血和（或）充盈功能低下，组织和器官由于缺血和（或）淤血而产生的一种复杂的临床综合征，是各种心脏疾病的终末阶段，其主要临床表现为呼吸困难、乏力和液体潴留。心衰的发病率高，总人群中心衰的患病率约为2.0%，65岁以上人群可达6%～10%。有症状的心衰患者5年存活率与恶性肿瘤相近。

根据心衰的发展速度可分为急性心衰和慢性心衰，临床以慢性多见；按发生的部位可分为左心衰、右心衰和全心衰；按照射血分数（ejection fraction，EF）是否正常分为射血分数降低的心衰和射血分数正常的心衰。

一、慢性心力衰竭患者的护理

【疾病概要】

（一）病因及发病机制

1. 心肌细胞损害

最常见的是缺血性心脏病，如心绞痛、心肌梗死时心肌细胞因缺血发生坏死或凋亡；心肌炎、心肌病既可引起细胞坏死和凋亡，也可使心肌细胞收缩能力下降。其他原因还包括心肌代谢障碍性疾病，如糖尿病心肌病、维生素 B_1 缺乏症（脚气病）等。

2. 心脏负荷过重

（1）容量负荷（前负荷）过重　心脏瓣膜病，如主动脉瓣关闭不全可导致舒张末期左心室容量增加；先天性心脏病，如室间隔缺损，由于左向右分流使右心室血流量增加；还包括慢性贫血、甲状腺功能亢进症等可导致循环血量增多的疾病。

（2）压力负荷（后负荷）过重　包括引起左心室压力负荷增高的疾病如高血压，主动脉瓣狭窄；引起右心室压力负荷增高的疾病如肺动脉高压、肺动脉瓣狭窄、肺栓塞等。

在上述病因的基础上，心衰常由一些增加心脏负荷的因素诱发。

① 感染：呼吸道感染是最常见、最重要的诱因。

② 心律失常：心房颤动常伴快速心室率，导致心脏耗氧量增加，泵血能力下降。其他的快速性心律失常和严重的缓慢性心律失常亦可诱发心衰。

③ 生理或心理压力过大：如劳累过度、情绪激动等。老年人用力排便而诱发心衰者不在少数。

④ 妊娠和分娩：妊娠时血容量增加，分娩时心脏负荷加重。

⑤ 血容量增加：如钠盐摄入过多，输血尤其输液过多或过快。

（二）临床表现

1. 左心衰

以体循环缺血和肺循环淤血为主。

（1）呼吸困难　肺循环淤血导致支气管痉挛、肺泡淤血，产生不同程度的呼吸困难，最早期的表现为劳力性呼吸困难，此外还有夜间阵发性呼吸困难和端坐呼吸。

（2）咳嗽咳痰　较轻者咳嗽咳痰常于夜间发生，痰为白色泡沫状，偶可见痰中带血，坐位或立位时刻减轻或消失，听诊可闻及不同程度的干啰音和（或）湿啰音。严重的心衰可引起肺水肿。慢性肺淤血可导致支气管周围血管扩张，一旦破裂可引起咯血。

（3）乏力　系组织器官缺血，灌注不足所致，无特异性。

（4）肾功能损害　严重左心衰时血液重分布，肾血流量减少引起肾前性少尿。长期慢性肾血流量减少可引起肾实质的损伤，表现为血尿素氮、血肌酐升高，并可有肾功能不全的相应症状。

2. 右心衰

以体循环淤血为主。

（1）下肢水肿　右心衰早期即可出现足部和踝部水肿，随着病情进展，水肿可向上蔓延至大腿甚至腹部。

（2）消化道症状　胃肠道及肝淤血引起腹胀、纳差、恶心、呕吐等，是右心衰最常见的症状。

(3) 全心衰　体循环缺血、体循环淤血和肺循环淤血均可出现。若在左心衰的基础上继发右心衰，由于右心排血量下降，呼吸困难的症状反而会有所减轻。

(4) 心衰严重程度的评价

① 纽约心脏病学会（NYHA）分级：NYHA 分级按诱发心力衰竭症状的活动程度将心功能的受损状况分为四级。这一方案由纽约心脏病协会于 1928 年提出，因操作简单，临床上沿用至今。

Ⅰ级：患者有心脏病，但日常活动量不受限制，一般体力活动不引起过度疲劳、心悸、气喘或心绞痛。

Ⅱ级：心脏病患者的体力活动轻度受限制。休息时无自觉症状，一般体力活动引起过度疲劳、心悸、气喘或心绞痛。

Ⅲ级：患者有心脏病，以致体力活动明显受限制。休息时无症状，但小于一般体力活动即可引起过度疲劳、心悸、气喘或心绞痛。

Ⅳ级：心脏病患者不能从事任何体力活动，休息状态下也出现心衰症状，体力活动后加重。

② 心功能分期：2001 年美国心脏病学会心衰指南提出心功能分期的概念，主要根据患者的症状和客观检查的结果划分为四期。

A 期：患者有发生心力衰竭的高度危险性，但尚无器质性改变。

B 期：患者有心脏器质性改变，但从未有过心力衰竭的症状。

C 期：患者过去曾出现或反复出现与基础器质性心脏病有关的心力衰竭。

D 期：进展性器质性心脏病患者，在强效药物治疗的基础上，安静时仍有明显的心力衰竭症状，需要特殊的干预治疗。

(三) 辅助检查

(1) 胸部 X 线平片　根据心影的大小和外形可初步确定心衰的病因；肺淤血的有无及其程度可反映心功能状态，慢性肺淤血时 X 线平片可见肺野外侧清晰可见的水平线状影，称为 Kerley B 线。

(2) 心脏超声　可用于：①诊断心包、心肌或瓣膜疾病；②定量测量各心腔的大小、心脏几何形状、室壁厚度、室壁运动以及心包、瓣膜和血管结构；③定量测量瓣膜狭窄和关闭不全的程度、左心室舒张末期和收缩末期容量；④区别舒张功能不全和收缩功能不全；⑤估测肺动脉压。

(3) 核素心室造影及核素心肌灌注显像　前者可准确测定左心室容量、LVEF 及室壁运动。后者可诊断心肌缺血和心肌梗死，并对鉴别扩张型心肌病或缺血性心肌病有一定帮助。

(四) 治疗要点

(1) 治疗基础病因　如服用抗高血压药控制血压，介入或手术改善心肌缺血。

(2) 消除诱因　如抗感染、控制房颤患者的心室率。

(3) EF 降低患者的治疗

① 利尿药：可增加心衰患者的尿钠排出，是唯一可减轻液体潴留的药物，电解质异常尤其是血钾降低是利尿药最常见的副作用。常用的利尿药包括具有排钾作用的呋塞米（速尿）、氢氯噻嗪（双氢克尿塞）、吲达帕胺和具有保钾作用的螺内酯（安体舒通）。

② β受体阻滞剂：通过抑制交感神经系统的活性提高患者的运动耐量，降低死亡率。除非有禁忌证，否则心衰患者均应常规应用比索洛尔、美托洛尔或卡维地洛中的一种。小剂量起始，逐渐加量，适量长期维持。用药时从小剂量开始，逐步增加，注意患者心率不低于50次/分。

③ 肾素-血管紧张素-醛固酮系统（RAS）拮抗剂：心衰时RAS的激活可加重心肌细胞损伤和心功能的恶化。RAS拮抗剂首选血管紧张素转换酶抑制剂（ACEI），常用的ACEI包括卡托普利、培哚普利、贝那普利等，其副作用包括低血压、高钾、血肌酐升高、咳嗽。临床中不能耐受ACEI所致咳嗽的患者并不少见，可换用血管紧张素受体拮抗剂（ARB）如厄贝沙坦、缬沙坦、氯沙坦等。

④ 洋地黄：洋地黄可增加心肌收缩力，抑制心脏传导系统。直接兴奋迷走神经是洋地黄的一个独特优点，尤其适合房颤伴快速心室率的心衰患者。除地高辛外，长期应用洋地黄会增加心衰患者的死亡率，因此仅短期应用以控制症状。常用的洋地黄类药物包括下面两种。

a. 地高辛：适于中度心衰患者的维持治疗，0.125～0.25mg/d。

b. 毛花苷C（西地兰）：适用于急性心衰或慢性心衰急性加重时，每次0.2～0.4mg，用20mL葡萄糖液或生理盐水稀释后缓慢静脉注射。

⑤ 心脏再同步化治疗（CRT）：通过植入双腔或三腔起搏器，保证左心室和右心室的同步收缩，不仅可以缓解症状，提高生活质量，还可以显著降低死亡率。

【护理】

（一）护理评估

1. 健康史

评估有无与心血管疾病相关的病史及诱发慢性心力衰竭的诱因，如有无高血压、冠心病、贫血、风湿性心脏瓣膜病等病史，有无呼吸道感染、过度劳累、心律失常等。询问患者日常的生活、饮食、睡眠、大小便、体力劳动等情况。有无进行治疗、既往检查、目前用药、治疗效果及目前主要不适。

2. 身体状况

（1）症状　询问患者有无呼吸困难、乏力、水肿等症状。评估患者有无咳嗽、咳痰，痰中是否带血或出现粉红色泡沫样痰。询问患者是否有活动后呼吸困难、气促，是否有夜间睡眠憋醒，不能平卧位。是否有食欲缺乏、恶心、呕吐、腹痛及身体低垂部位出现水肿。

（2）体征　监测生命体征，呼吸、脉搏及心律的快慢、节律。是否采取半坐卧或端坐卧位。有无皮肤发绀、有无身体低垂部位水肿，有无肝大、颈静脉怒张、肝颈反流征等。视诊患者心前区外形，触诊有无异常心尖搏动、有无震颤和心包摩擦音，听诊有无舒张期奔马律，两肺有无湿啰音或哮鸣音。

（3）实验室及其他检查　X线检查、心电图、超声心动图、血流动力学检查等，了解心脏、大血管外形结构和搏动情况等，有助于判断是否有心力衰竭及程度。

3. 心理-社会状况

了解患者对疾病的认知程度，评估有无焦虑、恐惧、抑郁等心理，评估家属对患者的支持度。

（二）护理诊断/问题

（1）气体交换受损　与左心衰导致肺循环淤血有关。

（2）体液过多　与右心衰导致体循环淤血有关。

（3）活动无耐力　与心排血量下降有关。

（4）有皮肤完整性受损的危险　与卧床时间长、水肿严重、营养不良有关。

（5）潜在并发症　与电解质紊乱、洋地黄中毒有关。

（6）焦虑　与慢性病程、病情反复呈加重趋势、健康受威胁有关。

（三）护理目标

① 患者呼吸困难和缺氧改善或减轻。

② 保持患者体液出入量平衡，水肿减轻或消退。

③ 患者掌握提高活动耐力的方法，乐意执行活动计划，活动耐力增加。

④ 患者皮肤完好无破损。

⑤ 患者能说出洋地黄中毒的症状，一旦发生中毒，能及时发现及控制。

⑥ 患者及家属对治疗有信心，积极主动配合，能正确执行合理饮食与康复计划。

（四）护理措施

1. 一般护理

（1）休息　根据心功能决定活动量。

心功能Ⅰ级：日常体力活动不受限制，但必须避免剧烈运动和重体力劳动。

心功能Ⅱ级：日常体力活动适当限制，避免较重体力活动，强调下午多休息。

心功能Ⅲ级：严格限制体力活动，增加卧床休息时间，夜间睡眠给予高枕。

心功能Ⅳ级：绝对卧床，患者不能从事任何体力活动，生活护理由护士完成。

逐渐增加活动量，活动时注意监测患者心率、呼吸、面色，发现异常立即停止活动，报告医生。让患者了解活动无耐力原因及限制活动的必要性，避免使心脏负荷突然增加的因素。指导卧床患者每2h进行肢体活动，防止静脉血栓形成，必要时协助肢体被动运动。

（2）饮食　予低盐、高蛋白饮食，少食多餐，避免过饱，按病情限制钠盐及水分摄入，盐摄入量为重度水肿1g/d、中度水肿3g/d、轻度水肿5g/d。

2. 症状护理

（1）呼吸困难

① 体位：根据呼吸困难的类型和缺氧程度协助患者取有利于呼吸的卧位，如高枕卧位、半坐卧位、端坐卧位。保持病房空气新鲜，定时通风换气，提供安静、舒适的环境。

② 氧疗：根据患者缺氧程度予以氧气吸入，轻度缺氧1～2L/min，中度缺氧3～4L/min，严重缺氧及肺水肿4～6L/min并加入20％～30％酒精湿化氧气。协助患者翻身、拍背，以利于痰液排出，保持呼吸道通畅。

③ 观察患者呼吸频率、深度及痰量、色改变，监测血气分析、血氧饱和度，有无呼吸困难、发绀。

（2）体液过多　准确记录24h出入水量，维持水、电解质平衡。每周称体重2次。保持皮肤清洁干燥，衣着宽松舒适，床单、衣服干净平整。观察患者皮肤水肿消退情况，定时更换体位，避免水肿部位长时间受压，防止皮肤破损和压疮形成。协助患者做好生活护理，防止下床时跌倒。应用强心苷和利尿药期间监测水、电解质平衡情况，及时补钾。按医嘱严格控制输液量，其速度一般不超过30滴/分，并限制水、钠摄入。

3. 用药护理

（1）洋地黄药物的使用与护理

① 用药注意事项：告知患者及家属洋地黄的治疗作用及常见的中毒表现。注意不与奎尼丁、普罗帕酮、维拉帕米、钙剂、胺碘酮等药物合用，以免增加药物毒性。必要时监测血清地高辛浓度。严格按医嘱给药，教会患者服用地高辛时应自测脉搏，当脉搏<60次/分或节律不规则应暂停服药并告诉医师，用毛花苷C或毒毛花苷K时务必稀释后缓慢静注，并同时监测心率、心律及心电图变化。

② 洋地黄中毒的表现：洋地黄用量个体差异很大，老年人、心肌缺血缺氧如冠心病、重度心力衰竭、低钾血症、低镁血症、肾功能减退等情况对洋地黄较敏感，使用时应严密观察患者用药后反应。洋地黄中毒最主要的反应是各种心律失常，如频发性室性期前收缩（多呈二联律或三联律）、房颤、房室传导阻滞等。胃肠道反应如恶心、呕吐、食欲缺乏。中枢神经系统症状如头晕、头痛、视物模糊、黄视、绿视。

③ 洋地黄中毒的处理：立即停止使用洋地黄。低钾血症患者予口服或静脉使用氯化钾，停用排钾利尿药。纠正心律失常。快速性心律失常者予利多卡因或苯妥英钠，缓慢性心律失常者可用阿托品或临时起搏器。一般禁用电复律。

（2）血管扩张药的使用与护理　硝酸酯类可致头涨、头痛、恶心、心率加快、低血压等。患者对硝普钠的敏感性差异很大，因此滴速的调节要个性化。持续应用1周以上，要注意有无氰化物中毒。每次滴注的药液配制时间不宜过4h，并需避光使用。症状缓解后停药应逐渐减慢滴数，避免出现反跳现象。静脉注射时应单独使用一条静脉通路。常见的副作用有低血压、氰化物中毒。氰化物中毒出现恶心、呕吐、出汗、不安和头痛。

（3）利尿药的使用与护理　合理安排给药时间，以早晨或上午为宜。向患者解释用药后排尿次数和尿量增多，帮助患者做好相应的准备。静脉用呋塞米时要先稀释后再缓慢注入。肌内注射要进行深部肌内注射。严格记录出入量、体重和水肿变化。每日测体重1～2次，判断利尿药疗效。尽可能保证每日测量时条件一致如穿同样厚度的衣服等，若测量一次体重可在晨起早饭前，排空大小便后。有腹水的患者测量腹围。密切观察有无电解质紊乱和酸碱失衡的症状。低钾血症时可出现恶心呕吐、腹胀、肌无力及心律失常、洋地黄中毒等；低钠血症时可出现肌无力、下肢痉挛、口干；低钾低氯性碱中毒可出现神志淡漠、呼吸浅慢等。出现低钾血症时鼓励患者多实含钾丰富的食物如橘子、香蕉、苹果、鱼、肉和青菜，必要时口服钾盐。口服补钾应选择饭后服用，减轻胃肠道刺激。静脉补钾时，每500mL液体中氯化钾含量不宜>1.5g。用保钾利尿药的患者应少食含钾丰富的食物。

4. 心理护理

护理操作细致、耐心，体现人文关怀，给患者以安全感耐心解答患者提出的问题，给予健康指导。提供有关治疗信息，介绍治疗成功的病例，使患者树立信心。与患者及家属建立融洽关系，创造轻松和谐的气氛。

5. 健康教育

（1）疾病知识指导　根据患者的实际情况选择个体化的宣教方式，使患者及其家属了解慢性心力衰竭的原因、诱因、常见症状、常用的诊断和治疗方法。如患者出现呼吸困难、水肿、疲惫无力、上腹饱胀、食欲缺乏或恶心、呕吐等症状应及时就医。

(2) 预防指导　嘱预防感冒，注意保暖，避免情绪激动。养成定时排便的习惯预防便秘，防止用力排便。应进食高蛋白、低盐低脂、易消化的食物，少量多餐，避免过饱。禁食刺激性食物，禁烟酒。逐步增加活动量，避免劳累，以活动时不出现心慌、气促为度。告知常用药物的剂量、用法、副作用。定期门诊随访。

(五) 护理评价

① 患者呼吸困难和缺氧改善或减轻。

② 患者能否合理安排饮食与活动。

③ 患者是否掌握提高活动耐力的方法，遵循活动计划。

④ 患者皮肤完好无破损。

⑤ 患者能否说出常用药物有关知识。

⑥ 患者及家属对慢性心力衰竭治疗、诱因、病因、随诊、自我护理了解程度。

二、急性心力衰竭患者的护理

急性心衰临床上以急性左心衰常见，右心衰则较少见。急性左心衰指急性发作或加重的左心功能异常所致的心肌收缩力明显降低、心脏负荷加重，造成急性心排血量骤降、肺循环压力突然升高、周围循环阻力增加，引起肺循环充血而出现急性肺淤血、肺水肿，并可伴组织器官灌注不足和心源性休克的临床综合征，常危及生命，必须紧急施救和治疗。

【疾病概要】

(一) 病因及发病机制

(1) 慢性心衰急性加重。

(2) 急性心肌坏死和（或）损伤　比如急性心肌梗死、急性重症心肌炎和药物所致的心肌损伤与坏死，如抗肿瘤药物和毒物等。

(3) 急性血流动力学障碍　包括急性瓣膜大量反流和（或）原有瓣膜反流加重，如二尖瓣和（或）主动脉瓣穿孔、二尖瓣腱索和（或）乳头肌断裂等；高血压危象；重度主动脉瓣或二尖瓣狭窄；主动脉夹层；心脏压塞。

(二) 临床表现

(1) 基础心血管疾病的病史和表现　老年人的主要病因为冠心病、高血压和老年性退行性心瓣膜病；而年轻人多由风湿性心瓣膜病、扩张型心肌病、急性重症心肌炎等所致。

(2) 急性肺水肿　起病急骤，病情可迅速发展至危重状态。突发的严重呼吸困难、端坐呼吸、喘息不止、烦躁不安并有恐惧感，呼吸频率可达30～50次/分，频繁咳嗽并咳出大量粉红色泡沫样血痰。

(3) 心源性休克　主要表现为持续低血压，收缩压降至90mmHg以下，或原有高血压的患者收缩压降幅≥60mmHg，且持续30min以上，并且有组织低灌注的表现，如皮肤湿冷、苍白和发绀，心动过速＞110次/分，尿量显著减少甚至无尿，常有烦躁不安、激动焦虑、恐惧和濒死感。

(三) 治疗要点

(1) 一般处理　取坐位，四肢下垂，高流量吸氧（无过敏者可予以50%酒精湿化），至少建立2条静脉通道。

（2）镇静 常用吗啡，用法为2～5mg肌内注射、皮下注射或静脉缓慢注射，伴二氧化碳潴留者不宜应用。吗啡还可扩张外周血管，降低血压。

（3）血管扩张药 常用硝普钠、硝酸甘油、乌拉地尔，应采用静脉滴注，同时予以心电监护监测血压变化。硝普钠起效快，降压作用消失也快，尤其适用于血压升高者，但不能长期应用。

（4）利尿药 应选用袢利尿药如呋塞米、托拉塞米、布美他尼静脉注射。

（5）支气管解痉药 一般选用氨茶碱，用法为0.125～0.25g，用葡萄糖液稀释后缓慢静脉注射或静脉滴注。

（6）正性肌力药物 一般选用毛花苷C（西地兰）0.2～0.4g，稀释后缓慢静脉注射。伴有血压降低（收缩压＜90mmHg）者可用多巴胺或多巴酚丁胺静脉滴注。

（7）非药物治疗 主动脉内球囊反搏（IABP）是有效改善急性心衰患者心肌灌注、降低心肌氧耗和增加心脏泵血的有效治疗手段。

【护理】

（一）护理评估

1. 健康史

评估有无与心血管疾病相关的病史及诱发因素，如有无慢性心力衰、高血压、冠心病、贫血、风湿性心脏瓣膜病等病史，有无呼吸道感染、过度劳累、心律失常、输液过多过快等。

2. 身体状况

（1）症状 患者有无突发极度呼吸困难、咳粉红色泡沫样痰。

（2）体征 监测生命体征，两肺是否布满湿啰音或哮鸣音。

（3）实验室及其他检查 X线检查、心电图、超声心动图、血流动力学检查等，了解心脏、大血管外形结构和搏动情况等。监测电解质、动脉血气分析，判断有无电解质紊乱和酸碱失衡情况。

3. 心理-社会状况

了解患者对疾病的合作程度，评估有无焦虑、恐惧、抑郁等心理，

（二）护理诊断/问题

（1）心搏出量不足 由急性心功能不全所致。

（2）气体交换受损 与急性肺水肿有关。

（3）恐惧 与窒息感、呼吸困难有关。

（4）活动无耐力 与心搏出量减少、呼吸困难有关。

（5）清理呼吸道无效 与大量泡沫样痰有关。

（6）体液过多 下肢水肿，与体循环淤血有关。

（7）潜在并发症 心源性休克、猝死、洋地黄中毒。

（三）护理目标

① 患者呼吸困难和缺氧改善或减轻，血气指标恢复到正常水平。

② 患者生命体征平稳，咳嗽咳痰减少或消失。

③ 患者情绪稳定。

④ 患者不发生心源性休克、猝死等严重的并发症。

（四）护理措施

1. 一般护理

（1）休息　使患者取坐位或半坐位，两腿下垂，减少静脉回心血流，减轻心脏负担。

（2）吸氧　一般用鼻导管或面罩给予高流量氧气（5～6L/min）。应用酒精（30%～50%）吸氧或有机硅消泡剂可使泡沫的表面张力下降而破裂，有利于肺泡通气功能改善。如动脉氧分压仍不能维持在60mmHg以上，应气管内插管机械辅助呼气末正压呼吸，以增加肺的功能残气量，减轻肺泡萎陷并可抑制静脉回流。注意因胸腔正压而引起右心室搏出血量减少而致左心排血量降低和低血压。通过氧疗将血氧饱和度维持在95%～98%，防止脏器功能衰竭。

2. 病情观察

观察患者呼吸频率、深度及痰量、色改变，监测血气分析、血氧饱和度，有无呼吸困难、发绀。记录出入量，患者的意识、精神状态、皮肤温度色泽、心电图变化等。

3. 用药护理

（1）吗啡　是治疗急性肺水肿有效的药物。一般3～5mg静脉推注，于3min内推完，必要时可在首剂量后15～20min重复一次。用药后严密监测病情变化，呼吸困难缓解，焦虑减轻说明病情缓解。同时注意观察是否出现呼吸抑制、低血压、恶心、呕吐、心动过缓等不良反应。出现呼吸抑制时用吗啡的拮抗剂纳洛酮0.4～1mg拮抗。有脑出血、神志障碍、慢性肺部疾病的患者禁用，老年患者应改为肌内注射或减量使用。

（2）快速利尿药　呋塞米（速尿）20～40mg或依他尼酸钠25～50mg静推，于2min内推完，5min内起效，约30min达高峰，持续30min。病情需要可15～20min后重复一次。注意利尿过度引起的低钾血症，血容量急剧降低引起的休克。

（3）氨茶碱　对解除支气管痉挛有特效。除扩张支气管外，氨茶碱也是磷酸二酯酶抑制剂，具有正性肌力作用，外周血管扩张作用和利尿作用。常用0.25g，用葡萄糖液稀释后缓慢静脉推注给药。

4. 心理护理

急性心衰发作可使患者有濒死感，产生恐惧心理，可以导致交感神经兴奋性增高，呼吸困难加重。在抢救过程中，护士必须沉着冷静，积极配合医生抢救，同时不断地给患者以心理支持，增加患者的安全感和信心。

5. 健康教育

（1）疾病知识指导　向患者和家属介绍急性心力衰竭的原因，告知长期用药的目的、作用、剂量、用法、副作用，尤其是地高辛的毒副反应的识别。根据心脏病的性质、心功能和体力情况，选择适当的运动，保持心脏代偿功能。输液时应控制输液的量和输液速度。

（2）预防指导　让患者理解预防感冒的重要性，一旦感冒应及时治疗；饮食注意控制食盐量；保持心情舒畅。避免长期卧床。保证充足的睡眠。定期复查。

（五）护理评价

① 患者呼吸困难和缺氧改善或减轻。

② 患者是否掌握提高活动耐力的方法。

③ 能否及时发现患者的病情变化并及时紧急措施。

④ 患者及家属对急性心力衰竭治疗、诱因、病因、随诊、自我护理了解程度。

（程婧）

第四节 心律失常疾病及其患者的护理

学习目标

1. 能准确简述心律失常的病因、发病机制、诊断和治疗要点。
2. 能正确解释心律失常的概念，描述其临床表现。
3. 能运用护理程序的方法，对心律失常患者进行正确的护理和健康指导。
4. 在护理实践中，体现护士对患者的爱伤精神和人文关怀。

一、疾病概述

正常心脏搏动的节律由窦房结控制，称为窦性心律。窦房结发出的激动经过结间束及心房肌传导到心房各部，再经房室结缓慢地传入房室束、左右束支、浦肯野纤维，最终到达心室各部。心脏搏动的频率、节律、激动的起源部位、传导速度和顺序发生了变化，称为心律失常（cardiac arrhythmia）。

（一）心律失常的分类

1. 激动形成异常

（1）窦性心律失常 ①窦性心动过速；②窦性心动过缓；③窦性心律不齐；④窦性停搏。

（2）起源于窦房结以外的激动，称为异位心律。

① 被动性异位心律：窦性心律过缓时，潜在起搏点（心房肌、房室结、心室肌细胞）可发出激动避免心脏搏动过慢，称为逸搏（房性、房室交界性、室性）。连续 3 个逸搏即称为逸搏心律（房性、房室交界性、室性）。

② 主动性异位心律：潜在起搏点不适当地发放激动，夺获窦性心律。包括期前收缩（房性、房室交界性、室性），阵发性心动过速（房性、房室交界性、室性），扑动（房性、室性）和颤动（房性、室性）。

2. 激动传导异常

（1）传导阻滞

① 生理性：冲动传导至某处心肌，恰逢该处生理功能上的不应期，导致传导阻滞，称生理性传导阻滞或功能性传导阻滞，包括干扰及房室分离。

② 病理性：心脏传导系统因病理损害而出现的传导功能障碍，称为病理性传导阻滞。按照阻滞的部位可分为窦房传导阻滞、房内传导阻滞、房室传导阻滞、束支或分支传导阻滞、室内传导阻滞，临床较常见的有意义的传导阻滞是房室传导阻滞和束支传导阻滞。

（2）房室间存在异常的传导通路 预激综合征。

（二）心律失常的发生机制

1. 激动形成异常

心脏中的某些细胞在没有外来刺激的情况下，可以自动而有规律地产生激动，称为自律性细胞，主要位于窦房结和房室结中。正常情况下，窦房结自律性最强，其次为房室结。自主神经系统兴奋性改变或其内在病变可以导致自律性细胞不适当地产生激动。在缺血、缺氧、炎症、中毒、电解质紊乱等病理状态下，原来无自律性的心房肌和心室肌细胞也可出现自律性，从而形成各种异位心律。

2. 激动传导异常

折返是快速性心律失常最常见的发生机制（图 3-4）。折返形成的基本条件：①心肌组织中，两个或多个相邻部位的传导性和不应期不一致，形成一个冲动传导的闭合环路；②环路的一段因不应期延长而发生单向阻滞；③环路的另一段传导速度缓慢，所需传导时间延长。待冲动通过时，原先的单向阻滞区已有足够的时间脱离不应期，传导功能得到恢复，并可再次被兴奋。若冲动在折返环路内循环往复，就形成折返性心动过速。如心房扑动、房室结折返性心动过速、房室折返性心动过速等。

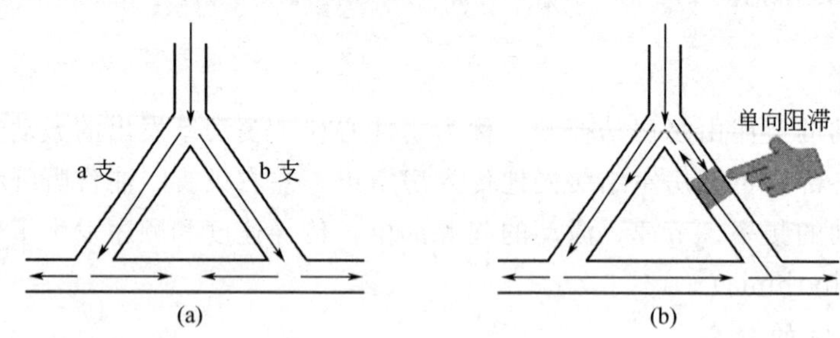

图 3-4　折返的形成机制

（a）为正常传导的组织，存在 a 支和 b 支两个不应期不一致的分路；
（b）为折返环，b 支发生单相阻滞，经 a 支传导的冲动经 b 支回传，形成闭合环路

（三）常用辅助检查

（1）心电图　心电图（electrocardiogram，ECG）是诊断心律失常最重要、最常用的无创技术（图 3-5）。应记录 12 导联心电图，同时应该长时间记录 P 波清晰的导联如 V_1 或Ⅱ导联。

（2）动态心电图　动态心电图（Holter ECG monitoring）检查使用一种小型便携式记录器，连续记录患者 24h 的心电图并且不影响患者的日产工作与活动。动态心电图可弥补普通心电图的不足，使间歇发作或者夜间发作的心律失常的诊断率得到提高。

（3）运动试验　若怀疑心律失常的发生可能与运动有关，可嘱患者适当运动，以便诱发心律失常。

（4）食管调搏　食管在解剖上毗邻左心房后壁，因此将电极导管入食管并置于左心房水平，可记录到左心房电位（A 波）并可经食管对左心房实施电刺激，进行食管电生理检查。食管心电图结合程序刺激可诱发或终止室上性心动过速，可鉴别室上速和室速，测定窦房结功能。

（5）电生理检查　经深静脉将多根电极导管放入高位右心房、希氏束、右心室、冠状窦等部位，通过程序电刺激起搏心房或心室，记录比较局部电活动和电传导时间，可以检测房室传导功能和心脏不应期，可以诱发和终止心动过速，定性、定位诊断心律失常，指导导管射频消融。

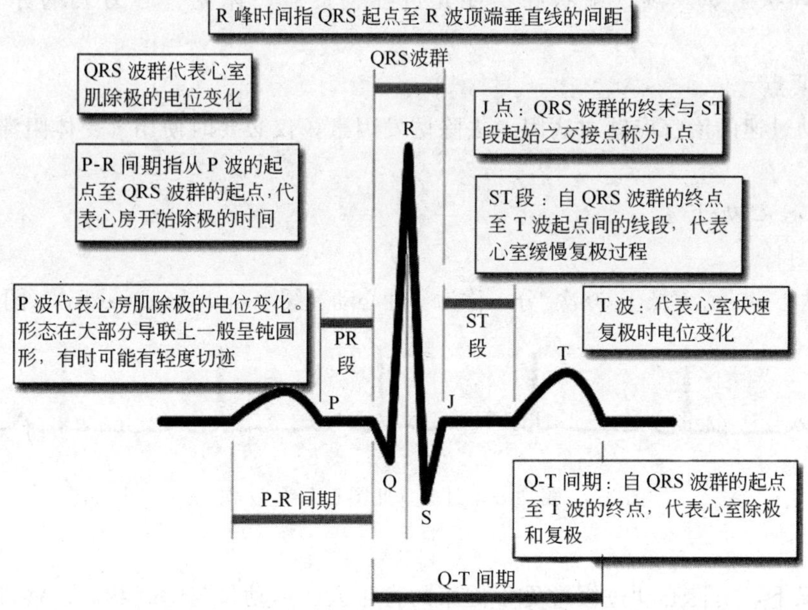

图 3-5　心电图各波形名称及意义

（四）治疗要点

心律失常种类繁多，临床意义各不相同，但其治疗措施均可以概括为去除病因和心律调整两个方面。抗心律失常药物仍然是目前治疗心律失常最常用和最主要的手段，常用抗快速性心律失常药物包括Ⅰ类的利多卡因、普罗帕酮，Ⅱ类的美托洛尔，Ⅲ类的胺碘酮、索他洛尔，Ⅳ类的维拉帕米、地尔硫䓬。治疗缓慢性心律失常的药物不多，常用阿托品、异丙肾上腺素。射频消融已成为房室结折返性心动过速、房室折返性心动过速、特发性室速等快速性心律失常的一线治疗手段。

二、窦性心律失常

窦房结是正常心律的起源点，其产生激动的频率为 60～100 次/分，超过或低于这个范围均属异常。心电图上显示窦性心律的 P 波在Ⅱ、Ⅲ、aVF 导联直立，aVR 倒置，P-R 间期 0.12～0.20s。

（一）窦性心动过速

1. 心电图特点

心电图符合窦性心律的上述特征，成人窦性心律的心率超过 100 次/分，称为窦性心动过速（sinus tachycardia）（图 3-6），频率大多在 100～150 次/分，偶有高达 200 次/分。

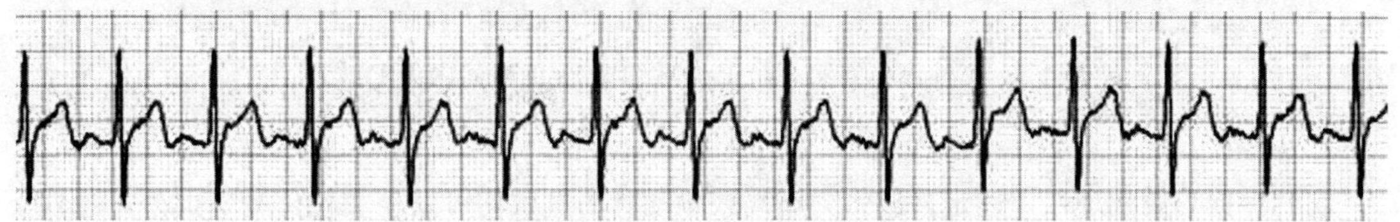

图 3-6　窦性心动过速（此图心率约为 110 次/分）

2. 病因

窦性心动过速可见于健康人吸烟、饮茶或咖啡、饮酒、体力活动增加及情绪激动时。某些病理状态如发热、甲状腺功能亢进症、贫血、休克、心力衰竭亦可引起窦性心动过速。

3. 治疗要点

窦性心动过速的治疗应针对病因，去除诱发因素，仅必要时使用β受体阻滞剂或地尔硫䓬减慢心率。

（二）窦性心动过缓

1. 心电图特点

成人窦性心律的心率低于60次/分，称为窦性心动过缓（sinus bradycardia）（图3-7）。

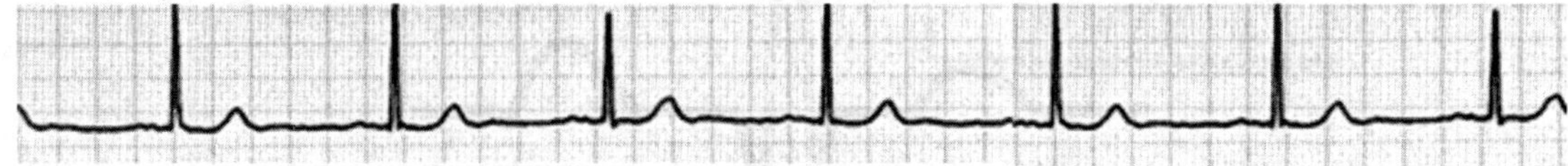

图3-7 窦性心动过缓（此图心率约57次/分）

2. 病因

生理情况下，窦性心动过缓常见于健康的青年人、运动员与睡眠状态。病理性因素包括颅内疾病、严重缺氧、低温、甲状腺功能减退症、窦房结病变以及急性下壁心肌梗死。某些药物，比如胺碘酮、β受体阻滞剂、非二氢吡啶类钙通道阻滞剂以及洋地黄，亦可引起窦性心动过缓。

3. 治疗要点

无症状的窦性心动过缓无需治疗。若心率过慢、心排血量不足引起头晕、乏力甚至晕厥的症状者，可使用阿托品或异丙肾上腺素等药物，但长期使用这些药物的效果不确定，易发生严重的副作用，故应考虑心脏起搏治疗。

（三）窦性停搏

1. 心电图特点

窦性停搏也称为窦性静止（sinus pause或sinus arrest），指窦房结不能产生激动，潜在起搏点如房室交界区或心室可产生逸搏或逸搏性心律控制心室。若无逸搏，过长时间的窦性停搏可导致患者出现黑矇、短暂意识障碍或晕厥，严重者可发生阿-斯综合征甚至死亡。窦性停搏的心电图表现较正常P-P间期显著延长的一段时间内无P波（图3-8）。

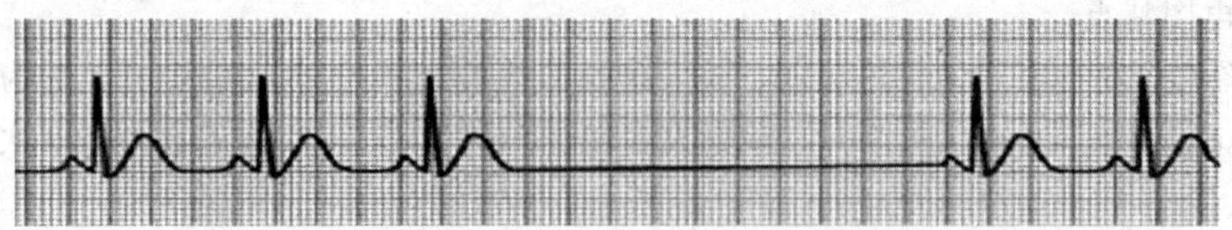

图3-8 窦性停搏（第3个P波后约2.3s的时间内无P波）

2. 病因

窦性停搏均属病理性，迷走神经张力增高或颈动脉窦过敏均可发生窦性停搏。此外，急性下壁心肌梗死、窦房结变性与纤维化、脑血管意外等病变、洋地黄类等药物亦可引起窦性停搏。

3. 治疗要点

窦性停搏的治疗可参照病态窦房结综合征。

（四）病态窦房结综合征（sick sinus syndrome，SSS）

1. 心电图特点

SSS 是窦房结功能减退从而产生多种心律失常的综合征，主要特征为窦性心动过缓（<50 次/分），伴有窦性停搏、窦房传导阻滞、房室传导阻滞，当伴有房性快速性心律失常（心房扑动、心房颤动或房性心动过速）时称为心动过缓-心动过速综合征（慢-快综合征）。

2. 病因

导致 SSS 的原因包括窦房结淀粉样变性、甲状腺功能减退症、窦房结动脉供血减少、窦房结周围神经和心房肌的病变。迷走神经张力增高、某些抗心律失常药物亦可抑制窦房结功能。

3. 治疗要点

无症状者无需治疗。有头晕、乏力、晕厥等症状者应接受起搏器治疗。慢-快综合征患者应用起搏治疗后如仍有心动过速，可同时应用抗心律失常药物。

三、房性心律失常

（一）房性期前收缩

1. 心电图特点

又称房性早搏，指激动起源于窦房结外心房的任何部位，房性期前收缩的 P′波提前发生，与窦性 P 波形态不同，其后多是不完全性代偿间歇，下传的 QRS 波形态正常，伴有严重传导阻滞者可无 QRS 波，伴有差异传导者可见宽大畸形的 QRS 波（图 3-9）。

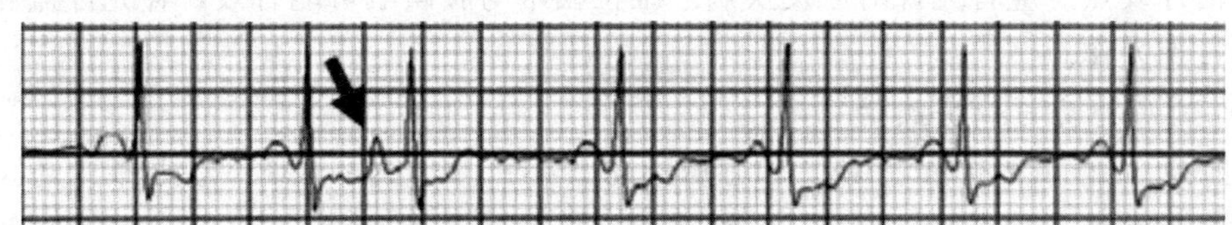

图 3-9　房性期前收缩（箭头所指为提前出现、与窦性 P 波不同的 P′波）

2. 病因

可见于正常人和各种器质性心脏病患者。

3. 治疗要点

通常无需治疗。有明显症状或触发室上性心动过速时，应给予 β 受体阻滞剂或普罗帕酮。

（二）房性心动过速

房性心动过速（atrial tachycardia）简称房速。根据发生机制与心电图表现的不同，可分为自律性、折返性和紊乱性三种。

1. 自律性房速

（1）心电图特点　①心房率 150～200 次/分；②P 波形态与窦性 P 波不同，来自心房下部的自律性房速，P 波在Ⅱ、Ⅲ、aVF 导联倒置；③常出现二度房室传导阻滞；④P 波之间的等电线仍存在；⑤刺激迷走神经仅加重房室传导阻滞，不能终止房速；⑥发作时心率逐渐加快，呈“温醒”现象（图 3-10）。

（2）病因　常见原因为心肌梗死、慢性肺部疾病、大量饮酒及各种代谢障碍，洋地黄中

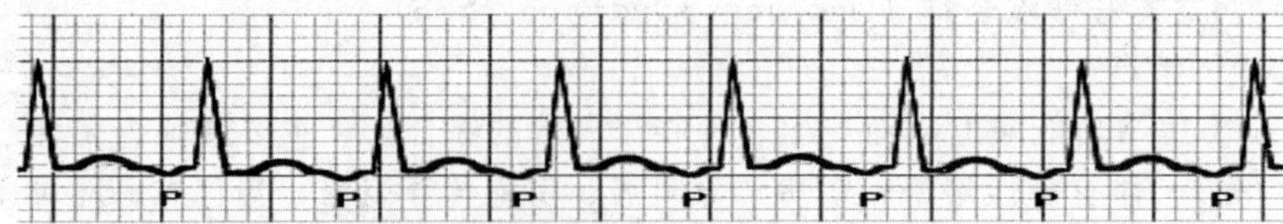

图 3-10　自律性房速（P′波在Ⅱ导联倒置，心率为 180 次/分）

毒特别是伴低钾血症时容易出现自律性房速。

（3）治疗要点　房速合并房室传导阻滞时心室率较慢，无需紧急处理。若心室率≥140次/分，或由洋地黄中毒所致，或伴有严重心衰或休克时，应紧急治疗。

2. 折返性房速

本型较为少见，心电图显示 P 波与窦性 P 波形态不同，P-R 间期通常延长，精确诊断需进行心腔内电生理检查。折返为本型的发病机制，常发生于手术瘢痕或解剖缺陷的邻近部位。

本型心律失常的治疗要点参照阵发性室上性心动过速。

3. 紊乱性房速

（1）心电图特点　①一般有 3 种或以上形态各异的 P 波，P-R 间期各不相同；②心房率100～130 次/分；③心室率不规则。本型最终可发展为房颤。

（2）病因　常发生于患慢性阻塞性肺疾病或充血性心力衰竭的老年人，亦可见于洋地黄中毒与低钾血症患者。

（3）治疗要点　应首先针对原发疾病。维拉帕米与胺碘酮可能有效，补充钾盐和镁盐可抑制心动过速发作。

（三）心房扑动与心房颤动

心房扑动（atrial flutter，AF）和心房颤动（atrial fibrosis，Af）是两种常见的心律失常，后者更为常见，据统计，我国 30 岁以上人群房颤患病率为 0.77%。房扑和房颤在病因、发病机制、治疗和预防上都有相似之处，并且可以彼此诱发或相互转化。

1. 心电图特点

（1）房扑　①规律的锯齿状扑动波，称为 F 波。F 波之间的等电线消失，在Ⅱ、Ⅲ、aVF 或 V_1 导联最为明显。②典型房扑的心房率通常为 250～300 次/分。③心室率规则与否取决于房室传导比是否恒定。常见传导比为 2∶1，因此心室率常为 150 次/分。④QRS 波群形态正常，伴室内差异性传导时 QRS 可宽大畸形（图 3-11）。

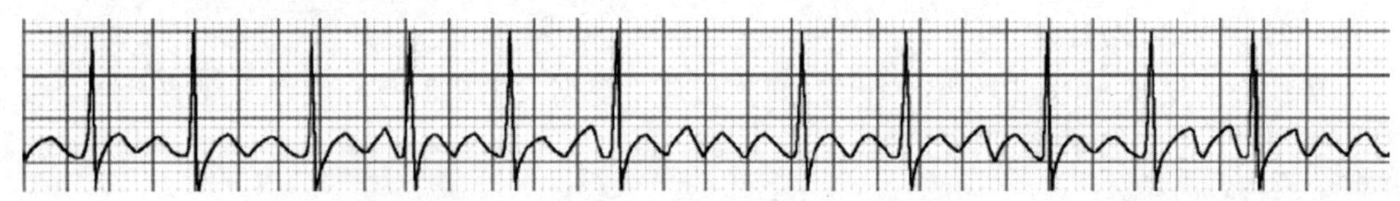
图 3-11　心房扑动

（2）房颤　①P 波消失，代之以小而不规则的基线波动，形态与振幅均不定，称为 f 波。②心房率 350～600 次/分。③心室率极不规则，绝对不齐。房颤未接受药物治疗、房室传导功能正常者，心室率通常在 100～160 次/分；缩短房室结不应期（交感神经兴奋、运动、发热、甲亢）可以使心室率加速，延长房室结不应期（洋地黄、胺碘酮）可以减慢心室率，但伴有房室间异常通路的房颤患者，洋地黄仅延长房室结不应期而不影响异常通路的不应期，反而使心室率加快，甚至导致室颤。④QRS 波群形态正常，伴室内差异性传导时 QRS 可宽大畸形（图 3-12）。

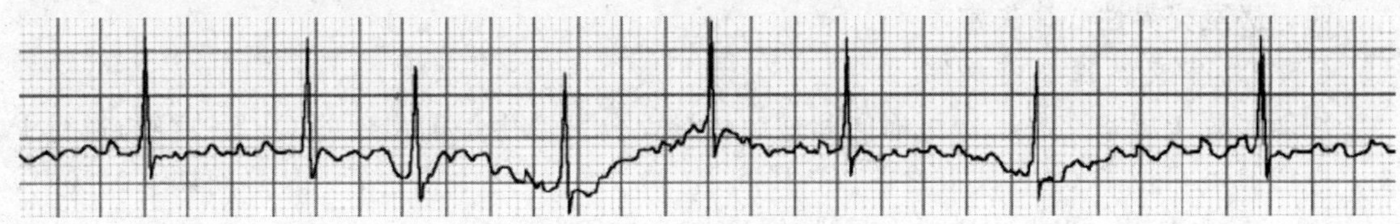

图 3-12　心房颤动

2. 病因

房扑和房颤均可见于正常人，比如情绪激动、运动或大量饮酒。二者更常见于病理状态，如风湿性心脏病、冠心病、高血压性心脏病、心力衰竭、甲状腺功能亢进性心脏病、心肌病以及慢性肺源性心脏病等。房颤若发生在无心脏病变的中青年称为孤立性房颤。

3. 临床表现

房扑和房颤症状的轻重受心室率快慢的影响。一般来说，心室率不超过 150 次/分，患者可无症状。房扑或房颤伴有极快心室率时，心房有效收缩减少或消失，患者可发生心绞痛或心力衰竭。

房扑一般不稳定，可恢复为窦性心律或进展为房颤，也可持续数月或数年。房颤时左心房尤其左心耳部血流瘀滞，心房失去收缩能力，此处很容易形成血栓，一旦脱落可并发体循环栓塞。非瓣膜病的房颤患者发生脑卒中的概率比无房颤者高出 5～7 倍。房颤时心室率绝对不齐，因此第一心音强弱不等，还可能发生脉搏短绌（即脉率小于心室率），三者一起被称为房颤的三联征。

4. 治疗要点

（1）房扑的治疗　应针对原发疾病进行治疗。最有效终止房扑的方法是电复律。通常应用很低的电能（低于 50J），便可迅速将房扑转复为窦性心律。如电复律无效，或已应用大剂量洋地黄不适宜电复律者，可用超过心房扑动的频率经食管起搏心房，能使大多数典型心房扑动转复为窦性心律或心室率较慢的心房颤动。

非二氢吡啶类钙通道阻滞剂维拉帕米、地尔硫䓬，Ⅰ类药物普罗帕酮、Ⅲ类药物胺碘酮等对转复及预防房扑具有一定疗效，射频消融可根治房扑。

（2）房颤的治疗　应积极寻找并有针对性地治疗房颤的基础病和诱因。

① 急性房颤：初次发作的房颤且在 24～48h 内者称为急性房颤，症状显著者应积极治疗。治疗目标包括复律和减慢心室率。复律常用药物为胺碘酮、普罗帕酮，药物复律失败者，可尝试电复律。减慢心室率首选β受体阻滞剂或非二氢吡啶类钙通道阻滞剂，其次是洋地黄类药物，目标心率为心室率安静时 60～80 次/分，轻微运动不超过 100 次/分。

② 慢性房颤：可分为阵发性、持续性与永久性。阵发性房颤的处理与急性房颤相同。持续性房颤不能自动转复为窦性心律，可尝试药物复律或电复律。永久性房颤已无复律可能，治疗目的为控制心室率。

③ 预防栓塞：由于房颤具有较高的栓塞发生率，因此房颤持续超过 2d 即应考虑抗凝治疗，过去有栓塞病史、瓣膜病、高血压、糖尿病、老年人、左心房扩大、冠心病等使发生栓

塞的危险性更大。首选口服华法林，使凝血酶原时间国际标准化比值（INR）维持在2.0～3.0。不适宜应用华法林以及无以上危险因素的患者可改用阿司匹林。

房颤的其他治疗方法包括射频消融、外科手术等。

四、房室交界性心律失常

（一）房室交界性期前收缩

冲动起源于房室交界区，可前向和逆向传导，分别产生提前出现的QRS波群与逆行P波。逆行P波可位于QRS波群之前（P-R间期<0.12s）、之中或之后（R-P间期<0.20s），QRS波群形态正常。当发生室内差异性传导，QRS波群形态可有变化（图3-13）。

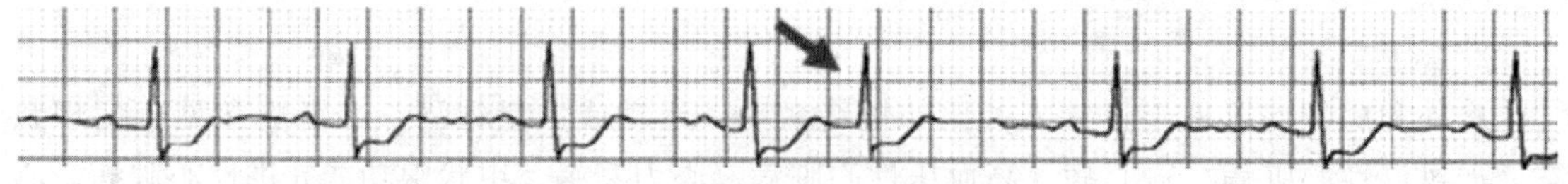

图3-13 房室交界性期前收缩

房室交界性期前收缩无需治疗。

（二）与房室交界区相关的折返性心动过速

阵发性室上性心动过速（paroxysmal supraventricular tachycardia，PSVT）简称室上速。大多数心电图表现为QRS波群形态正常、R-R间期规则的快速心律。大部分室上速由折返机制引起，房室结折返性心动过速最为常见。

1. 心电图特点

①心率150～250次/分，节律规则；②心动过速起源于希氏束分叉以上，故QRS波群形态与时限均正常，但发生室内差异性传导时，QRS波群异常；③P波在Ⅱ、Ⅲ、aVF导联倒置，常位于QRS波群内或位于其终末部位；④起始突然，通常由一个房性期前收缩触发（图3-14）。

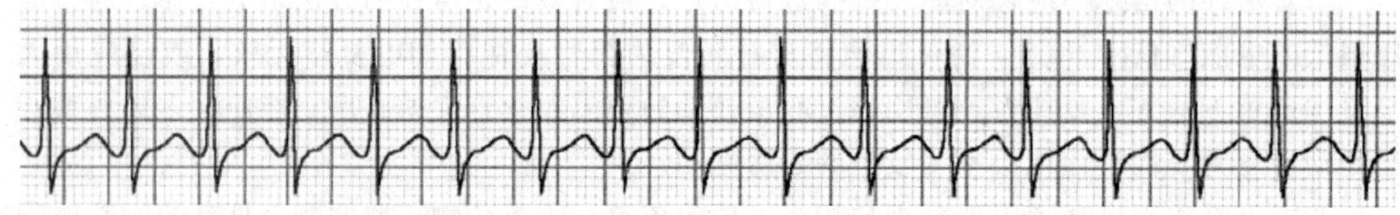

图3-14 房室结折返性心动过速

2. 病因

患者通常无器质性心脏病表现，不同性别与年龄均可发生。

3. 治疗要点

（1）急性发作期 ①心功能与血压正常者，可先尝试刺激迷走神经，如颈动脉按摩、Valsalva动作；②药物首选腺苷静脉注射，无效可改用维拉帕米或地尔硫䓬；③洋地黄类与β受体阻滞剂伴心功能不全者首选洋地黄；④普罗帕酮1～2mg/kg静脉注射；⑤合并低血压者可应用升压药物（间羟胺、甲氧明），通过反射性兴奋迷走神经终止心动过速；⑥食管调搏常能有效终止发作；⑦以上治疗无效或出现严重心绞痛、低血压、心力衰竭时应采用直流电复律，但已使用洋地黄者禁用。

（2）预防发作 洋地黄、长效非二氢吡啶类钙通道阻滞剂、普罗帕酮或β受体阻滞剂可供选用。射频消融应优先考虑使用。

（三）预激综合征

预激综合征是指心电图呈预激表现，临床上有心动过速发作。预激是指心房冲动提前激动心室的一部分或全体。发生预激的解剖学基础是在房室特殊传导组织以外，还存在一些由普通工作心肌组成的肌束。连接心房与心室之间者称为房室旁路或 Kent 束，此外还包括较少见的旁路：房-希氏束（James 束）、结室纤维束（Mahaim 束）、分支室纤维。

1. 心电图特点

①窦性心搏的 P-R 间期＜0.12s；②某些导联 QRS 波群时限＞0.12s，QRS 波群起始部分粗钝，称为预激波或 Delta 波；③ST-T 波呈继发性改变，与 QRS 波群主波方向相反（图 3-15）。

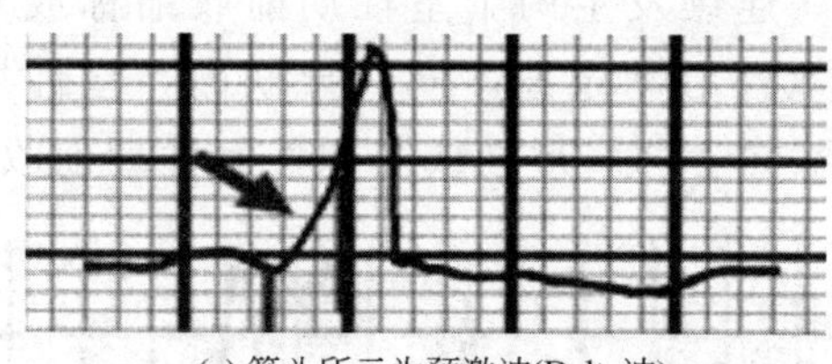

(a) 箭头所示为预激波(Delta波)

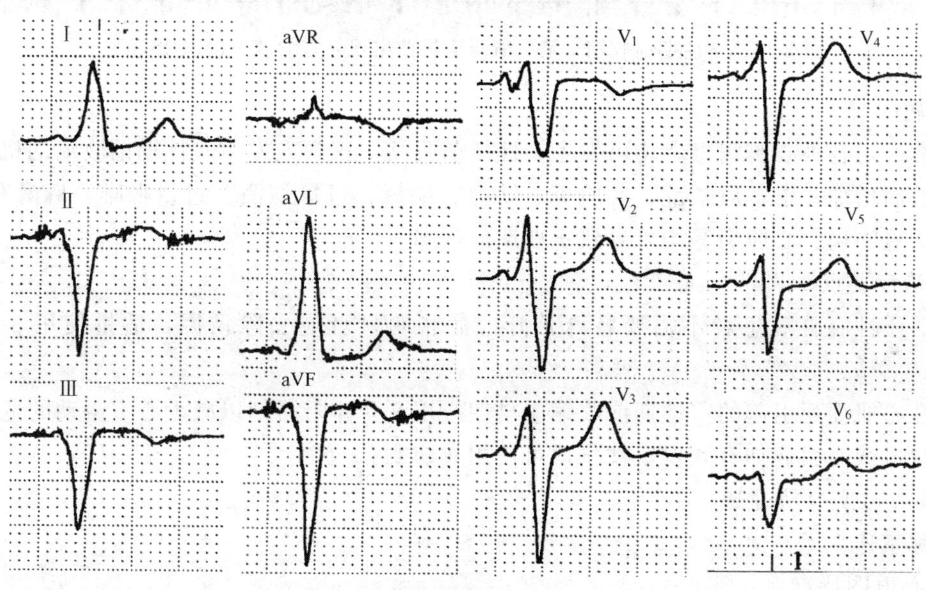

(b) 各导联QRS波起始部粗钝，均可见预激波

图 3-15 预激综合征

2. 病因

预激综合征患者大多无其他心脏异常征象。可于任何年龄经体检心电图或发作 PSVT 被发现，以男性居多。先天性心血管病如三尖瓣下移畸形、二尖瓣脱垂与心肌病等可并发预激综合征。

3. 治疗要点

若患者无心动过速发作或偶有发作但症状轻微，无需给予治疗。如心动过速频繁发作伴有明显症状，应给予治疗。治疗方法包括药物和射频消融术，首选射频消融术，如无条件，首选药物为腺苷或维拉帕米静脉注射。合并房颤的预激综合征患者应避免使用洋地黄类、静脉应用利多卡因和维拉帕米，因可加快心室率，甚至可诱发室颤，可选择普罗帕酮或胺碘酮。

五、室性心律失常

（一）室性期前收缩

1. 心电图特点

①提前发生的QRS波群，时限通常>0.12s，宽大畸形，ST段与T波的方向与QRS主波方向相反；②室性期前收缩与其前面的窦性搏动之间期（称为配对间期）恒定；③室性期前收缩后出现完全性代偿间歇；④室性期前收缩可孤立或规律出现（图3-16）。二联律是指每个窦性搏动后跟随一个室性期前收缩；三联律是每两个正常搏动后出现一个室性期前收缩；以此类推。连续发生两个室性期前收缩称成对室性期前收缩。连续三个或以上室性期前收缩称室性心动过速。同一导联内，室性期前收缩形态相同者为单形性室性期前收缩，形态不同者称多形性或多源性室性期前收缩。

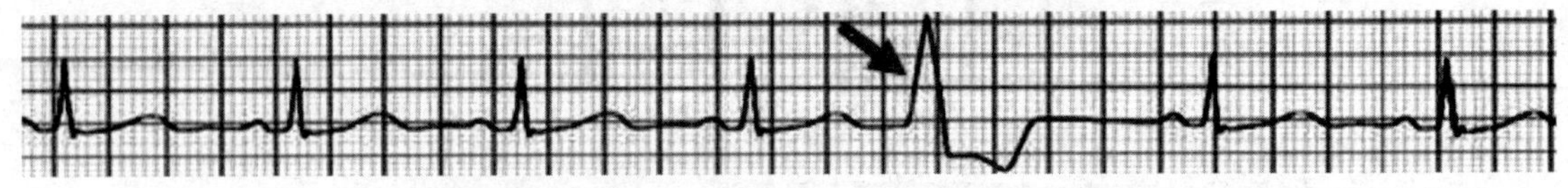

图3-16　室性期前收缩（箭头所指为提前出现、宽大畸形的QRS波）

2. 病因

正常人与各种心脏病患者均可发生室性期前收缩。正常人发生室性期前收缩的机会随年龄的增长而增加。电解质紊乱、心肌炎、缺血、缺氧、过量烟酒、过量咖啡、麻醉和手术，高血压、冠心病、心肌病等均可导致室性期前收缩。

3. 治疗要点

无器质性心脏病患者不需要特殊治疗。症状明显者应去除诱因，适量使用β受体阻滞剂。

急性心肌梗死引起的室性期前收缩应早期应用β受体阻滞剂以减少心室颤动的危险，慢性心肌缺血或心肌病如有频发室性早搏可使用胺碘酮。

（二）室性心动过速

简称室速。

1. 心电图特点

① 3个或以上的室性期前收缩连续出现。

② QRS波群宽大畸形，时限>0.12s，ST-T波方向与QRS波群主波方向相反。

③ 心室率通常为100～250次/分，心律规则，但亦可略不规则。

④ P波与QRS波群无固定关系，形成室房分离。

⑤ 通常发作突然开始。

⑥ 室速发作时少数室上性冲动可下传心室，产生心室夺获，表现为在P波之后提前发生一次正常的QRS；室性融合波的QRS波群形态介于窦性与异位心室搏动之间，其意义为部分夺获心室。心室夺获与室性融合波是确诊室性心动过速的重要依据（图3-17）。

尖端扭转型室速是多形性室性心动过速的一个特殊类型，发作时QRS波群的振幅与波峰呈周期性改变，宛如围绕等电位线连续扭转，频率 200～250 次/分，Q-T 间期常延长至 0.5s 以上，可进展为心室颤动和猝死。

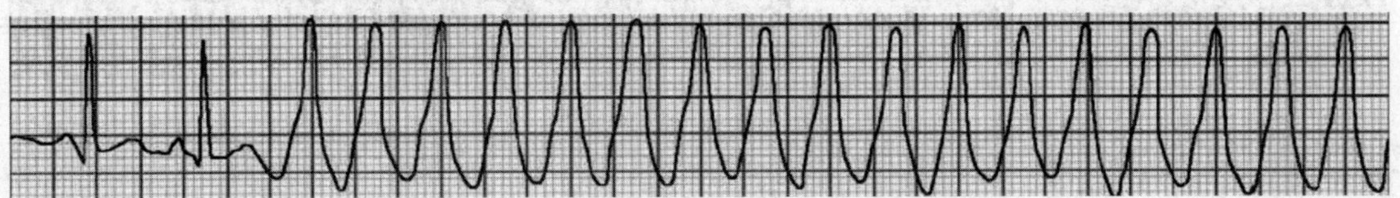

图 3-17　室性心动过速

2. 病因

室速常发生于各种器质性心脏病患者。最常见为冠心病，特别是曾有心肌梗死的患者。其次是心肌病、心力衰竭、二尖瓣脱垂、心瓣膜病等，其他病因包括代谢障碍、电解质紊乱、长 Q-T 间期综合征等。

3. 治疗要点

有器质性心脏病或有明确诱因应首先给以针对性治疗，无器质性心脏病患者发生非持续性短暂室速，如无症状或血流动力学影响，处理的原则与室性期前收缩相同。持续性室速发作，无论有无器质性心脏病，应给予治疗。

(1) 终止室速发作　室速患者如有低血压、休克、心绞痛、充血性心力衰竭或脑灌注不足等血流动力学障碍的表现，应迅速施行电复律。如患者无血流动力学障碍，首先给予静脉注射利多卡因，同时静脉持续滴注。普罗帕酮可用于无器质性心脏病的患者，其他药物无效时可选用胺碘酮或改用电复律。洋地黄中毒导致的室速禁用电复律，因可导致室颤，应予药物治疗。

对于尖端扭转型室速，应努力寻找和去除导致 Q-T 间期延长的病因和停用有关药物。首先给予静脉注射镁盐，可尝试异丙肾上腺素，或行临时心脏起搏。Ⅰa 类或Ⅲ类药物可使 Q-T 间期更加延长，故禁用。

(2) 预防复发　应寻找和治疗室速的诱发和维持因素，如心肌缺血、低钾血症等。目前除了β受体阻滞剂、胺碘酮以外，其他抗心律失常药物长期使用均可增加心脏性猝死的发生率，因此常用β受体阻滞剂、胺碘酮或二者联用（此时各自药量应减少）预防室速的复发。无器质性心脏病的特发性单源性室速导管射频消融根除发作疗效甚佳，植入式心脏复律除颤器（ICD）可用于部分特定的患者。

（三）心室扑动和心室颤动

简称室扑和室颤，二者均是致命性的心律失常。

1. 心电图特点

室颤时心肌只有杂乱的电活动，心电图呈混乱的波动，形状和振幅都不规则，频率 250～500 次/分，血液循环停止（图 3-18）。

室扑介于室速与室颤之间，呈匀齐而连续的粗大波动，往往呈正弦状，频率 150～250 次/分，无法辨认 QRS 波群、ST 段与 T 波（图 3-19）。

2. 病因

常见于缺血性心脏病。抗心律失常药物，特别是引起 Q-T 间期延长与尖端扭转的药物，严重缺氧、缺血、预激综合征合并房颤与极快的心室率、电击伤等亦可引起。

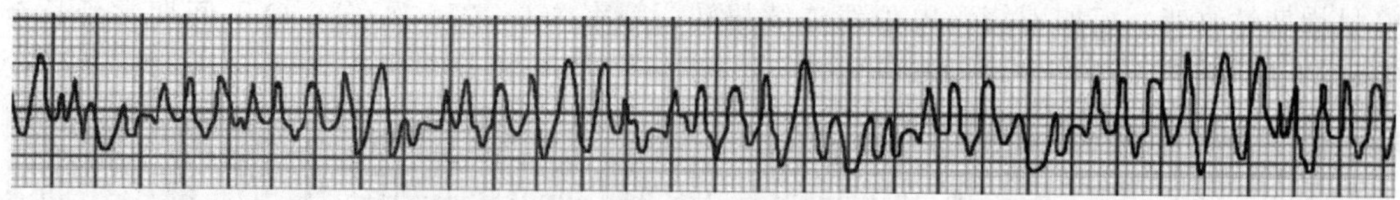

图 3-18 心室颤动

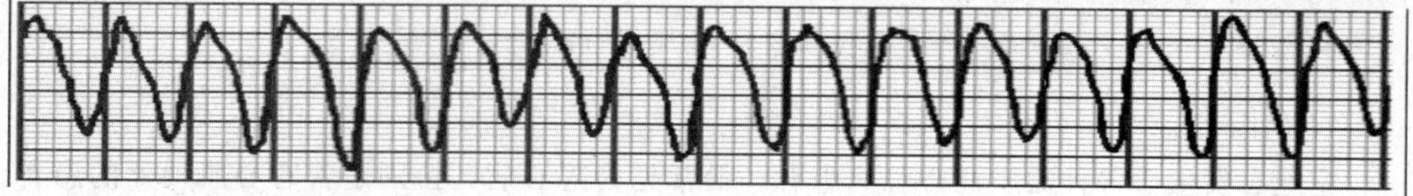

图 3-19 心室扑动

3. 治疗要点

室扑和室颤是心脏骤停最常见的表现形式，一旦出现，需紧急抢救，立即予以非同步直流电复律（详见本章第十一节“循环系统常见诊疗技术及护理”）。

六、心脏传导阻滞

按照传导阻滞发生的部位可分为窦房传导阻滞、房内传导阻滞、房室传导阻滞和室内传导阻滞。按照传导阻滞的严重程度可分为三度：一度传导阻滞的传导时间延长，全部冲动仍能传导。二度传导阻滞分为两型：莫氏Ⅰ型和Ⅱ型。Ⅰ型阻滞表现为传导时间进行性延长，直至次冲动不能传导；Ⅱ型阻滞表现为间歇出现的传导阻滞。三度又称完全性传导阻滞，此时全部冲动不能被传导。临床上常见的、有意义的传导阻滞为房室传导阻滞和室内传导阻滞。

（一）房室传导阻滞

简称房室阻滞，心房冲动传导延迟或不能传导至心室。

1. 一度房室传导阻滞

每个心房冲动都能传导至心室，但 P-R 间期超过 0.20s（图 3-20）。

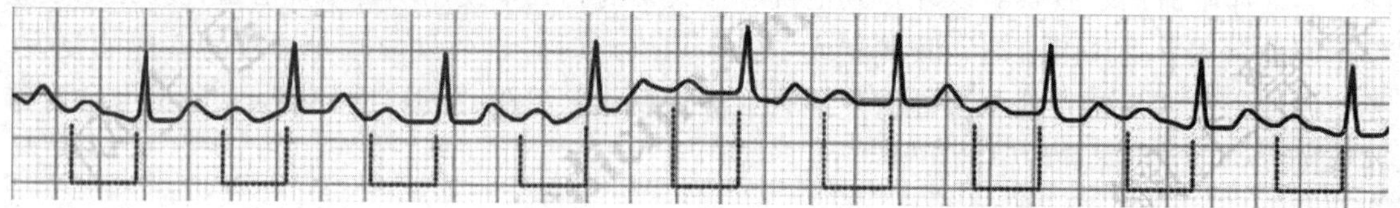

图 3-20 一度房室传导阻滞（此图 P-R 间期 0.30s）

2. 二度房室传导阻滞

（1）二度Ⅰ型 又称文氏型。

① P-R 间期进行性延长，直至一个 P 波受阻不能下传心室。

② 相邻 R-R 间期进行性缩短，直至一个 P 波不能下传心室。

③ 包含受阻 P 波在内的 R-R 间期小于正常窦性 P-P 间期的 2 倍。最常见的房室传导比率为 3∶2 和 5∶4，本型很少发展为三度房室阻滞（图 3-21）。

（2）二度Ⅱ型 P-R 间期恒定不变，来自心房的激动突然被阻滞而不能到达心室，表现为某一个 P 波之后无 QRS 波（图 3-22）。

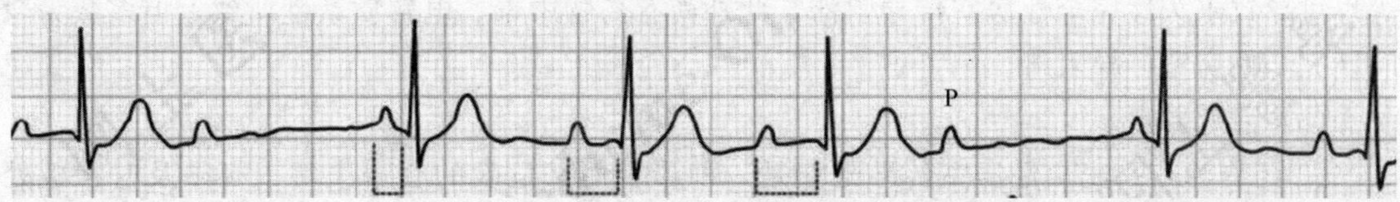

图 3-21　二度Ⅰ型房室传导阻滞

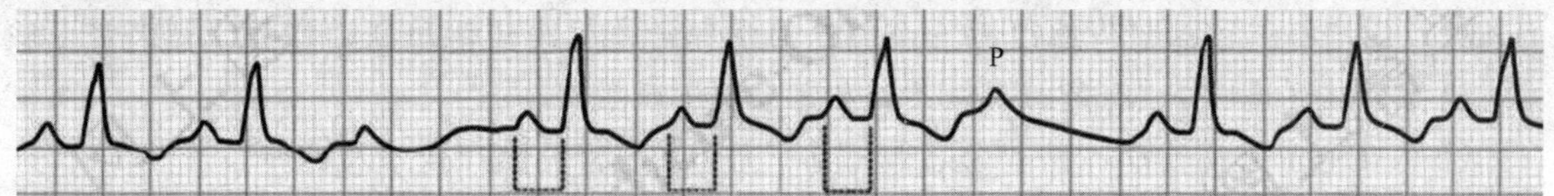

图 3-22　二度Ⅱ型房室传导阻滞

正常人或运动员可发生文氏型房室阻滞（莫氏Ⅰ型），与迷走神经张力增高有关。常发生于夜间。其他导致房室阻滞的病变有心肌缺血、炎症、高血压、电解质紊乱、药物中毒等。

一度房室阻滞与二度Ⅰ型房室阻滞心室率不太慢者，无需特殊治疗。二度Ⅱ型与三度房室阻滞如心室率显著缓慢，伴有明显症状或血流动力学障碍甚至阿-斯综合征发作者，应给予治疗。药物治疗常用阿托品和异丙肾上腺素。阿托品适用于阻滞位于房室结的患者，异丙肾上腺素适用于任何部位的房室传导阻滞，但应用于急性心肌梗死时应十分慎重，因可能导致严重室性心律失常。药物治疗仅适用于无心脏起搏条件的应急情况。对于症状明显、心室率缓慢者，应及早给予临时性或永久性心脏起搏治疗。

3. 三度房室传导阻滞

又称完全性房室传导阻滞，当来自房室交界区以上的激动完全不能通过房室交界区组织而抵达心室时，在阻滞部位以下的潜在节律点就会发放冲动，激动心室，出现逸搏心律。

（1）心电图特点

① P 波与 QRS 波毫无相关性，各保持自身的节律。

② 房率常高于室率（图 3-23）。

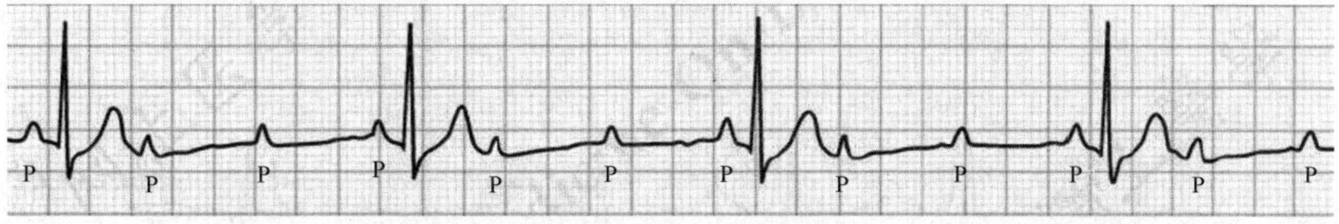

图 3-23　三度房室传导阻滞

（2）病因　常见于冠心病患者，特别是 50 岁以上的患者。急性心肌梗死时完全性房室传导阻滞的发生率为 1.8%～8%，急性下壁心肌梗死的发生率比前壁心肌梗死高 2～4 倍。有报告 Lev 病（即左侧心脏支架硬化症，亦称心脏支架病、室间隔钙质沉着症或特发性束支阻滞纤维化，或束支硬化变性疾病）和 Lenegre 病（亦称特发性双侧束支纤维化，或称室内传导系统退行性变）占引起完全性房室传导阻滞病因的 42%，居首位。其他如扩张型心肌病中，15%有完全性房室传导阻滞。病毒性心肌炎中三度阻滞并不少见，通常为暂时性的，但偶尔也可成为急性心肌炎患者的初发表现和猝死原因。急性风湿热以一度多见，其次为二度，三度少见。此外，如先天畸形、心脏外科手术、外伤、各种感染性心肌炎、心肌病等也可导致永久性完全性房室传导阻滞。此外尚有药物中毒、电解质紊乱所致，但多数为暂时性完全性房室传导阻滞。

（3）治疗要点

① 药物治疗：完全性房室传导阻滞是一种严重而又危险的心律失常，必须及时积极处理。一方面积极寻找病因，并针对病因治疗，如及时控制各种感染性疾病，纠正电解质紊乱，治疗洋地黄药物中毒、心肌炎、心肌病等原发病；另一方面应用提高心室率和促进传导的药物，应用提高心室率药物以改善血流动力学异常，可选药物包括阿托品、异丙肾上腺素、山莨菪碱（654-2）、麻黄碱、氨茶碱和肾上腺皮质激素。

② 人工心脏起搏治疗：见本章第十一节“循环系统常见诊疗技术及护理”。

（二）室内传导阻滞

室内传导系统由三个部分组成：右束支、左前分支和左后分支。室内传导系统的病变可波及单支、双支或三支。

1. 心电图特点

（1）右束支传导阻滞　QRS时限≥0.12s，V_1、V_2 导联呈rSR形，R波粗钝；V_5、V_6 导联呈qRS形，S波宽阔。T波与QRS主波方向相反。不完全性右束支阻滞的图形与上述相似，但QRS时限＜0.12s（图3-24）。

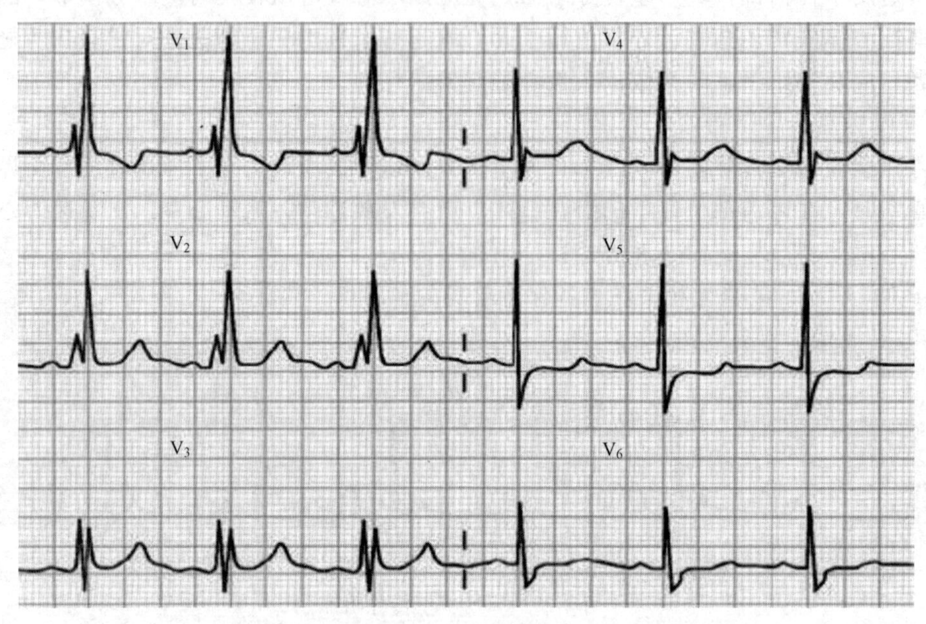

图3-24　右束支传导阻滞

（2）左束支传导阻滞　QRS时限≤0.12s。V_5、V_6 导联R波宽大，顶部有切迹或粗钝，其前方无q波。V_1、V_2 导联呈宽阔的QS波或rS波形。V_5、V_6 T波与QRS主波方向相反。不完全性左束支阻滞图形与上述相似，但QRS时限＜0.12s（图3-25）。

（3）左前分支传导阻滞　额面平均QRS电轴左偏达－45°～－90°，Ⅰ、aVL导联呈qR波，Ⅱ、Ⅲ、aVF导联呈rS图形，QRS时限＜0.12s。

（4）左后分支传导阻滞　额面平均QRS电轴右偏达＋90°～＋120°。Ⅰ导联呈rS波，Ⅱ、Ⅲ、aVF导联呈qR波，且 $R_{Ⅲ}>R_{Ⅱ}$，QRS时限＜0.12s。

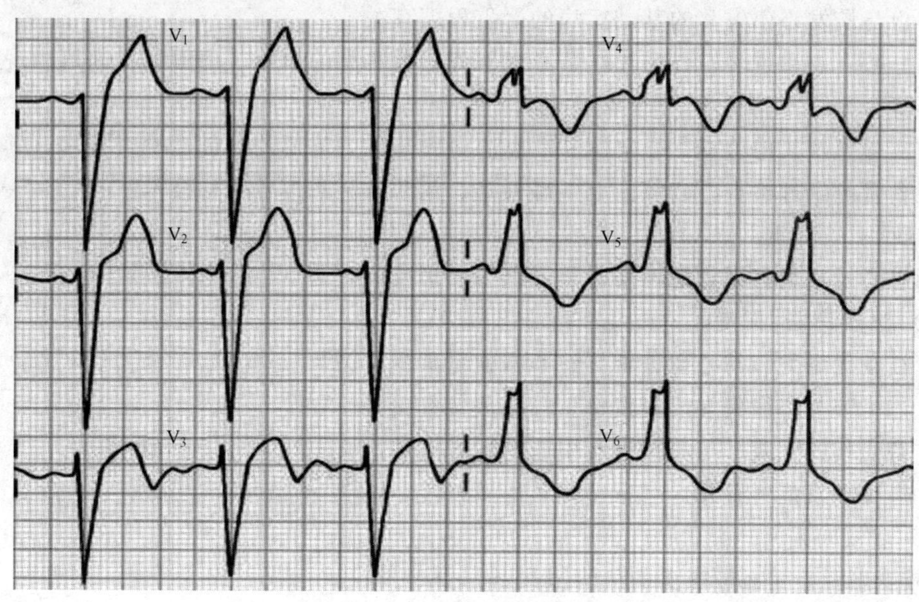

图 3-25　左束支传导阻滞

2. 病因

右束支阻滞较为常见，正常人可发生，也可发生于风湿性心脏病、高血压性心脏病、冠心病、心肌病、大面积肺梗死、急性心肌梗死后。左束支阻滞常发生于充血性心力衰竭、急性心肌梗死、急性感染、奎尼丁中毒、高血压性心脏病、风湿性心脏病、冠心病与梅毒性心脏病。左前分支阻滞较为常见，左后分支阻滞则较为少见。

3. 治疗要点

慢性单侧束支阻滞的患者如无症状，无需接受治疗。双分支与不完全性三分支阻滞有可能进展为完全性房室传导阻滞，但不必常规预防性起搏器治疗。急性前壁心肌梗死发生双分支、三分支阻滞，或慢性双分支、三分支阻滞，伴有晕厥或阿-斯综合征发作者，应及早考虑心脏起搏器治疗。

七、心律失常患者的护理

（一）护理评估

1. 健康史

评估有无导致机体防御机制下降的因素如吸烟、酗酒、年老体弱、长期卧床、意识不清、吞咽和咳嗽反射障碍，存在慢性基础疾病，长期使用肾上腺糖皮质激素、免疫抑制剂或抗肿瘤药物及接受机械通气或大手术等。询问患者有无基础心脏病史（如高血压病、冠心病、风湿性心脏病、心肌病、心肌炎）和其他可能导致心律失常的疾病（甲状腺功能亢进症、贫血），有无诱发心律失常的因素（情绪激动、精神紧张、过度劳累、大量吸烟、大量饮酒、喝浓茶或咖啡、发热、电解质或酸碱平衡紊乱），是否服用容易诱发心律失常的药物[洋地黄、肾上腺素、多柔比星（阿霉素）等]。

2. 身体状况

（1）症状　可轻可重，心悸最常见，严重者可出现头晕、黑矇、晕厥甚至猝死。症状的严重程度取决决定于心律失常的类型、心室率的快慢、发作持续时间的长短及对血流动力学的影响，也与诱发心律失常的基础疾病的严重程度有关。

（2）体征　心动过缓、心动过速、心律不齐是最常见的体征。房颤患者尚可出现第一心音强弱不等。

（3）实验室及其他检查　心电图和动态心电图是最为重要的无创性检查技术。其他检查还包括经食管电生理检查、心腔内电生理检查、运动试验和信号平均技术。

3. 心理-社会状况

询问患者及家属有无焦虑不安甚至恐惧等心理反应。

（二）护理诊断/问题

（1）活动无耐力　与心律失常导致心排血量减少有关。

（2）焦虑　与心律失常反复发作、疗效欠佳有关。

（3）有受伤的危险　与心律失常引起的晕厥有关。

（4）潜在并发症　猝死。

（三）护理目标

① 减少患者心排血量减少的危险因素。

② 患者掌握自测脉搏的方法，发作时能采取有效应对措施。

③ 患者情绪稳定，积极配合治疗。

（四）护理措施

1. 一般护理

（1）休息与活动　无器质性心脏病患者，可鼓励其正常工作和生活，注意休息，避免劳累。当患者发生严重心律失常如窦性停搏、二度Ⅱ型及三型房室传导阻滞等，需绝对卧床静养，禁止喧哗、嘈杂，尤其对严重心律失常的患者更应注意，因为嘈杂声音的刺激可以加重病情。当患者心律失常发作出现胸闷、心悸、头晕等不适时嘱其高枕卧位或半卧位，避免左侧卧位。

（2）饮食　予低热量、易消化、高纤维食物。避免过饱，忌刺激性饮料如咖啡、浓茶等。保持大便通畅，避免用力排便。

（3）吸氧　如患者出现呼吸困难、发绀等缺氧症状时，应立即予2～4L/min氧气吸入。

2. 症状和体征的护理

（1）病情观察　评估引起心律失常的原因，有无冠心病、心力衰竭、心肌病、药物中毒、电解质紊乱、酸碱失衡等。监测心电图和生命体征，及时发现心律失常变化和危急征兆。发现室性早搏R-on-T型、二联律、连发性室早、多发性多源性室早、室性心动过速、心动过缓在每分钟45次以下、二度以上房室传导阻滞等立即报告医生。

（2）配合抢救　立即建立静脉通道。根据心律失常类型准备药物和抢救仪器：①室性心动过速患者备好胺碘酮、利多卡因、除颤器。②房性、结性心律失常患者备好洋地黄、β受体阻滞剂。③心动过缓患者备好阿托品、异丙肾上腺素。④心率少于每分钟45次、药物疗效不佳的患者准备安装起搏器。⑤室颤患者立即进行电除颤和心肺复苏。

3. 心理护理

主动与患者沟通，鼓励患者表达内心的感受。做好耐心解释，向患者及家属介绍心律失常治疗及新进展，使其获得有关信息。为患者安排安静、舒适的环境，避免不良刺激。心律失常复发时，及时采取有效措施使患者产生安全感。告诉患者及家属可保持适当警惕，避免过度紧张，以免诱发心律失常。

4. 健康教育

（1）疾病知识指导　讲解心律失常诱发因素，嘱患者避免情绪紧张、过度劳累及受凉、寒冷刺激，预防急性感染，忌食刺激性食物，戒烟酒及刺激性饮料。心动过缓的患者需保持大便通畅，避免排便时屏气。

指导患者正确自测脉搏的方法。嘱每天早、晚和出现不适时测量脉搏，做好记录。进行徒手心肺复苏知识教育，告知患者及家属心律失常复发时，迅速采取适当自救措施。向安装心脏起搏器的患者讲述自我监测的方法和使用的注意事项，并定期复查回访。

（2）预防指导　告诉患者、患者家属出现下列情况及时就诊：每分钟脉搏少于 60 次，并有头晕、目眩感；每分钟脉搏超过 100 次，休息及放松后仍不减慢；脉搏节律不齐，有漏搏、早搏现象，每分钟 5 次以上；原本整齐脉搏出现节律不齐、强弱不等；应用抗心律失常药物，如美西律后引起恶心、呕吐、心动过缓等副作用。

（五）护理评价

① 患者是否存在心排血量减少，心排血量减少是否被及时发现和处理。

② 患者未发生受伤和猝死。

③ 患者是否了解心律失常诱因、用药、就医指征和自我护理。

④ 患者的焦虑、恐惧等不良情绪是否减轻。

（程婧）

第五节　原发性高血压患者的护理

学习目标

1. 能准确简述原发性高血压的病因、发病机制、诊断和治疗要点。
2. 能正确解释原发性高血压、高血压急症、重症高血压的概念，描述其临床表现。
3. 能运用护理程序的方法，对原发性高血压患者进行正确的护理和健康指导。
4. 在护理实践中，体现护士对患者的爱伤精神和人文关怀。

【疾病概要】

血压（blood pressure，BP）是血管内的血液对血管壁的侧压力。高血压（hypertension）是以体循环动脉收缩压和（或）舒张压的持续升高为主要特征的临床综合征，可分为原发性和继发性两大类。发病原因不明称之为原发性高血压（primary hypertension），由明确而独立的疾病所致的血压升高称为继发性高血压（secondary hypertension），约占高血压病患者的 10%，常见原因包括肾血管性高血压、肾实质性高血压、原发性醛固酮增多症等。

根据 2002 年流行病学调查的结果，我国 18 岁以上人群高血压的患病率为 18.1%，高血压病患者人数约 1.6 亿，但高血压病患者的知晓率、治疗率和控制率低，尤其控制率仅 6.1%。

（一）血压的分类和定义

见表 3-1。

表 3-1　成人血压的分类和定义

类别	收缩压/mmHg	舒张压/mmHg
正常血压	<120	<80
正常高值血压	120～139	80～89
高血压	≥140	≥90
1 级	140～159	90～99
2 级	160～179	100～109
3 级	≥180	≥110
单纯收缩期高血压	≥140	<90

注：收缩压和舒张压分属于不同级别时，以较高的级别为标准。

（二）病因及发病机制

1. 遗传因素

高血压具有明显的家族聚集性，约有 60%高血压病患者有高血压家族史，父母均有高血压，子女的发病概率高达 16%。

2. 内分泌因素

（1）肾素-血管紧张素-醛固酮系统（RAAS）　激活循环和组织中异常增高的血管紧张素Ⅱ是导致血压增高的重要原因。

（2）交感神经系统活动亢进　反复的过度紧张与精神刺激可引起高血压，因交感神经系统激活，释放儿茶酚胺增多，使血管阻力增加。

（3）胰岛素抵抗（insulin resistant，IR）　胰岛素抵抗是指胰岛素刺激靶细胞摄取和利用葡萄糖的能力降低，需要高于正常量的胰岛素来维持血糖水平。近年来认为 IR 是 2 型糖尿病和高血压发生的共同病理生理基础，但其具体机制未获肯定。

3. 饮食因素

（1）膳食高钠低钾　人群中，钠盐（氯化钠）摄入量与血压水平和高血压患病率呈正相关，而钾盐摄入量与血压水平呈负相关。我国大部分地区人均盐摄入量>12g/d，远超过世界卫生组织推荐的 6g/d。

（2）中度以上的饮酒　过量饮酒也是高血压发病的危险因素，人群高血压患病率随饮酒量增加而升高。虽然少量饮酒后短时间内血压会有所下降，但长期少量饮酒可使血压轻度升高；过量饮酒则使血压明显升高。

4. 超重或肥胖

超重或肥胖是血压升高的重要危险因素。体重指数(body mass index，BMI)是衡量体重的常用指标。BMI＝体重(kg)÷身高^2(m^2)，因此其单位是 kg/m^2。我国成年人正常 BMI 为 18.5～23.9kg/m^2，24～27.9kg/m^2 为超重，≥28kg/m^2 为肥胖。血压与 BMI 呈显著正相关，约 1/3 的高血压病患者有不同程度的肥胖，其中腹型肥胖更容易引起高血压。

（三）临床表现

大多数起病缓慢、渐进，早期通常无症状，偶于体检时发现血压升高。约半数患者因头晕、头痛、颈项板紧、疲劳、心悸就医，呈轻度持续性，多数症状可自行缓解，在紧张或劳累后加重。也可出现视物模糊、鼻出血等较重症状。症状缺乏特异性，并且往往与血压升高的程度无关。少数患者病情急骤发展，舒张压持续≥130mmHg，并有头痛、视物模糊、眼底出血、渗出和视盘水肿，肾脏损害突出，持续蛋白尿、血尿与管型尿。病情进展迅速，如不及时有效降压治疗，预后很差，常死于肾衰竭、脑卒中或心力衰竭，称为恶性或急进型高血压。紧张、疲劳、寒冷、突然停服抗高血压药等诱因，小动脉发生强烈痉挛，血压急剧上升，影响重要脏器血液供应而产生危急症状称为高血压危象。危象发生时，出现头痛、烦躁、眩晕、恶心、呕吐、心悸、气急及视物模糊等严重症状，以及伴有动脉痉挛（椎-基动脉、颈内动脉、视网膜动脉、冠状动脉等）累及相应的靶器官缺血症状。重症高血压病患者，由于过高的血压使得脑组织血流灌注过多引起脑水肿。临床表现以脑病的症状与体征为特点，表现为弥漫性严重头痛、呕吐、意识障碍、精神错乱甚至昏迷。

并发其他靶器官损害如脑血管病、心力衰竭、慢性肾功能衰竭、主动脉夹层，请参阅相关章节。

（四）辅助检查

（1）常规检查　常规检查的项目是尿常规、血糖、胆固醇、甘油三酯、肾功能、血尿酸和心电图。这些检查有助于发现相关的危险因素和靶器官损害。部分患者根据需要和条件可以进一步检查眼底、超声心动图。

（2）特殊检查　为了更进一步了解高血压病患者病理生理状况和靶器官结构与功能变化，可以有目的地选择一些特殊检查，例如24h动态血压监测（ABPM）、踝臂血压指数、心率变异、颈动脉内膜中层厚度、动脉弹性功能测定等。24h动态血压监测有助于判断血压升高严重程度，了解血压昼夜节律，指导降压治疗以及评价抗高血压药物疗效。

（五）治疗要点

高血压目前无根治方法，降压治疗可以显著减少脑卒中、心脑血管病死亡率、冠心病、心力衰竭等高血压相关疾病的发生率。

1. 改善生活行为

适用于所有高血压病患者，包括使用抗高血压药物治疗的患者。减轻体重，尽量将BMI控制在正常范围；减少盐摄入，每人每日食盐量以不超过6g为宜；补充钙和钾盐；减少脂肪摄入，膳食中脂肪量应控制在总热量的25％以下；戒烟、限制饮酒；增加运动；可根据年龄及身体状况选择慢跑或步行，一般每周3～5次，每次20～60min。

2. 抗高血压药物治疗

（1）抗高血压药物治疗的对象：①高血压2级或以上患者（血压≥160/100mmHg)；②高血压合并糖尿病，或者已经有心、脑、肾靶器官损害和并发症患者；③凡血压持续升高，改善生活行为后血压仍未获得有效控制患者；④从心血管危险分层的角度，高危和极高危患者必须使用抗高血压药物强化治疗（表3-2)。

表 3-2 高血压病患者心血管危险分层标准

其他危险因素或病史	血压/mmHg		
	1 级	2 级	3 级
无其他危险因素	低危	中危	高危
1～2 个危险因素	中危	中危	极高危
3 个以上危险因素，或糖尿病，或靶器官损害	高危	高危	极高危
有并发症	极高危	极高危	极高危

(2) 高血压的其他危险因素、靶器官损害和并发症 高血压的预后不仅与血压升高水平有关，而且与其他心血管危险因素以及靶器官损害程度有关。

① 其他心血管危险因素包括：男性＞55 岁，女性＞65 岁；吸烟；胆固醇（TC）＞5.72mmol/L（220mg/dL），或低密度脂蛋白胆固醇（LDL-C）＞3.3mmol/L（130mg/dL），或高密度脂蛋白胆固醇（HDL-C）＜1.0mmol/L（40mg/dL）；早发心血管疾病家族史（一级亲属发病年龄＜50 岁）；腹型肥胖（腹围：男性≥85cm，女性≥80cm），或体重指数 BMI＞$28kg/m^2$；高敏 C 反应蛋白（hsCRP）≥1mg/dL；缺乏体力活动。

② 靶器官损害包括：左心室肥厚（心电图或超声心动图）；颈动脉超声证实有动脉粥样斑块或内膜中层厚度（IMT）≥0.9mm；血肌酐度升高，男性 115～133μmol/L（1.3～1.5mg/dL），女性 107～124μmo/L（1.2～1.4mg/dL）；微量白蛋白尿 30～300mg/24h，或尿白蛋白/肌酐比值≥3.5mg/mmol。

③ 并发症包括：心脏疾病（心绞痛、心肌梗死、冠状动脉血运重建、心力衰竭）；脑血管疾病（脑出血、缺血性脑卒中、短暂性脑缺血发作）；肾脏疾病（糖尿病肾病、血肌酐升高男性超过 133μmol/L 或女性超过 124μmol/L、临床蛋白尿＞300mg/24h）；血管疾病（主动脉夹层、外周血管病）；高血压性视网膜病变（出血或渗出、视盘水肿）。

(3) 抗高血压药物的种类 目前常用抗高血压药物可归纳为五大类，即利尿药、β 受体阻滞剂、钙通道阻滞剂（CCB）、血管紧张素转换酶抑制剂（ACEI）和血管紧张素Ⅱ受体拮抗剂（ARB）。

① 利尿药：有噻嗪类、袢利尿药和保钾利尿药三类，常用有氢氯噻嗪（双氢克尿塞）、呋塞米（速尿）、托拉塞米、螺内酯。降压起效较平稳、缓慢，持续时间相对较长，作用持久。适用于轻中度高血压。利尿药的主要副作用是低钾血症和影响血脂、血糖、血尿酸代谢，因此痛风患者禁用利尿药。不良反应还有乏力、尿量增多。

② β 受体阻滞剂：治疗高血压时应选用选择性 β_1 受体阻滞剂或者兼有 α 受体阻滞作用的 β 受体阻滞剂，常用的有美托洛尔、卡维地洛、比索洛尔。适用于各种不同严重程度高血压，尤其是心率较快的中青年患者或合并心绞痛患者。急性心力衰竭、支气管哮喘、病态窦房结综合征、房室传导阻滞和外周血管病患者禁用。

③ 钙通道阻滞剂：有二氢吡啶类和非二氢吡啶类，前者包括尼群地平、氨氯地平、硝苯地平等，后者包括维拉帕米和地尔硫䓬。钙通道阻滞剂起效迅速，降压疗效和降压幅度相对较强，对血脂、血糖代谢无明显影响，副作用较少。主要不良反应是反射性交感活性增强，引起心率增快、面部潮红、头痛、下肢水肿等。维拉帕米和地尔硫䓬抑制心肌收缩及自律性和传导性，不宜在心力衰竭、窦房结功能低下或心脏传导阻滞患者中应用。

④ 血管紧张素转换酶抑制剂（ACEI）：通过抑制血管紧张素转换酶减少血管紧张素Ⅱ的生成，常用卡托普利、培哚普利、贝那普利等。降压起效缓慢，逐渐增强，具有改善胰岛

素抵抗和减少尿蛋白作用，特别适用于伴有心力衰竭、心肌梗死后、糖耐量减退或糖尿病肾病的高血压病患者。不良反应主要是刺激性干咳和血管性水肿。干咳发生率为10%～20%，可能与体内缓激肽增多有关，停用后可消失。高钾血症、妊娠妇女和双侧肾动脉狭窄患者禁用。血肌酐≥265μmol/L患者慎用。

⑤ 血管紧张素Ⅱ受体阻滞剂（ARB）：通过阻滞组织的血管紧张素Ⅱ受体亚型AT_1，阻断血管紧张素Ⅱ的作用。降压作用起效缓慢，但持久而平稳，治疗对象和禁忌证与ACEI相同，但不会引起刺激性干咳，因此常作为患者服用ACEI出现干咳时的替换品。

(4) 降压治疗的目标　原则上应将血压降到患者能最大耐受的水平，目前一般主张血压控制目标值至少＜140/90mmHg，糖尿病或慢性肾脏病合并高血压患者血压＜130/80mmHg。

3. 高血压急症

高血压急症是指短时期内（数小时或数天）血压重度升高，舒张压＞130mmHg和（或）收缩压＞200mmHg。伴有重要器官组织如心脏、脑、肾脏、眼底、大动脉的严重功能障碍或不可逆性损害。

(1) 迅速降低血压　选择适宜有效的抗高血压药物，采用静脉给药，同时监测血压，如果情况允许，及早开始口服抗高血压药治疗。在大多数情况下，硝普钠往往是首选的药物。不宜使用强力利尿药。

(2) 控制性降压　为避免血压急骤下降导致重要器官的血流灌注不足，应采取逐步控制性降压。起始24h内将血压降低20%～25%，48h内血压不低于160/100mmHg，再将血压逐步降到正常水平。

【护理】

（一）护理评估

1. 健康史

患者有无高血压病家族史，患者的职业、性格因素、饮食习惯、体型以及既往疾病史（糖尿病、肾病、冠心病、血脂异常）。

2. 身体状况

(1) 症状　原发性高血压通常起病缓慢，早期常无症状，可以多年自觉良好而偶于体格检查时发现血压升高，少数患者则在发生心、脑、肾等并发症后才被发现。高血压病患者可有头痛、眩晕、气急、疲劳、心悸、耳鸣等症状，但并不一定与血压水平相关，且常在患者得知患有高血压后才注意到。

(2) 体征　评估心脏大小、心率、节律，肺部有无干湿啰音，双下肢有无水肿。测量血压时应注意：①患者在测量血压前30min不要吸烟，避免饮刺激性饮料如浓茶、咖啡等；②患者应在安静状态下休息5min后再测量血压；③应连续测两次血压取平均值。

(3) 实验室及其他检查　血糖、血脂、血电解质、血肌酐、血尿素氮、心电图、胸片、超声心动图的检查结果，以判断靶器官受损程度。必要时可行动态血压监测。

3. 心理-社会状况

了解患者个性特征、职业、生活方式、自我保健知识，还应了解家属对高血压病的认识及对患者给予理解和支持的情况。

（二）护理诊断/问题

（1）头痛　与血压升高有关。

（2）有受伤的危险　与头晕、视物模糊、意识改变或发生直立性低血压有关。

（3）焦虑　与血压控制不满意有关。

（4）营养失调　高于机体需要量，与摄入过多、缺少运动有关。

（5）潜在并发症　高血压急症、脑血管意外、心功能衰竭、肾功能衰竭。

（6）知识缺乏　缺乏高血压自我保健和监测的知识。

（三）护理目标

① 患者的血压基本控制在正常范围之内。

② 患者及家属掌握避免受伤的措施，患者没有出现摔倒或受伤。

③ 患者能复述及实施自我保健的知识。

④ 患者情绪稳定，无高血压危重症出现。

（四）护理措施

1. 一般护理

（1）环境　室内保持适当的温度、湿度和空气新鲜，安静舒适。为患者提供安静的环境，睡眠时间尽量减少打扰。护士应集中护理操作，动作轻柔，避免过多打扰患者休息。

（2）休息　头痛时嘱患者卧床休息，抬高床头，改变体位的动作要慢（如起床、站立、平卧、行走等）。避免劳累、情绪激动、精神紧张、环境嘈杂等不良因素。缓解期应根据病情适度运动，但不宜参加能造成精神紧张的刺激性活动。

（3）饮食　限制钠盐，每天应低于6g。保证钾、钙摄入，多食绿色蔬菜、水果、豆类食物，油菜、芹菜、蘑菇、木耳、虾皮、紫菜等食物含钙量较高。减少脂肪摄入，补充适量蛋白质，如鱼类、蛋类等。增加粗纤维食物摄入，预防便秘，防止用力排便使收缩压上升，甚至造成血管破裂。戒烟限酒，体重超重者应控制总热量。

2. 头痛的护理

为患者提供一个安静舒适的休息环境。头痛时指导患者卧床休息，抬高床头，改变体位时动作缓慢。向患者解释头痛与血压升高有关，教会患者使用放松技术。避免情绪激动，过劳和寒冷刺激。嘱患者遵医嘱按时按量服用抗高血压药，定时测量血压。

3. 用药护理

（1）遵医嘱服用抗高血压药。测量并记录用药后血压以判断治疗效果。必须准时服药，不可漏服或补服上次忘记的药量，不可根据自身感觉血压高或低来增减药物，不可擅自突然停药，否则均可导致血压波动。

（2）注意观察药物副作用　使用噻嗪类和袢利尿药时要防止低钾血症，注意补钾。使用β受体阻滞剂要观察有无负性肌力作用、心动过缓、支气管痉挛、四肢发冷、低血糖等副作用。钙通道阻滞剂会出现头痛、面色潮红、下肢水肿、心动过速等不良反应。血管紧张素转换酶抑制剂则会出现刺激性干咳和颜面水肿。许多抗高血压药都有直立性低血压的副作用，在联合用药、服首剂药物或加量时应特别注意。指导患者正确改变体位的方法，避免长时间站立，选择休息时服药，不可擅自增减药量，不可停服或漏服。如患者出现乏力、头晕、心悸、出汗、恶心、呕吐时，提示发生低血压反应。

4. 心理护理

理解、安慰患者。积极与患者及家属沟通，稳定患者情绪，告知不良的情绪可能导致血压身高，调动其配合治疗的积极性。

5. 健康教育

(1) 疾病知识指导　定期监测血压，如发现血压急剧升高、剧烈头痛、呕吐、大汗、视物模糊、面色及神志改变、肢体运动障碍等症状，立即通知医师。注意观察头痛的性质、精神状态及语言能力，以便及早发现有无脑血管疾病等并发症。注意观察有无心脏衰竭、冠心病及肾衰竭的临床表现，以便早期发现、早期治疗。定期门诊随访复查。

(2) 预防指导　指导患者理解保持良好心态和遵医嘱服药对于预防高血压并发症的重要意义。平时注意遵照医药按时按量嘱服，不可擅自停药。规律测量血压，体重超重者应监测体重变化，控制体重。选择低盐、低脂、低胆固醇饮食，补充适量蛋白质，少食多餐，避免过饱。适量运动，以不疲劳为宜。合理安排工作与休息，保证每日充足的休息与睡眠，避免情绪紧张，避免大脑过度兴奋。

(五) 护理评价

① 患者及家属能否正确地认识疾病，掌握原发性高血压自我管理的相关知识。

② 患者是否能坚持遵医嘱合理用药。

③ 患者发生高血压急症时病情能否及时得到发现和控制。

④ 患者能否建立合理的生活方式，实施自我保健计划。

(程婧)

第六节　冠状动脉粥样硬化性心脏病患者的护理

学习目标

1. 能准确简述冠状动脉粥样硬化性心脏病的流行病学特点病因、发病机制、诊断、常用实验室检查和治疗要点。

2. 能正确解释冠状动脉粥样硬化性心脏病的概念，描述其分型、临床表现。

3. 能运用护理程序的方法，对冠状动脉粥样硬化性心脏病患者进行正确的护理和健康指导。

4. 在护理实践中，体现护士对患者的爱伤精神和人文关怀。

一、疾病概述

冠状动脉粥样硬化性心脏病（coronary atherosclerotic heart disease）简称冠心病，亦称缺血性心脏病，指由于冠状动脉粥样硬化使血管管腔狭窄或闭塞导致心肌慢性或急性缺血、缺氧而引起的心脏病。

冠心病是严重危害人类健康的常见病，2005 年中国城市居民冠心病死亡率为 46.3/10 万，占城市居民所有心血管疾病死亡的 18%，农村居民的数据分别为 22.2/10 万和 12%。

（一）病因及发病机制

冠心病的病因尚未完全确定，系多种因素共同作用所致，这些因素称为危险因素。主要的危险因素如下。

(1) 年龄和性别　本病多见于40岁以上中老年人，女性发病率低于男性，但更年期后女性发病率显著上升。

(2) 血脂异常　血浆总胆固醇（TC）和甘油三酯（TG）水平升高是冠心病的主要危险因素，低密度脂蛋白（LDL）尤其是其亚型中的小而密的低密度脂蛋白（small dense LDL）是冠心病的重要致病因素。极低密度脂蛋白（VLDL）和乳糜微粒（CM）也与冠心病的发生有关。高密度脂蛋白（HDL）尤其是其亚组分 $HDL_{Ⅱ}$ 与冠心病发病呈负相关。

(3) 高血压　60%～70%的冠心病患者有高血压，高血压病患者患冠心病的概率是正常人的4倍。

(4) 吸烟　吸烟使冠心病的发病率和死亡率增加2～6倍，被动吸烟也是危险因素。

(5) 糖尿病和糖耐量异常　糖尿病患者冠心病发病率较非糖尿病者高出数倍，且病变进展迅速。冠心病患者糖耐量减低者也十分常见。

(6) 超重和肥胖　超重患者易患本病，肥胖者更甚。

(7) 遗传　家族中如有人在较年轻时患本病，其近亲得病的机会可能增加5倍。

其他危险因素还包括：从事脑力劳动者、喜食高脂肪高胆固醇食物者、感染、血中同型半胱氨酸升高等。

（二）分型

冠状动脉病变部位、程度和范围的差异使得冠心病有着不同的临床特点，1979年世界卫生组织将冠心病分为五型：无症状心肌缺血、心绞痛、心肌梗死、缺血性心肌病和猝死。近年来趋向将冠心病分为急性冠脉综合征和慢性心肌缺血综合征两大类。

(1) 急性冠脉综合征（acute coronary syndrome，ACS）包括不稳定型心绞痛（unstable angina，UA）、非ST段抬高心肌梗死（non-ST elevation myocardial infarction，NSTEMI）和ST段抬高心肌梗死（STEMI），其共同的病理基础是粥样硬化斑块不稳定，易破裂而导致血栓形成。

(2) 慢性心肌缺血综合征（chronic ischemia syndrome，CIS）与ACS相对应，无症状心肌缺血、稳定型心绞痛和缺血性心肌病被列为CIS的范畴。

心绞痛和心肌梗死是本节重点学习的内容。

二、心绞痛患者的护理

【疾病概要】

（一）稳定型心绞痛

稳定型心绞痛（stable angina pectoris）是在冠状动脉严重狭窄导致供血不足引起心肌急剧的、暂时的缺血与缺氧的临床综合征，常发生于心肌负荷的增加时候。

1. 发病机制

对心脏予以机械性刺激不会引起痛觉，缺血缺氧则会引起疼痛。产生疼痛的因素包括心肌的代谢产物如乳酸、丙酮酸等。

正常情况下，冠状动脉血流量可根据身体的生理情况产生显著的变化，运动时冠状动脉血流量可增加到休息时的6～7倍以满足心脏对氧气的需求。粥样硬化性狭窄导致冠状动脉血流不同程度减少，冠脉狭窄到一定程度时，虽在静息时仍能满足心脏需求，但运动或情绪时无法供应足够的血液，心脏就会因缺血缺氧而产生疼痛。

2. 临床表现

典型的心绞痛主要表现为阵发性的前胸压榨性疼痛或憋闷感觉，主要位于胸骨中下段后部，可放射至心前区和左上肢尺侧，范围约为手掌大小，往往迫使患者立即停止活动，可伴出汗，常发生于劳力负荷增加时，持续1～5min，休息或用硝酸酯制剂后1～2min内消失。

不典型的心绞痛发作可表现为剑突下痛、腹痛甚至牙痛，不少患者并无疼痛感，仅为心前区或胸骨中下段后部压迫感。

3. 辅助检查

(1) 心电图　心电图是发现心肌缺血、诊断心绞痛最常用的方法。

① 静息时：半数患者心电图并无异常，有陈旧性心肌梗死者可有病理性Q波，也可有非特异性的ST-T段变化。

② 心绞痛发作时：心电图呈缺血性改变，表现为T波倒置，ST段压低（≥0.05mV）。心绞痛消失后心电图也相应恢复。

③ 心电图负荷试验：通过运动增加心脏负荷以诱发心肌缺血。运动中出现典型心绞痛，心电图ST段水平型或下斜型压低≥0.1mV且持续2min为运动试验阳性。

④ 动态心电图：有助于发现心电图ST-T改变和各种心律失常，出现时间可与患者的活动和症状相对照。胸痛发作时相应时间的缺血性ST-T改变有助于确定心绞痛的诊断。

(2) 冠状动脉造影　见本章第十一节“循环系统常见诊疗技术及护理”。

4. 治疗要点

(1) 缓解症状　通过改善冠状动脉的血供或降低心肌的耗氧量来缓解疼痛。

① 休息：心绞痛发作时立即休息，患者在停止活动后症状一般可消失。

② 硝酸酯制剂：包括硝酸甘油、硝酸异山梨酯，主要通过扩张冠状动脉、降低阻力、增加冠状循环的血流量来缓解心绞痛。

③ β受体阻滞剂：通过阻断拟交感胺类对心率和心肌收缩力的作用，减慢心率，降低血压、降低心肌收缩力而减少心肌耗氧量，从而缓解心绞痛的发作，常用美托洛尔、比索洛尔。

④ 钙通道阻滞剂：通过抑制钙离子进入心肌细胞，抑制心肌细胞兴奋-收缩耦联达到抑制心肌收缩、降低耗氧量、扩张冠脉，缓解症状的作用。常用非二氢吡啶类的维拉帕米和地尔硫䓬，尤其对因冠脉痉挛而导致的变异型心绞痛疗效最好。

(2) 改善预后　阻止冠状动脉进一步狭窄，避免心脏因长期慢性缺血缺氧而产生心脏重构。

① 抗血小板药物：阿司匹林通过抑制血小板在粥样硬化斑块上的聚集防止血栓形成。其他还包括双嘧达莫、氯吡格雷、西洛他唑。

② β受体阻滞剂：除前述缓解心绞痛的作用外，还可以抑制交感神经系统，预防心肌重构。

③ 降脂药：包括主要针对胆固醇的他汀类药物和主要针对甘油三酯的贝特类药物，常用阿托伐他汀、辛伐他汀、瑞舒伐他汀、非诺贝特等。

（二）不稳定型心绞痛

与稳定型心绞痛相比，不稳定型心绞痛的主要差别在于冠脉内的粥样斑块不稳定，可继发斑块内出血、破裂等病理改变，导致血小板聚集，缺血加重。

1. 临床表现

胸痛的部位、性质与稳定型心绞痛相似，但有下列之一的特点。

① 稳定型心绞痛在1个月内疼痛发作的频率增加，程度加重、时限延长、诱发因素变化。

② 1个月之内新发生的心绞痛，并因较轻的负荷所诱发。

③ 休息状态下发作心绞痛或较轻微活动即可诱发。

2. 治疗要点

① 一般处理：卧床休息，疼痛剧烈者可给予吗啡皮下注射，应重复检测心肌梗死标志物。

② 缓解疼痛：与稳定型心绞痛措施相同，症状不缓解者可静脉滴注硝酸甘油。

③ 抗凝和抗血小板：阿司匹林、氯吡格雷和低分子肝素是不稳定型心绞痛治疗中的重要措施。不推荐溶栓。

④ 心电图ST段持续压低，肌钙蛋白升高者应考虑心肌梗死的可能。

【护理】

（一）护理评估

1. 健康史

询问有无高血压、血脂异常、吸烟、糖尿病等危险因素。有无劳累、情绪激动、饱食、寒冷、吸烟、心动过速及休克等诱发因素。了解患者的年龄、饮食习惯、生活方式、工作及性格等。

2. 身体状况

（1）症状　评估诱发患者心绞痛的因素，了解疼痛的部位、性质、持续时间及缓解方式，观察抗心绞痛药物的疗效及不良反应，警惕心肌梗死的发生。

（2）体征　有无痛苦面容、面色苍白、皮肤发冷或出汗、血压升高或降低、心动过缓或心动过速。

（3）实验室及其他检查　怀疑或确诊心绞痛的患者均需完善常规12导联心电图检查，必要时应行18导联心电图检查。心电图负荷试验及动态心电图有助于确定心绞痛的诊断。目前认为，冠状动脉造影为诊断本病的“金标准”。

3. 心理-社会状况

心绞痛发作时部分患者可有“濒死感”，可令患者出现紧张不安、焦虑、恐惧及惧怕突然死亡的心理。

（二）护理诊断/问题

（1）疼痛　与心肌缺血、缺氧有关。

（2）活动无耐力　与心肌氧的供需失衡有关。

（3）知识缺乏　缺乏避免心绞痛的诱发因素及缓解疼痛的方法等。

（4）有受伤的危险　与使用硝酸甘油导致直立性低血压有关。

（5）焦虑　与心绞痛反复发作有关。

(6) 潜在并发症　心肌梗死。

(三) 护理目标

① 患者主诉疼痛缓解或消失。

② 患者能掌握合适的休息和运动方法。

③ 患者不发生心肌梗死或及时发现并及时救治。

(四) 护理措施

1. 一般护理

(1) 环境　提供舒适、安静的休息环境，温度适宜，避免寒冷刺激，注意保暖，保证睡眠。

(2) 休息　发作时应立即停止活动，就地休息。避免过度劳累。解期应根据患者的活动能力制定合理的活动计划，以提高患者的活动耐力，最大活动量以不发生心绞痛症状为度。但应避免竞赛活动和屏气用力动作，并防止精神过度紧张和长时间工作。

(3) 饮食　给予高维生素、低热量、低胆固醇、适量蛋白质、清淡易消化的食物，少量多餐，避免过饱及刺激性的饮食，多吃水果蔬菜，禁烟酒。

(4) 排便　多吃粗纤维食物，保持大便通畅，防止便秘。防止患者用力排便而增加心肌耗氧量，诱发心绞痛。

2. 疼痛的护理

解开衣领，就地休息。评估患者疼痛的部位、性质、程度、持续时间、监测血压、心律、心率的变化。观察患者有无面色苍白、大汗、恶心、呕吐等。给予硝酸甘油静脉滴注时应控制滴速，防止血压过低。必要时给予氧气吸入。

3. 用药护理

观察药物的疗效及不良反应。心绞痛发作时给予舌下含服硝酸甘油，如服药后 3～5min 仍不缓解可重复使用。使用时可引起头痛、血压下降，偶伴晕厥。对于规律性发作的劳累性心绞痛，可进行预防用药，在外出、就餐、排便等活动前含服硝酸甘油。提醒患者外出时随身携带硝酸甘油片，药物应避光保存，注意有效期，定期更换，以防药效降低。患者有青光眼、低血压时禁忌使用。

4. 心理护理

心绞痛发作时患者常产生焦虑、恐惧的负面情绪，而焦虑、恐惧感能增强交感神经兴奋性，增加心肌需氧量，加重心绞痛。应做好患者的心理疏导，增加安全感，必要时可遵医嘱给予镇静药。

5. 健康教育

(1) 疾病知识指导　保证充足的休息，活动应循序渐进，以不引起症状为原则。避免剧烈活动，可以选择散步、骑车、太极拳等轻柔的活动项目。避免重体力劳动、精神过度紧张的工作或过度劳累。在任何情况下，心绞痛发作时，应立即停止活动就地休息。合理饮食，避免暴饮暴食及进食高脂肪、高热量食物，控制食盐摄入量，每日不超过 5g，增加饮食中的纤维素含量，保持大便通畅。大便时避免用力，必要时可使用缓泻药或开塞露。戒烟限酒，不饮浓茶或咖啡。洗澡时间不宜过长，水温不宜过高或过低，不宜在饱餐或饥饿时洗澡，洗澡时不宜锁门。随身携带“保健盒”，学会正确使用药物。教患者识别心肌梗死的先兆症状，如心绞痛发作频繁或程度加重，含硝酸酯类药物无效时，应即呼“120”。

（2）预防指导　避免诱发因素，保持情绪稳定，避免过于兴奋、激动及紧张，饱餐、剧烈运动、过度劳累、受寒冷、潮湿刺激。减少危险因素如戒烟，选择低盐、低脂、低胆固醇、高纤维素饮食，维持理想的体重，控制高血压，调节血脂，治疗糖尿病等，建立健康的生活方式。

（五）护理评价

① 患者疼痛是否减轻或消失。

② 患者能否建立健康的生活方式，合理安排活动与休息。

③ 患者和家属能否掌握心绞痛的预防和发作时的紧急处理措施。

三、心肌梗死患者的护理

【疾病概要】

（一）发病机制

绝大多数的急性心肌梗死（acute myocardial infarction，AMI）是由于不稳定的粥样斑块溃破，继而出血和管腔内血栓形成，而使管腔闭塞。

（二）临床表现

1. 先兆

半数以上的患者在发病前数日有乏力，胸部不适，活动时心悸、气急、烦躁、心绞痛等前驱症状。

2. 疼痛

这是最先出现的症状，多发生于清晨，疼痛部位和性质与心绞痛相同，但诱因多不明显，且常发生于安静时，程度较重，持续时间较长，可达数小时或更长，休息和含用硝酸甘油片多不能缓解。患者常烦躁不安、出汗、恐惧、胸闷或有濒死感。

3. 其他表现

包括发热、心动过速、白细胞增高等，可有频繁恶心、呕吐和上腹胀痛等胃肠道症状，75%～95%的患者有心律失常，以室性心律失常最常见，尤其以室性期前收缩多见。其他表现包括低血压、休克和心力衰竭，与心肌广泛坏死、心排血量急剧下降有关。

4. 心肌梗死时心泵功能的评价

Killip 分级是评估急性心肌梗死患者的心功能状态的常用方法。

Ⅰ级：无肺部啰音和第三心音。

Ⅱ级：肺部有啰音，但啰音的范围小于1/2肺野。

Ⅲ级：肺部啰音的范围大于1/2肺野（肺水肿）。

Ⅳ级：休克。

（三）辅助检查

1. 心电图

常有动态变化，对AMI的诊断、定位、估计病情变化和预后都有帮助。

（1）缺血性改变　损伤和坏死区周围的心肌细胞处于缺血状态，心电图表现为面向缺血的导联出现T波倒置。

（2）损伤性改变　面向损伤区的导联上出现ST段弓背向上型抬高。

（3）坏死性改变　面向坏死区的导联上出现宽而深的Q波，称为病理性Q波。在背向MI区的导联则出现相反的改变，即R波增高、ST段压低和T波直立并增高。Ⅱ、Ⅲ、

aVF、V_5 和 V_6 导联 ST 段弓背向上型抬高，与 T 波融合成为单相曲线（箭头所指）；其余导联 ST 段显著压低。

（4）动态变化　ST 段抬高性心肌梗死如下。

① 起病数小时内，可尚无异常或出现异常高大两肢不对称的 T 波，为超急性期改变。

② 数小时后，ST 段明显抬高，弓背向上，与直立的 T 波连接，形成单相曲线。数小时至 2d 内出现病理性 Q 波，同时 R 波减低，是为急性期改变（图 3-26）。

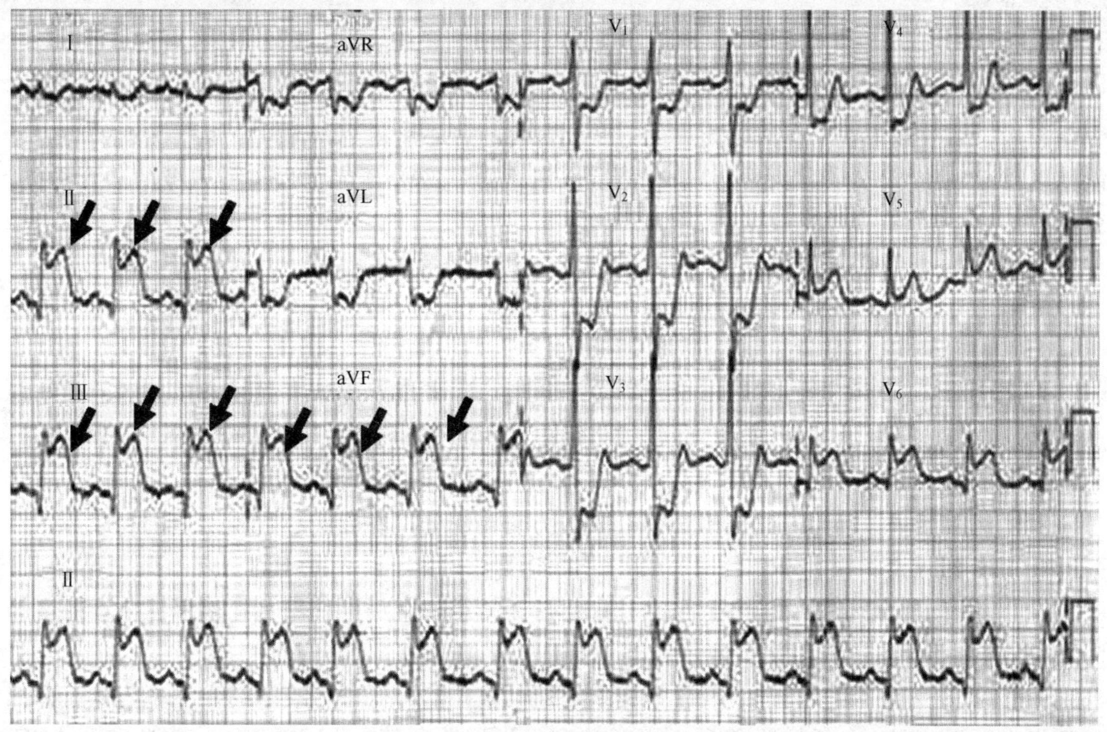

图 3-26　急性心肌梗死的典型心电图改变

③ 在早期如不进行治疗干预，ST 段抬高持续数日至 2 周左右，逐渐回到基线水平，T 波平坦或倒置，是为亚急性期改变。

④ 数周至数月后 T 波呈 V 形倒置，两支对称，波谷尖锐，是为慢性期改变。T 波倒置可永久存在。非 ST 段抬高性心肌梗死表现为 ST 段普遍压低，继而 T 波倒置。

2. 冠状动脉造影

见本章第十一节“循环系统常见诊疗技术及护理”。

3. 超声心动图

有助于了解心室壁的运动和左心室功能，诊断室壁瘤和乳头肌功能失调等。

4. 实验室检查

肌钙蛋白（cTnI 或 cTNT）和肌酸激酶同工酶（CK-MB）是常用的心肌梗死标志物。cTnI 或 cTnT 起病 3～4h 后升高，cTnI 于 11～24h 达高峰，7～10d 降至正常；cTnT 于 24～48h 达高峰，10～14d 降至正常。CK-MB 在起病后 4h 内增高，16～24h 达高峰，3～4d 恢复正常，其增高的程度能较准确地反映梗死的范围，其高峰出现时间是否提前有助于判断溶栓治疗是否成功。

（四）治疗要点

1. 一般治疗

包括绝对卧床休息，心电监护，吸氧。疼痛明显者可给予吗啡或哌替啶解除疼痛。

2. 抗血小板聚集

一旦怀疑或确诊 AMI，应立即给予负荷剂量的阿司匹林（100～300mg）和氯吡格雷（300～600mg）口服，既往已达负荷剂量者用常规剂量口服（阿司匹林 100mg 和氯吡格雷 300mg）。

3. 抗凝

现常用低分子肝素，因无需监测凝血功能而便捷。

4. 再灌注心肌

起病 3～6h 最多在 12h 内使闭塞的冠状动脉再通，心肌得到再灌注，濒临坏死的心肌可能得以存活或使坏死范围缩小，减轻梗死后心肌重塑，改善预后，是一种积极的治疗措施。包括溶栓疗法和介入疗法。

5. 消除心律失常

见本章第四节“心律失常疾病及其患者的护理”。

6. 控制休克

右冠状动脉心梗常伴血容量不足，需要补充液体，常用右旋糖酐或较大剂量的葡萄糖静脉滴注。左冠状动脉尤其前降支心梗常需要多巴胺或多巴酚丁胺。

7. 治疗心力衰竭

主要是急性左心衰竭，详见本章第三节心力衰竭部分。右心室心肌梗死慎用利尿药。

8. 其他治疗

（1）β受体阻滞剂和钙通道阻滞剂　AMI 后无禁忌证应尽早使用美托洛尔、卡维地洛等β受体阻滞剂，钙通道阻滞剂中地尔硫䓬可能具有类似作用。

（2）ACEI 和 ARB　有助于改善恢复期心肌的重塑，降低心力衰竭的发生率，从而降低病死率。常用 ACEI 包括培哚普利、卡托普利、贝那普利等。ARB 常作为不能耐受 ACEI 患者的替代品。

（3）右心室心肌梗死的治疗　治疗措施与左心室梗死略有不同。右心心肌梗死引起右心衰竭伴低血压，而无左心衰竭的表现时，宜扩张血容量，不宜使用利尿药。

（4）非 ST 段抬高心肌梗死的治疗要点　无 ST 抬高的 MI 其住院期病死率较低，但再梗死事件、心绞痛再发生率和远期病死率则较高，此类患者不宜溶栓治疗。药物治疗包括阿司匹林、氯吡格雷和低分子肝素，其他方法包括介入治疗。

9. 预防

预防动脉粥样硬化和冠心病属一级预防，已有冠心病和 AMI 者应预防再次梗死和其他心血管事件，称为二级预防。预防的措施为：①阿司匹林抗血小板聚集，硝酸酯类制剂抗心绞痛治疗；②β受体阻滞剂，控制好血压；③控制血脂，戒烟；④控制饮食，治疗糖尿病；⑤普及冠心病相关的知识，有计划地进行锻炼。

【护理】

（一）护理评估

1. 健康史

询问患者有无冠心病危险因素及既往胸痛发作史；有无脱水、出血、休克、外科手术及严重心律失常其他疾病史；有无重体力活动、情绪激动、血压突然升高、饱餐及用力排便等诱因。

2. 身体状况

(1) 症状

① 疼痛为最早、最突出的症状。与心绞痛相比，心肌梗死的疼痛性质更为剧烈，常伴烦躁不安，持续时间常达半小时或不能缓解，舌下含服硝酸甘油后疼痛不能缓解或缓解不明显。

② 发病 1～2d 后可有发热、心动过速、白细胞计数升高及血沉增快等症状，发热时体温一般 38℃左右。疼痛剧烈时可伴恶心、呕吐或上腹部胀痛，与迷走神经受刺激、心排血量降低、组织灌注不足有关。

③ 心律失常：以室性心律失常最多见。室颤是急性心肌梗死早期特别是入院前主要的死因。下壁心肌梗死易发生房室传导阻滞及窦性心动过缓。

④ 其他：包括休克和心力衰竭。

(2) 体征　心浊音界增大。心率可增快或减慢；心尖区第一心音减弱，可闻及舒张期奔马律，部分患者出现心包摩擦音、血压下降。发生心律失常、休克及心力衰竭时有相应的体征。

(3) 实验室及其他检查　心肌梗死患者应常规进行 18 导联心电图检查，明确是否具有心肌梗死的特征性、动态性变化，应予心电监护监测有无心律失常。血液检查包括血清心肌损伤标记物、血常规有无白细胞计数升高及血糖、血脂、电解质有无异常。

3. 心理-社会状况

因剧烈疼痛、血压下降，患者常有恐惧或濒死感，患者可出现焦虑或悲观的情绪。家属、亲友对疾病的认识程度及对患者的态度直接影响患者的情绪和预后。

(二) 护理诊断/问题

(1) 疼痛　与心肌缺血坏死有关。

(2) 活动无耐力　与心肌坏死导致心肌氧的供需失调有关有关。

(3) 自理缺陷　与医源性限制有关。

(4) 有便秘的危险　与进食减少、活动减少、不习惯床上排便有关有关。

(5) 焦虑　与担心疾病预后有关。

(6) 恐惧　与剧烈胸痛导致的濒死感有关。

(7) 潜在并发症　心律失常、心源性休克、心力衰竭、猝死。

(三) 护理目标

① 患者主诉疼痛程度缓解或消失。

② 患者情绪放松，焦虑恐惧心理缓解。

③ 患者及家属了解预防便秘的重要性，能遵医嘱休息。

④ 不出现并发症或能及时发现和处理并发症。

(四) 护理措施

1. 一般护理

(1) 休息与活动　急性期 1～3d 绝对卧床休息，限制探视，协助翻身、进食、洗漱、排便等。4～6d，生命体征平稳后，可在床上做一些上肢、下肢的被动和主动运动，鼓励患者做深呼吸运动。第1周后，无并发症的患者可由床上坐起，逐步过渡到坐在床边。病程第2周，在床边缓慢走动。根据病情和活动后的反应，逐渐增加活动量和活动时间，鼓励患者在耐力范围内从事部分生活自理活动和运动。有并发症者应适当延长卧床休息时间。

（2）饮食 发病时应禁食，2d内宜进流质饮食，3d后改为软食，少量多餐，宜进低盐、低脂肪、低胆固醇、高维生素、易消化的饮食。伴有心力衰竭时应适当限制钠盐。多食水果蔬菜等防止便秘。少量多餐，禁烟酒，避免刺激性的食品。

（3）给氧 吸氧是心肌梗死治疗中重要措施，急性心梗时动脉血氧下降，吸氧可改善心肌缺血缺氧状态，缓解心绞痛，减少心律失常，早期足量吸氧可避免梗死面积扩大，所以及时通畅有效吸氧是非常重要的。吸氧速度和流量根据病情而定。一般用鼻导管持续高流量吸氧3～5d，流量为4～6L/min，以后可间歇吸氧，流量为1～2L/min。

（4）排便 首先评估患者平时有无习惯性便秘的情况和是否适应床上排便，同时向患者解释急性期床上排便的重要意义，说服患者养成床上排便的习惯。避免用力排便，因用力排便可增加心脏受损，加重心肌缺血。予水果蔬菜等富含纤维素的饮食，按顺时针方向进行腹部按摩以促进胃肠蠕动。遵医嘱应用缓泻药和开塞露，必要时可做低压清洁灌肠。无糖尿病者每日清晨给予蜂蜜20mL加温开水同服润肠。

2. 症状和体征的护理

（1）疼痛 遵医嘱给予吗啡、哌替啶及硝酸异山梨酯等药物，注意观察止痛效果及药物的不良反应。注意用药后有无呼吸抑制，并密切观察脉搏和血压的变化；应用硝酸异山梨酯时，告诉患者嚼碎后含服起效最快。硝酸甘油静脉滴注应严格控制输液速度，随时监测血压、心率的变化，维持在收缩压100mmHg以上。

（2）心律失常 连续的心电、血压、呼吸、血气和生化等监测，一旦发现导致心室颤动及室性心动过速的各种心律失常、休克、心衰等严重并发症，及时予以纠正；每日检查除颤器、呼吸机、临时起搏器的功能是否良好，并置于备用状态，备好备齐抢救车内的各种抢救物品。

（3）心力衰竭 控制输液速度和液体总量，24h液体总量不超过1500mL，滴速不超过30滴/分，过量及过速输液可致心脏负荷过重，导致肺水肿，加重患者的病情。

3. 用药护理

（1）血管扩张药 主要是减轻左心室前负荷，常用药是静滴硝酸甘油的注射剂、口服异山梨酯、舌下含服硝酸甘油片等。如心绞痛发作时可予硝酸甘油片1～2片舌下含化，通过唾液溶解吸收。1～2min即开始起效，约30min作用消失。如药片不易被溶解，可轻轻嚼碎让其更快溶解吸收产生作用，因硝酸酯类药物可扩张血管，可出现头晕、头部胀痛、头部血管搏动弱、面红、心悸等，通常继续用药数日后自行消失。为避免发生低血压而引起晕厥，静滴硝酸甘油速度不宜过快，应等到血压变化，服用硝酸甘油片或异山梨酯等药物后应平卧片刻，必要时给予氧气吸入。

（2）β受体阻滞剂 如美托洛尔、氨心联胺等，应嘱患者不能突然停药或漏服，为防止延缓此类药物吸收，应在饭前服用，用要过程中注意监测心率、血压等。

（3）抗凝、抗血小板聚集药物 如阿司匹林肠溶片、氯吡格雷等，嘱患者于饭后服用，以防引起胃肠道反应，同时注意监测出凝血时间。

（4）抗心律失常药 主要有利多卡因、胺碘酮等，用药时应根据心电图情况，调整药物，注意患者用药后的效果及不良反应。

4. 溶栓的护理

溶栓前评估患者是否有溶栓禁忌证如活动性出血或出血性疾病、脑出血疾病、消化性溃疡等。完善实验室检查，如血常规、血小板、出凝血时间、纤维蛋白原及血型测定。向患者及家属解释溶栓治疗的必要性、疗效与可能出现的并发症。溶栓中持续心电图监护，复查全导心电图。溶栓后根据溶栓 2h 内评估胸痛缓解或消失；心电图 ST 段于 2h 内是否回降＞50%；2h 内出现再灌注性心律失常；血清 CK-MB 酶峰值提前出现间接判断溶栓已成功判断。

5. 心理护理

心肌梗死患者易产生焦虑、恐惧、紧张、抑郁等负性心理反应。负性情绪使交感神经兴奋，引起心率加快、血管收缩、血压升高，使冠状动脉供氧、供血进一步减少，心肌坏死范围扩大。应多与患者沟通，给予心理支持，鼓励其树立乐观的情绪和战胜疾病的信心，密切配合治疗。同时详细了解每个患者的个性、习惯，针对不同性格的患者给予不同的心理疏导。

6. 健康教育

(1) 疾病知识指导

① 指导患者建立健康的生活方式。进食高蛋白、高维生素、易消化的饮食，补充富含维生素 C 的新鲜蔬菜与水果。保持乐观的心态，放松紧张情绪。戒烟限酒，防止便秘。体重超重者应控制体重。

② 嘱患者合理休息，根据自身情况，选择合适的运动方式，进行体力活动和锻炼。应循序渐进，提倡少量、重复、多次运动，运动过程中如出现面色苍白、呼吸困难、心悸气短、脉搏增快、胸闷胸痛等不适症状，应停止活动及时就诊。经 3～6 个月后适当恢复部分或全部轻体力工作与学习，但应放弃重体力劳动、驾驶员、高空作业及其他精神紧张或劳动强度大的工作。

③ 坚持药物治疗，定时复诊。家中急救药放于易取之处，用后放回原处，家人也应知道药物存放位置，以便需要时随时找到。同时注意药物有效期（开后 6 个月内有效）。

(2) 预防指导

① 注意保暖，防止呼吸道感染，避免诱发心力衰竭和心律失常。教会患者及家属自测脉搏，发现异常随时就诊。

② 随身携带硝酸甘油片以备急用，如出现心绞痛发作次数增加，持续时间延长，疼痛程度加重，含服硝酸甘油片无效时，应急呼“120”。若有牙痛、上腹痛时应及时就医，复查心电图，谨防心梗的再次发生。

(五) 护理评价

① 患者心前区疼痛是否缓解或消失。

② 患者是否遵医嘱进行休息活动，活动耐力增加。

③ 患者是否有便秘。

④ 患者情绪是否稳定，恐惧、焦虑情绪是否缓解。

⑤ 有无严重并发症发生，能否及时发现和控制。

（程婧）

第七节 心脏瓣膜病及其患者的护理

学习目标

1. 能准确简述心脏瓣膜病的病因、发病机制、诊断和治疗要点。
2. 能正确解释心脏瓣膜病的概念，描述其临床表现。
3. 能运用护理程序的方法，对心脏瓣膜病患者进行正确的护理和健康指导。
4. 在护理实践中，体现护士对患者的爱伤精神和人文关怀。

心脏瓣膜病（valvular heart disease）是由于炎症粘连和纤维化、黏液样变性、退行性改变、先天性畸形、缺血性坏死、创伤等各种原因引起的心脏瓣膜（瓣叶、腱索及乳头肌）的功能或结构异常，造成单个或多个瓣口狭窄和（或）关闭不全，导致心脏血流动力学显著变化的临床症候群。我国的心脏瓣膜病主要是风湿性心脏瓣膜病，二尖瓣最常受累，其次为主动脉瓣。随着风湿热发病率的降低，非风湿性的心脏瓣膜病有所增多。

一、二尖瓣狭窄

（一）病因及发病机制

绝大多数二尖瓣狭窄是风湿性心脏病所致，少数为先天性狭窄或老年性二尖瓣环或环下钙化。瓣膜交界处和基底部先有炎症水肿和赘生物形成，由于纤维化和（或）钙质沉着、瓣叶广泛增厚粘连、导致瓣口变形和狭窄，狭窄显著时成为一个裂隙样的孔。病变可分为隔膜型和漏斗型。

正常人的二尖瓣质地柔软，瓣口面积为4～6cm^2，当瓣口减小一半即出现狭窄的相应表现。瓣口面积1.5cm^{2}以上为轻度、1～1.5cm^{2}为中度、小于1cm^{2}为重度狭窄。重度二尖瓣狭窄时血液自左心房流入左心室受限，导致左心房压力增高，造成肺静脉和肺毛细血管压升高，继而扩张和淤血。

（二）临床表现

1. 症状

（1）呼吸困难　劳力性呼吸困难是最早的症状，以后日常活动即出现呼吸困难，可发展为端坐呼吸，甚至肺水肿。

（2）咳嗽　常在夜间睡眠时或活动后出现，多为干咳，与支气管黏膜淤血有关。

（3）咯血　左心房压力突然增高导致支气管静脉破裂表现为咯大量鲜血；呼吸困难或咳嗽时表现为痰中带血。

（4）其他症状　还包括胸痛、声嘶，后者与左喉返神经受压有关。

2. 体征

常有“二尖瓣面容”，双颧呈紫红色。心尖区可闻第一心音亢进和开瓣音，提示前叶柔软，活动度好。还有肺动脉高压和右心室扩大的心脏体征：肺动脉瓣区第二心音亢进或伴分裂，肺动脉扩张引起相对性肺动脉瓣关闭不全时，可在胸骨左缘第二肋间闻及舒张早期吹风样杂音，称Graham-Steel杂音。

（三）辅助检查

（1）胸部X线检查　左心房增大，但不会出现左心室增大。后前位见左心缘变直，右心缘有双心房影。左前斜位可见左心房使左主支气管上抬，右前斜位可见增大的左心房压迫食管下段后移。其他X线征象包括右心室增大、主动脉结缩小、肺动脉干和次级肺功脉扩张、肺淤血。

（2）心电图　重度二尖瓣狭窄可有“二尖瓣型P波”，P波宽度>0.12s，伴切迹。P_{V_1}终末负性向量增大。QRS波群示电轴右偏和右心室肥厚表现。

（3）超声心动图　是诊断二尖瓣狭窄的可靠方法，可确定瓣口面积和跨瓣压力阶差，判断病变的程度，决定手术方法，评价手术的疗效。

（4）右心导管检查　可检测右心室、肺动脉及肺毛细血管压力。

（四）治疗要点

1. 一般治疗

避免剧烈体力劳动和剧烈运动，限制钠盐摄入。

2. 药物治疗

有风湿活动者应予以青霉素抗风湿治疗。出现心力衰竭的患者应口服利尿药，右心衰或快速房颤时，可用洋地黄类制剂控制心室率，缓解症状。长期房颤者采用抗凝治疗预防血栓形成和动脉栓塞的发生。

3. 介入治疗和手术治疗

为治疗本病的有效方法。当二尖瓣口有效面积<$1.5cm^2$，伴有症状，尤其症状进行性加重时，应用介入或手术方法扩大瓣口面积，减轻狭窄。

（1）介入治疗　经皮球囊二尖瓣成形术能使二尖瓣口面积扩大到$2cm^2$以上，明显降低左心房压力，有效地改善症状。

（2）手术治疗　包括二尖瓣分离术和人工瓣膜置换术。分离术包括闭式分离术和直视分离术。人工瓣膜置换术需终身抗凝治疗。

二、二尖瓣关闭不全

（一）病因及发病机制

二尖瓣的瓣叶、瓣环、腱索和（或）乳头肌的结构和功能发生异常均致二尖瓣关闭不全，慢性患者中，由风湿热造成的瓣叶损害所引起者最多见，约占全部二尖瓣关闭不全患者的1/3。二尖瓣关闭不全还可见于冠心病、二尖瓣环钙化、左心室扩大、二尖瓣脱垂等。

（二）临床表现

急性轻度二尖瓣反流仅有轻微劳力性呼吸困难，严重反流（如乳头肌断裂）很快发生急性左心衰竭，甚至发生急性肺水肿、心源性休克。

慢性轻度二尖瓣关闭不全可终身无症状，严重反流有心排血量减少，首先出现的突出症状是疲乏无力，肺淤血的症状如呼吸困难出现较晚。严重的二尖瓣关闭不全晚期出现左心衰竭。

（三）辅助检查

（1）胸部X线检查　急性反流患者心影正常或左心房轻度增大伴明显肺淤血，甚至肺水肿征。慢性重度反流常见左心房、左心室增大，左心室衰竭时可见肺淤血和间质性肺水肿征。左侧位或右前斜位可见二尖瓣环钙化阴影。

（2）心电图　慢性重度二尖瓣关闭不全主要为左心房增大，部分有左心室肥厚，少数有右心室肥厚，心房颤动常见。

（3）超声心动图　心脏彩色多普勒超声检查是诊断二尖瓣关闭不全的可靠方法，可半定量反流程度。

（4）左心导管检查　经注射对比剂行左心室造影，观察收缩期对比剂反流入左心房的量，为半定量反流程度的“金标准”。

（四）治疗要点

外科治疗为恢复瓣膜关闭完整性的根本措施，其中瓣膜修复术比人工瓣膜置换术的病死率低、长期存活率较高、血栓栓塞发生率低。

（1）急性二尖瓣关闭不全　适当使用利尿药减轻前负荷和肺淤血，血管扩张药首选硝普钠，同时扩张动静脉，降低心脏前后负荷，既减轻淤血，又降低左心室射血阻力，增加心排血量。洋地黄适用于心力衰竭，尤其有房颤伴快速心室率者。

（2）慢性二尖瓣关闭不全　风湿病伴活动者需进行抗风湿治疗。有心力衰竭者应限制钠盐摄入，适当使用利尿药、ACEI、β受体阻滞剂和洋地黄类药物。

三、主动脉瓣狭窄

（一）病因及发病机制

风湿热仍是本病最常见的原因，单纯的风湿性主动脉瓣狭窄极少见，大都伴有关闭不全和二尖瓣的损害。其他原因还包括先天性主动脉瓣狭窄、老年性主动脉瓣钙化等。

成人主动脉瓣口面积≥3.0cm^2。瓣口面积＜3.0cm^2 而＞1.5cm^2 时为轻度狭窄，1.0～1.5cm^2 时为中度狭窄，瓣口面积＜1.0cm^2 为重度狭窄，此时左心室收缩压明显升高，跨瓣压差显著，导致左心房压、肺动脉压、肺毛细血管楔压和右心室压力上升，心排血量减少。

（二）临床表现

出现较晚，瓣口面积≤1.0cm^2 时才出现症状，典型表现为劳力性呼吸困难、心绞痛和劳力性晕厥。

（1）呼吸困难　劳力性呼吸困难是最早的症状，以后日常活动即出现呼吸困难，可发展为端坐呼吸，甚至肺水肿。

（2）心绞痛　三分之一患者有心绞痛，主要由心排血量减少引起的心肌缺血所致。

（3）劳力性晕厥　从黑矇到晕厥，可为首发症状。多于体力活动时或体力活动后发作，系心排血量减少、脑供血不足所致。

（4）其他症状　还包括胃肠道出血、血栓栓塞、肝大等。

（三）辅助检查

（1）胸部X线检查　心影正常或左心室轻度增大，左心房可能轻度增大，升主动脉根部常见狭窄后扩张。晚期可有肺淤血和右心扩大的征象。

（2）心电图　重度狭窄者有左心室肥厚伴ST-T继发性改变和左心房增大的改变。

（3）超声心动图　是明确诊断和判断狭窄程度的可靠方法。

（4）心导管检查　通过左心双腔导管同步测定左心室和主动脉压，或用单腔导管从左心室缓慢外撤至主动脉连续记录压力曲线，计算左心室-主动脉收缩期峰值压差，平均压差＞50mmHg或峰压差达70mmHg为重度狭窄。

（四）治疗要点

1. 药物治疗

避免剧烈体力劳动和剧烈运动；有风湿活动者应予以青霉素抗风湿治疗。出现心力衰竭的患者应口服利尿药并限制钠盐摄入，避免使用β受体阻滞剂，因其可抑制心肌收缩功能，诱发心力衰竭。硝酸酯类可缓解心绞痛的症状。

2. 介入治疗和手术治疗

（1）介入治疗　经皮球囊主动脉瓣成形术价值有限。

（2）手术治疗　包括直视下主动脉瓣交界分离术和人工瓣膜置换术。平均跨瓣压力阶差超过50mmHg，瓣口面积$<1.0cm^2$，伴有症状（心力衰竭、心绞痛或晕厥）为手术的主要指征。

四、主动脉瓣关闭不全

（一）病因及发病机制

可由主动脉瓣、瓣环以及升主动脉的病变引发。急性患者常见原因包括创伤、主动脉夹层、感染性心内膜炎致主动脉瓣瓣膜穿孔或瓣周脓肿。慢性患者中，造成瓣叶损害的原因除风湿热外还可见于感染性心内膜炎引起的瓣叶损害、先天性畸形。

一些可导致主动脉瓣根部扩张的疾病，如梅毒性主动脉炎、马方综合征、强直性脊柱炎、严重高血压，均可导致主动脉瓣关闭不全。

（二）临床表现

急性轻者可无症状；重者出现急性左心衰竭和低血压。慢性可多年无症状，甚至可耐受运动。最先的主诉为与心搏量增多有关的心悸、心前区不适、头部强烈搏动感等症状。晚期出现左心室衰竭表现。心绞痛较主动脉瓣狭窄时少见。常有体位性头昏，晕厥罕见。

慢性主动脉瓣关闭不全的患者可有周围血管征：点头征、颈动脉和桡动脉扪及水冲脉、股动脉枪击音、听诊器轻压股动脉闻及双期杂音和毛细血管搏动征。

（三）辅助检查

（1）胸部X线检查　急性关闭不全患者心影正常，常有肺淤血甚至肺水肿征。慢性关闭不全常见左心房、左心室增大，左心室衰竭时可见肺淤血和间质性肺水肿征。

（2）心电图　急性者常见窦性心动过速和非特异性ST-T改变。慢性者常见左心室肥厚劳损。

（3）超声心动图　心脏彩色多普勒超声检查是诊断主动脉瓣关闭不全最敏感的方法，可通过计算反流血量与搏出血量的比例判断其严重程度。

（4）主动脉造影　选择性主动脉造影可半定量反流程度。

（四）治疗要点

（1）药物治疗　避免过度的体力劳动和剧烈运动，限制钠盐摄入。适当使用利尿药、洋地黄类药物以及血管扩张药，特别是ACEI制剂，有助于防止心功能的恶化。有心绞痛者可使用硝酸酯类药物，积极预防感染和心律失常。

（2）手术治疗　瓣膜修复术已经少用，因通常不能完全消除主动脉瓣反流。人工瓣膜置换术是有效和可靠的手术方法。

五、心脏瓣膜病患者的护理

（一）护理评估

1. 健康史

评估患者的瓣膜性心脏病是否为风湿热引起，可询问青少年时期的感染病史，是否曾出现多发性关节炎、关节痛、皮下结节或环形红斑等风湿热的症状，有无家族史。

2. 身体状况

（1）症状

① 二尖瓣狭窄：症状与二尖瓣狭窄的程度有关，包括不同程度的呼吸困难、咳嗽、咯血及右心衰竭的表现（上腹部饱胀、恶心、呕吐、腹水、下肢水肿等）。

② 二尖瓣关闭不全：为左心衰竭的表现（劳力性呼吸困难、夜间阵发性呼吸困难、端坐呼吸），后期可出现右心衰竭的表现。

③ 主动脉瓣狭窄：轻度狭窄可无症状，中度狭窄可出现乏力、头晕，重度狭窄的表现为心绞痛、晕厥和呼吸困难，可出现猝死。

④ 主动脉瓣关闭不全：早期可无症状，后期的主要症状为左心衰竭的表现。

（2）体征

① 二尖瓣狭窄：二尖瓣面容、心尖区第一心音亢进，可闻及开瓣音和心尖区舒张期隆隆样杂音。晚期可出现肺动脉高压和右心室扩大的体征，如第二心音亢进、分裂。

② 二尖瓣关闭不全：心界可向左下扩大，心尖搏动呈抬举样，可闻及舒张期第三心音，心尖部可闻及收缩期吹风样杂音，向腋下传导。

③ 主动脉瓣狭窄：心界可向左下扩大，胸骨右缘第二肋间可闻及响亮、粗糙的吹风样收缩期杂音，脉搏细弱，血压偏低。

④ 主动脉瓣关闭不全：心界可向左下扩大，主动脉瓣听诊区可闻及舒张期高调吹风样杂音，可出现周围血管征，如点头征、水冲脉、毛细血管搏动征、股动脉枪击音等。

（3）实验室及其他检查　心电图及胸片可出现相应心腔扩大的表现，心脏彩超是最重要、最为准确的辅助检查。

3. 心理-社会状况

询问患者及家属有无焦虑不安甚至恐惧等心理反应。风心病病程长、症状加重时，患者常表现为焦虑不安、悲伤，担心预后及生活质量。当内科保守治疗效果不佳需外科手术时，患者及家属存在恐惧心理。

（二）护理诊断/问题

（1）体温过高　与风湿活动或合并感染有关。

（2）有感染的危险　与机体体抗力下降有关。

（3）活动无耐力　与心瓣膜病致心排血量减少有关。

（4）焦虑　与担心疾病预后有关。

（5）恐惧　与疾病引起死亡的威胁有关。

（6）潜在并发症　心力衰竭、栓塞、心律失常、猝死等。

（三）护理目标

① 患者的活动耐力增加，体温正常。

② 患者无心力衰竭、栓塞、猝死等严重的并发症发生。

③ 患者及家属心理压力缓解，积极配合治疗。

（四）护理措施

1. 一般护理

（1）休息 保证充足的睡眠。患者症状不明显时可适当活动，但避免较重体力活动，以免增加心脏负担。体力活动的程度以活动后不出现胸闷、气短、心悸或休息数分钟后能缓解为限。如伴有心功能不全或风湿活动时应绝对卧床休息。

（2）饮食 予高蛋白、高维生素、低脂肪、易消化的食物。保证摄入充足的营养，以增加机体的抵抗力。服用利尿药者可摄入含钾较多的水果如香蕉、橘子等。少食多餐，避免过饱，减轻心脏负担。有心衰者适量限制水钠摄入。

（3）吸氧 给予氧气吸入。

2. 症状和体征的护理

（1）发热 监测体温变化，每4h测1次，观察热型。体温＞38.5℃时遵医嘱给予降温处理，半小时后再次测量体温，记录降温效果。注意皮肤是否有环形红斑、皮下小结、关节红肿疼痛等风湿活动的表现。协助做好生活护理，予口腔护理，保持患者衣裤及床单位清洁干燥。遵医嘱给予抗生素及抗风湿药物，并观察用药后的不良反应。

（2）心力衰竭 避免诱因。监测生命体征，观察有无呼吸困难、乏力、食欲减退、肝大、下肢水肿等。重度心衰患者应绝对卧床休息，取高枕卧床或半卧位。给予低盐、低脂、低热量、高维生素、易消化饮食，少量多餐，避免过饱。增加新鲜蔬菜、水果的摄入，忌暴饮暴食，钠盐摄入量每日在5g以下。应用洋地黄类药物时，密切观察心衰改善情况，脉率小于60次/分应暂停给药，并按医嘱处理。

（3）栓塞 通过病史、超声心动图、心电图等评估患者是否有栓塞的危险因素。观察患者是否出现突发性头痛、胸痛、腰痛、外周血管搏动异常、皮温、皮肤颜色及意识状态改变等栓塞的表现。协助卧床患者定时更换体位，按摩肢体，并做肢体被动与主动运动。遵医嘱给予抗血小板聚集药物如阿司匹林等，预防附壁血栓形成。告知房颤患者注意防止屏气和突然用力、剧烈咳嗽，以减少血栓脱落机会。

3. 用药护理

服用抗风湿药物可引起患者恶心、呕吐、胃痛等胃肠道反应，应在饭间给药。服洋地黄类强心药物，应在医师指导下用药，服药期间若出现厌食，应立即停药，并报告医师。一旦确定洋地黄类药物中毒，应服10%氯化钾溶液10mL，每日3次，若有频发室性早搏，用苯妥英钠0.1g，每日3次肌注或口服。利尿药长期服用时要定期检测电解质，出现低钾、低钠、低氯症状应及时处理。慢性房颤患者长期服用抗凝血药应注意有无出皮肤瘀斑、鼻衄及牙龈出血等出血倾向。

4. 心理护理

因患者面临着劳动力的丧失，同时年轻女性面临生育等问题，大多情绪低落、悲观，对治疗缺乏信心。护士应积极与患者沟通，耐心开导，帮助患者保持良好心态，树立战胜疾病的信心，避免精神刺激、情绪激动，以延缓疾病进展。

5. 健康教育

（1）疾病知识指导 告知患者本病的病因、诱因及病程进展等情况，树立治疗信心。有手术适应证者应尽早择期手术，讲解坚持按遵医嘱用药的重要性，定期门诊复查。避免剧烈活动和过度疲劳。

（2）预防指导　预防感染，学会自我护理和观察病情的方法。尽量避免在潮湿寒冷的环境中居住，以免诱发风湿热。防寒保暖，预防感冒，加强体育锻炼，增强机体抗病能力。积极有效地治疗链球菌感染，如根治扁桃体炎、龋齿和副鼻窦炎等慢性病灶，可预防和减少本病发生。劝告扁桃体反复发炎者在风湿活动控制后2～4个月手术摘除扁桃体。在拔牙、内镜检查、导尿术、分娩、人工流产等手术操作前，应告诉医生病史，以便于预防性使用抗生素。心功能Ⅲ级、Ⅳ级的育龄妇女不可妊娠。

（五）护理评价

① 患者的体温是否正常。

② 患者活动耐力是否增加。

③ 患者及家属是否掌握疾病相关知识。

④ 患者及家属的焦虑情绪是否减轻，能否积极配合治疗。

（程婧）

第八节　感染性心内膜炎患者的护理

学习目标

1. 能准确简述感染性心内膜炎的病因、发病机制、诊断和治疗要点。
2. 能正确解释感染性心内膜炎的概念，描述其临床表现。
3. 能运用护理程序的方法，对感染性心内膜炎患者进行正确的护理和健康指导。
4. 在护理实践中，体现护士对患者的爱伤精神和人文关怀。

【疾病概要】

感染性心内膜炎指因细菌、真菌或其他微生物（如病毒、立克次体、衣原体等）直接感染而产生心脏瓣膜或心内膜的炎症，伴有赘生物形成，有别于风湿热、类风湿等所致的非感染性心内膜炎。根据病程可分为急性和亚急性，除自体瓣膜心内膜外，还包括人工瓣膜和静脉药物依赖者的心内膜炎。

1. 病因及发病机制

包括基础心血管病变和病原微生物两方面。

（1）基础心血管病变　急性感染性心内膜炎通常累及正常心脏瓣膜，亚急性感染性心内膜炎常发生于已有心脏疾患者，70%左右的患者都有原发性瓣膜病变。由于在心脏瓣膜病损处存在一定的血液压力阶差，容易引起局部心内膜的内皮受损，可形成非细菌性血栓性心内膜炎，涡流可使细菌沉淀于低压腔室的近端、血液异常流出处受损的心内膜上，使之转为感染性心内膜炎。主动脉瓣最常受累。

（2）病原微生物　急性感染性心内膜炎致病菌常来自患者皮肤、肌肉、骨骼或肺部的活动性感染灶的化脓性细菌，多为毒力较强的病原体，其中金黄色葡萄球菌几乎占一半。亚急性感染性心内膜炎主要由草绿色链球菌感染所致，近年来金黄色葡萄球菌、肠球菌等比例明显升高。致病菌易在瓣膜损伤部位黏着，继之有血小板和纤维蛋白附着，成为赘生物的基础，使细菌能够在局部滋长增殖。

2. 临床表现

(1) 全身性感染表现　发热为最常见的症状。急性感染性心内膜炎可累及多系统，往往伴有多器官损害。亚急性者可有全身不适、乏力、食欲缺乏和体重减轻等非特异性症状。

(2) 心脏受累表现　80%～85%的患者有心脏杂音，可由基础心脏病和（或）心内膜炎导致瓣膜损害所致。急性者要比亚急性者更易出现杂音强度和性质的变化，或出现新的杂音。瓣膜损害所致的新的或增强的杂音主要为关闭不全的杂音，尤以主动脉瓣关闭不全多见。

(3) 其他　周围体征包括皮肤和黏膜的瘀点、Osler 小结、Janeway 损害及杵状指（趾）、脾大、贫血。

(4) 动脉栓塞　赘生物引起动脉栓塞占 20%～40%。栓塞可发生在机体的任何部位。脑、心脏、脾、肾、肠系膜和四肢为临床常见的体循环动脉栓塞部位。脑栓塞的发生率为 15%～20%。在有左向右分流的先天性心血管病或右心内膜炎时，肺循环栓塞常见。

3. 辅助检查

(1) 常规检查　可见红细胞和血红蛋白降低，白细胞计数正常或轻度升高，分类计数轻度核左移。急性者常有血白细胞计数增高和明显核左移。红细胞沉降率几乎均升高。常有显微镜下血尿和轻度蛋白尿，肉眼血尿提示肾梗死。

(2) 血培养　是诊断菌血症和感染性心内膜炎的最重要方法。在近期未接受过抗生素治疗的患者血培养阳性率可高达 95%以上，动脉血培养阳性率并不高于静脉血。

(3) 超声心动图　不仅可以探测到瓣膜上的赘生物，还可以探测到所在部位、大小、数目和形态，因此超声心动图在诊断和评估感染性心内膜炎，尤其是血培养阴性的感染性心内膜炎及并发症中作用重大。

4. 治疗要点

(1) 抗生素治疗　是最为重要的治疗措施，应早期、足量、足疗程应用，必要时可联合用药。经验治疗以青霉素首选，已知病原菌应选用敏感抗生素。

(2) 手术治疗　包括瓣膜修补、瓣膜置换及同种移植物置换。

5. 特殊类型

(1) 人工瓣膜感染性心内膜炎　发生于人工瓣膜置换术后 60d 以内者为早期人工瓣膜心内膜炎，多为人工机械瓣，主要病原体为表皮葡萄球菌和金黄色葡萄球菌。60d 以后发生者为晚期人工瓣膜心内膜炎。生物瓣感染性心内膜炎的病原体与自体瓣膜心内膜炎相似，以链球菌最常见，其中以草绿色链球菌为多。除赘生物形成外，常致人工瓣膜部分破裂、瓣周漏、瓣环周围组织和心肌水肿。最常累及主动脉瓣。早期者常为急性暴发性起病，晚期以亚急性表现常见。术后发热、出现新杂音、脾大或周围栓塞征、血培养同一种细菌阳性结果至少 2 次，可诊断本病。预后不良。

本病难以治愈。应在自体瓣膜心内膜炎用药基础上，将疗程延长为 6～8 周。任一用药方案均应加庆大霉素。

（2）静脉药物依赖者心内膜炎　患者静脉注射时使用不洁净注射用具，药品溶剂未经消毒，导致细菌进入血管内，引发菌血症、败血症。致病菌最常来源于皮肤，主要致病菌为金黄色葡萄球菌，其次为链球菌、革兰阴性杆菌和真菌。大多累及正常心瓣膜，三尖瓣常受累，其次为主动脉瓣和二尖瓣。急性发病者多见，常伴有迁移性感染灶。X线可见肺部多处小片状浸润阴影，为三尖瓣或肺动脉瓣赘生物所致的脓毒性肺栓塞。

抗生素是治疗成败的关键。可选择两种或两种以上抗生素联合用药，疗程4～8周。瓣膜破坏严重者要考虑外科手术治疗。

【护理】

（一）护理评估

1. 健康史

有无风湿热和风湿性心脏瓣膜病史，有无皮肤、肌肉、骨骼或肺部感染病史，有无不洁注射用具静脉注射史。评估有无导致机体防御机制下降的因素有吸烟、酗酒、年老体弱、长期卧床、意识不清、吞咽和咳嗽反射障碍，存在慢性基础疾病，长期使用肾上腺糖皮质激素、免疫抑制剂或抗肿瘤药物及接受机械通气或大手术等。

2. 身体状况

（1）症状　可轻可重，决定于病原体和宿主的状态。大多数患者有发热。发热为最常见症状，可见于95％以上的患者，多为弛张热，可伴有乏力、头痛、肌肉关节痛。

（2）体征　90％的患者可出现心脏杂音。其他体征包括周围体征、动脉栓塞和感染的非特异体征。

（3）实验室及其他检查　血培养为最重要的诊断方法。经胸或经食管心脏彩色多普勒超声检查可以发现瓣膜赘生物。

3. 心理-社会状况

询问患者及家属有无焦虑不安甚至恐惧等心理反应。

（二）护理诊断/问题

（1）体温过高　与感染有关。

（2）心排血量减少　与心瓣膜被破坏导致血流动力学改变有关。

（3）疼痛　与赘生物脱落导致的栓塞有关。

（4）潜在并发症　心力衰竭、栓塞。

（5）知识缺乏　缺乏疾病相关预防、治疗、保健知识。

（三）护理目标

① 患者体温正常、血培养阴性。

② 减少患者发生栓塞的危险性，发生栓塞能及时发现。

③ 患者及家属了解感染性心内膜炎的相关知识，心理需求得到满足。

（四）护理措施

1. 一般护理

（1）休息与活动　高热患者应卧床休息，心脏超声可见巨大赘生物的患者应绝对卧床休息，避免突然改变体位，防止赘生物脱落。限制活动量。

（2）饮食　发热患者给予清淡、高蛋白、高热量、高维生素、易消化的半流质或软食，以补充机体消耗。鼓励患者多饮水（有心衰征象者除外）。贫血者遵医嘱服用铁剂。

2. 症状和体征的护理

（1）发热　观察体温及皮肤黏膜变化，发热时每4h测体温一次，注意患者有无皮肤瘀点、指甲下线状出血、Osler结节和Janeway损害等及消退情况。

正确采集血标本：未经治疗亚急性患者，第一天采血q1h×3次，次日未见细菌重复采血3次后开始治疗。已用抗生素者，停药2～7d后采血。急性患者入院后立即采血q1h×3次。每次采血10～20mL，同时做需氧和厌氧培养。采血时间宜选在寒战或体温正在升高之时和应用抗生素之前，可以提高血培养阳性率。

合理饮食，鼓励进食。应保持室内安静通风，出汗较多时应注意补充水分及电解质，寒战时应注意保暖，防止受凉。环境温湿度适宜，高热者给予物理降温，及时更换衣物，给予口腔护理，促进舒适。

（2）栓塞　重点观察瞳孔、神志、肢体活动及皮肤温度。定期进行心脏超声检查。当患者出现神志和精神改变、失语、吞咽困难、肢体功能障碍、瞳孔大小不对称甚至抽搐和昏迷时考虑为脑栓塞；出现肢体剧痛、局部皮肤温度下降、动脉搏动消失考虑为外周动脉栓塞，出现腰痛、蛋白尿、血尿考虑为肾栓塞，出现突然剧烈胸痛、呼吸困难、发绀、咯血等表现考虑为肺栓塞。

3. 用药护理

遵医嘱应用抗生素治疗，观察药物疗效及不良反应，并及时告知医生。告知患者抗生素治疗是本病的关键，需坚持大剂量长疗程的治疗。严格时间用药，以确保维持有效的血药浓度。应用静脉留置针，以保护静脉血管，减轻患者痛苦。因长期使用大量抗生素可能导致真菌感染，注意口腔护理；解热药和抗生素对胃肠道有刺激，可能会出现恶心、呕吐、食欲减退。

4. 心理护理

患者由于病情危重、反复、住院时间长，多数存在悲观、焦虑的情绪，对疾病的预后缺乏信心。因此，应针对患者情况采取个性化护理，做好健康宣教，讲解手术治疗成功案例，与家属配合让患者学会自我放松，增强战胜疾病的信心。

5. 健康教育

（1）疾病知识指导　告知患者及家属本病相关知识，坚持足量长疗程应用抗生素。在进行口腔手术、内镜检查、导尿等操作前告知医生心内膜炎史，以预防性应用抗生素。教会患者自测体温，观察栓塞表现，定期门诊随访。

（2）预防指导　注意防寒保暖，避免感冒，加强营养，增强机体抵抗力，合理休息。保持口腔和皮肤清洁，少去公共场所。勿挤压痤疮、疖、痈等感染灶，减少病原体入侵机会。

（五）护理评价

① 患者的体温是否降至正常，血培养及血常规结果是否正常。

② 患者发生栓塞的危险性降低，发生栓塞能及时发现。

（程婧）

第九节 心肌疾病患者的护理

学习目标

1. 能准确简述心肌病、心肌炎的病因、发病机制、诊断和治疗要点。
2. 能正确解心肌病、心肌炎的概念，描述其临床表现。
3. 能运用护理程序的方法，对心肌病、心肌炎患者进行正确的护理和健康指导。
4. 在护理实践中，体现护士对患者的爱伤精神和人文关怀。

一、心肌病患者的护理

【疾病概要】

心肌疾病是在排除冠状动脉疾病、高血压、心脏瓣膜病和先天性心脏病的前提下，心肌功能和（或）结构异常引起的一组疾病，主要包括原发性心肌病和心肌炎。

世界卫生组织将心肌病定义为伴有心功能不全的心肌疾病，分为原发性和继发性两类。不明病因的心肌病定义为原发性心肌病。缺血、负荷过重、炎症等已知因素和其他系统疾病引起的心肌病为继发性心肌病。

原发性心肌病分为扩张型心肌病、肥厚型心肌病、限制型心肌病和致心律失常型右心室心肌病。

（一）扩张型心肌病

扩张型心肌病是以一侧或双侧心腔扩大和收缩功能障碍为特征，常伴有室性和室上性心律失常，是继冠心病和高血压病之后导致心力衰竭最常见的原因。我国发病率约为 19/10 万。

1. 病因及发病机制

病因不明确，除特发性、家族遗传性外，持续病毒感染是其重要原因，持续病毒感染对心肌组织的损伤、自身免疫包括细胞、自身抗体或细胞因子介导的心肌损伤等可导致或诱发扩张型心肌病。此外尚有围生期、酒精中毒、抗癌药物、心肌能量代谢紊乱和神经激素受体异常等多因素也可引起本病。

2. 临床表现

早期经胸片或超声心电图查出心脏不同程度扩大，可无症状。继之出现疲劳、乏力、气促和心悸等症状，晚期常有肝大、水肿、腹水等心力衰竭的表现。体征有心脏扩大、奔马律、肺循环和体循环淤血征。多数患者合并各种心律失常，以室性早搏和心房颤动多见。

3. 辅助检查

（1）胸部 X 线　心影扩大，肺淤血征。

（2）超声心动图　早期即可有心腔轻度扩大，后期各心腔均扩大，以左心室扩大明显，以致二尖瓣、三尖瓣相对性关闭不全。室壁运动普遍减弱，心肌收缩力下降，彩色血流多普勒显示二尖瓣、三尖瓣反流。

（3）心导管检查　早期近乎正常。有心力衰竭时可见左心室舒张末期压、左心房压增高，心搏量、心脏指数减低。

4. 治疗要点

① 注意休息，低盐饮食，避免劳累，预防感染尤其是呼吸道感染。

② 有心力衰竭患者治疗原则与一般心力衰竭相同，包括适量使用利尿药，无禁忌者积极使用 ACEI 或 ARB 类药物，适量使用 β 受体阻滞剂，中到重度的心力衰竭可使用地高辛。

③ 针对心律失常选用合适的抗心律失常药物，比如胺碘酮。

④ 对于射血分数降低、QRS 增宽的患者，可考虑植入三腔起搏器进行心脏再同步化治疗（CRT）。

⑤ 严重的心律失常，药物治疗效果不佳，临床预后尚好的患者可植入心脏电复律除颤器（ICD）。

（二）肥厚型心肌病

肥厚型心肌病是以心肌非对称性肥厚、心腔变小为特征，以左心室血液充盈受阻、舒张期顺应性下降为基本病变的心肌病。根据左心室流出道有无梗阻又可分为梗阻性和非梗阻性肥厚型心肌病。本病为青少年猝死的常见原因之一。

1. 病因及发病机制

50％的患者有家族史，目前被认为是常染色体显性遗传疾病，肌节收缩蛋白基因如 β-肌球蛋白重链基因、心脏肌钙蛋白-T 基因、α-原肌球蛋白等突变是主要的致病因素。

2. 临床表现

部分患者可无自觉症状，而因猝死或在体检中被发现。有症状的患者中，90％以上有劳力性呼吸困难，1/3 患者有劳力性胸痛但冠脉造影正常。患者易发生多种形态的室上性心律失常、室性心动过速、室颤甚至心源性猝死。20％左右的患者发生过晕厥，是青少年和运动员猝死的主要原因，约占 50％。

3. 辅助检查

（1）胸部 X 线　左心缘显著突出，肺淤血征。

（2）超声心动图　临床上主要的诊断方法，可显示室间隔的非对称性肥厚≥15mm，室间隔厚度/左心室游离壁之比值≥1.3，间隔运动低下。左心室流出道狭窄，二尖瓣前叶收缩期前移贴近室间隔。

（3）心电图　最常见的表现为左心室肥大，ST-T 改变，常在胸前导联出现巨大倒置 T 波。深而不宽的病理性 Q 波可在Ⅰ、aVL 或Ⅱ、Ⅲ、aVF 导联上出现。此外，室内传导阻滞和期前收缩亦常见。

4. 治疗要点

① 注意休息，避免剧烈运动、持重或屏气。

② 避免使用正性肌力药物和减少前负荷的药物，如洋地黄、硝酸酯类制剂。

③ 无流出道梗阻症状的患者予以 β 受体阻滞剂或非二氢吡啶类钙通道阻滞剂以延缓和逆转心肌重构。

④ 重症梗阻患者可行手术或介入治疗，消融或切除肥厚的室间隔心肌。

（三）限制型心肌病

限制型心肌病是以一侧或双侧心室充盈受限和舒张期容量降低为特征，收缩功能和室间隔厚度基本正常，可见间质纤维化。本病较少见。

1. 病因及发病机制

病因未明，本病可为特发性或与其他疾病如淀粉样变性，伴有或不伴有嗜酸粒细胞增多症的心内膜心肌疾病并存。

2. 临床表现

可分为左心室型、右心室型和混合型，以左心室型常见。早期阶段患者可无症状，随病情进展左心型可出现运动耐量降低、乏力、劳力性呼吸困难和胸痛等左心衰的症状，右心型则出现颈静脉怒张、肝大、腹水、下肢水肿等右心衰的症状，两者皆有为混合型的临床表现。

3. 辅助检查

（1）胸部X线　心影正常或轻中度增大，可有肺淤血表现。

（2）超声心动图　室壁增厚，重量增加，心腔大致正常，心房扩大。典型表现是舒张期快速充盈，随之突然终止。

（3）心电图　呈窦性心动过速、低电压、心房或心室肥大、T波低平或倒置。可出现各种类型心律失常，以心房颤动较多。

4. 治疗要点

缺乏特异性治疗方法。可用钙通道阻滞剂、β受体阻滞剂、ACEI类药物和利尿药改善心室舒张功能，有快速房颤或心力衰竭的患者小剂量谨慎使用洋地黄制剂。其他措施包括抗心律失常治疗，防止血栓形成。严重的内膜心肌纤维化可行内膜剥脱术。

（四）致心律失常型右心室心肌病

曾称为致心律失常右心室发育不良，其特征为右心室心肌进行性地被纤维脂肪组织所置换，早期呈典型的区域性，逐渐可累及整个右心室甚至部分左心室，而间隔相对很少受累，家族性发病约占40%。

1. 病因及发病机制

多见于家族性发病，经常染色体显性遗传。

2. 临床表现

隐匿期仅X线显示右心室扩大，突发心源性猝死可能是首发症状。随之出现右心室折返性心动过速，反复晕厥甚至猝死。可有右心功能障碍的表现，如颈静脉充盈、肝大、下肢水肿等，终末期可累及左心室引起全心衰。

3. 辅助检查

（1）胸部X线　右心室正常或轻中度增大。

（2）超声心动图　通常作为疑似患者的筛查，对中度以上病变效果最佳。

（3）心电图　多为左束支传导阻滞型室性心动过速或频发室性早搏，部分表现为多形性室速、房性心律失常、病窦综合征。有除极异常的表现：①右束支传导阻滞；②无右束支传导阻滞者右胸导联QRS波增宽＞110ms，此为主要的诊断标准之一；③右胸导联R波降低；④右胸导联QRS波终末部分可出现Epsilon波。

（4）心脏磁共振成像 可发现右心室流出道扩张、室壁变薄、舒张期膨隆以及游离壁心肌脂质浸润。

4. 治疗要点

病因不明，无有效治疗方法。主要针对右心衰进行治疗，如使用利尿药，选用合适的抗心律失常药物，可行射频消融术治疗室性心动过速。

【护理】

（一）护理评估

1. 健康史

询问有无家族史，发病前有无病毒感染、酒精中毒及代谢异常的情况，有无情绪激动、高强度运动、高血压等诱因。

2. 身体状况

（1）症状 早期可无症状或有疲劳、乏力、头晕等缺乏特异性的症状。后期可出现不同程度的心力衰竭的症状。扩张型、肥厚型和限制型可出现左心衰和（或）右心衰的表现，致心律失常型右心室心肌病主要表现为右心衰。心律失常也是各型心肌病常见的症状。

（2）体征 心脏扩大为最常见的体征。常见体征还包括左心衰、右心衰和心律失常的体征。

（3）实验室及其他检查 心电图可发现各型心律失常。胸片和超声心动图可发现心脏扩大。

3. 心理-社会状况

由于长期的疾病折磨及反复出现心力衰竭，影响工作和生活，患者常出现焦虑、忧郁、烦躁甚至绝望等心理。

（二）护理诊断/问题

（1）活动无耐力 与心肌病变使心脏收缩力减退、心搏出量减少有关。

（2）疼痛 胸痛，与肥厚心肌耗氧量增加、冠状动脉供血相对不足有关。

（3）有受伤的危险 与梗阻性肥厚型心肌病导致的乏力、晕厥有关。

（4）焦虑 与病情逐渐加重、生活方式被迫改变有关。

（5）潜在并发症 心律失常、栓塞、心绞痛、猝死。

（三）护理目标

① 患者的活动耐力增强。

② 患者呼吸困难程度减轻。

③ 患者情绪稳定，无严重的并发症发生。

（四）护理措施

1. 一般护理

（1）休息 保持室内空气流通，温度、湿度适宜。限制体力活动，可使心率减慢，减轻心脏负荷，增加心肌收缩力，改善心功能。有心衰症状者应绝对卧床休息，以减轻心脏负荷，从而改善心功能，协助患者做好生活护理。肥厚型心肌病患者体力活动后有晕厥和猝死的危险，应避免持重、屏气及剧烈的运动如跑步、球类比赛等。

（2）饮食 予高蛋白、高维生素的清淡饮食，以促进心肌代谢，增加机体抵抗力。多食蔬菜水果和粗纤维食物，防止便秘。少量多餐，避免过饱。伴心力衰竭者予低盐饮食，限制水分摄入。

（3）吸氧　给予氧气吸入，根据患者缺氧的程度调节流量。

2. 症状和体征的护理

（1）胸痛　评估患者疼痛的部位、性质、程度、持续时间、诱因及缓解方式。监测生命体征和周围血管灌注情况及心电图变化。发作时嘱患者立即停止活动，卧床休息。遵医嘱用药，稳定患者情绪。

（2）心力衰竭　密切观察患者的生命体征，必要时进行心电监护。观察有无乏力、颈静脉怒张、肝大、水肿等心力衰竭表现。及时发现心律失常的先兆，防止发生猝死。准确记录出入水量，定期测体重。备好抢救物品，防止猝死。

3. 用药护理

严格控制输液速度。扩张型心肌病用洋地黄者因其耐受性差，故尤应警惕发生中毒。应用β受体阻滞剂时，应观察有无心动过缓。应用抗心律失常药物时，密切观察心率、心律变化。

4. 心理护理

由于长期的疾病及心力衰竭的反复出现常使患者出现焦虑、抑郁甚至绝望等不良情绪，可导致交感神经兴奋，心肌耗氧增加，护士应多与患者交谈，耐心解释病情，安慰鼓励患者，加强心理支持。

5. 健康教育

（1）疾病知识指导　保证充足的休息与睡眠，避免劳累。防寒保暖，预防上呼吸道感染。合理饮食，增强机体抵抗力。坚持服用抗心力衰竭、纠正心律失常的药物，说明药物的名称、剂量、用法。教会患者及家属观察药物疗效及不良反应。保持大便通畅，防止便秘。保持情绪稳定，避免精神紧张。嘱患者定期随访，症状加重时立即就诊。

（2）预防指导　保持室内空气流通，防寒保暖，预防上呼吸道感染。有晕厥史者避免独自外出活动，以免发生意外。

（五）护理评价

① 患者呼吸困难症状是否减轻、活动耐力是否增强。

② 患者情绪是否稳定，自我护理能力是否增强。

③ 患者及家属是否了解心肌病的相关知识及预后。

二、心肌炎患者的护理

【疾病概要】

心肌炎是由各种感染因素引发的心肌细胞、心内膜、血管以及心包脏层的炎症反应，是扩张型心肌病最常见的病因，以病毒感染最为多见。本部分主要介绍病毒性心肌炎的治疗和护理。

1. 病因及发病机制

很多病毒都可能引起心肌炎，其中以肠道病毒包括柯萨奇A、B组病毒，孤儿病毒，脊髓灰质炎病毒等为常见，尤其是柯萨奇B组病毒占30%～50%。病毒除了直接损伤心肌细胞外，病毒介导的细胞和体液免疫也可以损伤心脏的结构和功能。

2. 临床表现

① 逾半数患者发病前 1～3 周有病毒感染史，如发热、乏力等感冒样症状或恶心、呕吐、腹泻等消化道症状。

② 可有心悸、胸痛、呼吸困难、水肿等表现，90%的患者以心律失常为主诉或首发症状，少数可发生晕厥或阿-斯综合征。极少数患者为暴发性重症心肌炎，可出现心力衰竭、休克甚至猝死。

3. 辅助检查

（1）生化检查　白细胞计数可升高，血沉加速，部分患者出现心肌酶和肌钙蛋白升高，表明存在心肌损伤。

（2）心电图　常见 ST-T 改变和各型心律失常，特别是室性心律失常和房室传导阻滞等。如合并有心包炎可有 ST 段上升，严重心肌损害时可出现病理性 Q 波，需与心肌梗死鉴别。

（3）超声心动图　可示正常，左心室舒张功能减退，节段性或弥漫性室壁运动减弱。

（4）病毒学检查　从咽拭子、粪便或心肌组织中分离出病毒，血清特异性病毒抗体升高。

4. 治疗要点

① 减轻心脏负荷，休息，加强饮食营养。

② 抗病毒及免疫调节制剂。

③ 有心力衰竭时予以对症处理，有心律失常则予以合适的抗心律失常药物，出现晕厥或明显低血压考虑使用临时起搏技术。

【护理】

（一）护理评估

1. 健康史

发病前1～3 周有无感冒、腹泻等病毒感染病史。

2. 身体状况

（1）症状　常取决于病变的广泛程度，轻重变异很大，可完全没有症状，也可发生猝死。约半数以上患者在发病前 1～3 周有病毒感染前驱症状，如发热、全身倦怠感，即所谓“感冒”症状或恶心、呕吐等消化道症状，然后出现心悸、胸痛、呼吸困难、水肿甚至阿-斯综合征等心脏受累表现。

（2）体征　可见与发热程度不平行的心动过速，各种心律失常，第一心音减弱，可听到第三心音及舒张期奔马律。或有颈静脉怒张、肺部啰音、肝大等心力衰竭体征。

（3）实验室及其他检查　血清肌钙蛋白、心肌肌酸激酶（CK-MB）增高，血沉加快，C 反应蛋白增加。外周血白细胞肠道病毒核酸阳性等。X 线检查心影扩大或正常。心电图常见 ST-T 改变和各种心律失常，特别是室性心律失常和房室传导阻滞等。超声心动图检查可示正常，左心室舒张功能减退，节段性或弥漫性室壁运动减弱，左心室增大或附壁血栓等。

3. 心理-社会状况

询问患者及家属有无焦虑不安甚至恐惧等心理反应。

（二）护理诊断/问题

（1）活动无耐力　与心肌受损、心律失常有关。

（2）体温过高　与心肌炎症有关。

（3）有受伤的危险　与梗阻性肥厚性心肌病导致的乏力、晕厥有关。

（4）焦虑　与病情加重、担心疾病预后有关。

（5）潜在并发症　心律失常、心力衰竭。

（三）护理目标

① 患者的活动耐力增强。

② 患者呼吸困难程度减轻。

③ 患者情绪稳定，无严重的并发症发生。

（四）护理措施

1. 一般护理

（1）休息　向患者解释卧床休息的重要性，可减轻心脏负荷，减少心肌耗氧量。急性期需卧床休息 2～3 个月，直到症状消失，血清心肌酶、心电图等恢复正常，方可逐渐增加活动量。若出现心律失常，应延长卧床时间。心脏扩大或出现心力衰竭者应卧床休息半年。恢复期仍应适当限制活动 3～6 个月。保持环境安静，减少探视，加强皮肤护理，防止发生压疮。

（2）饮食　高蛋白、高维生素、易消化的饮食，多吃新鲜蔬菜和水果等含维生素丰富的食物，促进心肌代谢和修复。戒烟酒。心力衰竭者应限制钠盐摄入。

2. 病情观察及护理

（1）观察心率、心律、血压的变化并做好记录，对房室传导阻滞的患者给予心电监护、严密观察心电情况，重症心肌炎可并发心力衰竭或心源性休克，观察有无颈静脉怒张、肺部啰音、肝大等心力衰竭的体征，注意患者神志、血压、尿量。

（2）心力衰竭和心源性休克的患者，遵医嘱使用利尿药、血管扩张药，观察药物反应及副作用，注意观察有无洋地黄类药物中毒的症状，如可出现各种心律失常，积极配合抢救，发生室颤尽快应用非同步电流复律，心动过缓者可用阿托品，注意心率、心律变化，对二度Ⅱ型和三度房室传导阻滞，尤其有阿-斯综合征发作者，应协助医师做好安置人工心脏起搏器的准备工作，按医嘱给予改善心肌营养与代谢的药物。

3. 心理护理

因患者多为青少年和儿童，以学生居多，易产生孤独心理，担心学习进度，应多与患者沟通，解除患者的焦虑、恐惧心理，减轻心理压力。

4. 健康教育

（1）疾病知识指导　告诉患者及家属合理休息，加强营养，适当锻炼，提高机体抵抗力。患者出院后继续休息，避免劳累。3～6 个月后可适当恢复部分或全部轻体力工作或学习。进食高蛋白、高维生素、易消化的饮食，尤其是补充富含维生素 C 的新鲜蔬菜和水果。鼓励适当锻炼身体以增强抵抗力。教会患者及家属自测脉搏，发现异常随时就诊。坚持药物治疗，定期随访。

（2）预防指导　加强锻炼，注意保暖，预防呼吸道、消化道等病毒感染，尽量少到人多拥挤的公共场所，避免诱发心力衰竭和心律失常。

（五）护理评价

① 患者活动耐力是否增强。

② 患者自我护理能力是否增强。

③ 患者及家属是否了解心肌炎的相关知识及预后。

（程婧）

第十节 心包疾病及其患者的护理

学习目标

1. 能准确简述心包炎的病因、发病机制、实验室检查和治疗要点。
2. 能正确解释心包炎、急性心脏压塞的概念，描述其临床表现。
3. 能运用护理程序的方法，对心包炎患者进行正确的护理和健康指导。
4. 在护理实践中，体现护士对患者的爱伤精神和人文关怀。

心包疾病按病因可分为感染性和非感染性，前者是指原发感染性心包的炎症，后者指肿瘤、代谢性疾病、尿毒症、自身免疫病所致。按病情进展可分为急性心包炎、慢性心包积液、亚急性渗出性缩窄性心包炎、慢性缩窄性心包炎等，临床上以急性心包炎和慢性缩窄性心包炎最为常见。

一、急性心包炎

（一）病因及发病机制

常见病因包括感染（病毒、细菌、真菌等）、肿瘤、自身免疫病（系统性红斑狼疮、类风湿关节炎）、代谢性疾病（尿毒症）、物理因素（外伤、放射性）以及邻近器官疾病（心肌梗死、胸膜炎、主动脉夹层、肺梗死）。

（二）临床表现

可分为纤维蛋白性心包炎和渗出性心包炎。

1. 纤维蛋白性心包炎

心前区疼痛为主要症状，系渗出的纤维蛋白摩擦壁层心包膜所致，与心肌梗死的疼痛类似，听诊有心包摩擦音即可确诊心包炎。

2. 渗出性心包炎

（1）症状　呼吸困难是心包积液时最突出的症状，可能与支气管、肺受压及肺淤血有关。呼吸困难严重时，患者呈端坐呼吸，身躯前倾、呼吸浅速、面色苍白，可有发绀。也可因压迫气管、食管而产生干咳、声音嘶哑及吞咽困难。

（2）体征　心脏叩诊浊音界向两侧增大，皆为绝对浊音区；心尖搏动弱，心音低而遥远；在有大量积液时可在左肩胛骨下出现浊音及左肺受压迫所引起的支气管呼吸音，称心包积液征（Ewart 征）。大量渗液可使收缩压降低，一旦降低至不足以形成一次射血就会出现奇脉。大量渗出累及静脉回流，出现颈静脉怒张、肝大、腹水及下肢水肿等。

3. 心脏压塞

快速心包积液时可引起急性心脏压塞，出现明显心动过速、血压下降、脉压变小和静脉压明显上升，可产生急性循环衰竭、休克等。

（三）辅助检查

（1）生化检查　感染性者有白细胞计数增加，血沉增快。

（2）X 线检查　对渗出性心包炎有一定价值，可见心脏阴影向两侧增大，心脏搏动减弱或消失，尤其是肺部无明显充血现象而心影显著增大是心包积液的有力证据。

（3）心电图　急性心包炎时心电图主要表现如下。

① ST 段抬高：见于除 aVR 导联以外的所有常规导联中，呈弓背向下型，aVR 导联中 ST 段压低。

② 心包积液时有 QRS 低电压，大量渗液时可见电交替。

（四）治疗要点

① 治疗原发病，如结核性心包炎、肿瘤等。

② 予大剂量非甾体抗炎药物治疗非特异性炎症，无效可予以糖皮质激素。

③ 中到大量心包积液或已有心脏压塞者应行心包穿刺引流。

二、慢性缩窄性心包炎

缩窄性心包炎是指心脏被致密厚实的纤维化或钙化心包所包围，使心室舒张充盈功能受限而产生的一系列循环障碍疾病。

1. 病因及发病机制

缩窄性心包炎继发于急性心包炎，其病因在我国仍以结核性为最常见，其次为急性非特异性心包炎、化脓性或创伤性心包炎后演变而来。放射性心包炎和心脏直视手术后引起者逐渐增多。少数与心包肿瘤等有关。也有部分患者其病因不明。

2. 临床表现

（1）体循环淤血　腹胀、肝区疼痛、食欲差、水肿。

（2）肺静脉压力升高　引起咳嗽、活动后气促甚至端坐呼吸。

（3）心排血量减少导致乏力等。

3. 辅助检查

（1）心电图　可有窦性心动过速、QRS 波群低电压等表现。

（2）X 线检查　可示心影偏小、正常或轻度增大；左、右心缘变直，主动脉弓小或难以辨认，上腔静脉常扩张，有时可见心包钙化。

（3）超声心动图　对缩窄性心包炎的诊断价值远较对心包积液为低，可见心包增厚、室壁活动减弱、室间隔矛盾运动等，但均非特异而恒定的征象。

4. 治疗要点

外科心包剥离术是唯一确切的治疗方法。

三、心包炎患者的护理

（一）护理评估

1. 健康史

评估有无导致机体防御机制下降的因素如吸烟、酗酒、年老体弱、长期卧床、意识不清、吞咽和咳嗽反射障碍，存在慢性基础疾病，长期使用肾上腺糖皮质激素、免疫抑制剂或抗肿瘤药物及接受机械通气或大手术等结核、病毒感染等病史，有无自身免疫性疾病、肿瘤及代谢性疾病病史，有无外伤或放射性等物理因素及心肌梗死等邻近器官病史。

2. 身体状况

（1）症状　急性纤维蛋白性心包炎以心前区疼痛为主要症状，注意与心肌梗死鉴别。渗出性心包炎则以呼吸困难为最突出的症状。心包积液量大时可出现心动过速、血压下降、脉压变小等心脏压塞的症状，如心排血量下降可出现休克甚至猝死。劳力性呼吸困难是缩窄性心包炎的早期症状，后期可出现体循环淤血的表现，如胸腔积液、腹水、上腹部饱胀、食欲减退等。

（2）体征　早期无明显异常，重症者可有呼吸频率增快、鼻翼扇动、发绀。肺实变时有典型的体征，如叩诊浊音、语颤增强和支气管呼吸音等，也可闻及湿性啰音。并发胸腔积液者，患侧胸部叩诊浊音，语颤减弱，呼吸音减弱、心包摩擦音是急性纤维蛋白性心包炎的典型体征。

渗出性心包炎可出现心尖搏动减弱或消失，心浊音界向两侧扩大，心率增快，心音遥远，若累及静脉回流可出现颈静脉怒张、肝大、腹水。下肢水肿。缩窄性心包炎的体征包括颈静脉怒张、Kussmaul 征、颈静脉怒张、肝大、腹水、下肢水肿等类似于右心衰竭的体征，可出现奇脉，半数患者可在胸骨左缘 3～4 肋间闻及心包叩击音。

（3）实验室及其他检查　生化检查可发现有无肝功能异常、电解质紊乱。胸片及超声心动图可发现有无肺部淤血、心力衰竭，评价心包积液的量。

3. 心理-社会状况

急性纤维蛋白性心包炎可因疼痛出现焦虑或恐惧。长期的疾病折磨影响工作和生活，患者常出现焦虑甚至悲观、绝望等心理。

（二）护理诊断/问题

（1）气体交换受损　与肺淤血、肺或支气管受压有关。

（2）疼痛　与心包炎症有关。

（3）体液过多　与渗液性心包炎有关。

（4）营养失调　低于机体需要量，与结核、肿瘤等病因有关。

（5）焦虑　与病情逐渐加重、治疗效果不佳有关。

（6）潜在并发症　心脏压塞，与大量心包积液有关。

（三）护理目标

① 患者呼吸困难程度减轻，血气分析结果正常。

② 患者疼痛减轻或消失。

③ 患者情绪稳定，无心脏压塞等严重的并发症发生。

（四）护理措施

1. 一般护理

（1）休息　卧床休息，保持情绪稳定，可根据病情采取舒适的卧位，可采用坐位前倾改善呼吸困难。

（2）饮食　给予高热量、高蛋白、高维生素、易消化的半流质或软食。

（3）吸氧　根据缺氧程度调节氧流量。观察用氧效果。

2. 心包穿刺的护理

（1）术前准备　穿刺前，向患者做好解释工作，讲解此项治疗的意义、过程、术中配合等事项，取得配合，必要时给予镇静药，并做好抢救物品的准备。完善实验室检查，根据超声定位，选择穿刺点。

(2) 术中配合　心电监护。操作时注意患者的隐私，嘱患者勿剧烈咳嗽或深呼吸；抽液过程中注意随时夹闭胶管，防止空气进入心包腔；抽液要缓慢，第一次抽液量不宜超过100～200mL，若抽出鲜血，立即停止抽吸，密切观察有无心脏压塞征象，准备好抢救器材和药品；记录抽液量、性质，按要求留标本送检。观察患者的反应，如有无面色苍白、脉搏、血压、心率、心电图的变化，如有异常，应及时协助医师处理。

(3) 术后护理　穿刺部位予无菌纱布覆盖包扎。观察患者的面色、表情、呼吸，嘱患者平卧或半卧 4～6h，进行心电监护，常规应用抗生素。观察心包引流管内引流液的颜色、量的变化，待引流液<25mL/h 可拔除引流管。

3. 用药护理

有活动性结核者，按医嘱给予抗结核药物治疗，观察药物疗效及毒副反应，注意呼吸道隔离，定期消毒病房。服用洋地黄者注意毒副反应。应用解热镇痛药应观察有无胃肠道反应、出血等症状。应用利尿药者，需严格记录出入量，注意有无水、电解质紊乱。

4. 心理护理

对缩窄性心包炎的患者应讲明行心包剥离术的重要性，解除其思想顾虑，尽早接受手术治疗。对已发生心脏压塞的患者，在抢救时应及时对其进行心理疏导，减轻患者恐惧感。

5. 健康教育

(1) 疾病知识指导　心包炎患者机体抵抗力下降，应注意充分休息，加强营养。给予高热量、高蛋白、高维生素的易消化饮食，限制钠盐摄入。继续进行药物治疗教会患者如何正确服药及观察疗效，注意药物不良反应，定期随诊。

(2) 预防指导　注意防寒保暖，防止呼吸道感染。告诉患者必须坚持足够疗程的药物治疗（如抗结核治疗），勿擅自停药，防止复发。

(五) 护理评价

① 患者呼吸困难症状是否减轻，血气分析结果是否正常。

② 患者疼痛减轻或消失。

③ 患者无心脏压塞症状发生。

（程婧）

第十一节　循环系统常见诊疗技术及护理

学习目标

1. 能准确简述循环系统常见的诊疗技术的适应证、禁忌证。
2. 能够运用护理程序对循环系统常见的诊疗技术进行护理。
3. 能正确描述循环系统常见的诊疗技术的术中配合操作。
4. 在护理实践中体现护士对患者的爱伤精神和人文关怀。

一、心血管病的介入治疗

介入治疗是指以鞘管和导管作为通道，将各种治疗或检查用的器械送到指定部位实施检查或治疗的方法。心血管病介入治疗的主要部位是心脏和血管，常用的介入技术如下。

（1）冠心病的介入性诊断和治疗　常用包括冠状动脉造影（coronary artery angiography，CAG），经皮冠状动脉球囊扩张术（percutaneous transluminal coronary angioplasty，PTCA），冠状动脉支架置入术。

（2）心脏瓣膜病的介入治疗　称为经皮球囊导管瓣膜成形术，主要包括经皮球囊肺动脉瓣成形术和经皮球囊二尖瓣成形术。

（3）心律失常的介入治疗　包括用于紧急抢救的心脏电复律、心脏起搏治疗（适于治疗缓慢型心律失常）和导管射频消融术（适于治疗各种快速性心律失常）。

（4）先天性心脏病的介入治疗　包括室间隔缺损、房间隔缺损和动脉导管未闭的缺损。

（一）冠心病的介入治疗

【适应证】

1. 冠状动脉造影

经皮穿刺桡动脉或股动脉建立通道，将特制的造影导管经通道送到主动脉根部，分别插入左、右冠状动脉口，手推注射器注入少量含碘对比剂。在 X 线透视下多角度、多体位地观察左、右冠状动脉及其主要分支，可发现各支动脉狭窄性病变的部位并估计其程度。

一般用 TIMI（thrombolysis in myocardial infarction）试验所提出的分级标准来评价冠状动脉狭窄的程度。

0 级：无血流灌注，闭塞血管远端无血流。

Ⅰ级：对比剂部分通过，冠状动脉狭窄远端不能完全充盈。

Ⅱ级：冠状动脉狭窄远端可完全充盈，但显影慢，对比剂消除也慢。

Ⅲ级：冠状动脉远端对比剂完全而且迅速充盈和消除，同正常冠状动脉血流。

冠状动脉造影的主要指征为：①已确诊为冠心病，药物治疗效果不佳，拟行介入性治疗或旁路移植手术；②心梗后再发心绞痛或运动试验阳性者；③有胸痛病史，但症状不典型，或无心绞痛、心肌梗死病史，但心电图有缺血性 ST-T 改变或病理性 Q 波且不能以其他原因解释者；④中老年患者心脏增大、心力衰竭、心律失常、疑有冠心病而无创性检查未能确诊者；⑤急性冠状动脉综合征拟行急诊 PCI 者。

2. 经皮冠状动脉球囊扩张术和冠状动脉支架置入术

经皮冠状动脉介入治疗（percutaneous coronary intervention，PCI）是用心导管技术疏通狭窄甚至闭塞的冠状动脉官腔，从而改善心肌血流灌注的一组治疗技术。包括经皮冠状动脉腔内成形术（percutaneous transluminal coronary angioplasty，PTCA）、冠状动脉内支架置入术（intracoronary stent implantation）、冠状动脉内旋切、旋磨术、血栓抽吸术等。

（1）PTCA　经皮穿刺周围动脉将带球囊的导管送达冠状动脉狭窄部位，根据病变性质以不同的大气压扩张球囊使狭窄管腔扩大。

其适应证主要为有心绞痛的症状、冠脉造影显示血管狭窄＞60％～70％，或狭窄血管支配的区域有心肌缺血的证据。

（2）冠状动脉内支架置入术　将特殊金属制成的管壁呈网状、带有间隙的支架（裸支架），放入冠状动脉内已经或未经 PTCA 扩张的狭窄节段支撑血管壁，维持血流畅通，是弥补 PTCA 的不足特别是减少术后再狭窄发生率的有效方法。其作用机制为支架置入后满意的结果是所有支架的网状管壁完全紧贴血管壁，支架管腔均匀地扩张，血流畅通，可减少 PTCA 后的血管壁弹性回缩，并封闭 PTCA 时可能产生的夹层，可使术后残余狭窄程度降低到 20%以下。术后支架逐渐被包埋在增厚的动脉内膜之中，内膜在 1～8 周内被新生的内皮细胞覆盖。支架管壁下的中膜变薄和纤维化。

药物洗脱支架（药物涂层支架），是在金属支架表面涂上了不同的药膜，此种支架置入后，平滑肌细胞的增生被抑制，使再狭窄率进一步降低。但药物洗脱支架使血管内皮化过程延迟而造成支架内血栓发生率较裸支架为高。

【护理】

1. 术前护理

（1）完善术前检查　全面评估患者情况，如肝肾功能、血常规、凝血时间、HIV、胸部 X 线胸片、心脏彩超等，重点是肝功能、肾功能及凝血功能检查。

（2）术前用药　询问过敏史；按医嘱给予抗凝、扩冠、控制心衰、调节血压等药物；术前晚酌情给予镇静药。择期手术前 3～5d 开始口服氯吡格雷 75mg/d 或阿司匹林 100mg/d。急诊手术前未用抗凝血药者，嚼服阿司匹林 300mg 或口服氯吡格雷 300mg。

（3）皮肤准备　双侧腹股沟周围和双侧手掌至腕关节上 10cm 处清洁皮肤并备皮，标记股动脉、桡动脉波动点。拟行桡动脉穿刺者，术前行 Allens’试验，护士双手同时按住桡、尺动脉，嘱患者连续做握拳松拳动作至掌面苍白时护士松开尺侧的按压，如 10s 内患者掌面颜色恢复正常，则 Allens’试验阳性，表明尺动脉功能良好，可行桡动脉介入治疗。留置静脉套管针时应避免在术侧上肢。

（4）注意保暖、避免感冒　提前行床上排便训练，指导患者术中有效咳嗽。术前进清淡易消化食物，避免进食产气食物，避免过饱。

2. 术中护理

常规使用肝素，视病情有时需加用血小板糖蛋白Ⅱb/Ⅲa 受体拮抗剂以抑制血小板聚集。重点观察术中是否有再灌注心律失常及血压等变化。给予患者心理支持。

3. 术后护理

（1）严密观察生命体征的变化　术后入住 CCU，配合医生做定时心电图，持续心电监护≥24h，15～30min 定时测生命体征 1 次，密切观察患者胸痛变化、性质及持续时间，关注患者的神志、心率、血压等变化并作记录，发现异常及时报告医生紧急处理。

（2）桡动脉途径 PCI　一般手术结束即拔出鞘管。股动脉途径拔管前应检测活化凝血时间（activated clotting time，ACT），术后停用肝素 4～6h 后，测定 ACT＜150s，拔出后局部压迫止血 15～20min，如无出血则可加压包扎，包扎后仍应密切观察，防止局部出血。桡动脉术后局部加压 6h，制动，避免腕关节做伸屈动作，指关节可适当活动。股动脉穿刺者术后，拔管后穿刺点加压包扎加沙袋压迫 12h，术侧肢体制动 24h，指导患者床上大小便。

（3）严密观察尿量　术后嘱患者多饮水，心功能允许情况下大量输液以尽快促进对比剂排出体外，同时注意观察患者尿量、颜色、性质的变化。股动脉穿刺时协助患者床上使用大、小便器，必要时行导尿术。

（4）PCI 术后应终生口服阿司匹林 100mg/d。置入裸支架者，需另口服氯吡格雷 75mg/d 1 个月，置入药物洗脱支架者则应坚持服用 12～18 个月。单纯行 PTCA 者可不用氯吡格雷。

指导患者长期规范用药。定期检查出凝血时间，密切观察患者神志及皮肤情况，有无皮肤黏膜出血、大便潜血、小便颜色。

（二）心脏瓣膜病的介入治疗

（1）经皮球囊二尖瓣成形术（percutaneous balloon mitral valvuloplasty，PBMV） 经皮穿刺股静脉，行房间隔穿刺，将球囊经左心房送至左心室内，扩张二尖瓣的狭窄处。PBMV 是缓解单纯二尖瓣狭窄的首选方法，可获得与外科手术相似的效果。

（2）经皮球囊肺动脉瓣成形术（percutaneous balloon pulmonary valvuloplasty，PBPV）经皮穿刺股静脉，行右心导管检查测定右心室压力和跨肺动脉瓣压力阶差，将球囊送至狭窄处使其扩张，术后复测右心室压力和跨肺动脉瓣压力阶差。

【适应证】

1. PBMV 理想的适应证

① 中到重度单纯瓣膜狭窄，瓣膜柔软，无钙化和瓣下结构异常。

② 窦性心律，无体循环栓塞史。

③ 无风湿活动。

④ 心功能Ⅱ～Ⅲ级。

2. PBPV 的适应证

① 右心室与肺动脉间收缩压差＞40mmHg 的单纯肺动脉瓣狭窄。

② 严重肺动脉瓣狭窄合并继发性流出道狭窄。

③ 外科手术治疗后再狭窄。

【禁忌证】

1. PBMV 的禁忌证

① 伴有中到重度二尖瓣或主动脉反流，主动脉瓣狭窄。

② 左心房内有血栓。

③ 严重的瓣下结构异常。

2. PBPV 的禁忌证

① 瓣膜发育不良型肺动脉瓣狭窄。

② 合并其他心内畸形。

【护理】

（1）术前准备　完善术前检查，如心脏 X 线片、心脏 B 超、电解质、凝血酶原时间等。特别要注意电解质，预防电解质紊乱引起的心律失常，向患者介绍手术情况，患者置于手术台上以后，立即建立静脉通道，备抢救用药，肌注地西泮 10mg 使患者镇静。备齐急救药品、心电监护仪除颤器、氧气等。

（2）术中护理　心电监护，注意患者的反应，认真听取患者的主诉，及时准确地发现各种并发症的先兆。一旦发现心脏压塞，立即配合医生行心包穿刺抽血减压、输血输液等抢救，症状反复出现不能控制者，立即与外科联系，及时转胸外科手术治疗。

（3）术后护理　密切监测血压变化，注意脉压，以了解有无刺破血管造成内出血休克及心脏压塞发生。术后第二天复查超声心动图，评价扩张效果。

二、主动脉内球囊反搏术

主动脉内球囊反搏术（intra-aortic balloon pump，IABP）是机械性辅助循环方法之一，通过一根带球囊的导管放置于降主动脉内左锁骨下动脉开口远端，在心脏舒张期球囊充气，心脏收缩期球囊放气，从而起到辅助循环的作用。氦气是最常用的用来给球囊充气的气体。

【适应证】

① 难治性心力衰竭和心源性休克，药物治疗效果不佳者。

② 顽固的不稳定型心绞痛和即将发生的心肌梗死。

③ 急性心肌梗死相关的机械并发症（如二尖瓣反流、乳头肌断裂、室间隔穿孔等）。

④ 心肌缺血相关的顽固性室性心律失常。

⑤ 高危的外科手术或冠脉造影、冠脉血运重建术的支持。

⑥ 感染中毒性休克。

⑦ 协助脱离体外循环机。

【禁忌证】

① 严重的主动脉瓣关闭不全。

② 腹动脉或主动脉有动脉瘤。

③ 主动脉或外周血管疾病或严重钙化。

【操作过程】

右股动脉备皮、常规消毒铺巾，穿刺股动脉，置入鞘管，放入球囊，检查氦气容量并打开氦气水平阀门，IABP 自动检测后与患者建立 ECG 导线和压力导线，IABP 可自行识别触发信号，自动设定充放气时相（时控），并能手动调整。触发信号包括四大类：心电、压力、起搏信号和固有频率。心电触发模式是最常用的模式，压力触发非首选模式。

【护理】

1. 术前护理

① 做好患者的解释，讲解 IABP 的方法和意义，以避免精神紧张。

② 皮肤护理：双侧腹股沟备皮。

③ 备好手术衣、无菌手套、消毒及局部麻醉药品，准备好球囊置入过程中所需的常规器械和导管，并准备好相关急救药品，配好肝素盐水并用压力袋加以固定。

2. 术中护理

① 静脉给予肝素。

② 将压力套装连接至肝素盐水压力袋，压力保持在 250～300mmHg，排空压力延长管内的空气。

③ IABP 操作中护士随时观察患者的生命体征，注意有无并发症的出现。

3. 术后护理

① 严密观察患者的生命体征（血压、心率、呼吸、意识状态），定时记录 IABP 提供的各项压力数据（收缩压、舒张压、平均压、反搏压）。

② 注意记录患者尿量、外周动脉搏动、下肢的颜色和温度。IABP 置入后尿量显著减少提示球囊下移堵塞肾动脉，左侧桡动脉搏动减弱或消失则提示球囊上移堵塞左锁骨下动脉，若下肢冰冷、足背动脉搏动减弱或消失提示下肢血栓形成。

③ 患者术侧肢体应制动，尽量伸直，防止体内气囊导管扭曲打折。头部抬高，防止气囊破裂后形成脑气栓。

④ 定时用肝素盐水冲洗压力换能器，遵医嘱抗凝。每天检测血常规。

⑤ 定时观察伤口处有无血肿、渗血或感染。当发现气囊导管内有血，应迅速停机，并及时向医生汇报。

4. 观察并发症

(1) 下肢动脉栓塞的预防　检查置管一侧下肢的动脉搏动，观察下肢皮肤的色、温及感觉等变化并与对侧比较。置管一侧肢体每小时被动按摩一次，由远端向近端按摩，力度不宜过大，同时观察穿刺点，有无出血、血肿。平卧及半卧位，体位应小于30°，避免屈膝、屈髋引起的球囊管打折。IABP导管每小时肝素盐水冲管一次，每次按压30s。肝素盐水每日更换。

(2) 球囊破裂　观察是否有顽固性低反搏压，置管外侧管道内有无血液流出。发生上述两种情况应及时报告医生，应立即停止IABP，马上行撤管处理，如有必要协助医生更换新管再行置入。

(3) 感染　每日更换敷料同时检查穿刺局部有无渗血、红肿、分泌物及观察置管的深度有无改变，如因抗凝及距会阴部较近，被血、尿污染时，应及时更换敷料，严格无菌操作。定时翻身叩背，预防坠积性肺炎。

三、人工心脏起搏器治疗

人工心脏起搏器（pacemaker）由脉冲发生器和起搏电极导线组成。人工心脏起搏是将一脉冲发生器通过电极与心肌相连，脉冲发生器发放一定频率、振幅的电脉冲，通过电极刺激心脏，使心脏激动有规律地收缩，即模拟正常心脏的冲动形成和传导，以治疗由于某些心律失常所致的心脏功能障碍。所以，当心脏起搏点功能失常或心脏传导系统有严重病变时，应用起搏器可达到人为地控制心率、维持心脏"泵"功能的作用。

【起搏器的功能及类型】

1. 起搏器命名代码

为使日益增多的起搏器的命名统一，目前多采用1987年由北美心脏起搏电生理学会（NASPE）与英国心脏起搏和电生理学组（BPEG）专家委员会制定的NASPE/BPEG起搏器代码，即NBG代码命名不同类型的起搏产品。

由于起搏治疗技术进展迅速，现行的代码规则从出现至今已经有很大的改变，第四位和第五位代码现在已少用或弃用，现将常用的代码命名介绍如下（表3-3）。

表3-3　NBG起搏器代码

第一位起搏心腔	第二位感知心腔	第三位感知后反应方式	第四位程控功能
	0无	0无	0无
A心房	A心房	I抑制	P简单程控
V心室	V心室	T触发	M多项程控
D心房+心室	D心房+心室	D双重(I+T)	C遥控
S心房或心室	S心房或心室		R频率调整

2. 起搏器种类

根据起搏器电极导线植入的部位分三种。①单腔起搏器：只有一根电极导线置于一个心腔。常见的有VVI起搏器（电极导线植入右心室）和AAI起搏器（电极导线植入右心房）。②双腔起搏器：两根电极导线分别置于心房和心室，进行房室顺序起搏。③多腔起搏：如三腔（双心房单心室或单心房双心室）或四腔起搏（双心房＋双心室），此时，起搏电极导线除常规植入右心房和右心室外，通常尚需通过心脏静脉植入电极导线分别起搏左心房和（或）左心室。

3. 常用起搏模式

（1）单腔起搏　①AAI 模式：此模式的工作方式为心房起搏、心房感知，感知心房自身电活动后抑制起搏器脉冲的发放。②VVI 模式：此模式的工作方式为心室起搏、心室感知，感知心室自身电活动后抑制起搏器脉冲的发放，又称 R 波抑制型心室起搏或心室按需型起搏。

（2）双腔起搏　①DDD 模式：又称房室全能型起搏，是具有房室双腔顺序起搏、心房心室双重感知、触发和抑制双重反应的生理性起搏模式。②DDI 模式：心房、心室均具有感知和起搏功能，P 波感知后抑制心房起搏（与 DDD 相似），但不触发房室间期，即不出现心室跟踪。

【适应证】

根据心脏起搏器应用的方式分两种。①临时心脏起搏：采用体外携带式起搏器。②植入式心脏起搏：起搏器一般埋植在患者胸部（偶尔植入其他部位）的皮下组织内。临时和永久心脏起搏分别有不同的适应证。

1. 植入式心脏起搏

随着起搏工程学的完善，起搏治疗的适应证逐渐扩大。早年植入心脏起搏器的主要目的是为挽救患者的生命，目前尚包括恢复患者工作能力和生活质量。2012 年美国心血管病学会/美国心脏病协会/美国心律协会重新制定了植入心脏起搏器的指南。

① 伴有临床症状的任何水平的完全或高度房室传导阻滞。

② 伴有症状的束支-分支水平阻滞，间歇性二度Ⅱ型房室传导阻滞。

③ 病态窦房结综合征或房室传导阻滞，有明显临床症状或虽无症状，但逸搏心律＜40 次/分或心脏停搏时间＞3s。

④ 有窦房结功能障碍或房室传导阻滞的患者，必须采用具有减慢心率作用的药物治疗时，应该植入起搏器。

⑤ 反复发生的颈动脉窦性晕厥和血管迷走性晕厥，以心脏反应为主者。

⑥ 药物治疗效果不满意的顽固性心力衰竭（可行心脏再同步起搏治疗）。

2. 临时心脏起搏

临时心脏起搏是一种非永久性植入起搏电极导线的临时性或暂时性人工心脏起搏术。起搏电极导线放置时间一般不超过 2 周，起搏器均置于体外，待达到诊断、治疗和预防目的后随即撤出起搏电极导线。即适用于急需起搏、房室传导阻滞有可能恢复、超速抑制治疗异位快速心律失常或需“保护性”应用的患者。

【护理】

1. 术前护理

（1）心理护理　根据患者的年龄、文化程度、心理素质等，采用适当的形式向患者及家属介绍手术的必要性和安全性，手术的过程、方法和注意事项，以解除思想顾虑和精神紧张。必要时手术前应用地西泮以保证充足的睡眠。

（2）辅助检查　指导患者完成必要的实验室检查，如血常规、出凝血时间、凝血酶原时间、血型、肝功能、电解质、胸片、心电图、心脏B超、Holter等。

(3) 皮肤准备　通常经股静脉临时起搏，备皮范围是会阴部及双侧腹股沟；植入式心脏起搏器备皮范围是左上胸部，包括颈部和腋下，备皮后注意局部皮肤清洁。

(4) 青霉素皮试。

(5) 训练患者平卧床上大小便，以免术后由于卧床体位而出现排便困难。

(6) 术前应用抗凝血药者需停用至凝血酶原时间恢复在正常范围内。

2. 术中配合

① 严密监测心率、心律、呼吸及血压的变化，发现异常立即通知医生。

② 关注患者的感受，了解患者术中疼痛情况及其他不适主诉，并做好安慰解释工作，帮助患者顺利配合手术。

3. 术后护理

(1) 休息与活动　术后将患者平移至床上，嘱患者保持平卧位或略向左侧卧位1～3d，如患者平卧极度不适，可抬高床头30°～60°。术侧肢体不宜过度活动，勿用力咳嗽，以防电极脱位，如出现咳嗽症状，尽早应用镇咳药。安置临时起搏器患者需绝对卧床，术侧肢体避免屈曲或活动过度。卧床期间做好生活护理。术后第1次活动应动作缓慢，防止跌倒。

(2) 监测　术后描记12导联心电图，心电监护24h，监测起搏和感知功能。观察有无腹壁肌肉抽动、心脏穿孔等表现；监测脉搏、心率、心律、心电变化及患者自觉症状，及时发现有无电极导线移位或起搏器起搏感知障碍，立即报告医生并协助处理，出院前常规拍摄胸片。

(3) 伤口护理与观察　伤口局部以沙袋加压6h，且每间隔2h解除压迫5min。定期更换敷料，一般术后7d拆线，临时起搏器应每天换药1次。观察起搏器囊袋有无出血或血肿，观察伤口有无渗血、红，肿，患者有无局部疼痛、皮肤变暗发紫、波动感等，及时发现出血、感染等并发症。监测体温变化，常规应用抗生素预防感染。

【健康指导】

(1) 起搏器知识指导　告知患者起搏器的设置频率及使用年限。指导其妥善保管好起搏器卡（有起搏器型号、有关参数、安装日期、品牌等），外出时随身携带，便于出现意外时为诊治提供信息。告知患者应避免强磁场和高电压的场所（如核磁、激光、变电站等），但家庭生活用电一般不影响起搏器工作。嘱患者一旦接触某种环境或电器后出现胸闷、头晕等不适，应立即离开现场或不再使用该种电器。随着技术的不断更新，目前移动电话对起搏器的干扰作用很小，推荐平时将移动电话放置在远离起搏器至少15cm的口袋内，拨打或接听电话时采用对侧手。

(2) 病情自我监测指导　教会患者每天自测脉搏2次，出现脉率比设置频率低10%或再次出现安装起搏器前的症状应及时就医。不要随意抚弄起搏器植入部位。自行检查该部位有无红、肿，热、痛等炎症反应或出血现象，出现不适立即就医。

(3) 活动指导　避免剧烈运动，装有起搏器的一侧上肢应避免做用力过度或幅度过大的动作，以免影响起搏器功能或使电极脱落。

(4) 定期随访　出院后半年内每1～3个月随访1次以测试起搏器功能，情况稳定后每半年随访1次，接近起搏器使用年限时应缩短随访间隔时间，在电池耗尽之前及时更换起搏器。

四、导管射频消融术

导管射频消融术是通过心脏电生理检查在心内膜标测定位后，将导管电极置于引起心律失常的病灶处，通过高频高能电流使该区域心肌损伤或坏死，达到治疗顽固性心律失常的目的。

【适应证】

① 预激综合征合并阵发性心房颤动和快速心室率。

② 房室折返性心动过速、房室结折返性心动过速、房速和无器质性心脏病证据的室性心动过速（特发性室速）呈反复发作性，或合并有心动过速心肌病，或者血流动力学不稳定者。

③ 发作频繁、心室率不易控制的房扑和症状明显的房颤。

④ 不适当窦速合并心动过速心肌病。

⑤ 发作频繁和（或）症状重、药物预防发作效果差的心肌梗死后室速。

【操作过程】

首先行心内电生理检查明确心律失常的诊断，确定准确的消融靶点。根据不同的靶点位置，经股静脉或股动脉置入消融导管，左侧房室旁路选择右股动脉，右侧房室旁路、房室结双径路选择右股静脉，操作消融导管到达靶点，依消融部位及心律失常类型不同放电消融，最后检测是否已达到消融成功标准，如旁路逆传是否已不存在，原有心律失常用各种方法不再能诱发等。

【护理】

（1）术前护理　完善术前检查，必要时进行食管调搏、24h 动态心电图。备皮（双侧颈肩部、腋下、双侧腹股沟、会阴部）。训练患者床上大小便，术前当晚可酌情给予镇静药。术前 3d 停用抗心律失常药物或术前停用抗心律失常药物 5 个半衰期以上。

（2）术中护理　严密观察患者生命体征、心电图变化及有无心脏穿孔、严重心律失常等并发症。缓解患者的紧张情绪。

（3）术后护理　给予 12 导联心电图，观察术后并发症。穿刺点沙袋压迫 4～6h，手术肢体制动 6～8h，卧床休息 24h，观察穿刺处有无渗血，周围是否肿胀、肢体远端动脉搏动及血液循环情况等。

五、心脏电复律

心脏电复律指在严重快速性心律失常时，用外加的高能量脉冲电流通过心脏，使全部或大部分心肌细胞在瞬间同时除极，造成心脏短暂的电活动停止，然后由最高自律性的起搏点（通常为窦房结）重新主导心脏节律的治疗过程。最早用于消除心室颤动，故亦称为心脏电除颤。

【适应证】

① 心室颤动和扑动是电复律的绝对指征。

② 心房颤动和扑动伴血流动力学障碍者。

③ 药物及其他方法治疗无效或有严重血流动力学障碍的阵发性室上性心动过速、室性心动过速、预激综合征伴快速性心律失常者。

【禁忌证】

① 病史多年，心脏（尤其是左心房）明显增大及心房内有新鲜血栓形成或近 3 个月有栓塞史。

② 伴高度或完全性房室传导阻滞的心房颤动或扑动。

③ 伴病态窦房结综合征的异位性快速性心律失常。

④ 有洋地黄中毒、低钾血症时，暂不宜电复律。

【电复律的种类与能量选择】

（1）直流电非同步电除颤　临床常用于心室颤动，此时已无心动周期，无 QRS 波，患者神志多丧失，应立即实施电除颤。争取时间，可有效提高除颤成功率。除颤能量选择通常在 200～300J。若遇快速室性心动过速或预激合征合并快速心房颤动均有宽大的 QRS 波和 T 波，在同步工作方式下除颤仪无法识别 QRS 波时，也可用低电能非同步电除颤，以免延误病情。

（2）直流电同步电复律　适用于除心室颤动以外的快速性心律失常。除颤仪一般设有同步装置，使放电时电流正好与 R 波同步，即电流刺激落在心室肌的绝对不应期，从而避免在心室的易损期放电导致室速或室颤。通常经胸壁体外电复律能量选择为：心房颤动和室上性心动过速在 100～150J，室性心动过速为 100～200J，心房扑动所需电能一般较小，在 50～100J。

【护理】

1. 电复律前护理

① 向择期电复律的患者介绍电复律的目的和必要性、大致过程、可能出现的不适和并发症，取得其合作。

② 遵医嘱做术前检查（血电解质等）。

③ 遵医嘱停用洋地黄类药物 24～48h，给予改善心功能、纠正低钾血症和酸中毒的药物。有心房颤动的患者，复律前应给予抗凝治疗。

④ 复律前 1～2d 口服奎尼丁，预防转复后复发，服药前做心电图，观察 QRS 波时限及 Q-T 间期变化。

⑤ 复律术前当天晨禁食，排空膀胱。

⑥ 物品准备：除颤仪、生理盐水，导电糊、纱布垫、地西泮、心电和血压监护仪及心肺复苏所需的抢救设备和药品。

2. 电复律中护理配合

① 患者平卧于绝缘的硬板床上，暴露胸部，有义齿者取出，开放静脉通路，给予氧气吸入。做全导联心电图。

② 清洁电击处的皮肤，连接好心电导联线，贴心电监测电极片时注意避开除颤部位。

③ 连接电源，打开除颤仪开关，选择一个 R 波高耸的导联进行示波观察。选择“同步”或“非同步”按钮。

④ 遵医嘱用地西泮 0.3～0.5mg/kg 缓慢静注，至患者睫毛反射开始消失的深度。麻醉过程中严密观察呼吸。

⑤ 充分暴露患者前胸，将两电极板上均匀涂满导电糊包以生理盐水浸湿的纱布，分别置于胸骨右缘第 2～3 肋间和心尖部，两电极板之间距离不应小于 10cm，与皮肤紧密接

触，并有一定压力。按充电钮充电到所需功率，嘱任何人避免接触患者及病床，两电极板同时放电，此时患者身体和四肢会抽动一下，通过心电示波器观察患者心律是否转为窦性。

⑥ 根据病情决定是否需要再次电复律。

3. 电复律后护理

① 患者卧床休息 24h，清醒后 2h 内避免进食，以免恶心、呕吐。

② 持续心电监护 24h，注意心律、心率变化。

③ 密切观察病情变化，如血压、呼吸、神志等，及时发现有无栓塞征象。

④ 遵医嘱继续服用奎尼丁、洋地黄或其他抗心律失常药物以维持窦性心律。

⑤ 及时发现有无因电击而致的各种心律失常、局部皮肤灼伤、肺水肿等并发症，并协助医生给予处理。

六、心包穿刺术

心包穿刺术是指采用针头或导管经皮心包穿刺，将心包内异常积液抽吸或引流出，以迅速缓解心脏压塞或获取心包液，达到治疗或协助临床诊断的方法。

【适应证】

① 任何原因引起的严重心脏压塞。常见病因有转移性肿瘤、特发性心包炎、慢性肾功能衰竭、医疗操作所致等。

② 需向心包腔内注射药物。如感染化脓性心包炎、肿瘤性心包炎等。

③ 虽经特殊治疗，心包积液仍进行性增加或持续不缓解者。如结核性心包炎。

④ 原因不明的心包积液，需抽血化验或需经心包穿刺进行心包镜检查等。

【禁忌证】

① 患者烦躁不安，不能配合。

② 未经纠正的凝血功能障碍者，如有出血倾向、接受抗凝治疗、血小板$<5/mm^3$。

③ 心包积液量甚少。

④ 心包积液位于心脏后部。

【护理】

1. 术前护理

（1）一般护理　保持环境安静，限制探视，注意病室的温度和湿度，避免患者受凉，以免发生呼吸道感染而加重呼吸困难。胸闷、气急者给予氧气吸入。疼痛明显者给予止痛药，以减轻疼痛对呼吸功能的影响。

（2）体位　协助患者取舒适体位，如半卧位或坐位，使膈肌下降，利于呼吸。

（3）协助做相关检查　术前须进行心脏超声检查，确定液平段大小与穿刺部位，选液平段最大、距体表最近点作为穿刺部位，或在超声显像指导下进行穿刺抽液更为准确、安全。通常采用剑突与左肋弓缘夹角处或心尖部为穿刺点。一般在心尖部左侧第 5～6 肋间心浊音界内 2cm 左右进针。

（4）备齐物品　治疗盘内盛常规消毒物品、心包穿刺包、利多卡因、无菌手套、试管、量杯、胶布、心电监护仪、抢救药品及器械。

（5）心理护理　向患者说明手术的意义和必要性，解除思想顾虑，必要时应用少量镇静药。

(6) 操作前开放静脉通道，准备好抢救药品如阿托品等以备急需；进行心电、血压监测。

2. 术中配合

① 净化手术场所，限制人员出入，以免增加手术污染。

② 为患者摆好直背半卧位或坐位。因为只有在穿刺针与胸骨后壁夹角为15°～30°时由皮肤到达心包间的距离最短。此处穿刺最易成功，且不易伤及肝脏等邻近脏器。而要保证这样的穿刺角度，需让患者保持直背，腹型肥胖者还需收腹配合。

③ 嘱患者勿用力剧烈咳嗽或深呼吸，穿刺过程中有任何不适应立即告知医护人员。

④ 严格无菌操作，抽液过程中随时夹闭胶管，防止空气进入心包腔；抽液要缓慢，每次抽液量不超过300～500mL，以防止急性右室扩张，一般第一次抽液量不宜超过100mL，若抽出新鲜血，应立即停止抽吸。

⑤ 密切观察有无心脏压塞症状，记录抽液量、性质，按要求及时送检。

⑥ 配合医生留置引流导管，局部以无菌纱布覆盖，胶布固定。

3. 术后护理

① 术后静卧4h，严密观察呼吸、血压、心率、心律的动态变化并记录。首先观察患者意识、面色。如有面色苍白更应提高警惕，谨防休克或恶性迷走反射的发生。恶性迷走反射常发生在心包穿刺时，也可发生在术后短期内，表现为心率减慢或血压骤降，常伴意识丧失危及生命，若有发生立即报告医生并积极参与抢救。另外还需观察患者有无胸闷、气急等症状，防止气胸的发生。

② 定期更换伤口敷料，观察穿刺部位有无渗血、渗液、红肿及皮下气肿。保持局部清洁干燥，防止感染。换药时嘱患者尽量屏气，勿剧烈咳嗽和深呼吸，以免导管脱出。

③ 待积液抽尽或量每日抽液量小于25mL时，经超声证实后拔除导管。常规消毒后压迫穿刺点数分钟，无出血、渗液后用无菌敷料覆盖，拔管后48h禁止沐浴。

④ 并发症的观察：心包穿刺术的主要并发症包括划破冠状血管、心肌穿孔（壁薄的冠状静脉及右心室尤其容易发生）、低血压（通常最初即有表现）、心律失常（包括房性和室性）、肺或胃肠穿孔。

（程婧　余新超　毕清泉）

本章小结

循环系统疾病指心脏、血管和调节血液循环的神经体液异常引起的疾病，多为常见病、多发病，尤其在内科疾病中所占比重甚大。心脏病常迁延不愈，影响生活和劳动，病死率亦高，随着传染病的控制，心血管病在人口死亡原因中所占地位更为突出。

心力衰竭是各种心脏结构或功能性疾病导致心室充盈和（或）射血能力受损而引起的一组综合征。由于心室收缩功能下降射血功能受损，心排血量不能满足机体代谢的需要，器官、组织血液灌注不足，同时出现肺循环和（或）体循环淤血，临床表现主要是呼吸困难，无力而致体力活动受限和水肿。该病的治疗应包括防止和延缓心衰的发生，缓解临床心衰的症状，改善其长期预后和降低死亡率。护理的重点是对症护理、用药护理及急性心力衰竭的抢救配合。

心律失常是指心脏冲动的频率、节律、起源部位、传导速度与激动次序的异常。心律失常可发生于任何心脏病患者，也可发生于正常人，严重心律失常则直接阻碍心室的排血功能，甚至迅速导致死亡。护理的重点是对症护理、用药护理及电复律、心肺复苏时的护理配合，应了解心脏起搏器植入术和导管消融术的护理配合。

原发性高血压是最常见的慢性疾病之一，其发病与遗传因素、年龄、脑力活动过度紧张、环境因素、饮食及体重超重等有关。高血压病治疗的目的是：使血压下降、接近或达到正常范围；预防或延缓并发症的发生，治疗措施包括限制钠盐摄入、减轻体重、运动、休息等非药物措施和抗高血压药物。护理的重点是用药护理、健康教育。

冠心病是冠状动脉粥样硬化使管腔狭窄或闭塞导致心肌慢性或急性缺血、缺氧而引起的心脏病，可分为急性冠脉综合征和慢性心肌缺血综合征，本章要求掌握心绞痛和心肌梗死患者的治疗要点和护理措施。护理的重点是对症护理、用药护理及冠心病介入治疗的护理配合。

心脏瓣膜病是心脏瓣膜的功能或结构异常，造成单个或多个瓣口狭窄和（或）关闭不全，导致心脏血流动力学显著变化的临床症候群。治疗措施包括药物对症治疗、介入治疗和外科手术治疗。护理的重点是对症护理和介入治疗的护理配合。

感染性心内膜炎指因细菌、真菌或其他微生物（如病毒、立克次体、衣原体等）直接感染而产生心脏瓣膜或心内膜的炎症，伴有赘生物形成。治疗以抗生素治疗为主。护理的重点为对症护理、用药护理。

心肌疾病是在排除冠状动脉疾病、高血压、心脏瓣膜病和先天性心脏病的前提下，心肌功能和（或）结构异常引起的一组疾病，主要包括原发性心肌病和心肌炎。此类疾病无特异性治疗措施，出现心力衰竭、心律失常时给予相应的治疗。护理的要点为对症护理。

心包炎是指心包脏层和壁层的急慢性炎症反应。急性心包炎需针对病因进行治疗，慢性缩窄性心包炎则以对症治疗为主。护理的要点为对症护理、心包穿刺术及心脏压塞时的抢救配合。

案例分析

案例

王师傅，男，60 岁。一年来每于剧烈活动时或饱餐后发作剑突下疼痛，向咽部放射，持续数分钟可自行缓解。2 周来发作频繁且有夜间睡眠中发作。2h 来疼痛剧烈，不能缓解，向胸部及后背部放射。伴憋闷，大汗。既往有高血压病史 10 年、血脂异常病史 5 年。

护理体检：T 38.7℃，P 56 次/分，R 18 次/分，BP 116/72mmHg。发育正常，营养中等，神志清楚，平车入病房。口唇轻度发绀，颈软，颈静脉怒张，气管居中，双肺语颤正常，双肺呼吸音粗，两肺底可闻及少许湿性啰音。心尖搏动位于剑突下，心脏浊音界偏小，HR 70 次/分，律不齐，可闻及期前收缩，6～8 次/分，各瓣膜听诊区未闻及病理性杂音。腹软，肝、脾肋下未及，移动性浊音阴性。双下肢无明显水肿，生理反射正常，病理反射未引出。辅助检查：急查心电图示Ⅱ、Ⅲ、aVF 导联 ST 段弓背向上抬高，心肌酶谱及肌钙蛋白示 CK-MB 是正常值的 4 倍，肌钙蛋白为正常上限的 3 倍。

问题：

1. 存在哪些护理诊断/问题？

2. 主要护理要点是什么？

目标检测

A_1 型单项选择题

1. 关于心脏传导系统的说法，不正确的是（　　）。
A. 心脏的传导系统由窦房结、结间束、房室结、左右束支和浦肯野纤维网组成
B. 传导系统的主要功能为产生并传导冲动，维持心脏的正常节律
C. 正常人由窦房结发放冲动
D. 心脏的正常起搏点是窦房结
E. 房室结具有自律性

2. 可使心率加速，心肌收缩力加强的体液因素是（　　）。
A. 乙酰胆碱　B. 钾　C. 镁
D. 钠　E. 心肌抑制因子

3. 心源性呼吸困难最先出现的是（　　）。
A. 急性肺水肿　B. 阵发性夜间呼吸困难　C. 劳力性呼吸困难
D. 心源性哮喘　E. 端坐呼吸

4. 右心衰的典型体征是（　　）。
A. 心脏增大　B. 水肿　C. 头痛
D. 偏瘫　E. 可闻及右心室舒张期奔马律

5. 下列不属于心房颤动临床特点的是（　　）。
A. 房颤患者症状不受心室率快慢的影响
B. 房颤可突然发生突然终止
C. 第一心音强弱不等
D. 心律绝对不规则
E. 有短绌脉

6. 对于原发性高血压的降压治疗，下述哪些是不对的（　　）。
A. 除危重病例外，抗高血压药物从小剂量开始
B. 大多数患者需要长期用药
C. 血压降至正常时即可停药
D. 首选第一线抗高血压药物
E. 根据个性化原则选用抗高血压药物

7. 下列不属于冠心病的危险因素的是（　　）。
A. 高血压　B. 血脂异常　C. 女性绝经期前
D. 40 岁以上　E. 吸烟

8. 急性心梗死后心律失常的处理措施不妥的是（　　）。
A. 室性心动过速可给利多卡因静脉注射
B. 室性心动过速药物疗效不满意时应及早用同步直流电复律
C. 频发室性早搏可用阿托品
D. 三度房室传导阻滞可安装临时起搏器

E. 发生室颤应立刻实施非同步直流电复律

9. 风湿性心瓣膜病最常受累的瓣膜为（　　）。

A. 主动脉瓣　B. 肺动脉瓣　C. 二尖瓣

D. 主动脉瓣及肺动脉瓣　E. 三尖瓣

10. 诊断感染性心内膜炎最重要的依据是（　　）。

A. 血培养　B. 红细胞沉降率　C. 测定血象

D. 免疫学检查　E. 超声心动图检查

A_2 型单项选择题

11. 25岁，女性，突然出现高度呼吸困难，发绀，咳粉红色泡沫样痰，血压80/50mmHg，两肺散在干、湿啰音，心率140次/分，心律绝对不整，心尖部闻及隆隆样舒张中晚期杂音，心电图示心房颤动，抢救措施首选（　　）。

A. 静脉注射呋塞米　B. 静脉滴注硝普钠　C. 静脉注射氨茶碱

D. 皮下注射吗啡　E. 静脉注射毛花苷C

12. 患者，男性，65岁，冠心病心绞痛1年，心绞痛发作时经休息或含服硝酸甘油可以缓解，平日不犯病时也不可服用的药物为（　　）。

A. 硝酸异山梨酯　B. 美托洛尔　C. 硝苯地平

D. 利尿药如氨苯蝶啶　E. 阿司匹林、双嘧达莫

13. 王司机，男，58岁，不规则头痛、颈项板紧、心悸1月余。测量BP 180/110mmHg，医院诊断为原发性高血压，你认为其心血管危险分层属于（　　）。

A. 极低危　B. 低危　C. 中危

D. 高危　E. 极高危

14. 某男性患者，50岁，反现血压升高1月余，服用抗高血压药（具体欠详）1周后血压降至正常，遂自行停药。今突然出现头痛、眩晕、恶心呕吐及视物模糊。考虑患者出现了（　　）。

A. 恶性高血压　B. 脑出血　C. 高血压脑病

D. 脑血栓形成　E. 高血压危象

15. 王某，男性，56岁，与别人争吵时突感心前区不适，持续3～5min，经休息后缓解。此患者护理措施应除外（　　）。

A. 随身携带保健盒　B. 保持情绪稳定　C. 保持大便通畅

D. 饭后活动　E. 避免寒冷

16. 60岁男性患者，无不适症状，体格检查发现心率51次/分，心电图诊断为窦性心动过缓，此时应如何处理（　　）。

A. 口服阿托品　B. 静注阿托品　C. 静滴肾上腺素

D. 静滴异丙肾上腺素　E. 暂不予以处理，随访观察

17. 某男性青年患者，20岁，自觉心悸数小时，心脏听诊：心率132次/分，节律规则，心电图检查为窦性心动过速。该患者的治疗应采用（　　）。

A. 针对病因治疗　B. 维拉帕米　C. 胺碘酮

D. 普罗帕酮　E. 地高辛

18. 患者，男，74岁，突然意识丧失，血压测不清，颈动脉搏动消失。心电图监测为心

室颤动，此时应采用最有效的治疗是（ ）。

A. 心脏按压　　B. 人工呼吸　　C. 非同步直流电复律

D. 静注利多卡因　　E. 心腔内注射肾上腺素

19. 女性，30岁，二尖瓣狭窄患者，卧床3月，嘱其每天做下肢按摩，目的主要是（ ）。

A. 促进患者舒适　　B. 防止肌肉萎缩　　C. 防止压疮

D. 促进末梢循环，减少回心血量　　E. 防止下肢静脉血栓形成

20. 一风湿性心脏瓣膜病患者，心率80次/分，心律不规整，肝大达肋下3.0cm，下肢轻度水肿，你优先选用哪一种药物治疗（ ）。

A. 毛花苷C 0.8mg，静脉注射

B. 呋塞米20mg，静脉注射

C. 高流量吸氧

D. 硝普钠25mg，静脉滴注

E. 地高辛0.25mg，每日1次口服

A_3 型单项选择题

（21～22题共用题干）

患者，男，60岁，在输液过程中突然出现肺水肿，护士立即遵医嘱给予酒精湿化、加压吸氧。

21. 请问此时湿化瓶内的酒精浓度应为（ ）。

A. 10%　　B. 20%　　C. 80%

D. 55%　　E. 70%

22. 给该患者吸入经酒精湿化的氧气的目的是（ ）。

A. 消毒吸入的氧气

B. 保证使用氧气安全

C. 使患者呼吸道湿润

D. 使痰稀薄，易咳出

E. 降低肺泡泡沫表面张力

（23～24题共用题干）

李某，60岁，冠心病史4年，2h前因情绪激动而突然出现胸骨后压榨样疼痛，患者烦躁不安、出冷汗，极度紧张，有濒死感，诊断为急性心肌梗死收住监护室。

23. 进行心电监护的主要目的是（ ）。

A. 监测血压　　B. 监测呼吸　　C. 监测血氧饱和度

D. 监测有无心律失常　　E. 监测心率

24. 告知患者及家属保持大便通畅的意义在于（ ）。

A. 避免发生心律失常　　B. 恢复消化功能　　C. 让患者舒适

D. 减少肠道毒素吸收　　E. 防止加重心肌缺氧

（25～26题共用题干）

女性，30岁，反复胸闷气短，咳嗽，即往有过游走性关节痛病史。查体：心界稍左并大，心率100次/分，律齐，S_1 增强，P_2 亢进，可闻及开瓣音，心尖部可闻及舒张中晚期

隆隆样杂音。

25. 患者的病情最可能是（　　）。

A. 风心二尖瓣狭窄

B. 风心二尖瓣关闭不全

C. 风心主动脉瓣关闭不全

D. 风心三尖瓣狭窄

E. 风心肺动脉瓣关闭不全

26. 进一步确诊哪项检查意义最大（　　）。

A. 心电图　　B. 超声心动图　　C. 心导管检查

D. 心脏灌注显像　　E. X线检查

（27～28题共用题干）

患者，女，76岁，因急性广泛前壁心肌梗死急诊入院。入院后经扩冠抗凝治疗，目前胸痛缓解，病情已平稳，1h前患者突感心悸、气短、不能平卧，咳粉红色泡沫样痰，查体血压90/60mmHg，呼吸28次/分，神清，坐位口唇发绀，两肺满布湿性啰音及哮鸣音。

27. 护士应给予患者的吸氧方法是（　　）。

A. 持续低流量吸氧

B. 间断低流里吸氧

C. 高流量吸氧

D. 低流量50%酒精湿化吸氧

E. 高流量50%酒精湿化吸氧

28. 给予患者洋地黄药物治疗，哪项不能反映洋地黄治疗有效（　　）。

A. 心率减慢

B. 呼吸困难减轻或消除

C. 血压下降

D. 伴右心衰竭时水肿消退、尿量增多

E. 情绪稳定

（29～30题共用题干）

患者，男，65岁，高血压病史10年，与他人吵架后，突然出现胸骨后压榨性痛，伴心悸、大汗淋漓、面色苍白，测血压为184/100mmHg，心率122次/分。休息片刻后症状缓解。

29. 该患者须警惕发生了（　　）。

A. 老年人高血压　　B. 高血压危象　　C. 高血压脑病

D. 心肌梗死　　E. 心绞痛

30. 为明确诊断，下列何种检查最为适宜（　　）。

A. 超声心动图　　B. 冠状动脉造影　　C. 胸部CT

D. 心电图　　E. 放射性核素检查

A_4型单项选择题

（31～33题共用题干）

某女性患者，35岁，患风湿性心脏病二尖瓣狭窄3年，近1周来穿衣、吃饭即出现心悸、乏力、气促。今凌晨 2 点患者睡觉时突然憋醒，被迫采取端坐位，呼吸深快，咳嗽，咳粉红色泡沫样痰，心率 126 次/分，两肺布满湿啰音、哮鸣音。

31. 对上述情况护士应立即采取的措施是（　　）。

A. 立即协助患者取双腿下垂端坐位

B. 间断低流量吸氧

C. 口服地高辛

D. 口服螺内酯

E. 口服硝酸异山梨酯

32. 该患者目前的心功能属于（　　）。

A. 心功能Ⅰ级　　B. 心功能Ⅱ级　　C. 心功能Ⅲ级

D. 心功能Ⅳ级　　E. 暂时不能进行心功能分级

33. 该患者目前发生了什么情况（　　）。

A. 急性肺栓塞　　B. 阵发性房颤　　C. 急性肺水肿

D. 急性心肌梗死　　E. 急性感染性心内膜炎

（34～36 题共用题干）

女，40 岁。近 4 年来逐渐出现活动后心悸、气短。查体：心尖部可闻及舒张期隆隆样杂音。

34. 最可能的诊断是（　　）。

A. 二尖瓣狭窄　　B. 二尖瓣关闭不全　　C. 主动脉瓣狭窄

D. 主动脉瓣关闭不全　　E. 梗阻性肥厚型心肌病

35. 进一步查体发现心尖部 S_1 亢进，可闻及开瓣音，提示（　　）。

A. 病变瓣膜弹性良好　　B. 病变瓣膜钙化　　C. 肺动脉高压

D. 肺淤血　　E. 病变瓣膜赘生物形成

36. 最有助于确诊的检查是（　　）。

A. 心电图　　B. 超声心动图　　C. 胸部 X 线摄片

D. 心脏核素检查　　E. 冠状动脉造影

（37～40 题共用题干）

男性患者 63 岁，冠心病心绞痛 4 年，近 1 月来发作频繁，休息或含服硝酸甘油效果欠佳，今上午锻炼时，突感胸痛剧烈，含服硝酸甘油 40min 不缓解，伴大汗，送急诊。

37. 接诊护士给患者做了如下处理，哪项不妥（　　）。

A. 让患者平卧休息

B. 准备气管插管

C. 建立静脉通路

D. 给患者吸氧

E. 做心电图，测血压、脉搏

38. 护士对该患者评估后，应首先考虑该患者可能发生了（　　）。

A. 顽固性心绞痛　　B. 硝酸甘油耐药　　C. 心源性休克

D. 急性心肌梗死　　E. 严重心律失常

39. 该患者存在的首要护理问题是（　　）。

A. 气体交换受损　　B. 活动无耐力　　C. 有感染的危险
D. 有体液不足的危险　　E. 疼痛

40. 患者入监护室观察治疗，经用药后述疼痛缓解。2h 后心电监测示血压 70/50mmHg，心率 118 次/分，患者烦躁不安，皮肤湿冷，此时责任护士认为患者病情变化是（　　）。

A. 脑出血　　B. 室壁瘤破裂　　C. 心源性休克
D. 心律失常　　E. 疼痛性休克

（程婧）

第四章 消化系统疾病患者的护理

第一节 消化系统概述

学习目标

1. 能正确描述消化系统的解剖结构与生理功能。
2. 能准确简述消化系统的解剖特点与疾病关系。

消化系统疾病在临床上很常见。消化系统主要包括食管、胃、肠、肝、胆囊、胰腺以及腹膜、肠系膜、网膜等，主要生理功能是摄取和消化食物，吸收营养和排泄废物。肝脏是体内物质代谢最重要的器官。胃肠道的运动、分泌功能受神经内分泌调节，尚能分泌多种激素，调节机体生理功能。此外，消化系统还具有免疫功能，参与机体免疫反应，有一定的清除有害物质和致病微生物的能力。

1. 消化系统的解剖生理

(1) 食管　食管有三个狭窄部，分别在环状软骨下缘水平（食管起始端）与左支气管食管交叉处（距门齿 24cm）以及膈肌食管裂孔处（距门齿约 40cm），这也是食管癌的好发部位，食管壁由黏膜层、黏膜下层与肌层和外膜组成，外膜为结缔组织鞘，食管病变易扩散而延及纵隔，食管或邻近器官的病变也易使食管发生阻滞，引起吞咽困难，食管下段的静脉易充盈曲张，甚至破裂出血。

(2) 胃　一般分为贲门、胃底、胃体、胃窦部及幽门部。幽门口由幽门括约肌组成，能有节律性让胃内容物进入十二指肠，并阻止十二指肠内容物反流入胃。胃黏膜的腺体有胃底腺和胃体腺，主要由主细胞、壁细胞、黏液细胞组成。胃酸分泌由神经和激素两方面调节。正常时胃酸的 pH 值为 0.9～1.5。正常情况下，胃黏膜上皮细胞及胃腺的黏膜细胞分泌的黏液糖蛋白等物质构成一道屏障，使分泌到胃腔中的胃酸不能顺渗入黏膜。

(3) 小肠　小肠是消化管中最长的一段，也是进行消化吸收的主要部位。从幽门到回盲部，包括十二指肠、空肠和回肠。小肠为消化吸收的主要场所。淀粉、蛋白质、脂肪等必须先被消化分解为简单的物质，才能被肠壁吸收。消化作用大部分靠胰腺分泌的各种消化酶来完成，肠液中的各种消化酶，主要在空肠上段内完成。回肠有很大的储备功能，凡未被空肠完全吸收的养料，皆由回肠吸收。维生素 B_{12} 只在回肠远端进行选择性吸收。

(4) 大肠　大肠分为回盲肠、升结肠、横结肠、降结肠、乙状结肠和直肠。结肠运动有非推进性节段性收缩和推进性转运性收缩。结构有对水、电解质、胆汁酸等吸收作用，并能吸收结肠内细菌产生的维生素，最后使食物残渣浓缩成粪便排出体外。

(5) 肝胆　肝脏主要分为右叶和左叶，其基本结构单位为肝小叶。肝的血液供应有 1/4

来自肝动脉，3/4 来自门静脉。胆道系统由肝细胞间的毛细胆管开始，毛细胆管集合成胆小管，汇合成左、右肝管，由肝门出肝、出肝后汇合成肝总管，肝总管与胆囊管合成胆总管，开口在十二指肠降部。胆管有排泄和运输胆汁的作用。胆囊则有浓缩胆汁和调节胆汁的作用。肝脏是维持生命活动的重要器官，主要具有以下功能。①胆色素和胆汁酸代谢：胆色素是体内血红蛋白代谢产物。正常肝脏对胆红素有结合转运及排泄作用，维持正常“肝肠循环”。肝功能障碍引起各种胆色素代谢异常是引起黄疸的重要原因之一。肝脏可以分泌胆汁，后者对脂类物质的消化和吸收及调节胆固醇代谢有重要作用。②糖代谢：肝脏主要通过肝糖原的合成与分解，调节血糖，使体内血糖稳定，并有糖的异生作用。③蛋白质代谢：肝脏可合成多种蛋白质，如血浆白蛋白、凝血酶原、纤维蛋白原等。肝脏还可以分解蛋白质，其中最重要的是可把氨转变成尿素而经肾脏排出。④脂肪代谢：肝脏分泌胆汁促进脂类食物消化吸收，参与脂肪酸的氧化及转运脂类物质，合成胆固醇等。⑤解毒保护作用：肝脏能使进入体内的各种有害物质如药物、毒药等进行生物转化，通过氧化、还原、水解，结合等方式进行解毒，保护机体正常功能。⑥维生素和激素代谢：肝脏与多种维生素吸收代谢有关，肝脏分泌的胆汗酸协助脂溶性维生素吸收，肝脏还参与体内多种激素代谢。肝病对激素的“灭活”功能常降低。

（6）胰腺　胰腺位于腹膜后上腹部深处，分胰头、颈、体尾四部分。一般有主胰管和副胰管通入十二指肠。主胰管和胆总管可形成共同通道在开口下段形成乏特（Vater）壶腹。乏特壶腹在十二指肠开口处有 Oddi 括约肌，它能控制胆汁和胰液排入肠道。胰腺具有内外分泌双重作用。胰腺外分泌主要分泌胰液、电解质和各种胰酶，如胰淀粉酶、胰脂肪酶和胰蛋白酶等，帮助消化淀粉、脂肪和蛋白质。胰腺中胰岛细胞是内分泌腺，胰岛中含有多种分泌细胞，其中 A 细胞分泌胰高血糖素，B 细胞分泌胰岛素，D 细胞分泌生长激素抑制素，胰腺还分泌胰多肽、胰抑素等多种激素，这些激素对维持正常的代谢功能有重要作用。

2. 消化系统疾病分类

消化系统疾病病因复杂，消化道与外界相通，其黏膜接触病原体、毒性物质、致癌物质的机会较多，容易发生感染、炎症和损伤，以下按病变器官分类列出消化系统的常见疾病。

（1）食管病变　食管炎、食管癌、胃食管反流病、门静脉高压所致食管静脉曲张等。

（2）胃十二指肠病变　急慢性胃炎、消化性溃疡、胃癌、十二指肠炎。

（3）小肠病变　急性肠炎、肠结核、克罗恩（Crohn）病、急性出血坏死性肠炎等。

（4）大肠病变　各种结肠炎、痢疾、肠易激综合征、结肠直肠癌、阑尾炎等。

（5）肝病变　病毒性肝炎、脂肪肝、肝硬化、肝脓肿、肝癌等。

（6）胆病变　胆石症、胆囊炎、胆管炎、胆道息肉和肿瘤等。

（7）胰腺病变　急慢性胰腺炎、胰腺癌。

（8）腹膜、肠系膜病变　急慢性腹膜炎、肠系膜淋巴结炎和结核、腹膜转移癌等。

3. 临床特点

消化系统疾病病因包括感染、外伤、理化因素、吸收障碍、肿瘤、自身免疫、大脑皮质功能失调、营养缺乏、代谢紊乱、遗传等因素。其临床特点如下：

① 消化系统所包含的器官多，且与外界沟通，发病率较高。

② 消化系统疾病的病因非常复杂，可有一种或多种病因。

③ 多数呈慢性病程，易造成消化功能障碍。

④ 急性变化如出血、穿孔、肝衰竭、急性胰腺炎等可致死。

⑤ 与其他系统、器官密切联系，也可引起消化系统病变等。

（卢芬　王芳）

第二节　消化系统疾病常见症状和体征及护理

学习目标

1. 能准确简述恶心与呕吐、腹痛、腹泻、吞咽困难等的病因、发病机制、诊断、实验室检查和治疗要点。

2. 能正确解释恶心与呕吐、腹痛、腹泻、吞咽困难等概念，描述其临床表现。

3. 能运用护理程序的方法，对恶心与呕吐、腹痛、腹泻、吞咽困难等患者进行正确的护理和健康指导。

4. 在护理实践中，体现护士对患者的爱伤精神和人文关怀。

一、恶心与呕吐

两者可单独发生，但多数患者先有恶心，继而呕吐。引起恶心与呕吐的消化系统常见疾病有：①胃癌、胃炎、消化性溃疡并发幽门梗阻；②肝、胆囊、胆管、胰腺、腹膜的急性炎症；③胃肠道功能紊乱引起的心理性呕吐。呕吐出现的时间、频度、呕吐物的量与性状因病种而异。上消化道出血时呕吐物呈咖啡色甚至鲜红色；消化性溃疡并发幽门梗阻时呕吐常在餐后发生，呕吐量大，呕吐物含酸性发酵宿食；低位肠梗阻时呕吐物带粪臭味；急性胰腺炎可出现频繁剧烈的呕吐，吐出胃内容物甚至胆汁。呕吐频繁且量大者可引起水电解质紊乱、代谢性碱中毒。长期呕吐伴畏食者可致营养不良。

（一）护理评估

（1）健康史　恶心与呕吐发生的时间、频率、原因或诱因，与进食的关系；呕吐的特点及呕吐物的性质、量；呕吐伴随的症状，如是否伴有腹痛、腹泻、发热、头痛、眩晕等。患者的精神状态，有无疲乏无力，有无焦虑、抑郁及其程度，呕吐是否与精神因素有关。

（2）身体状况　全身情况如生命体征、神志、营养状况，有无失水表现。

（3）实验室及其他检查　必要时做呕吐物毒物分析或细菌培养等检查，呕吐量大者注意有无水及电解质紊乱、酸碱平衡失调。

（二）护理诊断/问题

（1）有体液不足的危险　与大量呕吐导致失水有关。

（2）活动无耐力　与频繁呕吐导致失水、电解质丢失有关。

（3）焦虑　与频繁呕吐、不能进食有关。

（三）护理目标

① 患者生命体征在正常范围内，无失水、电解质紊乱和酸碱失衡。

② 呕吐减轻或停止，逐步恢复进食。

③ 能保证机体所需热量、水分、电解质的摄入。

④ 活动耐力恢复或有所改善。

⑤ 焦虑程度减轻。

（四）护理措施

1. 有体液不足的危险

（1）监测生命体征　定时测量和记录生命体征直至稳定。血容量不足时可发生心动过速、呼吸急促、血压降低，特别是直立性低血压。持续性呕吐致大量胃液丢失而发生代谢性碱中毒时，患者呼吸可浅、慢。

（2）观察失水征象　准确测量和记录每日的出入量、尿比重、体重。动态观察实验室检查结果，例如血清电解质、酸碱平衡状态。观察患者有无失水征象，依失水程度不同，患者可出现软弱无力、口渴，皮肤黏膜干燥、弹性减低，尿量减少、尿比重增高，并可有烦躁、神志不清以致昏迷等表现。

（3）观察呕吐情况　观察患者呕吐的特点，记录呕吐的次数，呕吐物的性质和量、颜色、气味。

（4）积极补充水分和电解质　剧烈呕吐不能进食或严重水、电解质失衡时，主要通过静脉输液给予纠正。口服补液时，应少量多次饮用，以免引起恶心呕吐。如口服补液未能达到所需补液量时，仍需静脉输液以恢复和保持机体的液体平衡状态。

2. 活动无耐力

（1）生活护理　协助患者进行日常生活活动。患者呕吐时应帮助其坐起或侧卧，头偏向一侧，以免误吸。吐毕给予漱口，更换污染衣物、被褥，开窗通风以去除异味。按医嘱应用止吐药及其他治疗，促使患者逐步恢复正常饮食和体力。

（2）安全　告诉患者突然起身可能出现头晕、心悸等不适。故坐起时应动作缓慢，以免发生直立性低血压。

3. 焦虑

（1）评估心理状态　关心患者，通过观察和与患者及家属交谈，了解其心理状态。

（2）心理疏导　耐心解答患者及家属提出的问题，向患者解释精神紧张不利于呕吐的缓解，特别是有的呕吐与精神因素有关，紧张、焦虑还会影响食欲和消化能力，而治病的信心及情绪稳定则有利于症状的缓解。

（3）应用放松技术　常用深呼吸、转移注意力等放松技术，减少呕吐的发生。①深呼吸法：用鼻吸气，然后张口慢慢呼气，反复进行。②转移注意力：通过与患者交谈，或倾听轻快的音乐，或阅读喜爱的文章等方法转移患者的注意力。

（五）护理评价

① 患者生命体征稳定在正常范围，无口渴、尿少、皮肤干燥、皮肤弹性减退等失水表现，血生化指标正常。

② 呕吐及其引起的不适减轻或消失，逐步耐受及增加进食量。

③ 摄入足够的热量、水分、电解质和各种营养素，营养状态改善。

④ 活动耐量增加，活动后无头晕、心悸、气促或直立性低血压出现。

⑤ 能认识自己的焦虑状态并运用适当的应对技术。

二、腹痛

临床上一般将腹痛按起病急缓、病程长短分为急性与慢性腹痛。急性腹痛多由腹腔脏器的急性炎症、扭转或破裂，空腔脏器梗阻或扩张，腹腔内血管阻塞等引起；慢性腹痛的原因常为腹腔脏器的慢性炎症、腹腔脏器包膜的张力增加、消化性溃疡、胃肠神经功能紊乱、肿瘤压迫及浸润等。此外，某些全身性疾病、泌尿生殖系统疾病、腹外脏器疾病如急性心肌梗死和下叶肺炎等亦可引起腹痛。腹痛可表现为隐痛、钝痛、灼痛、胀痛、刀割样痛、钻痛或绞痛等，可为持续性或阵发性疼痛，其部位、性质和程度常与疾病有关。如胃、十二指肠疾病引起的腹痛多为中上腹部隐痛、灼痛或不适感，伴畏食、恶心、呕吐、嗳气、反酸等。小肠疾病多呈脐周疼痛，并有腹泻、腹胀等表现。大肠病变所致的腹痛为腹部一侧或双侧疼痛。急性胰腺炎常出现上腹部剧烈疼痛，为持续性钝痛、钻痛或绞痛，并向腰背部呈带状放射。急性腹膜炎时疼痛弥漫全腹，腹肌紧张，有压痛、反跳痛。

（一）护理评估

（1）健康史　腹痛发生的原因或诱因，起病急骤或缓慢、持续时间，腹痛的部位、性质和程度；腹痛与进食、活动、体位等因素的关系；腹痛发生时的伴随症状，如有无恶心、呕吐、腹泻、呕血、便血、血尿、发热等；有无缓解疼痛的方法；有无精神紧张、焦虑不安等心理反应。

（2）身体状况　全身情况包括生命体征、神志、神态、体位、营养状况，以及有关疾病的相应体征，如腹痛伴黄疸者提示与胰腺、胆系疾病有关，腹痛伴休克者可能与腹腔脏器破裂、急性胃肠穿孔、急性出血性坏死性胰腺炎、急性心肌梗死、肺炎等有关。

（3）实验室及其他检查　根据不同病种进行相应的实验室检查，必要时需做X线检查、消化道内镜检查等。

（二）护理诊断/问题

（1）疼痛　与腹腔脏器或腹外脏器的炎症、缺血、梗阻、溃疡、肿瘤或功能性疾病等有关。

（2）焦虑　与剧烈腹痛、反复或持续腹痛不易缓解有关。

（三）护理目标

① 患者的疼痛逐渐减轻或消失。

② 焦虑程度减轻。

（四）护理措施

腹痛是很常见的临床症状。因发病原因的不同，腹痛的性质、程度、持续时间和转归各异，需要有针对性的治疗、护理，包括病因治疗和止痛措施。下面为腹痛患者的一般护理原则。

1. 疼痛

（1）疼痛监测　①观察并记录患者腹痛的部位、性质及程度，发作的时间、频率、持续时间，以及相关疾病的其他临床表现。如果疼痛性质突然发生改变，且经一般对症处理疼痛不仅不能减轻，反而加重，需警惕某些并发症的出现，如消化性溃疡穿孔引起弥漫性腹膜炎等。②观察非药物性和（或）药物止痛治疗的效果。

（2）非药物性缓解疼痛的方法　这是对疼痛，特别是慢性疼痛的主要处理方法，能减轻患者的焦虑、紧张，提高其疼痛阈值和对疼痛的控制感。具体方法如下。①指导式想象：利用一个人对某特定事物的想象而达到特定正向效果，如回忆一些有趣的往事可转移对疼痛的注意。②分散注意力：例如数数、谈话、深呼吸等。③行为疗法：例如放松技术、冥想、音乐疗法、生物反馈等。④局部热疗法：除急腹症外，对疼痛局部可应用热水袋进行热敷，从而解除肌肉痉挛而达到止痛效果。⑤针灸止痛：根据不同疾病和疼痛部位选择针疗穴位。

(3) 药物止痛　镇痛药物种类甚多，应根据病情、疼痛性质和程度选择性给药。癌性疼痛应遵循按需给药的原则，有效控制患者的疼痛。疼痛缓解或消失后及时停药，以防止药物不良反应，减少药物耐受性和药物依赖的发生。观察药物副作用，如口干、恶心、呕吐、便秘和用药后的镇静状态。急性剧烈腹痛诊断未明时，不可随意使用镇痛药物，以免掩盖症状，延误病情。

(4) 生活护理　急性剧烈腹痛患者应卧床休息，要加强巡视，随时了解和满足患者所需，做好生活护理。应协助患者取适当的体位以利于休息，减少疲劳感和体力消耗。烦躁不安者应采取防护措施，防止坠床等意外发生。

2. 焦虑

疼痛是一种主观感觉。对疼痛的感受既与疾病的性质、程度有关，也与患者对疼痛的耐受性和表达有关。后者的主要影响因素有患者的年龄、个性、文化背景、情绪和注意力；周围人们的态度；疼痛对患者的生活、工作、休息、睡眠和社交活动的影响，这些影响对患者是否有重要的意义；以及疾病的性质，例如是否危及生命等。急骤发生的剧烈腹痛，持续存在或反复出现的慢性腹痛，以及预后不良的癌性疼痛，均可造成患者精神紧张、情绪低落，而消极悲观和紧张的情绪又可使疼痛加剧。因此，护士对患者和家属应进行细致全面的心理评估，取得家属的配合，有针对性地对患者进行心理疏导，使其减轻紧张恐惧心理；精神放松，情绪稳定，有利于增强患者对疼痛的耐受性，从而减轻疼痛甚至消除疼痛。

（五）护理评价

① 患者叙述疼痛减轻或消失。

② 情绪稳定，能应用适当的技巧减轻焦虑和疼痛

三、腹泻

正常人的排便习惯多为每日1次，有的人每日2～3次或每2～3日1次，只要粪便的性状正常，均属正常范围。腹泻是指排便次数多于平日习惯的频率，粪质稀薄。腹泻多由于肠道疾病引起，其他原因有药物、全身性疾病、过敏和心理因素等。发生机制为肠蠕动亢进、肠分泌增多或吸收障碍。小肠病变引起的腹泻粪便呈糊状或水样，可含有未完全消化的食物成分，大量水泻易导致脱水和电解质丢失，部分慢性腹泻患者可发生营养不良。大肠病变引起的腹泻粪便可含脓、血、黏液，病变累及直肠时可出现里急后重。

（一）护理评估

(1) 健康史　腹泻发生的时间、起病原因或诱因、病程长短；粪便的性状、次数和量、气味和颜色；有无腹痛及疼痛的部位，有无里急后重、恶心呕吐、发热等伴随症状；有无口渴、疲乏无力等失水表现；有无精神紧张、焦虑不安等心理因素。

(2) 身体状况　①急性严重腹泻时，应观察患者的生命体征、神志、尿量、皮肤弹性等，注意有无水与电解质紊乱、酸碱失衡、血容量减少。②慢性腹泻时应注意患者的营养状况，有无消瘦、贫血的体征。③腹部检查：腹痛的性质与程度。④肛周皮肤：有无因排便频繁及粪便刺激引起肛周皮肤糜烂。

(3) 实验室及其他检查　正确采集新鲜粪便标本做显微镜检查，必要时做细菌学检查。急性腹泻者注意监测血清电解质、酸碱平衡状况。

(二) 护理诊断/问题

(1) 腹泻　与肠道疾病或全身性疾病有关。

(2) 有体液不足的危险　与大量腹泻引起失水有关。

(三) 护理目标

① 患者的腹泻及其引起的不适减轻或消失。

② 能保证机体所需水分、电解质、营养素的摄入。

③ 生命体征、尿量、血生化指标在正常范围。

(四) 护理措施

1. 腹泻

(1) 病情监测　包括排便情况、伴随症状、全身情况及血生化指标的监测。

(2) 饮食选择　饮食以少渣、易消化食物为主，避免生冷、多纤维、味道浓烈的刺激性食物。急性腹泻应根据病情和医嘱，给予禁食、流质、半流质或软食。

(3) 活动与休息　急性起病、全身症状明显的患者应卧床休息；注意腹部保暖。可用热水袋热敷腹部，以减弱肠道运动，减少排便次数，并有利于腹痛等症状的减轻。

(4) 用药护理　腹泻的治疗以病因治疗为主。应用止泻药时注意观察患者排便情况，腹泻得到控制时及时停药。应用解痉止痛药如阿托品时，注意药物副作用如口干、视物模糊、心动过速等。

(5) 肛周皮肤护理　排便频繁时，因粪便的刺激，可使肛周皮肤损伤，引起糜烂及感染。排便后应用温水清洗肛周，保持清洁干燥，涂无菌凡士林或抗生素软膏以保护肛周皮肤，促进损伤处愈合。

(6) 心理护理　慢性腹泻治疗效果不明显时，患者往往对预后感到担忧，纤维结肠内镜等检查有一定痛苦，某些腹泻如肠易激综合征与精神因素有关，故应注意患者心理状况的评估和护理，通过解释、鼓励来提高患者对配合检查和治疗的认识，稳定患者情绪。

2. 有体液不足的危险

(1) 动态观察液体平衡状态　急性严重腹泻时丢失大量水分和电解质，可引起脱水及电解质紊乱，严重时导致休克。故应严密监测患者生命体征、神志、尿量的变化；有无口渴、口唇干燥、皮肤弹性下降、尿量减少、神志淡漠等脱水表现；有无肌肉无力、腹胀、肠鸣音减弱、心律失常等低钾血症的表现；监测血生化指标的变化。

(2) 补充水分和电解质　及时遵医嘱给予液体、电解质、营养物质，以满足患者的生理需要量，补充额外丢失量，恢复和维持血容量。一般可经口服补液，严重腹泻、伴恶心与呕吐、禁食或全身症状显著者经静脉补充水分和电解质。注意输液速度的调节。老年患者尤其应及时补液并注意输液速度，因老年人易因腹泻发生脱水，也易因输液速度过快引起循环衰竭。

(五) 护理评价

① 患者的腹泻及其伴随症状减轻或消失。

② 机体获得足够的热量、水、电解质和各种营养物质，营养状态改善。

③ 生命体征正常，无失水、电解质紊乱的表现。

四、其他症状和体征

1. 吞咽困难

吞咽困难多见于咽、食管及食管周围疾病如咽部脓肿、食管癌、胃食管反流病、贲门失弛缓症，结缔组织病如系统性硬化症累及食管，神经系统疾病，以及纵隔肿瘤、主动脉瘤等压迫食管。

2. 嗳气

嗳气是胃内气体自口腔溢出，多提示胃内气体较多。频繁嗳气可与精神因素、进食过急过快、吞咽动作过多有关，也可见于胃食管反流病，胃、十二指肠或胆道疾病。

3. 反酸

反酸是由于食管括约肌功能不全，致酸性胃内容物反流至口腔。多见于胃食管反流病和消化性溃疡。

4. 畏食或食欲缺乏

畏食或食欲缺乏多见于消化系统疾病如消化系统肿瘤、慢性胃炎、肝炎等，也见于全身性或其他系统疾病如严重感染、吞咽困难、咽食管及食管周围疾病如咽部脓肿、食管癌、胃食管反流病、贲肺结核、尿毒症、垂体功能减退等。

5. 腹胀

腹胀是一种腹部胀满、膨隆的不适感觉，可由胃肠道积气、积食或积粪、腹水、气腹、腹腔内肿物、胃肠功能紊乱等引起，亦可由低钾血症所致。

6. 呕血与黑粪

见本章第十二节“上消化道出血患者的护理”。

（卢芬　王芳）

第三节　胃炎患者的护理

学习目标

1. 能准确简述急慢性胃炎的病因、病理分型、发病机制、诊断和治疗要点。
2. 能正确解释急慢性胃炎的概念，描述其临床表现。
3. 能运用护理程序的方法，对急慢性胃炎患者进行正确的护理和健康指导。
4. 在护理实践中，体现护士对患者的爱伤精神和人文关怀。

胃炎（gastritis）是指不同病因所致的胃黏膜炎症，常伴有上皮损伤和细胞再生，是最常见的消化道疾病之一。按临床发病缓急和病程长短，一般将胃炎分为急性和慢性两大类型。

一、急性胃炎患者的护理

【疾病概要】

急性胃炎（acute gastritis）是指由多种病因引起的急性胃黏膜炎症。其主要病理改变为胃黏膜充血、水肿、糜烂和出血，病变可局限于胃窦、胃体或弥漫分布于全胃。急性胃炎主要包括三种。①幽门螺杆菌（*Helicobacter pylori*，Hp）感染引起的急性胃炎：健康志愿者吞服幽门螺杆菌后的临床表现、内镜所见及胃黏膜活检病理组织学均显示急性胃炎的特征，但由于一过性的上腹部症状多不为患者注意，临床很难诊断幽门螺杆菌感染引起的急性胃炎，如不予抗菌治疗，幽门螺杆菌可长期存在并发展为慢性胃炎。②除幽门螺杆菌之外的病原体感染引起的急性胃炎：由于胃酸的强力抑菌作用，除幽门螺杆菌外的细菌很难在胃内存活而感染胃黏膜，但在机体抵抗力下降时，可发生各种细菌、真菌、病毒所引起的急性感染性胃炎。③急性糜烂出血性胃炎（acuteerosive-hemorrhagicgastritis）：是由各种病因引起的、以胃黏膜多发性糜烂为特征的急性胃黏膜病变，常伴有胃黏膜出血，可伴有一过性浅表溃疡形成，临床最常见，本节予以重点讨论。

1. 病因及发病机制

许多因素均可引起急性糜烂出血性胃炎，常见的包括以下几种。

（1）药物　最常引起胃黏膜炎症的药物是非甾体抗炎药（NSAID），如阿司匹林、吲哚美辛等，其机制可能是通过抑制胃黏膜生理性前列腺素的合成，削弱其对胃黏膜的保护作用。此外，某些抗肿瘤药、铁剂或氯化钾口服液等可引起胃黏膜上皮损伤。

（2）急性应激　各种严重的脏器病变、严重创伤、大面积烧伤、大手术、颅脑病变和休克，甚至精神心理因素等均可引起胃黏膜糜烂、出血，严重者发生急性溃疡，并可导致大量出血，如烧伤所致者称 Curling 溃疡，中枢神经系统病变所致者称库欣溃疡。虽然急性应激引起急性糜烂出血性胃炎的发病机制尚未完全明确，但多数认为在上述情况下，应激的生理性代偿功能不足以维持胃黏膜微循环正常运行，使胃黏膜缺血、缺氧、黏液分泌减少和局部前列腺素合成不足等，导致胃黏膜屏障破坏和 H^+ 反弥散进入黏膜，引起胃黏膜糜烂和出血。

（3）乙醇　乙醇具有亲脂性和溶脂性能，可破坏黏膜屏障，引起上皮细胞损害、黏膜出血和糜烂。

2. 临床表现

对服用 NSAID 如吲哚美辛的患者或进行机械通气的危重患者行胃镜检查，多数可发现急性糜烂出血的表现，但这些患者大多无明显症状，或仅有上腹不适、腹胀、食欲减退等消化不良的表现，或症状被原发病掩盖。临床上急性糜烂出血性胃炎患者多表现为突发的呕血和（或）黑粪而就诊，据统计，所有上消化道出血病例中由急性糜烂出血性胃炎引起者占10%～25%，是上消化道出血的常见病因之一。大量出血可引起晕厥或休克，伴贫血，体检可有上腹不同程度的压痛。

3. 辅助检查

（1）粪便检查　粪便潜血试验阳性。

（2）胃镜检查　因病变（特别是 NSAID 或乙醇引起者）可在短期内消失，胃镜检查一般应大出血后 24～48h 内进行，镜下可见胃黏膜多发性糜烂、出血灶和浅表溃疡，表面附有黏液和炎性渗出物。

4. 治疗要点

针对病因和原发疾病采取防治措施。处于急性应激状态者在积极治疗原发病的同时，应使用抑制胃酸分泌或具有黏膜保护作用的药物，以预防急性胃黏膜损害的发生，药物引起者需立即停用。常用 H_2 受体拮抗剂、质子泵抑制剂抑制胃酸分泌，或硫糖铝和米索前列醇等保护胃黏膜。

【护理】

1. 护理评估

(1) 健康史　评估患者是否有食用过不洁或刺激性的饮食，是否服用过非甾体类药物，是否有过幽门螺杆菌感染。

(2) 身体状况　询问患者有无上腹部饱胀、不适、恶心、呕吐、食欲缺乏，有无呕血和便血。起病的时间，主要症状及特点，有无伴随症状及并发症。

(3) 心理-社会状况　评估患者及家属的了解程度、应对方式，高危人群对疾病的了解程度等。是否有紧张、焦虑、恐惧。

(4) 辅助检查　胃镜是本病的确诊依据，应在出血发生后24～48h进行。

2. 护理诊断/问题

(1) 知识缺乏　缺乏有关本病的病因及防治知识。

(2) 潜在并发症　上消化道大量出血。

(3) 营养失调　低于机体需要量，与消化不良、少量持续出血有关。

(4) 焦虑　与消化道出血及病情反复有关。

3. 护理目标

① 体液摄入充足，患者表现为尿量正常，黏膜湿润，皮肤弹性良好。

② 患者主诉恐惧感减轻或消失，能积极配合治疗和护理。

③ 患者能说出饮食与疾病的关系，能掌握正确服药方法。

4. 护理措施

(1) 评估患者对疾病的认识程度　鼓励患者对本病及其治疗、护理计划提问，了解患者对疾病病因、治疗及护理的认识，帮助患者寻找并及时去除发病因素，控制病情的进展。

(2) 休息与活动　患者应注意休息，减少活动，对急性应激造成者应卧床休息。同时应做好患者的心理疏导，解除其精神紧张，保证身、心两方面得以充分的休息。

(3) 饮食护理　进食应定时、有规律，不可暴饮暴食，避免辛辣刺激食物。一般进少渣、温凉、半流质饮食。如有少量出血可给牛奶、米汤等流质以中和胃酸，有利于黏膜的修复。急性大出血或呕吐频繁时应禁食。

(4) 用药护理　指导正确使用阿司匹林、吲哚美辛等对胃黏膜有刺激的药物，必要时应用抗酸药、胃黏膜保护药预防疾病的发生。用药方法及护理参见本章第四节。

(5) 健康教育　向患者及家属介绍急性胃炎的有关知识、预防方法和自我护理措施。根据患者的病因、具体情况进行指导，如避免使用对胃黏膜有刺激的药物，必须使用时应同时服用抗酸药；进食要有规律，避免过冷、过热、辛辣等刺激性食物及浓茶、咖啡等饮料，嗜酒者应戒酒，防止乙醇损伤胃黏膜；注意饮食卫生，生活要有规律，保持轻松愉快的心情。

5. 护理评价

① 血压、脉搏、尿量、血红蛋白、血细胞比容等指标正常。24h出入液量平衡。皮肤黏膜的湿度及弹性良好。

② 患者情绪稳定，睡眠型态正常，能配合各种检查、治疗及护理。

③ 患者能遵守饮食和生活的健康指导，能正确掌握服药方法。

二、慢性胃炎患者的护理

慢性胃炎（chronic gastritis）是由各种病因引起的胃黏膜慢性炎症。慢性胃炎的分类方法很多，我国目前采用国际上新悉尼系统（Update Sydney System）的分类方法，根据病理组织学改变和病变在胃的分布部位，结合可能的病因，将慢性胃炎分为浅表性（又称非萎缩性，non-atrophic）、萎缩性（atrophic）和特殊类型（special forms）三大类。慢性浅表性胃炎是指不伴有胃黏膜萎缩性改变、胃黏膜层见以淋巴细胞和浆细胞为主的慢性炎性细胞浸润的慢性胃炎，幽门螺杆菌感染是此类慢性胃炎的主要病因。慢性萎缩性胃炎是指胃黏膜已发生了萎缩性改变的慢性胃炎，常伴有肠上皮化生。慢性萎缩性胃炎又可再分为多灶萎缩性胃炎（multifocal atrophic gastritis）和自身免疫性胃炎（autoimmune gastritis）两大类。特殊类型胃炎种类很多，由不同病因所致，临床上较少见，如感染性胃炎、化学性胃炎等。

慢性胃炎是一种常见病，其发病率在各种胃病中居首位。男性稍多于女性。任何年龄均可发病，但随年龄增长发病率逐渐增高。自身免疫性胃炎在北欧多见，我国仅有少数个案报道。由幽门螺杆菌引起的慢性胃炎呈世界范围分布，其感染率在发展中国家高于发达国家，我国属于幽门螺杆菌高感染率国家，估计人群中幽门螺杆菌的感染率达40%～70%。幽门螺杆菌感染几乎无例外地引起胃黏膜炎症，且感染后机体一般难以将其清除而变成慢性感染。

【疾病概要】

1. 病因及发病机制

（1）幽门螺杆菌感染　目前认为幽门螺杆菌感染是慢性浅表性胃炎最主要的病因，其机制是：①幽门螺杆菌具有鞭毛结构，可在胃内黏液层中自由活动，并依靠其黏附素与胃黏膜上皮细胞紧密接触，直接侵袭胃黏膜；②幽门螺杆菌所分泌的尿素酶能分解尿素产生NH_3，中和胃酸，既形成了有利于幽门螺杆菌定居和繁殖的中性环境，又损伤了上皮细胞膜；③幽门螺杆菌能产生细胞毒素使上皮细胞空泡变性，造成黏膜损害和炎症；④幽门螺旋菌的菌体胞壁还可作为抗原诱导自身免疫反应。

（2）饮食和环境因素　流行病学资料显示，饮食中高盐和缺乏新鲜蔬菜、水果与慢性胃炎的发生密切相关。长期的幽门螺杆菌感染，在部分患者可发展为慢性多灶萎缩性胃炎，但幽门螺杆菌感染者慢性多灶萎缩性胃炎的发生率存在很大的地区差异，如印度、非洲、东南亚等地人群幽门螺杆菌感染率与日本、韩国、哥伦比亚等地相当甚至更高，但前者慢性多灶萎缩性胃炎的发生率却远低于后者。我国广东与甘肃比较也存在类似情况，这说明幽门螺杆菌感染本身可能不足以导致慢性浅表性胃炎发展为萎缩和肠化生，但却增加了胃黏膜对环境因素损害的易感性。

（3）自身免疫　自身免疫性胃炎以富含壁细胞的胃体黏膜萎缩为主。壁细胞损伤后能作为自身抗原刺激机体的免疫系统而产生相应的壁细胞抗体和内因子抗体，破坏壁细胞，使胃酸分泌减少乃至缺失，还可影响维生素B_{12}吸收，导致恶性贫血。

（4）物理及化学因素　长期饮浓茶、烈酒、咖啡，食用过热、过冷、过于粗糙的食物，可损伤胃黏膜；服用大量非甾体抗炎药可破坏黏膜屏障；各种原因引起的十二指肠液反流，因其中的胆汁和胰液等会削弱胃黏膜的屏障功能，使其易受胃酸-胃蛋白酶的损害。

2. 临床表现

慢性胃炎病程迁延，进展缓慢，缺乏特异性症状。大多无明显症状，部分有上腹痛或不适、食欲缺乏、饱胀、嗳气、反酸、恶心和呕吐等消化不良的表现，症状常与进食或食物种类有关。少数可有少量上消化道出血。自身免疫性胃炎患者可出现明显畏食、贫血和体重减轻。体征多不明显，有时可有上腹轻压痛。

3. 辅助检查

(1) 胃镜及胃黏膜活组织检查　最可靠的诊断方法。通过胃镜在直视下观察黏膜病损。慢性浅表性胃炎可见红斑（点、片状或条状）、黏膜粗糙不平、出血点/斑；慢性萎缩性胃炎可见黏膜呈颗粒状、黏膜血管显露、色泽灰暗、皱襞细小。两种胃炎皆可见伴糜烂、胆汁反流；在充分活组织检查基础上以病理组织学诊断明确病变类型，并可检测幽门螺杆菌。

(2) 幽门螺杆菌检测　可通过侵入性（如快速尿素酶测定、组织学检查等）和非侵入性（如^{13}C或^{14}C尿素呼气试验等）方法检测幽门螺杆菌。

(3) 血清学检查　自身免疫性胃炎时，抗壁细胞抗体和抗内因子抗体可呈阳性，血清促胃泌素水平明显升高。多灶萎缩性胃炎时，血清促胃液素水平正常或偏低。

(4) 胃液分析　自身免疫性胃炎时，胃酸缺乏；多灶萎缩性胃炎时，胃酸分泌正常或偏低。

4. 治疗要点

(1) 清除幽门螺杆菌感染　对幽门螺杆菌感染引起的慢性胃炎是否应常规根除幽门螺杆菌一直存在争论。根据2000年全国慢性胃炎共识意见，建议根除幽门螺杆菌治疗适用于下列幽门螺杆菌感染的慢性胃炎：①有明显异常的慢性胃炎，如胃黏膜有糜烂、中至重度萎缩及肠化生、异型增生；②有胃癌家族史；③伴糜烂性十二指肠炎；④消化不良症状经常规治疗效果差者。

目前多采用的治疗方案为一种胶体铋剂或一种质子泵抑制剂加上两种抗菌药物，如常用枸橼酸铋钾（colloidalbismuthsubcitrate，CBS），每次240mg，每天2次，与阿莫西林（每次500～1000mg，每天2次）及甲硝唑（每次200mg，每天4次）3药联用，2周为1个疗程。抗菌药物还有克拉霉素（甲红霉素）、呋喃唑酮等。

(2) 对症处理　根据病因给予对症处理。如因非甾体抗炎药引起，应停药并给予抗酸药，如因胆汁反流，可用氢氧化铝凝胶来吸附，或予以硫糖铝及胃动力药以中和胆盐，防止反流；有胃动力学改变，可服用多潘立酮、西沙必利等。

(3) 自身免疫性胃炎的治疗　目前尚无特异治疗，有恶性贫血可肌注维生素B_{12}。

(4) 胃黏膜异型增生的治疗　除给予上述积极治疗外，关键在于定期随访。对已明确的重度异型增生患者可选择预防性内镜下胃黏膜切除术。

【护理】

（一）护理评估

(1) 健康史　评估患者是否有食用过不洁或刺激性的饮食，是否服用过非甾体类药物，是否有过幽门螺杆菌的感染。是否有自身性免疫性疾病等。

(2) 身体状况　询问患者有无上腹部饱胀、不适、恶心、呕吐、食欲缺乏，有无呕血和便血。有无上腹部轻压痛，起病的时间，主要症状及特点，有无伴随症状及并发症。

(3) 心理-社会状况　评估患者及家属的了解程度、应对方式，高危人群对疾病的了解程度等。是否有紧张、焦虑、恐惧。

（4）辅助检查　胃镜及胃黏膜组织活检是诊断慢性胃炎最有效的方法。

（二）护理诊断/问题

（1）疼痛　腹痛，与胃黏膜炎性病变有关。

（2）营养失调　低于机体需要量，与挑食、消化吸收不良等有关。

（3）焦虑　与病情反复、病程迁延有关。

（4）活动无耐力　与自身免疫性胃炎致恶性贫血有关。

（5）知识缺乏　缺乏对慢性胃炎病因和预防知识的了解。

（三）护理目标

① 患者疼痛得到缓解。

② 饮食逐步恢复正常，能保证足够的营养素摄入。

③ 体液得以维持平衡，皮肤弹性好，尿量正常。

（四）护理措施

1. 疼痛的护理

（1）休息与活动　指导患者急性发作时应卧床休息，并可用转移注意力、做深呼吸等方法来减轻焦虑，缓解疼痛。病情缓解时进行适当的锻炼，以增强机体抗病力。

（2）针灸和热敷　可用针灸内关、合谷、足三里等穴位来缓解疼痛，也可用热水袋热敷胃部，以解除胃痉挛，减轻腹痛。

（3）用药护理　遵医嘱给患者以清除幽门螺杆菌感染治疗时，注意观察药物疗效及不良反应。

① 胶体铋剂：枸橼酸铋钾（CBS）为常用制剂，因其在酸性环境中方起作用，故宜餐前半小时服用。服CBS过程中可使齿、舌变黑，可用吸管直接吸入。部分患者服药后出现便秘和粪便变黑，停药后可自行消失。少数患者有恶心、一过性血清转氨酶升高等，极少数出现急性肾衰竭。

② 抗菌药物：阿莫西林服用前应询问患者有无青霉素过敏史，应用过程中注意有无迟发型过敏反应的出现，如皮疹。甲硝唑可引起恶心、呕吐等胃肠道反应，应在餐后半小时服用，并可遵医嘱用甲氧氯普胺、维生素 B_{12} 等拮抗。

2. 营养失调的护理

（1）饮食治疗的原则　向患者说明摄取足够营养素的重要性，鼓励患者少量多餐进食，以高热量、高蛋白、高维生素、易消化的饮食为原则。避免摄入过咸、过甜、过辣的刺激性食物。

（2）制定饮食计划　与患者共同制定饮食计划，指导患者及家属改进烹饪技巧，增加食物的色、香、味，刺激患者食欲。胃酸低者食物应完全煮熟后食用，以利于消化吸收，并可给刺激胃酸分泌的食物，如肉汤、鸡汤等；高胃酸者应避免进酸性、多脂肪食物。

（3）营养状况评估　观察并记录患者每天进餐次数、量、品种，以了解其摄入的营养素能否满足机体需要。定期测量体重，监测有关营养指标的变化，如血红蛋白浓度、血清白蛋白。

3. 健康教育

（1）疾病知识指导　向患者及家属介绍本病的有关病因，指导患者避免诱发因素。教育患者保持良好的心理状态，平时生活要有规律，合理安排工作和休息时间，注意劳逸结合，积极配合治疗。

(2) 饮食指导　指导患者加强饮食卫生和饮食营养，养成有规律的饮食习惯；避免过冷、过热、辛辣等刺激性食物及浓茶、咖啡等饮料；嗜酒者应戒酒，防止乙醇损伤胃黏膜；注意饮食卫生。

(3) 用药指导　根据患者的病因、具体情况进行指导，如避免使用对胃黏膜有刺激的药物，必须使用时应同时服用抗酸药或胃黏膜保护药；介绍药物的不良反应，如有异常及时复诊，定期门诊复查。

（五）护理评价

① 患者胃部疼痛有无缓解或减轻。

② 是否恢复正常饮食，营养状况是否得以维持。

③ 体液是否维持平衡，皮肤弹性及尿量是否正常。

（卢芬　王芳）

第四节　消化性溃疡患者的护理

学习目标

1. 能准确简述消化性溃疡的病因、发病机制、实验室检查、诊断和治疗要点。
2. 能正确解释消化性溃疡的概念和分类，描述其临床表现。
3. 能运用护理程序的方法，对消化性溃疡患者进行正确的护理和健康指导。
4. 在护理实践中，体现护士对患者的爱伤精神和人文关怀。

消化性溃疡（peptic ulcer）主要指发生于胃和十二指肠黏膜的慢性溃疡，即胃溃疡（gastric ulcer，GU）和十二指肠溃疡（duodenal ulcer，DU）。溃疡的形成与多种因素有关，其中胃酸和胃蛋白酶的消化作用是溃疡形成的基本因素。全世界约有10%的人口一生中患过此病。临床上DU较GU多见，两者之比约为3∶1。DU好发于青壮年，GU的发病年龄一般较DU约迟10年。秋冬和冬春之交是本病的好发季节。

【疾病概要】

（一）病因及发病机制

近年来的实验和临床研究表明，幽门螺杆菌感染、胃酸分泌过多和胃黏膜保护作用减弱等因素是引起消化性溃疡的主要环节。其发生是由于对胃、十二指肠黏膜有损害作用的侵袭因素与黏膜自身防御-修复因素之间失去平衡的结果。侵袭因素过强，防御-修复因素减弱，或两者并存时，就会产生溃疡。DU的发生主要与侵袭因素增强有关，而GU的形成则主要由于黏膜自身防御-修复因素减弱所致。

对黏膜有损伤的侵袭因素包括胃酸和胃蛋白酶的消化作用，特别是胃酸的作用和幽门螺杆菌（Hp）感染对胃肠黏膜的损害占主要地位，其他如胆盐、胰酶、非甾体抗炎药（NSAID）、乙醇等，也具有侵袭作用。黏膜的自身防御-修复因素包括黏液-碳酸氢盐屏障、黏膜屏障、黏膜血流量、细胞更新、前列腺素和表皮生长因子等。在正常情况下，胃、十二指肠黏膜能够抵御胃酸的侵袭损伤，主要因黏膜屏障阻止 H^+ 的反弥散，只有在黏膜因某种情况发生病损后，胃酸和胃蛋白酶才起自身消化作用。

1. 幽门螺杆菌感染

近十多年来的大量研究表明，幽门螺杆菌（Hp）感染是消化性溃疡的主要病因。①消化性溃疡患者 Hp 感染率高：在检测前排除患者服用过抗生素、铋剂或非甾体抗炎药（NSAID）等因素，DU 患者的 Hp 感染率为 90%～100%，GU 为 80%～90%。②根除 Hp 治疗可促进溃疡愈合和显著降低溃疡复发率。应用根除 Hp 而无抑制胃酸分泌作用的治疗方案后可有效愈合溃疡；对于应用常规抑制胃酸分泌药物疗效不好的难治性溃疡，在有效根除 Hp 治疗后可得到痊愈。此外，用抑制胃酸分泌的药物治疗 6 周后愈合的溃疡，停药后溃疡的年复发率为 50%～70%，根除 Hp 可使其年复发率降至 5%以下，从而使绝大多数溃疡患者得到彻底治愈。③Hp 感染改变了黏膜侵袭因素和防御因素之间的平衡：在慢性胃炎的病因中已叙及，Hp 凭借其毒力因子（包括使 Hp 能够在胃黏膜定植的因子和诱发组织损害的因子两大类）的作用，在胃黏膜定植，其分泌的尿素酶水解尿素产生的氨除对 Hp 本身有保护作用外，还可直接或间接损害黏膜屏障。Hp 分泌的空泡毒素蛋白和细胞毒素相关基因蛋白可造成胃、十二指肠黏膜的上皮细胞受损和强烈的炎症反应，损害了局部黏膜的防御-修复机制。加之 Hp 感染可引起高促胃液素血症，使胃酸分泌增加，从而增强了侵袭因素。两方面的协同作用使胃、十二指肠黏膜损害和溃疡形成。

Hp 感染引起消化性溃疡的机制有多种假说。①“漏屋顶”假说：强调了 Hp 感染所致的防御因素减弱，可解释 Hp 相关 GU 的发生。此假说认为通常胃黏膜屏障（“屋顶”）会保护其下方黏膜组织免受胃酸（“雨”）的损伤，当黏膜受到 Hp 感染时（形成“漏屋顶”），就会使 H^+ 反弥散（造成“泥浆水”），导致黏膜损伤和溃疡形成。②六因素假说：将胃酸、胃蛋白酶、胃化生、十二指肠炎、Hp 感染、高促胃液素血症和碳酸氢盐分泌六个因素综合起来，解释 Hp 在 DU 发病中的作用。Hp 感染、遗传因素等引起高胃酸分泌，胃酸直接损伤上皮或引起继发炎症使十二指肠黏膜发生胃化生，后者为 Hp 在十二指肠黏膜定植创造了条件。十二指肠 Hp 感染加重了局部炎症，炎症又促进了胃化生。这一恶性循环使十二指肠黏膜处于炎症和损伤中，局部碳酸氢盐分泌减少，削弱了十二指肠黏膜对胃酸-胃蛋白酶等侵袭因素的防御。而 Hp 感染所致的高促胃液素血症刺激胃酸分泌，增强了侵袭因素的作用。侵袭因素的增强和防御因素的削弱导致溃疡形成。

2. 胃酸和胃蛋白酶

胃酸和胃蛋白酶是胃液的主要成分，是对胃和十二指肠黏膜有侵袭作用的主要因素，而胃酸又在其中起主要作用。这是因为不但胃蛋白酶原需要盐酸激活才能转变为胃蛋白酶，从而降解蛋白质分子，损伤黏膜，而且胃蛋白酶的活性取决于胃液 pH，当胃液 pH 上升到 4 以上时，胃蛋白酶就失去活性。因此胃酸的存在是溃疡发生的决定因素。

胃酸分泌过多在 DU 的发病机制中起主要作用。研究发现 DU 患者的平均基础胃酸排泌量（BAO）和最大胃酸排泌量（MAO）常大于正常人，而 GU 患者的基础和最大胃酸排泌量则多属正常甚至低于正常。DU 患者胃酸分泌增多，主要与 DU 患者壁细胞总数明显增多有关，胃酸的分泌量与壁细胞总数（parietal cell mass，PCM）成正比。

3. 药物因素

某些非甾体抗炎药（NSAID）、抗癌药等对胃、十二指肠黏膜具有损伤的不良作用，其中以NSAID最为明显。长期服用NSAID可诱发消化性溃疡，阻碍溃疡的愈合，增加溃疡的复发率和出血、穿孔等并发症的发生。NSAID除直接作用于胃、十二指肠黏膜导致其损伤外，主要通过抑制前列腺素合成，削弱后者对胃十二指肠黏膜的保护作用。

4. 胃排空延缓和胆汁反流

GU患者多有胃排空延缓和十二指肠-胃反流。前者使胃窦部张力增高，胃内食糜停留过久，刺激胃窦黏膜中的C细胞分泌促胃液素，进而兴奋壁细胞分泌胃酸。当胃窦-十二指肠运动协调和幽门括约肌功能障碍时，可引起十二指肠-胃反流，反流液中的胆汁、胰液和溶血磷脂酰胆碱（卵磷脂）可损伤胃黏膜。上述病因常并非GU的原发病因，但能加重Hp感染或NSAID对胃黏膜的损伤。

5. 精神、遗传因素

临床观察表明长期精神紧张、焦虑或情绪容易波动的人易患消化性溃疡。遗传素质也与消化性溃疡有关，有资料表明，GU患者的家族中，GU的发病率较正常人高3倍。O型血者DU的发病率较其他血型高1.4倍。但随着对Hp在消化性溃疡发病中重要作用的认识，遗传因素的重要性受到了挑战，有研究表明，消化性溃疡的家庭聚集现象和O型血者易得DU均与Hp感染有关。但单卵双胎同胞发生溃疡的一致性都高于双卵双胎，说明遗传因素仍不能否定。

6. 其他因素

吸烟者消化性溃疡的发生率比不吸烟者高，其机制尚不明确，可能与吸烟增加胃酸和胃蛋白酶分泌，降低幽门括约肌张力和影响胃黏膜前列腺素合成等因素有关。高盐饮食因高浓度盐损伤胃黏膜而增加GU发生的危险性。

消化性溃疡大多是单发，也可多个，呈圆形或椭圆形。DU多发生在球部，前壁比较常见；GU多在胃角和胃窦小弯。DU直径多小于10mm，GU则稍大。溃疡浅者累及黏膜肌层，深者则可贯穿肌层，甚至浆膜层，穿破浆膜层时可致穿孔，血管破溃可引起出血。溃疡边缘常有增厚，基底光滑、清洁，表面覆有灰白或灰黄色纤维渗出物。

（二）临床表现

临床表现不一，少数患者可无症状，或以出血、穿孔等并发症作为首发症状。多数消化性溃疡有慢性过程、周期性发作和节律性疼痛的特点。其发作常与不良精神刺激、情绪波动、饮食失调等有关。归纳为“三性”即慢性、周期性和节律性。“慢性”以年为单位，也就是说，消化性溃疡的症状可以在几年、十几年甚至几十年的时间内反复发作或持续存在。“周期性”以季为单位，也就是说溃疡症状的发作有一定的季节性，譬如秋冬之交或冬春之交。“节律性”以天为单位，也就是说溃疡症状的发作在一天内有其规律，例如消化性溃疡中的胃溃疡，其症状常常发生在进食后30～60min，下一餐饭前缓解，其规律可以用进食—腹痛—缓解来表示；而十二指肠球部溃疡（简称为球溃）的症状发生常常在空腹时，进食后缓解，其规律可以用腹痛—进食—缓解来表示。

1. 症状

（1）腹痛　上腹部疼痛是本病的主要症状，可为钝痛、灼痛、胀痛甚至剧痛，或呈饥饿样不适感。疼痛多位于上腹中部、偏右或偏左。多数患者疼痛有典型的节律，与进食有关。DU的疼痛常在餐后3～4h开始出现，如不服药或进食则持续至下次进餐后才缓解，即疼痛—进餐—缓解，故又称空腹痛。约半数患者于午夜出现疼痛，称午夜痛。GU 的疼痛多在餐后 1/2～1h 出现，至下次餐前自行消失，即进餐—疼痛—缓解。午夜痛也可发生，但较 DU 少见。部分患者无上述典型疼痛，而仅表现为无规律性的上腹隐痛不适，也可因并发症的出现而发生疼痛性质及节律的改变。

（2）其他　消化性溃疡除上腹疼痛外，尚可有反酸、嗳气、恶心、呕吐、食欲减退等消化不良症状，也可有失眠、多汗、脉缓等自主神经功能失调表现。

2. 体征

溃疡活动期可有剑突下固定而局限的压痛点，缓解期则无明显体征。

3. 特殊类型的消化性溃疡

（1）无症状性溃疡　15%～35%消化性溃疡患者无任何症状，尤以老年人多见，多因其他疾病做胃镜或 X 线钡餐检查时偶然发现；或当发生出血、穿孔等并发症时，甚至于尸体解剖时始被发现。

（2）老年人消化性溃疡　胃巨大溃疡多见，临床表现多不典型，常无任何症状或症状不明显，疼痛多无规律，食欲缺乏、恶心与呕吐、消瘦、贫血等症状较突出，需与胃癌鉴别。

（3）复合性溃疡　指胃与十二指肠同时存在溃疡，多数 DU 发生先于 GU。本病约占全部消化性溃疡的 5%，其临床症状并无特异性，但幽门梗阻的发生率较单独 GU 或 DU 高。

（4）幽门管溃疡　较为少见，常伴胃酸分泌过高。其主要表现为餐后立即出现较为剧烈而无节律性的中上腹疼痛，对抗酸药反应差，易出现幽门梗阻、穿孔、出血等并发症。

（5）球后溃疡　指发生于十二指肠球部以下的溃疡，多位于十二指肠乳头的近端。球后溃疡的夜间痛和背部放射性疼痛更为多见，并发大量出血者亦多见，药物治疗效果差。

4. 并发症

（1）出血　发生于 15%～25%的患者，DU 比 GU 容易发生。常因服用 NSAID 而诱发，部分患者（10%～25%）以上消化道出血为首发症状。出血引起的临床表现取决于出血的速度和量。轻者表现为黑粪、呕血，重者出现周围循环衰竭甚至低血容量性休克，应积极抢救。

（2）穿孔　见于 2%～10%的病例。消化性溃疡穿孔的后果有三种：①溃疡穿透浆膜层达腹腔致弥漫性腹膜炎，称游离穿孔；②溃疡穿透并与邻近实质性器官相连，称为穿透性溃疡；③溃疡穿孔入空腔器官形成瘘管。游离穿孔引起突发的剧烈腹痛，多自上腹开始迅速蔓延至全腹，腹肌呈板样僵直，有明显压痛和反跳痛，肝浊音区消失，肠鸣音减弱或消失，部分患者出现休克。穿透性溃疡所致的症状不游离穿孔剧烈，往往表现为腹痛规律发生改变，变得顽固而持久。

（3）幽门梗阻　见于 2%～4%的病例。大多由 DU 或幽门管溃疡引起。急性梗阻多因炎症水肿和幽门部痉挛所致，梗阻为暂时性，随炎症好转而缓解；慢性梗阻主要由于溃疡愈合后瘢痕收缩而呈持久性。幽门梗阻使胃排空延迟，患者可感上腹饱胀不适，疼痛于餐后加重，且有反复大量呕吐，呕吐物呈酸腐味的宿食，大量呕吐后疼痛可暂缓解。严重频繁呕吐可致失水和低氯低钾性碱中毒，常继发营养不良。上腹饱胀和逆蠕动的胃型以及空腹时检查胃内有振水音、抽出胃液量＞200mL，是幽门梗阻的特征性表现。

（4）癌变　少数 GU 可发生癌变，癌变率在 1%以下，DU 则极少见。对长期 GU 病史，年龄在45岁以上，经严格内科治疗4～6周症状无好转，大便潜血试验持续阳性者，应怀疑是否癌变，需进一步检查和定期随访。

（三）辅助检查

（1）幽门螺杆菌检测　Hp感染的检测方法主要包括快速尿素酶试验、组织学检查、^{13}C或^{14}C尿素呼气试验和血清学试验等。其中^{13}C尿素或^{14}C尿素呼气试验检测Hp感染的敏感性和特异性均较高，常作为根除治疗后复查的首选方法。

（2）大便潜血试验　潜血试验阳性提示溃疡有活动，如GU患者持续阳性，应怀疑癌变的可能。

（3）X线钡餐检查　溃疡的X线直接征象是龛影，对溃疡诊断有确诊价值。

（4）胃镜检查和黏膜活检　可直接观察溃疡部位、病变大小、性质，并可在直视下取活组织做病理检查和Hp检测。其诊断的准确性高于X线钡餐检查。

（四）治疗要点

治疗的目的在于消除病因、控制症状、愈合溃疡、防止复发和避免并发症。

1. 根除Hp治疗

对于Hp阳性的消化性溃疡患者，应首先给予根除Hp治疗。目前多采用将抑制胃酸分泌药、抗菌药或起协同作用的胶体铋剂联合应用的治疗方案。常应用一种质子泵抑制剂或一种胶体铋剂加上克拉霉素、阿莫西林、甲硝唑3种抗菌药物中的2种，组成三联疗法（表4-1）。如枸橼酸铋钾480mg/d、阿莫西林1000～2000mg/d及甲硝唑800mg/d，上述剂量分2次服，疗程7d，可有效根除Hp感染。

表4-1　根除HP的三联疗法方案

质子泵抑制剂或胶体铋	抗菌药物
PPI常规剂量的倍量/日(如奥美拉唑40mg/d)	克拉霉素500～1000mg/d
枸橼酸铋钾(胶体次枸橼酸铋)480mg/d	阿莫西林2000mg/d
	甲硝唑800mg/d
选择一种	选择两种
	上述剂量分2次服，疗程7d

2. 降低胃酸的药物治疗

包括抗酸药和抑制胃酸分泌药两类。前者与胃内盐酸作用形成盐和水，使胃酸降低，对缓解溃疡疼痛症状有较好效果，如常用碱性抗酸药氢氧化铝、氢氧化镁及其复方制剂等。但长期大量应用时；副作用较大，故很少单一应用抗酸药来治疗溃疡。

目前临床上常用的抑制胃酸分泌药有H_2受体拮抗剂（H_2RA）和质子泵抑制剂（PPI）两大类。H_2RA主要通过选择性竞争结合H_2受体，使壁细胞分泌胃酸减少。常用药物有西咪替丁800mg/d，雷尼替丁300mg/d，法莫替丁40mg/d，三者一日量可分2次口服或睡前顿服，服药后基础胃酸分泌特别是夜间胃酸分泌明显减少。PPI使壁细胞分泌胃酸的关键酶即H^+-K^+-ATP酶失去活性，从而阻滞壁细胞内的H^+转移至胃腔而抑制胃酸分泌，其抑制胃酸分泌作用较H_2RA更强，作用更持久。常用奥美拉唑、兰索拉唑和泮托拉唑。对Hp阴性的溃疡，服用任何一种H_2RA或PPI，DU疗程一般为4～6周，GU为6～8周，并根据溃疡复发率、患者年龄、溃疡并发症和合并其他严重疾病等危险因素，考虑是否进行维持治疗。

3. 保护胃黏膜治疗

常用的胃黏膜保护药包括硫糖铝和枸橼酸铋钾（CBS）。硫糖铝和 CBS 能黏附覆盖在溃疡面上形成一层保护膜，从而阻止胃酸和胃蛋白酶侵袭溃疡面。此外，还可促进内源性前列腺素合成和刺激表皮生长因子分泌，使上皮重建和增加黏液-碳酸氢盐分泌。硫糖铝常用剂量是 1.0g，每日 3 次，CBS 480mg/d，疗程为 4 周。此外前列腺素类药物如米索前列醇亦具有增加胃黏膜防御能力的作用。

4. 外科手术治疗

对于大量出血经内科紧急处理无效、急性穿孔、瘢痕性幽门梗阻、内科治疗无效的顽固性溃疡以及胃溃疡疑有癌变者可行手术治疗。

【护理】

（一）护理评估

1. 健康史

（1）询问有关疾病的诱因和病因　如发病是否与天气变化、饮食不当或情绪激动等有关；有无暴饮暴食、喜食酸辣等刺激性食物的习惯；是否嗜烟酒；有无经常服用阿司匹林等药物；家族中有无患溃疡病者等。

（2）询问疼痛发作的过程　如首次发作的时间；疼痛与进食的关系，是餐后还是空腹出现，有无规律，部位及性质如何，应用何种方法能缓解疼痛；是否伴有恶心、呕吐、嗳气、反酸等其他消化道症状。有无呕血、黑粪、频繁呕吐等并发症的征象。此次发病与既往有无不同。曾做过何种检查和治疗，结果如何。

（3）本病病程长，有周期性发作和节律性疼痛的特点，如不重视预防和正规治疗，病情可反复发作并产生并发症，从而影响患者的学习和工作；使患者产生焦虑、急躁情绪。故应评估患者及家属对疾病的认识程度，患者有无焦虑或恐惧等心理，了解患者家庭经济状况和社会支持情况，患者所能得到的社区保健资源和服务如何。

2. 身体状况

（1）全身状况　有无痛苦表情，有无消瘦、贫血貌，生命体征是否正常。

（2）腹部体征　上腹部有无固定压痛点，有无蠕动波，全腹有无压痛、反跳痛，有无腹肌紧张，有无肠鸣音减弱或消失等。

3. 实验室及其他检查

（1）血常规　有无红细胞、血红蛋白减少。

（2）大便潜血试验　是否为阳性。

（3）Hp 检测　是否为阳性。

（4）胃液分析　BAO 和 MAO 是增高、减少还是正常。

（5）X 线钡餐检查　有无典型的溃疡龛影，部位如何。

（6）胃镜及黏膜活检　溃疡的部位、大小及性质如何，有无活动性出血。

（二）护理诊断/问题

（1）疼痛　腹痛，与胃酸刺激溃疡面，引起化学性炎症反应有关。

（2）潜在并发症　上消化道大量出血。

（3）焦虑　与疾病反复发作、病程迁延有关。

（4）营养失调　低于机体需要量，与疼痛致摄入量减少及消化吸收障碍有关。

（5）知识缺乏　缺乏有关消化性溃疡病因及预防知识。

（6）潜在并发症　穿孔、幽门梗阻、癌变。

（三）护理目标

① 患者能描述和避免引起疼痛的因素。

② 能应用缓解疼痛的方法和技巧，疼痛减轻或消失。

③ 无消化道出血征象，或消化道出血能被及时发现和处理。

（四）护理措施

1. 疼痛——腹痛

（1）帮助患者认识和去除病因　向患者解释疼痛的原因，指导和帮助患者减少或去除加重和诱发疼痛的因素：①对服用非甾体抗炎药者，应停药；②避免暴饮暴食和食用刺激性饮食，以免加重对胃肠黏膜的损伤；③对嗜烟酒者，劝其戒除。但应注意突然戒断烟酒可引起焦虑、烦躁，也会刺激胃酸分泌，故应与患者共同制定切实可行的戒烟酒计划，并督促其执行。

（2）疼痛护理　注意观察及详细了解患者疼痛的规律和特点，并按其特点指导缓解疼痛的方法。如DU表现为空腹痛或午夜痛，患者可准备抗酸性食物（苏打饼干等）在疼痛前进食，或服用抗酸药以防疼痛。也可采用局部热敷或针灸止痛等。在症状较重时，嘱患者卧床休息，可使疼痛等症状缓解。病情许可的患者则应鼓励适当活动，以分散注意力。

（3）饮食调理　指导患者建立合理的饮食习惯和结构，可有效避免疼痛的发作。①进餐方式：患者应定时进食，以维持正常消化活动的节律，在溃疡活动期，宜少食多餐，避免餐间零食和睡前进食，使胃酸分泌有规律。饮食不宜过饱，以免胃窦部过度扩张而增加促胃液素的分泌。一旦症状得到控制，应尽快恢复正常的饮食规律。进餐时注意细嚼慢咽，咀嚼可增加唾液分泌，后者具有稀释和中和胃酸的作用。②食物选择：选择营养丰富、易于消化的食物。症状较重的患者可以面食为主，因面食较柔软、易消化且含碱，能有效中和胃酸；不习惯面食者则以软米饭或米粥代替。由于蛋白质类食物具有中和胃酸作用，可摄取适量脱脂牛奶，宜安排在两餐间饮用，但牛奶中的钙质反过来刺激胃酸分泌，故不宜多饮。脂肪到达十二指肠时虽能刺激小肠黏膜分泌肠抑胃泌素，抑制胃酸分泌，但同时又可引起胃排空减慢，胃窦扩张，致胃酸分泌增多，故脂肪摄取也应适量。避免食用机械性刺激强的食物（指生、冷、硬，粗纤维多的蔬菜、水果，如葱头、韭菜、芹菜等）和化学性刺激强的食物（如浓肉汤、咖啡、浓茶和辣椒、醋等调味品）。

（4）用药护理　遵医嘱给患者进行药物治疗，并注意观察药效及不良反应。

① 抗酸药：如氢氧化铝凝胶，应在饭后1h和睡前服用。服用片剂时应嚼服，乳剂给药前应充分摇匀。抗酸药应避免与奶制品同时服用，因两者相互作用形成络合物。酸性的食物及饮料不宜与抗酸药同服。氢氧化铝凝胶能阻碍磷的吸收，引起磷缺乏症，表现为食欲缺乏、软弱无力等症状，甚至可导致骨质疏松。长期服用还可引起严重便秘、代谢性碱中毒与钠潴留，甚至造成肾损害。服用镁制剂则易引起腹泻。

② H_2受体拮抗剂：药物应在餐中或餐后即刻服用，也可把一日剂量在睡前服用。如需同时服用抗酸药，则两药应间隔1h以上。如静脉给药时应注意控制速度，速度过快可引起

低血压和心律失常。西咪替丁对雄激素受体有亲和力，可产生男性乳腺发育、阳痿以及性功能紊乱，肾脏是其主要排泄器官，应用期间应注意患者肾功能。此外，少数患者还可出现一过性肝功能损害和粒细胞缺乏，可出现头痛、头晕、疲倦、腹泻及皮疹等反应，如出现上述反应，需及时协助医生进行处理。药物可从母乳排除，哺乳期应停止用药。

③ 其他药物：奥美拉唑可引起头晕，特别是用药初期，应嘱患者用药期间避免开车或做其他必须高度集中注意力的工作。硫糖铝片宜在进餐前 1h 服用，可有便秘、口干、皮疹、眩晕、嗜睡等不良反应。因其含糖量较高，糖尿病患者应慎用。不能与多酶片同服，以免降低两者的效价。枸橼酸铋钾和某些抗菌药物的用药护理参见本章第三节。

2. 潜在并发症

上消化道大量出血。护理措施参见本章第十二节。

3. 健康教育

① 向患者及家属讲解引起和加重溃疡病的相关因素。

② 指导患者保持乐观的情绪、规律的生活，避免过度紧张与劳累。

③ 指导患者建立合理的饮食习惯和结构，戒除烟酒，避免摄入刺激性食物。

④ 嘱患者慎用或勿用致溃疡药物，如阿司匹林、咖啡因、泼尼松等。

⑤ 指导患者按医嘱正确服药，学会观察药效及不良反应，不随便停药，以减少复发。

⑥ 嘱患者定期复诊，若上腹疼痛节律发生变化并加剧，或者出现呕血、黑粪时，应立即就医。

（五）护理评价

① 患者能说出引起疼痛的原因，情绪稳定，戒除烟酒，饮食规律，能选择适宜的食物，未见因饮食不当诱发疼痛。

② 能正确服药，上腹部疼痛减轻并逐渐消失。

③ 无呕血、黑粪等上消化道出血的表现，生命体征平稳。

（卢芬　王芳）

第五节　胃癌患者的护理

学习目标

1. 能准确简述胃癌的病因、发病机制、实验室检查、诊断和治疗要点。
2. 能正确解释胃癌的概念，描述其临床表现。
3. 能运用护理程序的方法，对胃癌患者进行正确的护理和健康指导。
4. 在护理实践中，体现护士对患者的爱伤精神和人文关怀。

胃癌（gastric carcinoma）是人类常见的恶性肿瘤，居全球肿瘤发病和癌症死亡率的第二位。其发病率在不同年龄、各国家地区和种族间有较大差异。男性胃癌的发病率和死亡率高于女性，男女之比约为 2∶1，发病年龄以中老年居多，55～70 岁为高发年龄段。一般而言，有色人种比白种人易患本病。日本、智利、俄罗斯和爱尔兰为高发区，而北美、西欧、澳大利亚和新西兰发病率较低。我国的发病率亦较高，尤以西北地区发病率最高，中南和西南地区则较低。全国平均每年死亡率约为16/10万。

【疾病概要】

（一）病因及发病机制

胃癌的发生是一个多步骤、多因素进行性发展的过程，一般认为其发生是下列因素共同参与所致。

（1）饮食与环境因素　不同国家和地区发病率的明显差异，说明本病与环境因素有关。流行病学研究结果表明，长期食用霉变食品、咸菜、烟熏和腌制鱼肉以及高盐食品，可增加胃癌发生的危险性。烟熏和腌制食品中含高浓度的硝酸盐，后者可在胃内受细菌硝酸盐还原酶的作用形成亚硝酸盐，再与胺结合成致癌的亚硝胺。高盐饮食致胃癌危险性增加的机制尚不清楚，可能与高浓度盐造成胃黏膜损伤，使黏膜易感性增加而协同致癌作用有关。

（2）幽门螺杆菌感染　1994年WHO宣布幽门螺杆菌是人类胃癌的Ⅰ类致癌原，其诱发胃癌的可能机制有：幽门螺杆菌导致的慢性炎症有可能成为一种内源性致突变原；幽门螺杆菌是一种硝酸盐还原剂，具有催化亚硝化作用而起致癌作用；幽门螺杆菌的某些代谢产物促进上皮细胞变异。

（3）遗传因素　从胃癌发病具有家族聚集倾向和可发生于同卵同胞的现象，认为其发生与遗传密切相关。致癌物质对遗传易感者更易致癌。

（4）癌前状态　胃癌的癌前状态分为癌前疾病和癌前病变。前者是指与胃癌相关的胃良性疾病，有发生胃癌的危险性，如慢性萎缩性胃炎、胃息肉、残胃炎、胃溃疡；后者指较易转变为癌组织的病理学变化，如肠型化生和异型增生。

（二）临床表现

1. 症状

（1）早期胃癌　早期多无症状，部分患者可出现消化不良表现。

（2）进展期胃癌　上腹痛为最早出现的症状，可急可缓，开始仅有上腹饱胀不适，餐后加重。继之有隐痛不适，偶呈节律性溃疡样疼痛，最后逐渐加重而不能缓解。患者常同时有胃纳差、体重进行性下降。胃壁受累时可有早饱感，即虽感饥饿，但稍进食即感饱胀不适；贲门癌累及食管下端时可出现吞咽困难；胃窦癌引起幽门梗阻时出现严重恶心、呕吐；黑粪或呕血常见于溃疡型胃癌。转移至身体其他脏器可出现相应的症状，如转移至骨骼时，可有全身骨骼剧痛；转移至肝可引起右上腹痛、黄疸和（或）发热；转移至肺可引起咳嗽、咯血、呃逆等；胰腺转移则会出现持续性上腹痛并放射至背部等。

2. 体征

早期胃癌多无明显体征，进展期主要体征为腹部肿块，多位于上腹部偏右，呈坚实可移动结节状，有压痛。肝脏转移可出现肝大，并扪及坚硬结节，常伴黄疸，腹膜转移时可发生腹水，出现移动性浊音。远处淋巴结转移时可扪及Virchow淋巴结，质硬不活动。直肠指诊时在直肠膀胱间凹陷可触及一架板样肿块。此外，某些胃癌患者可出现伴癌综合征，包括反复发作的浅表性血栓静脉炎（Trousseau征）、黑棘皮病（皮肤皱褶处有色素沉着，尤其在两腋）和皮肌炎等，可有相应的体征，有时可在胃癌被察觉前出现。

3. 并发症

可并发胃出血、贲门或幽门梗阻、穿孔等。

（三）辅助检查

（1）血常规检查　多数患者有缺铁性贫血。

（2）粪便潜血试验　呈持续阳性。

（3）内镜检查　内镜直视下可观察病变部位、性质，并取黏膜做活组织检查，是目前最可靠的诊断手段，早期胃癌可表现为小的息肉样隆起或凹陷，一片变色的黏膜，或粗糙不平呈颗粒状，有时不易辨认；进展期胃癌可表现为凹凸不平、表面污秽的肿块或不规则较大溃疡，常见渗血及溃烂，目前亦用超声内镜检查，它是一种将超声探头引入内镜的检查，可判断胃内或胃外的肿块，观察肿瘤侵犯胃壁的深度，对肿瘤侵犯深度的判断准确率可达90%，有助于区分早期和进展期胃癌。

（4）X线钡餐检查　早期胃癌可表现为局限性表浅的充盈缺损；或呈边缘锯齿状不规则的龛影；或黏膜有灶性积钡，胃小区模糊不清等征象。进展期胃癌X线的诊断率可达90%以上。凸入胃腔的肿块，表现为较大而不规则的充盈缺损：溃疡型表现为龛影位于胃轮廓之内，边缘不整齐，周围黏膜僵直，蠕动消失，并见皱襞中断现象；浸润型胃癌表现为胃壁僵直，蠕动消失，胃腔狭窄。

（四）治疗要点

（1）手术治疗　是目前唯一有可能根治胃癌的方法，治疗效果取决于胃癌的病期，癌肿侵袭深度和扩散范围。对早期胃癌，一般首选胃部分切除术，如已有局部淋巴结转移，则应同时予以清扫。对进展期患者，如无远处转移，应尽可能手术切除。

（2）化学治疗　应用抗肿瘤药物辅助手术治疗，在术前、术中及术后使用，以抑制癌细胞的扩散和杀伤残存的癌细胞，从而提高手术效果。联合化疗亦可用于晚期胃癌不能施行手术者，常用药物有氟尿嘧啶（5-FU）、丝裂霉素（M/VIC）、替加霉素（FT-207）、多柔比星（DM）等。

（3）内镜下治疗　对早期胃癌可在内镜下行高频电凝切除术、光动力治疗、内镜下激光等治疗。内镜下微波凝固疗法可用于早期胃癌以及进展期胃癌发生梗阻者。

（4）支持治疗　应用高能量静脉营养疗法以提高患者的体质，使其能耐受手术和化疗；此外，香菇多糖、沙培林等能调节机体免疫力，在胃癌治疗上有一定的作用。

【护理】

（一）护理评估

（1）健康史　了解患者一般情况，包括患者的年龄、性别、性格特征、职业、饮食习惯，以及用药史（特别是皮质类固醇药物及非甾体抗炎药等）；同时了解患者家族中有无胃癌或其他肿瘤患者；对于既往有慢性胃病者应掌握疾病相关内容，特别是溃疡、慢性萎缩性胃炎、胃息肉及胃部手术史等可能诱发肿瘤的“癌前病变”。另外，应询问患者的饮食、烟酒嗜好等，了解患者是否喜好熏烤、腌制食品等。

（2）身体状况　早期胃癌患者由于身体状况良好，相关症状和体征较少。应了解患者上消化道相关症状及程度，如上腹饱胀、隐痛、反酸、嗳气、食欲缺乏等。后期患者出现上腹疼痛，应评估疼痛的性质、程度、发作规律、与饮食的关系等特点。如出现溃疡或梗阻症状，应密切观察恶心、呕吐的发生情况，特别是呕吐物的特点，同时观察粪便的颜色和量，判断是否出血和梗阻的程度等；晚期患者应观察全身情况，包括是否出现消瘦、乏力、贫血和恶病质；对于可能出现的远处器官转移症状亦应密切观察，及时发现。

(3) 实验室及其他检查　及时了解大便潜血试验、胃酸分析结果，特别是X线钡餐检查和胃镜检查的结果等。

(4) 心理-社会状况　了解患者的心理状况，包括对癌症的认识和接受程度，掌握患者的情绪反应，是否出现恐惧、愤怒、否认、消沉等不良情绪，观察患者对治疗的配合程度；同时了解疾病对经济、工作状况、家庭关系、社会关系的影响，以及家人及社会对患者的反应和支持。

（二）护理诊断/问题

(1) 疼痛、腹痛　与癌细胞浸润有关。

(2) 营养失调　低于机体需要量，与胃癌造成吞咽困难、消化吸收障碍等有关。

(3) 有感染的危险　与化疗致白细胞减少、免疫功能降低有关。

(4) 预感性悲哀　与患者知道疾病的预后有关。

(5) 活动无耐力　与疼痛及患者机体消耗有关。

(6) 有体液不足的危险　与幽门梗阻致严重呕吐有关。

（三）护理目标

① 患者疼痛降至在最低限度，主诉疼痛减轻。

② 患者体重维持在基础水平。

③ 患者在帮助下可下床活动。在交替进行活动和休息时不感到疲倦。

④ 自理能力恢复正常，如如厕、个人卫生等。

⑤ 患者表达其悲哀情绪，能参与社交活动，能配合治疗和护理计划。

⑥ 无出血现象发生，及时发现出血的征象，有效循环血量充足，心排血量正常，患者表现为生命体征平稳。

（四）护理措施

1. 疼痛护理

(1) 观察疼痛特点　注意评估疼痛的性质、部位，是否伴有严重的恶心和呕吐、吞咽困难、呕血及黑粪等症状。如出现剧烈腹痛和腹膜刺激征，应考虑发生穿孔的可能性，及时协助医师进行有关检查或手术治疗。

(2) 止痛治疗的护理

① 药物止痛：遵医嘱给予相应的止痛药，目前治疗癌性疼痛的主要药物有：a. 非麻醉镇痛药，如阿司匹林、吲哚美辛、对乙酰氨基酚等；b. 弱麻醉性镇痛药，如可待因、布桂嗪等；c. 强麻醉性镇痛药，如吗啡、哌替啶等；d. 辅助性镇痛药，如地西泮、异丙嗪、氯丙嗪等。给药时应遵循WHO推荐的三阶梯疗法，即选用镇痛药必须从弱到强，先以非麻醉药为主，当其不能控制疼痛时依次加用弱麻醉性及强麻醉性镇痛药，并配以辅助用药，采取复合用药的方式达到镇痛效果。

② 患者自控镇痛（patientcontrolanalgesia，PCA)：该方法是用计算机化的注射泵，经由静脉、皮下或椎管内连续性输注止痛药，患者可自行间歇性给药。该方式用药灵活，可根据患者需要提供合适的止痛药物剂量、增减范围、间隔时间，从而做到个体化给药。可在连续性输注中间歇性地增加药，从而控制患者突发的疼痛，克服了用药的不及时性，减少了患

者对止痛药的总需要量和对专业人员的依赖性，增加了患者自我照顾和对疼痛的自主控制能力

（3）心理护理　患者在知晓自己的诊断后，预感疾病的预后不佳，加之躯体的痛苦，会出现愤怒、抑郁、焦虑甚至绝望等负性心理反应，而患者的负性情绪又会加重其躯体不适；因此，护理人员应与患者建立良好的护患关系，运用倾听、解释、安慰等技巧与患者沟通，表示关心与体贴，并及时取得家属的配合，以避免自杀等意外的发生。耐心听取患者自身感受的叙述，并给予支持和鼓励。同时介绍有关胃癌治疗进展信息，提高患者治疗的信心；指导患者保持乐观的生活态度，用积极的心态面对疾病，树立战胜疾病、延长生存期的信心。此外，协助患者取得家庭和社会的支持，对稳定患者的情绪也有不可忽视的作用。

（4）化疗药的护理　遵医嘱进行化学治疗，以抑制杀伤癌细胞，使疼痛减轻，病情缓解。具体用药护理参见第六章第五节。

（5）其他护理措施　参见本章第二节中“腹痛”的护理内容。

2. 营养支持护理

（1）饮食护理　让患者了解充足的营养支持对机体恢复有重要作用，对能进食者鼓励其尽可能进食易消化、营养丰富的流质或半流质饮食。提供清洁的进食环境，并注意增加食物的色、香、味，增进患者的食欲。

（2）静脉营养支持　对贲门癌有吞咽困难者，中晚期患者应按医嘱静脉输注高营养物质，以维持机体代谢需要。幽门梗阻时，可行胃肠减压，同时遵医嘱静脉补充液体。

（3）营养监测　定期测量体重，监测血清白蛋白和血红蛋白等营养指标。

3. 健康教育

（1）疾病预防指导　对健康人群开展卫生宣教，提倡多食富含维生素C的新鲜水果、蔬菜，多食肉类、鱼类、豆制品和乳制品；避免高盐饮食，少进咸菜、烟熏和腌制食品；食品贮存要科学，不食霉变食物。对胃癌高危人群如中度或重度胃黏膜萎缩、中度或重度肠化、不典型增生或有胃癌家族史者应遵医嘱给予根除幽门螺杆菌治疗。对癌前状态者，应定期复查，以便早期诊断及治疗。

（2）患者一般指导　指导患者生活规律，保证充足的睡眠，根据病情和体力，适量活动，增强机体抵抗力。注意个人卫生，特别是体质衰弱者，应做好口腔、皮肤黏膜的护理，防止继发性感染。指导患者运用适当的心理防卫机制，保持乐观态度和良好的心理状态、以积极的心态面对疾病。

（3）治疗指导　指导患者合理使用止痛药，并应发挥自身积极的应对能力，以提高控制疼痛的效果。嘱患者定期复诊，以监测病情变化和及时调整治疗方案。教会患者及家属如何早期识别并发症，及时就诊。

（五）护理评价

① 患者体重是否增加；皮肤、黏膜的温度、湿度及弹性；活动无耐力。

② 患者的自理能力是逐渐增加；对活动后的反应；预感性悲哀。

③ 患者能否表达自己的悲哀；能否参与社交活动；能否配合各种治疗和护理。

④ 无出血现象发生。

（卢芬　王芳）

第六节　肠结核与结核性腹膜炎患者的护理

学习目标

1. 能准确简述肠结核与结核性腹膜炎的病因、发病机制、常用实验室检查、诊断和治疗要点。

2. 能正确解释肠结核与结核性腹膜炎的概念，描述其临床表现。

3. 能运用护理程序的方法，对肠结核与结核性腹膜炎患者进行正确的护理和健康指导。

4. 在护理实践中，体现护士对患者的爱伤精神和人文关怀。

一、肠结核

肠结核（intestinal tuberculosis）是结核杆菌侵犯肠道引起的慢性特异性感染。本病一般见于青壮年，女性略高于男性。

（一）病因及发病机制

肠结核多由人型结核杆菌引起。少数患者可由牛型结核杆菌感染致病。其感染途径如下。

（1）经口感染　为结核杆菌侵犯肠道的主要途径。

（2）血行播散　多见于粟粒型肺结核。

（3）直接蔓延。

肠结核主要位于回盲部，其他部位按发病率高低依次为升结肠、空肠、横结肠、降结肠、阑尾、十二指肠和乙状结肠等。少数见于直肠。

（二）临床表现

1. 症状

（1）腹痛　多位于右下腹，也可牵涉至上腹或脐周，疼痛一般呈隐痛或钝痛，排便后疼痛可有不同程度的缓解。增生型肠结核或并发肠梗阻时，有腹部绞痛，伴有腹胀、肠鸣音亢进、肠型与蠕动波。

（2）腹泻和便秘

① 溃疡型肠结核：腹泻是主要表现之一。每日排便 2～4 次不等，粪便呈糊状，不含黏液、脓血，无里急后重感。严重时，每日达十余次，粪便可含有少量黏液、脓液。此外，常有腹泻与便秘交替出现。

② 增生型肠结核：以便秘为主要表现。

（3）全身症状和肠外结核表现　溃疡型常有结核的毒血症及活动性肺结核的表现。

2. 体征

患者呈慢性病容，倦怠、消瘦、苍白。增生型肠结核常在右下腹扪及肿块，较固定，质地中等，伴有轻中度压痛。

3. 并发症

肠梗阻、瘘管形成，肠出血少见。也可有结核性腹膜炎、急性肠穿孔。

（三）辅助检查

（1）血液检查　血常规表现轻中度贫血，白细胞总数一般正常。多数患者红细胞沉降率增快。

（2）粪便检查　可见少量脓细胞和红细胞。粪便浓缩有时可查到结核杆菌。

（3）X线检查　X线胃肠钡餐造影或钡剂灌肠对检查肠结核的诊断具有重要意义。溃疡型肠结核X线钡影呈跳跃征象，增生型肠结核表现肠管狭窄收缩畸形，肠管充盈缺损，黏膜皱襞紊乱等X线征象。

（4）纤维结肠镜检查　可观察到病变范围及性质，并可做肠黏膜活检，诊断要点：肠外结核病史，特别是肺结核的青壮年；有腹痛、腹泻、低热、盗汗、右下腹压痛、肿块或不明原因的肠梗阻等临床发现。X线胃肠钡剂造影、纤维结肠镜检及活检有肠结核征象。

（四）治疗要点

（1）抗结核药物治疗　短程疗法，疗程为6～9个月。

（2）对症治疗　适当休息，加强营养，适量补充维生素A、维生素D。纠正水、电解质和酸碱平衡紊乱。

（3）手术治疗。

二、结核性腹膜炎

结核性腹膜炎可能是全身血行播散的一部分，但更多见的是由肠结核、肠系膜淋巴结结核或泌尿生殖系统结核直接蔓延而来。由于肠结核直接蔓延到浆膜或因肠黏膜溃疡穿孔而引起的，多是局限性腹膜炎。一般肠系膜淋巴结结核可致局限性腹膜炎，但如干酪化的肠系膜淋巴结破溃，大量结核菌散布于腹腔，则可发生弥漫性腹膜炎。此外，腹膜炎偶可起源于结核性输卵管炎，但较少见。

（一）病因及发病机制

本病是由于结核杆菌感染腹膜引起，主要继发于体内其他部位结核病。大多结核性腹膜炎是腹腔脏器如肠系膜淋巴结核、肠结核、输卵管结核等活动性结核病灶直接蔓延侵入腹膜引起。

（二）临床表现

结核性腹膜炎多发生于3岁以上儿童，其中以学龄前儿童为最常见。结核性腹膜炎发病缓慢，有慢性结核中毒症状，包括不规则低热、消瘦、面色苍白、容易疲乏、食欲缺乏、盗汗等。

临床上可分三型：渗出型（腹水型）；粘连型（纤维性成形型）；干酪型。

（1）渗出型　起病缓慢，腹部逐渐胀大，直至可出现大量腹水，伴有腹部隐痛、腹胀、腹泻。体检时腹部轻度压痛，叩诊有移动性浊音。腹腔穿刺为草黄色渗出液，少数可为血性，有时呈咖啡色混浊，内含黄色片状小结晶（胆固醇）。渗出型结核性腹膜炎可单独存在，也可为多发性浆膜炎的一部分，合并有结核性胸膜炎、心包炎或脑膜炎。

（2）粘连型　以反复出现不完全性小肠梗阻为特征。常有阵发性腹痛、腹胀，伴恶心、呕吐。体检时腹壁常有柔韧感。有时可扪及大小不等肿块，可见肠型、肠蠕动波，腹部膨隆、胀气，肠鸣音亢进。梗阻解除后又可出现腹泻。因营养不良而呈慢性贫血病容，形体消瘦。

(3) 干酪型　临床症状严重。由于结核病灶干酪坏死和液化，有时尚可继发化脓性细菌感染，患者可出现弛张热、进行性消瘦、贫血、乏力，甚至出现恶病质。常有腹痛、腹泻，或有腹胀、不排便排气等肠梗阻症状。腹部可扪及大小不等的包块，有压痛。腹壁有柔韧感或呈板状。干酪液化病变溃破入腹腔时，出现局限性化脓性腹膜炎。病变向腹壁穿透时，腹壁可有红肿，甚至溃破形成腹壁瘘或脐瘘。

(三) 辅助检查

(1) 血象、血沉与结核菌素实验　患者可伴轻中度贫血，白细胞及分类多正常或稍高。

(2) 腹水检查　结核菌素反应强阳性，多数患者血沉增快。腹穿可抽出草黄色液体，静置后自然凝固，少数呈淡血色，偶见乳糜样。腹水化验多半为渗出液，部分严重患者因低蛋白血症或合并有肝硬化等疾病者可表现为漏出液。腹水病因学检查阳性率低，浓缩查抗酸杆菌较难。

(3) X线检查　B超和CT检查可提示肠粘连等征象，X线检查可发现多发性钙化灶、肠梗阻、结肠瘘及结肠外包块等征象，胃肠钡餐检查有肠结核征象。腹腔镜检查具有确诊价值，但仅限于有游离腹水患者。

(4) 腹腔镜检查　腹腔镜检查具有确诊价值，但仅限于有游离腹水患者。

(四) 治疗要点

(1) 抗结核化学药物治疗　用药过程强调全程规则治疗，加强药物的联合应用，并适当延长抗结核的全疗程。

(2) 腹腔穿刺放液治疗　对大量腹水者，可适当放腹水以减轻症状。

(3) 手术治疗　对经内科治疗未见好转的肠梗阻、肠穿孔可行手术治疗。

三、患者的护理

(一) 护理评估

1. 健康史

既往的生活习惯、饮食习惯、不良嗜好，病史、个人史、家族史、疫区居住史，既往是否患有结核病或结核病接触史等。

2. 身体状况

评估患者腹膜炎的临床症状，评估患者腹腔积液情况，评估患者是否存在腹壁柔韧感，评估患者有无腹部包块，包块部位是否有压痛，如果合并肠梗阻、肠穿孔则有急性腹膜炎体征。

3. 心理-社会状况

患者对疾病的心理反应、亲人的关心程度及经济承受能力。

4. 辅助检查

(1) 影像学检查

① X线检查：X线钡餐检查可发现腹腔结核征象，可见小肠分布扩张、胀气、活动减退，粘连形成时则肠管固定，有相互压迫牵扯表现，其排列成梳子状。同时表现腹膜增厚甚至发现肠粘连、肠梗阻。

② 腹腔CT和MRI检查：CT和MRI检查对结核性腹膜炎有较高的诊断价值。

(2) 实验室检查

① 血常规：血象常见轻度或中度贫血，白细胞多在正常范围。

② 腹水检查：腹水为渗出液，呈草黄色，少数患者为血性、乳糜性或胆固醇性。

③ 聚合酶链反应检查有助于诊断，腹水浓缩法查结核杆菌阳性率很低。

④ 结核菌素皮肤试验、抗结核抗体检查：结核菌素皮肤试验多数病例阳性，血和腹水抗结核抗体检查很有诊断价值。

(3) 腹膜穿刺活检　此方法可获得病理诊断。

(4) 腹腔镜检查　可了解患者肠膜及腹膜的改变，可发现腹膜有散在或弥漫的粟粒状结节和腹腔充血、水肿等。

(5) 超声检查　可以早期发现少量腹水，并可及时观察、监测腹水量的变化，有利于观察腹部肿块，确定包块的性质。

(二) 护理诊断/问题

(1) 疼痛　腹痛，与肠结核、腹膜炎症有关。

(2) 腹泻　与溃疡性肠结核所致肠功能紊乱有关。

(3) 营养失调　低于机体需要量，与结核杆菌毒性作用、消化吸收功能障碍有关。

(4) 知识缺乏　缺乏结核病的预防及治疗知识。

(5) 体液过多　与腹膜炎症导致腹水形成有关。

(6) 潜在并发症　肠梗阻、肠穿孔、腹腔脓肿。

(7) 便秘　与肠道狭窄、梗阻或胃肠功能紊乱有关。

(三) 护理目标

① 患者腹部疼痛消失，腹泻症状消失。

② 患者机体营养需要量得到满足。

③ 患者了解肠结核及结核性腹膜炎病的相关知识，心理需求得到满足。

(四) 护理措施

1. 疼痛护理

① 让患者卧床休息，减少活动，以降低代谢，减少毒素的吸收。

② 教会患者应用心理防卫机制，分散对疼痛的注意力，也可用热敷等方法减轻疼痛。

③ 密切观察腹痛的性质，对骤起急腹痛要考虑腹内其他结核病灶破溃或穿孔所致的并发症，应及时报告医生给予紧急处理。

2. 腹泻护理

(1) 病情监测　包括排便情况、伴随症状、全身情况及血生化指标的监测，注意患者有无水、电解质紊乱及酸碱失衡、血容量减少。应观察患者的生命体征、神志、尿量、皮肤弹性等。

(2) 全身症状明显时患者应卧床休息，注意腹部保暖。可用热敷，以减弱肠道运动，减少排便次数，并有利于腹痛等症状的减轻。慢性轻症者可适当活动。

(3) 饮食以少渣、易消化食物为主，避免生冷、多纤维、刺激性食物。急性腹泻应根据病情和医嘱，给予饮食护理，如禁食或用流质、半流质、软食。

(4) 腹泻的治疗　以病因治疗为主，应用止泻药时注意观察患者排便情况，腹泻得到控制时及时停药，注意观察药物的不良反应。

(5) 排便护理　排便频繁时，因粪便的刺激，可使肛周皮肤损伤，引起糜烂及感染。排便后应用温水清洗肛周，保持清洁、干燥。

3. 营养失调的护理

① 帮助患者树立治疗信心，保持心情舒畅，提供舒适的进食环境，增进患者食欲。

② 提供高热量、高蛋白、高维生素、易消化的食物，如新鲜蔬菜、水果、鲜奶、肉类及蛋类等。保证营养摄入，以增强机体的抗病能力。

4. 用药护理

根据医嘱给抗结核药，长期应用抗结核药可致胃肠道不适及听力、肝肾功能的损害，故应定期监测患者的听力及肝肾功能，如有异常及时报告医生调整药物及药量。对应用激素治疗的患者，应注意其副作用的观察。

5. 做好病情观察

观察患者有无突发腹痛、腹胀、呕吐及无排便、排气等肠梗阻的症状。

6. 心理护理

对患者及家属做好心理护理，消除患者的紧张情绪。解释各项检查及治疗的过程、目的、注意事项等，取得患者及家属的配合。

7. 健康教育

① 根据患者的具体情况，进行腹膜炎相关知识的教育。

② 嘱患者对原有结核病进行积极的治疗。

③ 指导患者坚持按医嘱服药，不要自行停药，同时注意药物的不良反应，如恶心、呕吐等胃肠道反应以及肝肾功能损害等。按期复查，及时了解病情变化，保证治疗的正常进行。

④ 向患者讲解有关消毒、隔离等知识，防止结核菌的传播。

⑤ 患者要注意营养与休息，避免劳累。

（五）护理评价

① 患者腹痛腹泻是否减少，是否发生呕吐、腹胀。

② 患者机体营养需要量是否得到满足。

③ 患者及家属是否了解结核性腹膜炎及肠结核的相关知识及预后。

（卢芬　王芳）

第七节　溃疡性结肠炎患者的护理

学习目标

1. 能准确简述溃疡性结肠炎的病因、发病机制、常用的实验室检查和治疗要点。
2. 能正确解释溃疡性结肠炎的概念，描述其临床表现。
3. 能运用护理程序的方法，对溃疡性结肠炎患者进行正确的护理和健康指导。
4. 在护理实践中，体现护士对患者的爱伤精神和人文关怀。

溃疡性结肠炎（ulcerative colitis）是一种病因未明的直肠和结肠的慢性炎症性疾病，病理表现为结肠黏膜和黏膜下层有慢性炎症细胞浸润和多发性溃疡形成，也称非特异性溃疡性结肠炎。

【疾病概要】

（一）病因及发病机制

（1）免疫异常　因肠黏膜的正常防御功能削弱，免疫调节失常引起组织破坏与炎性病变。

（2）感染。

（3）遗传因素。

（4）其他　精神神经因素、过敏、氧自由基损伤等因素与本病的发生有较大关系。

（二）临床表现

本病病程长，呈慢性经过，常有发作期及缓解期交替。

1. 消化系统表现

（1）腹痛　发作期均有轻或中度腹痛，轻者或缓解期患者则无。多局限于左下腹或下腹，可涉及全腹。临床有疼痛、便意、便后缓解的规律。

（2）腹泻　均可表现有腹泻，其程度轻重不一，轻者2～3次/日，粪便呈糊状，可混有黏液、脓血，偶有腹泻与便秘交替现象；重者腹泻每日可达10～30次，粪便呈血水样。大多伴有里急后重，累及乙状结肠和直肠时尤为明显。

（3）其他　可有胃部不适、上腹饱胀、食欲缺乏、恶心、呕吐等。

2. 全身表现

轻者常不明显。急性发作期有低热或中等度发热，重症者可有高热、脉速等中毒症状，易发生低钾血症、贫血、低蛋白血症。

3. 其他

约3%患者可出现抑郁、失眠及自主神经功能失调等症状。也可在胃肠症状出现前有口腔黏膜溃疡、结节性红斑、关节炎、眼脉络膜炎。

4. 体征

患者呈慢性病容，精神状态差，重者呈消瘦贫血貌。轻者下腹部有轻度压痛，重者可有明显的腹部鼓肠、肌紧张、压痛、反跳痛等。

5. 临床分型

（1）轻型　腹泻每日3次以下，少量便血或无便血，无全身毒血症症状，病程中往往有缓解、复发交替出现。

（2）重型　腹泻每日6次以上，有明显黏液血便，常表现极度衰竭、消瘦、贫血、发热、心动过速等全身毒血症症状。

（3）急性暴发型　起病急骤，发热、心动过速等毒血症症状严重，大便每日可达10～30次，大量脓血和黏液排出呈血水样，腹胀明显时体检见腹部有明显压痛，可伴有肠穿孔、肠梗阻。

6. 并发症

有中毒性巨结肠、出血、癌变、急性肠穿孔、肠梗阻等。

（三）辅助检查

（1）血液检查　可有红细胞和血红蛋白减少。急性期白细胞计数增多。

（2）粪便检查　显微镜检有红细胞、白细胞与巨噬细胞。

（3）结肠镜检查

① 病变多从直肠开始呈弥漫性分布，黏膜有多发性溃疡、充血、水肿。

② 黏膜粗糙呈颗粒状、血管模糊、脆而易出血。

③ 也可见假性息肉，结肠袋变钝或消失。对重症患者应慎重，防止肠穿孔。

（4）X线钡剂灌肠检查

① 黏膜皱襞粗乱或有细颗粒变化。

② 也可呈多发浅龛影或小的充盈缺损。

③ 结肠袋消失可呈管状。

④ 对重型或急性暴发型不做此检查，防止加重病情或诱发中毒性巨结肠。

（四）治疗要点

（1）柳氮磺胺吡啶（SASP）　本病首选药，适用于轻型或重型经糖皮质激素治疗已有缓解者。剂量：发作期4～6g/d，分4次口服，病情缓解后改为2g/d，疗程为1～2年。

（2）肾上腺糖皮质激素　适用于重型或急性暴发型或应用磺胺类治疗有效的患者。常用氧化可的松200～300mg/d或地塞米松10mg/d，静滴，情况好转后，可改为泼尼松40～60mg/d，口服。

（3）手术治疗　中毒性巨结肠、内科不能控制的结肠大出血需及时手术，并发癌变、肠梗阻、肠穿孔者需手术。

【护理】

（一）护理评估

1. 健康史

腹痛发生的原因和诱因，腹痛的部位、性质和程度；腹痛发生是所伴随的症状，有无恶心、呕吐、腹泻等。

2. 身体状况

（1）腹泻　腹泻的程度轻重不一，轻者每日3～4次；重者每日排便次数可多至30余次。粪质多呈糊状及稀水状，混有黏液、脓血。血性腹泻是其主要症状。

（2）腹痛　轻型及病变缓解期可无腹痛，或呈轻度至中度隐痛，少数有绞痛和弥漫性腹部触痛。

（3）其他症状　严重病例可有食欲缺乏、恶心、呕吐及腹胀。

3. 心理-社会状况

有无精神紧张、焦虑不安等心理反应。

4. 辅助检查评估

（1）消化道造影检查，结肠镜检查，黏膜粗乱或有细颗粒变化。多发性浅龛影或小的充盈缺损肠管缩短，结肠袋消失，可呈管状黏膜有多发性浅溃疡，伴充血、水肿，病变大多从直肠开始，且呈弥漫性分布。黏膜粗糙呈细颗粒状，黏膜血管模糊，脆易出血，或附有脓血性分泌物。可见假息肉，结肠袋往往变钝或消失。

（2）血液检查　可有轻中度贫血，重症患者白细胞计数增高及红细胞沉降率加速。严重者血清白蛋白及血钠、血钾、血氯降低。

（3）粪便检查　活动期有黏液脓血便，反复检查包括粪常规、培养、孵化等均无特异病原体发现。

（4）免疫学检查　IgG、IgM 可稍有增加，抗结肠黏膜抗体阳性。

（5）黏膜活检　组织学检查呈炎性反应，同时可见糜烂、溃疡、隐窝脓肿、腺体排列异常、杯状细胞减少及上皮变化。

（二）护理诊断/问题

（1）腹泻　与炎症导致肠黏膜对水钠吸收障碍以及结肠运动功能失常有关。

（2）疼痛　腹痛，与肠道炎症、溃疡有关。

（3）营养失调　低于机体需要量，与长期腹泻及吸收障碍有关。

（4）有体液不足的危险　与肠道炎症导致长期频繁腹泻有关。

（5）潜在并发症　中毒性巨结肠、直肠结肠病变、大出血、肠梗阻。

（6）焦虑　与病情反复有关。

（三）护理目标

① 组织灌注良好：表现为循环血容量正常、皮肤黏膜颜色及弹性正常，生命体征平稳，尿量每小时＞30mL。

② 维持理想体重或正常体重。

③ 患者语言和行为上表现出接受造口手术，适应排便途径的改变。

④ 肛周皮肤完整。

⑤ 患者能复述有关疾病、自我保健、预防与饮食等方面的知识。

（四）护理措施

1. 疼痛

① 严密观察腹痛的特点及生命体征的变化，了解病情的进展情况。

② 给患者解释疼痛的原因，使其减轻焦虑、恐惧等不良情绪，增强自信心配合治疗。

③ 教给患者缓解疼痛的方法。

④ 根据医嘱用药，以减轻炎症，使腹痛缓解。注意药物的不良反应，如应用柳氮磺胺吡啶，应注意有无恶心、呕吐、皮疹及白细胞减少、关节痛等；应用 5-氨基水杨酸灌肠，应现用现配，防止药效降低；应用糖皮质激素者，要注意激素用量，逐渐停药，防止反跳现象。

2. 腹泻

（1）病情观察　观察患者的腹泻次数、性质、腹泻伴随症状，如发热、腹痛等，监测粪便检查的结果。

（2）用药护理　遵医嘱给予 SASP、糖皮质激素、免疫抑制剂治疗，以控制病情，使腹痛缓解。注意药物的疗效及不良反应。

3. 营养失调

① 指导患者食用质软、易消化、少纤维素又富含营养的食物。一般为高热量、高蛋白、低渣饮食，以利于吸收，减轻对黏膜的刺激，供给足够的热量，维持机体代谢的需要。

② 给患者提供好的进餐环境，增进食欲。

③ 避免食用刺激性食物，急性发作期患者应进流质或半流质饮食。

④ 病情严重者应禁食，按医嘱给予静脉高营养，利于炎症减轻。

⑤ 观察患者进食情况，测量患者的体重，观察血红蛋白、血浆白蛋白的变化，了解营

养改善状况。

4. 健康教育

（1）疾病知识指导　由于病因不明，病情反复发作，迁延不愈，常给患者带来痛苦，尤其是排便次数的增加，给患者的精神和日常生活带来很多困扰，易产生自卑、忧虑甚至恐惧心理。应鼓励患者树立信心，以平和的心态应对疾病，自觉地配合治疗。指导患者合理休息与活动。在急性发作期或病情严重时均应卧床休息，缓解期适当休息，注意劳逸结合。指导患者合理选择饮食。

（2）用药指导　嘱患者坚持治疗，不要随意更换药物或停药。教会患者识别药物的不良反应，出现异常情况如疲乏、头痛、发热、手脚发麻、排尿不畅等症状要及时就诊，以免耽搁病情。

（五）护理评价

① 患者的腹泻及伴随症状减轻或消失。

② 机体获得足够的热量、水、电解质和各种营养物质，营养状态改善。

③ 生命体征正常，无失水、电解质紊乱的表现。

（卢芬　王芳）

第八节　肝硬化患者的护理

学习目标

1. 能准确简述肝硬化病因、发病机制、诊断和治疗要点。
2. 能正确解释肝硬化、肝肺综合征的概念，描述其临床表现。
3. 能运用护理程序的方法，对肝硬化及其并发症进行正确的护理和健康指导。
4. 在护理实践中，体现护士对患者的爱伤精神和人文关怀。

【疾病概要】

肝硬化（cirrhosis of liver）是一种以肝组织弥漫性纤维化、假小叶形成和再生结节为特征的慢性肝病。以肝功能损害和门静脉高压为主要表现，晚期出现严重并发症。发病高峰年龄在 35～48 岁，男性多于女性。

（一）病因及发病机制

引起肝硬化的病因很多，我国最为常见的是病毒性肝炎，国外则以酒精中毒居多。

（1）病毒性肝炎　主要为乙型病毒性肝炎，其次为丙型肝炎，或乙型加丁型重叠感染，甲型和戊型一般不发展为肝硬化。

（2）日本血吸虫病　我国长江流域血吸虫病流行区多见。反复或长期感染血吸虫病者，虫卵及其毒性产物在肝脏汇管区刺激结缔组织增生，导致肝纤维化和门脉高压，称为血吸虫病性肝纤维化。

（3）酒精中毒　长期大量饮酒者，乙醇及其中间代谢产物（乙醛）直接引起酒精性肝炎，并发展为肝硬化，酗酒所致的长期营养失调也对肝脏起一定损害作用。

（4）药物或化学毒物　长期服用双醋酚丁、甲基多巴等药物，或长期反复接触磷、砷、四氯化碳等化学毒物，可引起中毒性肝炎，最终演变为肝硬化。

（5）胆汁淤积　持续存在肝外胆管阻塞或肝内胆汁淤积时，高浓度的胆汁酸和胆红素损害肝细胞，导致肝硬化。

（6）循环障碍　慢性充血性心力衰竭、缩窄性心包炎、肝静脉或下腔静脉阻塞等使肝脏长期淤血，肝细胞缺氧、坏死和结缔组织增生，最后发展为肝硬化。

（7）遗传和代谢疾病　由于遗传性或代谢性疾病，某些物质或其代谢产物沉积于肝，造成肝损害，并可致肝硬化，如肝豆状核变性、血色病、半乳糖血症和 α_1-抗胰蛋白酶缺乏症。

（8）营养失调　食物中长期缺乏蛋白质、维生素、胆碱等以及慢性炎症性肠病，可引起营养不良和吸收不良，降低肝组胞对致病因素的抵抗力，成为肝硬化的直接或间接病因。此外，部分病例发病原因难以确定，称为隐源性肝硬化，其中部分病例与无黄疸型病毒性肝炎，尤其是丙型肝炎有关。自身免疫性肝炎可发展为肝硬化。

各种病因引起的肝硬化，其病理变化和发展演变过程是基本一致的。特征为广泛肝细胞变性坏死，结节性再生，弥漫性结缔组织增生，假小叶形成。上述病理变化造成肝内血管扭曲、受压、闭塞而致血管床缩小，肝内门静脉、肝静脉和肝动脉小分支之间发生异常吻合而形成短路，导致肝血循环紊乱。这些严重的肝内血循环障碍，是形成门静脉高压的病理基础，且使肝细胞营养障碍加重，促使肝硬化病变进一步发展。

在肝受到损伤时，肝星状细胞变成纤维细胞，合成过多的胶原，库普弗细胞、肝细胞亦能合成胶原。肝的纤维组织形成增多而降解减少是肝纤维化的原因，肝纤维化时胶原含量可较正常时增加 4～7 倍。早期的纤维化是可逆的，有再生结节形成时则不可逆。

（二）临床表现

肝硬化的病程发展通常比较缓慢，可隐伏 3～5 年或更长时间。临床上分为肝功能代偿期和失代偿期，但两期的界限并不清晰，有时不易划分，现分述如下。

1. 代偿期

早期症状轻，以乏力、食欲缺乏为主要表现，可伴有恶心、厌油腻、腹胀、上腹隐痛及腹泻等。症状常因劳累或伴发病而出现，经休息或治疗可缓解。患者营养状况一般或消瘦，肝轻度大，质地偏硬，可有轻度压痛，脾轻至中度大。肝功能多在正常范围内或轻度异常。

2. 失代偿期

主要为肝功能减退和门静脉高压所致的全身多系统症状和体征。

（1）肝功能减退的临床表现

① 全身症状和体征：一般状况与营养状况均较差，乏力、消瘦、不规则低热、面色灰暗黝黑（肝病面容）、皮肤干枯粗糙、水肿、舌炎、口角炎等。

② 消化道症状：食欲减退甚至畏食，进食后上腹饱胀不适、恶心、呕吐，稍进油腻肉食易引起腹泻，因腹水和胃肠积气而腹胀不适。上述症状的出现与胃肠道淤血水肿、消化吸收功能紊乱和肠道菌群失调等因素有关。肝细胞有进行性或广泛性坏死时可出现黄疸。

③ 出血倾向和贫血：常有鼻出血、牙龈出血、皮肤紫癜和胃肠出血等倾向，系肝合成凝血因子减少、脾功能亢进和毛细血管脆性增加所致。贫血可因缺铁、缺乏叶酸和维生素 B_{12}、脾功能亢进等因素引起。

④ 内分泌失调

a. 雌激素增多、雄激素和糖皮质激素减少：肝对雌激素的灭活功能减退，故体内雌激素增多。雌激素增多时，通过负反馈抑制腺垂体分泌促性腺激素及促肾上腺皮质激素的功能，致雄激素和肾上腺糖皮质激素减少。雌激素与雄激素比例失调，男性患者常有性欲减退、睾丸萎缩、毛发脱落及乳房发育；女性患者可有月经失调、闭经、不孕等。部分患者出现蜘蛛痣，主要分布在面颈部、胸、肩背和上肢等上腔静脉引流区域；手掌大小鱼际和指端腹侧部位皮肤发红称为肝掌。肾上腺皮质功能减退，表现为面部和其他暴露部位皮肤色素沉着。

b. 醛固酮和血管升压素增多：肝功能减退时对醛固酮和血管升压素的灭活作用减弱，致体内醛固酮及血管升压素增多。醛固酮作用于远端肾小管，使钠重吸收增加；血管升压素作用于集合管，使水的重吸收增加。钠水潴留导致尿少、水肿，并促进腹水形成。

(2) 门静脉高压的临床表现　门静脉高压症的三大临床表现是脾大、侧支循环的建立和开放、腹水。

① 脾大：门静脉高压致脾静脉压力增高，脾淤血而肿大，一般为轻中度大，有时可为巨脾。上消化道大量出血时，脾脏可暂时缩小，待出血停止并补足血容量后，脾脏再度增大。晚期脾大常伴有对血细胞破坏增加，使周围血中白细胞、红细胞和血小板减少，称为脾功能亢进。

② 侧支循环的建立和开放：正常情况下，门静脉系与腔静脉系之间的交通支很细小，血流量很少。门静脉高压形成后，来自消化器官和脾脏的回心血液流经肝脏受阻，使门腔静脉交通支充盈扩张，血流量增加，建立起侧支循环。临床上重要的侧支循环有：a. 食管下段和胃底静脉曲张，主要是门静脉系的胃冠状静脉和腔静脉系的食管静脉、奇静脉等沟通开放，常在恶心、呕吐、咳嗽、负重等使腹内压突然升高，或因粗糙食物机械损伤、胃酸反流腐蚀损伤时，导致曲张静脉破裂出血，出现呕血、黑粪及休克等表现；b. 腹壁静脉曲张，由于脐静脉重新开放，与附脐静脉、腹壁静脉等连接，在脐周和腹壁可见迂曲静脉以脐为中心向上及下腹壁延伸；c. 痔核形成，为门静脉系的直肠上静脉与下腔静脉系的直肠中、下静脉吻合扩张形成，破裂时引起便血。

③ 腹水：是肝硬化肝功能失代偿期最为显著的临床表现。腹水出现前，常有腹胀，以饭后明显。大量腹水时腹部隆起，腹壁绷紧发亮，患者行动困难，可发生脐疝，膈抬高，出现呼吸困难、心悸。部分患者伴有胸腔积液。腹水形成的因素有：a. 门静脉压力增高，使腹腔脏器毛细血管床静水压增高，组织间液回吸收减少而漏入腹腔；b. 低白蛋白血症，系指血浆白蛋白低于30g/L，肝功能减退使白蛋白合成减少及蛋白质摄入和吸收障碍，低白蛋白血症时血浆胶体渗透压降低，血管内液外渗；c. 肝淋巴液生成过多，肝静脉回流受阻时，肝内淋巴液生成增多，超过胸导管引流能力，淋巴管内压力增高，使大量淋巴液自肝包膜和肝门淋巴管渗出至腹腔；d. 血管升压素及继发性醛固酮增多，引起水钠重吸收增加；e. 肾脏因素，有效循环血容量不足致肾血流量减少，肾小球滤过率降低，排钠和排尿量减少。

(3) 肝脏情况　早期肝脏增大，表面尚平滑，质中等硬；晚期肝脏缩小，表面可呈结节状，质地坚硬；一般无压痛，但在肝细胞进行性坏死或并发肝炎和肝周围炎时可有压痛与叩击痛。

3. 并发症

（1）上消化道出血　为本病最常见的并发症。由于食管下段或胃底静脉曲张破裂，引起突然大量的呕血和黑粪，常引起出血性休克或诱发肝性脑病，死亡率高。应注意鉴别的是，部分肝硬化患者上消化道出血的原因系并发急性胃黏膜糜烂或消化性溃疡。

（2）感染　由于患者抵抗力低下、门腔静脉侧支循环开放等因素，增加细菌入侵繁殖机会，易并发感染如肺炎、胆道感染、大肠杆菌败血症、自发性腹膜炎等。自发性腹膜炎系指腹腔内无脏器穿孔的急性腹膜细菌性感染。其主要原因是肝硬化时单核-巨噬细胞的噬菌作用减弱，肠道内细菌异常繁殖并经由肠壁进入腹膜腔，以及带菌的淋巴液漏入腹腔引起感染，致病菌多为革兰阴性杆菌。患者可出现发热、腹痛、腹胀、腹膜刺激征、腹水迅速增长或持续不减，少数病例发生中毒性休克。

（3）肝性脑病　是晚期肝硬化的最严重并发症。详见本章第十节“肝性脑病患者的护理”。

（4）原发性肝癌　肝硬化患者短期内出现肝脏迅速增大、持续性肝区疼痛、腹水增多且为血性、不明原因的发热等，应考虑并发原发性肝癌，需做进一步检查。

（5）功能性肾衰竭　又称肝肾综合征。表现为少尿或无尿、氮质血症、稀释性低钠血症和低尿钠，但肾无明显器质性损害。主要由于肾血管收缩和肾内血液重新分布，导致肾皮质血流量和肾小球滤过率下降等因素引起。

（6）电解质和酸碱平衡紊乱　出现腹水和其他并发症后患者电解质紊乱趋于明显，常见的有以下几种。①低钠血症：长期低钠饮食致原发性低钠血症，长期利尿和大量放腹水等致钠丢失，血管升压素增多使水潴留超过钠潴留而致稀释性低钠血症。②低钾低氯血症与代谢性碱中毒：进食少、呕吐、腹泻、长期应用利尿药或高渗葡萄糖液、继发性醛固酮增多等可引起低钾低氯血症，而低钾低氯血症可致代谢性碱中毒，诱发肝性脑病。

通常肝硬化的起病隐匿，病程发展较缓慢，病程长，少数患者在短期内因大片肝坏死而于3～6个月发展成肝硬化。肝硬化分为肝功能代偿期和肝功能失代偿期，但两期界限不明显，或有重叠现象。

（三）辅助检查

（1）血常规　失代偿期有轻重不等的贫血。当脾功能亢进时，红细胞、白细胞、血小板均减少。

（2）尿常规　代偿期正常；失代偿期可有蛋白尿、血尿和管型尿，有黄疸时胆红素增加，尿胆原增加。

（3）肝功能

① 代偿期正常或轻度异常。

② 失代偿期：a. 胆红素示结合胆红素和总胆红素增高，持续增高，预后不良。b. 蛋白质中白蛋白量反映肝脏的储备功能，血浆白蛋白降低、球蛋白升高，白/球蛋白比例降低或倒置。c. 凝血酶原时间是反映肝脏储备功能的重要预后指标，凝血酶原时间延长。d. 血清酶学检查示肝细胞受损时ALT（GPT）升高，肝细胞坏死时AST（GOT）升高，一般在肝硬化活动时升高。ALP（AKP）70%患者升高，合并肝功能不全时明显升高。e. 反映肝纤维化的指标如血清Ⅲ型胶原肽（PⅢP）、透明质酸等增加。

（4）免疫功能　血清IgG、IgA均增高，T细胞数减少。

（5）腹水检查　腹水一般为漏出液，如并发自发性腹膜炎，则为渗出液。

（6）影像学检查　B超检查可显示脾静脉和门静脉增宽、肝脾大小和质地的改变以及腹水情况。X线吞钡检查对诊断食管及胃底静脉曲张有价值，可疑癌变时做CT。

（7）纤维内镜检查　可直视曲张的静脉。

（8）腹腔内镜检查　可直接观察肝脏的情况。

（四）治疗要点

1. 肝功能代偿期

患者可服用抗纤维化的药物及中药，不宜滥用护肝药，避免使用对肝脏有损害的药物。

2. 失代偿期

主要是对症治疗、改善肝功能和处理并发症。

（1）腹水的治疗

① 限制水、钠的摄入。

② 利尿药：保钾利尿药有螺内酯和氨苯蝶啶；排钾利尿药有呋塞米和氢氯噻嗪。

③ 腹腔穿刺放液：当大量腹水影响呼吸和心脏功能时，可考虑腹腔穿刺放液。

④ 提高血浆胶体渗透压：输血浆、白蛋白等。

⑤ 腹水浓缩回输。

⑥ 减少腹水生成和增加去路：手术。

（2）手术　各种分流、断流和脾切除术等。

【护理】

（一）护理评估

1. 健康史

① 询问本病的有关病因：例如有无肝炎或输血史、心力衰竭、胆道疾病史；有无长期接触化学毒物、使用损肝药物或嗜酒，其用量和持续时间；有无慢性肠道感染、消化不良、消瘦、黄疸、出血史。

② 饮食及消化情况：例如食欲、进食量及食物种类、饮食习惯及爱好，有无食欲减退甚至畏食，有无恶心、呕吐、腹胀，粪便的性质及颜色。日常休息及活动量、活动耐力。既往及目前检查、用药和治疗情况。

③ 肝硬化为慢性经过，随着病情发展加重，患者逐渐丧失工作能力，以及长期治病影响家庭生活、经济负担沉重等，使患者及其照顾者常出现各种心理问题和应对行为不足甚至无效。评估时应注意患者的心理状态，有无个性、行为的改变，有无焦虑、抑郁、易怒、悲观等情绪。应注意鉴别患者是心理问题抑或并发肝性脑病时的精神障碍表观。

2. 身体状况

① 意识状态：注意观察患者的精神状态，对人物、时间、地点的定向力。表情淡漠、性格改变或行为异常多为肝性脑病的前驱表现。

② 营养状况：是否消瘦及其程度，有无水肿。应注意当有腹水或皮下水肿时，不能以体重判断患者的营养状况。

③ 皮肤和黏膜：有无黄染、出血点、蜘蛛痣、肝掌、腹壁静脉显露。

④ 肝、脾：肝、脾触诊应注意其大小、质地、表面情况、有无压痛。

⑤ 腹水体征：检查有无移动性浊音。有无腹部膨隆、腹壁紧张度增加、脐疝、腹式呼

吸减弱。有无因呼吸困难、心悸而不能平卧。

⑥ 尿量及颜色。

3. 实验室及其他检查

① 血常规检查有无红细胞或全血细胞减少。

② 肝功能检查有无异常及其程度，有无电解质和酸碱平衡紊乱，血氨是否增高，有无氮质血症。

③ 腹水性质。

④ X线钡餐检查有无食管-胃底静脉曲张，超声波检查有无门静脉高压征象等。

（二）护理诊断/问题

（1）营养失调　低于机体需要，与严重肝功能损害、摄入量不足有关。

（2）体液过多　与门静脉高压、血浆胶体渗透压下降等导致腹水有关。

（3）有感染的危险　与营养障碍、白细胞减少等致机体抵抗力下降有关。

（4）焦虑　与疾病需要漫长的治疗和复杂的自我照顾方式有关。

（5）潜在并发症　上消化道出血、电解质紊乱、肝性脑病。

（三）护理目标

① 患者营养素的摄入增加，营养状态有改善。

② 腹水减少，水肿减轻。

③ 不发生感染或感染的机会减少。

④ 愿意诉说其内心感受，表示心理压力得到部分释放，配合治疗的信心增强。

⑤ 能说出常见并发症及发生的诱因，出现并发症时能及早得到控制。

（四）护理措施

1. 一般护理

（1）休息和体位　休息可减轻患者能量消耗，减轻肝脏负担，有助于肝细胞修复。代偿期患者可参加轻体力活动，减少活动量；失代偿期患者应多卧床休息，卧床时尽量取平卧位，以增加肝、肾血流量。大量腹水者可取半卧位，以使膈下降，有利于呼吸运动，减轻呼吸困难和心悸。

（2）饮食　肝硬化患者饮食原则为高热量、高蛋白、高维生素、易消化饮食，并随病情变化及时调整。①蛋白质应以豆制品、鸡蛋、牛奶、鱼、鸡肉、猪瘦肉为主。肝功能显著损害或有肝性脑病先兆者应限制蛋白质，待病情好转后再逐渐增加蛋白质的摄入量，并应选择植物蛋白，如豆制品，因其含蛋氨酸、芳香氨基酸和产氨氨基酸较少。②维生素：多食新鲜蔬菜和水果，如番茄、柑橘等富含维生素C，日常食用可保证维生素需求。③限制水钠：有腹水者应低盐或无盐饮食，钠限制在500～800mg/d（NaCl 1.2～2g/d）限制液体入量，进水量限制在1000mL/d左右。④避免损伤曲张的静脉：患者戒烟酒，避免进食刺激性强、粗纤维多和较硬的食物。

（3）营养支持　必要时遵医嘱静脉补充足够的营养，如高渗葡萄糖、复方氨基酸、白蛋白或新鲜血。

（4）营养状况监测　评估患者的饮食和营养状况、体重和实验室检查的有关指标。

2. 症状和体征的护理

① 体位：多卧床休息，尽量取平卧位，以增加肝、肾血流量，改善肝细胞的营养，

提高肾小球滤过率。大量腹水患者取半卧位，使横膈下降，增加肺活量，以减轻呼吸困难。

② 大量腹水时，应避免腹内压突然剧增的因素，例如剧烈咳嗽、打喷嚏、便秘等。

③ 控制钠和水的摄入量：一般食盐每日不超过2g为宜，进水量限制在每日约1000mL左右，如有显著低血钠，应限制在500mL内，NaCl控制在0.6～1.2g。遵医嘱给予利尿药和输白蛋白，注意用药后的反应。

④ 观察腹水和下肢水肿的消长：准确记录出入量，测腹围、体重。测腹围时应注意于同一时间、同一体位、同一部位上进行。

⑤ 皮肤护理：保持床铺平整、干燥；定时更换体位、按摩等，防止压疮的发生。

⑥ 腹腔穿刺放腹水者，术前说明注意事项，测量体重、腹围、生命体征，排空膀胱以免误伤；术中及术后监测生命体征，观察有无不适反应：术毕用无菌敷料覆盖穿刺部位，如有溢液可用明胶海面处置，缚紧腹带，以免腹内压骤然下降；记录抽出腹水的量、性质和颜色，标本及时送检。

3. 用药护理

嘱患者遵医嘱用药，指导其认识常用的对肝脏有害药物，勿滥用药，以免服药不当而加重肝脏负担和肝功能损害，告知患者所用药物的不良反应，如服用利尿药者出现软弱无力、心悸等症状时，提示低钠血症、低钾血症，应及时就医。

4. 心理护理

应鼓励患者说出其内心感受和忧虑，增加与患者交谈的时间，与患者一起讨论其可能面对的问题，在精神上给予患者安慰和支持。充分利用来自他人的情感支持，鼓励患者同那些经受同样事件以及理解患者处境的人多交流。引导患者家属在情感上多关心患者，使之能从情感宣泄中减轻沉重的心理压力。

5. 健康教育

(1) 休息指导　保证身、心两方面的休息，增强活动耐力。生活起居有规律，保证足够的休息和睡眠。在安排好治疗和身体调理的同时，勿过多考虑病情，遇事豁达开朗。

(2) 饮食指导　向患者和家属说明饮食治疗的重要意义及原则，切实遵循饮食治疗的原则和计划。

(3) 用药指导　嘱患者遵医嘱用药，指导其认识常用的对肝脏有害药物，勿滥用药，以免服药不当而加重肝脏负担和肝功能损害，告知患者所用药物的不良反应。

(4) 心理指导　帮助患者和家属掌握本病的有关知识和自我护理方法，帮助患者树立战胜疾病的信心，保持心情愉快，把治疗计划落实到日常生活中。

(5) 家庭指导　让患者家属关心患者，了解各种并发症的主要诱发因素及其基本表现，发现并发症时，及时就医，疾病恢复期应定时复诊和检查肝功能。

（五）护理评价

① 患者对疾病是否有初步的认识。

② 患者机体营养需要量是否得到满足。

③ 患者的病情是否有所改善。

④ 患者及家属是否了解肝硬化的相关知识及预后。

（卢芬　王芳）

第九节　原发性肝癌患者的护理

学习目标

1. 能准确简述原发性肝癌的病因、发病机制、诊断和治疗要点。
2. 能正确解释原发性肝癌的概念，描述其临床表现。
3. 能运用护理程序的方法，对原发性肝癌患者进行正确的护理和健康指导。
4. 在护理实践中，体现护士对患者的爱伤精神和人文关怀。

原发性肝癌（primary carcinoma of the liver）是指肝细胞或肝内胆管细胞发生的癌肿，简称肝癌，是较常见的恶性肿瘤，发病率仅次于胃癌和食管癌。本病可发生于任何年龄，以40～49岁为多，男女发病率之比为（2～5）∶1。

【疾病概要】

（一）病因及发病机制

原发性肝癌病因及发病机制尚未完全肯定，可能与多种因素的综合作用有关。

（1）病毒性肝炎　流行病学调查发现约1/3的原发性肝癌患者有慢性肝炎史，肝癌高发区人群的HBsAg阳性率高于低发区，肝癌患者血清HBsAg及其他乙型肝炎标志的阳性率可达90%，显著高于健康人群；提示乙型肝炎病毒与肝癌发病有关。近年研究发现肝细胞癌中5%～8%患者抗HCV阳性，提示丙型病毒性肝炎与肝癌的发病关系密切。因此，乙型和丙型肝炎病毒均为肝癌的促发因素。

（2）肝硬化　原发性肝癌合并肝硬化者占50%～90%：多数为乙型或丙型病毒性肝炎发展成肝硬化。肝细胞恶变可能在肝细胞受损害后引起再生或不典型增生的过程中发生。在欧美国家，肝癌常发生在酒精性肝硬化的基础上。一般认为，胆汁性和淤血性肝硬化、血吸虫病性肝纤维化与原发性肝癌的发生无关。

（3）黄曲霉毒素　黄曲霉毒素的代谢产物黄曲霉毒素B_1有强烈的致癌作用。流行病学调查发现在粮油、食品受黄曲霉毒素B_1污染严重的地区，肝癌发病率也较高，提示黄曲霉毒素B_1与肝癌的发生有关。

（4）其他因素　近年发现池塘中生长的蓝绿藻产生的藻类毒素可污染水源，造成饮用水污染而致肝癌。此外，遗传、酒精中毒、有机氯类农药、亚硝胺类化学物、寄生虫等，可能与肝癌发生有关。

原发性肝癌可经血行转移、淋巴转移、种植转移造成癌细胞扩散。肝内血行转移发生最早、最常见，很容易侵犯门静脉分支形成肝内多发性转移灶，并在肝外转移至肺、肾上腺、骨等形成肝外转移灶。

（二）临床表现

起病常隐匿，早期缺乏典型症状。经甲胎蛋白（AFP）普查检出的早期病例无任何症状和体征，称为亚临床肝癌。一旦出现症状而就诊者病程大多已进入中晚期，其主要特征如下。

1. 症状

(1) 肝区疼痛　半数以上患者有肝区疼痛，多呈持续性钝痛或胀痛，由癌肿迅速生长使肝包膜绷紧所致。若肿瘤侵犯膈，疼痛可放射至右肩；如肿瘤生长缓慢，则无或仅有轻微钝痛。当肝表面癌结节包膜下出血或向腹腔破溃，腹痛突然加剧，可有急腹症的表现，如出血量大，则引起昏厥和休克。

(2) 消化道症状　常有食欲减退、腹胀，也可有恶心、呕吐、腹泻等。

(3) 全身症状　有乏力、进行性消瘦、发热、营养不良，晚期患者可呈恶病质等。少数患者由于癌肿本身代谢异常，进而对机体产生影响，引起内分泌或代谢异常，可有自发性低血糖、红细胞增多症、高钙血症、高脂血症等伴癌综合征。对肝大伴有此类表现的患者，应警惕肝癌的存在。

(4) 转移灶症状　肿瘤转移之处有相应症状。如转移至肺可引起胸痛和血性胸腔积液；胸腔转移以右侧多见，可有胸腔积液征；骨骼和脊柱转移可引起局部压痛或神经受压症状；颅内转移可有相应的神经定位症状和体征。

2. 体征

(1) 肝大　肝呈进行性肿大，质地坚硬，表面及边缘不规则，有大小不等的结节或巨块，常有不同程度的压痛。如癌肿突出于右肋弓下或剑突下，上腹可呈现局部隆起或饱满；如癌肿位于膈面，则主要表现为膈抬高而肝下缘可不大；如压迫血管，致动脉内径变窄，可在腹壁上听到吹风样血管杂音。

(2) 黄疸　一般在晚期出现，由于肝细胞损害，或癌肿压迫、侵犯肝门附近的胆管，或癌组织和血块脱落引起胆道梗阻所致。

(3) 肝硬化征象　肝癌伴肝硬化门脉高压者可有脾大、静脉侧支循环形成及腹水等表现。腹水一般为漏出液，也有血性腹水出现。

3. 并发症

(1) 肝性脑病　常为肝癌终末期的并发症，约 1/3 的患者因此死亡。

(2) 上消化道出血　约占肝癌死亡原因的 15%。肝癌常因合并肝硬化或门静脉、肝静脉癌栓致门静脉高压，引起食管-胃底静脉曲张破裂出血。也可因胃肠道黏膜糜烂、凝血功能障碍等而出血。

(3) 肝癌结节破裂出血　约 10%的肝癌患者因癌结节破裂出血致死。肝癌组织坏死、液化可致自发破裂，或因外力作用而破裂。如限于包膜下，可形成压痛性包块，破入腹腔可引起急性腹痛和腹膜刺激征。

(4) 继发感染　本病患者在长期消耗或因放射、化学治疗而致白细胞减少的情况下，抵抗力减弱，加之长期卧床等因素，容易并发各种感染，如肺炎、败血症、肠道感染等。

4. 临床分型、分期

目前临床多采用 1977 年全国肝癌防治研究协会通过的将肝癌分 3 型、3 期的方案。

(1) 分型　①单纯型：临床和化验检查无明显肝硬化表现者。②硬化型：有明显肝硬化的临床和化验表现者。③炎症型：病情发展迅速，并伴有持续性癌性高热或谷丙转氨酶 (ALT) 升高一倍以上者。

(2) 分期　Ⅰ期：无明显肝癌症状与体征者，亦称亚临床期。Ⅱ期：介于Ⅰ期与Ⅲ期之间者。Ⅲ期：有黄疸、腹水、远处转移或恶病质之一者。

（三）辅助检查

1. 癌肿标记物的检测

（1）甲胎蛋白（AFP）　是诊断肝细胞癌最特异性的标志物，现已广泛用于肝癌的普查、诊断、判断治疗效果和预测复发。普查中阳性发现可早于症状出现 8～11 个月，肝癌 AFP 阳性率为 70%～90%。AFP 浓度通常与肝癌大小呈正相关。在排除妊娠和生殖腺胚胎瘤的基础上，AFP 检查诊断肝细胞癌的标准为：①AFP 大于 500μg/L，持续 4 周；②AFP 由低浓度逐渐升高不降；③AFP 在 200μg/L 以上的中等水平持续 8 周。

（2）γ-谷氨酰转移酶同工酶Ⅲ（GGT2）　GGT2 在原发性和转移性肝癌的阳性率可达到 90%，特异性达 97.1%。在小肝癌中 GGT2 阳性率为 78.6%。

（3）其他　异常凝血酶原（AP）、α-L-岩藻糖苷酶（AFU）等活性升高。

2. 超声显像

可显示直径为 2cm 以上的肿瘤，对早期定位诊断有较大价值，结合 AFP 检测，已广泛用于普查肝癌，有利于早期诊断。近年发展的彩色多普勒血流成像可分析测量进出肿瘤的血液，根据病灶供血情况，鉴别病变良性抑或恶性。

3. 电子计算机 X 线体层显像（CT）

CT 可显示 2cm 以上的肿瘤，阳性率在 90%以上。如结合肝动脉造影，或注射碘油的肝动脉造影，对 1cm 以下肿瘤的检出率可达 80%以上，是目前诊断小肝癌和微小肝癌的最佳方法。

4. X 线肝血管造影

选择性腹腔动脉和肝动脉造影能显示直径 1～2cm 的癌结节，阳性率可达 87%以上，结合 AFP 检测的阳性结果，常用于小肝癌的诊断。

5. 放射性核素肝显像

能显示直径 3～5cm 以上的肿瘤，有助于肝癌与肝脓肿、血管瘤等相鉴别。

6. 磁共振显像（MRI）

能清楚显示肝细胞癌内部结构特征，对显示子瘤和瘤栓有价值。

7. 肝穿刺活检

近年来在超声或 CT 引导下用细针穿刺癌结节，吸取癌组织检查，癌细胞阳性者即可诊断。

8. 剖腹探查

疑有肝癌的病例，经上述检查仍不能证实，如患者情况许可，应进行剖腹探查以争取早期诊断和手术治疗。

（四）治疗要点

早期应尽量采取手术切除，对不能手术切除者可运用多种方法综合治疗。

（1）手术治疗　手术切除仍是目前根治原发性肝癌的最好方法。对于诊断明确并有手术指征者应及早手术。同时在术后要加强综合治疗和随访。

（2）肝动脉化疗栓塞治疗（TACE）　是肝癌非手术疗法中的首选方案，明显提高患者的 3 年生存率。TACE 是经皮穿刺股动脉，在 X 线透视下将导管插入固有动脉或其分支注射抗肿瘤药物和栓塞剂，常用栓塞剂包括碘化油和明胶海绵碎片。待许多肝癌明显缩小，再行手术切除。

(3) 全身化疗　肝癌化疗以 CDDP 方案为首选，常用的化疗药物还有氟尿嘧啶、丝裂霉素（MMC）、多柔比星（ADM）、顺铂（DDP）、替加氟（FT-207）等，经静脉给药，但疗效逊于肝动脉栓塞化疗。

(4) 无水酒精注射疗法　适用于肿瘤直径在 3cm 以内、结节数在三个以下伴有肝硬化而不能手术治疗者。在 B 超引导下经皮穿刺至肿瘤内，注射适量的无水酒精，导致肿瘤坏死。

(5) 放射治疗　主要适用于肝门区肝癌的治疗，对于病灶较局限、肝功能较好的早期病例，如能耐受 40Gy（4000rad）以上的放射剂量，疗效可显著提高。常用的剂量为（40～60)Gy/(5～6)周，治疗过程中联合化疗，同时结合中药或其他支持疗法，可提高缓解率和减轻放射治疗的不良反应。

(6) 生物和免疫治疗　在上述治疗的基础上，应用生物和免疫治疗可起巩固和增强疗效的作用，如用干扰素、肿瘤坏死因子（TNF）、白介素-2（IL-2）进行治疗。

(7) 中医治疗　配合手术、化疗和放疗使用，以改善症状、调节机体免疫功能、减少不良反应，从而提高疗效。

(8) 并发症治疗　肝癌结节破裂时，往往因患者凝血功能障碍，非手术治疗难以止血。在患者能耐受手术的情况下，应积极争取手术探查，行局部填塞缝合术、肝动脉结扎术等，进行止血治疗。并发肝性脑病、上消化道出血、感染等的治疗参阅有关章节。

【护理】

（一）护理评估

(1) 健康史　询问有无病毒性肝炎、肝硬化病史。

(2) 身体状况　观察有无肝功能减退、门脉高压征的表现，有无肝区疼痛。

(3) 实验室及其他检查　甲胎蛋白（AFP）测定、超声显像、CT、放射性核素扫描、MRI、X 线肝血管造影等有无异常改变。

(4) 心理-社会状况　及时对患者的恐惧心理进行评估。

（二）护理诊断/问题

(1) 疼痛　肝区痛，与肿瘤增长迅速、肝包膜被牵拉或肝动脉栓塞术后综合征有关。

(2) 绝望　与得知癌症的诊断有关。

(3) 营养失调　低于机体需要量，与疼痛、心理反应、化疗导致的食欲缺乏、恶心、呕吐有关。

（三）护理目标

① 患者疼痛得到缓解。

② 情绪稳定，愿意向医护人员表达自己的内心感受、讨论病情和配合治疗。

③ 营养状况有所改善。

（四）护理措施

1. 减轻疼痛

疼痛是对肝癌患者困扰较大的生理和心理问题之一，在晚期患者常持续存在。为减轻患者的疼痛，要实施以下措施。

① 评估疼痛的强度、部位、性质。

② 减少刺激：给患者创造一个安静舒适的休息环境，减少各种不良的刺激。

③ 采取舒适的体位。

④ 尊重患者，与患者沟通交流，减轻患者孤独无助感和焦虑。

⑤ 教会患者的放松技巧如深呼吸等，鼓励患者参加转移注意力的活动如与病友交谈、听音乐、做游戏等。

⑥ 有严重疼痛患者，应与医生协商给予长期医嘱的镇痛药。

2. 心理护理

及时对患者恐惧心理进行评估，以确定对患者心理辅导的强度。注意与患者建立良好的护患关系，随时给患者家属以心理支持和具体指导，使家属保持镇静，多陪伴患者，以减轻患者的恐惧感、稳定情绪和增强治疗信心。了解患者的护理需要并及时给予回应，对晚期的患者，尤应注意维护患者的尊严，耐心处理患者提出的各种要求。当患者出现不适症状时应协助积极处理，减轻患者的不适来稳定患者的情绪。

3. 提供合理营养

应给予高蛋白、高热量、高维生素饮食。若有食欲缺乏、恶心呕吐现象，应做好口腔护理，于服用止吐药后进少量食物，增加餐次。尽可能安排舒适、安静的就餐环境，选择患者喜欢的食物种类、烹调方式，以促进食欲。

4. 肝动脉栓塞化疗患者的护理

（1）术前护理

① 解释：向患者及家属解释有关治疗必要性、方法和效果，使其减轻对手术的疑虑。

② 做好各种检查：血常规、肝肾功能、心电图、B超等。

③ 皮肤过敏试验：碘、普鲁卡因。

④ 术前6h禁食水；术前半小时遵医嘱给镇静药，并测量血压。

（2）术中配合

① 备好各种抢救用品和药物，安慰患者，使其放松。

② 注射对比剂时观察患者的反应如有无恶心、心慌、胸闷、皮疹等。

③ 注射化疗药物观察患者有无恶心、呕吐，一旦出现头偏向一侧应做深呼吸，可遵医嘱在化疗前给止吐药。

④ 观察患者有无腹痛。

（3）术后护理

① 术后禁食2～3d，逐渐过渡到流质饮食，注意少量多餐，以减轻恶心呕吐，同时避免因食物消化吸收过程消耗门静脉含氧量。

② 穿刺部位压迫止血15min再加压包扎，沙袋压迫6h，保持穿刺侧肢体伸直24h，并观察穿刺部位有无血肿及渗血。

③ 密切观察病情变化：术后应观察体温的变化，多数患者术后4～8h体温升高，持续1周左右，这是机体对肿瘤组织的重吸收反应。高热者应降温，避免机体消耗增加。注意局部有无出血、肝性脑病的前驱症状等。准确记录出入量。

④ 鼓励患者深呼吸、排痰，预防肺部感染，必要时吸氧，以提高血氧分压，利于肝细胞代谢。

⑤ 栓塞后1周，因肝缺血影响肝糖原贮存和蛋白质的合成，遵医嘱补充蛋白质和葡萄糖。

5. 健康教育

（1）生活指导　保持规律生活，注意劳逸结合，避免情绪剧烈波动和劳累，以减少肝糖原的分解，减少乳酸和血氨的产生。指导患者合理进食，增强机体抵抗力。戒烟酒，减轻对肝脏损害。注意饮食、饮水卫生。按医嘱服药，忌服损害肝脏药物。

（2）疾病知识指导　积极宣传和普及肝癌的预防知识，预防接种乙肝疫苗。应定期体检。

（3）心理指导　保持乐观情绪，积极参加社会活动，如抗癌俱乐部，增强战胜疾病的信心。

（卢芬　王芳）

第十节　肝性脑病患者的护理

学习目标

1. 能准确简述肝性脑病的常见诱因、发病机制、诊断和治疗要点。
2. 能正确解释肝性脑病的概念，描述其临床表现。
3. 能运用护理程序的方法，对肝性脑病患者进行正确的护理和健康指导。
4. 在护理实践中，体现护士对患者的爱伤精神和人文关怀。

肝性脑病（hepatic encephalopathy，HE）过去称肝性昏迷，是严重肝病引起的、以代谢紊乱为基础的中枢神经系统功能失调的综合征，其主要临床表现是意识障碍、行为失常和昏迷。若脑病的发生是由于门静脉高压、广泛门-腔静脉侧支循环形成所致，则称为门体分流性脑病（potto-systemic encephalopathy，PSE）。无明显临床表现和生化异常，仅能用精细的智力试验和（或）电生理检测才能作出诊断的肝性脑病，称为亚临床或隐性肝性脑病。

【疾病概要】

（一）病因及发病机制

1. 病因

各型肝硬化，特别是肝炎后肝硬化是引起肝性脑病最常见的原因，如果把亚临床肝性脑病也计算在内，肝硬化发生肝性脑病者可达70%。部分可由改善门静脉高压的门体分流术引起。小部分肝性脑病见于重症病毒性肝炎、中毒性肝炎和药物性肝炎的急性或暴发性肝衰竭阶段。少数还可由原发性肝癌、妊娠期急性脂肪肝、严重胆道感染等引起。

肝性脑病特别是门体分流性脑病常有明显的诱因，常见的有上消化道出血、高蛋白饮食、大量排钾利尿和放腹水、催眠镇静药和麻醉药、便秘、感染、尿毒症、低血糖、外科手术等。

2. 发病机制

肝性脑病的发病机制迄今尚未完全明确。一般认为本病产生的病理生理基础是由于肝细胞功能衰竭和门-腔静脉分流手术造成或自然形成的侧支循环，使来自肠道的许多毒性代谢产物，未被肝解毒和清除，便经侧支进入体循环，透过血脑屏障而至脑部，引起大脑功能紊乱。关于肝性脑病发病机制的学说主要有以下几个。

（1）氨中毒学说　此学说研究最多，最确实有据。氨代谢紊乱引起氨中毒是肝性脑病，特别是门体分流性脑病的重要发病机制。

① 氨的形成和代谢：血氨主要来自肠道、肾和骨骼肌生成的氨，其中胃肠道是氨进入身体的主要门户。正常人胃肠道每日产氨约 4g，并主要以非离子型氨（NH_3）在结肠部位弥散进入肠黏膜。游离的 NH_3 有毒性，能透过血-脑脊液屏障；NH_4^+ 则相对无毒，不能透过血-脑脊液屏障，两者受 pH 梯度改变的影响而相互转化。当结肠内 $pH>6$ 时，NH_3 大量弥散入血；$pH<6$ 时，则以 NH_4^+ 形式从血液转至肠腔，随粪便排出。肾产氨是通过谷氨酰胺酶分解谷氨酰胺成为氨，亦受肾小管液 pH 的影响。此外，骨骼肌和心肌在运动时也可产生少量氨。机体清除氨的主要途径为：a. 肾是排泄的主要场所。肾在排酸的同时，也以 NH_4^+ 形式排除大量氨。此外，大部分来自肠道的氨在肝内合成尿素并通过肾排泄。b. 在肝、脑、肾等组织消耗氨合成谷氨酸和谷氨酰胺。c. 血氨过高时，可从肺部呼出少量。

② 肝性脑病时血氨增高的原因：血氨增高主要是由于氨的生成过多和（或）代谢清除减少所致。血氨生成过多可以是外源性的，如摄入过多含氮食物（高蛋白饮食）或药物，在肠道转化为氨；也可以是内源性的，如上消化道出血后，停留在肠内的血液分解为氨。肾前性与肾性氮质血症时，血中的大量尿素弥散至肠腔转变为氨，再进入血液。在肝衰竭时，其合成尿素的能力减退；门体分流存在时，肠道的氨未经肝解毒而直接进入体循环，使血氨升高。

③ 氨对中枢神经系统的毒性作用：一般认为氨对大脑的毒性作用是干扰脑的能量代谢，引起高能磷酸化合物浓度降低，使脑细胞的能量供应不足，不能维持正常功能。此外，氨在大脑的去毒过程中，需消耗大量的辅酶、三磷酸腺苷（ATP）、谷氨酸等，并产生大量的谷氨酰胺。谷氨酰胺是一种有机渗透质，可导致脑水肿。谷氨酸是大脑的重要兴奋性神经递质，缺少则使大脑抑制增加。同时，氨是一种具有神经毒性的化合物，可致中枢神经系统直接损害。

（2）胺、硫醇和短链脂肪酸的协同毒性作用　蛋氨酸在胃肠道内被细菌代谢形成甲基硫醇及其衍变物二甲基亚砜，二者均可在实验动物引起意识模糊、定向力丧失、昏睡和昏迷。肝臭可能是甲基硫醇和二甲基二硫化物挥发的气味。在严重肝病患者中，甲基硫醇的血浓度增高，伴脑病者增高更明显。短链脂肪酸（主要是戊酸、己酸和辛酸）能诱发实验性肝性脑病，在肝性脑病患者的血浆和脑脊液中明显增高。在肝衰竭的实验动物中，较小量地单独使用胺、硫醇或短链脂肪酸，都不足以诱发肝性脑病，但联合使用，即使剂量不变也可引起脑部症状。因此，胺、硫醇和短链脂肪酸对中枢神经系统的协同毒性作用，可能是导致肝性脑病发生的重要发病机制。

（3）假神经递质学说　神经冲动的传导是通过递质来完成的。神经递质分兴奋和抑制两类，兴奋性递质有儿茶酚胺中的多巴胺和去甲肾上腺素、乙酰胆碱、谷氨酸和门冬氨酸等；抑制性递质如 5-羟色胺、γ-氨基丁酸等。正常时，兴奋性递质与抑制性递质保持生理平衡。

食物中的芳香族氨基酸如酪氨酸、苯丙氨酸等，经肠菌脱羟酶的作用分别转变为酪胺和苯乙胺。正常时这两种胺在肝内被单胺氧化酶分解清除，肝衰竭时清除发生障碍，此两种胺进入脑组织并在 p-羟化酶的作用下分别形成 p-羟酪胺和苯乙醇胺，后二者的化学结构与正常神经递质去甲肾上腺素相似，但传导神经冲动的能力仅有正常神经递质的1%，故称为假性神经递质。当假性神经递质被脑细胞摄取而取代正常递质时，神经传导发生障碍，兴奋冲动不能正常地传至大脑皮质而产生异常抑制，出现意识障碍或昏迷。

(4) γ-氨基丁酸/苯二氮䓬（GABA/BZ）复合体学说　GABA是哺乳动物大脑的主要抑制性神经递质，在门体分流和肝衰竭时，可绕过肝进入体循环。近年在肝性脑病的动物模型中发现GABA浓度增高，血-脑脊液屏障的通透性也增高，大脑突触后神经元的GABA受体增多。这种受体不仅与GABA结合，还可与巴比妥类和苯二氮䓬类药物结合，故称为GABA/BZ复合体。上述三者的任何一种与受体结合后，均可导致神经传导抑制。

(5) 氨基酸代谢不平衡学说　肝硬化失代偿期患者血浆芳香族氨基酸（如苯丙氨酸、酪氨酸、色氨酸）增多而支链氨基酸（如缬氨酸、亮氨酸、异亮氨酸）减少。正常人的芳香族氨基酸在肝中代谢分解，支链氨基酸主要在骨骼肌分解，胰岛素可促使支链氨基酸进入肌肉组织。肝衰竭时，芳香族氨基酸分解减少而使血中浓度增高；支链氨基酸则由于胰岛素在肝内灭活作用降低，血中浓度增高，因而促使大量支链氨基酸进入肌肉组织，使其在血中浓度降低。上述两组氨基酸在相互竞争和排斥中通过血-脑脊液屏障进入大脑，进入脑中的芳香族氨基酸增多，可进一步形成假性神经递质。并且脑中增多的色氨酸可衍生为5-羟色胺，后者是中枢神经系统某些神经元的抑制性递质，有拮抗去甲肾上腺素的作用，可能与昏迷有关。

（二）临床表现

肝性脑病的临床表现常因原有肝病的性质、肝细胞损害的轻重缓急以及诱因的不同而很不一致。一般根据意识障碍程度、神经系统表现和脑电图改变，将肝性脑病由轻到重分为四期。

一期（前驱期）：轻度性格改变和行为异常，如欣快激动或淡漠少言、衣冠不整或随地便溺。应答尚准确，但吐词不清楚且较缓慢。可有扑翼样震颤，即嘱患者两臂平伸，肘关节固定，手掌向背侧伸展，手指分开时，可见到手向外侧偏斜，掌指关节、腕关节甚至肘与肩关节急促而不规则地扑击样抖动。脑电图多数正常。此期历时数日或数周，有时症状不明显，易被忽视。

二期（昏迷前期）：以意识错乱、睡眠障碍、行为异常为主要表现。前一期的症状加重。定向力和理解力均减退，对时间、地点、人物的概念混乱，不能完成简单的计算和智力构图，言语不清、书写障碍、举止反常，并多有睡眠时间倒错，昼睡夜醒，甚至有幻觉、恐惧、狂躁而被视为一般精神病。患者有明显神经体征，如腱反射亢进、肌张力增高、踝阵挛及巴宾斯基征阳性等。此期扑翼样震颤存在，脑电图有特异性异常。患者可出现不随意运动及运动失调。

三期（昏睡期）：以昏睡和精神错乱为主，大部分时间患者呈昏睡状态，但可以唤醒，醒时尚可应答，但常有神志不清和幻觉。各种神经体征持续或加重，肌张力增高，四肢被动运动常有抵抗力，锥体束征常阳性。扑翼样震颤仍可引出，脑电图有异常波形。

四期（昏迷期）：神志完全丧失，不能唤醒。浅昏迷时，对疼痛等强刺激尚有反应，腱反射和肌张力仍亢进，由于患者不能合作，扑翼样震颤无法引出；深昏迷时，各种反射消失，肌张力降低，瞳孔常散大，可出现阵发性惊厥、踝阵挛和换气过度。脑电图明显异常。

以上各期的分界常不清楚，前后期临床表现可有重叠，其程度可因病情发展或治疗好转而变化。少数慢性肝性脑病患者还可因中枢神经系统不同部位有器质性损害而出现暂时性或永久性智能减退、共济失调、锥体束征阳性或截瘫。

亚临床或隐性肝性脑病患者，由于没有临床表现而被视为健康人，但在驾驶各种交通工具时有发生交通事故的危险。肝功能损害严重的肝性脑病患者有明显黄疸、出血倾向和肝臭，易并发各种感染、肝肾综合征和脑水肿等。

（三）辅助检查

（1）脑电图检查　有诊断价值且有一定的预后意义。特征性改变可出现 θ 波，昏迷期出现 δ 波。

（2）血氨检查　正常人空腹静脉血氨为 40～70μg/dL，动脉血氨含量为静脉血氨的 0.5～2 倍，空腹动脉血氨比较稳定可靠。慢性肝性脑病尤其是有门腔分流的脑病患者多有血氨增高，急性肝功能衰竭导致的肝性脑病血氨多正常。

（3）简单智力测验　目前认为智力测验对于诊断早期肝性脑病最有意义。常规使用数字连接试验，此外还可用书写、画图、搭积木等进行测试。

（四）治疗要点

本病尚无特效疗法，常采用综合治疗措施。

（1）消除诱因，避免诱发和加重肝性脑病。

（2）减少肠内毒物的生成和吸收

① 饮食：开始数日内禁食蛋白质。食物以糖类为主，每日供给热量 5.0～6.7kJ 和足量维生素。神志清楚后，可逐渐增加蛋白质。

② 灌肠或导泻：清除肠内积食、积血或其他含氮物，可用生理盐水或弱酸性溶液灌肠，或口服 33%硫酸镁导泻。也可口服乳果糖或乳梨醇，乳果糖的剂量为 30～60g/d，分 3 次口服，从小剂量开始，以调节到每日排便 2～3 次、粪 pH 5～6 为宜。乳梨醇疗效与乳果糖相同，剂量为 30～45g/d，分 3 次口服。对急性门体分流性脑病昏迷患者以 66.7%乳果糖 500mL 灌肠作为首选治疗。

③ 抑制肠道细菌生长：口服新霉素 2～4g/d；或甲硝唑 0.2g，每日 4 次。也可选服巴龙霉素、去甲万古霉素、利福昔明。

（3）促进有毒物质的代谢清除，纠正氨基酸代谢紊乱

① 降氨药物：谷氨酸钾和谷氨酸钠加入葡萄糖液中静滴，每日 1～2 次；精氨酸 10～20g 加入葡萄糖液中静滴，每日 1 次，可促进尿素合成而降低血氨；苯甲酸钠口服每次 5g，每日 2 次，用于治疗急性门体分流性脑病的效果与乳果糖相当；苯乙酸、鸟氨酸、门冬氨酸亦有显著降氨作用。

② 纠正氨基酸代谢紊乱药物：口服或静脉输注以支链氨基酸为主的氨基酸混合液，理论上可纠正氨基酸代谢不平衡，有利于恢复患者的正氮平衡。

③ GABA/BZ 复合受体拮抗药：氟马西尼是 BZ 受体拮抗剂，通过抑制 GABA/BZ 受体发挥作用，剂量为 1～2mg，静注。

④ 人工肝：用药用炭、树脂等进行血液灌流可清除血氨，对于肝性脑病有一定疗效。

（4）对症治疗

① 纠正水、电解质和酸碱失衡：每日液体总入量以不超过 2500mL 为宜。肝硬化腹水患者一般以尿量加 1000mL 为标准控制入液量，以免血液稀释、血钠过低而加重昏迷。注意

纠正低钾血症和碱中毒，及时补充氯化钾或静滴精氨酸溶液。

② 保护脑细胞功能：可用冰帽降低颅内温度。

③ 保持呼吸道通畅：深昏迷者应做气管切开排痰、给氧。

④ 防治脑水肿：静滴高渗葡萄糖、甘露醇等脱水药。

(5) 肝移植　是治疗各种终末期肝病的有效方法，严重肝性脑病在肝移植术后能得到显著的改善。

【护理】

（一）护理评估

1. 健康史

详细询问病史，了解有关诱发因素，如有无上消化道出血、感染、使用镇静药物等；近日是否进食大量的动物蛋白，有无恶心、呕吐、腹泻或便秘；有无低血糖；近期有无大量利尿和放腹水；是否进行外科手术。

2. 身体状况

(1) 意识状态　注意观察患者的性格和行为表现，对时间、地点、人物的定向力和理解力是否正常，有无幻觉及意识障碍。评估时注意患者的语言和非语言行为。

(2) 营养状况　患者的身高、体重及全身营养状况。

(3) 皮肤和黏膜　有无黄染、出血点、蜘蛛痣、肝掌、腹壁静脉曲张等。

(4) 腹部体征　有无腹部膨隆，腹式呼吸有无减弱；有无腹壁紧张度增加，肝脾大小、质地、表面情况、有无压痛；有无移动性浊音等。

(5) 神经系统检查　有无扑翼样震颤，有无肌张力及腱反射的改变，锥体束征是否为阳性。

3. 实验室及其他检查

血氨是否增高，以空腹动脉血氨较可靠；有无电解质和酸碱平衡紊乱。脑电图检查有无异常。简易智力测验结果有无异常。

4. 心理-社会状况

本病常发生在各类严重肝病的基础上，随病情发展而加重，使患者逐渐丧失工作和自理能力。长期治病影响家庭生活并给家庭带来沉重的经济负担，使患者及家属出现抑郁、焦虑、恐惧等各种心理问题，故应注意患者的心理状态，鉴别患者是因疾病所产生的心理问题还是出现精神障碍的表现。评估患者及家属对疾病的认识程度，家庭经济状况和家属对待患者的态度。患者意识障碍时，主要了解家属对患者当前身体状况的看法、应对能力如何、有哪些困难等。

（二）护理诊断/问题

(1) 急性意识障碍　与未经肝脏解毒的有毒代谢产物引起大脑功能紊乱有关。

(2) 营养失调　低于机体需要量，与代谢紊乱、进食少等有关。

(3) 潜在并发症　脑水肿，与脑细胞代谢障碍有。

（三）护理目标

① 患者逐渐意识恢复，无意外发生。

② 能按要求进食，营养状况得到改善。

③ 无并发症发生。

（四）护理措施

1. 一般护理

（1）合理饮食　昏迷患者应暂禁蛋白质，以减少氨的生成。保证足够热量，以糖类为主，不能进食者鼻饲或静脉补充葡萄糖，以减少蛋白质的分解。清醒后可逐渐恢复，从小量开始，每天 20g，每隔 2 天增加 10g，逐渐达到 50g 左右，但需密切注意患者对蛋白质的耐受力，反复尝试，掌握较适当的蛋白质量。如有复发现象，则再度禁用蛋白质。患者恢复蛋白质饮食以植物蛋白为好，因为植物蛋白含蛋氨酸、芳香氨基酸较少，含非吸收性纤维素较多，有利于氨的排除，也可少量选用酸牛奶等含必需氨基酸的蛋白质。注意，脂肪可延缓胃的排空，尽量少用。维生素 B_6 不宜用，因其可使多巴在周围神经处转为多巴胺，影响多巴进入脑组织，减少中枢神经系统的正常传导递质。

（2）加强护理，提供感情支持　训练患者定向力，安排专人护理，利用媒体提供环境刺激。注意患者安全，对烦躁患者注意保护，可加床栏，必要时使用约束带，以免患者坠床。尊重患者，切忌嘲笑患者的异常行为，安慰患者，尊重患者的人格。

2. 病情观察

注意早期征象，如欣快或冷漠、行为异常，有无扑翼样震颤等。加强对患者血压、脉搏、呼吸、体温、瞳孔等生命体征的监测并作记录。定期抽血复查肝、肾功能、电解质的变化。对意识障碍者，应加强巡视，注意安全，昏迷患者按昏迷患者护理。

3. 消除和避免诱因

（1）保持大便通畅　发生便秘，应给予灌肠或导泻，对导泻患者应注意观察血压、脉搏，记录尿量、排便量和粪便颜色，加强肛周皮肤护理。血容量不足、血压不稳定者不能导泻，以免因大量脱水而影响循环血量。

（2）用药护理　避免使用含氮药物及对肝脏有毒的药物，如有烦躁不安或抽搐者，可注射地西泮 5～10mg。忌用水合氯醛、吗啡、硫苯妥钠等药物。

（3）保持水和电解质的平衡　有肝性脑病倾向的患者，应避免使用快速和大量排钾利尿药和大量放腹水。

（4）预防感染　机体感染一方面加重肝脏吞噬、免疫和解毒的负荷，另一方面使组织的分解代谢加速而增加产氨和机体的耗氧量。所以感染时应按医嘱及时应用有效的抗生素。

（5）积极控制上消化道出血　及时清除肠道内积存血液、食物或其他含氮物质。如并发于上消化道出血后的肝性脑病，故应及时灌肠和导泻。

（6）避免发生低血糖　禁食和限食者，避免发生低血糖。因葡萄糖是大脑的重要供能物质，低血糖时，脑内去氨活动停滞，氨的毒性增加。

4. 维持体液平衡

正确记录出入液量，肝性脑病多有钠水潴留倾向，水不宜摄入过多，一般为尿量加 1000mL/d，对疑有脑水肿的患者，尤应限制；显著腹水者钠盐应限制在 250mg/d。除肾功能有障碍者，钾应补足。按需要测定血钠、血钾、血氯、血氨、尿素等。有肝性脑病倾向的患者应避免快速和大量利尿及放腹水。

5. 用药护理

（1）降氨药物　常用的有谷氨酸钠、谷氨酸钾、精氨酸。

① 谷氨酸钾：一般根据患者血钠、血钾情况混合使用。患者有肝肾综合征、尿少、尿

闭时慎用谷氨酸钾，以防血钾过高。

② 谷氨酸钠：严重水肿、腹水、心力衰竭、脑水肿时慎用谷氨酸钠。使用这些药物时滴速不宜过快，否则可出现流涎、呕吐、面色潮红等反应。

③ 精氨酸：常用于血 pH 值偏高患者的降氨治疗，精氨酸系酸性溶液，含氯离子，不宜与碱性溶液配伍。

（2）乳果糖　降低肠腔 pH 值，减少氨的形成和吸收。适应证：对有肾功能损害或耳聋、忌用新霉素的患者，或需长期治疗者，乳果糖常为首选药物。副作用：乳果糖有轻泻作用，多从小剂量开始服药，需观察服药后的排便次数，以每日排便 2～3 次、粪 pH 值 5.0～6.0 为宜。该药在肠内产气较多，易出现腹胀、腹痛、恶心、呕吐，也可引起电解质紊乱。

（3）必需氨基酸　静脉注射支链氨基酸可以补充能量，降低血氨。静脉注射精氨酸速度不宜过快，以免引起流涎、面色潮红与呕吐等。

（4）新霉素　少数可出现听力和肾脏损害，故服用新霉素不宜超过 6 个月，做好听力和肾功能监测。

（5）大量输注葡萄糖的过程中，必须警惕低钾血症、心力衰竭和脑水肿。

6. 健康指导

① 向患者及其家属介绍肝性脑病的有关知识和导致肝性脑病的各种诱发因素，避免进食过量蛋白质及粗糙食物、不滥用对肝脏有损害的药物、保持大便通畅、注意避免各种感染、戒烟酒等。

② 让患者家属了解肝性脑病发生时的早期征象，以便患者发生肝性脑病时能及时就医，得到诊治。

③ 定期复诊。

（卢芬　王芳）

第十一节　急性胰腺炎患者的护理

学习目标

1. 能准确简述急性胰腺炎的病因、发病机制、诊断和治疗要点。
2. 能正确解释急性胰腺炎的概念，描述其临床表现。
3. 能运用护理程序的方法，对急性胰腺炎患者进行正确的护理和健康指导。
4. 在护理实践中，体现护士对患者的爱伤精神和人文关怀。

急性胰腺炎（acute pancreatitis）是指胰腺分泌的消化酶引起胰腺组织自身消化的化学性炎症。临床主要表现为急性上腹痛、发热、恶心、呕吐、血和尿淀粉酶增高，重症伴腹膜炎、休克等并发症。本病可见于任何年龄，但以青壮年居多。

【疾病概述】

（一）病因及发病机制

引起急性胰腺炎的病因较多，我国以胆道疾病为常见病因，西方国家则以大量饮酒引起者多见。

1. 胆道系统疾病

国内报道约50%以上的急性胰腺炎并发于胆石症、胆道感染或胆道蛔虫等胆道系统疾病，引起胆源性胰腺炎的因素可能为：①胆石、感染、蛔虫等因素致Oddi括约肌水肿、痉挛，使十二指肠壶腹部出口梗阻，胆道内压力高于胰管内压力，胆汁逆流入胰管，引起急性胰腺炎。②胆石在移行过程中损伤胆总管、壶腹部或胆道感染引起Oddi括约肌松弛，使富含肠激酶的十二指肠液反流入胰管，引起急性胰腺炎。③胆道感染时细菌毒素、游离胆酸、非结合胆红素等可通过胆胰间淋巴管交通支扩散到胰腺，激活胰酶，引起急性胰腺炎。

2. 胰管阻塞

胰管结石、狭窄、肿瘤或蛔虫钻入胰管等均可引起胰管阻塞，胰管内压过高，使胰管小分支和胰腺泡破裂，胰液与消化酶外溢至间质引起急性胰腺炎。

3. 酗酒和暴饮暴食

大量饮酒和暴饮暴食均可致胰液分泌增加，并刺激Oddi括约肌痉挛，十二指肠乳头水肿，使胰管内压增高，胰液排出受阻，引起急性胰腺炎。慢性嗜酒者常有胰液蛋白沉淀，形成蛋白栓堵塞胰管，致胰液排泄障碍。

4. 其他

(1) 手术与创伤　腹腔手术，特别是胰、胆或胃手术，腹部钝挫伤等，可直接或间接损伤胰腺组织和胰腺的血液供应引起胰腺炎。

(2) 内分泌与代谢障碍　任何原因引起的高钙血症或高脂血症，可通过胰管钙化或胰液内脂质沉着等引发胰腺炎。

(3) 感染　某些急性传染病如流行性腮腺炎、传染性单核细胞增多症等，可增加胰液分泌引起急性胰腺炎，但症状多数较轻，随感染痊愈而自行消退。

(4) 药物　某些药物如噻嗪类利尿药、糖皮质激素，四环素、磺胺类等，可直接损伤胰腺组织，使胰液分泌或黏稠度增加，引起急性胰腺炎。

(5) 特发性胰腺炎　尽管急性胰腺炎病因繁多，多数可找到致病因素，但仍有8%～25%的患者病因不明。

虽然急性胰腺炎可由多种病因引起，但都具有相同的病理生理过程，即一系列胰腺消化酶被激活导致胰腺的自身消化。正常胰腺分泌的消化酶有两种形式：一种是有生物活性的酶如淀粉酶、脂肪酶等；另一种是以酶原形式存在的无活性的酶，如胰蛋白酶原、糜蛋白酶原等。正常情况下，胰腺合成的胰酶大多是无活性的酶原，在各种病因作用下胰腺自身防御机制中某些环节被破坏，酶原被激活成有活性的酶，使胰腺发生自身消化。近年的研究提示，胰腺组织损伤过程中，一系列炎性介质，如氧自由基、血小板活化因子、前列腺素等，可引起胰腺血液循环障碍，导致急性胰腺炎的发生和发展。

急性胰腺炎的病理变化一般分为急性水肿型和急性坏死型两型。急性水肿型可见胰腺肿大、分叶模糊、间质水肿、充血和炎性细胞浸润等改变。急性坏死型可见明显出血，分叶结构消失，胰实质有较大范围的脂肪坏死，坏死灶周围有炎性细胞浸润，病程稍长者可并发脓肿、假性囊肿或瘘管形成。

(二) 临床表现

急性胰腺炎的临床表现和病程，取决于其病因、病理类型和治疗是否及时。轻者以胰腺水肿为主，临床多见，病情常呈自限性，预后良好，又称为轻症急性胰腺炎（mild acute pancreatitis，MAP）。少数重者常继发感染、腹膜炎和休克等多种并发症，病死率高，称为重症急性胰腺炎（severeacutepancreatitis，SAP）。

1. 症状

(1) 腹痛　为本病的主要表现和首发症状，常在暴饮暴食或酗酒后突然发生。疼痛剧烈而持续，呈钝痛、钻痛、绞痛或刀割样痛，可有阵发性加剧。腹痛常位于中上腹，向腰背呈带状放射，取弯腰抱膝位可减轻疼痛，一般胃肠解痉药无效。水肿型腹痛一般 3～5d 后缓解。坏死型腹部剧痛，持续较长，由于渗液扩散可引起全腹痛。极少数年老体弱患者腹痛极轻微或无腹痛。腹痛发生的机制包括：①炎症刺激和牵拉胰腺包膜上的神经末梢；②炎性渗出液和胰液外渗刺激腹膜和腹膜后组织；③炎症累及肠道引起肠胀气和肠麻痹；④胰管阻塞或伴胆囊炎、胆石症引起疼痛。

(2) 恶心、呕吐及腹胀　起病后多出现恶心、呕吐，大多频繁而持久，吐出食物和胆汁，呕吐后腹痛并不减轻。常同时伴有腹胀，甚至出现麻痹性肠梗阻。

(3) 发热　多数患者有中度以上发热，一般持续 3～5d。若持续发热 1 周以上并伴有白细胞升高，应考虑有胰腺脓肿或胆道炎症等继发感染。

(4) 水、电解质及酸碱平衡紊乱　多有轻重不等的脱水，呕吐频繁者可有代谢性碱中毒。重症者可有显著脱水和代谢性酸中毒，伴血钾、血镁、血钙降低，部分可有血糖增高，偶可发生糖尿病酮症酸中毒或高渗昏迷。

(5) 低血压和休克　见于急性坏死型胰腺炎，极少数患者可突然出现休克，甚至发生猝死。亦可逐渐出现，或在有并发症时出现。其主要原因为有效循环血容量不足、胰腺坏死释放心肌抑制因子致心肌收缩不良、并发感染和消化道出血等。

2. 体征

(1) 轻症急性胰腺炎　腹部体征较轻，可有上腹压痛，但无腹肌紧张和反跳痛，可有肠鸣音减弱。

(2) 重症急性胰腺炎　患者常呈急性重病面容，痛苦表情，脉搏增快，呼吸急促，血压下降。患者腹肌紧张，全腹显著压痛和反跳痛，伴麻痹性肠梗阻时有明显腹胀，肠鸣音减弱或消失。可出现移动性浊音，腹水多呈血性。少数患者由于胰酶或坏死组织液沿腹膜后间隙，到腹壁下，致两侧腰部皮肤呈暗灰蓝色，称 Grey-Turner 征，或出现脐周围皮肤青紫，称 Cullen 征。如有胰腺脓肿或假性囊肿形成，上腹部可扪及肿块。胰头炎性水肿压迫胆总管时，可出现黄疸。低钙血症时有手足抽搐，提示预后不良。

3. 并发症

主要见于重症急性胰腺炎。局部并发症有胰腺脓肿和假性囊肿。全身并发症在病后数天出现，如急性肾衰竭、急性呼吸窘迫综合征、心力衰竭、消化道出血、胰性脑病、弥散性血管内凝血、肺炎、败血症、高血糖等，病死率极高。

(三) 辅助检查

(1) 白细胞计数　多有白细胞增多及中性粒细胞核左移。

(2) 淀粉酶测定　血清淀粉酶一般在起病后 6～12h 开始升高，48h 后开始下降，持续 3～5d。血清淀粉酶超过正常值 3 倍即可诊断本病，但淀粉酶的高低不一定反映病情轻重，出血坏死型胰腺炎血清淀粉酶值可正常或低于正常。尿淀粉酶升高较晚，常在发病后 12～

14h 开始升高，持续 1～2 周逐渐恢复正常，但尿淀粉酶受患者尿量的影响。

(3) 血清脂肪酶测定　血清脂肪酶常在病后 24～72h 开始升高，持续 7～10d，超过 1.5U/L（Cherry-Crandall 法）时有意义。

(4) C 反应蛋白（CRP）　CRP 是组织损伤和炎症的非特异性标志物，在胰腺坏死时明显升高。

(5) 其他生化检查　可有血钙降低，低钙血症程度与临床严重程度平行，若低于 1.5mmol/L 则预后不良。暂时性血糖升高较常见，持久空腹血糖高于 10mmol/L 反映胰腺坏死。此外可有血清 AST、LDH 增加，血清白蛋白降低。

(6) 影像学检查　腹部 X 线平片可见“哨兵袢”和“结肠切割征”，为胰腺炎的间接指征，并可发现肠麻痹或麻痹性肠梗阻征象。腹部 B 超与 CT 显像可见胰腺弥漫增大，其轮廓与周围边界模糊不清，坏死区呈低回声或低密度图像，对并发胰腺脓肿或假性囊肿的诊断有帮助。

（四）治疗要点

治疗原则为减轻腹痛、减少胰腺分泌、防止并发症。多数患者属于轻症急性胰腺炎，经 3～5d 积极治疗多可治愈。重症胰腺炎必须采取综合性治疗措施，积极抢救。

1. 轻症急性胰腺炎的治疗要点

① 禁食及胃肠减压。

② 静脉输液，补充血容量，维持水、电解质和酸碱平衡。

③ 腹痛剧烈者可给予哌替啶。

④ 抗感染：因我国大多数急性胰腺炎与胆道疾病有关，故多应用抗生素。

⑤ 抑酸治疗：常静脉给予 H_2 受体拮抗剂或质子泵抑制剂。

2. 重症急性胰腺炎的治疗要点

除上述治疗措施外，还应包括以下内容。

(1) 抗休克及纠正水、电解质平衡紊乱　积极补充液体和电解质，维持有效循环血容量。重症患者应给予白蛋白、全血及血浆代用品，休克者在扩容的基础上用血管活性药，注意纠正酸碱失衡。

(2) 营养支持　早期一般采用全胃肠外营养（TPN），如无肠梗阻，应尽早过渡到肠内营养，以增强肠道黏膜屏障。

(3) 抗感染治疗　重症患者常规使用抗生素，以预防胰腺坏死并发感染，常用药物有氧氟沙星、环丙沙星、克林霉素、甲硝唑及头孢菌素类等。

(4) 减少胰液分泌　生长抑素、胰升糖素和降钙素能抑制胰液分泌，尤以生长抑素和其类似物奥曲肽疗效较好，首剂 100μg 静注，以后生长抑素/奥曲肽按每小时 250pg/(25～50μg) 持续静滴，持续 3～7d。

(5) 抑制胰酶活性　仅用于重症胰腺炎的早期，常用药物有抑肽酶 20 万～50 万 U/d，分 2 次溶于葡萄糖液静滴，加贝酯 100～300mg 溶于葡萄糖液，以每小时 2.5mg/kg 速度静滴。

3. 其他治疗

(1) 并发症的处理　对急性坏死型胰腺炎伴腹腔内大量渗液者或伴急性肾衰竭者，可采用腹膜透析治疗；急性呼吸窘迫综合征除药物治疗外，可做气管切开和应用呼吸机治疗；并发糖尿病者可使用胰岛素。

(2) 中医治疗　对急性胰腺炎效果良好。主要有柴胡、黄连、黄芩、积实、厚朴、木香、白芍、芒硝、大黄（后下）等，根据症状加减用量。

(3) 内镜下 Oddi 括约肌切开术（EST）　可用于胆源性胰腺炎，适用于老年患者、不宜手术者。

(4) 腹腔灌洗　腹腔灌洗可清除腹腔内细菌、内毒素、胰酶、炎性因子等。

(5) 手术治疗　对于急性出血坏死型胰腺炎经内科治疗无效，或胰腺炎并发脓肿、假性囊肿、弥漫性腹膜炎、肠穿孔、肠梗阻及肠麻痹坏死时，需实施外科手术治疗。

【护理】

（一）护理评估

(1) 健康史　评估患者是否有导致胰腺炎的不良生活习惯。

(2) 身体状况　询问起病的时间，主要症状及特点，有无伴随症状及并发症等。

(3) 心理-社会状况　评估患者及家属对胰腺炎预后的了解程度、应对方式。

(4) 辅助检查　血及尿淀粉酶增高、血清脂肪酶增高、白细胞及中性粒细胞增多、低钙血症等，腹部 B 超示胰腺肿大，腹部平片、腹部 CT 检查等。

（二）护理诊断/问题

(1) 疼痛　与胰腺及其周围组织炎症、水肿或出血坏死有关。

(2) 体液不足　与呕吐、禁食、胃肠减压有关。

(3) 体温过高　与胰腺坏死、继发感染有关。

(4) 恐惧　与腹痛剧烈、病情进展急骤有关。

(5) 潜在并发症

① 胰腺周围脓肿：与胰腺炎出血坏死有关。

② 胰腺假囊肿：与胰管破裂导致胰液局限性积蓄有关。

（三）护理目标

① 患者腹痛缓解。

② 体液平衡，皮肤弹性好，尿量正常，血压、心率稳定。

③ 体温逐渐恢复到正常范围。

④ 精神状态稳定。

⑤ 无并发症发生或并发症得到及时处理。

（四）护理措施

1. 解除疼痛

(1) 休息　绝对卧床休息，指导和协助患者取舒适体位如屈膝侧卧位，有助于缓解腹痛。对剧痛在床上辗转不安者可加床栏，防止坠床。

(2) 禁食　禁食可减少胃酸与食物刺激胰液分泌，以减轻腹痛和腹胀。多数患者需绝对禁食 1～3d，同时限制饮水，若口渴可含漱或湿润口唇。禁食期间应每日静脉输液 2000～3000mL，同时补充电解质，做好口腔护理。

(3) 胃肠减压　明显腹胀和经禁食腹痛仍无缓解者，需插胃管连续抽吸胃内容物和胃内气体，从而减少胰液分泌，缓解疼痛。

(4) 解痉镇痛　按医嘱给予解痉镇痛药物治疗，以抑制胃及胰腺分泌，解除胃、胆管和胰管的痉挛而达到止痛的目的。常用药物有抗胆碱药，如阿托品。疼痛严重、止痛效果不佳者，根据医嘱可配合使用哌替啶以缓解疼痛。持续应用阿托品时，应注意观察有无心动过速、麻痹性肠梗阻加重等不良反应，有高度腹胀或肠麻痹药时，不宜使用阿托品。禁用吗啡，以防引起 Oddi 括约肌痉挛而加重疼痛。

(5) 心理护理　对患者要安慰，耐心听取其诉说，尽量理解其心理状态。采用松弛疗法、皮肤刺激疗法或冷敷来减轻其疼痛。对禁食等各项治疗方法及其重要意义应向患者解释清楚，以取得其配合，促进病情尽快好转。

2. 饮食护理

禁食数天，腹痛基本缓解后，进食不含脂肪、蛋白质及低糖饮食，如米汤、果汁等，每日 6 餐，每次约 100mL。若无不适，再给低蛋白不含脂肪的食品，如小豆汤、龙须面和少量鸡蛋清，每次 200mL，每日 6 餐，从而逐渐恢复饮食。避免进刺激性强、产气多、高脂肪和高蛋白质食物，严格禁酒。在恢复饮食过程中应观察患者腹痛是否重新出现或加重，如有上述情况应考虑继续禁食。对重疾患者应给予全胃肠外营养，以维持热量和营养的供应。

3. 病情观察

观察生命体征、腹痛情况及血、尿淀粉酶的动态变化，以确定胰腺炎是水肿型还是出血坏死型，并及早发现并发症以便及时处理。如腹痛严重伴腹肌紧张、血压下降甚至休克、血淀粉酶持续升高或急剧下降，应考虑为出血坏死型胰腺炎，及时向通知医生，给予相应的处理。

4. 出血坏死型胰腺炎的抢救配合

(1) 体位　取休克位或平卧位，并注意保暖。

(2) 吸氧　氧流量为 4～6L/min。

(3) 密切观察病情变化　除注意生命体征外有无腹水及有无出血倾向等。

(4) 补充血容量　迅速建立静脉通路，在中心静脉压监测下进行迅速扩容。

(5) 按医嘱用药　早期应用抑制胰液分泌，抗感染，常给予广谱抗生素静脉滴注。

(6) 并发症的处理　对发生呼吸困难、急性呼吸窘迫综合征的患者应做气管切开，并使用呼吸终末正压人工呼吸机，同时给予糖皮质激素及呋塞米等治疗。并发急性肾功能衰竭者进行血液透析。

5. 健康教育

(1) 疾病知识指导　帮助患者及其家属了解本病的诱发因素危害性。对有胆道疾病史的患者应积极治疗。

(2) 生活指导　指导患者掌握饮食卫生的基本知识，戒酒，宜进低脂、易消化饮食，避免刺激性食物，避免暴饮暴食，以免病情反复。若长期限制脂肪的摄入，应注意脂溶性维生素的补充，多吃胡萝卜、番茄、南瓜、肝脏、蛋黄等食品。指导患者生活起居，避免劳累及情绪激动。

(五) 护理评价

① 患者疼痛是否缓解，病情是否好转。

② 患者机体营养需要量是否得到满足。

③ 患者及家属是否了胰腺炎病的相关知识及预后。

④ 预后：水肿型胰腺炎预后良好，但若病因不去除常可复发，或发展为慢性胰腺炎，

坏死胰腺炎有并发症者，预后险恶，死亡率可达60%～70%或更高。

（卢芬　王芳）

第十二节　上消化道出血患者的护理

学习目标

1. 能准确简述上消化道出血的病因、发病机制、诊断和治疗要点。
2. 能正确解释上消化道出血的概念，描述其临床表现。
3. 能运用护理程序的方法，对上消化道出血患者进行正确的护理和健康指导。
4. 能简述双气囊三腔管压迫止血的护理配合要点。
5. 在护理实践中，体现护士对患者的爱伤精神和人文关怀。

上消化道出血（upper gastrointestinal hemorrhage）是指Treitz韧带以上的消化道，包括食管、胃、十二指肠、胰、胆道病变引起的出血，以及胃空肠吻合术后的空肠病变出血。出血的病因可为上消化道疾病或全身性疾病。

上消化道大量出血一般指在数小时内失血量超过1000mL或循环血容量的20%，主要临床表现为呕血和（或）黑粪，常伴有血容量减少而引起急性周围循环衰竭，严重者导致失血性休克而危及患者生命。本病是常见的临床急症，在老年人、伴有生命器官严重疾病的患者病死率相当高。及早识别出血征象，严密观察周围循环状况的变化，迅速准确的抢救治疗和细致的临床护理，均是抢救患者生命的关键环节。

【疾病概述】

（一）病因及发病机制

上消化道出血的病因很多，其中常见的有消化性溃疡、急性糜烂出血性胃炎、食管-胃底静脉曲张破裂和胃癌。现将病因分类归纳如下。

1. 上胃肠道疾病

（1）食管疾病和损伤　①食管疾病，如反流性食管炎、食管憩室炎、食管癌、食管消化性溃疡；②食管物理性损伤，如食管贲门黏膜撕裂综合征，器械检查、食管异物或放射性损伤，如强酸、强碱或其他化学品引起的损伤。

（2）胃、十二指肠疾病　消化性溃疡，Zollinger-Ellison综合征，急性糜烂出血性胃炎（常见病因为服用损伤胃黏膜的药物、乙醇、应激），慢性胃炎，胃黏膜脱垂，胃癌或其他肿瘤，胃手术后病变如吻合口溃疡、吻合口或残胃黏膜糜烂、残胃癌，胃血管异常如血管瘤、动静脉畸形，其他病变如急性胃扩张、胃扭转、重度钩虫病等。

（3）空肠疾病　胃肠吻合术后空肠溃疡、空肠克罗恩病。

2. 门静脉高压引起食管-胃底静脉曲张破裂出血

（1）肝硬化　各种病因引起的肝硬化。

（2）门静脉阻塞　门静脉炎、门静脉血栓形成、门静脉受邻近肿块压迫。

3. 上胃肠道邻近器官或组织的疾病

（1）胆道出血　胆囊或胆管结石或癌症与胆道蛔虫症、术后胆总管引流管造成胆道受压坏死，肝癌、肝脓肿或肝动脉瘤破入胆道。

（2）胰腺疾病　胰腺癌、急性胰腺炎并发脓肿溃破入十二指肠。

（3）其他　主动脉瘤、肝或脾动脉瘤破裂入食管；胃或十二指肠、纵隔肿瘤或脓肿破入食管。

4. 全身性疾病

（1）血液病　白血病、再生障碍性贫血、血小板减少性紫癜、血友病、弥散性血管内凝血及其他凝血机制障碍。

（2）尿毒症。

（3）血管性疾病　动脉粥样硬化、过敏性紫癜等。

（4）风湿性疾病　结节性多动脉炎、系统性红斑狼疮等。

（5）应激相关胃黏膜损伤（stress-related gastric mucosal injury）　严重感染、休克、创伤、手术、精神刺激、脑血管意外或其他颅内病变、肺源性心脏病、急性呼吸窘迫综合征、重症心力衰竭等应激状态下，发生急性糜烂出血性胃炎以及应激性溃疡等急性胃黏膜损伤，统称为应激相关胃黏膜损伤。应激性溃疡可引起大出血。

（6）急性传染性疾病　肾综合征出血热、钩端螺旋体病、登革热、暴发性肝炎等。

（二）临床表现

上消化道大量出血的临床表现取决于出血病变的性质、部位、出血量与速度，并与患者出血前的全身状况如有无贫血及心、肾、肝功能有关。

1. 呕血与黑粪

这是上消化道出血的特征性表现。上消化道出血者均有黑粪，但不一定有呕血。出血部位在幽门以上者常有呕血和黑粪，在幽门以下者可仅表现为黑粪。但出血量少而速度慢的幽门以上病变亦可仅见黑粪，而出血量大、速度快的幽门以下病变可因血液反流入胃，引起恶心、呕吐而出现呕血。

呕血与黑粪的颜色、性质亦与出血量和速度有关。呕血呈鲜红色或血块提示出血量大且速度快，血液在胃内停留时间短，未经胃酸充分混合即呕出；如呕血呈棕褐色咖啡渣样，表明血液在胃内停留时间长，经胃酸作用形成正铁血红素所致。柏油样黑粪，黏稠而发亮，是因血红蛋白中铁与肠内硫化物作用形成硫化铁所致；当出血量大且速度快时，血液在肠内推进快，粪便可呈暗红甚至鲜红色，需与下消化道出血鉴别；反之，空肠、回肠的出血如出血量不大，在肠内停留时间较长，也可表现为黑粪，需与上消化道出血鉴别。

2. 失血性周围循环衰竭

上消化道大量出血时，由于循环血容量急剧减少，静脉回心血量相应不足，导致心排血量降低，常发生急性周围循环衰竭，其程度轻重因出血量大小和失血速度快慢而异。患者可出现头昏、心悸、乏力、出汗、口渴、晕厥等一系列组织缺血的表现。出血性休克早期体征有脉搏细速、脉压变小，血压可因机体代偿作用而正常甚至一时偏高，此时应特别注意血压波动，并予以及时抢救，否则血压将迅速下降。呈现休克状态时，患者表现为面色苍白、口唇发绀、呼吸急促，皮肤湿冷，呈灰白色或紫灰花斑，施压后退色，经久不能恢复，体表静脉塌陷，精神萎靡、烦躁不安，重者反应迟钝、意识模糊；收缩压降至 80mmHg 以下，脉压小于 25～30mmHg，心率加快至 120 次/分以上。休克时尿量减少，若补足血容量后仍少尿或无尿，应考虑并发急性肾衰竭。

老年人因器官储备功能低下，且常有脑动脉硬化、高血压病、冠心病、慢性阻塞性肺疾病等老年基础病变，即使出血量不大也可引起多器官功能衰竭，增加病死率。

3. 发热

大量出血后，多数患者在24h内出现发热，一般不超过38.5℃，可持续3～5d。发热机制可能与循环血容量减少，急性周围循环衰竭，导致体温调节中枢功能障碍有关，失血性贫血亦为影响因素之一。临床上分析发热原因时，要注意寻找有无并发肺炎或其他感染等引起发热的因素。

4. 氮质血症

可分为肠源性、肾前性和肾性氮质血症。上消化道大量出血后，肠道中血液的蛋白质消化产物被吸收，引起血中尿素氮浓度增高，称为肠性氮质血症。血尿素氮多在一次出血后数小时上升，24～48h达到高峰，一般不超过14.3mmol/L（40mg/dL），3～4d恢复正常。如患者血尿素氮持续增高超过3～4d，血容量已基本纠正且出血前肾功能正常，则提示有上消化道继续出血或再次出血。出血导致周围循环衰竭，使肾血流量和肾小球滤过率减少，以致氮质潴留，是血尿素氮增高的肾前性因素。如无活动性出血的证据，且血容量已基本补足而尿量仍少，血尿素氮不能降至正常，则应考虑是否因严重而持久的休克造成急性肾衰竭，或失血加重了原有肾病的肾损害而发生肾衰竭。

5. 血象

上消化道大量出血后，均有急性失血性贫血。出血早期血红蛋白浓度、红细胞数与血细胞比容的变化可能不明显，经3～4h后，因组织液渗入血管内，使血液稀释，才出现失血性贫血的血象改变。贫血程度取决于失血量、出血前有无贫血、出血后液体平衡状态等因素。出血24h内网织红细胞即见增高，出血停止后逐渐降至正常，如出血不止则可持续升高。白细胞计数在出血后2～5h升高，可达（10～20）$\times 10^9$/L，血止后2～3d恢复正常。肝硬化脾功能亢进者白细胞计数可不升。

（三）辅助检查

1. 实验室检查

测定红细胞、白细胞和血小板计数，血红蛋白浓度、血细胞比容、肝功能、肾功能、大便潜血等，有助于估计失血量及动态观察有无活动性出血，判断治疗效果及协助病因诊断。

2. 内镜检查

这是上消化道出血病因诊断的首选检查方法。出血后24～48h内行急诊内镜（emergency endoscopy）检查，可以直接观察出血部位，明确出血的病因，同时对出血灶进行止血治疗。胶囊内镜对排除小肠病变引起的出血有特殊价值。

3. X线钡剂造影检查

对明确病因亦有价值。主要适用于不宜或不愿进行内镜检查者，内镜检查未能发现出血原因，需排除十二指肠降段以下的小肠段有无出血病灶者。由于活动性出血时胃内有积血，且患者处于抢救阶段不能满意配合，一般主张在出血停止且病情基本稳定数天后进行检查。

4. 其他

放射性核素扫描或选择性动脉造影如腹腔动脉、肠系膜上动脉造影帮助确定出血部位，适用于内镜及X线钡剂造影未能确诊而又反复出血者。不能耐受X线、内镜或动脉造影检查的患者，可做吞线试验，根据棉线有无沾染血迹及其部位，可以估计活动性出血部位。

（四）治疗要点

上消化道大量出血为临床急症，应采取积极措施进行抢救：迅速补充血容量，纠正水、电解质失衡，预防和治疗失血性休克，给予止血治疗，同时积极进行病因诊断和治疗。

1. 补充血容量

立即配血，等待配血时先输入平衡液或葡萄糖盐水、右旋糖酐或其他血浆代用品，尽早输入全血，以尽快恢复和维持血容量及改善急性失血性周围循环衰竭。血容量明显不足、失血性休克、血红蛋白低于 70g/L 或血细胞比容低于 25％均为紧急输血的指征。输液量可根据估计的失血量来确定。

2. 止血

（1）非曲张静脉上消化道大量出血的止血措施　该类出血系指除了食管-胃底静脉曲张破裂出血之外的其他病因所致的上消化道出血，病因中以消化性溃疡出血最常见。

① 抑制胃酸分泌药：对消化性溃疡和急性胃黏膜损伤引起的出血，临床常用 H_2 受体拮抗剂或质子泵阻滞剂，以提高和保持胃内较高的 pH，有利于血小板聚集及血浆凝血功能所诱导的止血过程。常用药物及用法有西咪替丁 200～400mg，每 6h 1 次；雷尼替丁 50mg，每 6h 1 次；法莫替丁 20mg，每 12h 1 次；奥美拉唑 40mg，每 12h 1 次，急性出血期均为静脉给药。

② 内镜直视下止血：消化性溃疡出血约 80％不经特殊处理可自行止血。内镜止血用于有活动性出血或暴露血管的溃疡。治疗方法包括激光光凝、高频电凝、微波、热探头止血，血管夹钳夹，局部药物喷洒和局部药物注射。临床应用注射疗法较多，使用的药物有 1/10000 肾上腺素或硬化剂等。其他病因引起的出血，也可选择以上方法进行治疗。

③ 手术治疗：各种病因所致出血的手术指征和方式见外科护理学有关章节。

④ 介入治疗：少数不能进行内镜止血或手术治疗的严重大出血患者，可经选择性肠系膜动脉造影寻找出血的病灶，给予血管栓塞治疗。

（2）食管-胃底静脉曲张破裂出血的止血措施　本病往往出血量大、出血速度快、再出率和死亡率高，治疗措施上亦有其特殊性。

① 药物止血

a. 血管加压素：为常用药物，其作用机制是使内脏血管收缩，从而减少门静脉血流量，降低门静脉及其侧支循环的压力，以控制食管胃底曲张静脉的出血。用法为血管加压素 0.2U/min 持续静滴，根据治疗反应，可逐渐增加至 0.4U/min。同时用硝酸甘油静滴或舌下含服，以减轻大剂量用血管加压素的不良反应，并且硝酸甘油有协同降低门静脉压力的作用。

b. 生长抑素：此药止血效果肯定，能明显减少内脏血流量，研究表明奇静脉血流量明显减少，而奇静脉血流量是食管静脉血流量的标志。临床使用的 14 肽天然生长抑素，用法首剂 250μg 缓慢静注，继以 250μg/h 持续静滴。生长抑素的人工合成制剂奥曲肽，常用首剂 100μg 缓慢静注，继以 25～50μg/h 持续静滴。

② 三（四）腔二囊管压迫止血：该管的两个气囊分别为胃囊和食管囊，三腔管内的三个腔分别通往两个气囊和患者的胃腔，四腔管较三腔管多了一条在食管囊上方开口的管腔，

用以抽吸食管内积蓄的分泌物或血液。用气囊压迫食管-胃底曲张静脉，其止血效果肯定，但患者痛苦、并发症多、早期再出血率高，故不推荐作为首选止血措施，宜用于药物不能控制出血时暂时使用，以争取时间准备其他治疗措施。操作及观察注意事项详见本节护理措施。

③ 内镜直视下止血：在用药物治疗和气囊压迫基本控制出血，病情基本稳定后，进行急诊内镜检查和止血治疗。常用方法如下。a. 硬化剂注射止血术：局部静脉内外注射硬化剂，使曲张的食管静脉形成血栓，可消除曲张静脉并预防新的曲张静脉形成，硬化剂可选用无水乙醇、鱼肝油酸钠、乙氧硬化醇等。b. 食管曲张静脉套扎术：用橡皮圈结扎出血或曲张的静脉，使血管闭合。c. 组织黏合剂注射法：局部注射组织黏合剂，使出血的曲张静脉闭塞。这些方法多能达到止血目的，可有效防止早期再出血，是目前治疗本病的重要止血手段；亦可作为预防性治疗，预防曲张的食管-胃底静脉破裂出血。本治疗方法的并发症主要有局部溃疡、出血、穿孔、瘢痕狭窄、术后感染等。

④ 手术治疗：食管-胃底静脉曲张破裂大量出血内科治疗无效时，应考虑外科手术或经颈静脉肝内门体静脉分流术。

【护理】

（一）护理评估

1. 健康史

（1）病因的评估　询问患者有无引起上消化道出血的病因，如消化性溃疡、胃癌、肝硬化（慢性病毒性肝炎、慢性酒精中毒、血吸虫病等病引起）、出血性血液病等。注意询问最近是否应用阿司匹林、吲哚美辛、糖皮质激素、保泰松等药物，或实施颅脑手术、严重创伤、休克、严重感染等应激史。出血前有无过度劳累、精神紧张、酗酒、食用坚硬粗糙食物等诱因出现。

（2）出血量和程度的评估　见表 4-2。

表 4-2　消化道出血量和程度的评估

分级	失血量	血压	脉搏	血红蛋白	临床表现
轻度	占全身总血量 10%～15%，成人失血量<500mL	基本正常	正常	无变化	一般不引起全身症状或仅有头晕、乏力
中度	占全身总血量 20%左右，成人失血量 500～1000mL	收缩压下降	100 次/分左右	70～100g/L	一时性眩晕、口渴、心悸、烦躁、尿少、皮肤苍白
重度	占全身总血量 30%以上，成人失血量>1500mL	收缩压在 10.6kPa 以下	>120 次/分细弱或摸不清	<70g/L	神志恍惚、四肢厥冷、少尿或无尿

（3）伴随身心状况　常有恐惧、焦虑等情绪反应；胃部不适、腹痛、肠鸣音活跃、头晕、心悸、烦躁、晕厥等；血压下降、脉搏细速、肤色苍白、尿量减少、四肢湿冷等；原有疾病加重等表现。

2. 身体状况

（1）生命体征　重点观察血压、心率的变化。

（2）精神和意识状态　有无精神萎靡、烦躁不安等。

（3）周围循环状况　周围循环衰竭的临床表现是估计出血量的重要标准，应动态观察患者的心率、血压。可采用改变体位测量来估计出血量：先测平卧位时的心率与血压，然后由平卧位改为半卧位时的心率与血压，如改为位半卧位时出现心率增快10次/分以上、血压下降幅度超过15～20mmHg、头晕、出汗甚至晕厥，则表示出血量大，血容量已明显不足。

（二）护理诊断/问题

（1）组织灌注不足　与大量失血、血容量不足有关。

（2）恐惧　与突然大量出血有关。

（3）有窒息的危险　与血块吸入有关。

（三）护理目标

患者呕血、黑粪次数及量减少或停止；周围组织保持良好的灌注，尿量保持在30mL/h；无伴随不适的叙说；不发生失血性休克等严重并发症。

（四）护理措施

1. 促进止血

（1）卧床休息　呕血时指导患者采取半卧位或侧卧位。有意识障碍的患者应取去枕平卧位，头偏向一侧。安慰患者，说明情绪安定有助于止血，而精神紧张可导致反射性血管扩张相血流加速，加重出血。环境保持安静，避免噪声和强光刺激。注意保暖，保持衣被与床单位整洁舒适。

（2）饮食　严重呕血或呕血伴有剧烈呕吐者，应暂时禁食8～24h，伴小量出血，一般不需禁食，可摄少量温热的流质食物如牛奶，然后过渡到软食。消化性溃疡以中和胃酸，待病情稳定过渡到软食。

（3）按医嘱迅速配合采取各种止血措施　消化性溃疡出血可用去甲肾上腺素加生理盐水分次口服、凝血酶溶液口服、冰盐水洗胃等方法止血；食管及胃底静脉出血者需要应用双气囊三腔管压迫止血：急性胃出血者需协助进行纤维胃镜直视下止血；通过静脉给的止血药物有生长抑素、垂体后叶素等。出血停止的判断见表4-3。

表4-3　上消化道出血是否停止的判断

临床表现	活动性出血	已止血
呕血	反复出现	无
柏油样便	次数增加、变稀、转为暗红色	无
情绪状态	烦躁、淡漠	安静
意识状态	模糊	清醒
口渴、冷汗	有	无
皮肤色泽、肢端温度	苍白、冷	转红、温暖
血压、脉压	下降、变小	稳定、由小变大
脉搏	细速	正常有力
尿量	＜25mL/h	＞30mL/h
肠鸣音	亢进	正常

（4）呕血停止后帮助漱口，清洁口腔。

（5）呕血时因混有胃液，所以呕出物看起来较实际出血为多，应尽快予以清理，脏污衣服被褥及时撤换，以免加重患者的不安情绪及忧虑。

（6）密切观察呕血、黑粪的量及性状、次数、伴随症状、意识状态、诱发因素等，及时做好记录。

2. 维持有效血容量，预防或纠正失血性休克

① 迅速建立静脉通道，出血量较大时应同时建立两条静脉通道，以保证输液通畅和药物的给予。

② 失血量多时应以较粗的针头开通静脉、快速输液。先用生理盐水或林格液，然后输中分子右旋糖酐或其他血浆代用品，必要时配合输给全血。

③ 在快速输液时，应密切观察患者的心功能状态，避免因输血或输液过多、过快而引起急性肺水肿，对老年人和心血管疾病患者尤需注意。

④ 一次大量快速的呕血和便血可导致失血性休克，应指导患者如何早期发现呕血和便血的先兆，以便能得到早期处理。

3. 病情观察

① 呕血与黑粪的量、性质、次数及肠鸣音是否亢进。

② 精神和意识状态：有无精神疲倦、烦躁不安、嗜睡、表情淡漠、意识不清甚至神志昏迷。

③ 生命体征：有无心率加快、心律失常、脉搏细弱、血压降低、脉压变小、呼吸困难、体温不升或发热，必要时进行心电监护。

④ 准确记录出入量：疑有休克时留置导尿管，测每小时尿量，应保持尿量＞30mL/h。

⑤ 肢体温度和湿度、皮肤与甲床色泽。

⑥ 周围静脉尤其是颈静脉充盈情况。

⑦ 再出血倾向：a. 反复呕血或黑粪次数增加，呕血转暗红色，伴肠鸣音亢进；b. 休克的表现经补液、输血而未改善，或好转后又恶化；c. 红细胞计数、血细胞比容、血红蛋白测定不断下降，而网织红细胞计数、血尿素氮持续或再次增高；d. 门静脉高压患者原有脾大，出血后暂缩小，如不见脾恢复肿大亦提示出血未止。

4. 双气囊三腔管压迫止血期的护理

① 经常抽吸胃内容物如新鲜血说明压迫止血失败，应适当调整。

② 患者感胸骨下不适出现恶心或频繁早搏，应考虑是否有胃气囊进入食管下端，挤压心脏，应适当调整。

③ 如提拉不慎，将胃气囊拉出而阻塞咽喉部引起窒息，此时应立即将气囊口放开或剪除三腔管放出气体。

④ 注意口鼻清洁，嘱患者不要将唾液、痰液咽下，以免误入气管引起吸入性肺炎，每日 2 次向鼻腔滴少许液状石蜡，以免三腔管黏附于鼻黏膜。

⑤ 一般三腔管放置 24h 后，食管气囊应放气 15～30min 同时放松牵引，以暂解除胃底贲门压力，然后再充气牵引，以免局部黏膜受压过久糜烂坏死。

⑥ 出血停止后按医嘱定时从胃管内注入流质饮食，但必须确认为胃管后再注入，以免误入气囊，发生意外。

（五）护理评价

① 患者出血是否停止。

② 患者机体营养需要量是否得到满足。

③ 患者是否发生严重并发症。

（卢芬　王芳）

第十三节 消化系统常用的诊疗技术与护理

学习目标

1. 能准确简述消化系统常见的诊疗技术的适应证、禁忌证。
2. 能够运用护理程序对消化系统常见的诊疗技术进行护理。
3. 能正确描述消化系统常见的诊疗技术的术中配合操作。
4. 在护理实践中体现护士对患者的爱伤精神和人文关怀。

一、胃镜检查术

胃镜检查的检查部位包括食管、胃、十二指肠，是应用最广、进展最快的内镜检查术，通过此检查可直接观察食管、胃、二指肠炎症、溃疡或肿瘤等的性质、大小、部位及范围，并可行组织学或细胞学的病理检查。

【适应证】

胃镜检查适应证比较广泛，一般来说所有诊断不明的食管、胃、十二指肠疾病，均可行此项检查。主要适应证如下。

① 有明显消化道症状，但原因不明者。

② 上消化道出血需查明原因者。

③ 上消化道肿瘤的确诊。

④ 需要随访观察的病变，如溃疡病、萎缩性胃炎、胃手术后及药物治疗前后对比观察等。

⑤ 需作内镜治疗者，如摘取异物、急性上消化道出血的止血、食管静脉曲张的硬化剂注射与结扎、食管狭窄的扩张治疗等。

【禁忌证】

① 严重心、肺疾病，如严重心律失常、心力衰竭、严重呼吸衰竭及支气管哮喘发作等。

② 各种原因所致休克、昏迷等危重状态。

③ 急性食管、胃、十二指肠穿孔，腐蚀性食管炎的急性期。

④ 神志不清、精神失常不能配合检查者。

⑤ 严重咽喉部疾病、主动脉瘤及严重的颈胸段脊柱畸形等。

⑥ 急性病毒性肝炎或胃肠道传染病一般暂缓检查。

⑦ 慢性乙型肝炎、丙型肝炎患者或抗原携带者、艾滋病患者应有特殊的消毒措施。

【操作方法】

（1）患者取左侧卧位，双腿屈曲，头垫低枕，使颈部松弛，松开领口及腰带。患者口边置弯盘，嘱患者咬紧牙垫。

（2）胃镜插入的方法有单人法和双人法。

① 单人法：术者面对患者，左手持操作部，右手执镜端约20cm处，直视下经咬口插入口腔，缓缓沿舌背、咽后壁向下推进至环状软骨水平时，可见食管上口，并将胃镜轻轻

插入。

② 双人法：助手站立于术者右后方，右手持操作部，左手托住镜身。术者右手执镜端约 20cm 处，左手示指、中指夹住镜端，右手顺前方插入，当进镜前端达环状软骨水平时，嘱患者做吞咽动作，即可通过环咽肌进入食管。当胃镜进入胃腔内时，要适量注气，使胃腔张开至视野清晰为止。

(3) 处理插镜中可能遇到的问题

① 如将镜头送入气管，术者可看到环形气管壁，患者有明显呛咳，应立即将内镜退出，重新进镜。

② 如镜头在咽喉部打弯，患者会出现疼痛不适，术者可看到镜身，应把角度钮放松，慢慢将内镜退出重新插入。

③ 插镜困难可能是未对准食管入口或食管入口处的环咽肌痉挛等原因，应查明原因，切不可用力，必要时在镇静药物的辅助下再次试插。

④ 当镜面被黏液、血迹、食物遮挡时，应注水冲洗。

(4) 根据情况可取活组织行细胞学、微生物学等检查。

(5) 检查完毕退出内镜时尽量抽气，以防止患者腹胀，并手持纱布将镜身外黏附的黏液擦干净。

【护理】

1. 术前护理

① 向患者仔细介绍检查的目的、方法、如何配合及可能出现的不适，使患者消除紧张情绪，主动配合检查。

② 仔细询问病史和体格检查，以排除检查禁忌证。检测乙型、丙型肝炎病毒标志物，对阳性者用专门胃镜检查。检查前禁食 8h，估计有胃排空延缓者，需禁食更长时间，有幽门梗阻者需先行胃肠减压，必要时洗胃。如患者过于紧张，可遵医嘱给予地西泮 5～10mg 内注射或静脉注射。

③ 术前麻醉，检查前 5～10min 用 2%利多卡因咽部喷雾 2～3 次。

④ 检查镜检用物是否准备齐全：a. 胃镜检查仪器一套；b. 喉头麻醉喷雾器，无菌注射器及针头；c. 2%利多卡因、地西泮、肾上腺素等药物；d. 其他用物，如无菌手套、弯盘、牙垫、润滑剂、乙醇、纱布、甲醛固定液标本瓶等。

2. 术中护理

① 协助患者采取合适的体位。

② 检查中配合医师将内镜从患者口腔缓缓插入。插镜过程中，保持患者头部位置不动，当胃镜插入 15cm 到达咽喉部时，嘱患者做吞咽动作，但不可将唾液咽下以免呛咳，让唾液流入弯盘或用吸管吸出。

③ 如患者出现恶心不适，护士应适时做些解释工作，并嘱患者深呼吸，肌肉放松，如恶心较重，可能是麻醉不足应重新麻醉。

④ 由于插镜时刺激迷走神经及低氧血症，患者可能发生心脏停搏、心肌梗死、心绞痛等，检查过程中护士应随时观察患者面色、脉搏、呼吸等改变，一旦发生应立即停止检查并积极抢救。

3. 术后护理

① 术后患者咽喉部麻醉作用尚未消退，嘱其不要吞咽唾液，以免呛咳。麻醉作用消退，可先饮少量水，如无呛咳可进饮食。当天以流质、半流质饮食为宜，行活检的患者应温凉饮食。

② 检查后少数患者出现咽痛、咽喉部异物感，嘱患者不要用力咳嗽，以免损伤咽喉部。

③ 若患者出现腹痛、腹胀，可进行按摩，促进排气。检查后数日内应密切观察患者有无消化道穿孔、出血、感染等并发症，一旦发现及时协助医师进行对症处理。

④ 彻底清洁、消毒内镜及有关器械，妥善保管，避免交叉感染。

二、结肠镜检查术

结肠镜检查术主要用以诊断结肠的炎症性肠病以及肿瘤、出血、息肉等，并可行切除息肉、止血等治疗。

【适应证】

① 原因不明的慢性腹泻、便血及下腹疼痛，疑有结肠、直肠、末端回肠病变者。

② 钡剂灌肠有可疑病变需进一步明确诊断者。

③ 炎症性肠病的诊断与随访。

④ 结肠癌术前诊断、术后随访，息肉摘除术后随访观察。

⑤ 需做止血及结肠息肉摘除等治疗者。

⑥ 大肠肿瘤普查。

【禁忌证】

① 严重心肺功能不全、休克及精神疾病患者。

② 急性弥漫性腹膜炎、腹腔脏器穿孔、多次腹腔手术、腹内广泛粘连及大量腹水者。

③ 肛门、直肠严重狭窄者。

④ 急性重度结肠炎，如急性细菌性痢疾、急性重度溃疡性结肠炎及憩室炎等。

⑤ 妊娠妇女。

【操作方法】

① 患者穿上检查裤后取左侧卧位，双腿屈曲。

② 术者先做直肠指检，了解有无肿瘤、狭窄、痔疮、肛裂等。助手将镜前端涂上润滑剂（多用硅油，不可用液状石蜡）后，嘱患者张口呼吸，放松肛门括约肌，以右手示指按物镜头，使镜头滑入肛门。此后按术者口令，遵照循腔进镜、配合滑进、少量注气、适当钩拉、去弯取直、防袢、解袢等插镜原则逐渐而缓慢地插入肠镜。

③ 根据情况可摄像或取活组织行细胞学等检查。

④ 检查结束退镜时，应尽量抽气以减轻腹胀。

【护理】

1. 术前准备

① 嘱患者检查前一日进流质饮食，检查当日晨禁食或饮少量糖水。

② 向患者详细讲解检查目的、方法、注意事项，解除其顾虑，取得配合。

③ 做好肠道准备。肠道清洁有多种方法，现多用导泻法：a. 20％甘露醇 500mL 和 5％葡萄糖盐液 1000mL 混合液于检查前 4h 口服，导致渗透性腹泻，其对结肠黏膜无刺激作用；b. 检查前 3～4h 口服，50％硫酸镁 50～60mL，同时饮水 1500～2000mL；c. 口服主要含磷酸缓冲液的清肠液，饮水量不足 1000mL 就可达到同样的清肠效果。导泻效果不理想时，可

用灌肠法。

④ 根据医嘱术前给予患者肌内注射地西泮 5～10mg，由于药物会使患者对疼痛的反应性降低，发生肠穿孔等并发症时腹部症状可不明显，应予特别注意。术前半小时用阿托品 5mg 或山莨菪碱 10mg 肌内注射。

2. 术中护理

① 协助患者采取合适的体位，叮嘱患者尽量保持身体姿势不要摆动。

② 检查过程中，护士密切观察患者反应，如患者出现腹胀不适，可嘱其做缓慢深呼吸；如出现面色、呼吸、脉搏改变常应停止插镜，同时马上建立静脉通路以备用药及抢救。

3. 术后护理

① 检查结束后，患者稍事休息，观察 15～30min 再离去。嘱患者注意卧床休息，做好肛门清洁。术后 3d 内进少渣饮食。如行息肉摘除、止血治疗者，应给予抗生素治疗、半流质饮食和适当休息 3～4d。

② 注意观察患者腹胀、腹痛及排便情况。腹胀明显者，可行内镜下排气；观察粪便颜色，必要时行粪潜血试验，腹痛明显或排血便者应留院继续观察。如发现剧烈腹痛、腹胀、面色苍白、心率增快、血压下降、粪便次数增多呈黑色，提示并发肠出血、肠穿孔，应及时报告医师，协助处理。

③ 做好内镜的消毒工作，妥善保管，避免交叉感染。

三、腹膜腔穿刺术

腹膜腔穿刺术（abdominocentesis）是为了诊断和治疗腹膜腔疾病，对有腹腔积液的患者进行腹腔穿刺、抽取积液的操作过程。

【目的】

① 抽取腹水进行化验检查，明确腹水的性质，协助诊断。

② 放出适量的腹水，减轻腹腔的压力，缓解压迫症状。

③ 腹腔内注入药物，达到直接治疗和提高治疗效果的作用。

【适应证】

① 腹水原因不明，或疑有内出血者。

② 大量腹水引起难以忍受的呼吸困难及腹胀者。

③ 需腹腔内注药或腹水浓缩再输入者。

【禁忌证】

① 广泛腹膜粘连者。

② 有肝性脑病先兆、棘球蚴病及巨大卵巢囊肿者。

③ 大量腹水伴有严重电解质紊乱者禁忌大量放腹水。

④ 精神异常或不能配合者。

【操作方法】

① 协助患者采取合适的体位。根据需要可取平卧、半卧、稍左侧卧位或靠椅上坐位。

② 选择适宜穿刺点。常选择脐与左髂前上棘连线的中外 1/3 交界处，也有选择脐与耻骨联合上缘间连线的中点上方 1cm 偏左或右 1～2cm 处，或脐平面与腋前线或腋中线交点处。对少量或包裹性腹水，需在 B 超定位下穿刺。

③ 常规消毒穿刺部位皮肤，戴无菌手套，铺无菌孔巾，由皮肤至腹膜壁层以 2%利多卡

因做局部麻醉。

④ 左手固定穿刺部皮肤，右手持针经麻醉处垂直刺入腹壁，待针锋抵抗感突然消失时，表示针尖已穿过腹膜壁层，即可抽取腹水，并留样送检。诊断性穿刺，可直接用 20mL 或 50mL 注射器及适当针头进行。大量放液时，可用 8 号或 9 号针头，并于针座接一橡皮管，以输液夹子调整速度，将腹水引入容器中记录量并送化验检查。

⑤ 腹腔放液速度不宜过快，量不宜过大。肝硬化患者一次放腹水一般不超过 3000mL，过度放液易于诱发肝性脑病和电解质紊乱，但在补充输注大量白蛋白的基础上，也可以大量放液。

⑥ 抽液完毕后拔出穿刺针，穿刺点用碘伏消毒，覆盖无菌纱布，用胶布固定，稍用力压迫穿刺部位数分钟，并用多头绷带包扎腹部。

【护理】

1. 术前准备

① 做好患者的思想工作，向患者说明穿刺的目的和大致过程，消除患者顾虑，争取充分合作。

② 测量血压、脉搏，量腹围，检查腹部体征。

③ 备好腹腔穿刺用物，如穿刺包、麻醉药、消毒用品、无菌试管等。

④ 嘱患者术前排尿，以防刺伤膀胱。

2. 术中护理

① 协助患者采取合适的体位。

② 检查过程中，护士应随时观察患者神志、面色、脉搏、呼吸等，如有异常，要告诫术者减缓放液速度甚至停止抽液，并适时做些解释工作。

3. 术后护理

① 大量放液后需束以多头腹带，以防腹压骤降，内脏血管扩张而引起休克。嘱患者卧床休息 24h。

② 测量血压、脉搏，量腹围，以便观察病情变化。

③ 密切观察穿刺部位有无渗液、渗血，有无腹部压痛、反跳痛和腹肌紧张的腹膜感染征象。

【注意事项】

① 严格招待无菌技术操作规程，防止感染。

② 穿刺点应视病情及需要而定，急腹症时穿刺点最好选择在压痛点及肌紧张最明显的部位。

③ 勿在腹部手术瘢痕部位或肠袢明显处穿刺，妊娠时应在距子宫外缘 1cm 处穿刺。

④ 少量腹水进行诊断性穿刺时，穿刺前宜令患者先侧卧于拟穿刺侧 3～5mim。对腹水量多者，进行腹腔穿刺时，应先将其腹壁皮肤向下向外牵拉，然后穿刺，拔针后可使皮肤针眼与腹肌针眼错开，以防腹水沿针眼外溢。

⑤ 大量放腹水可能引起电解质紊乱、血浆蛋白大量丢失，除特殊情况外一般不予放液。初次放液不宜超过 3000mL（如有腹水回输设备则不在此限）。血性腹水留取标本后应停止放液。

⑥ 腹带不宜过紧，以免造成呼吸困难。

⑦ 术后穿刺处如有腹水外溢，可用火棉胶涂抹，及时更换敷料，防止伤口感染。

⑧ 大量放液者，应卧床休息 8～12h，并密切观察病情变化。

⑨ 有粘连型结核性腹膜炎、卵巢肿瘤、包囊虫病、动脉瘤者应慎行或禁忌腹腔穿刺。

四、肝穿刺活组织检查术

肝穿刺活组织检查术（liver biopsy）简称肝活检，是用穿刺的方法采集肝组织标本进行组织学检查或制成涂片做细胞学检查，以明确肝疾病、了解肝病演变过程、观察治疗效果以及判断预后。

【适应证】

① 原因不明的肝大、肝功能异常者。

② 原因不明的黄疸及门静脉高压者。

【禁忌证】

① 全身情况衰竭者。

② 肝外阻塞性黄疸、肝功能严重障碍、腹水者。

③ 肝棘球蚴病、肝血管瘤、肝周化脓性感染者。

④ 严重贫血或有出血倾向者。

【操作方法】

① 患者取仰卧位，身体右侧靠近床沿，并将右手置于枕后，嘱患者保持固定的体位。

② 确定穿刺点，一般取右侧腋中线 8～9 肋间叩诊呈实音处穿刺。如疑诊肝癌、肝脓肿者，应在 B 超定位下进行。

③ 常规消毒穿刺部位皮肤，铺无菌孔巾，用 2%利多卡因由皮肤至肝被膜进行局部逐层麻醉。

④ 备好快速穿刺套针，根据穿刺目的不同，多选择 12 号或 16 号穿刺针，活检时选较粗的穿刺针。取 10～20mL 注射器 1 支，吸取 3～5mL 无菌生理盐水后与穿刺针连接。

⑤ 先用穿刺锥在穿刺点皮肤上刺孔，由此孔将穿刺针沿肋骨上缘与胸壁呈垂直方向刺入 5～11cm，然后将注射器内液推注 0.5～1.0mL，冲出存留在穿刺针内的组织，以免针堵塞。

⑥ 将注射器抽吸成负压并保持，同时嘱患者先深吸气，然后于深呼气后屏气，术者将穿刺针迅速刺入肝内，穿刺深度不超过 6cm，立即进行抽吸，吸得标本后，立即拔出。

⑦ 穿刺部位以无菌纱布按压 5～10min 后胶布固定，以多头腹带束紧 12h，压上小沙袋 4h。

⑧ 将抽吸的肝组织标本制成玻片，或注入 95%乙醇或 10%甲醛固定液送检。

【护理】

1. 术前准备

① 根据医嘱测定患者肝功能、出凝血时间、凝血酶原时间及血小板计数。若出现异常应据医嘱肌内注射维生素 K 10mg，连用 3d 后复查，正常者方可施术。

② 术前行胸部 X 线检查，观察有无肺气肿、胸膜增厚。

③ 向患者解释穿刺的目的、意义、方法，消除顾虑和紧张情绪，并训练其屏息呼吸方法（深吸气，呼气，憋住气片刻），以利术中配合。情绪紧张者可于术前 1h 口服地西泮，穿刺前测量血压、脉搏。

2. 术中配合

① 协助患者采取合适的体位，叮嘱患者保持身体不要摆动，避免咳嗽动作。

② 检查过程中，护士应随时观察患者面色、脉搏、呼吸等，如有改变，要适时做解释工作，并嘱患者肌肉放松，缓解紧张情绪。

3. 术后护理

① 术后患者应平卧24h。

② 测量血压、脉搏，开始4h内每15～30min测1次。如有脉搏细速、血压下降、烦躁不安、面色苍白、出冷汗等内出血征象，应立即通知医师紧急处理。

③ 观察穿刺部位，注意有无伤口渗血、红肿、疼痛。若穿刺部位疼痛明显，应仔细查明原因，如为一般组织创伤性疼痛，可遵医嘱给予止痛药，如为气胸、胸膜休克或胆汁性腹膜炎，应及时处理。

（卢芬　王芳）

本章小结

恶心、呕吐、腹痛、腹泻是消化系统疾病常见的症状体征，应按照护理程序进行护理。

胃炎是不同病因所致的胃黏膜炎症，分为急性和慢性两大类型。急性胃炎常见病因是药物、急性应激、乙醇等。慢性胃炎的病因目前认为与幽门螺杆菌感染、饮食和环境因素、自身免疫等因素有关。护理的重点是合理饮食，规范治疗。

消化性溃疡主要指发生于胃和十二指肠黏膜的慢性溃疡，即胃溃疡和十二指肠溃疡。胃酸和胃蛋白酶的消化作用是溃疡形成的基本因素。幽门螺杆菌感染是消化性溃疡的主要病因。消化性溃疡的典型症状是慢性、周期性和节律性上腹痛。护理的重点是缓解疼痛、合理用药、防止并发症。

胃癌是人类常见的恶性肿瘤，居全球肿瘤发病和癌症死亡率的第二位。早期多无症状，部分患者可出现消化不良表现。进展期胃癌，上腹痛为最早出现的症状。手术治疗是目前唯一有可能根治胃癌的方法。护理的重点是疼痛护理和精神支持。

肠结核是结核杆菌侵犯肠道引起的慢性特异性感染。主要位于回盲部，临床表现包括腹痛、腹泻和便秘，少数有瘘管形成。

溃疡性结肠炎是一种病因未明的直肠和结肠的慢性炎症性疾病，病理表现为结肠黏膜和黏膜下层有慢性炎症细胞浸润和多发性溃疡形成。护理重点在于对症护理。

肝硬化是一种以肝组织弥漫性纤维化、假小叶形成和再生结节为特征的慢性肝病。以肝功能损害和门静脉高压为主要表现，晚期出现严重并发症。引起肝硬化的病因，我国最为常见的是病毒性肝炎。目前无特效治疗护理方法，重在延缓肝功能。

原发性肝癌是指肝细胞或肝内胆管细胞发生的癌肿，是较常见的恶性肿瘤。早期缺乏典型症状，一旦出现症状而就诊者病程大多已进入中晚期，肝区疼痛是肝癌最常见的症状。甲胎蛋白（AFP）是诊断肝细胞癌最特异性的标志物。早期应尽量采取手术切除，对不能手术切除者可运用多种方法综合治疗。护理的重点是减轻疼痛，心理支持，营养支持等。

肝性脑病又称肝性昏迷，是严重肝病引起的、以代谢紊乱为基础的中枢神经系统功能失调的综合征，其主要临床表现是意识障碍、行为失常和昏迷。肝性脑病由轻到重分为四期。一期（前驱期）、二期（昏迷前期）、三期（昏睡期）、四期（昏迷期）治疗要点包括消除诱因、减少肠内毒物的生成和吸收促进有毒物质的代谢清除、对症治疗和肝移植等。

急性胰腺炎指胰腺分泌的消化酶引起胰腺组织自身消化的化学性炎症。临床主要表现为急性上腹痛、发热、恶心、呕吐、血和尿淀粉酶增高，重症伴腹膜炎、休克等并发症。引起急性胰腺炎的病因较多，我国以胆道疾病为常见病因，治疗原则为减轻腹痛、减少胰腺分泌、防止并发症。护理重点是解除疼痛和禁食。

上消化道出血是指 Treitz 韧带以上的消化道，包括食管、胃、十二指肠、胰、胆道病变引起的出血，以及胃空肠吻合术后的空肠病变出血。主要临床表现为呕血和（或）黑粪，常伴有血容量减少而引起急性周围循环衰竭，严重者导致失血性休克而危及患者生命。护理的重点在于促进止血，防止休克。

案例分析

案例 1

患者，男性，45 岁，3 年前起中上腹部隐痛，呈间歇性，通常于饭前或饭后 4～5h 发生，偶尔睡眠时发生疼痛，进食后疼痛可好转，有时嗳气、反酸，未予治疗。此后每年冬天出现上述症状，尤其是饮食不当、劳累或心情不佳时易发生。当地医务室诊为“胃炎”，服药后缓解。4d 前上腹疼痛加剧，服阿托品无效，进食后不缓解，昨日解柏油样便 2 次、每次约 200g，故来院诊治。体检：T 36.9℃，P 96 次/分，R 22 次/分，BP 14.6/9.3kPa。神清，查体合作，面色稍黄，口唇无苍白及发绀，两肺无异常；心律齐，无病理性杂音。腹软，中上腹有轻度压痛，肝脾未及，移动性浊音（－）。实验室检查：WBC 5.0×10^9/L，Hb 100g/L。尿常规（－），大便潜血（＋＋＋）。

问题：

1. 存在哪些护理诊断/问题？
2. 主要护理要点是什么？

案例 2

患者，男性 55 岁，工人。主诉因腹胀、乏力、少尿住院。既往有“慢性肝病史”12 年。查：体温 37℃，脉搏 100 次/分，呼吸 22 次/分，血压 100/60mmHg。一般情况差，神情，面色灰暗，面部及颈部皮肤有散在蜘蛛痣。颈软，无颈静脉怒张，腹软隆起。腹壁静脉显露，移动性浊音阳性，肠鸣音正常。入院后 5d 患者感冒发热，淡漠少言，计算力差，定向力、理解力减退。昼睡夜醒，扑翼样震颤（＋），腱反射亢进。实验室检查：白细胞计数 3.6×10^9/L，血小板 80×10^9/L，ATL 120U/L，血气分析示代谢性碱中毒。

问题：

1. 存在哪些护理诊断/问题？
2. 主要护理要点是什么？

案例 3

患者，女性，49 岁，乙型肝炎病史 12 年，近 2 年来患者经常出现乏力、腹胀、少尿，1 周前上述症状加重而住院。住院检查：巩膜黄染，腹部膨隆，脾肋下 3cm，肝浊音界缩小，移动性浊音阳性。超声检查见肝内纤维增生，肝门静脉和脾静脉增宽，可见液性暗区。1 小时前患者因食硬烙饼出现呕血，量约 1000mL，色红。查体：神志清，血压 80/50 mmHg，脉搏 124 次/分。

问题：

1. 该患者的医疗诊断是什么？

2. 提出患者目前存在的2～3个护理诊断，并列出主要的护理措施。

3. 患者上消化道出血后不久出现言语不清、举止反常、昼睡夜醒，并可引出扑翼样震颤，脑电图有特征性改变，试问患者此时出现什么并发症？针对此时患者的具体情况，护士应采取哪些护理措施？

目标检测

A_1 型单项选择题

1. 胃壁细胞可分泌（　　）。

A. 胃蛋白酶原　　B. 胃液　　C. 胃蛋白酶

D. 盐酸和内因子　　E. 胃泌素

2. 十二指肠的好发部位是（　　）。

A. 十二指肠降部　　B. 十二指肠球部　　C. 十二指肠水平部

D. 十二指肠升部　　E. 十二指肠与空肠连接部

3. 上消化道出血量大于多少时，可使大便潜血试验呈阳性（　　）。

A. 5mL　　B. 10mL　　C. 15mL

D. 50mL　　E. 80mL

4. 出现黑粪其出血量至少应是（　　）。

A. 5mL　　B. 30mL　　C. 60mL

D. 100mL　　E. 400mL

5. 下列消化系统疾病的护理哪项不妥（　　）。

A. 呕吐后应漱口

B. 便秘时可多吃蔬菜水果

C. 腹泻时可多吃高蛋白、高脂饮食

D. 腹胀时可用肛管排气

E. 消化道出血后不宜立即灌肠

6. 急性糜烂性胃炎的主要临床表现是（　　）。

A. 上消化道出血

B. 上腹部疼痛、烧灼感

C. 恶心、呕吐

D. 上腹饱胀、食欲缺乏、嗳气等

E. 上腹部隐痛

7. 确诊慢性胃炎的主要依据是（　　）。

A. 活组织检查　　B. 胃肠钡餐检查　　C. 纤维胃镜检查

D. 胃液分析　　E. 血清学检查

8. 西咪替丁治疗消化性溃疡的机理是（　　）。

A. 质子泵阻滞剂　　B. H_2 受体拮抗剂　　C. 抗酸药

D. 加速胃排空　　E. 延缓胃排空

9. 下面有关十二指肠溃疡病的描述错误的是（　　）。

A. 疼痛部位在上腹正中或稍右

B. 有夜间痛醒史

C. 进餐后疼痛可缓解

D. 疼痛发生于进食后 30～60min

E. 疼痛规律是疼痛→进食→缓解

10. 与消化性溃疡发病相关的损害性因素中，占主导的是（　　）。

A. 幽门螺杆菌感染　　B. 饮食失调　　C. 吸烟

D. 精神因素　　E. 胃酸、胃蛋白酶

A_2 型单项选择题

11. 西咪替丁和雷尼替丁属于（　　）。

A. 抗胆碱能药物　　B. 胃泌素受体拮抗剂　　C. 组胺 H_1 受体拮抗剂

D. 组胺 H_2 受体拮抗剂　　E. H^+-K^+-ATP 酶抑制剂

12. 消化性溃疡患者饮食护理错误的一项是（　　）。

A. 少量多餐　　B. 面食为主　　C. 忌酸辣、油煎食物

D. 少量出血时可进食热流质　　E. 定时进餐，可进食低脂肪饮食

13. 目前根治原发性肝癌的最佳方法是（　　）。

A. 综合治疗　　B. 手术治疗　　C. 中医治疗

D. 化学治疗　　E. 放射治疗

14. 幽门梗阻突出的表现是（　　）。

A. 餐后腹胀　　B. 呕吐隔夜食　　C. 电解质紊乱

D. 失水　　E. 腹痛

15. 肝硬化腹水产生机理不包括（　　）。

A. 门静脉高压　　B. 血清白蛋白减少　　C. 肾小球滤过率减少

D. 醛固酮增多　　E. 脾功能亢进

16. 陈女士，患肝硬化 2 年。现患者意识模糊、昼睡夜醒。考虑为（　　）。

A. 肝硬化失代偿期　　B. 肝性脑病Ⅰ期　　C. 肝性脑病Ⅱ期

D. 肝性脑病Ⅲ期　　E. 肝性脑病Ⅳ期

17. 男性，65 岁。胃溃疡病史 20 年，常于餐后出现中上腹疼痛，服氢氧化铝可缓解。近 1 年来疼痛不似从前有规律，且服氢氧化铝也难缓解，伴消瘦，来诊。查大便潜血阳性，最可能的诊断是（　　）。

A. 胃溃疡伴溃疡出血　　B. 胃、十二指肠溃疡出血

C. 胃癌出血　　D. 慢性胃炎出血

E. 食管静脉曲张破裂出血

18. 患者，男性，压迫止血期间，突然出现躁动、发绀、呼吸困难。此时应立即（　　）。

A. 报告医生　　B. 吸氧　　C. 应用呼吸兴奋药

D. 应用镇静药　　E. 放去气囊内气体

19. 患者于中午进餐后，晚 6 时出现上腹痛，伴呕吐。查体：体温 37.7℃，上腹部压痛

明显，无放射痛，肠鸣音亢进。血、粪常规无异常。最可能患的疾病是（　　）。

A. 急件胃炎　　B. 急性胰腺炎　　C. 急性胆囊炎

D. 急性肠炎　　E. 胃溃疡

20. 患者腹痛剧烈，检腹式呼吸消失，腹肌广泛紧张，硬如木板，全腹有压痛、反跳痛，应考虑（　　）。

A. 消化性溃疡　　B. 急性阑尾炎　　C. 急性胰腺炎

D. 急性弥漫性腹膜炎　　E. 急性肝炎

A_3 型单项选择题

（21～23 题共用题干）

赵先生，50 岁。因肝硬化食管静脉曲张、腹水入院治疗。放腹水后出现精神错乱、幻觉，伴有扑翼样震颤、脑电图异常等肝性脑病表现。

21. 此时患者可能处于肝性脑病的哪一期（　　）。

A. 前驱期　　B. 昏迷前期　　C. 昏睡期

D. 浅昏迷期　　E. 深昏迷期

22. 护士遵医嘱用硫酸镁导泻，必须密切观察病情，但以下哪项不属于重点观察的内容（　　）。

A. 体温　　B. 脉搏　　C. 血压

D. 尿量　　E. 排便量

23. 目前给患者安排哪种饮食为宜（　　）。

A. 给予低蛋白饮食　　B. 保证总热量和糖类摄入

C. 补充大量维生素 A　　D. 给予富含粗纤维饮食

E. 限制含钾食物的摄入

（24～26 题共用题干）

患者朱先生男 50 岁，患肝硬化已 4 年，今日因饮食不当而突然出现呕血多次，伴神志恍惚、四肢厥冷、无尿，脉搏 124 次/分，血压 10/6.7kPa。

24. 判断其出血量为（　　）。

A. 300～500mL　　B. 500～800mL　　C. 800～1000mL

D. 1000～1500mL　　E. ＞1500mL

25. 对朱先生首先采取的护理措施是（　　）。

A. 四肢保暖　　B. 吸氧　　C. 配血

D. 建立静脉通路　　E. 准备双气囊三腔管

26. 护士应估计到朱先生大出血可诱发（　　）。

A. 感染　　B. 心力衰竭　　C. 肾衰竭

D. 肝性脑病　　E. 腹水

（27～28 题共用题干）

男，48 岁，解黏液脓血便 6 个月，伴里急后重，体检：一般情况尚可，心、肺无异常，左下腹有轻度压痛。

27. 应补充询问下列哪项病史最有诊断意义（　　）。

A. 不洁饮食史　　B. 饮牛奶史　　C. 盗汗、午后潮热史

D. 疫水接触史　　E. 家庭史

28. 该患者下一步做哪项检查最合适（　）。

A. 血沉测定　　B. α_2 球蛋白测定　　C. 粪便检查

D. 结肠镜检查　　E. 腹腔镜检查

（29～30 题共用题干）

男，28 岁，解黏液脓血便 2 年伴有下腹部轻度疼痛。近日腹痛加重，高热、衰弱。体检：神萎，体温 39℃，消瘦面容，心率 110 次/分，律齐；肺部无异常；腹部膨隆，全腹有压痛，肠鸣音消失。

29. 该患者选做哪项检查最合适（　）。

A. 血白细胞计数　　B. 血沉　　C. 心电图

D. 腹部 B 超　　E. 腹部 X 线平片

30. 该患者最可能的诊断是（　）。

A. 肠结核并发肠梗阻　　B. 溃疡性结肠炎并发中毒性巨结肠

C. 克罗恩病　　D. 肠痉挛　　E. 大肠癌

A_4 型单项选择题

（31～33 题共用题干）

女性，38 岁，反复上腹痛伴反酸 10 多年，近来疼痛加剧，服抗酸药等不能缓解。近 1 周来上腹痛伴呕吐，呕吐量有时较大，呕吐物带有发酵味，查体：上腹部压痛，有振水音。

31. 以下哪项治疗是错误的（　）。

A. 奥美拉唑　　B. 西咪替丁　　C. 硫糖铝

D. 山莨菪碱　　E. 胶体次枸橼酸铋

32. 为明确诊断、上述病例需采取的措施是（　）。

A. 腹部 B 超　　B. 上消化道气钡双重造影

C. 胃肠减压后内镜检查　　D. 直接内腹内镜检查

E. 腹部 CT

33. 上述病例最可能的诊断是（　）。

A. 复合性溃疡　　B. 胃窦癌伴幽门梗阻

C. 神经性呕吐　　D. 十二指肠溃疡伴幽门梗阻

E. 胆汁反流性胃炎

（34～36 题共用题干）

赵女士，39 岁。夜间发作性腹部烧灼样痛数月余，进食后能迅速缓解，昨起柏油样便 3 次，今晨起床突然呕血 500mL，随即晕倒。体检：体温 37.5℃，脉搏 124 次/分，呼吸 24 次/分，血压 80/50mmHg，神志恍惚、面色苍白、四肢厥冷、尿量减少。

34. 该患者的基本病因是（　）。

A. 胃小弯溃疡　　B. 浸润型胃癌

C. 食管-胃底静脉曲张　　D. 十二指肠球部溃疡

E. 急性出血性胃炎

35. 目前发生了什么情况（　）。

A. 感染性休克　　B. 失血性休克　　C. 肠系膜动脉栓塞

D. 急性穿孔　　E. 肝性脑病

36. 该患者的病情观察重点是下列哪一项（　　）。

A. 生命体征　　B. 意识障碍程度　　C. 尿量多少

D. 瞳孔大小变化　　E. 出血量、色、性状

（37～40 题共用题干）

男性患者，50 岁。肝硬化腹水 9 年余，常有上腹部不适，纳差、乏力，牙龈出血，皮肤色素沉着，今早餐后突然呕褐色血液和胃内容一次，量约 600mL，来医院急诊。

37. 该患者的治疗措施，下列哪一项不妥（　　）。

A. 补充血容量或输新鲜血液

B. 静脉滴注垂体后叶素

C. 双气囊三腔管压迫止血

D. 去甲肾上腺素洗胃

E. 内镜直视下止血

38. 患者 2 天后突然意识不清，估计出现的并发症是（　　）。

A. 肝性脑病　　B. 肝-肾综合征　　C. 胰性脑病

D. 肝-肺综合征　　E. 肺性脑病

39. 为清除肠道积血，减少氨生成，可采取的措施是下列哪一项（　　）。

A. 口服巴龙霉素　　B. 应用降氨药　　C. 肥皂水灌肠

D. 口服支链氨基酸　　E. 人工肝

40. 病情稳定后的健康指导，下列哪一项是错误的（　　）。

A. 保持大便通畅　　B. 积极预防感染　　C. 注意充分休息

D. 选择合理膳食　　E. 严禁腹穿放腹水

（卢芬　王芳）

第五章　泌尿系统疾病患者的护理

第一节　泌尿系统概述

学习目标

1. 能正确描述泌尿系统的解剖结构与生理功能。
2. 能准确简述泌尿系统的解剖特点与疾病关系。

泌尿系统主管机体尿液的生成和排泄功能，由肾脏、输尿管、膀胱、尿道及有关的血管和神经组成。其中肾脏是最重要的器官，它不仅生成尿液排泄机体的代谢废物，调节水、电解质和酸碱平衡，而且具有重要的内分泌功能。

（一）肾脏的解剖与组织学结构

肾实质可分为表层的肾实质和深层的肾髓质。肾皮质富含血管有许多红色点状细小颗粒，由肾小体与肾小管组成。肾髓质色淡红，约占肾实质厚度的2/3，由15～20个呈圆锥形的肾锥体组成，锥体的尖端终止于肾乳头。肾单位和集合管生成的尿液，经集合管在肾乳头的开口处流入肾小盏，在进入肾大盏和肾盂，最后经输尿管进入膀胱。排尿时，膀胱的尿液经尿道排出体外。

每个肾脏有100万～120万个肾单位，肾单位包括肾小体和肾小管两部分，是尿生成的基本结构。肾小体是由肾小球和肾小囊构成的球状结构。肾小球为肾单位的起始部分，包括入球小动脉、毛细血管丛、出球小动脉及系膜组织。每一个肾小球的入球小动脉分成20～40条毛细血管袢组成毛细血管球，后者汇合于出球小动脉离开肾小球。系膜组织填充于毛细血管之间，由系膜细胞和基质组成，起支架、调节毛细血管血流、修补基质以及清除异物和代谢产物的作用。系膜细胞的异常增生、系膜基质增多及免疫球蛋白沉积是某些肾小球疾病的病理基础。肾小管由近端小管、髓袢细段、远端小管3部分组成。近端小管包括近曲小管和髓袢降支粗段，远端小管包括远曲小管和髓袢升支粗段。远端小管最后汇入集合管。

肾小球的毛细血管内的血浆经滤过进入肾小囊，其间的结构成为滤过膜。肾小球滤过膜从内向外可分为三层结构：肾小球毛细血管壁内皮细胞，肾小球毛细血管基膜，肾小囊上皮细胞。肾小球滤过膜对分子粒径不同的溶质具有不同的通透性；分子所带电荷不同，也影响滤过膜对溶质的通透性。病理情况下，滤过膜的面积和通透性可发生变化，从而影响肾小球的滤过。

肾小球旁器由球旁细胞、远曲小管的致密斑和相邻的肾小球外系膜细胞组成。球旁细胞位于入球小动脉终末部的中膜内，其细胞质内含有分泌颗粒，是分泌肾素的细胞。致密斑对远曲血管液中Na^+、Cl^-浓度变化敏感，可影响肾素的释放。肾小球外系膜细胞在管-球反馈信号转导中起关键作用。

（二）肾脏的生理功能

1. 肾小球的滤过功能

正常成人双侧肾脏血流量约为1L/min，当血液流经肾小球时，除血细胞和大分子蛋白质外，几乎所有的血浆成分均可通过肾小球滤过膜进入肾小囊，形成于血浆等渗的原尿，即肾小球滤过液。肾小球滤过率（GFR）受滤过膜的通透性、滤过面积、有效滤过压及肾血流量的影响。

2. 肾小管功能

（1）重吸收功能　原尿流经肾小管，肾小管对小管液中的不同溶质进行选择性的重吸收。

（2）分泌和排泄功能　肾小管上皮细胞可将本身产生的或血液内的某些物质排泌到尿中，如H^+、NH_3、肌酐和某些药物等，以调节机体电解质和酸碱平衡和排出废物。

（3）浓缩和稀释功能　肾脏对谁有强大的调节功能。肾衰竭患者的肾脏对水的调节功能障碍，可发生水潴留或脱水。

3. 肾脏的分泌功能

肾脏所分泌的激素分为血管活性激素和非血管活性激素。其中，血管活性激素参与肾生理功能，调节肾脏的血流动力学和水钠代谢，包括肾素、前列腺素、激肽释放酶等。非血管活性激素包括1-羟化酶和促红细胞生成素。

（三）肾脏疾病的病因

引起肾脏疾病的病因很多，如变态反应、感染、肾血管病变、代谢异常、先天性疾病、药物和毒物以及任何减少肾脏血流量的因素等，其中某些疾病病因及发病机制还不完全清楚。各种肾脏疾病持续发展，均可导致严重的肾功能不全，产生代谢产物潴留，水、电解质及酸碱平衡失调，使全身各系统均受到损害，严重威胁患者的生命。

（高欣）

第二节　泌尿系统疾病常见症状和体征的护理

学习目标

1. 能准确简述泌尿系统疾病常见症状和体征的病因、发病机制、诊断和治疗要点。
2. 能正确解释泌尿系统疾病常见症状和体征的概念，描述其临床表现。
3. 能运用护理程序的方法，对泌尿系统疾病常见症状和体征患者进行正确的护理和健康指导。
4. 在护理实践中，体现护士对患者的爱伤精神和人文关怀。

一、肾性水肿

肾性水肿（renal edema）是由肾脏疾病引起人体组织间隙过多液体积聚而导致的组织肿胀，是肾小球疾病最常见的症状。肾性水肿分肾炎性水肿和肾病性水肿。肾炎性水肿主要由于肾小球滤过率（GFR）下降，而肾小管重吸收基本正常，从而导致“球-管失衡”，引起水钠潴留。同时，毛细血管通透性增高可进一步加重水肿。多见于急慢性肾小球肾炎。肾病性水肿主要是由于长期、大量蛋白尿造成血浆蛋白过低，血浆胶体渗透压降低，液体从血管内渗入组织间隙而致水肿，多见于肾病综合征患者。

（一）护理评估

（1）健康史　评估水肿发生的诱因，水肿的部位、特点以及随时间变化水肿的进展情况；询问治疗经过尤其是用药情况；有无其他病史如原发性高血压、系统性红斑狼疮、过敏性紫癜、糖尿病等。

（2）身体状况　评估患者有无晨起眼睑、颜面部水肿、“肾炎面容”甚至足踝、下肢、全身性水肿。评估患者水肿的范围、程度、特点，有无肺部啰音、心包摩擦音及腹部有无移动性浊音等；有无尿量减少、呼吸困难、头晕、乏力、腹胀等伴随症状；检查患者精神状态、生命体征。

（3）心理-社会状况　评估患者有无精神紧张、恐惧等表现，有无抑郁、悲观等情绪变化。

（4）实验室及其他检查　评估患者尿常规、尿蛋白定性和定量、血清电解质、肾功能检查结果，评估肾功能状况及损害程度、静脉肾盂造影、B超等，了解肾脏大小及有无梗阻、畸形等。

（二）护理诊断/问题

（1）体液过多　与水钠潴留及低蛋白血症等因素有关。

（2）有感染的危险　与营养不良、应用激素或免疫抑制剂，导致机体抵抗力下降等有关。

（3）有皮肤完整性受损的危险　与水肿部位循环不良、抵抗力下降有关。

（三）护理目标

① 患者水肿减轻或消退。

② 患者不发生感染或感染被控制。

③ 患者皮肤完整，无压疮发生。

（四）护理措施

1. 一般护理

（1）休息与体位　严重水肿者卧床休息，轻度水肿者也应注意休息，避免劳累，并经常更换体位，防止水肿部位长时间受压。大量胸腹腔积液、呼吸困难的患者，取半卧位；颜面水肿患者宜抬高床头。

（2）饮食护理

① 限制水和钠盐的摄入：轻中度水肿、高血压患者给予低盐饮食，食盐＜3g/d；严重水肿少尿、无尿者，无盐饮食，烹调时可用糖、醋调味，同时严格控制入水量，每日入水量为不显性失水（约500mL）加上前一日尿量，宁少勿多。

② 调节蛋白质摄入：如水肿主要因低蛋白血症引起，在无氮质潴留时，给予正常量优质蛋白饮食，1g/(kg·d)；对于有氮质血症的患者，应限制食物中蛋白质的摄入，按0.5～0.8g/(kg·d)供给。

③ 足够的热量：低蛋白饮食的患者需注意热量充足，以免引起负氮平衡。

2. 病情观察

定期测量患者的体重，记录24h出入量；观察并记录患者的生命体征，尤其是血压的变化；观察水肿消长情况，有无胸腹腔积液、心包积液的表现，有无急性左心衰的表现；密切监测尿常规、肾功能、血浆蛋白、血清电解质等的变化。

3. 预防感染、防止压疮

① 保持清洁的病区环境，减少病区的探访人次；各项护理操作应严格按照护理规范，防止医源性感染。

② 保持皮肤清洁，每天温水擦洗，防治损伤及感染；被褥及衣服应干净、柔软、整洁、无皱褶。

③ 经常变换体位，对年老体弱者协助翻身，软垫支撑受压部位，并给予适当按摩，男性有阴囊水肿者用托带托起阴囊。

4. 用药护理

遵医嘱使用利尿药、糖皮质激素或其他免疫抑制剂。观察药物的疗效及可能出现的副作用。长期使用利尿药可出现电解质紊乱如低钾血症、低钠血症及血容量不足，用药期间应严密监测生命体征，准确记录24h出入量，定期查看电解质及血气分析结果，发现问题，及时处理。

长期使用糖皮质激素的患者可出现：①满月脸、痤疮、多毛、向心性肥胖；②情绪不稳定、烦躁、失眠；③血压升高，血脂、血糖升高，低钾血症等电解质紊乱；④诱发或加重消化性溃疡；⑤骨质疏松甚至股骨头无菌性坏死；⑥机体抵抗力下降。护理措施包括：①告知患者合理用药的重要性，强调不可随意增减或骤停激素；②口服激素应在饭后服用，以减少对胃黏膜的刺激；③密切观察患者的精神状态、生命体征、电解质及血糖等的变化；④服药期间给予低盐、高蛋白、含钾钙丰富的食物，注意补充钙和维生素D；⑤做好皮肤护理，痤疮不可用手挤，用清水洗脸；⑥大剂量激素冲击治疗时，做好保护性隔离，防止继发感染。

对于使用环磷酰胺等免疫抑制剂的患者，应注意观察有无骨髓抑制、肝损害、脱发等不良反应。

二、膀胱刺激征

膀胱刺激征是膀胱颈和膀胱三角区受到炎症或理化因素刺激时出现尿频（frequent micturition）、尿急（urgent micturition）、尿痛（odynuria）合称为膀胱刺激征。尿频是指单位时间内排尿次数增加；尿急是指一有尿意即迫不及待要排尿的感觉；尿痛是指排尿时会阴部、耻骨上区或尿道内痉挛性疼痛或烧灼感。常见于泌尿系统感染、结石、肿瘤、尿道及前列腺炎。

（一）护理评估

（1）健康史　询问患者既往有无泌尿系统感染、结石、畸形、结核及前列腺增生症等病史，起病前有无明显诱因；女性患者有无妇科炎症病史，是否妊娠；有无留置导尿、尿路器械检查、尿道外伤史；是否伴有发热、肾区疼痛等；起病以来的治疗经过、用药史。

（2）身体状况　了解膀胱刺激征的发生经过、特点和程度，如起病缓急、持续时间、每小时排尿次数及每次排尿量；患者精神状态，体温有无升高；肾区有无压痛、叩击痛，输尿管点有无压痛，尿道口有无红肿、渗出物等。

（3）心理-社会状况　膀胱刺激征引起的不适，对疾病的担心会引起患者紧张焦虑，应注意评估患者的心理状态、家庭情况、社会支持等。

(4) 实验室及其他检查　观察尿常规检测有无白细胞尿、血尿等，尿细菌镜检和定量培养结果；肾功能有无损害；影像学检查明确肾脏的大小、外形有无改变，尿路有无畸形或梗阻。

(二) 护理诊断/问题

(1) 排尿型态异常　尿频、尿急、尿痛，与炎症或理化因素刺激膀胱有关。

(2) 焦虑　与膀胱刺激征引起的不适及担心预后有关。

(三) 护理措施

1. 一般护理

(1) 休息与体位　急性发作期间注意休息，避免劳累，心情尽量放松。指导患者从事一些感兴趣的活动，如听轻音乐、看电视、与人聊天等，以分散患者对身体不适的注意力。

(2) 饮食护理　在无禁忌证的情况下，嘱患者尽量多饮水、勤排尿，以达到不断冲洗尿路的目的，减少细菌和炎性分泌物在尿路停留的时间。每天饮水超过2000mL，保证每日尿量在1500mL以上。同时应摄入清淡、易消化、营养丰富的食物。

2. 病情观察

观察患者膀胱刺激征有无好转，分析病情加重或减轻的原因。观察有无伴随症状，如膀胱刺激征伴有血尿常为结石、结核或肿瘤等；观察病情与精神因素的关系。

3. 对症护理

体温升高者，给予针对物理或药物降温。保持外阴部清洁，避免大便污染尿道口。对于尿痛明显的患者，可以热敷或按摩膀胱区，缓解疼痛。

4. 用药护理

遵医嘱使用抗生素，观察药物的疗效及副作用。嘱患者按时、按量、按疗程服药，勿随意停药以达到彻底治疗的目的。口服碳酸氢钠碱化尿液，可减轻膀胱刺激征。此外，尿路刺激征明显者可予阿托品等抗胆碱能药物对症治疗。

三、尿量异常

正常人尿量平均约1500mL/d，尿量的多少取决于肾小球滤过率、肾小管重吸收量及两者的比例。如成人24h尿量超过2500mL，称为多尿（polyuria），24h尿量少于400mL，称为少尿（oliguria），24h尿量少于100mL，称为无尿（anuria）；若夜尿量超过白天尿量或夜间尿量持续超过750mL，称为夜尿增多。多尿见于多种原因引起的肾小管功能不全，如慢性肾盂肾炎、肾动脉硬化、肾髓质退行性变等，肾小管破坏，降低了肾小管对水的重吸收能力。肾外疾病见于尿崩症、糖尿病、肾上腺皮质功能减退、神经性烦渴等。少尿或无尿是肾小球滤过率降低引起，有三类因素：肾前性（心排血量减少、血容量不足等）、肾实质性（急慢性肾衰竭等）和肾后性（尿路梗阻等）。少尿应注意与尿潴留鉴别。

(一) 护理评估

(1) 健康史　询问患者既往有无引起尿量改变的病史。每日排尿的次数及尿量，有无伴随症状，各项检查的结果。

(2) 身体状况　检查患者的意识状态，测量血压、心率，观察呼吸的频率和深度，测量体重，同时观察皮肤黏膜有无脱水或水肿的改变。

(3) 心理-社会状况　尿量异常往往引起全身多系统的症状，患者有较多的躯体不适。

肾脏疾病尤其是慢性肾衰病程长，预后较差，患者和家属会产生悲观绝望的情绪。

(4) 实验室及其他检查　血清电解质及血气分析判断有无电解质紊乱及酸碱平衡失调；尿常规分析尿液有无异常，尿比重有无改变。

(二) 护理诊断/问题

(1) 体液过多　与肾小球滤过率下降、尿量减少有关。

(2) 有体液不足的危险　与肾小管破坏、尿量过多有关。

(3) 恐惧　与尿量异常导致的多系统症状有关。

(三) 护理措施

1. 一般护理

(1) 休息与体位　为患者提供良好的环境，保持病室清洁、安静、温湿度适宜，以保证患者充分休息。

(2) 饮食护理　准确记录 24h 出入量。多尿患者，多补充水和含钾高的食物，如蘑菇、马铃薯、柑橘等。少尿和无尿患者，严格控制饮水量及输液量，限制含钾高的食物和药物。饮食应清淡、易消化。

2. 病情观察

监测生命体征，观察患者神志，记录 24h 液体出入量；监测血气分析及血电解质，识别各种电解质紊乱、酸中毒的早期征象，如有异常，及时报告医生，配合处理。

3. 对症护理

多饮多尿患者，准备好饮水，水温适当，必要时床旁备屏风，便器置易取处。少尿无尿患者，伴有水肿者做好皮肤护理。

4. 用药护理

遵医嘱及时准确使用药物，少尿无尿患者遵医嘱使用利尿药，观察药物疗效及有无电解质紊乱等副作用。

四、血尿

离心后尿沉渣镜检每高倍视野红细胞超过 3 个或 1h 尿红细胞计数超过 10 万，为血尿(hematuria)，血尿按轻重程度可分为肉眼血尿和镜下血尿。若 1L 尿液中含 1mL 以上的血，尿液外观呈血样或洗肉水样，称肉眼血尿，而镜下血尿外观正常，仅在显微镜下发现较多红细胞。血尿可有各种泌尿系统疾病引起，如肾小球肾炎、泌尿系统结石、结核、肿瘤、血管病变、肾对药物的过敏或毒性反应等；也可由全身性疾病引起，如过敏性紫癜、风湿性疾病等；此外肾下垂、剧烈运动后可发生功能性血尿。

根据血尿来源，临床上常将血尿分为肾小球源性和非肾小球源性。肾小球源性血尿产生的主要原因是肾小球基底膜断裂，红细胞通过该裂缝时受血管内压力挤压受损，受损的红细胞其后通过肾小管各段又受不同渗透压作用，呈现变形红细胞血尿，红细胞容积变小，甚至破裂。所以变形红细胞血尿为肾小球源性，均一形态正常红细胞为非肾小球源性。

(一) 护理评估

(1) 健康史　询问患者有无与血尿有关的疾病史。血尿的表现是肉眼血尿还是镜下血尿，血尿出现在排尿的初始、终末还是全程，有无其他伴随症状。

(2) 身体状况　观察患者面色，测量患者各项生命体征，注意有无发热、高血压；观察皮肤黏膜有无出血；肾区有无叩击痛，输尿管压痛点有无压痛等。

(3) 心理-社会状况　评估血尿是否引起患者的惶恐不安，患者心理压力情况。

(4) 实验室及其他检查　评估尿常规检查、中段尿细菌培养、放射性检查、肾穿刺活检等检查结果，进一步明确血尿原因。

(二) 护理诊断/问题

(1) 排尿异常　血尿，与肾小球滤过增加及泌尿系统损伤出血等有关。

(2) 个人应对无效　与反复发生血尿及病情恢复慢有关。

(三) 护理措施

1. 一般护理

(1) 环境　提供良好的环境，保持病室清洁、安静、温湿度适宜。

(2) 休息与体位　大量血尿时，应卧床休息。

(3) 饮食护理　在不影响血压的基础上，适当多饮水，起到冲洗尿路、预防感染和血块栓塞的作用。

2. 病情观察

观察血尿的颜色和量，判断出血量。观察血尿的来源部位，分清是初始血尿、终末血尿还是全程血尿。起始血尿提示病变在尿道；终末血尿提示病变在膀胱，或有前列腺疾患；全程血尿病变在肾脏且常伴有蛋白及管型。此外，观察血尿的伴随症状，无痛性血尿伴有水肿、高血压、蛋白尿及肾功能损害者多为肾炎或肾病；血尿伴高热或尿路刺激征多为感染性疾病；伴有肾绞痛多为泌尿系统结石所致。中老年人无痛性、均一性的血尿应警惕泌尿系肿瘤。

3. 对症护理

保持会阴部清洁干燥，避免局部感染。

4. 用药护理

合理应用药物，观察药效及不良反应。

五、肾性高血压

肾性高血压（renal hypertension）是由于肾脏疾病引起的高血压，是最常见的继发性高血压。按解剖部位，分为肾实质性高血压及肾血管性高血压。按发病机制，肾性高血压可分为容量依赖型和肾素依赖型两类。前者因水钠潴留引起，限制水钠摄入或增加水钠排出可得到改善，后者常因肾素-血管紧张素-醛固酮系统被激活等引起，应用血管紧张素转换酶抑制剂和钙通道阻滞剂可使血压下降。

(一) 护理评估

(1) 健康史　询问患者有无肾脏病史，如急慢性肾小球肾炎、慢性肾盂肾炎等；有无头痛、头晕及高血压对各脏器的影响，如视物模糊、咳嗽、咳痰等；注意了解患者的伴随症状，如水肿、尿量异常、肾功能减退等。

(2) 身体状况　测量患者各项生命体征尤其血压情况，注意患者有无出现心脏、大脑受累的情况。高血压的程度往往与肾脏疾病的严重程度及预后密切相关。

(3) 心理-社会状况　肾性高血压是慢性肾脏疾病的主要症状之一，病程长、病情反复，患者会出现抑郁、绝望等情绪。

(4) 实验室及其他检查　评估尿常规、肾功能检查、血压监测，心电图、超声、X线检查等结果。

（二）护理诊断/问题

（1）疼痛 头痛，与血压升高有关。

（2）潜在并发症 高血压脑病等，与血压长期升高有关。

（三）护理措施

1. 一般护理

（1）休息与体位 为患者提供安静舒适的环境，多休息，避免劳累，避免情绪激动等。

（2）饮食护理 容量依赖型高血压患者应限制水钠，禁食腌制品等含钠高的食品，减少血容量。

2. 病情观察

监测血压，注意观察有无高血压脑病、急性肺水肿、急性肾衰竭的先兆表现，及时与医生联系，协助处理。

3. 用药护理

利尿药降压时注意患者有无电解质紊乱等副作用发生。肾功能不全时，抗高血压药物易在体内蓄积，对使用血管紧张素转换酶抑制剂等药物的患者应加强不良反应的观察。

（王韧）

第三节 肾小球疾病患者的护理

学习目标

1. 能准确简述急慢肾小球肾炎及肾病综合征的病因、发病机制、诊断和治疗要点。
2. 能正确解释肾小球疾病的临床分型及常见护理诊断。
3. 能运用护理程序的方法，对肾小球疾病患者进行正确的护理和健康指导。
4. 在护理实践中，体现护士对患者的爱伤精神和人文关怀。

一、肾小球疾病概述

肾小球疾病是一组临床表现相似，但病因、发病机制、病理、病程和预后不尽相同，且主要侵犯双肾肾小球的疾病，可分为原发性、继发性和遗传性三大类。原发性肾小球疾病多数病因不清，需除外继发性及遗传性肾小球疾病后才能诊断，它占肾小球疾病的大多数，是我国引起慢性肾衰竭的主要原因。本节主要介绍原发性肾小球疾病。

（一）病因及发病机制

多数肾小球疾病属于免疫介导性炎症疾病，由免疫引起炎症导致肾小球损害。但在疾病进程中也可有非免疫非炎症因素参与，但免疫机制是肾小球疾病的始发机制。

（1）免疫反应 在肾炎发病机制中体液免疫早已成为共识。体液免疫通过在血液循环中形成循环免疫复合物（CIC）和在肾局部形成原位免疫复合物两种途径而致病。近年来的研究为细胞免疫在某些类型肾炎中的致病作用提供了依据。但细胞免疫可否直接诱发肾炎，长期以来一直未得到肯定回答。

（2）炎症反应 免疫反应导致炎症而致病。炎症反应有炎症细胞及炎症介质参与，炎症细胞产生炎症介质，炎症介质又可趋化、激活炎症细胞，各种炎症介质间又相互促进和制约，构成复杂的网络关系。

炎症细胞包括中性粒细胞、单核-巨噬细胞、嗜酸粒细胞、血小板及肾小球固有细胞（如系膜细胞、上皮细胞及内皮细胞）等；炎症介质有生物活性肽、生物活性脂、血管活性胺、补体、凝血及纤溶系统因子、细胞黏附因子、活化氧、活化氮及各种酶等。

（3）非免疫非炎症损伤　虽然免疫介导性炎症在肾小球疾病中占主要地位，但进来研究发现，在疾病的慢性进展过程中存在非免疫机制的参与。如剩余的健存肾单位肾小球内高压、高灌注及高滤过可促进肾小球硬化。高脂血症具有“肾毒性”，大量蛋白尿也是参与肾脏病变过程的独立因素。

（二）原发性肾小球疾病的分型

原发性肾小球疾病可按病理及临床分型。

1. 原发性肾小球肾炎的病理分型

根据世界卫生组织 1995 年制定的肾小球病病理学分类标准分类如下：

（1）轻微性肾小球病变（minor glomerular abnormalities）。

（2）局灶性节段性病变（focal segmental lesions），包括局灶性肾小球肾炎（focal glomerulonephritis）。

（3）弥漫性肾小球肾炎（diffuse glomerulonephritis）。

① 膜性肾病（membranous nephropathy）。

② 增生性肾炎（proliferative glomerulonephritis）：a. 系膜增生性肾小球肾炎；b. 毛细血管内增生性肾小球肾炎；c. 系膜毛细血管性肾小球肾炎；d. 新月体性和坏死性肾小球肾炎。

③ 硬化性肾小球肾炎（sclerosing glomerulonephritis）。

（4）未分类的肾小球肾炎（unclassified glomerulonephritis）。

2. 原发性肾小球疾病的临床分型

（1）急性肾小球肾炎（acute glomerulonephritis）。

（2）急进性肾小球肾炎（rapidly progressive glomerulonephritis）。

（3）慢性肾小球肾炎（chronic glomerulonephritis）。

（4）无症状性蛋白尿和（或）单纯性血尿（隐匿性肾小球肾炎）（asymptomatic hematuria and/or proteinuria）。

（5）肾病综合征（nephrotic syndrome）　肾小球疾病的临床分型与病理类型之间存在着一定的联系，但并无肯定的对应关系。即一种病理类型可呈多种临床表现，而一种临床表现又可来自多种病理类型。因此，肾脏活组织检查是确定肾小球病理类型和病变程度的必要手段。

肾小球疾病的诊断首先要根据临床表现作出初步判断，然后通过肾穿刺活检进一步确定病理类型。由于急进性肾小球肾炎和无症状性蛋白尿和（或）单纯性血尿临床比较少见，所以本节只介绍急慢性肾小球肾炎和肾病综合征。

二、急性肾小球肾炎患者的护理

急性肾小球肾炎（acute glomerulonephritis，AGN）简称急性肾炎，是以急性肾炎综合征为主要临床表现的一组疾病。患者急性起病，出现血尿、蛋白尿、水肿和高血压，可伴有一过性氮质血症。本病多见于儿童，男性多于女性。常有前驱感染，多见于链球菌感染后，其他细菌、病毒及寄生虫感染亦可引起。以下主要介绍链球菌感染后急性肾小球肾炎。

【疾病概要】

（一）病因及发病机制

本病常因β型溶血性链球菌“致肾炎菌株”感染所致，常见于上呼吸道感染（多为扁桃体炎）、猩红热、皮肤感染（多为脓疱疮）等链球菌感染后。感染的严重程度与急性肾炎的发生和病变轻重并不完全一致。本病主要是由感染所诱发的免疫反应引起，目前多认为，链球菌的胞浆成分或分泌蛋白为主要致病抗原，抗原刺激机体导致免疫反应后可通过循环免疫复合物沉积于肾小球致病，或种植于肾小球的抗原与循环中的特异抗体相结合形成原位免疫复合物而致病。自身免疫反应也可能参与了发病机制。肾小球内的免疫复合物激活补体，导致肾小球内皮及系膜细胞增生，并可吸引中性粒细胞及单核细胞浸润，导致肾脏病变。

（二）病理

肾脏体积可较正常增大，病变主要累及肾小球。病变类型为毛细血管内增生性肾小球肾炎。

（三）临床表现

本病起病较急，通常于前驱感染后1～3周起病，病情轻重不一，轻者仅有尿常规及血清C_3异常，典型者呈急性肾炎综合征表现，重症者可发生急性肾衰竭。大多预后良好，常可在数月内临床自愈。

（1）尿异常　最常见的是肾小球源性血尿，常为起病首发症状和患者就诊原因。约30%患者可有肉眼血尿。还可伴有蛋白尿。尿沉渣除红细胞外，早期尚可见白细胞和上皮细胞稍增多，并可有颗粒管型和红细胞管型等。

（2）水肿　80%以上患者均有水肿，常在起病的早期出现，典型表现为晨起眼睑水肿或伴有下肢轻度可凹陷性水肿，少数严重者水肿波及全身。

（3）高血压　大多数患者因为水钠潴留出现一过性轻中度高血压，利尿后血压可逐渐恢复正常。少数患者可出现严重高血压甚至高血压脑病。

（4）肾功能异常　患者起病早期因肾小球滤过率下降、钠水潴留而尿量减少（常在400～700mL/d），少数患者甚至少尿。肾功能可一过性受损，表现为轻度氮质血症。一般1～2周后尿量渐增，肾功能于利尿后数日可逐渐恢复正常。仅有极少数患者可表现为急性肾衰竭。

（四）实验室及其他检查

（1）尿液检查　镜下血尿，尿中可出现多形性红细胞，尿蛋白多为＋～＋＋。尿沉渣中可见红细胞管型、颗粒管型等。

（2）血液检查　起病初期血清C_3及总补体下降，8周内逐渐恢复正常，对本病诊断意义很大。血清抗链球菌溶血素“O”滴度可升高，提示近期内曾有过链球菌感染。

（3）肾功能检查　可出现轻度氮质血症。

（五）治疗要点

治疗以休息及对症治疗为主。本病为自限性疾病，不宜应用糖皮质激素及细胞毒药物。急性肾衰竭病例应予透析。

（1）对症治疗　利尿消肿、低盐饮食一般可以降低血压，如果血压控制不满意时，可加用其他抗高血压药物。

（2）治疗感染　对是否一律使用抗生素治疗感染灶存在争议。如果需要使用，一般选用青霉素类药物10～14d。对反复发作的慢性扁桃体炎，待病情稳定后，可做扁桃体摘除术，术前、术后2周应注射青霉素。

（3）透析治疗　少数发生急性肾衰竭而有透析指征时，应及时给予透析治疗以帮助患者度过急性期。

（4）中医药治疗　祛风利水、疏风清热、凉血解毒。

【护理】

（一）护理评估

（1）健康史　评估患者的起病时间、缓急，患病后尿量的变化，有无血尿；既往有无反复咽炎、扁桃体炎等上呼吸道感染和皮肤脓疱疮等感染史；患者发病前2周左右有无上呼吸道和皮肤感染史，就诊经过及医嘱依从性。

（2）身体状况　评估水肿的部位、程度；血尿情况；有无头晕、头痛，血压增高程度；24h尿量；有无局部感染灶存在。

（3）实验室及其他检查　评估血尿及蛋白尿的程度；肾功能检查是否正常；肾活检结果如何等。

（4）心理-社会状况　由于本病多见于儿童，依从性较差，家属比较焦急，可能过分约束或放纵患者，学龄期儿童因耽误学习会产生焦虑、悲观等情绪，护理人员应评估患者及家属对疾病病因、注意事项及预后的认识，目前的心理状态等，有针对性地给予指导。

（二）护理诊断/问题

（1）体液过多　与GFR下降、水钠潴留等因素有关。

（2）活动无耐力　与低盐低蛋白饮食、水肿、高血压等有关。

（3）潜在并发症　急性肾衰竭、高血压脑病。

（三）护理目标

① 患者水肿减轻或消失，避免水肿引起的并发症。

② 患者遵守休息、饮食计划，积极配合康复。

（四）护理措施

（1）休息与运动　急性期患者卧床休息，待肉眼血尿消失、水肿消退及血压恢复正常后逐渐增加活动量，但应避免劳累和剧烈活动。

（2）饮食护理　急性期低盐饮食，食盐应＜3g/d。肾功能正常者不需限制蛋白质入量，但氮质血症时应限制蛋白质摄入，并给予优质的动物蛋白为主。明显少尿者应限制液体入量。

（3）病情观察　密切观察水肿的范围、程度和水肿的变化，监测血压的动态变化，注意患者有无头痛、呕吐、颈项强直等高血压脑病的表现；观察尿液的形状及尿量的变化。

（4）对症护理　详见慢性肾小球肾炎。

（5）心理护理　急性肾炎患者起病较急，缺乏疾病的相关知识，容易产生忧郁、烦躁等心理。护理人员应该耐心解释疾病的有关知识，多关心帮助患者。针对患者疾病的特点，在卧床期间，重视患者精神的需求，使患者以积极乐观的态度安心接受治疗。

（五）健康教育

（1）疾病知识介绍　向患者及其亲属介绍有关疾病知识：①急性肾炎是自限性疾病，不宜操之过急，而应对疾病恢复充满信心。②治疗以对症和休息为主，不求药物过多。

（2）用药指导　遵医嘱正确使用抗生素，使用利尿药注意监测有无电解质、酸碱平衡紊乱。

（3）康复锻炼指导　平时注意锻炼身体，增强体质。有上呼吸道或皮肤感染时，应及时治疗。疾病恢复期，注意休息，避免劳累；正确选择饮食，消除各种不利疾病康复的因素。

（六）护理评价

① 患者水肿减轻或消失，没有并发症。

② 患者遵守休息、饮食计划。

三、慢性肾小球肾炎患者的护理

慢性肾小球肾炎（chronic glomerulonephritis，CGN）简称慢性肾炎，系指蛋白尿、血尿、高血压、水肿为基本临床表现，起病方式各有不同，病情迁延，病变缓慢进展，可有不同程度的肾功能减退，最终将发展成慢性肾功能衰竭的一组肾小球疾病。由于病理类型及病程阶段不同，主要临床表现可各不相同，疾病表现呈多样化。

【疾病概要】

（一）病因及发病机制

大多数慢性肾炎患者的病因不明，往往起病即属慢性肾炎，仅少数患者是由急性肾炎发展所致（直接迁延或临床痊愈若干年后再现）。一般认为本病的起始因素为免疫介导性炎症，大部分属于免疫复合物型，由循环内可溶性免疫复合物沉积于肾小球，或者是肾小球原位的抗原与抗体形成复合物而激活补体，引起肾组织损伤。随着疾病的进展，也有非免疫非炎症因素参与，如肾小球内高压、高灌注、高滤过，疾病过程中出现的高脂血症、蛋白尿等均可促进肾小球的硬化，使病变进展。

（二）病理

慢性肾炎可由多种病理类型引起，常见类型为系膜增生性肾炎、系膜毛细血管性肾炎、膜性肾病及局灶性节段性肾小球硬化等。上述所有类型到晚期均进展成硬化性肾小球肾炎，相应肾单位的肾小球萎缩、肾间质纤维化，肾脏体积缩小、肾皮质变薄。

（三）临床表现

多数起病缓慢、隐袭，以青年、中年男性居多。部分患者有前驱感染、劳累、受凉、使用肾毒性药物等诱因，起病可较急。临床表现多样，个体间差异大，病情时轻时重，病程迁延数年甚至数十年，最终发展为慢性肾衰竭。

（1）蛋白尿　本病必有的表现，患者排尿时泡沫明显增多，并且不易消失。尿蛋白定量常在 1～3g/d。

（2）血尿　多为镜下血尿，也可见肉眼血尿，血尿呈肾小球源性。

（3）水肿　多为眼睑肿和（或）下肢轻至中度凹陷性水肿，重者全身水肿，可有胸腔、腹腔积液等。

（4）高血压　肾衰竭时，90％以上的患者有高血压。高血压的出现与水钠潴留、血中肾素和血管紧张素的增加等有关。部分病例高血压也可出现于肾功能正常时。持续存在的高血压会加速肾功能恶化，也可出现心脑血管并发症。

(5) 肾功能损害　呈慢性进行性损害，进展速度主要与相应的病理类型有关，也与是否合理治疗和认真保养等相关。已有肾功能不全的患者当遇应激状态时（如感染、劳累、血压增高、使用肾毒性药物等），肾功能可急剧恶化，但及时去除这些诱因后，肾功能可有一定程度的恢复。

(6) 贫血　患者可出现不同程度的贫血。水肿明显时的轻度贫血，可能与血液稀释有关；中度以上贫血，多与肾脏分泌促红细胞生成素减少有关。

（四）实验室及其他检查

(1) 尿液检查　尿蛋白轻至中度增加，24h 尿蛋白定量多在 1～3g。尿中可出现多形性红细胞＋～＋＋，可见透明管型、颗粒管型等。

(2) 血液检查　肾功能不全的患者可有 GFR 下降，血尿素氮（BUN）、血肌酐（Cr）升高。贫血患者可有血红蛋白下降。另外，血清补体 C_3 始终正常，或持续降低 8 周不恢复正常。

(3) B 超检查　双肾可有结构紊乱、缩小等改变。

(4) 肾活组织检查　可以确定慢性肾炎的病理类型，判断预后。

（五）治疗要点

慢性肾炎的治疗应以防止或延缓肾功能进行性恶化、改善或缓解临床症状及防治严重合并症为主要目的，而不以消除尿红细胞或轻微蛋白尿为目标。因此，一般不主张给予激素和细胞毒药物。

(1) 积极控制高血压和减少尿蛋白　高血压和尿蛋白是加速肾小球硬化、促进肾功能恶化的重要因素，积极控制高血压和减少尿蛋白是两个重要的环节。高血压的治疗目标是力争把血压控制在理想水平：尿蛋白≥1g/d，血压应控制在 125/75mmHg 以下；尿蛋白＜1g/d，血压控制可放宽到 130/80mmHg 以下。尿蛋白的治疗目标则为争取减少至 1g/d 以下。

慢性肾炎常有水钠潴留引起的容量依赖性高血压，故高血压患者应限盐（NaCl＜6g/d），可选用噻嗪类利尿药，如氢氯噻嗪 25mg 口服，每日 3 次，噻嗪类无效改用袢利尿药，但一般不宜过多、长久使用。对肾素依赖型高血压首选血管紧张素转换酶抑制剂（ACEI），也可用血管紧张素Ⅱ受体拮抗剂（ARB）。近年研究证实，ACEI 或 ARB 除降压作用外，还可以缓解肾小球“三高”状态，减少尿蛋白；抗氧化、减轻肾小球基底膜损害，从而延缓肾功能恶化，起到肾保护作用，但肾功能不全患者用此类药时谨防高血钾。

(2) 限制食物中蛋白和磷的摄入量　低蛋白低磷饮食可以减轻肾小球内高压、高灌注及高滤过状态，延缓肾小球的硬化。每克蛋白质饮食中约含磷 15mg，因此，限制蛋白入量后亦即达到低磷饮食目的。要求患者优质低蛋白饮食，必要时加用必需氨基酸或 α-酮酸（详见本章第五节）。

(3) 应用血小板解聚药　大剂量双嘧达莫（300～400mg/d）或小剂量阿司匹林（40～300mg/d）抗血小板聚集，对系膜毛细血管性肾小球肾炎有一定疗效。

(4) 避免加重肾损害的因素　如应避免劳累、感染、妊娠、应用肾毒性药物如氨基糖苷类抗生素等。

(5) 中药　目前认为冬虫夏草、大黄等具有保护肾功能作用。

【护理】

（一）护理评估

（1）健康史 评估患者的发病经过；有无肉眼血尿、尿量是否异常；有无腰痛、夜尿增加以及尿毒症的症状；临床症状持续时间、有无明显诱因如劳累、感染等；是否应用过肾毒性药物；患者治疗经过、治疗效果及医嘱遵从性。

（2）身体状况 评估患者血压的变化情况、尿量、水肿程度、有无胸腔腹腔积液等。患者有无加重肾功损害的因素，如感染、劳累、妊娠、应用肾毒性药物、预防接种及高蛋白、高脂或高磷饮食等。

（3）实验室及其他检查 评估尿常规、肾功能等检测有无异常；B超检查结果以及肾活检组织病理检查结果及其改变情况。

（4）心理-社会状况 因患者病程长，肾功能逐渐恶化，治疗效果不理想，预后差，患者容易出现悲观绝望心理。护理人员应评估患者及家属对疾病病因、注意事项及预后的认识、目前的心理状态。家属与社会对患者的关心和支持程度，经济状况等。

（二）护理诊断/问题

（1）营养失调 低于机体需要量，与限制蛋白饮食、低蛋白血症等有关。

（2）体液过多 与GFR下降导致水钠潴留等因素有关。

（3）有感染的危险 与营养失调、皮肤水肿、机体抵抗力低下等有关。

（4）焦虑 与患病时间长、疾病反复发作、预后不良有关。

（三）护理目标

① 患者能遵循饮食计划，保证符合病情的适当优质低蛋白摄入，能描述营养不良的原因。

② 水肿减轻或消失，避免水肿引起的不适。

③ 无感染征象发生。

（四）护理措施

（1）休息与体位 保证充分休息和睡眠的基础上，应有适度活动。尤其是肥胖者应通过适当运动减轻体重，减少肾脏负担。但对病情急性加重期及伴有血尿、心衰或并发感染的患者，应限制活动。

（2）饮食护理 给予低盐、适量优质蛋白质、高维生素的饮食。伴有高血压水肿且有发展为尿毒症倾向时，食盐应＜3g/d；肾功能不全氮质血症时限制蛋白摄入量为0.5～0.8g/(kg·d)，宜给予优质的动物蛋白；足够热量、富含维生素、易消化的食物，适当调高糖和脂类在饮食中的比例，减轻自体蛋白质的分解。另外，慢性肾炎患者在尿量达到标准的情况下应充分饮水，但在水肿、尿少时应限制饮水。

（3）病情观察 密切观察血压的变化，血压突然升高或持续高血压会加重肾功能的恶化。观察水肿的消长情况，注意患者出入液量是否平衡，水肿程度有无加重。监测肾功能的变化如内生肌酐清除率（Ccr）、血尿素氮（BUN）、血肌酐（Cr）等，定期检查尿常规，监测水电解质、酸碱平衡有无异常。

（4）对症护理 患者有水肿时，做好水肿区域的皮肤护理，经常变换体位，避免皮肤受压过久。高血压出现并发症时，采取相应护理措施，阻止和延缓疾病进程。感染是加重肾脏损害的重要原因，所以要积极预防感染。定期消毒居住环境，注意居室通风、保暖；注意个人卫生，预防口腔及皮肤感染。

(5) 心理护理　慢性肾炎患者病程长，病情反复，预后较差，患者易产生悲观、绝望、抑郁等负面情绪。另外，长期患病使患者生活、工作能力下降，疾病治疗又对家庭造成很大的经济负担，所以心理护理和情感支持非常重要。应该积极主动与患者沟通，了解患者情况，鼓励患者说出内心感受，对提出的问题予以耐心解答。同时与家属沟通，以提供患者更好的家庭支持，使患者以良好的心态面对疾病。

(五) 健康教育

(1) 疾病知识介绍　向患者及其亲属介绍有关疾病知识：①慢性肾炎病因尚未明确，但反复发作常有明显的诱因，如感染、劳累、不适当用药等，所以应尽量避免诱发因素。②了解疾病变化的要点，如水肿加重、尿液泡沫增多、血压增高说明疾病尚未控制，应及时到医院就诊。

(2) 用药指导　使用利尿药注意监测有无电解质、酸碱平衡紊乱，如低钾血症、低钠血症等，使用ACEI类降压患者，应让患者知道药物对保护肾功能的意义，嘱患者不可擅自改变药物剂量或停药；用血小板解聚剂时注意观察有无出血倾向，监测出凝血时间；如患者使用激素或免疫抑制剂类药物，应观察该类药物可能出现的副作用。

(3) 康复锻炼指导　合理休息，避免劳累。正确选择饮食，生活规律，在疾病缓解期，适当锻炼以增强体质。

(六) 护理评价

① 患者遵循饮食计划，能描述营养不良的原因。

② 水肿减轻或消失。

③ 无感染征象发生。

四、肾病综合征患者的护理

肾病综合征（nephrotic syndrome，NS）是由多种肾小球疾病引起的具有以下共同临床表现的一组综合征：①大量蛋白尿（尿蛋白>3.5g/d）；②低蛋白血症（血浆白蛋白<30g/L）；③水肿；④高脂血症。其中①②两条为诊断所必需。

【疾病概要】

(一) 病因

肾病综合征由多种肾小球疾病引起，可分为原发性及继发性两大类（表5-1）。原发性肾病综合征是指原发于肾脏本身的肾小球疾病，如急性肾炎、急进型肾炎等发生的肾病综合征。继发性肾病综合征是指继发于全身性或其他系统疾病。以下重点讨论原发性肾病综合征。

表5-1　肾病综合征的分类和常见病因

分类	儿童	青少年	中老年
原发性	微小病变型肾病	系膜增生性肾小球肾炎 微小病变型肾病 局灶性节段性肾小球硬化 系膜毛细血管性肾小球肾炎	膜性肾病
继发性	过敏性紫癜肾炎 乙型肝炎病毒相关性肾炎 系统性红斑狼疮肾炎	系统性红斑狼疮肾炎 过敏性紫癜肾炎 乙型肝炎病毒相关性肾炎	糖尿病肾病 肾淀粉样变性 骨髓瘤性肾病 淋巴瘤或实体肿瘤性肾病

（二）病理类型及临床特征

目前认为引起原发性肾病综合征的肾小球疾病的病理类型主要有五型。各种类型的病因、发病机制、临床表现、对激素的治疗反应和预后不尽相同，但从根本上讲，都属于免疫介导性炎症疾病。以下分别简述。

1. 微小病变型肾病

此型好发于儿童，占儿童原发性肾病综合征的80％～90％，男性多于女性。几乎所有病例均呈肾病综合征，镜下血尿发生率低（15％～20％），不出现肉眼血尿，一般也不出现持续性高血压及肾功能减退。对激素治疗很敏感，90％病例可临床痊愈，但复发率高达60％。

2. 系膜增生性肾小球肾炎

免疫荧光检查将此型肾炎分IgA肾病及肾病。此型肾炎在我国发病率很高，占原发性肾病综合征的30％，好发于青少年，男性多于女性。约50％于前驱感染后急性起病，如为IgA肾病，几乎均有血尿，15％出现肾病综合征，如为非IgA系膜增生性肾炎，约30％表现为肾病综合征，70％伴有血尿。因此，此型肾炎仅部分病例属原发性肾病综合征，而多数属慢性肾炎或隐匿性肾小球肾炎。对激素和细胞毒药物的疗效与病理改变轻重相关。

3. 系膜毛细血管性肾小球肾炎

此类型占我国原发性肾病综合征的10％，男性多于女性，好发于青壮年。25％～35％的患者常在上呼吸道感染后发病，其余隐匿起病。50％～60％表现为肾病综合征，几乎均伴有血尿。疾病常持续进展，对激素及细胞毒药物治疗常无效。

4. 膜性肾病

本型好发于中老年，男多于女。起病隐匿，约80％呈肾病综合征。病变进展缓慢，常在发病5～10年后才开始出现肾功能损害。另外，本病极易发生血栓栓塞并发症。约1/4病例可自发缓解，激素和细胞毒药物治疗后约60％病例可缓解。

5. 局灶性节段性肾小球硬化

本型好发于青少年男性，多为隐匿起病，部分病例可由微小病变型肾病转变而来。临床上以肾病综合征为主要表现，血尿发生率高。本病确诊时常已有肾功能减退及高血压。对激素和细胞毒药物治疗反应慢。

（三）临床表现

1. 大量蛋白尿

当肾小球滤过膜的屏障作用，尤其是电荷屏障受损时，血浆蛋白（以白蛋白为主）从滤过膜大量漏出，当原尿中的蛋白含量超过肾小管的重吸收能力时，导致大量蛋白尿。此时，任何增加肾小球内压、灌注和滤过的因素（如合并高血压，输注血浆或进高蛋白饮食）均可进一步增加尿蛋白排泄。

2. 低蛋白血症

白蛋白从尿中丢失是低蛋白血症的主要原因。白蛋白丢失促进肝脏代偿性合成白蛋白增加，同时近端肾小管摄取滤过蛋白增多，使肾小管分解蛋白增加。当肝脏白蛋白合成增加不足以克服丢失和分解时，出现低蛋白血症。此外，肾病综合征时胃肠黏膜水肿以致蛋白质摄入减少也加重低蛋白血症。

除血浆白蛋白外，血中的其他蛋白成分如免疫球蛋白、抗凝及纤溶因子、金属结合蛋白及内分泌素结合蛋白也可减少，患者易产生感染、高凝、微量元素缺乏及内分泌紊乱等并发症。

3. 水肿

这是最常见的症状，NS时低白蛋白血症、血浆胶体渗透压下降，使水分从血管腔进入组织间隙，是造成NS水肿的基本病因。此外，水肿患者循环血容量不足，刺激肾素-血管紧张素-醛固酮系统，更加重了水钠潴留。水肿常为全身性，水肿部位随着重力作用而移动。久卧或清晨起床时，以眼睑头枕部或骶尾部水肿为著，起床活动后则以下肢明显，为凹陷性水肿。严重水肿患者可以合并胸腔、腹腔及心包积液，尿量减少。浆膜腔积液可导致胸闷、气急和呼吸困难等。

4. 高脂血症

与肝脏代偿合成脂蛋白增加，同时脂蛋白分解减少有关。因血脂在血液中以脂蛋白的形式进行转运，所以血中胆固醇、甘油三酯等含量升高。目前研究认为脂蛋白分解减少可能是更加重要的因素。

5. 并发症

（1）感染　是常见的并发症，与大量蛋白尿和低蛋白血症、免疫功能紊乱及激素等治疗有关。常见的感染部位有呼吸道、泌尿道、皮肤及腹腔等。由于应用糖皮质激素，患者感染的临床征象常不明显，若治疗不及时或不彻底，感染仍是导致NS复发和疗效不佳的主要原因之一，甚至造成死亡。

（2）血栓、栓塞　肾病综合征患者的高脂血症和低蛋白血症会造成血液黏稠度增加，加上肾病综合征时血小板功能亢进、利尿药和激素治疗等因素进一步加重高凝状态，导致血栓、栓塞发生。其中以肾静脉血栓最为常见，发生率为10%～50%，大部分病例因慢性形成，无临床症状。但肾静脉血栓形成可明显加重肾病综合征，且治疗困难。此外，肺血管血栓、栓塞，下肢静脉血栓、脑血管、冠状血管血栓也不少见。

（3）急性肾功能衰竭　低蛋白血症、低血浆胶体渗透压，水分从血管内进入组织间隙，引起有效循环血容量减少，肾血流量下降而诱发肾前性氮质血症，经扩容、利尿治疗一般可恢复。少数病例可发生严重的肾实质性急性肾功能衰竭，患者年龄多在50岁以上，病理类型多为微小病变型肾病，其机制可能是肾间质高度水肿压迫肾小管及大量管型阻塞肾小管，肾小管腔内压力过高，肾小球滤过率骤然减少所致。此时扩容、利尿无效，需进行透析治疗。

（4）其他　长期低蛋白血症引起营养不良，儿童生长发育障碍。金属结合蛋白丢失可导致铁、锌、铜等元素缺乏及钙、磷代谢障碍。长期高脂血症易引起动脉硬化、冠心病等心血管并发症。血液黏稠度增加除促进血栓栓塞形成外还可促进肾小球硬化及肾小管-间质病变的发生。

（四）实验室及其他检查

（1）尿液检查　尿蛋白定性一般为+++～++++，尿中可有红细胞、管型等。24h尿蛋白定量超过3.5g。尿中可查到免疫球蛋白、补体等。

（2）血液检查　血清白蛋白低于30g/L，血中胆固醇、甘油三酯、低及极低密度脂蛋白增高。肾功能不全的患者可有肌酐清除率（Ccr）下降，血尿素氮（BUN）、血肌酐（Cr）升高。

(3) 超声检查 双肾大小正常或缩小。

(4) 肾活组织检查 可明确肾小球的病理类型，对指导治疗和判断预后具有重要意义。

(五) 治疗要点

(1) 利尿消肿 应用利尿药，但利尿原则是不宜过快过猛，以免血容量不足，形成血栓。噻嗪类利尿药如氢氯噻嗪25～50mg，每日2～3次，长期服用应防止低钾血症、低钠血症。保钾利尿药如氨苯蝶啶50mg，每日3次，螺内酯（安体舒通）20mg，每日3次。噻嗪类利尿药和保钾利尿药合用可提高利尿效果，减少钾代谢的紊乱。上述治疗无效时改用渗透性利尿药（右旋糖酐40或706代血浆）并用袢利尿药（如呋塞米20～120mg/d），可获得良好利尿效果。但是，在选择渗透性利尿药要严格掌握适应证，对于少尿患者尤其慎用。静脉输注血浆或白蛋白，提高胶体渗透压，再加用袢利尿药可起到良好的利尿作用，但血浆制品严禁输注过多过频，因为长时间的肾小球高滤过及肾小管高回收，加重肾脏负担。

(2) 减少尿蛋白 应用ACEI（如贝那普利）和ARB（如氯沙坦）类抗高血压药，除有效地控制高血压外，均可通过降低肾小球内压和直接影响肾小球基底膜对大分子的通透性，而达到减少尿蛋白的作用。但所用剂量一般比常规抗高血压药剂量大，才能获得良好疗效。

(3) 抑制免疫与炎症反应 这是肾病综合征最主要的治疗。

① 糖皮质激素：该药可能是通过抑制免疫与炎症反应，抑制醛固酮和血管升压素的分泌，影响肾小球基膜通透性而达到治疗作用。应用激素时应注意以下几点。a. 起始用量要足：如泼尼松始量为1mg/(kg·d)，共服8～12周。b. 撤减药要慢：足量治疗后每1～2周减少原用量的10%，当减至20mg/d时疾病易反跳，应更加缓慢减量。c. 维持用药要久：最后以最小有效剂剂量（10mg/d）作为维持量，再服半年至1年。激素可采用全日量顿服，维持用药期间两日量隔日一次顿服，以减轻激素的副作用。

肾病综合征患者对激素治疗反应可分为三种类型。a. 激素敏感型：即治疗8～12周内肾病综合征缓解。b. 激素依赖型：即用药量减到一定程度即复发。c. 激素抵抗型：即对激素治疗无效。

② 细胞毒药物：目前国内外最常用的细胞毒药物为环磷酰胺（CTX），有较强的免疫抑制作用。细胞毒药物常用于“激素依赖型”或“激素抵抗型”肾病综合征，配合激素治疗有可能提高缓解率。一般不首选及单独应用。

③ 环孢素：该药可选择性抑制T辅助细胞及T细胞毒效应细胞，近年来用于治疗激素及细胞毒药物无效的难治性肾病综合征。但此药昂贵，副作用大，停药后病情易复发，因而限制了它的广泛应用。

(4) 并发症防治

① 感染：用激素治疗时，不必预防性使用抗生素，因其不能预防感染，反而可能诱发霉菌等双重感染。一旦出现感染，应及时选用敏感、强效及无肾毒性的抗生素积极治疗。

② 血栓和栓塞：当血浆白蛋白低于20g/L时，提示存在高凝状态，即应开始预防性抗凝治疗，如常规使用肝素，并辅以血小板解聚药如阿司匹林、双嘧达莫等。一旦出现血栓或栓塞时，应及时给予尿激酶或链激酶溶栓，并配合应用抗凝血药。

③ 急性肾功能衰竭：利尿扩容，碱化尿液，积极治疗原发病，药物无效且达到透析指征时进行血液透析。

④ 其他：针对高脂血症，可服降脂药；针对低白蛋白血症，除用ACEI减少尿蛋白排

出外，还可用中药黄芪等促进肝脏合成白蛋白。

(5) 中医中药治疗　雷公藤总苷是目前比较常用的治疗肾病综合征的中药，可配合激素应用。该药能抑制免疫，改善肾小球滤过膜通透性。

【护理】

(一) 护理评估

(1) 健康史　评估患者起病时间、起病急缓和主要症状；有无发热、咳嗽、皮肤感染和尿路刺激征。评估患者既往检查治疗经过及用药情况，是否遵从医嘱用药，治疗效果如何，患者目前用药情况包括药物种类、剂量、用法。

(2) 身体状况　评估患者的精神状况、生命体征、体重、尿量的改变；检查皮肤的完整性，有无胸腔、腹腔、心包积液的表现；评估水肿的部位、程度、特点、消长情况。

(3) 实验室及其他检查　监测尿蛋白、血浆白蛋白浓度、血脂浓度、肝肾功等有无改变。肾活组织检查了解本病的病理类型。

(4) 心理-社会状况　评估患者有无焦虑、悲观、失望等情绪反应，了解患者及家属的心理反应和应对能力，患者的社会支持情况及医疗费用是否充足等。

(二) 护理诊断/问题

(1) 体液过多　与低蛋白血症导致血浆胶体渗透压降低等有关。

(2) 营养失调　低于机体需要量，与大量蛋白尿丢失蛋白质等有关。

(3) 焦虑　与疾病反复发作、担心预后有关。

(4) 有皮肤完整性受损的危险　与皮肤高度水肿有关。

(5) 有感染的危险　与皮肤水肿、营养失调、机体免疫功能低下等有关。

(三) 护理目标

① 患者能积极配合治疗，水肿减轻或消失。

② 患者能正常进食，营养状况逐步改善。

③ 焦虑有所减轻。

④ 皮肤完整，无压疮发生。

⑤ 无感染征象发生。

(四) 护理措施

1. 休息与体位

患者水肿严重，合并胸腔积液、腹水，出现呼吸困难时应绝对卧床休息，取半坐卧位。为防止肢体血栓形成，应保持肢体的适度活动，当病情好转后，逐步增加活动量和活动范围，以减少并发症的发生。需要注意的是，在整个治疗、护理及疾病恢复阶段，患者应避免剧烈运动如跑、跳、提取重物等，以防疾病复发。

2. 饮食护理

合理的饮食对肾病综合征的患者特别重要，既要改善患者的营养状况，又要减轻肾脏的负担。原则如下。

(1) 蛋白质　患者低蛋白血症，但高蛋白饮食可增加肾脏负担，加重蛋白尿，故提倡正常量的蛋白摄入，即1g/(kg·d)，尽量选用优质蛋白（富含必需氨基酸的动物蛋白）。当肾功能不全有氮质血症时，应根据内生肌酐清除率调整蛋白质的摄入量。

(2) 热量　供给要充足，按126～147kJ(30～35kcal)/(kg·d) 供给。

(3) 为减轻高脂血症，应少进富含饱和脂肪酸的食物如动物油脂，而多吃多聚不饱和脂肪酸的食物如植物油、鱼油。适当多吃富含可溶性纤维的食物如燕麦、米糠等。

(4) 水肿时低盐饮食（$<3g/d$），水的摄入根据病情及尿量而定。

(5) 注意补充各种维生素及微量元素，如铜、铁、锌、钙等。监测营养指标，定期测量血浆白蛋白、血红蛋白等指标反映机体营养状况。

3. 病情观察

监测生命体征、体重、腹围、出入量等的变化。观察患者有无感染征象，如有无出现咳嗽、咳痰、肺部啰音，有无尿路刺激征，有无皮肤破溃、口腔溃疡等。根据患者有无腰痛、下肢疼痛、胸痛、头痛等判断是否合并血栓或栓塞。根据患者有无少尿、无尿及血 Cr、BUN 升高等判断有无肾衰竭。同时，注意观察患者有无营养不良、内分泌紊乱等出现。

4. 对症护理

(1) 水肿的护理　参见本章第二节中“肾性水肿”的相关内容。

(2) 感染　首先预防感染保持病区环境清洁、舒适，定期做好病室的空气消毒，并用消毒药水拖地板、湿擦座椅等；病室内保持适宜的温湿度，定时开窗通风；指导和协助患者进行全身皮肤、口腔黏膜、会阴部的清洁，尤其保持水肿皮肤的清洁、干燥，避免损伤。出现感染情况时，按医嘱正确采集患者的血、尿、痰、腹水等标本送检化验。根据药敏试验使用有效抗生素，观察用药后感染有无得到控制。

5. 心理护理

肾病综合征病程长、表现复杂、容易复发，患者水肿、激素治疗等可能造成身体形象的改变，这些都给患者造成很大的心理负担。患者可能出现焦虑、悲观、失望等不良情绪。首先应鼓励患者说出内心的感受，了解患者最担心的问题，然后鼓励患者树立战胜疾病的信心，保持乐观情绪，积极配合治疗。随时向患者及家属报告疾病的进展情况，对任何微小的进步都应给予充分的肯定。调动患者的社会支持系统，为患者提供最大限度的物质和精神支持。

（五）健康教育

(1) 疾病知识介绍　肾病综合征容易出现感染等并发症，而感染可以加重病情，导致疾病复发，所以应采取有效措施预防感染。①住院期间，减少病区的探访人次，对有上呼吸道感染者应限制探访。②指导患者少去公共场所等人多聚集的地方，遇寒冷季节，嘱患者减少外出，注意保暖。③加强营养、注意休息、保持个人卫生、防止外界环境中病原微生物的侵入。

(2) 用药指导　应用激素和细胞毒药物的患者，观察有无骨髓抑制、脱发，有无恶心呕吐等胃肠道反应，遵医嘱碱化尿液防止出血性膀胱炎的发生。服药期间监测血药浓度，观察有无副作用的出现，如肾毒性、高血压、高尿酸血症、高钾血症、多毛及齿龈增生等。应用利尿药物者观察利尿剂的治疗效果及有无副作用产生，如低钾血症、低钠血症、低氯性碱中毒等。使用大剂量呋塞米时，应注意观察患者有无恶心、直立性眩晕、口干、心悸等。准确记录患者用药后尿量。抗凝血药如肝素、双嘧达莫等使用时，注意有无皮肤黏膜、口腔、胃肠道等的出血倾向，若有发生及时减量并给予对症处理，必要时停药。

(3) 康复锻炼指导　指导合理饮食。严格按照饮食原则进食，饮食规律，各种营养成分搭配合理。鼓励出院后进行适量的活动，增强体质。避免劳累、感染等诱因，预防疾病复发。

（六）护理评价

① 患者水肿减轻或消失。

② 患者能正常进食，营养状况改善。

③ 皮肤完整，无压疮发生。

④ 无感染征象发生。

（王韧）

第四节 尿路感染患者的护理

学习目标

1. 能准确简述尿路感染的病因、发病机制、诊断和治疗要点。
2. 能正确解释尿路感染的概念，描述其临床表现。
3. 能运用护理程序的方法，对尿路感染患者进行正确的护理和健康指导。
4. 在护理实践中，体现护士对患者的爱伤精神和人文关怀。

【疾病概要】

尿路感染（urinary tract infection，UTI）简称尿感，是指各种病原微生物在尿路中生长、繁殖而引起的尿路感染性疾病，可分为上尿路感染和下尿路感染。上尿路感染主要是肾盂肾炎，下尿路感染主要是膀胱炎。本病多发于女性，男女之比为1∶8，尤以育龄期妇女、老年人、免疫力低下及尿路畸形者多见。

（一）病因及发病机制

1. 病因

本病多为细菌直接引起的尿路炎症，致病菌以大肠杆菌最为常见，占80%～90%，其次依次是变形杆菌、克雷白杆菌、产气杆菌、沙雷杆菌、产碱杆菌、粪链球菌、铜绿假单胞菌和葡萄球菌。5%～10%的尿路感染由革兰阳性细菌引起。偶见厌氧菌、真菌、病毒和原虫感染。本节重点阐述细菌感染引起的尿路炎症。

2. 发病机制

（1）感染途径　上行感染为最常见的感染途径，约占尿路感染的95%。正常情况下，尿道口及其周围有细菌寄生，但一般不引起感染。当机体抵抗力下降或某些情况下（如尿液高度浓缩、月经期、性生活后）或入侵细菌的毒力大，黏附于尿道黏膜并上行传播的能力强时，细菌可侵入尿道并沿尿路上行到膀胱、输尿管甚至肾脏而造成感染。由于女性的尿道较男性的短而宽，且尿道口离肛门近而常被细菌污染，故受感染的机会增高。此外，可见少量的血行感染、淋巴管感染和直接感染。

（2）易感因素

① 尿路梗阻：如尿路结石、尿道异物、肿瘤、前列腺增生症、妊娠子宫压迫输尿管等引起尿路梗阻，导致尿流不畅，细菌不易被冲洗清除，而在局部大量繁殖引起感染。其感染

率比无梗阻者高10倍。前列腺增生症导致的尿路梗阻是中老年男性尿路感染的一个重要原因。

② 膀胱输尿管反流：输尿管壁内段及膀胱开口处的黏膜形成阻止尿液从膀胱输尿管口反流至输尿管的屏障，当其功能或结构异常时可使尿液从膀胱逆流到输尿管甚至肾盂，导致细菌在局部定植，发生感染。

③ 机体免疫功能低下：慢性全身性疾病患者，如糖尿病、慢性肝病、肾病、肿瘤以及长期应用免疫抑制剂的患者，因机体的抵抗力下降而易发生感染。

④ 神经源性膀胱：支配膀胱的神经功能障碍，如脊髓损伤、糖尿病、多发性硬化等疾病，易发生尿潴留，引起感染。

⑤ 妊娠：2%～8%妊娠妇女可发生尿路感染，与孕期输尿管运动功能减弱、妊娠后期子宫压迫输尿管造成排尿困难等有关。

⑥ 尿路畸形或功能缺陷：如肾发育不良，肾盂、输尿管畸形，多囊肾、马蹄肾等，因肾内防卫功能不良而易致细菌感染。

⑦ 其他：常见因素有尿道内或尿道口附近有感染性病变，如尿道旁腺炎、阴道炎、前列腺炎、会阴部皮肤感染等，细菌沿尿路上行引起肾盂肾炎。导尿和尿路器械检查也易促发医源性尿路感染。另外，越来越多证据表明宿主的基因影响尿路感染的易感性，说明遗传因素在尿路感染中也是一个易感因素。

（二）临床表现

1. 急性膀胱炎

约占尿感的60%，患者主要表现为尿频、尿急、尿痛等膀胱刺激征，伴有耻骨弓上不适，一般无全身感染的表现。尿液常混浊，并有异味。尿常规有白细胞尿，约30%伴有血尿。

2. 急性肾盂肾炎

（1）全身感染症状　起病急骤，常有寒战、高热（体温可达39℃以上）、全身不适、疲乏无力、食欲减退、恶心呕吐，甚至腹痛、腹胀或腹泻等。血培养可阳性，但一般无高血压和氮质血症等肾功能异常的表现。

（2）泌尿系统症状　常有尿频、尿急、尿痛等膀胱刺激征，多数伴腰痛、肋脊角压痛和（或）肾区叩击痛。腰痛程度不一，多为钝痛或酸痛。部分患者下尿路症状不典型或缺如。

（3）尿液变化　尿液外观混浊，可见脓尿或血尿。临床上轻症患者全身症状可不明显，仅有尿路局部表现和尿液变化，与膀胱炎鉴别困难。

3. 无症状性细菌尿

又称隐匿性尿感，即患者有真性细菌尿但无尿感症状，可由症状性尿感演变而来或无急性尿路感染病史。致病菌多为大肠杆菌，患者可长期无症状，尿常规可无明显异常，但尿培养有真性菌尿，也可在病程中出现急性尿路感染症状。

4. 慢性肾盂肾炎

临床表现复杂，全身及泌尿系统局部表现均可不典型。多数因急性肾盂肾炎治疗不彻底发展而来，病程长，迁延不愈，反复发作。急性发作时可有全身及膀胱刺激症状，与急性肾盂肾炎相似。后期可有肾功能减退症状。

5. 并发症

（1）肾乳头坏死　为严重的炎症和感染中毒引起肾乳头及其临近肾髓质的缺血性坏死。常发生于严重的肾盂肾炎伴有糖尿病或尿路梗阻时，可出现败血症、急性肾衰竭等。主要表现为寒战、高热、剧烈腰痛、血尿，可有坏死组织脱落从尿中排出阻塞输尿管发生肾绞痛。

（2）肾周围脓肿　常由严重的肾盂肾炎直接扩散而来，患者多有尿路梗阻、免疫功能低下等易感因素。患者高热等全身症状加重且持续不缓解，然后出现明显局部症状，表现为单侧剧烈腰痛，向健侧弯腰时疼痛加剧。

（三）实验室及其他检查

1. 尿常规

镜检尿白细胞增多（尿沉渣镜检＞5/HP），急性期常布满视野，若见白细胞管型，有助于肾盂肾炎的诊断。红细胞也可增多，部分有镜下血尿（尿沉渣镜检红细胞数多为3～10/HP），极少数有肉眼血尿。尿蛋白常为阴性或微量。

2. 尿细菌学检查

（1）涂片细菌检查　清洁中段尿沉渣涂片，革兰染色用油镜或不染色用高倍镜检查，计算10个视作细菌数，取其平均值。若每个视野下可见1个或更多细菌，提示尿路感染。本法设备简单、操作方便，检出率达80%～90%，可初步确定是杆菌或球菌、是革兰阴性菌还是革兰阳性菌，对及时选择有效抗生素有重要参考价值。

（2）尿细菌培养　可采用清洁中段尿、导尿及膀胱穿刺尿做细菌培养，其中膀胱穿刺尿培养结果最可靠。中段尿细菌定量培养≥10^5/mL，为真性细菌尿，可确诊尿路感染；尿细菌定量培养10^4～10^5/mL为可疑阳性，需复查；若＜10^4/mL，则可能是污染。耻骨上膀胱穿刺尿细菌定性培养有细菌生长，即为真性菌尿。

尿细菌定量培养可出现假阳性或假阴性结果。假阴性主要见于：①中段尿收集不规范，标本被污染；②尿标本在室温下存放超过1h；③检验技术错误等。假阴性主要原因为：①近7d内使用过抗生素；②尿液在膀胱内停留时间不足6h；③收集中段尿时，消毒药混入尿标本内；④饮水过多，尿液被稀释；⑤感染灶排菌呈间歇性等。

3. 影像学检查

（1）X线静脉肾盂造影检查（IVP）　目的是寻找能用外科手术纠正的尿路复杂情况。对于反复发作的尿路感染或急性尿路感染治疗7～10d无效的女性应行IVP。男性患者无论首发还是复发，在排除前列腺炎和前列腺增生症之后均应行尿路X线检查以排除尿路解剖和功能上的异常。

（2）B超检查　尿路感染急性期不宜做IVP，可做B超检查确定有无结石、梗阻。

（四）治疗要点

治疗的目的不应只停留在症状的缓解上，必须做到消灭病菌，并预防复发。对于尿路感染反复发作者应积极寻找病因，及时去除诱发因素。

1. 急性膀胱炎

在未有药物敏感试验结果时，常选用对革兰氏阴性杆菌有效的抗菌药，如喹诺酮类或磺胺类。

（1）单剂疗法　大剂量抗菌药1次（单剂）疗程，如用磺胺甲基异噁唑2.0g、甲氧苄啶（TMP）0.4g、碳酸氢钠1.0g，一次顿服（简称STS单剂）；氧氟沙星0.4g，一次顿服；阿莫西林3.0g，一次顿服。

（2）短疗程疗法　目前常可选用磺胺类、喹诺酮类、半合成青霉素或头孢菌素类等抗生素，任选一种药物，连用3d，约90%的患者可治愈。

停服抗生素7d后，需进行尿细菌定量培养。如结果阴性表示急性膀胱炎已治愈；如仍有真性细菌尿，应继续给予2周抗生素治疗。

对于妊娠妇女、老年患者、糖尿病患者、机体免疫力低下及男性患者不宜使用单剂量及短程疗法，应采用较长疗程。

2. 急性肾盂肾炎

（1）对症治疗　对高热、头痛、腰痛等症给予对症处理，如给予清热镇痛药等。小腹有痉挛性疼痛时可给予阿托品等抗胆碱药物解痉止痛；碱性药物碱化尿液，可以减轻尿路刺激症状。

（2）抗感染治疗　最重要的治疗。留取尿细菌检查标本后应立即开始治疗，首选对革兰阴性杆菌有效的药物。72h显效者无需换药；否则应按药敏结果更改抗生素。

① 病情较轻者：可在门诊口服药物治疗，疗程10～14d。常用药物有喹诺酮类（如氧氟沙星0.2g，每日2次；环丙沙星0.25g，每日2次）、半合成青霉素类（如阿莫西林0.5g，每日3次）、头孢菌素类（如头孢呋辛0.25g，每日2次）等。治疗14d后，通常90%可治愈。如尿菌仍阳性，应参考药敏试验调整用药，再继续治疗4～6周。

② 全身中毒症状明显者：需住院治疗，应静脉给药。常用药物有氨苄西林1.0～2.0g，每4h一次；头孢曲松钠1.0～2.0g，每12h一次；左氧氟沙星0.2g，每12h一次等。必要时联合用药。氨基糖苷类抗生素肾毒性大，应慎用。经过上述治疗若好转，可于患者退热后继续用药3d再改为口服有效抗菌药，完成2周疗程。治疗72h无好转，应按药敏结果更换抗生素，疗程不少于2周。经此治疗，仍有继续发热者，应注意肾盂肾炎并发症，如肾盂积脓、肾周脓肿、感染中毒症等。

（3）及早排除尿流不畅　急性肾盂肾炎患者应在病情允许时，尽快做影像学检查，以确定有无尿路梗阻，如尿流不畅未能纠正，疾病很难彻底治愈。

3. 慢性肾盂肾炎

治疗的关键是积极寻找并去除易感因素。急性发作时治疗同急性肾盂肾炎。

4. 无症状细菌尿

对于非妊娠妇女的无症状细菌尿，一般不予治疗；对妊娠妇女必须治疗，治疗与一般尿感相同，宜选用肾毒性小的抗生素，如青霉素类、头孢菌素类等，不宜用氯霉素、四环素、磺胺类、氨基糖苷类。学龄前儿童、肾移植、尿路梗阻及其他尿路有复杂情况的无症状细菌尿也应予以治疗。

5. 再发性尿路感染

再发性尿路感染包括复发和重新感染。

（1）复发　治疗后症状消失，尿菌转阴后在6周内再出现菌尿，菌群与上次相同（菌种相同且为同一血清型），称为复发。肾盂肾复发炎者，特别是复杂性肾盂肾炎，在去除诱发因素（如结石、梗阻、尿路异常等）的基础上，应按药敏选择强有力的杀菌性抗生素，疗程不少于6周。反复发作者，给予长程低剂量抑菌疗法。

（2）重新感染　治疗后症状消失，尿菌转阴，但在停药后6周内再次出现真性细菌尿，菌群与上次不同，称为重新感染。多数病例有尿路感染症状，治疗方法与首次发作相同。对半年内发生2次以上者，目前多用长疗程低剂量抑菌疗法作为预防性防治，如每晚临睡前排尿后口服复方磺胺甲噁唑1～2片或呋喃妥因50～100mg或氧氟沙星200mg，每7～10d更换药物一次，连用半年。

对于再发性尿感，除抗菌治疗外，必须寻找并去除易感因素。

【护理】

（一）护理评估

1. 健康史

评估有没有尿路感染的易感情况，如尿路梗阻、免疫力低下、尿液反流、妊娠等。

2. 身体状况

（1）症状　急性膀胱炎有尿频、尿急、尿痛等膀胱刺激征，伴有耻骨弓上不适，一般无全身感染的表现。急性肾盂肾炎起病急骤，除了可有膀胱刺激征外，还常有寒战、高热、全身不适、疲乏无力、食欲减退等全身症状。

（2）体征　急性肾盂肾炎可伴有恶心、呕吐甚至腹痛、腹胀或腹泻。局部可有腰痛、肋脊角压痛和（或）肾区叩击痛。

（3）实验室及其他检查　血液检查、病原学检查、尿液检查等符合上述尿路感染特点。

3. 心理-社会状况

评估患者有无出现焦虑、恐惧等心理以及家庭、社会对患者的支持情况。

（二）护理诊断/问题

（1）体温过高　与感染有关。

（2）排尿障碍　尿频、尿急、尿痛，与炎症刺激膀胱有关。

（3）知识缺乏　缺乏有关尿路感染防治知识。

（4）潜在并发症　肾乳头坏死、肾周围脓肿等。

（三）护理目标

① 体温恢复正常。

② 改善患者不适症状，患者主诉症状减轻。

③ 指导并讲出有关防治知识。

④ 无并发症发生。

（四）护理措施

1. 休息与体位

生活劳逸结合，避免劳累，营养均衡，增强机体抵抗力。急性期患者应注意休息，伴有高热的急性肾盂肾炎患者发作第1周应卧床休息。慢性肾盂肾炎患者一般不宜从事重体力活动，注意增加休息和睡眠时间。

2. 饮食护理

进食清淡易消化并富有营养的食物，补充多种维生素。多饮水，一般每天饮水量超过2000mL；勤排尿，每2～3h排尿一次以达到冲洗尿路、减少细菌在尿路滞留的目的。

3. 病情观察

监测生命体征尤其是体温的变化，对高热患者注意做好降温和生活护理，观察患者腰痛的性质、部位、程度的变化。密切观察患者膀胱刺激症状、尿液检查及尿细菌培养的结果。警惕并发症发生。

4. 对症护理

（1）高热护理　高热时可采用冰敷、酒精擦浴等方法进行物理降温，必要时遵医嘱给予药物降温。大量补充水分，做好口腔及皮肤护理。

（2）尿细菌学检查的护理　向别人解释检查的意义和方法。做尿细菌定量培养时，最好用清晨第一次（尿液停留在膀胱6～8h以上）的清洁、新鲜中段尿液送检。为保证培养结果的准确性，尿细菌定量培养需注意以下几点。

① 在应用抗菌药之前或停用抗菌药5d之后留取尿标本。

② 留取尿标本前用清水或肥皂水清洗外阴，不宜使用消毒液。然后留取中断尿液，并在1h内做细菌培养，或冷藏保存。

③ 保持容器内面、容器盖内面无菌，避免尿液受污染。

5. 心理护理

过分紧张会加重尿频症状，要注意安慰患者，解释病因，稳定患者情绪。引导患者正确对待疾病，以积极的态度配合治疗，争取彻底治愈。

（五）健康教育

（1）疾病知识介绍　①患者及家属能了解本病的病因、发病机制、主要表现及治疗方法。②保持良好的卫生习惯，学会正确清洁外阴部的方法，保持外阴部清洁干燥。③日常多饮水，勤排尿，排尿彻底，不留残尿。与性生活有关的尿感，性交后即排尿，并口服抗菌药物预防。④尽量避免留置导尿及使用尿路器械，如必须使用，严格无菌操作，并防止损伤尿道黏膜。

（2）用药指导　向患者介绍有关药物的作用、用法、疗程及副作用；强调必须按时、按量用药，不可擅自换、减、停药；口服复方磺胺甲噁唑期间要注意多饮水和同时服用碳酸氢钠，既可增强疗效，又可减少磺胺结晶形成。

（3）康复锻炼指导　生活规律，避免过度劳累，积极参加有益健康的体育锻炼，增强机体的抗病能力。保持局部清洁卫生，多饮水勤排尿，避免细菌侵入。

（王韧）

第五节　肾衰竭患者的护理

学习目标

1. 能准确简述急慢性肾衰竭的病因、发病机制、诊断和治疗要点。
2. 能正确解释急慢性肾衰竭的概念，描述其临床表现。
3. 能准确简述高钾血症的处理要点。
4. 能运用护理程序的方法，对急慢性肾衰竭患者进行正确的护理和健康指导。
5. 在护理实践中，体现护士对患者的爱伤精神和人文关怀。

一、急性肾衰竭患者的护理

急性肾衰竭（acute renal failure，ARF）是由于各种原因引起的肾功能在短时间内（数小时或数周）突然下降而出现的代谢废物滞留和尿量减少综合征。肾功能下降可发生在原来无肾脏病的患者，也可发生在慢性肾脏病（chronic kidney disease，CKD）患者。ARF 主要表现为血肌酐（Cr）和血尿素氮（BUN）升高，水、电解质和酸碱平衡紊乱及全身各系统并发症。如果及时诊治和去除病因，部分急性肾功能衰竭可完全恢复正常。

【疾病概要】

（一）病因及发病机制

1. 病因

急性肾衰竭按照传统的病因分类法分三类。

（1）肾前性　是指肾脏本身无器质性病变，由于有效循环血容量减少和肾内血流动力学改变（包括肾前小动脉收缩或肾后小动脉扩张）等，导致肾血流灌注不足、肾缺血。常见的肾前性因素有：a. 血容量不足，如胃肠道丢失（呕吐、腹泻等）、皮肤丢失（烧伤、出汗等）、肾脏丢失（应用利尿药、糖尿病等）、各种原因导致的出血性休克等。b. 心排血量降低，如严重心力衰竭或低心排血量综合征、全身血管扩张等。

（2）肾后性　肾后性因素多为可逆性，及时解除病因常可使肾功能得以恢复，常见因素有尿路结石、双侧肾盂积液、前列腺增生症和肿瘤等肾以下部位引起的尿路梗阻。

（3）肾实质性

① 急性肾小管坏死（acute tubular necrosis，ATN）：是最常见的急性肾衰竭类型，占急性肾衰竭的 75%～80%，大多数是可逆性的。引起肾小管坏死的原因有两类。a. 缺血性病变，这是肾小管坏死的最常见原因，各种肾前因素未能得到及时纠正，继续发展成为肾小管坏死；b. 肾毒素，包括各种内、外源性毒素，常见的有细菌内毒素、鱼胆、蛇毒、汞、铅、砷、氨基糖苷类抗生素、X 线对比剂等。

② 急性肾间质病变：常见的病因有以下几种。a. 过敏性：主要由药物（如利福平、磺胺类）引起急性间质性肾炎而导致。b. 感染性：为病原菌直接侵犯肾实质或毒素致间质性肾炎。c. 代谢性：如尿酸性肾病、高钙血症等。d. 肿瘤性：如多发性骨髓瘤、淋巴瘤、白血病细胞浸润引起肾间质病变。

③ 肾小球和肾小血管病变：如各种病因所致的急性肾炎、急进性肾炎、多发性小血管炎、肾皮质坏死等。

2. 发病机制

由于病因不同急性肾衰竭的发病机制也不尽相同。最常见的急性肾小管坏死的发病机制尚未完全阐明，可能不同病因及不同肾小管损伤有着不同的始动机制。当前主要有三种解释。

（1）肾血流动力学异常　神经体液因素使肾血管收缩、肾血管内皮细胞肿胀、肾血管自身阻力调节受损，从而使肾血流下降和肾血管阻力增加，导致缺血性急性肾小管坏死。

（2）肾小管上皮细胞代谢障碍　肾缺血、毒素等可直接导致肾小管上皮细胞代谢障碍，损伤、坏死及脱落的上皮细胞或血红蛋白、肌红蛋白等阻塞肾小管，导致阻塞部位以上的肾小管内压升高，继而使肾小囊内压升高，肾小球滤过率下降甚至停止。若肾小管基膜完整，数日或数周后基膜上可再生出上皮细胞，使肾小管功能逐渐恢复。

（3）肾小管上皮脱落，管腔内管型形成　管腔压力高，一方面妨碍肾小球滤过，另一方面积累于被堵塞管腔中的液体进入组织间隙，加剧组织水肿，进一步降低肾小球滤过率和肾小管间质缺血障碍。

（二）临床表现

临床表现包括原发疾病、急性肾衰竭引起的代谢紊乱和多系统损害等三个方面。以下以ATN为例介绍其临床病程。临床典型病程分为三期：起始期、维持期和恢复期。

1. 起始期

患者常有诸如低血压、缺血、脓毒病和肾毒素等病因，无明显的肾实质损伤。但随着肾小管上皮细胞损伤的进一步加重，GFR下降，临床表现开始明显，进入维持期。

2. 维持期

尿量减少，又称少尿期。典型病例持续7～14d，也可短至几日，长的可达4～6周。肾小球滤过率保持在低水平。许多患者出现少尿（＜400mL/d）。但也有些患者可没有少尿，称非少尿型急性肾衰竭，其病情大多较轻，预后较好。但无论尿量是否减少，随着肾功能减退，可出现一系列尿毒症表现。

（1）多系统损害表现

① 消化系统症状：出现早，患者表现为食欲减退，恶心、呕吐、腹胀腹泻等，严重者有消化道出血等。

② 呼吸系统症状：可出现呼吸困难、咳嗽、憋气、胸闷等症状。

③ 循环系统症状：多因尿少和未控制饮水，导致水钠潴留，体液过多，出现高血压和心力衰竭、肺水肿表现；也可因毒素滞留、电解质紊乱、贫血及酸中毒引起各种心律失常及心肌病变。

④ 神经系统症状：出现意识障碍、躁动、谵妄、抽搐、昏迷等尿毒症脑病症状。

⑤ 血液系统症状：可有出血倾向及轻度贫血等。

⑥ 其他：常并发肺部、尿路、胆道、皮肤等感染，感染是急性肾衰竭另一常见而严重的并发症，也是患者死亡的主要原因之一。在急性肾衰竭同时或在疾病发展过程中还可合并多个脏器衰竭，此类患者病死率可高达70%。

（2）水、电解质和酸碱平衡失调

① 高钾血症：是少尿期最严重的并发症。其发生与肾排钾减少、组织损伤和热量不足等造成细胞高分解、酸中毒等因素有关。高钾血症对心肌细胞有毒性作用，可诱发各种心律失常，严重者出现心室颤动、心跳骤停。

② 代谢性酸中毒：主要因肾小球滤过功能降低，酸性代谢产物排出减少引起，同时急性肾衰竭常合并高分解代谢状态，又使酸性产物明显增多。

③ 其他：主要有低钠血症，由水潴留过多引起稀释性低钠。还可有低钙血症、高磷血症，但远不如慢性肾衰竭明显。

3. 恢复期

肾小管细胞再生、修复，肾小管完整性恢复，肾小球滤过率逐渐恢复正常或接近正常范围。患者尿量开始增加，可有多尿表现，每日尿量可达3000～5000mL，通常持续1～3周，继而再恢复正常。与肾小球滤过率相比，肾小管上皮细胞功能的恢复相对延迟，常需数月后才能恢复。少数患者可遗留不同程度的肾结构和功能缺陷。

（三）实验室及其他检查

（1）血液检查　少尿期可有轻中度贫血，血肌酐和血尿素氮进行性上升，血肌酐每日升高≥44.2μmol/L，高分解代谢者上升速度更快。血清钾浓度常大于5.5mmol/L，可有低钠血症、低钙血症、高磷血症；血气分析提示代谢性酸中毒。

（2）尿液检查　尿常规检查尿蛋白多为±～+，尿沉渣可见肾小管上皮细胞及其管型、颗粒管型及少许红细胞、白细胞等；尿比重降低且固定，多在1.015以下；尿渗透浓度低于350mmol/L，尿与血渗透浓度之比值低于1.1；尿钠增高，多在20～60mmol/L。

（3）B超　观察肾脏大小，排除尿路梗阻情况。

（4）逆行性肾造影　明确肾血管有无梗阻情况，检查时注意禁忌证。

（5）肾活检　为进一步明确致病原因时考虑采用。

（四）治疗要点

1. 起始期的治疗

治疗重点是纠正可逆的病因，预防额外的损伤。对于严重外伤、心力衰竭、急性失血等都应进行治疗，同时停用影响肾灌注或肾毒性的药物。

2. 维持期的治疗

治疗重点为调节水、电解质和酸碱平衡，控制氮质潴留，供给足够营养和治疗原发病。

（1）高钾血症的处理　密切观察血钾浓度，当血钾超过6.5mmol/L，心电图表现异常变化时，应紧急处理如下：①在心电图监护下，予10%葡萄糖酸钙10～20mL稀释后缓慢静脉注射。②5% $NaHCO_3$ 100～200mL静滴，或11.2%乳酸钠40～200mL静注，尤其适用于伴代谢性酸中毒者。③50%葡萄糖液50～100mL加胰岛素6～12U缓慢静脉注射，促进钾离子向细胞内移动。④口服钠型离子交换树脂15～20g，每日3～4次。⑤透析疗法是治疗高钾血症最有效的方法，首选血透。适用于以上措施无效和伴有高分解代谢的患者。

（2）代谢性酸中毒　当血气分析 HCO_3^- <15mmol/L时，可用5% $NaHCO_3$ 100～250mL静滴，也可用透析疗法纠正酸中毒。

（3）透析疗法　可以清除体内过多的水分和毒素，纠正高钾血症和代谢性酸中毒，有助于液体、热量和蛋白质的摄入，有利于损伤细胞的修复和再生，所以对于有明显尿毒症综合征的患者可以进行透析。重症患者主张早期即进行透析。

（4）其他　纠正水、电解质和酸碱平衡紊乱，控制心力衰竭，预防和治疗感染。

3. 多尿期的治疗

此期治疗重点仍为维持水、电解质和酸碱平衡，控制氮质血症，防治各种并发症。对已进行透析者，应维持透析，当一般情况明显改善后可逐渐减少透析，直至病情稳定后停止透析。

4. 恢复期治疗

一般无需特殊处理，定期随访肾功能，避免使用对肾脏有损害的药物。

【护理】

（一）护理评估

（1）健康史　评估引起急性肾衰竭的原因，判断是肾前性、肾实质性还是肾后性肾衰竭。

（2）身体状况　评估患者有无尿量减少，出现食欲减退、恶心、呕吐、消化道出血、腹胀腹泻等消化道表现；有无呼吸系统感染甚至呼吸困难、咳嗽、憋气、胸闷等呼吸系统症状；有无水肿、出血倾向及轻度贫血等；有无高血压和心力衰竭、心律失常、肺水肿表现；

神经系统有无意识障碍、躁动、谵妄、抽搐、昏迷等尿毒症脑病表现。

(3) 实验室及其他检查　评估血液检查、尿液检查结果判断肾脏功能；尿路超声、肾脏造影排除有无梗阻情况。

(4) 心理-社会状况　评估患者有无焦虑不安、恐惧等心理。家属及社会对患者的支持情况。

(二) 护理诊断/问题

(1) 体液过多　与急性肾衰竭导致肾小球滤过功能受损，水分排出减少等有关。

(2) 营养失调　低于机体需要量，与患者食欲低下、限制饮食中的蛋白质有关。

(3) 有感染的危险　与限制蛋白质饮食、透析、机体抵抗力降低等有关。

(4) 潜在并发症　高血压脑病、急性左心衰、心律失常、心包炎等。

(5) 恐惧　与肾功能急剧恶化、症状重等因素有关。

(三) 护理目标

① 患者能积极配合治疗，水肿减轻，不出现胸闷、气急等症状。

② 患者合理饮食，既不增加肾脏负担，又保证机体所需。

③ 住院期间患者未发生感染。

(四) 护理措施

1. 休息与体位

少尿期绝对卧床休息，保持环境安静，以减轻肾脏负担。对意识障碍者，应加用床栏保证安全。当尿量增加、病情好转时，可逐渐增加活动量，但因注意安全，避免过度劳累。患者若因活动时病情恶化，应恢复前一日的活动量，甚至卧床休息。

2. 饮食护理

补充营养以维持机体的营养状况和正常代谢，这有助于损伤细胞的修复和再生，提高存活率。

(1) 蛋白质　少尿期患者，蛋白质限制在0.5g/(kg·d)，其中60%以上应为高效价的优质蛋白。如尿素氮太高，则应更加限制食物中的蛋白。接受透析的患者予适当增加蛋白质的量，因透析中会丢失部分氨基酸及小分子蛋白质。血液透析患者蛋白质摄入量为1.0～1.2g/(kg·d)，腹膜透析为1.2～1.3g/(kg·d)。对于多尿期的患者，如尿素氮低于8.0mmol/L时，可给予正常量的蛋白质。

(2) 糖类及脂肪　进食足够的糖类和适当的高脂肪以保证机体总能量的供应，发病初期因恶心、呕吐无法进食者以及病情严重意识障碍的患者，应由静脉补充葡萄糖，以维持机体基本需要。

(3) 维持体液平衡　急性肾衰竭少尿期，水分的出入量应严格测量并记录，按照“量出为入”的原则补充入液量。入液量的计算一般以500mL为基础，再加前一日的出液量即为第二日的总入液量，发热患者尤其注意皮肤失水量。当患者进入多尿期后，应适当补足水分以免患者脱水，并维持利尿作用。

(4) 其他　少尿期患者，尽可能减少钠、钾、磷和氯的摄入量。多尿时不必过度限制。

3. 病情观察

严密观察患者神志、生命体征、尿量、体重等的变化。注意尿常规、肾功能、电解质及血气分析等实验室检查的结果。观察患者有无高钾血症、代谢性酸中毒的发生。观察有无严重头痛、恶心、呕吐及不同意识障碍等高血压脑病的表现。有无头晕、乏力、心悸、气促等左心功能不全的表现。有无出现水中毒或稀释性低钠血症的症状，如头痛、嗜睡、意识障碍、共济失调、昏迷、抽搐等。

4. 用药护理

使用利尿药时监测患者电解质及酸碱平衡情况，纠正高钾血症和酸中毒时，输血时禁用库血；抗感染时避免选用有肾毒性的抗生素。

5. 对症护理

恶心、呕吐的患者，遵医嘱使用止吐药，并随时做好口腔护理。有左心功能不全、高血压脑病等并发症出现时，及时通知医生，并采取积极有效的护理措施，尽可能减少并发症对疾病带来的影响。预防感染的具体措施包括：①尽量将患者安置在单人房间，做好病室的清洁消毒，避免与有上呼吸道感染者接触。②避免任意插导尿管及不必要的尿路器械检查。需留置导尿的患者应加强消毒，定期更换尿管和进行尿液检查以确定有无尿路感染。③卧床及虚弱的患者应定期翻身，保持皮肤清洁，防止压疮和皮肤感染的发生。④意识清醒者，鼓励患者每小时进行深呼吸及有效排痰；意识不清者做好气道护理，以预防肺部感染的发生。⑤唾液中的尿素可引起口角炎及腮腺炎，应协助做好口腔护理，保持口腔清洁舒适。⑥对使用腹膜透析或血液透析的患者，治疗时因按外科无菌技术操作，防止医源性感染的发生。

6. 心理护理

急性肾衰竭是急危重症，患者会产生对于死亡的恐惧感。护士应将疾病的基本病程告知患者及家属，减轻其不安情绪。解释各项治疗及护理措施的必要性，取得患者信任。

（五）健康教育

1. 疾病知识介绍

做好急性肾衰竭的预防措施：①慎用氨基糖苷类抗生素；尽量避免需用大剂量对比剂的影像学检查，尤其是老年人及肾血流灌注不良者（如脱水、失血、休克）。②加强劳动防护，避免接触重金属、工业毒物等。误服或误食毒物，应立即进行洗胃或导泻，并使用有效解毒剂。③劳逸结合，防止劳累，增强机体抗病能力。④疾病治愈后，肾脏的修复需要半年或更长的时间，应注意休息，定期复查。

2. 康复锻炼指导

指导患者出院后摄取营养丰富的饮食，学会出入液量的计算方法，严格控制出入量。注意劳逸结合、预防感冒，如有感染、创伤等应及时就医。

（六）护理评价

患者配合治疗，水肿减轻，没出现胸闷、气急等症状；患者饮食合理、未发生感染。

二、慢性肾衰竭患者的护理

慢性肾衰竭（chronic renal failure，CRF）简称慢性肾衰，是指慢性肾脏病引起的肾小球滤过率下降及与此相关的代谢紊乱和临床症状组成的综合征。据统计，近 20 年来，慢性肾衰在人类主要死亡原因中占第五位至第九位，是人类生存的重要疾病威胁之一。

随着肾脏病变不断发展，肾功能可呈进行性减退。目前临床最常用的是将慢性肾功能衰竭分为四个阶段：①肾储备能力下降期；②氮质血症期；③肾衰竭期；④尿毒症期（表 5-2）。

表 5-2 CRF 的分期

CRF 分期	肌酐清除率(Ccr)/(mL/min)	血肌酐(Cr)/(μmol/L)	临床症状
肾储备能力下降期	50～80	133～177	无
氮质血症期	20～50	186～442	不明显
肾衰竭期	10～20	451～707	明显
尿毒症期	＜10	≥707	显著

【疾病概要】

（一）病因及发病机制

1. 病因

各种慢性肾脏疾病导致肾功能进行性减退，最终均可引起慢性肾功能衰竭。原发性肾脏病如肾小球肾炎、慢性肾盂肾炎、小管间质性肾病、遗传性肾炎等；继发性肾脏病变如糖尿病肾病、高血压肾病、狼疮性肾病、各种药物和重金属所致的肾病等；尿路梗阻性肾病如尿路结石、前列腺增生症、神经源性膀胱和尿道狭窄等。

在众多引起慢性肾衰的疾病中，国外最常见的病因依次是糖尿病肾病、高血压肾病、肾小球肾炎、多囊肾等；在我国则为肾小球肾炎、糖尿病肾病、高血压肾病、多囊肾、梗阻性肾病等。起病隐匿者，可经多年进展直至晚期尿毒症时才被发现，此时双肾已固缩而难以确定其原发疾病。

2. 发病机制

慢性肾功能衰竭的发病机制尚未完全明了，目前认为主要有下面因素。

(1) 慢性肾衰进展的发生机制 肾单位破坏至一定数量，残存肾单位代偿性地增加排泄负荷，发生了肾小球内“三高”，即肾小球毛细血管高灌注、高压力和高滤过。“三高”会引起肾小球硬化、肾小球通透性增加，使肾功能进一步恶化。另外，肾单位高代谢、肾组织上皮细胞表型转化作用及某些细胞因子-生长因子的作用都加速慢性肾衰的进展。

(2) 尿毒症各种症状的发生机制 目前一般认为，尿毒症的症状及体内各系统损害的原因，主要与尿毒症毒素（尿素、胍类、胺类、酚类、甲状旁腺激素、核糖核酸酶等）的毒性作用有关，同时也与多种体液因子（促红细胞生成素、骨化三醇等）缺乏、营养素（氨基酸、热量、铁等）的缺乏有关。

（二）临床表现

慢性肾衰竭的病变十分复杂，可累及人体各个脏器，出现各个系统的功能和代谢紊乱。因为肾脏具有强大的储备能力，所以肾衰竭早期仅表现为基础疾病的症状，到残余肾单位不能调节适应机体的最低要求时，才出现明显的尿毒症表现。

1. 各系统表现

(1) 胃肠道表现 这是本病最早和最常见的症状。先出现食欲缺乏、上腹饱胀等胃部不适症状，然后可发展为恶心、呕吐、腹泻，舌和口腔黏膜溃疡，口腔可闻尿臭味，甚至可有上消化道出血等。消化道症状的产生与本病体内潴留和产生的毒性物质刺激胃肠黏膜，以及水、电解质、酸碱代谢紊乱等有关。

(2) 心血管系统表现

① 高血压：是慢性肾衰竭的常见并发症。大部分患者存在不同程度的高血压，个别可为恶性高血压。高血压主要是由于水钠潴留引起，也与肾素活性增高有关，使用重组人红细

胞生成素、环孢素等药物也会发生高血压。高血压可引起动脉硬化、左心室肥大、心力衰竭，并可加重肾损害。

② 心力衰竭：是尿毒症患者最常见的死亡原因，至尿毒症期发生率可达65%～70%。其原因大多与水钠潴留、高血压及尿毒症性心肌病变有关。

③ 尿毒症性心肌病：病因可能与代谢废物的潴留和贫血等有关。

④ 心包炎：主要与尿毒症毒素有关。临床表现与一般心包炎相同，但心包积液多为血性，可能与毛细血管破裂有关。严重者有心脏压塞征，患者预后差。

⑤ 血管钙化和动脉粥样硬化：近年发现，由于高磷血症、钙分布异常和“血管保护性蛋白”（如胎球蛋白A）缺乏而引起的血管钙化，在心血管病变中亦起着重要作用。动脉粥样硬化往往进展迅速，血液透析患者的病变程度比透析前患者为重。除冠状动脉外，脑动脉和全身周围动脉亦同样发生动脉粥样硬化和钙化。

（3）血液系统表现

① 贫血：贫血是尿毒症患者必有的症状，为正色素正细胞性贫血，主要原因是由于促红细胞生成素（EPO）缺乏，故称为肾性贫血，如同时伴有缺铁、营养不良、出血等因素，可加重贫血程度。

② 出血倾向：常表现为皮下出血、鼻出血、月经过多或外伤后严重出血。出血倾向与血小板破坏增多、血小板聚集和黏附能力下降、凝血因子缺乏等有关。

③ 白细胞异常：白细胞计数多正常，部分病例可有粒细胞或淋巴细胞减少。中性粒细胞趋化、吞噬和杀菌能力减弱，导致急性炎症反应减弱。故尿毒症患者容易发生感染。透析后可改善。

（4）呼吸系统表现　体液过多和酸中毒时均可出现气短、气促，严重酸中毒可致呼吸深长。由尿毒症毒素诱发的肺泡毛细血管渗透性增加、肺充血可引起“尿毒症肺水肿”，此时肺部X线检查可出现“蝴蝶翼”征。

（5）神经肌肉系统表现　早期常有疲乏、失眠、注意力不集中等精神症状，后期可出现性格改变、抑郁、记忆力下降、谵妄、幻觉、昏迷等。晚期患者常有周围神经病变，患者可出现肢体麻木、烧灼感或疼痛感、深反射迟钝和消失，并可有神经肌肉兴奋性增加，如肌肉震颤、痉挛、肌萎缩、肌无力等。但最常见的是肢端袜套样分布的感觉丧失。

（6）皮肤症状　常见皮肤瘙痒。患者面色较深而微黄，轻度水肿，呈“尿毒症面容”，这与贫血、尿素霜的沉积有关。

（7）肾性骨营养不良症　简称肾性骨病，是尿毒症时骨骼改变的总称。常见顺序排列包括：纤维囊性骨炎、肾性骨软化症、骨质疏松和肾性骨硬化症。对于长期透析患者，肾性骨病是一个需要重视的问题。纤维囊性骨炎和骨软化症可引起自发性骨折，但肾性骨病有临床症状者不多。肾性骨病的发生与继发性甲状腺旁腺功能亢进、活性维生素D_3缺乏、营养不良、代谢性酸中毒等有关。

（8）内分泌失调　慢性肾衰竭时内分泌功能出现紊乱。患者常有性功能障碍，小儿性成熟延迟，男性性欲缺乏和阳痿，女性雌激素水平降低、性欲差，晚期可闭经、不孕。

（9）感染　尿毒症患者易并发感染，这与机体免疫功能低下、白细胞功能异常、抵抗力降低等因素有关。常见的是肺部和尿路感染。血透患者易发生动静脉瘘感染，多次输血易导致肝炎病毒感染。

(10) 其他　可有体温过低、蛋白质、糖类、脂肪和维生素代谢异常、高尿酸血症等。

2. 水、电解质和酸碱平衡紊乱

钠、水平衡失调，如高钠血症或低钠血症、水肿或脱水；钾代谢紊乱，如高钾血症或低钾血症；代谢性酸中毒、低钙血症、高磷血症、高镁血症等。

(三) 实验室及其他检查

(1) 血液检查　血常规可见红细胞数下降，血红蛋白含量降低，白细胞和血小板的计数可正常或偏低，血小板的黏附和聚集功能下降；肾功能检查结果为内生肌酐清除率降低；血清电解质紊乱；血气分析提示代谢性酸中毒等。

(2) 尿液检查　尿比重低，多固定在1.010左右。尿蛋白阳性，晚期肾功能完全衰竭时可为阴性。尿沉渣中有红细胞、白细胞、颗粒管型、蜡样管型等，蜡样管型对慢性肾衰竭的诊断有意义。

(3) 其他检查　肾脏超声或X线平片显示双肾缩小，肾皮质变薄。

(四) 治疗要点

1. 治疗原发病和纠正加重肾衰竭的因素

如纠正水钠缺失、控制感染、解除尿路梗阻、控制心力衰竭、停止使用肾毒性药物等可使肾功能有不同程度的恢复。

2. 延缓慢性肾衰竭的发展

应加强早中期CRF的防治，对轻中度CRF及时进行治疗，延缓、停止或逆转CRF的进展，防止尿毒症的发生，这是CRF防治中的一项基础工作。

(1) 及时、有效地控制高血压（ACEI和ARB类药物），严格控制血糖，控制尿蛋白，积极纠正贫血等。

(2) 饮食治疗　多数研究结果支持饮食治疗对延缓CRF进展有效。CRF患者应进食优质低蛋白、低磷饮食，保证足够热量，但应考虑个体化。当内生肌酐清除率＜10mL/min时，患者每日的蛋白质摄入量约为20g，这时要单用或加用必需氨基酸或α-酮酸（EAA/α-KA），α-酮酸可与氨结合成相应的EAA，可利用一部分尿素，从而减少血中的尿素氮水平，改善尿毒症症状。目前常用的药物有开同（α-酮酸的混合制剂）。

3. 药物治疗

(1) 纠正酸中毒和水、电解质紊乱

① 代谢性酸中毒：主要是口服碳酸氢钠（$NaHCO_3$），必要时静脉输入。纠正酸中毒的同时注意补钙，防止低钙引起手足抽搐。

② 水、钠平衡失调：对单纯水肿者，除限制盐和水的摄入外，可使用利尿药；水肿伴稀释性低钠血症者，严格限制水的摄入；透析者加强超滤并限制水钠摄入。

③ 高钾血症：限制钾的摄入，积极纠正酸中毒，给予袢利尿药等降钾措施。当血钾超过6.5mmol/L、心电图有高钾表现时应紧急处理。具体措施见本节中“急性肾衰竭患者的护理”。

(2) 贫血　应用重组人促红细胞生成素（rHuEPO），绝大多数患者均可以免除输血，而且心、肺、脑功能明显改善。影响rHuEPO疗效的主要原因是功能性缺铁，因此，在应用rHuEPO时，应同时补充铁剂。

(3) 低钙高磷血症和肾性骨病的治疗　为防止继发性甲旁亢和肾性骨病，肾衰竭早期应积极限磷饮食，并使用肠道磷结合物，如口服碳酸钙。对明显低钙或长期透析的肾性骨病患者，可口服活性维生素 D_3（骨化三醇），使用过程中要注意监测血钙、磷浓度，以防止生成不良性骨病。对已有生成不良性骨病的患者，不宜应用骨化三醇或其类似物。

（4）防治感染 平时应注意防止感冒，预防各种病原体的感染。抗生素的选择和应用原则，与一般感染相同，但剂量要调整。在疗效相近的情况下，应选用肾毒性最小的药物。

（5）其他 治疗高脂血症；口服吸附疗法和导泻疗法可以应用胃肠道途径增加尿毒症毒素的排出；糖尿病患者随着 GFR 下降，应逐渐减少胰岛素用量；皮肤瘙痒者，可以口服抗组胺药物、控制高磷血症及强化透析。

4. 替代治疗

透析（血液透析、腹膜透析）和肾移植是替代肾功能的治疗方法。当 CRF 患者 GFR 6～10mL/min（Cr＞707μmol/L）并有明显尿毒症临床表现，经治疗不能缓解时，则应进行透析治疗。对糖尿病肾病，可适当提前（GFR 10～15mL/min）安排透析。血液透析和腹膜透析的疗效相近，各有优缺点，应综合考虑患者的情况来选用。透析一段时间后，可考虑肾移植。

【护理】

（一）护理评估

（1）健康史 评估慢性肾衰竭的病因如患者是否有慢性肾小球肾炎、糖尿病肾病等病史。

（2）身体状况 评估患者早期有无出现食欲缺乏、上腹饱胀，继之恶心、呕吐、腹泻，舌和口腔黏膜溃疡，口腔可闻尿臭味，甚至可有上消化道出血等消化道症状，患者有无心血管系统、血液系统、呼吸系统、神经肌肉系统以及皮肤、骨骼、内分泌等多系统异常。

（3）实验室及其他检查 评估患者血肌酐、血尿素氮的动态变化；肾脏超声及 X 平片检查观察肾脏的大小等情况。

（4）心理-社会状况 评估患者有无绝望、恐惧等情绪；评估患者对治疗的信心及治疗配合情况。

（二）护理诊断/问题

（1）体液过多 与肾小球滤过功能降低导致水钠潴留，多饮水或补液不当有关。

（2）营养失调 低于机体需要量，与长期限制蛋白质摄入、消化功能紊乱、贫血等因素有关。

（3）活动无耐力 与心脏病变、贫血和水、电解质、酸碱平衡紊乱有关。

（4）有感染的危险 与白细胞功能降低、透析等有关。

（三）护理目标

① 患者能积极配合治疗，水肿减轻或消失。

② 患者保证足够的营养物质摄入，营养状况有所改善。

③ 患者自诉活动耐力增强。

（四）护理措施

1. 休息与体位

慢性肾衰竭患者以休息为主，尽量减少对患者的干扰，并协助其做好日常的生活护理。病情较重、心力衰竭的患者，应绝对卧床休息，提供安静的休息环境。当症状好转、病情稳定时，可在护理人员或家属的陪伴下适当活动，活动以不出现疲劳、胸痛、呼吸困难、头晕为度。

2. 饮食护理

合理饮食在提高患者生活质量、改善预后方面发挥重要作用。为保证患者摄取足够热量，必须使食物色、香、味俱全以改善食欲，并提供整洁、舒适的进食环境，少量多餐。

（1）蛋白质 蛋白质代谢产物潴留于血中，引起血尿素氮升高。控制蛋白质摄入量还有利于降低血磷和减轻酸中毒，但如饮食中蛋白质量太少，则会发生营养不良。CRF 患者蛋白摄入量一般为 0.6～0.8g/(kg·d)，以满足基本生理需要。动物蛋白与植物蛋白保持合理比例，一般两者各占一半左右；当患者 GFR 下降至 20mL/min 时，患者蛋白摄入量 0.4～0.6g/(kg·d)，动物蛋白可占 50%～60%，以增加必需氨基酸的摄入比例，但如果同时补充适量 EAA 和（或）α-KA 时，患者饮食中动物蛋白和植物蛋白比例可不加限制。

（2）热量 患者必须摄入足够热量，一般为 125.6～146.5kJ/kg [30～35kcal/(kg·d)]，以使低蛋白饮食的氮得到充分的利用，减少蛋白质分解和体内蛋白质的消耗。

（3）盐与水 水肿、高血压和少尿者应该限制盐的摄入，每日低于 3g；入液量的控制强调“量出为入”的原则。如果患者尿量大于 1000mL/d 且无水肿，则无需严格限水。

（4）其他 低蛋白饮食时，钙、铁及维生素 B_{12} 含量不足，应注意补充；避免摄取含钾高的食物，如白菜、萝卜、梨、桃、葡萄、西瓜等；低磷饮食，不超过 600mg/d；还应注意供给富含维生素 C、B 族维生素的食物。

3. 病情观察

密切观察生命体征，每日定时测量体重，准确记录每日的出入液量。观察患者的意识状态，有无嗜睡、谵妄等；有无恶心、呕吐、消化道出血等征象。观察有无高血压脑病、心力衰竭、尿毒症性肺炎及电解质紊乱和酸碱平衡失调等并发症的表现。观察有无感染的征象，如体温升高、寒战、疲乏无力、咳嗽、咳痰、尿路刺激征等。

4. 用药护理

用 rHuEPO 纠正患者贫血时，注意观察用药后不良反应，如头痛、高血压、癫痫发作等，定期检查血红蛋白和血细胞比容等。使用骨化三醇治疗肾性骨病时，要随时监测血钙、磷浓度，防止内脏、皮下、关节血管钙化和肾功能恶化。用降压、降脂、抗感染等其他药物时，注意观察其不良反应。

5. 对症护理

（1）皮肤瘙痒 肤瘙痒者勿搔抓，可用温水清洗后涂抹止痒剂。

（2）口腔护理 CRF 患者口中常有尿味，并容易发生口腔溃疡、出血及口唇干裂，所以应加强口腔护理，保持口腔湿润，增进食欲。

6. 心理护理

慢性肾衰竭一般为不可逆病变，病程拖延，症状重，治疗费用高，患者常会有绝望、退缩甚至自杀等行为。护理人员应以热情、关切的态度去接近患者，使其感到真诚与温暖。并应帮助家属理解并接受患者的改变，取得家庭对患者最大的支持和鼓励。在病情许可的情况下，鼓励患者参加社交活动，回归社会，使患者意识到自身的价值，积极接受疾病的挑战。

（五）健康教育

1. 疾病知识介绍　①根据病情和活动耐力，进行适当活动，以增强机体的抵抗力，避免劳累和重体力活动，避免受凉感冒。②注意个人卫生，保持口腔、皮肤及会阴部的清洁。③严格遵医嘱用药，避免使用肾毒性较大的药物。④准确记录每日的尿量、血压、体重。定期复查肾功能、血清电解质等。女性患者尽量避免妊娠。

2. 透析指导　慢性肾衰竭患者应注意保护和有计划地使用血管，尽量保留前臂、肘等部位的大静脉，以备血透时用。已行透析治疗的患者，血液透析者应注意保护好动-静脉瘘管，腹膜透析者保护好腹膜透析管道。

（六）护理评价

患者水肿减轻或消失；患者营养状况有所改善；患者活动耐力增强，住院期间未发生感染。

（王韧）

第六节　泌尿系统常见诊疗技术及护理

一、肾穿刺术

经皮肾穿刺活体组织检查有助于确定肾脏病的病理类型、有助于疾病的诊断、治疗、判断疗效和估计预后。

【适应证】

① 原因不明的血尿、蛋白尿。

② 急慢性肾小管间质性病变。

③ 肾病综合征需确定病理类型。

④ 不明原因的急性肾功能衰竭。

⑤ 判断肾移植是否排异。

⑥ 继发性肾脏病变，如狼疮性肾炎等。

【禁忌证】

① 未控制的出血性疾病。

② 重度高血压未纠正者。

③ 孤立肾或肾脏融合畸形，如马蹄肾、固缩肾或小肾（肾脏长径＜7cm）。

④ 肾肿瘤或肾脏动脉瘤。

⑤ 活动性肾脏感染性疾病。

⑥ 妊娠晚期。

【护理】

1. 术前护理

（1）用物准备　肾脏穿刺包、棉签、胶布、无菌手套、消毒棉球、5mL注射器、50mL注射器、钢尺、沙袋、垫枕、小剪刀、装有1%福尔马林的小瓶、戊二醛小瓶、荧光组织小瓶等。药品包括1%甲紫、2%利多卡因、76%泛影葡胺、5%葡萄糖等。

（2）患者准备　术前充分的准备是穿刺成功的基础和前提。包括：①检查前向患者说明检查的目的和意义，消除其恐惧心理；②教会患者练习憋气及床上排尿，术前排空膀胱；

③检测出凝血时间、血红蛋白、血小板计数及凝血酶原时间，了解有无出血倾向及严重贫血。高血压患者积极控制血压；④查血肌酐、血尿素氮，了解肾功能的状况；⑤查血型，备血；⑥术前2～3d肌内注射维生素K，非急诊女性患者尽量避开月经期。

2. 术中护理

协助患者取俯卧位，腹下垫一约10cm厚的硬枕将肾脏顶向背侧。在B超定位下选取穿刺点，一般为右肾下级。协助医生消毒皮肤、铺无菌巾，穿刺点定位，并确定穿刺深度，逐层局部麻醉，将皮肤切一小口，进穿刺针在探头引导下至肾被膜，令患者于吸气末憋气暂停呼吸，在负压下将穿刺针迅速刺入肾组织并退出完成取活组织操作。穿刺过程中密切观察患者生命体征的变化，鼓励安慰患者。穿刺结束后，协助医生包扎伤口，辅以纱布、腹带加压固定。

3. 术后护理

① 术后注意压迫穿刺部位，患者要在硬板床上俯卧6h，之后可翻身，但必须卧床24h。

② 术后注意患者有无腹痛、腰痛，定期观察血压、脉搏、体温以及尿液的颜色。嘱患者多饮水以免血块阻塞尿路。

③ 术后使用止血药及抗生素3d，术后7～10d应避免较强的体力活动。

④ 避免或及时处理便秘、腹泻及剧烈咳嗽等。

二、血液透析

血液透析（hemodialysis，HD）简称血透，是最常用的血液净化方法之一。其工作原理是血液经由半透膜（人工肾），利用弥散、对流等原理清除血液中的杂质与水分，并向体内补充溶质的方法，以达到清除体内代谢废物或毒物，纠正水、电解质紊乱，维持酸碱平衡的目的。血液透析治疗的基本原理有弥散、超滤及吸附等。

【适应证】

（1）急性肾衰竭　主张早期频繁透析，符合下列任何一项时，立即透析。①无尿或少尿48h以上，伴有高血压、水中毒、肺水肿、脑水肿之一者；②血尿素氮（BUN）21.4～28.6mmol/L（60～80mg/dL）或每日升高10.7mmol/L（30mg/dL）；③血肌酐（Cr）≥442μmol/L（5mg/dL）；④高钾血症，$K^+ \geq 6.5$mmol/L；⑤代谢性酸中毒，CO_2结合力≤13mmol/L，纠正无效。

（2）慢性肾衰竭　一旦慢性肾衰竭患者的内生肌酐清除率≤5～10mL/min，Cr≥707μmol/L，BUN≥35.7mmol/L，并伴有下列情况者，便应开始透析。①出现心力衰竭或尿毒症性心包炎；②难以控制的高磷血症；③严重的电解质紊乱或代谢性酸中毒，如$K^+ \geq 6.5$mmol/L，CO_2结合力≤13mmol/L；④明显的水钠潴留，如高度水肿和较高的血压；⑤严重的尿毒症症状，如恶心、呕吐、乏力等。

（3）急性药物或毒物中毒　凡分子量小、不与组织蛋白结合的毒物，在体内分布比较均匀，且能通过透析膜被析出者，应采取透析治疗，且争取在8～16h内进行。

（4）其他　①难治性充血性心力衰竭和急性肺水肿的急救；②肝胆疾病如肝功能衰竭、肝硬化顽固性腹水、完全性梗阻性黄疸患者的术前准备；③电解质紊乱，如各种原因稀释性低钠血症与高钾血症；④免疫相关性疾病。

【禁忌证】

血透无绝对禁忌证，相对禁忌证为凡有严重休克或低血压、心肌梗死、心律失常、严重出血或感染、恶性肿瘤晚期、大手术后3～5d内不能合作者，均不宜做血液透析。

【护理】

1. 术前护理

(1) 用物准备

① 透析设备的准备：透析设备包括透析器、透析机、透析供水系统、透析管道。其中透析器是物质交换的场所，目前最常用的是中空纤维型透析器，中空纤维是由人工合成的半透膜，空芯腔内供血液通过，腔外为透析液。血液透析机可控制透析液的流量及温度、脱水量、血液的流量等，并具有体外循环的各种监护系统。护士应熟练掌握透析机的操作，且注意在开机后各项指标达到稳定后才能开始进行透析。

② 透析物品的准备：包括透析用药（生理盐水、肝素、5%碳酸氢钠）、急救用药、透析液、穿刺包等。其中肝素在透析过程中是必不可少的，其在体内外均能延长凝血时间。不同的患者遵医嘱采用不同剂量、不同方法进行肝素化。

(2) 患者准备　主要包括血液通路的准备、患者情况检查及心理准备。

① 血液通路的准备：血液通路即血液从人体内引出，再返回到体内的通路。它是血液透析的必要条件，也是维持性血透患者的生命线。血液通路可分为临时性血液通路和永久性血液通路。前者主要采用动静脉插管法，主要用于抢救急重危患者，后者是指动静脉内瘘，主要用于慢性肾衰竭长期透析患者。以下主要介绍动静脉内瘘。

自体动静脉内瘘常见手术部位：a. 前臂内瘘：桡动脉-头静脉、桡动脉-贵要静脉、尺动脉-贵要静脉和尺动脉-头静脉，此外还可采用鼻咽窝内瘘；b. 上臂内瘘：肱动脉、上臂头静脉、肱动脉-贵要静脉、肱动脉-肘正中静脉；c. 其他部位：如踝部、小腿部内瘘等，临床很少采用。以桡动脉-头静脉为例，用外科手术将桡动脉与头静脉做直接吻合，如此可形成两股血流，一股在吻合处的近心端，另一股在吻合处的远心端。由于动脉中的高压力血流会转向压力较小的静脉血管，使得吻合的静脉动脉化而慢慢膨大鼓起，形成皮下动静脉内瘘。一般需4～8周内瘘成熟后才能使用。每次透析前需用两根穿刺针穿刺内瘘血管，将动脉血引入透析器，然后从静脉端回流入体内（图5-1），亦可用Y形分支的单针穿刺。内瘘无滑脱的危险，患者活动不受限制，感染和血栓的发生率也大为减少，如保护得当，可长期使用。其缺点是手术后不能立即使用，而且每次透析需穿刺血管，易引起皮下血肿、血管栓塞，可并发感染、动脉瘤和假动脉瘤，以及瘘管远端肢体缺血和加重心脏负担，晚期可发生瘘管功能不全和闭塞。

在某些情况下，找不到适当的自体血管可做吻合，就需要使用替代血管，建立移植血管内瘘，移植血管内瘘是在相距较远的动静脉之间利用其他血管“搭桥”建立血管通路，常用于移植的血管主要有自体血管和人造血管。

② 基本情况准备：需测量体重、各项生命体征，了解肾功能及电解质情况。

③ 心理准备：透析前尽量消除患者的恐惧和紧张心理。对第一次实施血液透析的患者，应详细解释透析的目的、过程及术中配合。

2. 术中护理

透析机接上透析管道，用生理盐水冲洗管道，根据医嘱设置透析机各项参数，协助患者取仰卧位，选择内瘘静脉穿刺点，铺治疗巾，常规消毒，穿刺、固定、动静脉穿刺点以敷料敷盖。然后将患者血液和透析液分别引入透析器中由半透膜隔开的血区和透析液区。各种管

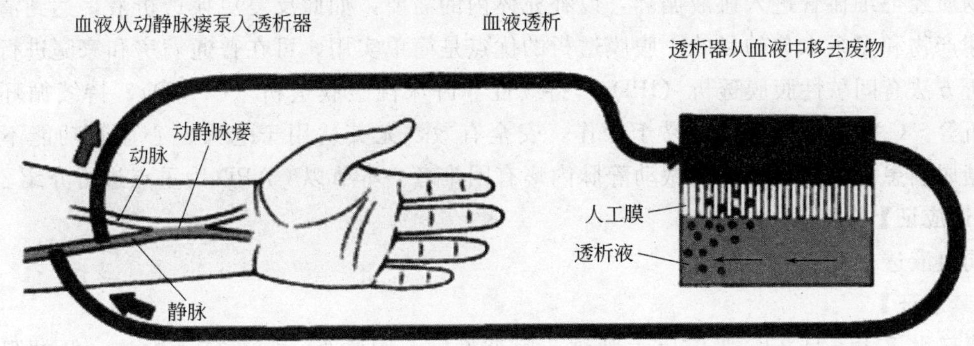

图 5-1　血液透析示意图

道连接要紧密，不能有空气进入。透析开始时血流要从慢（50mL/min）逐渐增快，15min 左右才能使血流量达到 200mL/min 以上。血流量稳定后，设置好各种报警阈值。透析液温度维持在 38～40℃，静脉压及透析液压不可超过 500～600mL/min，血液流速 100～300mL/min。透析过程中严密观察患者的血压、脉搏、呼吸、体温的变化；正确处理各种透析监护系统的报警、机器故障。准确记录透析时间、脱水量、肝素用量等。术中注意并发症的预防、观察及处理。主要并发症如下。

（1）低血压　常见并发症之一。患者出现恶心、呕吐、胸闷、面色苍白、出汗、意识改变等，可能与脱水过多过快、心源性休克、过敏反应等有关。处理上应注意严格掌握脱水量。通过透析管道注入生理盐水、碳酸氢钠、林格液或鲜血，也可静脉注入 50％葡萄糖液 40～60mL 或 10％氯化钠 10mL。

（2）失衡综合征　血液透析时，血液内代谢产物如果消除过快，而脑实质、脑脊液中尿素等物质受血脑屏障的限制，浓度下降慢，就形成了尿素浓度不均衡的状态，称为失衡综合征。严重高尿素血症患者开始透析时易发生，表现为头痛、恶心呕吐、高血压、抽搐、昏迷等。处理时注意首次透析用低效透析器，时间不宜长。发生失衡综合征时可遵医嘱静注高渗糖、高渗钠、应用镇静药等。

（3）致热原反应　由于内毒素进入体内所致，表现为寒战、发热等。预防措施为严格无菌操作，做好透析管道、透析器的消毒等，发生致热原反应时可用异丙嗪、地塞米松等。

（4）出血　多由于肝素应用不当、高血压、血小板功能不良等所致。可表现为牙龈出血、消化道出血甚至颅内出血等。处理：减少肝素用量、静脉注射鱼精蛋白中和肝素、改用无抗凝血药透析等。

（5）其他　过敏反应、心绞痛、心律失常、栓塞、失血、溶血等。

3. 术后护理

① 透析结束时要测量生命体征，留取血标本做生化检查等。

② 缓慢回血，透析结束时注意消毒皮肤，结束后穿刺部位进行压迫止血，压迫时间要充分，以彻底止血。

③ 称体重，与透析前作比较。做好相关健康指导。

三、腹膜透析

腹膜透析（peritoneal dialysis，PD）简称腹透，是利用人体内腹膜作为半透膜，输入透析液使体内潴留的水、电解质与代谢废物或毒素经超滤和渗透作用进入腹腔，而透析液中的某些物质经毛细血管进入血液循环，以补充体内的需要，如此反复更换透析液，达到清除体内代谢产物和多余水分的目的。腹膜透析的优点是简单实用，可在普通病房和家庭进行。腹膜透析方法有间歇性腹膜透析（IPD）、持续性非卧床性腹膜透析（CAPD）、持续循环式腹膜透析等。CAPD设备简单，易于操作，安全有效，尤其适用于老人、心血管功能不稳定者、糖尿病患者、小儿患者或做动静脉内瘘有困难者。本节以CAPD为重点进行介绍。

【适应证】

同血液透析。

【禁忌证】

腹部大手术不足3d；腹腔巨大肿瘤或晚期妊娠；腹膜炎、腹膜广泛粘连、肠梗阻、肠麻痹、不合作者。

【护理】

1. 术前护理

（1）腹腔插管　在成人脐下中上1/3交界处，通过手术将透析硅胶管的一端放入腹腔最低处的膀胱直肠窝内，另一端通过皮下隧道引出，以备透析。注意插管术后1～2周需进行隔离，且要专人护理，房间进行消毒，防止感染。

（2）患者准备　排空膀胱；了解腹膜透析的过程、术中的配合及术后的注意事项；情绪稳定。

（3）透析液准备　检查透析液的有效期，液体有无混浊、杂质等，包装是否合格。符合标准的透析液输入腹腔前要干加热至37℃。

2. 术中护理

先打开包扎纱布用酒精消毒，再打开橡皮塞，连接导管与透析袋，抬高透析袋，使透析液在10min内流入腹腔，然后夹紧管口，1h后将透析袋放入低于腹腔的位置，使腹腔内透析液流出，如此周而复始，一般可灌入透析液10000～12000mL/d。腹膜透析时应注意以下几点。

① 腹膜透析要严格无菌操作，连接各种管道前要注意消毒。

② 透析液悬挂不宜过高，以防压力过大损伤腹膜。

③ 准确记录患者的生命体征、尿量及透析液每次进出腹腔的时间、液量等。如引流量与灌入量相差太多，必须立即通知医生。

④ 如发现引流液混浊或同时伴有发热、腹痛等，应及时联系医生，留取标本送检，按医嘱进行相应处理。

⑤ 发现引流液中有絮状物或血块阻塞引流不畅时及时汇报给医生，遵医嘱给予肝素或尿激酶入腹透液，并保留2h。切不可抽取，以免将大网膜吸入腹透管微孔。

3. 术后护理

（1）腹透装置的护理　透析完毕，封闭透析管，以无菌敷料覆盖，定期更换。观察透析管出口处皮肤有无渗血、漏液、红肿等，如经发现，及时报告医师做必要的处理；患者淋浴前可将透析管用塑料布包扎好，淋浴后将其周围皮肤轻轻试干，消毒后重新包扎。

（2）饮食护理　由于腹膜透析会丢失体内大量的蛋白质及其他营养成分，应通过饮食补充。即要求患者蛋白质的摄入量为1.2～1.3g/(kg·d)，其中50%以上为优质蛋白；腹透时从透析液中吸收了大量的葡萄糖，食物中应尽量避免含单糖高的食品；水的摄入应根据每日的出量来决定，如出量在1500mL以上，患者无明显高血压、水肿等，可正常饮水。

(3) 常见并发症的观察及护理

① 引流不畅或透析管堵塞：为常见并发症，一旦发生将影响腹透的正常进行。常见原因有腹膜透析管移位、受压、扭曲、纤维蛋白堵塞、大网膜的粘连等。护理方法：a. 改变患者的体位，或将床头抬高45°。b. 教会患者深呼吸或用双手在下腹部加压。c. 排空膀胱，服用导泻药或灌肠，促使患者肠蠕动。d. 腹膜透析管内注入肝素、尿激酶、生理盐水、透析液等可使堵塞透析管的纤维块溶解。e. 可在X线透视下调整透析管的位置或重新手术置管。

② 腹膜炎：是腹透的主要并发症，大部分感染来自透析管道的皮肤出口处，以往主要由革兰阳性球菌引起。近年随着Y形或O形管道的应用，发生率已明显减少，但革兰阴性球菌的感染日渐突出。临床表现为腹痛、寒战、发热、腹部压痛、反跳痛、透析液混浊等。护理：用透析液1000mL连续冲洗3～5次，暂时改作IPD；腹膜透析液内加入抗生素及肝素等；全身应用抗生素；若经过2～4周后感染仍无法控制，应考虑拔出透析管。

③ 腹痛：常见原因可能有透析液的温度、酸碱度不当，渗透压过高，透析液流入或流出的速度过快，腹膜炎等。护理时应注意调节好透析液的温度，变换患者的体位，降低透析液的渗透压以及透析液进出的速度，积极治疗腹膜炎等。

④ 其他并发症：如腹膜透析超滤过多引起的脱水、低血压、腹腔出血、腹膜透析管滑脱、慢性并发症有肠粘连、腹膜后硬化等。

（王韧）

本章小结

肾性水肿、膀胱刺激征、尿量异常、血尿、肾性高血压等是泌尿系统疾病的常见症状，应对症护理。

急性肾小球肾炎患者急性起病，出现血尿、蛋白尿、水肿和高血压，可伴有一过性氮质血症。慢性肾小球肾炎系指蛋白尿、血尿、高血压、水肿为基本临床表现。肾病综合征是由多种肾小球疾病引起的具有以下共同临床表现的一组综合征：①大量蛋白尿（尿蛋白＞3.5g/d）；②低蛋白血症（血浆白蛋白＜30g/L）；③水肿；④高脂血症。其中，①、②两条为诊断所必需。去除病因是首要的，其他还有抑制免疫、对症处理等措施。饮食护理对保持残存肾功能非常重要，指导患者合理准确用药、积极预防感染、合理的休息和运动都对疾病恢复有着积极的作用。

尿路感染是指各种病原微生物在尿路中生长、繁殖而引起的尿路感染性疾病，可分为上尿路感染和下尿路感染。多喝水和勤排尿是有效实用的预防方法。

急性肾衰竭是由于各种原因引起的肾功能在短时间内（数小时或数周）突然下降而出现的代谢废物滞留和尿量减少综合征。临床典型病程分为三期：起始期、维持期和恢复期。急性肾衰竭治疗和护理的要点是维持营养和热量的供给，积极预防和治疗高钾血症，纠正酸中毒，严重病情者可采取血液净化抢救生命。多尿期应保持水、电解质和酸碱平衡，增加营养，积极预防和治疗感染。

慢性肾衰竭是指慢性肾脏病引起的肾小球滤过率下降及与此相关的代谢紊乱和临床症状组成的综合征。目前临床最常用的是将慢性肾功能衰竭分为四个阶段：①肾储备能力下降期；②氮质血症期；③肾衰竭期；④尿毒症期。饮食疗法、降压治疗可防止或延缓肾功能进行性恶化。而透析治疗和肾脏移植是目前比较有效的肾脏替代治疗。饮食护理对保持残存肾功能非常重要，指导患者合理准确用药、积极预防感染、合理的休息和运动都对疾病恢复有着积极的作用。

血液透析、肾脏移植的护理技术正发展成高质量、高标准的专科护理。

案例分析

案例 1

患者男性，48岁，发现蛋白尿、乏力、颜面水肿2年，3天前因上呼吸道感染使症状加重，伴头昏、头痛、视物模糊。体检：T 36.7℃，P 82次/分，BP 150/100mmHg，面色苍白，双下肢凹陷性水肿。实验室检查：尿常规示尿蛋白++、红细胞++；血常规示红细胞 3.0×10^{12}/L、血红蛋白 90g/L。初步诊断为慢性肾小球肾炎。

问题：

1. 存在哪些护理诊断/问题？
2. 主要护理要点是什么？

案例 2

赵女士，56岁。20年前曾出现过尿路刺激征伴腰部疼痛。近几年来感全身乏力、食欲缺乏、头痛头晕等。半月前因受凉致上述症状加重，且恶心、呕吐、嗜睡、全身皮肤瘙痒、尿量减少，每天约600mL左右。体检：BP 180/110mmHg，P 108次/分，R 20次/分，T 37.8℃。神志清，呼吸较深，口有氨臭味，面色苍白、水肿，两肺底闻及少许水泡音，下肢凹陷性水肿。辅助检查：Hb 50g/L，RBC 1.5×10^{12}/L，WBC 6.2×10^{9}/L；尿蛋白（++），尿镜检可见颗粒管型；血钾 5.6mmol/L，血肌酐 450mol/L，二氧化碳结合力 13mmol/L。初步诊断为慢性肾衰竭。

问题：

1. 存在哪些护理诊断/问题？
2. 主要护理要点是什么？

目标检测

A_1 型单项选择题

1. 少尿是指24h的尿量少于（　　）。

A. 100mL　　B. 200mL　　C. 300mL
D. 400mL　　E. 500mL

2. 肾病性水肿肾功能正常者错误的护理是（　　）。

A. 低蛋白饮食　　B. 限制钠盐摄入　　C. 保持皮肤清洁
D. 静脉输液需控制滴速　　E. 病室定期清洁、消毒

3. 肾小球病的发病机制主要为（　　）。

A. 感染性炎症疾病　　B. 细胞免疫异常　　C. 与体液免疫无关

D. 非免疫非炎症性疾病　　E. 免疫介导性炎症疾病

4. 急性肾小球肾炎的首发症状常为（　　）。

A. 贫血　　B. 肾功能减退　　C. 水肿或高血压

D. 血尿　　E. 蛋白尿

5. 慢性肾小球肾炎护理措施，错误的一项是（　　）。

A. 少量蛋白尿时可从事轻微活动　B. 氮质血症者给大量高生物效价蛋白质饮食

C. 急性发作期应卧床休息　　D. 高热量饮食

E. 使用糖皮质激素时应注意观察血压

6. 肾病综合征应用激素治疗时的注意事项哪项不正确（　　）。

A. 起始用量要足　　B. 减药要缓慢　　C. 维持用药要久

D. 可以用抗生素预防感染　　E. 无效时再加用细胞毒药物

7. 尿路感染最常见的致病菌是（　　）。

A. 变形杆菌　　B. 溶血性链球菌　　C. 大肠埃希菌

D. 粪链球菌　　E. 葡萄球菌

8. 评估急性肾盂肾炎最有意义的检查是（　　）。

A. 尿红细胞计数　　B. 中段尿培养　　C. 酚红排泄试验

D. 尿酸碱度　　E. 血尿素氮

9. 慢性肾衰竭最常见的病因是（　　）。

A. 慢性肾盂肾炎　　B. 慢性肾小球肾炎　　C. 肾结核

D. 多囊肾　　E. 系统性红斑狼疮

10. 护理肾衰少尿期患者，下列叙述哪项正确（　　）。

A. 大量补液　　B. 摄入含钾食物　　C. 禁用库存血

D. 及时补充钠盐　　E. 加强蛋白质摄入

A_2 型单项选择题

11. 某年轻女性患者，近日来发热、腰痛伴尿频、尿急、尿痛，查尿 WBC 25/HP，护士嘱患者多饮水的目的是（　　）。

A. 降低体温　　B. 缓解尿频　　C. 营养需要

D. 冲洗尿道　　E. 治疗腰痛

12. 患者女性，26 岁，确诊肾病综合征 1 年，近日出现右下肢明显水肿，右腿较左腿明显肿胀，血清胆固醇 3.84mmol/L，该患者可能出现了（　　）。

A. 右下肢感染　　B. 右下肢静脉血栓　　C. 右下肢水肿加重

D. 药物的副作用　　E. 治疗无效

13. 患者女性，35 岁，反复发热，夜尿多 2 年，三次尿培养均为大肠杆菌生长，为确诊疾病，首选检查是（　　）。

A. 肾小球滤过率　　B. 肾脏 B 超　　C. 腹部平片

D. 静脉肾盂造影　　E. 肾活检

14. 患者女性，36 岁，因呕吐、腹泻后突然出现少尿（10mL/h），血尿素氮 15mmol/L，血肌酐 178μmol/L，尿比重 1.025，尿钠 13mmol/L，尿量减少最可能的原因是（　　）。

A. 肾前性急性肾衰竭　　B. 肾后性急性肾衰竭　　C. 慢性肾衰竭

D. 急性肾小管坏死　　　E. 急性间质性肾炎

15. 患者男性，23 岁，因水肿、大量蛋白尿入院，诊断为肾病综合征，治疗期间护理人员应首先预防的并发症是（　　）。

A. 血栓形成　　　B. 感染　　　C. 消化性溃疡

D. 骨质疏松　　　E. 出血性膀胱炎

16. 患者女性，40 岁，患慢性肾炎 5 年，目前蛋白尿（+++），明显水肿、尿少，血压正常，血肌酐正常。目前其主要护理诊断为（　　）。

A. 营养失调：低于机体需要量　　　B. 有感染的危险　　　C. 生活自理缺陷

D. 体液过多　　　E. 知识缺乏

17. 患者女性，55 岁，因尿毒症收入院，查血红蛋白 Hb 为 60g/L，血肌酐 458μmol/L，血尿素氮 155mmol/L，可能与肾脏内分泌功能障碍有关的临床表现是（　　）。

A. 胃肠道症状　　　B. 代谢性酸中毒　　　C. 氮质血症

D. 神经症状　　　E. 贫血

18. 患者女性，59 岁，慢性肾功能不全 3 年，查尿蛋白（++），血肌酐 408μmol/L，尿比重 1.012，其中最能反映肾功能不全的指标是（　　）。

A. 大量蛋白尿　　　B. 尿中红细胞增多　　　C. 尿中颗粒管型增多

D. 尿比重　　　E. 红细胞管型增多

19. 患者女性，20 岁，一周前因感冒吃偏方鱼胆后，出现颜面及双下肢水肿，尿量 800mL/d，血压 140/90mmHg，血肌酐 380μmol/L，尿素氮 120mmol/L，尿蛋白（++），尿沉渣可见颗粒管型，血钾 6.5mmol/L，当前护士应重点观察的内容是（　　）。

A. 水、电解质平衡　　　B. 血压的变化　　　C. 心律的变化

D. 有无恶心、呕吐　　　E. 有无剧烈头痛

20. 患者女性，20 岁。游泳后出现腰痛、发热，体温 39℃，尿频、尿急、尿痛，查尿沉渣白细胞超过 5/HP，此患者可能的诊断是（　　）。

A. 慢性肾小球肾炎　　　B. 急性肾小球肾炎　　　C. 慢性肾盂肾炎

D. 急性肾盂肾炎　　　E. 隐匿性肾炎

A_3 型单项选择题

（21～22 题共用题干）

患者女性，28 岁，因高热、腰痛、尿频、尿急来院诊治，诊断为急性肾盂肾炎。

21. 其尿常规检查结果对诊断最有意义的是（　　）。

A. 蛋白尿　　　B. 血尿　　　C. 混浊尿

D. 白细胞管型尿　　　E. 脓尿

22. 尿细菌培养阳性的标准是菌落数大于（　　）。

A. 10^3/mL　　　B. 10^4/mL　　　C. 10^5/mL

D. 10^6/mL　　　E. 10^7/mL

（23～24 题共用题干）

患者男性，51 岁。1 周来晨起眼睑水肿，排尿不适，尿素、色发红，血压偏高，疑为急性肾小球肾炎，需留 12h 尿做艾迪计数。

23. 留尿过程中患者突然出现头晕和视物不清，应立即采取的措施是（　　）。

A. 协助患者饮水　B. 协助患者进食　C. 让患者自由活动
D. 协助患者休息，预防摔伤　E. 报告医生

24. 进一步明确肾功能情况，需采血查尿素氮。正确的做法是（　）。
A. 采集量越多越好　B. 用任意试管都可　C. 从输液针头处取血
D. 采集前鼓励运动　E. 采血前需禁食

（25～26 题共用题干）

患者女性，39 岁。间歇性水肿 10 余年，伴恶心、呕吐 1 周。查体：血红蛋白 80g/L，血压 156/105mmHg，尿蛋白（++），颗粒管型 2～3/HP，尿比重 1.010～1.012。

25. 该患者最有可能的诊断是（　）。
A. 原发性高血压　B. 慢性肾衰竭　C. 慢性肝炎肝硬化
D. 肾病综合征　E. 慢性肾盂肾炎

26. 该患者应立即做的检查是（　）。
A. 血肌酐、尿素氮　B. 24h 尿蛋白定量　C. 乙肝
D. 肝功能　E. 血胆固醇

（27～28 题共用题干）

患者男性，40 岁。因下肢水肿 3 周就诊，查体：血压 160/100mmHg，尿蛋白（+++），红细胞 10～15/HP，血 Cr 150μmol/L。

27. 对本例诊断和鉴别诊断帮助最大的检查是（　）。
A. 血常规检查　B. CT 检查　C. 肾脏活检
D. 中段尿培养　E. 血脂检查

28. 此时药物治疗暂不考虑的是（　）。
A. 糖皮质激素　B. 氢氯噻嗪　C. 硝苯地平
D. 青霉素　E. 氨苯蝶啶

（29～30 题共用题干）

患者男性，54 岁。患慢性肾小球肾炎 2 年，近日感冒发热，出现恶心，腹部不适，血压 173/105mmHg。GFR 50mL/L，血肌酐 360μmol/L ，尿蛋白（+），尿沉渣有红细胞、白细胞管型。诊断为慢性肾衰竭入院。

29. 护士应为患者提供的饮食是（　）。
A. 优质高蛋白饮食　B. 优质低蛋白饮食　C. 富含铁质
D. 丰富的含钾食物　E. 补充水分

30. 向患者做的健康宣教内容是（　）。
A. 介绍准备透析的基础知识　B. 介绍饮食治疗的意义　C. 绝对卧床休息
D. 为恢复体力，每日运动 1h　E. 为预防感染，病房每日紫外线消毒

A_4 型单项选择题

（31～33 题共用题干）

女性患者，48 岁。慢性肾小球肾炎 8 年，高血压 3 年，近 1 个月来食欲下降，精神萎靡，疲乏且常出现鼻出血，1 天前发现大便颜色黑亮似柏油样，门诊肾功能检查示：血肌酐 790μmol/L，血尿素氮 8.8mmol/L。

31. 该患者最可能的诊断是（　）。

A. 肾功能不全代偿期　B. 肾功能不全失代偿期　C. 肾衰竭期

D. 肾功能不全尿毒症期　E. 氮质血症期

32. 护士对该患者大便颜色改变的原因的解释正确的是（　）。

A. 进食了某些食物如动物血所致

B. 血小板容易被破坏而导致消化道出血

C. 红细胞寿命缩短

D. 铁、叶酸缺乏

E. 水、钠潴留导致血管内压力增高，血管破裂

33. 下列哪一种疗法可替代肾排泄各种毒物（　）。

A. 治疗原发病　B. 饮食治疗　C. 必需氨基酸的应用

D. 对症治疗　E. 透析治疗

（34～37 题共用题干）

女性患者，46 岁。1 型糖尿病 18 年，近 6 个月来常感乏力，头晕，食欲下降，排尿时有泡沫。查体：尿蛋白（＋＋＋）。血浆蛋白 28g/L，血清胆固醇及甘油三酯升高，肌酐清除率正常，血压 170/110mmHg，双下肢凹陷性水肿。

34. 该患者可能的诊断是（　）。

A. 慢性肾小球肾炎　B. 急性肾小球肾炎　C. 肾病综合征

D. 慢性肾衰竭　E. 肾盂肾炎

35. 为明确诊断应检查下列哪一项（　）。

A. 24h 尿蛋白定量　B. 血尿素氮　C. 血常规

D. 尿常规　E. 尿细菌定量培养

36. 护士提出以下护理诊断不妥的是（　）。

A. 体液过多　B. 营养失调：低于机体需要量　C. 有感染的危险

D. 有皮肤完整性受损的危险　E. 家庭应对无效

37. 护士对患者出院前的健康教育中，对预防复发极为重要的一项指导是（　）。

A. 按时按量服药　B. 避免劳累和感染　C. 定期随访、复查

D. 增强抵抗力　E. 积极控制糖尿病

（38～40 题共用题干）

女性患者，29 岁，孕 6 个月余。今晨起突发畏寒、发热测体温 39.5℃，伴疲乏无力，恶心，呕吐，下腹部不适，排尿时有烧灼感，门诊查血常规示白细胞计数和中性粒细胞计数均升高，尿常规见白细胞管型。查体肾区叩击痛（＋）。

38. 该患者最可能的诊断为下列哪一项（　）。

A. 慢性肾炎　B. 下尿路梗阻　C. 肾盂肾炎

D. 肾小球肾炎　E. 肾病综合征

39. 该患者发病的易患因素是（　）。

A. 感染使抵抗力降低　B. 可能有泌尿系统局部的损伤

C. 可能发生了尿路梗阻　D. 女性且处于妊娠期使内分泌发生改变易发病

E. 年龄因素

40. 护士采集患者清洁中段尿标本时，下列不妥当的措施是（　）。

A. 在患者采用抗菌药物前收集尿标本

B. 嘱患者大量饮水

C. 保证尿液在膀胱内保留 6～8h

D. 指导患者采取中间一段尿置于无菌容器中

E. 取尿标本后于 1h 送检

（王韧）

第六章　血液系统疾病患者的护理

第一节　血液系统概述

学习目标

1. 能正确描述血液系统的解剖结构与生理功能。
2. 能准确简述血液系统的解剖特点与疾病关系。

血液系统疾病是指原发于或主要累及血液或造血器官的疾病，简称血液病。血液病的病种较多，包括各类红细胞疾病、白细胞疾病以及出血性疾病。其共同特点都表现为骨髓、肝、脾、淋巴结等器官的病理性损害，周围血细胞成分质和量的改变、免疫功能障碍以及出凝血机制的异常。血液系统疾病病因复杂，原发性疾病多数病因未明，继发性疾病可有明显的病因，多与造血原料缺乏、病毒感染、射线、化学物质、药物、遗传等因素密切相关。

近年来基础医学的飞速发展，促进了血液病的研究，使血液病的治疗进展迅速，如化学治疗、造血干细胞移植、血液分离、免疫治疗、细胞因子的临床应用以及成分输血等，尤其是近年来广泛开展的造血干细胞移植，使根治血液系统恶性疾病成为可能。在配合新技术、新疗法的开展过程中，血液病的专科护理也得到进一步发展，包括各种支持疗法、营养疗法、心理支持、症状护理（尤其是预防和控制感染、防治出血的护理）等，使某些患者能够度过危险期，病情得以控制，对提高疾病的缓解率、延长患者生存期及改善其生活质量发挥了重要作用。

1. 血液的组成及血细胞的生理功能

血液由血浆和悬浮在其中的血细胞两部分组成。其中血浆占血液容积的55%，为一种淡黄色的透明液体，细胞成分约占血液容积的45%，包括红细胞、白细胞和血小板。

（1）红细胞　呈双凹圆碟形，其表面积大，有利于气体的扩散。成熟的红细胞无核，也无线粒体，内含血红蛋白，故呈红色。我国成年男性红细胞数量为（4.0～5.5）$\times 10^{12}$/L，女性为（3.5～5.0）$\times 10^{12}$/L。血红蛋白（Hb）正常成年男性为120～160g/L，正常成年女性为110～150g/L。红细胞的主要功能是运送 CO_2 和 O_2。网织红细胞是反映骨髓造血功能的重要指标，对贫血等血液病的诊断具有重要意义。若红细胞数目明显减少，可导致机体重要器官和组织缺氧，并引起功能障碍。

（2）白细胞　种类多，形态各异，包括中性粒细胞、嗜酸粒细胞、嗜碱粒细胞、单核细胞及淋巴细胞。正常成人的白细胞计数为（4～10）$\times 10^9$/L。白细胞具有变形、趋化、游走、吞噬等生理特性，使机体防御系统的重要组成部分。当白细胞数目减少，尤其是粒细胞减少时，易诱发各种感染。

（3）血小板 主要参与机体的止血和凝血过程，是出血性疾病首选的筛查项目之一，正常值是 $(100\sim300)\times10^{9}/L$。若血小板减少、血小板功能障碍或各种凝血因子缺乏，均可导致出血。

2. 疾病的分类

（1）红细胞疾病 如各类贫血和红细胞增多症等。

（2）粒细胞疾病 如粒细胞缺乏症、中性粒细胞分叶功能不全、惰性白细胞综合征、类白血病反应等。

（3）单核细胞和巨噬细胞疾病 如炎症性组织细胞增多症、恶性组织细胞病等。

（4）淋巴细胞和浆细胞疾病 如各类淋巴瘤、急慢性淋巴细胞白血病、多发性骨髓瘤等。

（5）造血干细胞疾病 如再生障碍性贫血、阵发性睡眠性血红蛋白尿、急性非淋巴细胞白血病、骨髓增殖性疾病等。

（6）脾功能亢进。

（7）出血性及血栓性疾病 如血小板减少性紫癜、弥散性血管内凝血、血栓性疾病等。

（李双玲）

第二节 血液系统疾病常见症状和体征的护理

学习目标

1. 能准确简述贫血、出血、感染患者的病因、发病机制、诊断和治疗要点。
2. 能正确解释贫血、出血、感染患者的概念，描述其临床表现。
3. 能运用护理程序的方法，对贫血、出血、感染患者进行正确的护理和健康指导。
4. 在护理实践中，体现护士对患者的爱伤精神和人文关怀。

一、贫血

贫血是血液病最常见的症状，常见原因为：①红细胞生成减少；②红细胞破坏过多；③急慢性失血。轻度贫血多无症状，中度以上贫血患者常出现头晕、耳鸣、疲乏无力、活动后心悸、气短等。贫血若为逐渐发生，机体能逐渐适应低氧状况，虽然贫血严重，但患者自觉症状可以相对较轻，生活仍然可以自理。若贫血发展迅速，患者常表现极度乏力、生活自理困难。

具体护理见本章第三节“贫血患者的护理”。

二、出血倾向

出血倾向是指机体自发性多部位出血和（或）血管损伤后出血不止。常见疾病有原发性血小板减少性紫癜、白血病、再生障碍性贫血、血友病等，多表现为自发出血或轻度受伤后出血不止。出血部位可遍及全身，以皮肤、鼻腔、齿龈和眼底出血多见。此外，关节腔、内脏出血如呕血、便血、血尿、阴道出血等也较常见。严重者可发生颅内出血，危及生命。常见的病因及发病机制有：①血管壁异常，如过敏性紫癜、遗传性出血性毛细血管扩张症及某些感染性疾病等。②血小板异常，如特发性血小板减少性紫癜、再生障碍性贫血、白血病、脾功能亢进等。③凝血异常，如血友病等。

血管脆性增加及血小板异常所致的出血多表现为皮肤黏膜瘀点、瘀斑；凝血因子缺乏引起的出血常有内脏、肌肉、关节腔出血或软组织血肿，患者常疼痛难忍，有时因血肿过大或血肿位于要害部位，可压迫脏器而引起相应器官功能障碍。关节腔出血后关节肿胀，患者常呈被动体位，生活不能自理，反复关节腔出血可致关节畸形甚至致残。凝血障碍所致的出血常有家族史或肝病史。

（一）护理评估

（1）健康史　首先了解患者出血发生的时间、部位、范围，有无原因或诱因，如皮肤、黏膜及关节出血者，应询问患者有无局部受压、擦伤、跌伤、抓伤、刀割伤、针刺伤等。有过敏史者，应注意有无食用异性蛋白、服用易致过敏的药物等。消化道出血者是呕血或便血，出血量的大小，出血是否停止，有无伴随症状如头晕、眼花、全身乏力、出冷汗、尿量减少等低血容量表现。出血量大者，警惕有无头痛、呕吐、视物模糊等颅内出血的表现。血友病患者关节和肌肉出血时有无关节、肌肉疼痛等情况。患者出血后是否经过止血处理，其方法、用药及效果如何。患者的精神状态如何，有无烦躁不安、紧张、恐惧等心理反应及其程度。

（2）身体状况　患者生命体征有无改变，如脉搏细速或扪不清、血压下降；患者的意识状态是清醒还是嗜睡、模糊、昏睡或昏迷；四肢皮肤颜色和温湿度，皮肤、黏膜有无出血点或瘀点、瘀斑；鼻腔黏膜、牙龈及眼底有无出血；血友病患者关节有无肿胀、畸形等。

（3）心理-社会状况　出血时患者会出现紧张不安的情绪，反复大量出血可影响患者的生活甚至生命，患者会出现焦虑、恐惧等心理变化。

（4）实验室及其他检查　有无血小板计数下降、凝血因子缺乏、出凝血时间延长、束臂试验阳性等改变。

（二）护理诊断/问题

（1）有损伤的危险　出血，与血小板减少、凝血因子缺乏、血管壁异常有关。

（2）恐惧　与出血量大或反复出血有关。

（三）护理目标

① 患者不发生出血或出血能被及时发现，并得到处理。

② 自述恐惧程度减轻或消除。

（四）护理措施

1. 有损伤的危险——出血

（1）休息与环境　血小板计数低于 $50\times10^9/L$ 时应减少活动，增加卧床休息时间，防止身体受外伤如跌倒、碰撞，保证充足睡眠，避免情绪激动。在患者发热、寒战、神志不清和虚弱时更应注意防护。出血严重者应绝对卧床休息。环境应该整洁安静，起居方便，避免容易导致患者受伤的设备和家具物品。

（2）饮食护理　鼓励患者进食高蛋白、高维生素、易消化软食或半流质，禁食过硬、粗糙的食物。保持大便通畅，大便时不可过于用力，必要时用开塞露等协助排便，避免腹内压增高引起出血。

（3）病情观察　注意患者皮肤、黏膜有无损伤，有无内脏或颅内出血的症状和体征，如呕血、便血、阴道出血、血尿、头晕、头痛、血压下降、脉率增加以及呕吐、意识模糊、视力变化等。皮肤、黏膜受损出血时，应注意出血的部位、出血量和时间。了解化验结果，如血红蛋白、血小板计数、出凝血时间、凝血因子、束臂试验。监测心率、血压、意识状态等。

(4) 用药护理 遵医嘱合理使用止血药物，如血管异常所致出血常用维生素C、卡巴克洛（安络血）、曲克芦丁、垂体后叶素；补充凝血成分常用维生素 K_1、维生素 K_2、维生素 K_3 等；抗纤溶药物有6-氨基乙酸、氨甲苯酸、氨甲环酸、抑肽酶等；局部止血药常用凝血酶、巴曲酶及明胶海绵等。若出血明显时，依据患者出血的不同原因，遵医嘱输入新鲜全血、浓缩血小板悬液；新鲜血浆或抗血友病球蛋白浓缩剂等，输血前认真核对。血小板取回后，应尽快输入；新鲜血浆于采集后6h内输完；抗血友病球蛋白浓缩剂用等渗盐水稀释时，沿瓶壁轻轻注入，勿剧烈冲击或震荡，以免泡沫形成而影响注射。观察有无输血反应发生，如溶血反应、过敏反应等。

(5) 皮肤出血的预防及护理 保持床单平整，被褥衣裤轻软，静脉穿刺时尽量缩短止血带的使用时间，避免皮肤摩擦及肢体受挤压而引起出血。保持皮肤清洁，定期洗澡，擦洗时要用刺激性小的肥皂，轻擦而不可用力。勤剪指甲，以免抓伤皮肤。尽量避免人为的创伤，如肌内注射、各种穿刺、拔牙等，必须注射或穿刺时应快速、准确，严格执行无菌操作，拔针后局部加压时间宜适当延长，并观察有无渗血情况。穿刺部位应交替使用，以防局部血肿形成。发生出血时，应定期检查出血部位，注意出血点、瘀点、瘀斑的消长情况。

(6) 鼻出血的预防及护理 保持室内相对湿度在50%～60%，以防止鼻黏膜干燥而增加出血的机会。鼻腔干燥时，可用棉签蘸少许液状石蜡或抗生素软膏轻轻涂擦，每日3～4次，以增加鼻黏膜的柔韧性，防干裂出血。指导患者勿用力擤鼻，以防止鼻腔压力增大促使毛细血管扩张，渗血增多。防鼻部外伤，如用手抠鼻痂和外力撞击鼻部。少量出血时，可用棉球或明胶海绵填塞，无效者可用1∶1000肾上腺素棉球填塞，并局部冷敷。出血严重时，尤其是后鼻腔出血可用凡士林油纱条做后鼻腔填塞术，术后定时用无菌液状石蜡滴鼻，以保持黏膜湿润，术后3天可轻轻取出油纱条，若仍出血，需更换油纱条再填塞。患者鼻腔填塞后，被迫张口呼吸，因此应加强口腔护理，保持口腔湿润，增加患者舒适感，同时可避免感染发生。对血友病患者鼻出血，可用吸引器将血吸出，并做好气管插管或气管切开的急救护理。

(7) 口腔、牙龈出血的预防及护理 血液病患者不仅容易发生出血，且常伴有牙龈肿胀和糜烂。应指导患者用软毛牙刷刷牙，忌用牙签剔牙，鼓励患者进食清淡、少渣软食，尽量避免食用油炸食品或质硬的水果，以防止牙龈和口腔黏膜损伤；保持口腔清洁，进餐前后和睡前用氯己定（洗必泰）或口灵、生理盐水漱口。牙龈渗血时，可用肾上腺素棉球或明胶海绵片贴敷牙龈，及时用生理盐水或1%过氧化氢清除口腔内陈旧血块，以避免引起口臭而影响患者的食欲和心情。此外，血液是细菌最好的培养基，及时清除血迹、加强口腔护理对预防感染有着重要的意义。

(8) 关节腔出血或深部组织血肿的预防及护理 减少活动量，避免过度负重和易致创伤的运动。一旦出血，立即停止活动，卧床休息，抬高患肢并固定于功能位。开始时局部用冰袋冷敷，使出血局限，可采取绷带压迫止血，测量血肿范围。当出血停止后，应改为热敷，以利于淤血消散。

(9) 内脏出血的护理　消化道小量出血者，可进食温凉的流质饮食；大量出血应禁食，建立静脉输液通道，配血和做好输血的准备，保证液体、止血药物和血液制品的输入。准确记录出入量。

(10) 眼底及颅内出血的护理　眼底出血时，应减少活动，尽量让患者卧床休息，嘱患者不要揉擦眼睛，以免引起再出血。若患者突然视物模糊、头晕、头痛、呼吸急促、喷射性呕吐甚至昏迷，提示颅内出血的可能，应及时与医生联系，并协助处理；①立即去枕平卧、头偏向一侧；②随时吸出呕吐物或口腔分泌物，保持呼吸道通畅；③吸氧；④按医嘱快速静滴或静注20%甘露醇、50%葡萄糖液、地塞米松、呋塞米等，以降低颅内压；⑤观察并记录患者的生命体征、意识状态及瞳孔大小。

2. 恐惧

(1) 心理护理　了解患者的心理状况，与患者讨论现存的恐惧、潜在的诱发因素和预防措施。向患者解释紧张、恐惧会加重出血。让家属了解护理计划的内容，以便共同做好患者的思想工作。

(2) 减轻恐惧感　保持环境安静、温暖。当患者感到恐惧时，给予心理上的安慰，分散患者的注意力。发现患者有出血情况时，护士应保持镇静，迅速通知医生采取各种止血措施，尽快清除一切血迹，避免恶性刺激。

(五) 护理评价

① 患者能明确出血的原因，避免各种导致出血的诱因。

② 各部位的出血被及时发现并处理，出血逐渐得到控制。

③ 能认识自己的恐惧感，自述恐惧程度减轻或消除。

三、继发感染

由于机体免疫力降低以及营养不良，血液病患者容易发生感染。其中最重要的原因是由于正常的白细胞数量减少和质量改变，不能抵抗细菌的侵袭而招致感染。常见疾病有白血病、再生障碍性贫血、淋巴瘤等。感染部位多见于口腔黏膜、咽及扁桃体、肺部、泌尿道以及肛周皮肤，严重时可发生败血症。发热是继发感染最常见的症状。继发感染是白血病患者最常见的死亡原因之一。

(一) 护理评估

(1) 健康史　询问患者有无感染的诱因存在，如受凉、感染性疾病的接触史（感冒等）；有无感染的表现，如发热、寒战、咽部不适或咽痛、牙痛、咳嗽、咳痰、胸痛、膀胱刺激征、腹泻、肛周疼痛以及女患者外阴瘙痒等。

(2) 身体状况　患者的生命体征有无改变，尤其是体温的变化；局部皮肤有无红肿；口腔黏膜有无溃疡；咽和扁桃体有无充血、肿大；痰液的性质、肺部有无啰音；下腹部、输尿管有无压痛，肾区有无叩痛；女患者阴道分泌物的性状等。

(3) 实验室及其他检查　血常规、尿常规及X线检查有无异常，感染部位分泌物、渗出物或排泄物的细菌涂片或培养加药敏试验等结果。

(二) 护理诊断/问题

(1) 有感染的危险　与正常粒细胞减少、免疫功能下降有关。

(2) 体温过高　与感染有关。

（三）护理目标

① 患者能描述引起感染的危险因素，并能有效预防感染或感染能被及时发现和处理。

② 体温降至正常范围。

（四）护理措施

1. 有感染的危险

(1) 病情监测　观察患者有无感染征象，注意体温变化和热型。出现发热，大多提示患者存在感染，应仔细寻找感染灶，询问患者有无咽痛、咳嗽、咳痰、胸痛、尿痛以及肛周疼痛；了解患者痰液、尿液及大便的性质；监测患者白细胞总数及分类结果，尿常规有无异常。若以上各项提示有感染的迹象，要及时通知医生。对发热者，应注意观察发热前有无寒战和其他伴随症状，警惕败血症发生，必要时抽血送培养。

(2) 饮食护理　鼓励患者进食，选用高蛋白、高热量、富含维生素的清淡食物，以加强营养，提高机体抵抗力。有感染存在或发热时，应鼓励患者多饮水，以补充水分的消耗。指导患者注意饮食卫生，不吃生冷食物、水果削皮后食用，以防止胃肠道感染。

(3) 指导患者养成良好的卫生习惯　应做好以下护理。①口腔护理：进餐前后、睡前、晨起用生理盐水、氯己定、口灵或朵贝尔液交替漱口，每次含漱30s，以保证口腔各部位得到机械性冲洗。口腔黏膜有溃疡时，可增加漱口次数，局部用甲紫或溃疡膜涂敷。应用抗生素或化疗药物时易发生真菌感染，必要时用2.5%制霉菌素或碳酸氢钠液含漱。患者发热时进食量常减少，唾液分泌减少，易导致细菌滋生，因此更应加强口腔护理。②皮肤护理：保持皮肤清洁，便后洗手，每周沐浴不少于1～2次，穿柔软宽松的清洁衣裤。勤剪指甲，蚊虫蜇咬时应正确处理，避免抓伤皮肤。肌内、静脉注射或各种损伤性穿刺时，局部要严格消毒。女患者尤其应注意会阴部清洁，会阴部清洗每日2次，经期应增加清洗次数。③肛周护理：睡前、便后用1∶5000高锰酸钾溶液坐浴，每次15～20min。保持大便通畅，防肛裂，发现肛周脓肿应及时通知医生，必要时切开引流，局部、全身加大抗生素用量。

(4) 预防外源性感染　保持病室整洁、空气清新，定时开窗通风，用紫外线或臭氧照射每周2～3次，每次20～30min。定期用消毒液擦拭家具、地面。注意保暖，防止受凉。限制探视人数及次数，避免到人群聚集的地方或与有感染迹象的患者接触。严格执行各项无菌操作，对粒细胞绝对值$\leqslant 0.5\times 10^9/L$者，实行保护性隔离，向患者及家属解释其必要性，使其自觉配合。

(5) 用药护理　遵医嘱局部或全身用抗生素治疗，给药时间和药量要准确，确保有效的血药浓度，同时注意用药反应，必要时输浓缩粒细胞悬液，增强机体抗感染的能力。

2. 体温过高

(1) 休息与环境　卧床休息，减少机体的消耗。维持室温在20～24℃、相对湿度55%～60%为宜，经常通风换气。患者宜穿透气、棉质衣服，若有寒战应给予保暖。

(2) 补充营养及液体　指导患者摄取足够的水分防止脱水，每天至少2000mL以上，鼓励患者进食高热量、高维生素、营养丰富的半流质或软食。必要时遵医嘱静脉补液，维持水和电解质平衡。

(3) 降温护理　高热患者可给予物理降温或遵医嘱药物降温，禁用酒精擦浴，防局部血管扩张加重出血。降温过程中患者出汗多，应及时擦干皮肤，随时更换衣物，保持皮肤和床单清洁、干燥，防止受凉。注意患者降温后的反应，避免发生虚脱。

（4）其余护理措施　参见“有感染的危险”。

（五）健康教育

指导患者多休息，合理饮食，保持良好的个人生活习惯。卧床患者加强日常生活护理，协助刷牙、进食、洗漱等，保持床单位及衣物整洁干燥。

（六）护理评价

① 患者体温正常，无新发感染出现。

② 患者能讲出预防感染的日常生活注意事项。

（李双玲）

第三节　贫血患者的护理

学习目标

1. 能正确解释贫血的概念分类，描述其临床表现。

2. 能准确简述缺铁性贫血、再生障碍性贫血、巨幼细胞性贫血、溶血性贫血的病因、发病机制、诊断和治疗要点。

3. 能运用护理程序的方法，对贫血患者进行正确的护理和健康指导。

4. 在护理实践中，体现护士对患者的爱伤精神和人文关怀。

一、贫血概述

贫血（anemia）是指外周血液中单位容积内血红蛋白浓度（Hb）、红细胞（RBC）计数和血细胞比容（HCT）低于同性别、同年龄正常值低限的一种常见的临床症状。其中血红蛋白的浓度最为重要。我国血液病学家认为在我国平原地区，成年男性 Hb<120g/L、成年女性（非妊娠）Hb<110g/L、孕妇 Hb<100g/L 即可诊断贫血。贫血不是一种疾病，而是不同原因或疾病引起的一种病理状态。在诊断贫血时应注意由于血液稀释时血红蛋白值的降低和血液浓缩时的血红蛋白值的相对增高。

1. 分类

基于不同的临床特点，贫血有不同的分类。按贫血进展速度分急慢性贫血；按血红蛋白浓度分轻度、中度、重度和极重度贫血（表 6-1）；按红细胞形态分大细胞性贫血、正常细胞性贫血和小细胞低色素性贫血（表 6-2）；按骨髓红系增生情况分增生性贫血和增生不良性贫血。

以上分类虽对辅助诊断和指导治疗有一定的意义，但依据发病机制和（或）病因的分类更能反映贫血的病理本质。

按贫血的病因及发病机制分类如下。

（1）红细胞生成减少　如缺铁性贫血、巨幼细胞性贫血、再生障碍性贫血。

（2）红细胞破坏过多　如遗传性球形红细胞增多症、阵发性睡眠性血红蛋白尿、免疫性溶血性贫血。

（3）失血性贫血　如急性失血性贫血和慢性失血性贫血。

表 6-1 贫血的严重度划分标准

红蛋白浓度	<30g/L	30～59g/L	60～90g/L	>90g/L
贫血严重程度	极重度	重度	中度	轻度

表 6-2 贫血的细胞学分类

类型	MCV/fL	MCHC/%	常见疾病
大细胞性贫血	>100	32～35	巨幼细胞性贫血、骨髓增生异常综合征、肝疾病
正常细胞性贫血	80～100	32～35	再生障碍性贫血、急性失血性贫血及溶血性贫血等
小细胞低色素性贫血	<80	<32	缺铁性贫血、地中海贫血、铁粒幼红细胞性贫血等

注：MCV—红细胞平均体积；MCHC—红细胞平均血红蛋白浓度。

2. 临床表现

贫血主要是血红蛋白减少，血液携氧能力下降，引起全身各器官和组织缺氧所致。其症状的轻重取决于贫血发生的程度、速度、个体对缺氧的耐受性和代偿能力等。

（1）皮肤、黏膜 皮肤、黏膜苍白是贫血共同及最突出的体征。

（2）神经肌肉系统 疲乏无力、头痛、头晕、耳鸣、失眠、记忆力减退、注意力不集中等。

（3）循环系统 轻度贫血不明显；中度贫血可出现体力活动后心悸、气短；重度贫血在休息时出现呼吸困难。

（4）消化系统 因缺氧引起消化液分泌减少和功能紊乱，出现食欲降低、恶心、腹胀、腹泻或便秘、舌炎和口腔炎等。

（5）泌尿生殖系统 由于缺氧，出现多尿、轻度蛋白尿和肾功能障碍；男性性功能减退，女性月经失调。

（6）其他 严重贫血患者可出现低热。贫血患者疮口愈合慢且易并发各类感染。

二、缺铁性贫血患者的护理

缺铁性贫血（iron deficiency anemia，IDA）是体内用来制造血红蛋白的贮存铁缺乏、血红蛋白合成量减少而引起的一种小细胞低色素性贫血。在出现贫血之前的阶段称为缺铁。缺铁性贫血是贫血中最常见的一种，其发病率在发展中国家、经济不发达地区、婴幼儿、育龄妇女明显增高。全球有 6 亿～7 亿人患有缺铁性贫血。在多数发展中国家，约 2/3 的儿童和育龄妇女缺铁，其中 1/3 患缺铁性贫血。在发达国家，亦有约 20%的育龄妇女及 40%的孕妇患缺铁性贫血，儿童的发病率高达 50%，而成年男性为 10%。

【疾病概要】

（一）铁的代谢

（1）铁的分布 铁在体内广泛分布于各组织。正常成人体内含铁总量为 3～4.5g，其中血红蛋白铁约占 67%，贮存铁 29%，余下的 4%为组织铁，存在于肌红蛋白及细胞内某些酶类中。正常男性的贮存铁约为 1000mg，女性仅为 300～400mg。体内的铁大致可分为功能状态铁（包括血红蛋白、肌红蛋白、酶和辅因子、转铁蛋白结合的铁）和贮存铁（以铁蛋白和含铁血黄素形式贮存于单核-巨噬细胞系统中）两大部分。

（2）铁的来源和吸收 正常人制造新生红细胞每天需铁 20～25mg，大部分来自体内衰老红细胞破坏释放的铁。每天从食物中摄铁 1～1.5mg，孕乳妇 2～4mg，即可维持体内铁的平衡。含铁量较丰富的食物有肉类、肝、蛋黄、豆类、海带、发菜、紫菜、木耳及香菇等，而乳类含铁量最低。肉类食品中的肌红蛋白所含铁可完整地直接被吸收，吸收率约为20%。植物铁多为三价的胶状氢氧化铁，易与植物中的植酸、单宁酸等结合为不溶性的铁复合物，影响其吸收，吸收率为1%～7%。铁的主要吸收部位在十二指肠及空肠上段。影响铁吸收的因素常有：①胃酸和维生素C能使三价铁还原成二价铁，以便于吸收，同时可使铁稳定在溶解状态，防止再氧化为三价铁，蛋白质分解后的氨基酸等也可促使铁成为溶解状态，促进铁的吸收；②肠黏膜能根据体内贮存铁的情况，调节其吸收。当体内贮存铁丰富，铁的吸收就减少，相反则增多。正常人铁的吸收率约为10%，当缺铁时吸收率可增至30%～40%。

(3) 铁的转运和利用　经肠黏膜吸收进入血浆的亚铁（Fe^{2+}）大部分被铜蓝蛋白氧化为高铁（Fe^{3+}）后，与血浆中的转铁蛋白结合（每一分子的转铁蛋白可与两个Fe^{3+}结合）成为转铁蛋白复合体即血清铁，将铁运送到需要的各组织中，主要是骨髓中幼红细胞，在细胞内铁与转铁蛋白分离，再次还原成Fe^{2+}，然后在线粒体内与原卟啉相结合成为血红素，血红素再与珠蛋白结合生成血红蛋白。

生理情况下，转铁蛋白仅33%～35%与铁结合，血浆中能与铁结合的转铁蛋白称为总铁结合力，正常男性为2490～3870μg/L，女性为2040～4290μg/L。正常血清铁：男性为760～1580μg/L，女性为600～1730μg/L。转铁蛋白饱和度＝血清铁/总铁结合力×100%。

(4) 铁的贮存及排泄　人体内的铁除身体能利用的以外，多余的铁主要以铁蛋白和含铁血黄素形式贮存在肝、脾和骨髓等器官的单核-巨噬细胞系统中，当体内需铁量增加时可以动用。正常人每天铁排泄甚微，并与吸收量保持平衡。正常男性每天排泄铁不超过1mg，女性每天排泄1～1.5mg，主要由粪便排泄。育龄妇女主要通过月经、妊娠、哺乳而丢失。

（二）病因及发病机制

(1) 需铁量增加而摄入不足　成年人每天铁需要量为1～2mg，婴幼儿、青少年、妊娠和哺乳期的妇女需铁量增加，如果饮食中缺少铁则易引起缺铁性贫血。人工喂养的婴儿以含铁量较低的牛乳、谷类为主要饮食，如不及时补充含铁量较多的食品，也可引起缺铁性贫血。

(2) 铁吸收不良　铁主要在十二指肠及空肠上段吸收，胃大部切除及胃空肠吻合术后，可影响铁的吸收。胃酸缺乏、小肠黏膜病变、肠道功能紊乱、服用抗酸药以及H_2受体拮抗剂等均可影响铁的吸收。

(3) 铁丢失过多　慢性失血是成人缺铁性贫血最多见、最重要的原因，反复多次小量失血可使体内贮存铁逐渐耗竭，如消化性溃疡出血、肠息肉、肠道癌肿、月经过多、钩虫病、痔出血等。此外，反复发作的阵发性睡眠性血红蛋白尿亦可因血红蛋白由尿中排出而致缺铁。

（三）临床表现

本病是慢性渐进性的，有一般贫血的表现，如面色苍白、乏力、易倦、头晕、头痛、心悸气短、耳鸣等。由于缺血、缺氧，相关酶的活性降低，患者可伴有以下特征。

(1) 营养缺乏　皮肤干燥、角化、萎缩、无光泽，毛发干枯、易脱落，指（趾）甲扁平、不光整、脆薄易裂甚至反甲。

(2) 黏膜损害　表现口角炎、舌炎、舌乳头萎缩，严重者引起吞咽困难（Plummer-

Vinson 综合征)，其特点为吞咽时感觉有食物黏附在咽部。

(3) 胃酸缺乏及胃功能紊乱 吸收不良、食欲缺乏、便稀或便秘。约 1/3 患者有慢性萎缩性胃炎。

(4) 神经、精神系统异常 如易激动、烦躁、头痛、好动、发育迟缓、体力下降等，以儿童多见。少数患者有异食癖，喜吃生米、泥土、石子等。约 1/3 患者出现神经痛、末梢神经炎，严重者可出现颅内压增高、视盘水肿、智能障碍等。

(四) 实验室及其他检查

(1) 血象 典型血象为小细胞低色素性贫血。红细胞体积较正常小，形态不一，中心淡染区扩大。MCV、MCHC 值降低，血红蛋白降低，网织红细胞正常或略升高。血小板计数高低不一。严重病例可出现三系细胞减少。

(2) 骨髓象 红细胞系增生活跃，以中晚幼红细胞为主，体积变小、染色质颗粒致密、胞浆少。粒细胞和巨核细胞无明显变化。骨髓涂片染色示骨髓细胞外铁消失，铁粒幼细胞极少或消失。

(3) 生化检查 血清铁（SI）低于 8.95μmol/L；血清总铁结合力（TIBC）增高，大于 64.44μmol/L；转铁蛋白饱和度（TS）小于 15%；血清铁蛋白（SF）测定可准确反映体内贮存铁情况，低于 12μg/L 可作为缺铁依据，但易受多种因素的影响。此外，红细胞游离原卟啉（FEP）在缺铁或铁利用障碍（如慢性疾病）时其值升高，常大于 4.5μg/gHb（FEP/Hb 比值)，表示血红素的合成有障碍，为诊断的一项较灵敏的指标。

(五) 诊断要点

包括缺铁性贫血的诊断及明确病因或原发病；根据某些针对性的检查，如大便潜血试验、尿常规检查、肝和肾功能、胃镜检查，以及有寄生虫感染、慢性失血、机体需铁量增加等病史，诊断病因或原发病。再根据有贫血的症状和体征以及实验室检查可诊断。临床上将缺铁及缺铁性贫血分为缺铁、缺铁性红细胞生成及缺铁性贫血三个阶段，其分别的诊断标准如下。

(1) 缺铁（称潜在性缺铁期） 仅有体内贮存铁的消耗，血清铁蛋白小于 12μg/L 或骨髓铁染色显示铁粒幼细胞小于 10%或消失，细胞外铁缺如，但血红蛋白及血清铁等指标正常。

(2) 缺铁性红细胞生成 红细胞摄入铁较正常时为少，除血清铁蛋白小于 12μg/L 外，转铁蛋白饱和度小于 15%，FEP 大于 4.5μg/g Hb，但血红蛋白的含量并不减少，故血红蛋白检查正常。

(3) 缺铁性贫血 红细胞内血红蛋白明显减少，呈小细胞低色素性贫血。除上述各项指标外，血红蛋白低于正常最低值。

(六) 治疗要点

(1) 病因治疗 病因或原发病确诊后，要积极治疗，这是纠正贫血、防止复发的关键环节。

(2) 铁剂治疗 补充铁剂以口服方法作为首选。每天服元素铁 150～200mg。常用铁剂有硫酸亚铁、富马酸亚铁和琥珀酸亚铁。

注射铁剂的指征为：口服铁剂后胃肠道反应严重、无法耐受；消化道吸收障碍，如胃肠吻合术后、萎缩性胃炎、慢性腹泻；严重消化道疾病，如消化性溃疡、溃疡性结肠炎等；以及病情要求迅速纠正贫血，如妊娠晚期的患者等。注射铁剂前，必须计算应补铁剂总量，避免过量致铁中毒。计算公式为：注射铁总量=(需达到的血红蛋白浓度－患者血红蛋白浓度)×0.33×患者体重（kg）。常用右旋糖酐铁，成人首剂为50mg，肌内注射，如无不适第2次100mg，以后每周注射2～3次，直至完成总量。

（3）中药治疗　不良反应少。主要药物为皂矾、山楂、陈皮、半夏、茯苓和甘草。

（七）预后

缺铁性贫血的预后主要取决于原发病是否能彻底治疗。若原发病能及时得到彻底的治疗，通过纠正不良的饮食习惯、注意营养平衡以及补充铁剂可使血红蛋白较快地恢复正常。

【护理】

（一）护理评估

1. 健康史

了解患者饮食习惯是否偏食，有无饭后即饮浓茶的习惯，有无溃疡病病史，大便是否发黑，或长期间断痔出血；女患者是否有月经量多，妊娠期、哺乳期妇女应了解营养状况等。

2. 身体状况

（1）症状、体征　轻度贫血多无明显症状，中度以上者常出现头晕、耳鸣、疲乏无力、活动后心悸、气短等。重度贫血患者平静时即可出现气短，甚至端坐呼吸或心绞痛、心功能不全等。查体除贫血体征外，可能表现舌乳头萎缩、表面光滑，皮肤、毛发干燥，有时可见反甲。

（2）实验室及其他检查　血红蛋白减少，血清铁、血清铁蛋白明显降低，骨髓细胞外铁染色消失。

3. 心理-社会状况

长期轻度贫血患者多未予重视，部分患者记忆力差，工作效率低，常会引起自卑感。贫血加重常引起患者焦虑心态。

（二）护理诊断/问题

（1）活动无耐力　与贫血引起全身组织缺氧有关。

（2）营养失调　低于机体需要量，与铁摄入不足、吸收不良、需要量增加或丢失过多有关。

（3）知识缺乏　缺乏有关人体营养需要的知识。

（4）焦虑　与记忆力减退，导致学习、工作能力下降有关。

（5）潜在并发症　贫血性心脏病。

（三）护理目标

患者自感活动耐力增加，并能采取适合自己的活动方式；能摄入含铁丰富的食物，贫血状况有所或已有改善；能叙述预防缺铁性贫血的相关知识；焦虑减轻或消失；未发生并发症。

（四）护理措施

1. 休息与活动

休息可减少氧的消耗。根据患者贫血的程度及发生速度制订合理的休息与活动计划，取得患者的合作，逐步提高患者的活动耐受水平。轻中度贫血患者或缓慢发生贫血的患者，活动量以不感到疲劳、不加重症状为度，待病情好转逐渐增加活动量。妥善安排各种护理及治疗时间，使患者有充分时间休息。教会患者在活动中自测脉搏，脉搏>100次/分，应停止活动。必要时在患者活动时给予协助，防跌倒。重度贫血伴显著缺氧症状者应卧床休息，减少心脏负荷，同时抬高床头，利于肺扩张以及肺泡内气体的交换；保持房间温暖，需要时增加盖被，以防因寒冷引起血管收缩，妨碍血红蛋白将氧释放到组织而加重缺氧。

2. 饮食护理

向患者及家属说明进食高蛋白、高维生素、高热量、含铁丰富、易消化饮食的必要性，强调均衡饮食以及适宜的进食方法：①铁是合成血红蛋白的必要元素，且其主要来源于食物。②含铁丰富的食品，如动物心、肝、肾、瘦肉、鸡蛋黄、鱼、豆类、麦芽、紫菜、海带及木耳等。③偏食是造成缺铁性贫血的主要原因之一，故饮食要多样化。血红蛋白的合成需要氨基酸，为保证蛋白质的有效利用，必须给予糖类、脂肪以补充热量，因此在补铁的同时需给予高蛋白和高热量的食物。富含维生素的食品有助于铁的吸收。④消化不良者应少量多餐。食欲降低者应经常变换食物品种，提供色、香、味俱全的饮食。口腔炎或舌炎影响食欲者，避免进食过热或过辣的刺激性食物，进食前后予口腔护理。贫血患者由于胃肠黏膜缺氧，消化液分泌减少和胃肠功能紊乱，易出现消化不良，因此适当的活动对促进食物消化是必要的。

3. 病情观察

注意观察患者贫血的症状、体征，评估其活动的耐受能力，了解患者的主要化验结果，如血红蛋白、网织红细胞等，以判断患者贫血程度。

4. 用药护理

(1) 口服铁剂的护理　给予口服铁剂时向患者说明其注意事项：①口服铁剂易引起胃肠道反应，如恶心、呕吐及胃部不适，饭后或餐中服用可减少反应，如不能耐受可从小剂量开始。②避免与牛奶、茶、咖啡同时服，因茶中鞣酸与铁结合成不易吸收物质，牛奶含磷较高，均可影响铁的吸收。此外，应避免同时服用抗酸药（碳酸钙和硫酸镁）以及 H_2 受体拮抗剂等，这些药物均可抑制铁的吸收。③口服液体铁剂时须使用吸管，避免牙齿染黑。④服铁剂期间，大便会变成黑色，这是由于铁与肠内硫化氢作用而生成黑色的硫化铁所致，应做好解释，以消除患者顾虑。⑤铁剂治疗后自觉症状可很快减轻；网织红细胞数逐渐上升，1周左右达高峰，以后又降至正常，其增加可作为铁剂治疗有效的指标；血红蛋白2周左右开始升高，1～2个月恢复至正常。在血红蛋白完全正常后，患者仍需继续服用铁剂3～6个月，或在 SF>50μg/L 后再停药，目的是补足体内贮存铁。

(2) 注射铁剂的护理　采用深部肌注并经常更换注射部位，以促进吸收，避免硬结形成。药液的溢出可引起皮肤染色，故应强调注射技术：①不要在皮肤暴露部位注射；②抽取药液入空针后，更换针头注射；③可采用“Z”形注射法或留空气注射法，以免药液溢出。注射铁剂不良反应除局部肿痛外，尚可发生面部潮红、恶心、头痛、肌肉关节痛、淋巴结炎及荨麻疹，严重者可发生过敏性休克，故注射时应备有肾上腺素。部分患者用药后可出现尿频、尿急，应嘱其多饮水。

5. 输血或成分输血的护理

遵医嘱输血或浓缩红细胞以减轻贫血，缓解机体缺氧。必须注意控制输注速度，严重贫血者速度宜慢，输入量每小时应少于 1mL/kg，防止因心脏负荷过重而诱发心力衰竭。

（五）健康教育

（1）护士应帮助患者及家属掌握本病的有关知识和自我护理方法，介绍缺铁性贫血的常见原因，说明消除病因和坚持药物治疗的重要性，以及适当休息与活动、提供含丰富营养饮食的意义，使其主动配合治疗。给患者及家属讲明缺铁性贫血可能出现的一些神经精神系统的症状，说明这些症状是暂时的，只要坚持治疗，根治病因，这些症状会很快消失。

（2）休息和饮食指导 注意生活起居，轻度贫血者可照常工作，注意休息和营养。中度以上贫血者，可散步或做力所能及的活动，活动量以不加重疲劳感或其他症状为度，以促进食欲及体力的恢复。指导患者和家属选择含铁丰富的食品，饮食宜多样化，并切实遵循饮食治疗原则和计划，安排好营养食谱。建议患者和家属用铁锅炒菜、煮饭，可得到一定量的无机铁。

（3）注意保暖和个人卫生，预防感染。

（4）重视在易患人群中开展防止缺铁的卫生知识教育，如婴幼儿生长迅速应及时添加含铁丰富且铁吸收率高的食品，合理搭配膳食。提倡母乳喂养，及时增加适当辅食品；以谷类或牛奶为主食的婴幼儿食品中可加入适量铁剂，可用提纯的血红蛋白强化食品或饼干等作为断奶食品。青少年要改变不良的饮食习惯，做到不挑食、不偏食，摄入足量的动物食品、新鲜蔬菜和水果。妊娠后期、哺乳期妇女、早产儿 2 个月左右可给小剂量铁剂预防缺铁。及时治疗各种慢性出血，如月经过多、消化性溃疡、肛痔出血等。在钩虫病流行地区加强普查普治。

（六）护理评价

患者活动耐力是否增加；是否了解贫血相关的知识，贫血状况是否改善；患者焦虑是否减轻或消失；是否发生并发症；能否积极配合治疗和护理。

三、再生障碍性贫血患者的护理

再生障碍性贫血（aplastic anemia，AA）简称再障，是由多种原因致造血干细胞的数量减少和（或）功能异常而引起的一类贫血。外周血液中红细胞、中性粒细胞、血小板均明显减少。临床主要表现为进行性贫血、感染和出血。在我国再障发病率为 0.74/10 万，其中重型再障为 0.14/10 万，以青壮年居多，男性略高于女性。

【疾病概要】

（一）病因

按病因明确与否分为原发性和继发性再障。约有一半以上患者找不到明确原因，称为原发性再障；在继发性再障的因素中以药物、化学、物理因素和病毒感染较为常见。

（1）药物及化学物质 已知有高度危险性的药物有抗肿瘤药、氯霉素、磺胺药、苯等，其中以氯霉素最多见，13%～30.9%的患者病前有服氯霉素史，多数与用药剂量和疗程无关，而与个人的敏感性有关，后果较为严重。化学物品中骨髓抑制毒物以苯及其衍生物为主，如油漆、塑料、染料、杀虫剂等，这类化学物品对骨髓的抑制作用与其剂量有关。长期与苯接触比一次大剂量接触危险性更大。

（2）物理因素 各种电离辐射如 X 线、γ 射线及其他放射性物质等。

（3）病毒感染 风疹病毒、EB 病毒、流感病毒以及肝炎病毒（特别是非甲非乙型肝炎病毒）均可引起再障。

（二）发病机制

再障的发病机制目前尚未完全阐明，认为可能与以下因素有关。

（1）造血干细胞内在缺陷（“种子”学说） 包括造血干细胞质和量的改变。

（2）造血微环境支持功能缺陷（“土壤”学说）。

（3）异常免疫反应损伤造血干细胞（免疫学说） 研究发现再障患者骨髓或外周血液的淋巴细胞能抑制红细胞和粒细胞的生长。

（4）遗传倾向。

（三）临床表现

再生障碍性贫血主要临床表现为进行性贫血、出血、感染，肝、脾、淋巴结多无肿大，依据临床表现的严重程度和发病缓急将再障分为急性型和慢性型。

（1）急性再障（重型再障Ⅰ型） 较少见。起病急、发展快，早期主要表现为出血与感染，随着病程的延长出现进行性贫血。常见严重的皮肤、黏膜出血，如皮肤瘀点、瘀斑，牙龈、鼻腔出血，口腔血疱；内脏出血也相当常见，如消化道出血（呕血或血便）、持续阴道出血或月经量明显增多等，多数病例有眼底出血，甚至可发生颅内出血，常为患者死亡的主要原因之一。皮肤、黏膜反复感染，常波及内脏，以肺炎、败血症常见，治疗困难，感染不易控制。若不经治疗，患者多在6～12个月内死亡。

（2）慢性再障 较多见。起病缓慢，病程长，多以贫血为主要表现；感染、出血较轻，经恰当治疗病情可缓解或治愈，预后相对较好。少数病例病情恶化（重型再障Ⅱ型）表现同急性再障，预后极差。急慢性再障的区别见表6-3。

表6-3 急慢性再障的区别

判断指标	急性再障(SAA)	慢性再障(NSAA)
起病	急	缓
出血和感染	严重，常发生在内脏，可发生败血症	轻，以皮肤、黏膜出血和上呼吸道感染多见
血象	中性粒细胞计数$<0.5\times10^9/L$	中性粒细胞$>0.5\times10^9/L$
	血小板计数$<20\times10^9/L$	血小板$>20\times10^9/L$
	网织红细胞绝对值$<15\times10^9/L$	网织红细胞绝对值$>15\times10^9/L$
骨髓象	多部位增生极度减低	增生减低或活跃，常有增生灶
病程和预后	病程短，预后不良，多于6～12个月内死亡	病程长，预后较好，部分急性变后死亡

（四）实验室及其他检查

（1）血象 呈正细胞贫血，全血细胞减少，但三种细胞减少的程度不一定平行，少数病例呈两系细胞减少或血小板减少，可出现畸形血小板。网织红细胞绝对值低于正常，重型再障血象减低更为严重，而两型淋巴细胞相对值增高。

（2）骨髓象 骨髓穿刺物中骨髓颗粒极少，脂肪滴增多。

① 急性型：骨髓增生低下或极度低下，粒、红两系均明显减少，无巨核细胞。淋巴细胞、浆细胞、组织嗜碱细胞相对增多。

② 慢性型：骨髓增生减低或呈灶性增生，因此不同部位骨髓增生减低不一致，但巨噬细胞均减少。

（五）诊断要点

主要根据患者有进行性贫血，伴出血和感染，脾不大；血象检查全血细胞减少，网织红细胞绝对值减低，骨髓至少一个部位增生减低或重度减低，骨髓小粒非造血细胞增多，巨核细胞减少，排除其他全血细胞减少的疾病可诊断。应仔细询问病史，特别是服药史，放射线或化学物品接触史，以了解其病因。

重型再障的血象诊断标准为：网织红细胞<1%，绝对值<15×10^9/L；中性粒细胞绝对值<0.5×10^9/L；血小板<20×10^9/L。

（六）治疗要点

（1）去除病因　去除或避免再接触周围环境中有可能导致骨髓损害的因素，禁用对骨髓有抑制的药物。

（2）支持和对症治疗

① 预防和控制感染：做好个人卫生和环境的清洁消毒，减少感染机会。发生感染时，早期用强力抗生素，以防止感染扩散。

② 止血：皮肤、鼻黏膜出血可用糖皮质激素。出血严重或内脏出血可输浓缩血小板或新鲜冷冻血浆（FEP）。

③ 输血：输血是主要的支持疗法。特别是成分输血，如浓缩红细胞，对于粒细胞减少并发严重感染者可输白细胞混悬液。

（3）雄激素　为治疗慢性再障的首选药，有效率56%。其作用机制可能是刺激肾脏产生更多的促红细胞生成素，并直接作用于骨髓刺激红细胞生成；常用丙酸睾酮50～100mg肌内注射，每日或隔日1次，疗程至少4个月；或用睾酮衍生物司坦唑醇（康力龙）口服，但对肝脏有一定损害，为目前治疗慢性再障的常用药物。

（4）免疫抑制剂　抗胸腺细胞球蛋白（ATG）和抗淋巴细胞球蛋白（ALG），能够抑制患者T淋巴细胞或非特异性自身免疫反应，是目前治疗重型再障的主要药物。环孢素（CYA）选择性作用于T淋巴细胞，可用于急慢性再障。临床上也常用大剂量甲泼尼龙或丙种球蛋白治疗重型再障。

（5）造血细胞因子　主要用于重型再障，一般在免疫抑制剂治疗的同时或以后应用，有促进血象恢复的作用。包括粒细胞集落刺激因子（rhG-CSF）、粒-巨噬细胞集落刺激因子（rhGM-CSF）、促红细胞生成素（EPO）和白介素-3（IL-3）。

（6）骨髓移植　主要用于重型再障。临床多采用HLA（人类白细胞抗原）配型相合的同种异基因骨髓移植，可使50%～80%的病例长期存活。最适时机是年龄不超过40岁，未接受输血、未发生感染。

（7）胎肝细胞输注（FLI）　妊娠3～6个月的胎肝中存在丰富的多能造血干细胞，因此胎肝细胞输注治疗再障有一定疗效。

（8）脐血输注　脐带血是胎儿外周血的一部分，含有丰富的造血干细胞和多种造血刺激因子，有利于患者免疫功能的调节。此外，还含有较多的红细胞、白细胞和血小板。故可作为造血干细胞的来源代替骨髓，也可代替输血，改善临床症状。

（9）其他　脾切除，但应严格掌握适应证；应用骨髓兴奋剂，如一叶秋碱、硝酸士的宁等。

（七）预后

再障的预后依分型、骨髓衰竭的程度、患者的年龄及治疗是否及时而定。重型再障预后差，1/3～1/2 患者于数月至 1 年内死亡，常死于颅内出血和严重感染。慢性再障预后较好，经积极治疗约有 80%的患者病情缓解；若治疗不及时，可迁延不愈，甚至转为重型再障。少数慢性再障患者可完全恢复。

【护理】

（一）护理评估

1. 健康史

了解患者来诊的原因，患者出血、发热、贫血，以哪种症状为主。起病急缓，患病后是否已治疗过，使用什么药物，若应用丙酸睾酮，需了解使用多长时间，疗效如何，用药后有何副反应。

2. 身体状况

(1) 症状、体征　体温有否升高；贫血貌的轻重；有无鼻出血，口腔、牙龈出血，皮肤出血；女患者有无声音变粗、脸上有较多痤疮、皮肤粗糙。

(2) 实验室及其他检查　了解血红蛋白、白细胞、血小板三项是否均低于正常值，骨髓显示增生情况，这常有助于疾病诊断。

3. 心理-社会状况　再障的患者常因病情反复和严重的贫血、出血和感染，治疗效果较差而感到生命受到威胁。常出现情绪低落、紧张、焦虑和恐惧，对治疗失去信心。女患者常由于使用丙酸睾酮引起男性化而烦恼，不愿交往甚至沉默抑郁。

（二）护理诊断/问题

(1) 活动无耐力　与贫血有关。

(2) 有感染的危险　与粒细胞减少有关。

(3) 有损伤的危险　出血，与血小板减少有关。

(4) 自我形象紊乱　与丙酸睾酮引起的不良反应有关。

(5) 知识缺乏　缺乏有关再障治疗及预防感染和出血的知识。

(6) 潜在并发症　颅内出血。

（三）护理目标

患者能耐受一般活动，生活自理；能说出预防感染的重要性，积极配合治疗和护理，减少或避免感染的发生；能采取正确、有效的预防措施，减少或避免出血加重；患者能正确认识和理解现存身体外形的变化，自觉坚持遵医嘱用丙酸睾酮。

（四）护理措施

1. 贫血、出血、感染的护理

见本章相关内容。

2. 休息和营养

急性型应卧床休息，降低机体耗氧。慢性型轻中度贫血的患者应适当休息，给予高热量、高蛋白、高维生素、易消化的饮食，以补充大量消耗。可少量多餐，出汗多时注意补充含盐饮料，必要时遵医嘱静脉补液。

3. 病情观察

观察体温变化及局部感染征象。出现发热（体温＞38.5℃）大多提示患者有感染的存在，应仔细寻找感染灶，抽血做静脉血培养，连续 3 天，以查明致病菌。监测生命体征，观察出血倾向，患者有无皮肤黏膜出血（口腔、鼻、齿龈出血）、内脏出血（呕血、咯血、便血、阴道出血、眼底出血等）。密切观察脑出血的先兆，如头痛、恶心、呕吐、烦躁不安时应让患者卧床，保持安静，并通知医生给予处理。

4. 用药的护理

（1）应用 ATG 治疗前需做过敏试验时，应注意密切观察患者的生命体征，出现异常情况应及时通知医生，并遵医嘱给予对症处理，发生寒战时注意保暖，出现皮疹时注意勿让患者搔抓皮肤。同时应注意加强预防出血及感染的知识宣教。由于 ATG 经周围静脉输注可能发生静脉炎，因此最好使用深静脉导管输注。发生血清病反应可出现反复发热、皮疹、胃肠道症状、肌痛、关节痛及蛋白尿等，应及时通知医生并遵医嘱给予对症处理。

（2）应用环孢素治疗过程中应注意观察是否有肝肾损害、高血压及神经系统症状，如震颤、感觉异常、癫痫发作等，发现异常应立即通知医生并遵医嘱给予对症处理。

（3）慢性型患者首选雄激素治疗　雄激素治疗时间长，一般 3～6 个月见效。长期使用可出现毛发增生、痤疮、水肿、女性闭经及男性化、肝损坏等副作用，应注意密切观察并做好心理护理。丙酸睾酮为油剂，局部注射不易吸收，可形成硬结甚至发生无菌性坏死，应予细长针头深部缓慢肌内注射，注意更换注射部位，必要时可遵医嘱予局部热敷促进药物吸收。定期监测血红蛋白、白细胞总数及网织红细胞计数，通常药物治疗 1 个月左右网织红细胞开始上升，接着血红蛋白升高，经 3 个月后红细胞开始上升，而血小板上升需要较长时间。

5. 心理护理

首先要与患者及其家属建立信任关系，了解患者的想法，鼓励患者讲出关心的问题。向患者及家属讲解有关用药知识，说明雄激素类药物是治疗慢性再障较有效的药物，但需要 2～3个月才见效；介绍有关不良反应，如面部痤疮、毛发增多、声音变粗、女性闭经、乳房缩小、性欲增加等，说明病情缓解后逐渐减药，不良反应会消失。帮助患者认识不良心理状态对身体康复不利，在病情允许的情况下，鼓励患者学会自我护理，适当进行户外活动，增加适应外界的能力。同时鼓励患者要与亲人、病友多交谈，争取社会支持系统的帮助，减少孤独感，增强康复的信心，积极配合治疗。

（五）健康教育

① 指导患者养成良好的生活习惯，防止感染，防止皮肤黏膜碰撞伤，嘱患者经常用温水洗脸，不要用手抓痤疮，以预防感染。患者出院后应坚持治疗，并学会出血及有感染倾向的观察，避免过大、过强的体力活动，合理安排作息时间，定期复诊。

② 指导患者避免有可能引发本病的因素，不滥用药物。

③ 患者及家属应认识到疾病的治疗是艰巨、长期的过程，需要社会、家庭的关心和配合，应树立积极乐观的态度应对疾病。

（六）护理评价

患者能否耐受一般活动，生活能否自理；能否意识到预防感染的重要性，并积极配合治疗和护理；能否采取正确、有效的预防措施，减少或避免加重出血；患者能否正确认识和理解现存身体外形的变化，自觉坚持遵医嘱用丙酸睾酮。

四、巨幼细胞性贫血患者的护理

巨幼细胞性贫血（megaloblastic anemia，MA）指由于叶酸、维生素 B_{12} 缺乏或某些影响核酸代谢药物的作用，导致细胞核脱氧核糖核酸（DNA）合成障碍所引起的贫血。其中90%为叶酸、维生素 B_{12} 缺乏引起的营养性巨幼细胞性贫血。在我国巨幼细胞性贫血以叶酸缺乏为多见，山西、陕西、河南等地多发。欧美国家以维生素 B_{12} 缺乏或体内产生内因子抗体所致的恶性贫血多见。

【疾病概要】

（一）病因及发病机制

1. 病因

临床上叶酸缺乏的主要病因是需要量增加或摄入不足，而维生素 B_{12} 缺乏几乎均与胃肠功能紊乱所致的吸收障碍有关。

（1）叶酸缺乏的病因 ①需要量增加：婴幼儿、妊娠及哺乳期妇女，恶性肿瘤、溶血性贫血、慢性炎症、感染、甲状腺功能亢进症、白血病等消耗性疾病的患者，均可使叶酸的需要量增加，其中婴幼儿、妊娠及哺乳期女性叶酸的需要量是正常人的3～10倍，如果不能及时补足则会引起叶酸缺乏。②吸收不良：小肠（尤其是空肠）的炎症、肿瘤及手术切除后，长期腹泻或某些药物（甲氨蝶呤、乙胺嘧啶、异烟肼、苯妥英钠）、乙醇等可致叶酸吸收障碍。③摄入量不足：食物加工方法不当，如腌制食品、烹煮时间过长或温度过高均可导致食物中的叶酸大量破坏；其次是偏食，如食物中缺少新鲜蔬菜与肉蛋类。④叶酸排除增加：如血液透析、酗酒。

（2）维生素 B_{12} 缺乏的病因 ①摄入减少：常见于长期素食、偏食者，由于维生素 B_{12} 每天需要量极少且可由肝肠循环再吸收，因此所造成的维生素 B_{12} 缺乏常需要较长时间才出现。②吸收障碍：是维生素 B_{12} 缺乏的主要原因，包括先天性因素及后天性因素，使内因子分泌减少或体内产生内因子抗体，导致内因子缺乏使维生素 B_{12} 吸收减少，可见于慢性萎缩性胃炎、胃大部切除术后、胃体部糜烂性胃炎、胃体癌肿破坏壁细胞、回肠疾病、细菌感染、寄生虫感染、外科手术后盲袢综合征等均可影响维生素 B_{12} 的吸收或增加消耗。③利用障碍：先天性钴胺素传递蛋白Ⅱ（TCⅡ）缺乏引起的维生素 B_{12} 输送障碍；麻醉药一氧化氮可将钴胺氧化而抑制甲硫氨酸合成酶。

2. 发病机制

叶酸在体内的活性形式——四氢叶酸和维生素 B_{12} 是细胞合成DNA过程中的重要辅酶，维生素 B_{12} 可促进叶酸进入细胞产生各种生化反应。当叶酸和维生素 B_{12} 缺乏到一定程度时，细胞核中的DNA合成速度减慢，细胞的分裂增殖时间延长，而胞质内的DNA仍继续成熟、细胞内RNA/DNA比值增大，造成细胞体积变大，胞核发育滞后于胞质，形成巨幼变，这种巨幼变也可发生在粒细胞、巨核细胞。巨幼变的细胞大部分在骨髓内未成熟就被破坏，又称无效造血。由于红细胞的生成速度变慢，进入血液中的成熟红细胞生命缩短，故可引起贫血，严重者可造成全血细胞减少。DNA合成障碍可累及黏膜上皮组织，造成局部组织萎缩，影响口腔、胃肠道功能。维生素 B_{12} 缺乏可导致相关依赖酶（主要是L-甲基丙二酰-CoA变位酶和甲硫氨酸合成酶）的催化反应发生障碍，神经髓鞘合成受阻，神经细胞甲基化反应受损，引起一系列的神经精神异常。

（二）临床表现

1. 营养性巨幼细胞性贫血

绝大多数因叶酸缺乏而致。

（1）消化系统表现　早期胃肠道黏膜受累可导致食欲缺乏、恶心、腹胀、腹泻、便秘，也可发生口角炎、舌炎而出现局部溃烂、疼痛；舌乳头萎缩使舌面光滑呈“镜面舌”或舌质红绛呈“牛肉样舌”。

（2）血液系统表现　起病多缓慢，除贫血的一般表现外，严重者可因全血细胞减少而出现反复感染和（或）出血，少数患者可出现轻度黄疸。

（3）神经系统表现和精神症状　可出现末梢神经炎、深感觉障碍、共济失调等，主要与脊髓后、侧索和周围神经受损有关。典型表现为四肢乏力，对称性远端肢体麻木，触、痛觉迟钝或缺失；少数患者可出现肌张力增加、腱反射亢进和锥体束征阳性等。叶酸缺乏者有易怒、妄想等精神症状。维生素 B_{12} 缺乏者有抑郁、失眠、记忆力下降、幻觉、谵妄、精神错乱、人格变态等。

2. 恶性贫血

由于内因子缺乏导致维生素 B_{12} 吸收障碍，可能与自身免疫有关。好发于 50～70 岁。临床上除了营养性巨幼细胞性贫血的表现外，较严重的神经症状是其主要特点。

3. 实验室及其他检查

（1）外周血象　典型血象呈现大细胞性贫血，红细胞与血红蛋白的减少不成比例（红细胞减少比血红蛋白减少更显著），就诊时多数患者血红蛋白＜60g/L，呈中重度贫血；红细胞平均体积增高（＞100fL），平均红细胞血红蛋白浓度正常；网织红细胞正常或略高；重症贫血者白细胞及血小板减少。血涂片中红细胞大小不等，以大卵圆形红细胞为主，可见点彩红细胞，中性粒细胞核分叶过多（核右移）。

（2）骨髓象　骨髓增生活跃，以红系增生为主，可见各阶段幼稚红细胞；贫血越严重，红系细胞与巨幼红细胞的比例越高；细胞核发育晚于细胞质，称“核幼质老”现象。粒系可见巨中晚幼粒细胞、巨杆状核粒细胞，成熟粒细胞分叶过多，巨核细胞体积增大、分叶过多。骨髓铁染色常增多。

（3）血清叶酸和维生素 B_{12} 测定　是诊断叶酸和维生素 B_{12} 缺乏的重要指标。血清叶酸＜6.8nmol/L（＜3ng/mL），红细胞叶酸＜227nmol/L（100ng/L）和血清维生素 B_{12}＜74pmol/L（＜100ng/L）均有诊断意义。

（4）其他　胃液分析、胃壁细胞抗体及内因子抗体检测、维生素 B_{12} 吸收实验（Schilling 试验），均有助于恶性贫血的临床诊断。

（三）治疗要点

1. 病因治疗

这是巨幼细胞性贫血得以有效治疗或根治的关键，针对不同原因采取相应的措施，如改变不合理的饮食结构或烹调方式、彻底治疗原发病、药物引起者酌情停药。

2. 药物治疗

（1）叶酸　叶酸缺乏者给予叶酸 5～10mg 口服，每天 3 次，直至血象完全恢复正常。因胃肠功能紊乱而致吸收障碍者，可服用四氢叶酸 5～10mg，每天 1 次肌注。若伴有维生素 B_{12} 缺乏，单用叶酸治疗可加重神经系统症状，必须同时加用维生素 B_{12}。

（2）维生素 B_{12}　对维生素 B_{12} 缺乏者，可给予维生素 B_{12} 500μg 肌注，每周2次；若无吸收障碍者，可口服维生素 B_{12} 500μg 每天1次，直至血象恢复正常。若有神经系统表现者，应维持治疗0.5～1年。恶性贫血的患者需终身维持治疗。

3. 铁剂

患者同时存在缺铁或治疗过程中出现缺铁的表现，应及时补充铁剂。

【护理】

（一）护理评估

（1）健康史　叶酸需要量增加的病史，如婴幼儿、妊娠及哺乳期妇女，慢性消耗性疾病等；叶酸吸收不良的状况，如小肠尤其是空肠炎症、切除，长期腹泻，药物如酒精干扰吸收等。

（2）身体状况　贫血的临床表现，面色、口唇、指甲苍白，精神疲乏、口腔溃疡、感觉异常、末梢神经炎、神经精神表现等。

（3）心理-社会状况　患者及家属有无焦虑、烦躁、失眠等心理反应。

（二）护理诊断/问题

（1）营养失调　低于机体需要量，与叶酸、维生素 B_{12} 摄入不足、吸收不良及需要量增加有关。

（2）活动无耐力　与贫血引起的组织缺氧有关。

（3）口腔黏膜受损　与贫血引起的舌炎、口腔溃疡有关。

（4）感知觉紊乱　与维生素 B_{12} 缺乏引起的神经系统损害有关。

（5）有感染的危险　与白细胞减少导致免疫力下降有关。

（三）护理目标

贫血恢复正常，神经系统异常表现消失，焦虑减轻或消失；未发生并发症。

（四）护理措施

1. 饮食护理

（1）改变不良饮食习惯　进食富含叶酸和维生素 B_{12} 的食品，叶酸缺乏者多吃绿叶蔬菜、水果、谷类、动物肉等；维生素 B_{12} 缺乏者多吃动物肉、肝、肾、禽蛋、海产品；妊娠妇女、婴幼儿应注意及时补充叶酸；长期素食、偏食、挑食、酗酒者，应劝其戒除不良饮食习惯。

（2）改变烹调方法　烹调食物时不宜温度过高、时间过长、烹调后不宜久放，以减少食物中叶酸的破坏，应急火快炒、白灼、凉拌或加工成蔬菜沙拉后直接食用。

（3）改善食欲　对于胃肠道症状明显或吸收不良的患者，若有食欲缺乏、腹胀，可少量多餐、细嚼慢咽，进食温凉、清淡的软食，有口腔炎、舌炎者，应注意口腔卫生清洁，饭前、饭后用复方硼砂含漱液或生理盐水漱口，以减少感染的机会并增进食欲。口腔溃疡面可涂溃疡膜等。

2. 用药护理

遵医嘱正确用药，并应注意药物疗效及不良反应的观察与预防。肌注维生素 B_{12} 偶有过敏反应甚至休克，要注意密切观察并及时处理，在治疗过程中，由于大量血细胞生成，可使细胞外钾离子内移，可导致血钾含量突然降低，尤其是老年人、有心脑血管疾病、进食量过少者，需遵医嘱预防性补钾并加强观察。注意患者用药后患者的自觉症状、血象变化，了解药物的疗效。有效治疗后1～2d，患者食欲开始好转，2～4d后网织红细胞增加，1周左右达高峰，血红蛋白开始上升，2周内白细胞、血小板可恢复正常。4～6周后血红蛋白恢复正常。半年到1年后，患者的神经精神症状得到改善。

3. 预防受伤

末梢神经炎、四肢麻木无力者，应注意局部保暖、避免受伤；出现共济失调者，行走要有人陪伴。

（五）健康教育

（1）疾病预防指导 使用科学合理的烹调方式，戒除不良饮食习惯，对高危人群或服用抗核苷酸合成药物（氨苯蝶啶、氨基蝶呤、乙胺嘧啶等）的患者，应预防性补充叶酸、维生素 B_{12}。

（2）疾病知识指导 让患者及家属了解导致叶酸、维生素 B_{12} 缺乏的病因，介绍疾病的临床表现、治疗等相关知识，使患者主动配合治疗和护理。从饮食、卫生习惯等方面加以指导。让患者了解合理饮食的重要性，加强个人卫生，注意保暖，预防损伤与感染。

（3）用药指导 向患者讲解巨幼细胞性贫血的治疗措施、坚持正规用药的重要性，指导患者按医嘱用药，定期复查血象。

（六）护理评价

贫血是否纠正，血象是否正常，护理措施落实与否，患者焦虑是否减轻或消失；是否发生并发症；能否积极配合治疗和护理。

五、溶血性贫血患者的护理

溶血性贫血（hemolytic anemia，HA）指红细胞遭到破坏、寿命缩短，超过骨髓造血代偿能力时发生的一组贫血。临床主要表现为贫血、黄疸、脾大、网织红细胞增高及骨髓红系造血细胞代偿增生。骨髓具有正常造血能力6～8倍的代偿能力。当红细胞破坏增加而骨髓造血能力足以代偿时，可不出现贫血，称为溶血性疾病。

我国溶血性贫血的发生率占贫血的10%～15%，个别类型的溶血性贫血具有较强的民族或区域性分布的特点。

【疾病概要】

（一）分类

（1）按红细胞破坏的原因分 遗传性溶血性贫血、获得性溶血性贫血。

（2）按溶血发生的部位分 血管外溶血性贫血、血管内溶血性贫血。

（3）按发病机制分 红细胞内结构异常或缺陷导致的溶血性贫血、红细胞外环境异常导致的溶血性贫血。

（4）按临床表现的缓急分 急性溶血性贫血、慢性溶血性贫血。

一般来说遗传性溶血性贫血、血管外溶血性贫血、红细胞内结构异常或缺陷导致的溶血性贫血主要与遗传因素有关，获得性溶血性贫血、血管内溶血性贫血、红细胞外环境异常导致的溶血性贫血多由获得性因素引起，这种分类体系临床上较为常用。

（二）病因及发病机制

1. 病因

正常红细胞的平均寿命是120d，特殊的双凹圆盘形态及结构特点使其具有可塑变形性、悬浮稳定性与渗透脆性的生理特征，可抵御一定的外力作用，低渗环境的影响或通过狭小的微管道时不受破坏。导致红细胞形态与内在结构或成分异常的各种原因，均可影响其生理特性与功能，使红细胞寿命缩短、易于被破坏或直接遭到损伤而发生溶血。

2. 发病机制

（1）溶血机制

① 红细胞膜异常与缺陷：发生溶血的主要原因。红细胞膜的正常结构是保持红细胞的可塑变形性和稳定性的重要条件。溶血型疾病中，红细胞的异常有如下情况：a. 红细胞支架异常，使红细胞形态发生改变，如遗传性球形红细胞增多症是由于细胞膜异常，红细胞呈球形，可塑变形性下降，脆性增加，易被脾脏破坏；b. 红细胞膜对阳离子的通透性发生改变，如丙酮酸激酶缺乏症时红细胞内钾离子漏出和钠离子渗入增加，使红细胞的稳定性发生改变；c. 红细胞膜上吸附有凝集抗体、不完全抗体或抗体，使红细胞易被单核-巨噬细胞系统吞噬而破坏，如自身免疫性溶血性贫血；d. 红细胞膜的化学成分改变，如无 B 脂蛋白血症时，因红细胞膜中胆固醇含量增加而卵磷脂含量降低，使红细胞呈棘状，脆性增加而易发生溶血。

② 红细胞酶和能量代谢异常：红细胞能量来源于糖酵解和磷酸戊糖旁路两条途径，其中有多种酶参与，如丙酮酸激酶、葡萄糖-6-磷酸脱氢酶等。任何一种酶缺陷，均可导致红细胞能量代谢异常使红细胞膜的完整性受损而引起溶血。

③ 血红蛋白异常：血红蛋白分子结构的异常，使分子间易发生聚集或形成晶体，导致红细胞硬度增加，无法通过直径比它小的微循环而被单核-巨噬细胞破坏，如地中海贫血。

④ 物理和机械因素：人工心脏瓣膜易对红细胞产生机械性损伤。大面积烧伤可使红细胞变为球形而易遭破坏。弥散性血管内凝血在微血管内形成网状结构的纤维蛋白条索，红细胞黏附在其表面，受血流的冲击而发生破裂，或红细胞强行通过条索间的网孔时发生破裂，称为微血管病性溶血性贫血。

⑤ 化学毒物或生物毒素：如苯、铅、蛇毒等，可直接破坏红细胞膜蛋白和脂类，使膜溶解。

（2）不同的溶血场所及血红蛋白的降解途径

① 血管外溶血：指红细胞在单核-巨噬细胞系统内（主要是脾脏内）被破坏发生溶血。以慢性溶血为主。见于遗传性球形红细胞增多症、温抗体自身免疫性溶血等。血管外溶血时，红细胞破坏后释出的血红蛋白可分解为珠蛋白、血红素（铁和卟啉）。珠蛋白和铁可进一步分解或被机体再利用，卟啉则降解为游离胆红素，被肝细胞摄取后生成结合胆红素后随胆汁排入肠道，被肠道细菌作用后结合胆红素还原为尿胆原，大部分氧化成尿胆素随粪便排出，使粪便颜色加深；小部分通过“胆红素的肝肠循环”重新入血，其中部分经肾小球滤过，以尿胆原的形式随尿排出。若骨髓内的幼红细胞在释入血循环前已在骨髓内被破坏，称为“原位溶血”或“无效性红细胞生成（ineffective erythropoiesis）”，其本质也是一种血管外溶血，常见于巨幼细胞性贫血、骨髓异常增生综合征等。

② 血管内溶血：指红细胞在血液循环中于血管内破坏，血红蛋白释出后即形成血红蛋白血症。以急性溶血为主。见于血型不合输血后溶血、阵发性睡眠性血红蛋白尿、输注低渗溶液以及感染等所致的溶血。血管内溶血所释出的血红蛋白可经肾小球滤过形成血红蛋白尿，反复发生血管内溶血时，未能及时输送或被重新利用的铁以铁蛋白或含铁血黄素的形式沉积于上皮细胞内。若随着肾小管上皮细胞脱落经尿排出，则形成含铁血黄素尿。急性溶血

的产物可阻塞肾小管，引起肾小管上皮细胞坏死导致急性肾功能衰竭。

（三）临床表现

溶血性贫血的病种繁多，而临床表现具有某些共同特征，主要与溶血过程持续的时间及溶血的严重程度有关。

1. 急性溶血

起病急骤，突发寒战，而后高热、腰背与四肢酸痛、头痛、呕吐、血红蛋白尿（酱油样）及黄疸等。这是由于短时间内大量血管内溶血、其分解代谢产物对机体的毒性作用所致。严重者可发生周围循环衰竭、急性肾功能衰竭。

2. 慢性溶血

起病缓慢，症状较轻，以贫血、黄疸、脾大为明显。由于长期高胆红素血症，可出现胆石症和肝损伤。少数患者可出现慢性、复发性、难愈性的双小腿中下部及外踝的皮肤溃疡。在慢性溶血过程中，可因某些诱因，如感染（尤其是微小病毒 B_{19} 感染）等导致急性骨髓造血功能衰竭，主要表现为短期内贫血急剧加重，网织红细胞由明显增高转变为极度减少或缺如，伴有不同程度的血小板减少，骨髓增生低下，称为一过性再生障碍危象（transient aplastic crisis，TAC）。本病预后良好，多数患者可在1～2周内自行恢复。

溶血性黄疸主要与血肿游离胆红素浓度增高有关，皮肤多呈柠檬黄色，不伴有皮肤瘙痒。有无黄疸及其黄疸程度取决于溶血的速度与严重程度及肝脏摄取、转换游离胆红素的能力。

3. 实验室及其他检查

（1）外周血象　可确定是否为溶血。红细胞计数和血红蛋白浓度有不同程度下降；网织红细胞比例明显增加，甚至可见有核红细胞。

（2）尿检查　①一般性状：急性溶血的尿液颜色加深，可呈浓茶水样或酱油样；②尿胆原与尿胆素：尿胆原呈强阳性而尿胆素阴性，这是溶血性黄疸的特殊表现，与体内单纯游离胆红素增高有关；③潜血试验：血管内溶血的潜血试验可呈阳性甚至强阳性，但镜下红细胞呈阴性。

（3）血清胆红素测定　总胆红素水平增高，游离胆红素含量增高，结合胆红素/总胆红素＜20％。

（4）骨髓象　骨髓增生活跃或极度活跃，以红系增生为主，可见大量幼稚红细胞，以中幼和晚幼细胞为主，形态多正常。

（四）治疗要点

（1）病因治疗　尽快去除诱因与病因，积极治疗原发病，如为异性输血而致，应立即停止输血；药物导致者，停用药物后病情可能很快恢复；感染引起的溶血，在感染控制后溶血即可终止。

（2）糖皮质激素和免疫抑制剂　可用于免疫性溶血性贫血，糖皮质激素也可用于PNH。可选用波尼松、氢化可的松；免疫抑制剂如环磷酰胺、硫唑嘌呤、甲氨蝶呤和环孢素等可根据病情选用。要注意这类药物作用局限、不良反应多，应严格掌握适应证，不可滥用。

（3）脾切除　适用于血管外溶血。对遗传性球形红细胞增多症效果较好，贫血可能永久改善。对需要大剂量激素维持的自身免疫性溶血性贫血、丙酮酸激酶缺乏症及部分地中海贫血，可考虑使用。

(4) 输血　输血可暂时改善患者的一般情况，是显效最快的缓解症状的治疗方法，但对自身免疫性溶血性贫血或PNH患者可加重溶血，应严格掌握输血的指征，必要时选择洗涤红细胞，重症地中海贫血的患者需长期依赖输血，但多次输血可引起血色病，因此应输注浓集红细胞，并可使用铁螯合剂去铁胺，以促进铁的排泄。

(5) 补充造血类物质　适当增加各种造血物质的补充，以满足机体造血功能代偿性增强的需要，如铁剂、叶酸、蛋白质等。对于PNH患者，补贴有加重溶血的危险，要慎用。

【护理】

(一) 护理评估

(1) 健康史　有无贫血、黄疸、脾大、血红蛋白尿及异型输血史。

(2) 身体状况　贫血貌，黄疸，溶血性贫血者皮肤颜色呈柠檬黄色，不伴有皮肤瘙痒，精神不振，食欲下降，脾大。实验室及其他检查显示血红蛋白减少、血中胆红素增多、网织红细胞增多，骨髓红系增生活跃。

(3) 心理-社会状况　因急性溶血，全身中毒症状明显和短期内病情加重，询问患者及家属有无焦虑不安甚至恐惧等心理反应。

(二) 护理诊断/问题

(1) 活动无耐力　与贫血引起的全身组织缺氧有关。

(2) 潜在并发症　急性肾功能衰竭，休克。

(3) 疼痛　与急性与慢性溶血导致的肝脾大有关。

(4) 知识缺乏　缺乏疾病有关病因的防治知识。

(三) 护理目标

贫血恢复正常，病情稳定或痊愈，黄疸及肝脾大消失，体力恢复，神经系统异常表现消失，焦虑减轻或消失；无并发症发生。

(四) 护理措施

(1) 饮食护理　避免进食一切可能加重溶血的食物或药物，鼓励患者多喝水、勤排尿，促进溶血后所产生的毒素物质排泄，有助于减轻药物引起的不良反应，如环磷酰胺引起的出血性膀胱炎。

(2) 病情观察　密切观察患者的生命体征、神志、自觉症状的变化，注意黄疸、贫血有无加重，尿量、尿色有无改变，必要时记录24h出入量。及时了解实验室检查的结果，如血红蛋白浓度、网织红细胞计数、血清胆红素浓度等。一旦患者出现少尿甚至无尿，及时通知医生，做好相应的救治准备及配合。

(3) 用药护理　遵医嘱正确用药，注意药物不良反应的观察与预防，如应用糖皮质激素时注意预防感染；应用环孢素时定期查肝肾功能等。

(4) 输液与输血的护理　遵医嘱静脉输液，以稀释血液中因溶血而产生的毒物，增加尿量，促使毒物迅速排出体外。若需输血，血液取回后应立即输注，不宜放置过久或加温输入，因血液温度超过37℃会造成红细胞变形、破坏而致溶血。输血前，应认真核对配血单床号、姓名、血型、Rh因子、血量及血液成分；输血时，必须严格执行操作规程；严密观察病情，及时发现各种不良反应，并协助医生处理。

(五) 健康教育

(1) 疾病预防指导　对相关疾病的高发区或好发人群，有相关遗传性疾病家族史者，如我国 G-6-PD 缺乏症多见于广西、海南、云南傣族和广东的客家人，地中海贫血以华南与西南地区较多见，特别是苗、瑶、黎、壮族最多见，男女双方婚前均应进行相关筛查性检查。有遗传性贫血或发病倾向者在婚前、婚后应进行遗传学相关知识的婚育咨询，以避免或减少死胎及溶血性疾病的患儿出生。对蚕豆病高发区，应广泛开展健康指导，做好预防工作。加强输血管理，避免异型输血后溶血。

（2）疾病知识指导　介绍疾病的有关知识，如病因、主要表现、治疗与预防的方法等。让患者及家属知道，许多溶血性贫血病因未明或发病机制不清楚，尚无根治的方法，因此预防发病十分重要，增强预防意识，减少或避免加重贫血的发生。适当的体育锻炼有助于增强体质及抗病能力，活动量以不感觉疲劳为宜，保证充足的休息和睡眠。溶血发作期间应减少活动或卧床休息；注意保暖，避免受凉；多饮水，勤排尿；进食高蛋白、高维生素食物。

（3）预防溶血指导　如已明确为化学毒物或药物导致的溶血，应避免再次接触或服用。阵发性睡眠性血红蛋白尿患者忌食酸性食物和药物，如维生素 C、阿司匹林、苯巴比妥、磺胺类药物，避免精神紧张、感染、过劳、妊娠、输血及外科手术等。G-6-PD 缺乏者禁食蚕豆及其制品和氧化性药物，如伯氨喹、奎宁、磺胺类、呋喃类、氯霉素、维生素 K 等。对伴有脾功能亢进和白细胞减少者，应注意个人卫生，预防各种感染。

（4）病情监测指导　对贫血、溶血及相关症状或体征及药物不良反应，要强化自我检测意识，包括头晕、头痛、心悸、气促等症状、生命体征、皮肤黏膜有无苍白与黄染，有无尿量减少，浓茶样或酱油样尿。上述症状或体征的出现或加重，均提示有溶血发生或加重的可能，要留取尿液标本送检，及时就医。

（六）护理评价

贫血是否纠正，血象是否正常，黄疸及肝脾大是否消失，病情是否稳定，护理措施落实与否，患者焦虑是否减轻或消失，是否发生并发症，能否积极配合治疗和护理。

（李双玲　张小兆）

第四节　出血性疾病患者的护理

学习目标

1. 能准确简述出血性疾病的病因、发病机制、诊断和治疗要点。
2. 能正确解释出血性疾病的概念，描述其临床表现。
3. 能运用护理程序的方法，对出血性疾病患者进行正确的护理和健康指导。
4. 在护理实践中，体现护士对患者的爱伤精神和人文关怀。

一、疾病概述

出血性疾病（disorders of hemostasis）指由于人体的止血、凝血功能发生障碍而导致临床上皮肤、黏膜、内脏的自发性出血或轻微损伤后出血不止的一组疾病。

（一）分类

1. 血管因素所致出血性疾病

(1) 先天性或遗传性血管壁或结缔组织结构异常引起的出血性疾病 如遗传性毛细血管扩张症，血管壁仅由一层内皮细胞组成。

(2) 获得性血管壁结构受损 又称血管性紫癜，可由以下因素引起。

① 免疫因素：如过敏性紫癜。

② 感染因素：细菌、病毒感染。

③ 化学因素：药物性血管性紫癜（磺胺、青霉素、链霉素等）。

④ 代谢因素：坏血病、类固醇紫癜、老年紫癜、糖尿病紫癜。

⑤ 机械因素：反应性紫癜。

⑥ 原因不明：单纯紫癜、特发色素性紫癜。

2. 血小板因素所致出血性疾病

(1) 血小板量异常 ①血小板生成减少，如骨髓受抑制；②血小板破坏或消耗过多，前者如原发性血小板减少性紫癜，后者如DIC；③原发性出血性血小板增多症。

(2) 血小板功能缺陷致出血性疾病

① 遗传性或先天性：往往只有血小板的某一功能缺陷，如巨大血小板综合征，缺乏血小板膜糖蛋白Ⅰ，引起血小板黏附功能障碍。血小板无力症，缺乏血小板膜糖蛋白Ⅱb/Ⅲa，引起血小板聚集功能障碍。贮存池病，致密颗粒缺乏，引起血小板释放功能障碍。

② 获得性：往往是血小板多种功能障碍，见于尿毒症、骨髓增生综合征、异常球蛋白血症、肝病及药物影响等。

3. 凝血因子异常所致出血性疾病

(1) 遗传性凝血因子异常 血友病，血管性假血友病，其他凝血因子（Ⅻ、Ⅹ、Ⅶ、Ⅴ、Ⅱ、ⅩⅢ）缺乏，低（无）纤维蛋白原血症，凝血因子结构异常。

(2) 获得性凝血因子减少 见于肝病、维生素K缺乏、急性白血病、淋巴病、结缔组织病等。

4. 纤维蛋白溶解过度所致出血性疾病

① 原发性纤维蛋白溶解。

② 继发性纤维蛋白溶解。

5. 循环抗凝物质所致出血性疾病

大多为获得性，如抗凝血因子Ⅷ、Ⅸ；肝素样抗凝物质，见于肝病、SLE等；狼疮抗凝物质，见于SLE。

（二）临床特点

出血性疾病类型不同，其出血特点不同（表6-4）。

表6-4 凝血性疾病和血小板、血管性疾病的区别

区别点	血小板、血管性疾病	凝血性疾病
性别	女性多见	男性多见
家族史	少有	多有
出血诱因	多为自发性出血	多为外伤后出血
出血部位及表现	多见皮下瘀点、瘀斑	多见关节腔、肌肉、内脏出血
迟发出血	少见	多见
疾病过程	短暂，常反复发作	常为终身性

二、特发性血小板减少性紫癜患者的护理

特发性血小板减少性紫癜（idiopathic thrombocytopenic purpura，ITP）也称为自体免疫性血小板减少性紫癜，是血小板免疫性破坏，外周血中血小板减少的出血性疾病。本病是最常见的一种血小板减少性疾病，临床上主要表现为广泛的皮肤黏膜或内脏出血、血小板计数减少、骨髓巨核细胞发育成熟障碍，血小板更新加快。可分为急性型和慢性型，急性型多见于儿童，慢性型多发于中青年女性，男女之比约为1∶4。

【疾病概要】

（一）病因及发病机制

病因未明，可能与下列因素有关。

（1）感染　细菌或病毒感染与ITP发病有密切关系，约80%的急性ITP患者在发病前的2周左右有上呼吸道感染史。

（2）免疫因素　感染不能直接导致ITP，免疫因素的参与可能是ITP发病的重要原因，患者体内由于病理性免疫所产生的抗血小板抗体，称为血小板相关性抗体（PAIg），多为IgG；PAIgG抗体不仅导致血小板破坏同时也影响巨核细胞成熟，使血小板生成减少；妊娠妇女患本病者，抗体可通过胎盘进入胎儿体内，约使半数新生儿发生暂时性血小板减少，导致新生儿紫癜。

（3）肝、脾作用　肝脏和脾脏可起到破坏血小板的作用，体外培养证实脾是ITP患者产生PAIg主要部位，患者做脾脏切除后，多数血小板计数上升，血小板抗体有所下降；与抗体结合的血小板在通过脾时易在脾窦中滞留，增加了被单核-巨噬细胞系统吞噬、清除的可能性，患者发病期间血小板寿命明显缩短，为1～3d；肝在血小板的破坏中有类似脾的作用。

（4）其他因素　慢性型女性患者以青春期后与绝经期前易于发病，可能是雌激素抑制血小板生成及促进单核-巨噬细胞对抗体结合血小板的破坏有关；毛细血管脆性增高，可加重本病出血症状。

（二）临床表现

1. 急性型

半数以上发生于儿童。

（1）起病方式　80%以上在发病前1～2周有上呼吸道等感染史，特别是病毒感染史。起病急骤，部分患者可有畏寒、寒战、发热。

（2）出血

① 皮肤、黏膜出血：表现为全身瘀点、瘀斑，严重者可以有血疱及血肿形成。鼻出血、牙龈出血、口腔黏膜及舌出血常见，损伤及注射部位可渗血不止或形成大小不等的瘀斑。

② 内脏出血：当血小板减少程度较重，特别是低于20×10^9/L时，可出现内脏出血，如呕血、黑粪、咯血等，颅内出血（含蛛网膜下腔出血）可致剧烈头痛、意识障碍，是本病致死的主要原因。

③ 其他：出血量过大或范围过于广泛者，可出现不同程度的贫血、血压下降甚至失血性休克。

2. 慢性型

主要见于40岁以下的青年女性。

(1) 起病方式　起病隐袭，一般无前驱症状。有相当数量患者可无症状，仅在常规查血时偶然发现。

(2) 出血倾向　多数较轻而局限，但易反复发生。可表现为皮肤、黏膜出血，鼻出血，牙龈出血等。严重的内脏出血较少见。女性患者往往以月经过多为唯一的临床症状。

(3) 其他　长期月经过多者，可出现失血性贫血。少数病程超过半年者，可有轻度脾大。

(三) 辅助检查

(1) 外周血　外周血血小板计数明显减少，急性型发作期常低于$20\times10^9/L$，慢性型多为$(30\sim80)\times10^9/L$，血小板形态多数正常，可见大型血小板（直径>2.5μm）及颗粒减少、染色过深的改变，提示血小板更新加速。血小板聚集功能轻度异常。血小板生存时间缩短。束臂试验阳性，出血时间延长。

(2) 骨髓象　骨髓巨核细胞大多增加，也可正常，尤以慢性型明显。但形成血小板的巨核细胞减少。急性型幼稚巨核细胞比例增加，胞体大小不一，以小型多见。慢性型颗粒型巨核细胞增多，大小基本正常。

(3) 其他　血小板相关抗体（PAIgG）增高，缓解期可降至正常值。血小板相关补体（PAC_3）增高。束臂试验（+）、出血时间延长、血块退缩试验延长。

(四) 诊断要点

本病应根据出血症状、多次化验检查血小板减少、出血时间延长、体格检查脾不增大或轻度增大，骨髓巨核细胞增多或正常，伴有成熟障碍，抗血小板抗体增高，排除继发性血小板减少症为主要诊断标准。具备下列5项中任何一项者：①泼尼松治疗有效。②脾切除治疗有效。③血小板相关IgG增多。④血小板相关C_3增多。⑤血小板寿命测定缩短。

(五) 治疗要点

原则是防止创伤，减少血小板的破坏，支持治疗及止血。

(1) 一般疗法　血小板明显减少、出血严重者应卧床休息，防止创伤。避免使用降低血小板数量及抑制血小板功能的药物。感染时应使用抗生素。

(2) 肾上腺糖皮质激素　为首选药物，该类药物可以抑制血小板与抗体结合，及阻止单核-巨噬细胞吞噬破坏血小板（主要是在脾、肝），并降低血管壁通透性。口服泼尼松每次10～20mg，每日3次，病情急重可静脉点滴氢化可的松或地塞米松。一般用药后数日即可改善出血症状，但不能根治，停药后易复发。待血小板接近正常后，可逐渐减量，常用小剂量（每日5～10mg）维持3～6个月。

(3) 脾切除适应证　①糖皮质激素治疗6个月以上无效者；②糖皮质激素治疗有效，但维持量必须大于30mg/d。脾切除的作用机制是减少血小板破坏及抗体的产生，切脾后约70%可获疗效。

(4) 免疫抑制剂　用以上治疗方法无效、疗效差或不能切脾者，可加用免疫抑制剂或单独使用免疫抑制剂。免疫抑制剂有抑制骨髓造血功能的副作用，使用时应慎重。

(5) 输血和输血小板　适用于危重出血者、血小板低于$20\times10^9/L$者、脾切除术前准备或其他手术及严重并发症，输新鲜血或浓缩血小板悬液有较好的止血效果。

(6) 其他　中药、大剂量丙种球蛋白等也有一定疗效。

【护理】

（一）护理评估

1. 健康史

了解患者的起病方式、发病时间，有无明确的病因与诱因等；了解既往检查、治疗经过和疗效，是否遵从医嘱治疗；目前主要的不适及病情变化等。

2. 身体状况

（1）症状、体征　患者有无上呼吸道感染史；出血的部位、范围、出血点的大小；注意有无内脏出血。

（2）实验室及其他检查　注意血小板的量及其动态变化，服药者注意肝肾功能。

3. 心理-社会状况

血液病治疗周期长、病情易复发，常需反复住院治疗，要注意了解患者的性格特征、患者的工作学习情况以及患病对其日常工作和生活的影响；了解其社会支持系统。

（二）护理诊断/问题

（1）有损伤的危险　与血小板减少有关。

（2）有感染的危险　与糖皮质激素治疗有关。

（3）恐惧　与血小板减少，随时有出血的危险有关。

（4）潜在并发症　颅内出血。

（三）护理目标

患者出血减轻或停止，无组织受损；情绪稳定，配合治疗和护理；焦虑减轻或消失；未发生并发症。

（四）护理措施

（1）休息与环境　环境安静，温湿度适宜。避免重体力劳动和剧烈运动，多休息，出血严重者卧床休息。

（2）饮食护理　给予高维生素、高蛋白、高热量的饮食。多吃蔬菜、水果，防止便秘，禁吃坚硬、辛辣、多刺的食物，最好给予半流质和软食。

（3）病情观察　密切观察病情，及时发现出血所致的危急情况。

① 观察皮肤瘀点（斑）变化。

② 观察血小板数量变化。当外周血小板<20×10^9/L 时，常有自发性出血。血小板数量愈少出血现象愈重，故对血小板数量极低者需密切观察有无出血情况发生。

③ 严重出血时，如鼻衄、内脏出血、颅内出血，需定时测血压、脉搏、呼吸，观察面色，记录失血量。如面色苍白加重，呼吸、脉搏增快，出汗、血压下降提示失血性休克。若有烦躁不安、嗜睡、头痛、呕吐甚至惊厥，颈抵抗，提示颅内出血。颅内出血时出现呼吸变慢不规则、双侧瞳孔大小不等，提示合并脑疝。颅内出血常危及生命。消化道出血时常有腹痛、便血。血尿、腰痛提示肾出血。

（4）用药护理　长期应用糖皮质激素可引起高血压、糖尿病、痤疮、多毛，易合并感染，应向患者说明并加以注意。长春新碱可引起骨髓造血功能抑制、末梢神经炎。环磷酰胺可致出血性膀胱炎等。让患者了解药物的作用及不良反应，以主动配合治疗。用药期间定期检查血压、血糖、尿糖、白细胞分类计数，并观察药物的疗效。发现可疑药物不良反应，应配合医生及时处理。

(5) 对症护理　预防和避免加重出血，见本章第二节相关内容。

(6) 心理护理　鼓励患者表达自己的感受，对患者的烦躁、焦虑等不良情绪表示理解，安慰患者，耐心解答患者提出的各种问题，增加患者的安全感和信任感。

（五）健康指导

① 慢性患者适当限制活动；血小板 $<50\times10^9/L$，勿做较强体力活动，可适当散步，预防各种外伤。

② 避免使用损伤血小板的药物，如阿司匹林、双嘧达莫、吲哚美辛、保泰松、右旋糖酐等。

③ 指导患者预防损伤。不玩尖利的玩具和使用锐利工具，不做剧烈的、有对抗性的运动，常剪指甲，选用软毛牙刷等。教会家长识别出血征象和学会压迫止血的方法，一旦发现出血，立即到医院复查或治疗。

④ 指导患者进行自我保护，服药期间不与感染患者接触，去公共场所时戴口罩，避免感冒以防加重病情或复发。

⑤ 本病预后多数良好。但少数可转为慢性或复发型。故应指导家长识别出血征象，如瘀点、黑粪，一旦发现出血立即回院复查及治疗。

⑥ 脾切除治疗的患儿易患呼吸道及皮肤化脓性感染甚至败血症。在术后 2 年内，患儿应定期随诊，每月口服青霉素数日或肌内注射长效青霉素 1 次，酌情注射丙种球蛋白，以增强抗感染能力。

（六）护理评价

患者出血是否减轻，有无组织受损；患者情绪是否稳定，能否配合治疗和护理；焦虑有无减轻或消失；有无发生并发症。

三、过敏性紫癜患者的护理

过敏性紫癜是一种常见的血管变态反应性疾病（是侵犯皮肤或其他器的毛细血管及小动脉的一种过敏性血管炎）。主要表现为皮肤紫癜、黏膜出血、腹痛、便血、皮疹、关节痛及血尿，多为自限性。本病多见于儿童及青少年，春秋季多发。多数患者仅有轻度肾损害，能逐渐恢复，肾性患者预后主要与肾脏损害程度有关，少数可转为慢性肾炎或肾病综合征，预后较差，死亡率低于 5%，主要死因为肾衰竭、肠套叠及肠梗阻。

【疾病概要】

（一）病因及发病机制

(1) 感染　包括细菌（以 β 型溶血性链球菌、金黄色葡萄球菌）、病毒（如麻疹病毒、水痘病毒、风疹病毒）以及肠道寄生虫感染等。

(2) 食物　主要是机体对异性蛋白质的过敏，如虾、鱼、蟹、蛋及乳类等。

(3) 药物　包括抗生素类（如青霉素、链霉素、红霉素、氯霉素以及头孢菌素类）、磺胺类、异丙肼、阿托品、噻嗪类利尿药及解热镇痛药（如水杨酸类、保泰松、吲哚美辛及奎宁类等）。

(4) 其他　如花粉、尘埃、昆虫咬伤、寒冷刺激及疫苗接种等。

（二）临床表现

本病常见症状为皮肤紫癜。根据病变累计部位所出现的表现可分为 5 型。

(1) 单纯型（紫癜型）　最常见，以反复皮肤紫癜为主要表现，多位于下肢及臀部，呈对称分布，分批出现，大小不等，可融合成片或略高出皮肤表面，一般在数日内紫癜逐渐由紫红色变成紫色、黄褐色、淡黄色，经 7～14d 消退。可伴有皮肤水肿、荨麻疹。严重者紫癜可融合成大血疱，中心呈出血性坏死。

（2）腹型　常由于胃肠黏膜水肿、出血而致腹痛，伴恶心、呕吐、腹泻及血便。腹痛呈阵发性绞痛或持续性钝痛，多位于脐周或下腹部，发作可因腹肌紧张、明显压痛及肠鸣音亢进而误诊为外科急腹症。幼儿可因肠壁水肿、蠕动增强等而致肠套叠。

（3）关节型　因关节部位血管受累出现关节肿胀、疼痛、压痛及功能障碍等表现。多发生于膝、踝、腕、肘等大关节，反复发作，呈游走性，一般在数月内消退，不留后遗症。

（4）肾型　多在紫癜发生后 1 周出现蛋白尿、血尿、管型尿。多数患者在 3～4 周内恢复，也可反复发作。严重者可发展为慢性肾炎或肾病综合征，伴有高血压、全身水肿，甚至发生尿毒症。

（5）混合型　具备 2 种以上类型的特点，称混合型。

（三）辅助检查

部分患者束臂实验阳性（检验毛细血管脆性的），毛细血管镜检查可见毛细血管扩张、扭曲及渗出性炎症。血小板计数、出血时间及凝血各项实验均正常。

（四）治疗要点

治疗原则是去除致病因素和药物治疗。药物治疗如下。

① 可选用抗组胺药，如异丙嗪、阿司咪唑、氯苯那敏（扑尔敏）及静注钙剂等。

② 增加血管壁抵抗力，降低血管壁通透性和脆性的药物，如大剂量维生素 C、芦丁。

③ 糖皮质激素，对腹型和关节型疗效较好，常用泼尼松，重者可用氢化可的松或地塞米松，疗效不佳者可用免疫抑制剂环磷酰胺或硫唑嘌呤。

④ 肾型可用免疫抑制剂，也可用抗凝治疗或中药治疗。对慢性反复发作者可采用中药治疗。

【护理】

（一）护理评估

见特发性血小板减少性紫癜。

（二）护理诊断/问题

（1）组织完整性受损　与血管壁通透性和脆性增加有关。

（2）疼痛　腹痛、关节痛，与过敏性紫癜累及胃肠道和关节有关。

（3）潜在并发症　肾功能损害。

（三）护理目标

患者未发生出血或出血能被及时发现，并得到及时处理；患者疼痛感减轻；未发生并发症。

（四）护理措施

1. 一般护理

急性期应卧床休息。不要食用易引起过敏的鱼、虾、牛奶等，多吃蔬菜、水果。

2. 症状护理

置患者于安静舒适的环境，以减少因环境刺激产生焦虑而加重疼痛。腹痛时遵医嘱皮下注射阿托品以缓解疼痛；关节型患者应保持病变部位，避免受伤。置受累关节于合适位置，尽量减少活动，以减轻疼痛，促进出血的吸收。

3. 病情观察

① 皮肤出血的部位及范围。

② 腹痛的性质、部位、程度及持续时间，有无伴随症状，粪便颜色，并定时测量血压、脉搏。听肠鸣音，记录便血量。如肠鸣音消失，出现腹胀和腹肌紧张，应警惕有肠梗阻或肠穿孔发生的可能。若肠鸣音活跃，或伴脉搏细速、血压下降及血便，提示再次便血。

③ 关节局部肿、热、痛的情况。

④ 尿液的颜色变化，尿常规检查结果。

4. 用药护理

应向使用糖皮质激素治疗的患者及家属讲明可能出现的不良反应，并加强护理。嘱应用环磷酰胺的患者多饮水，并注意观察小便量及色泽改变。

（五）健康指导

① 预防上呼气道感染。花粉季节，过敏体质者宜减少外出，外出时应戴口罩。不要滥用药物，用药前仔细阅读说明书，对有引起过敏反应的药物应避免使用，最好遵医嘱用药。

② 指导患者经常参加体育锻炼，增强体质，保持心情轻松愉快。

③ 饮食易清淡，主要以大米、面食、玉米面为主，多食瓜果蔬菜，注意营养和饮食卫生，避免食用不洁食物，饭前洗手，预防肠道寄生虫感染。对患者使用后曾发生过敏的食物，如鸡蛋、牛奶、鱼、虾、蟹及其他海产品等绝对禁忌，过敏体质者应避免食用。

④ 不慎接触过敏原时，应仔细观察反应，发现症状及时就诊。

（六）护理评价

患者有无发生出血或出血后能否被及时发现并及时处理；患者疼痛感有无减轻；有无发生并发症。

四、血友病患者的护理

血友病是一组最常见的遗传性凝血因子缺乏的出血性疾病。病理机制为凝血因子基因缺陷导致其水平和功能低下，而使血液不能正常地凝固，临床主要表现为自发性关节和组织出血以及出血引致的畸形。

根据患者所缺乏凝血因子的种类，区分为血友病A（Ⅷ因子缺乏）、血友病B（Ⅸ因子缺乏）、血友病C（Ⅺ因子缺乏），以血友病A最为常见，血友病B次之，血友病C罕见。虽然血友病目前还是不可治愈的遗传性疾病，但通过及时或预防性补充因子、防治出血并发症和其他综合关怀的治疗原则，可使患者获得接近正常人的生活质量与生存期。

【疾病概要】

（一）病因及发病机制

为遗传性疾病，血友病A和B为X连锁隐性遗传，由女性传递、男性发病。血友病C男女均可发病或传递疾病。绝大多数男性患病，女性是缺陷基因携带者。常见的遗传方式有两种：①血友病患者与正常女性结婚，其女儿100%为携带者，儿子均为正常人；②正常男性与携带者女性结婚，其儿子有50%概率为血友病患者，女儿有50%概率为携带者。

（二）临床表现

临床主要表现为出血，出血轻重与血友病类型及相关因子缺乏程度有关，且缺乏程度与出血轻重呈正相关。血友病A和B大多在2岁时发病，血友病A出血较重，B出血较轻。

1. 血友病出血具备下列特征

① 出生即有，伴随终身。

② 常表现为软组织或深部肌肉内血肿。

③ 负重关节（如膝、踝关节等）反复出血甚为突出，最终可致关节疼痛、肿胀、僵硬、畸形，可伴骨质疏松、关节骨化及相应肌肉萎缩（称血友病关节）。

④ 创伤或手术后出血。

2. 皮肤紫癜极罕见

重型患者可发生呕血、咯血甚至颅内出血（致死原因之一）；血肿压迫周围神经可致局部疼痛、麻木及肌肉萎缩；压迫血管可致相应供血部位缺血性坏死或淤血、水肿；口腔底部、咽后壁、喉部及颈部出血可致呼吸困难甚至窒息。

（三）辅助检查

本病主要为内源性途径凝血障碍，凝血时间和激活部分凝血活酶时间延长，凝血酶原消耗（PCT）不良及简易凝血酶生成试验（STGT）异常。而出血时间、血小板计数均正常。

（四）诊断要点

临床诊断的标准如下。

① 多为男性患者（女性纯合子极少见），有或无家族史，有家族史者符合X性连锁隐性遗传规律。

② 关节、肌肉、深部组织出血，有或无活动过久、用力、创伤或手术后异常出血史，严重者可见关节畸形。

③ 实验室检查结果阳性。

（五）治疗要点

血友病目前尚无根治方法且需终生治疗，最有效的治疗方法仍是替代治疗，最好的治疗方式是预防性治疗。替代治疗的目的是将患者缺乏的凝血因子提高到止血水平，以预防或治疗出血。其原则是尽早、足量和维持足够时间。

1. 预防

① 避免对患者进行静脉注射及肌内注射。

② 因本病属一种遗传性疾病，故要使患者本人及家属懂得优生优育的道理。若产前羊膜穿刺确诊为血友病，应终止妊娠，以减少血友病的出生率。

③ 注意情绪调节：因精神刺激可诱发出血。

④ 外伤或其他原因引起出血，要及时处置，防止发生严重的并发症。

⑤ 若需手术，必须在手术前按病情及手术大小、部位把Ⅷ因子升到替代治疗效果。

⑥ 禁服使血小板聚集受抑制的药物，如阿司匹林、保泰松、双嘧达莫和前列腺素E等。

⑦ 避免外伤和手术，如发生关节出血，应固定患肢。忌服阿司匹林等影响凝血的药物。

2. 替代治疗

输冷沉淀物、新鲜冰冻血浆或因子Ⅷ浓缩物。

3. 手术治疗

关节严重畸形，影响正常活动者，在严格替代治疗情况下，可行矫形手术。

4. 局部出血

压迫止血为主。

【护理】

（一）护理评估

见特发性血小板减少性紫癜。

（二）护理诊断/问题

（1）组织完整性受损　与凝血因子缺乏有关。

（2）疼痛　肌肉、关节疼痛，与深部组织血肿或关节腔积血有关。

（3）有失用综合征的危险　与反复多次关节腔出血有关。

（4）焦虑　与终身出血倾向、丧失劳动能力有关。

（三）护理目标

患者未发生出血或出血能被及时发现，并得到及时处理；患者疼痛感减轻；焦虑感减轻；未发生并发症。

（四）护理措施

1. 环境和休息

环境应安静整洁，起居方便，避免容易导致患者受伤的设备和家具等物品。根据患者有无发生出血以及出血量、部位，给予合理的体位和休息。

2. 出血的护理

（1）防止外伤，预防出血　不要过度负重或做剧烈的接触性运动（拳击、穿硬底鞋或赤脚走路）；当使用刀、剪、锯等工具时应戴手套；避免手术治疗，必须手术时，应根据手术大小调节补充凝血因子的用量。

（2）尽量采用口服用药，不用或少用肌注和静注，必须注射时，在注射完毕至少压迫针刺部位5min。不使用静脉留置套管针，以免针刺点出血。

（3）注意口腔卫生，预防龋齿，避免拔牙；不食带骨、刺以及油炸的食物，避免刺伤消化道黏膜。

3. 关节的护理

关节腔积血导致关节不能正常活动时，应局部制动并保持肢体于功能位。在肿胀未完全消退、肌肉力量未恢复之前切勿使患肢负重。在关节腔出血控制后，帮助患者进行主动或被动关节活动。向患者及家属说明功能锻炼的目的是防止关节挛缩、强直、肌肉萎缩和功能丧失，与患者一起制定活动计划，使其主动配合。

4. 病情观察

注意观察肌肉及关节血肿引起的表现，判断其程度，协助医生进行相应处理。定期监测血压、脉搏，观察患者有无呕血、咯血等内脏出血的征象；注意颅内出血的表现，如头痛、呕吐、瞳孔不对称甚至昏迷等，一旦发现，及时报告医生，并配合紧急处理。

5. 心理护理

向患者及家属解释本病的发生、发展及预后，鼓励患者树立战胜疾病的信心。动员家属及其他社会力量给予患者适当的心理支持。

6. 用药护理

输注凝血因子，应在凝血因子取回后立即输注；使用冷沉淀物时，应在37℃温水中10min内融化，并尽快输入；输注过程中注意观察有无输血反应。遵医嘱用药，禁忌使用阿托品、双嘧达莫等抑制血小板聚集或使血小板减少的药物，以防加重出血。

（五）健康教育

① 教育患者日常的、适度的运动是有益的，如游泳、散步、骑自行车等，可反复地锻炼股四头肌，能有效地预防肌肉无力和关节腔反复出血。但应避免剧烈的接触性运动，如足球、篮球、拳击等，以降低外伤和出血的危险。

② 指导患者注意口腔卫生，防止因拔牙等而引起出血。告诉患者一定要避免使用阿司匹林或任何含有阿司匹林的药物，因此类药能减弱血小板功能，增加出血的频率和严重度。

③ 教给患者及家属出血的急救处理方法，有出血时及时就医。患者外出时应携带写明血友病的病历卡，以备意外时可及时处理。

（六）护理评价

患者有无发生出血或出血后能否被及时发现并及时处理；患者疼痛感有无减轻；患者焦虑是否减轻或消失；有无发生并发症。

五、弥散性血管内凝血患者的护理

弥散性血管内凝血（DIC）是一种发生在许多疾病基础上，由致病因素激活凝血及纤溶系统，导致全身微血栓形成，凝血因子大量消耗并继发纤溶亢进，引起全身出血及微循环衰竭的临床综合征。微血栓形成是 DIC 的基本和特异性病理变化。其发生部位广泛，多见于肺、肾、脑、肝、心、肾上腺、胃肠道及皮肤、黏膜等部位。主要为纤维蛋白血栓及纤维蛋白-血小板血栓。

【疾病概要】

（一）病因及发病机制

（1）感染性疾病　最多见，常见的有败血症、斑疹伤寒、流行性出血热、内毒素血症、重症肝炎、麻疹和脑型疟疾等。

（2）恶性肿瘤　次之，常见的有急性白血病、淋巴瘤、前列腺癌、胰腺癌、肝癌、绒毛膜上皮癌、肾癌、肺癌及脑肿瘤等。

（3）病理产科　如胎盘早剥、羊水栓塞、感染性流产、死胎滞留、重症妊娠高血压综合征等。

（4）如大面积烧伤、严重创伤、毒蛇咬伤、广泛性手术（如脑、前列腺、胰腺、子宫及胎盘等富含组织因子的器官的手术）。

（5）其他　除以上病因外，几乎涉及各系统疾病，如恶性高血压、肺心病、巨大血管瘤、ARDS、急性胰腺炎、肝衰竭、溶血性贫血、血型不合输血、急进性肾炎、糖尿病酮症酸中毒、系统性红斑狼疮、中暑、脂肪栓塞、GVHD（移植物抗宿主病）等。

（二）临床表现

DIC 按起病急缓、病情轻重分为急性型、亚急性型、慢性型 3 型。按发展过程分为高凝血期、消耗性低凝血期、继发性纤溶亢进期 3 期，由于全身病变进展不同步，故各期之间不能截然分开。DIC 的临床表现可因原发病、DIC 类型、分期不同而有较大差异。

（1）出血倾向　为自发性、多发性出血。可遍及全身，多见于皮肤、黏膜、伤口及穿刺部位出血；其次为内脏出血，如咯血、呕血、血尿、便血、阴道出血，重者可发生颅内出血。

（2）休克或微循环衰竭　为一过性或持续性血压下降，早期即出现肾、肺、脑等器官功能不全，表现为肢体湿冷、少尿、呼吸困难、发绀及神志改变等。

(3) 微血管栓塞　①浅层栓塞：表现为皮肤发绀，进而发生坏死、脱落，多见于眼睑、四肢、胸背及会阴部，黏膜损伤易发生于口腔、消化道、肛门等部位，呈灶性或斑块状坏死或溃疡形成。②深部器官栓塞：多见于肾、肺、脑等脏器，可表现为急性肾衰竭、呼吸衰竭、意识障碍、颅内高压综合征等。

(4) 微血管病性溶血　表现为进行性贫血，贫血程度与出血量不成比例，偶见皮肤、巩膜黄染。

（三）辅助检查

血小板减少、凝血酶原时间延长、D-二聚体水平升高或阳性、纤维蛋白原含量逐渐减低、3P 试验阳性等。

（四）诊断要点

(1) 存在 DIC 的基础疾病。

(2) 有下列两项以上的临床表现：①多发性出血倾向；②微循环衰竭或休克；③多发性微血管栓塞症状、体征；④抗凝血治疗有效。

(3) 实验室检查有下列三项以上异常

① 血小板低于 100×10^9/L 或进行性下降。

② 血浆纤维蛋白原含量低于 1.5g/L 或进行性下降。

③ 3P 试验阳性或血浆 FDP 大于 20mg/L。

④ 凝血酶原事件缩短或延长 3s 以上或呈动态变化。

⑤ 纤维酶原含量及活性降低。

⑥ ATⅢ含量及活性降低。

⑦ 血浆 FⅧ：C 活性低于 50%。

（五）治疗要点

(1) 治疗基础疾病，消除诱因　如抗感染、治疗肿瘤、产科及外伤；纠正缺氧、缺血及酸中毒。

(2) 抗凝治疗　原则上使用肝素抗凝。急性期，通常给肝素钠每日 80～240mg，用量每 6h 不超过 40mg，静脉滴注，根据病情连用 3～5d。目前临床趋向使用低分子肝素治疗，一般首次静滴 25mg，以后按每 4～6h 给予 6mg，使用 3～5d。一旦病因消除，DIC 被控制，应及早停用肝素治疗。

(3) 补充所减少的血浆凝血因子及血小板、右旋糖酐 40 及抗纤溶药等。

【护理】

（一）护理诊断/问题

(1) 有损伤的危险　出血，与 DIC 所致的凝血因子被消耗、肝素应用的副作用有关。

(2) 组织灌注量改变　与 DIC 造成的微循环障碍以及出血引起的循环血容量降低有关。

(3) 潜在并发症　出血、多器官功能衰竭。

（二）护理措施

(1) 一般护理　对于神志清醒的患者解释病情，争取其积极配合治疗。安静卧床，病情会逐渐好转，避免患者情绪紧张。做好家属的工作，给予理解和配合。保持呼吸道通畅，持续吸氧，以改善组织缺氧状况及避免脑出血发生。

(2) 病情观察　定时监测患者生命体征，注意意识状态的变化，记录 24h 尿量，观察皮肤颜色、温度、末梢感觉，有无各器官栓塞的症状和体征，如肺栓塞表现为突然胸痛、呼吸困难、咯血；脑栓塞引起头痛、抽搐、昏迷等；肾栓塞会出现腰痛、血尿、少尿或无尿，甚至发生急性肾衰竭；胃肠黏膜栓塞有消化道出血；皮肤栓塞，出现干性坏死，手指、足趾、鼻、颈、耳部发绀。

(3) 用药护理　遵医嘱给予预防低血压的药物，维持静脉输液畅通，以防止血压降低后进一步减少末梢循环血量。遵医嘱准确给予肝素抗凝治疗，护士应熟知肝素的药理、适应证和禁忌证，使用时注意观察出血减轻或加重情况，定期测凝血时间以指导用药，在肝素抗凝过程中补充新鲜凝血因子，并注意观察输血反应。

(4) 心理护理　减轻患者紧张、焦虑状态。

(三) 健康教育

给患者讲述疾病的有关知识，如药物、输血治疗的目的、吸氧的重要性等，指导患者配合治疗和护理。疾病康复期应注意营养，适当户外活动，提高机体抵抗力，保持良好的情绪，保证充足的休息和睡眠，以促进身体的恢复。

(四) 预后

DIC 预后不良，特别是急性型，死亡原因多与病因、诱因未能消除、诊断不及时、治疗不恰当等有密切关系。

(李双玲)

第五节　白血病患者的护理

学习目标

1. 能准确简述急性白血病、慢性白血病的病因、发病机制、实验室检查和治疗要点。

2. 能正确解释急性白血病、慢性白血病的概念，描述其临床表现。

3. 能运用护理程序的方法，对急性白血病、慢性白血病患者进行正确的护理和健康指导。

4. 在护理实践中，体现护士对患者的爱伤精神和人文关怀。

一、疾病概述

白血病 (leukemia) 是一类起源于造血 (或淋巴) 干细胞的恶性克隆性疾病。其特点是白血病细胞失去进一步分化成熟的能力而停滞在细胞发育的不同阶段，在骨髓和其他造血组织中广泛而无控制地增生，并浸润、破坏全身各组织器官，产生各种症状和体征，而正常造血功能受抑制，外周血中出现幼稚细胞。临床上常有贫血、发热、出血和肝、脾、淋巴结不同程度肿大等表现。我国白血病发病率为 2.76/10 万，急性白血病明显多于慢性，在恶性肿瘤死亡率中，男性居第 6 位，女性居第 8 位，儿童及 35 岁以下的成人则居第 1 位。

1. 分类

(1) 根据白血病细胞的成熟程度和自然病程，可分为急性和慢性两大类。急性白血细胞分化停滞在较早阶段，多为原始细胞及早幼细胞，病情发展迅速，自然病程仅数月。慢性白血病的细胞分化停滞在较晚阶段，多为成熟和较成熟的细胞，病情发展慢，自然病程可为数年。

(2) 根据主要受累的细胞系列，可将急性白血病分为急性淋巴细胞白血病（简称急淋白血病，ALL）与急性非淋巴细胞白血病（简称急非淋白血病，ANLL）。慢性白血病分为慢性粒细胞白血病（简称慢粒白血病）和慢性淋巴细胞白血病（简称慢淋白血病）及少见的多毛细胞白血病、幼淋巴细胞白血病等。

2. 病因及发病机制

白血病的病因尚不完全清楚，其中病毒可能是主要的因素，此外尚有遗传因素、放射线、化学毒物和药物等综合因素。

(1) 病毒　已证明C型RNA病毒是小鼠、猫、牛、绵羊、灵长类动物患白血病的病因。人类T淋巴细胞病毒Ⅰ型（human T lymphocyte virus-Ⅰ，HTLV-Ⅰ）能引起成人T细胞白血病（ATL）。已从ALT的恶性T细胞中分离出HTLV-Ⅰ病毒，即一种C型反转录RNA病毒，发现患者白血病细胞染色体DNA中含有HTLV-Ⅰ前病毒，此外ATL患者的血清中可检出HTLV-Ⅰ抗体，从而证实了HTLV-Ⅰ是ATL的病因。

(2) 放射　放射核素有致白血病的作用，其作用与放射剂量的大小及放射部位有关。日本广岛及长崎原子弹爆炸后，幸存者中白血病发病率比未受照射的人群高30倍和17倍，照射剂量（100～900cGy）与白血病发病率密切相关。多为急淋、急非淋白血病或慢粒白血病。放射线可使骨髓抑制、机体免疫力缺陷及染色体发生断裂和重组、染色体双股DNA有可逆性断裂等改变。

(3) 化学因素　多种化学物质或药物可诱发白血病，苯及其衍生物、氯霉素、保泰松、乙双吗啉、烷化剂、细胞毒药物均可致白血病。化学物质所致白血病多为急非淋白血病。在出现白血病前，常有一个白血病的前期阶段，表现为全血细胞减少。

(4) 遗传因素　某些遗传性疾病有较高的白血病发病率，如21-三体综合征（唐氏综合征）有21号染色体3体改变，其白血病的发病率达50/10万，较正常儿童高15～20倍。其他伴有染色体异常的先天性疾病，如Bloom综合征、范可尼（Fanconi）综合征（先天性再生障碍性贫血）等白血病的发生率均较高。一个家族中偶有多个白血病患者，单卵孪生子如果其中一人发生白血病，另一人的发病率达1/5，比双卵孪生子高12倍。

(5) 其他血液病　慢粒白血病、ITP、阵发性睡眠性血红蛋白尿、真性红细胞增多症、淋巴瘤、多发性骨髓瘤等血液病最终可能发展成急性白血病。

二、急性白血病患者的护理

急性白血病（acute leukemia）是骨髓中异常的原始细胞及幼稚细胞（白血病细胞）大量增殖并浸润各器官、组织，使正常造血受抑制。

【疾病概要】

(一) 分类

根据细胞形态学和细胞化学分类，目前通用FAB分类法（即法、美、英白血病协作组，简称FAB），将急性白血病分为急性淋巴细胞白血病（ALL）和急性非淋巴细胞白血病（AML）。

(1) 急性淋巴细胞白血病　分为三种亚型。L_1型：原始和幼淋巴细胞以小细胞（直径

≤12μm）为主，胞浆较少。L_2 型：原始和幼淋巴细胞以大细胞（直径＞12μm）为主。L_3 型：原始和幼淋巴细胞以大细胞为主，大小较一致，细胞内有明显空泡，胞浆嗜碱性。

（2）急性非淋巴细胞白血病　分为 8 型。急性髓细胞白血病微分化型（M_0）；急性粒细胞白血病未分化型（M_1）；急性粒细胞白血病部分分化型（M_2）；急性早幼粒细胞白血病（M_3）；急性粒-单核细胞白血病（M_4）；急性单核细胞白血病（N_5）；急性红白血病（M_6）；急性巨核细胞白血病（M_7）。近年来，在 FAB 协作组形态分型的基础上，提出了白血病的 MICM 分型，即综合运用细胞形态学（M-morphology）、免疫学（I1-immunology）、细胞遗传学（C-cytogenetics）和分子生物学（molecular biology）检查，对急性白血病进行分型，提高了诊断的准确性，使之更接近于对急性白血病的认识，是目前急性白血病医疗诊断的新趋势。

（二）临床表现

起病急缓不一。急者可以是突然高热或明显出血或全身衰竭。缓者常为脸色苍白、疲乏或轻度出血。少数患者因皮肤紫癜、月经过多或拔牙后出血不止而就医才发现。本病主要表现为贫血、出血、发热、感染以及各器官浸润等症状和体征。

1. 发热

半数患者以发热为早期表现，可低热，亦可高热达 39～40℃或以上，常伴有畏寒、出汗。虽然白血病本身可以发热，但较高的发热往往提示有继发感染，常见有口腔炎、牙龈炎、咽峡炎以及肺部感染、肛周炎、肛旁脓肿，严重时可致菌血症或败血症。常见的致病菌为革兰阴性菌，如肺炎克雷白杆菌、铜绿假单胞菌、产气杆菌等，其他有金黄色葡萄球菌、大肠杆菌、表皮葡萄球菌、粪链球菌等。疾病后期常伴有真菌感染，这与长期使用广谱抗生素、糖皮质激素、化疗药物有关。感染的主要原因是由于成熟粒细胞缺乏，其次是人体免疫力降低。患者免疫功能缺陷也可引起病毒感染，如带状疱疹等。

2. 出血

约 40％的白血病患者以出血为早期表现。出血可发生在全身各部位，以皮肤瘀点、瘀斑、鼻出血、牙龈出血、女患者月经过多、子宫出血常见。急性早幼粒白血病易并发 DIC 而出现全身广泛出血。眼底出血可致视力障碍，严重时发生颅内出血，常导致死亡。有资料表明，急性白血病死于出血者占 62.24％，其中颅内出血占 87％。出血的主要原因为血小板减少，但血小板功能异常、凝血因子减少、白血病细胞的浸润对血管的损伤等也可引起出血。

3. 贫血

常为首发症状，呈进行性发展。贫血原因与正常红细胞生成减少，以及无效性红细胞生成、溶血、出血等因素有关。

4. 器官和组织浸润的表现

（1）肝、脾、淋巴结肿大　白血病细胞浸润多发生在肝、脾，以急淋白血病为多见，表现为轻到中度的肝、脾大，表面光滑，偶伴轻度触痛。淋巴结轻到中度肿大，无压痛，以急淋白血病多见，纵隔淋巴结肿大常见于 T 细胞急淋白血病。

（2）骨骼和关节　胸骨下端局部压痛较为常见，提示骨髓腔内白血病细胞过度增生。常有明显骨痛和四肢关节疼痛，尤以儿童多见。

（3）皮肤及黏膜浸润　白血病细胞浸润可使牙龈增生、肿胀，皮肤出现皮肤粒细胞肉瘤、弥漫性斑丘疹、皮下结节等，多见于急单和急粒-单核细胞白血病。

(4) 中枢神经系统白血病（CNS-L） 近年来，化学治疗使白血病缓解率提高，生存期明显延长。由于化学药物难以通过血-脑脊液屏障，隐藏在中枢神经系统的白血病细胞不能有效地被杀灭，因而引起 CNS-L。CNS-L 可发生在疾病的各个时期，但多数患者的症状出现较晚，常发生在缓解期，以急淋白血病最常见，儿童患者尤甚。其主要表现为头痛、头晕，重者有呕吐、颈项强直，甚至抽搐、昏迷，患者脑脊液压力增高，但不发热。

(5) 其他部位 眼部常见白血病细胞浸润眼眶骨膜（称粒细胞肉瘤或绿色瘤)，可引起眼球突出、复视或失明。睾丸受浸润时多表现为一侧无痛性肿大，常见于急淋白血病化疗缓解后的男性幼儿或青年。此外尚可累及心、肺、胃肠等部位，但不一定出现相应的症状。

（三）实验室及其他检查

(1) 血象 多数患者白细胞计数增高，高者可超过 $100\times10^9/L$，称为高白细胞性白血病。部分患者白细胞计数在正常水平或减少，称为白细胞不增多性白血病。分类检查可见相当数量的原始和（或）早幼细胞，一般占 30%～90%，白细胞不增多型则很难找到原始细胞。患者有不同程度的正常细胞性贫血，少数患者血涂片检查红细胞大小不等，可找到幼红细胞。半数患者血小板低于 $60\times10^9/L$，晚期血小板常极度减少。

(2) 骨髓象 骨髓检查是确诊白血病及其类型的重要依据。骨髓有核细胞显著增生，多为明显活跃或极度活跃，主要为白血病性原始细胞，占非红系细胞的 30%以上，缺少较成熟的中间阶段细胞，而残留少量的成熟细胞，形成所谓“裂孔”现象。约有 10%急非淋白血病骨髓增生低下，称为低增生性急性白血病。胞质中出现红色杆状小体，称奥尔小体（Auer 小体)，仅见于急非淋白血病。正常的幼红细胞和巨核细胞减少。

(3) 细胞化学染色 常见白血病（急淋、急粒及急单白血病）的原始细胞形态相似，因此用组织化学染色帮助区分。常用方法有过氧化物酶染色、苏丹黑脂质染色、中性粒细胞碱性磷酸酶染色、糖原染色等。

(4) 免疫学检查 可用于急淋与急非淋白血病的区别，以及 T 细胞与 B 细胞白血病的区别。单克隆抗体还可将急淋白血病分为若干亚型。

(5) 染色体和基因检查 M_3t（15；17）（q22；q21）是 15 号染色体上 PML（早幼粒白血病基因）与 17 号染色体上 RARa（维 A 酸受体基因）形成的 PML/RARa 融合基因。某些白血病有 N-ras 癌基因点突变、活化以及抑癌基因 p53、Rb 失活。

(6) 其他 各型白血病血液中尿酸浓度及尿液中尿酸排泄均增加，特别是在化疗期，这是由于大量细胞被破坏所致。急性单核细胞白血病血清和尿溶菌酶活性增高，而急淋白血病常降低。CNS-L 时，脑脊液压力增高；白细胞计数增多，大于 $0.01\times10^9/L$；蛋白质增多，大于 450mg/L；葡萄糖定量减少；涂片可找到白血病细胞。此外，还可做粒-单系祖细胞（CFU-GM）半固体培养，以区别急非淋白血病。

（四）诊断要点

主要根据患者有出血、发热、贫血、骨痛等临床表现，以及白细胞计数增多、骨髓增生活跃、主要为原始和幼稚细胞等化验检查，一般可作出诊断。进一步做细胞化学染色、免疫学检查、染色体和基因检查等，可诊断急性白血病的类型。

（五）治疗要点

目前国内外白血病的治疗主要以支持治疗、多药联合化学治疗为主。化疗获得完全缓解后或慢性期可及早进行异基因造血干细胞移植（HSCT）。

1. 支持治疗

（1）防治感染　患者发热（尤其是化疗后）多为感染引起，感染病灶未明者应查找原因，需做胸部X线摄片、咽拭子培养、血培养及药敏试验，即使病因未明亦应以足量的广谱抗生素治疗，常用药物有阿米卡星、庆大霉素、氧氟沙星或头孢菌素类等，据检验结果再行调整治疗方案。若换药后体温仍未下降，应考虑真菌感染的可能，可试用两性霉素B、氟康唑等。病毒感染如带状疱疹可用阿昔洛韦口服等治疗。伴有粒细胞缺乏症的严重感染，可用粒细胞集落刺激因子（CSF-G）或粒-单核细胞集落刺激因子（CSF-GM），以提升白细胞。

（2）纠正贫血　严重贫血可输注浓缩红细胞或全血。积极争取白血病缓解是纠正贫血最有效的方法。

（3）控制出血　因血小板计数过低而出血者，输注浓缩血小板悬液是最有效的方法。发生DIC者，做相应处理。

（4）预防尿酸性肾病　由于白血病细胞大量破坏（化疗时更甚），血清和尿中尿酸浓度增高，聚积在肾小管引起阻塞而发生尿酸性肾结石，尤其是白细胞很高的患者。因此应鼓励患者多饮水并碱化尿液，给予别嘌醇以阻断次黄嘌呤和黄嘌呤代谢，从而抑制尿酸合成，每次100mg口服，每日3次。对尿少或无尿的患者，按急性肾衰竭处理。

2. 化学药物治疗

急性白血病的化疗过程分为两个阶段，即诱导缓解和巩固强化治疗。

（1）诱导缓解　是指从化疗开始到完全缓解阶段。其目的是迅速大量地杀灭白血病细胞，恢复机体正常造血，使患者的症状和体征消失，血象和骨髓象基本恢复正常，即达到完全缓解。

目前多采用联合化疗，可提高疗效及延缓耐药性的发生。药物的组合应符合：作用于细胞周期不同阶段的药物；各药物间有相互协同作用，以最大限度地杀灭白血病细胞；各药物的副作用不重叠，对重要脏器损伤小。第一次缓解愈彻底，则缓解期愈长，生存期亦愈长。

目前儿童急淋白血病诱导缓解首选VP方案，即长春新碱加泼尼松，成人急淋白血病首选VLDP方案，即长春新碱加柔红霉素、泼尼松和门冬酰胺酶，也可用VAP（VP加门冬酰胺酶）方案或VDP（VP加柔红霉素）方案。急非淋白血病常用DA方案，即柔红霉素和阿糖胞苷，或使用HOAP（三尖杉酯碱、长春新碱、阿糖胞苷、泼尼松）方案；近年来常使用HA（三尖杉酯碱和阿糖胞苷）方案。总之，应根据患者血象、骨髓象、身体状况、年龄、对药物的反应和毒性反应，选用化疗方案和调整剂量。急非淋白血病总的缓解率不如急淋白血病。

（2）巩固强化治疗　达到完全缓解后体内尚有10^8～10^9以下白血病细胞，且在髓外某些部位仍可有白血病细胞浸润。缓解后巩固和强化治疗的目的是继续消灭体内残存的白血病细胞，防止复发，延长缓解期和无病存活期，争取治愈。急淋白血病可早期用原诱导缓解方案2～4疗程，也可采用其他强力化疗方案，以后每月强化治疗一次，共计治疗3～4年，除巩固强化外，间歇期应维持治疗，常用巯嘌呤和甲氨蝶呤交替长期口服。急非淋白血病可用原诱导缓解方案巩固4～6疗程，或用中剂量阿糖胞苷为主的强化治疗，或用与原诱导治疗方案无交叉耐药的新方案（如VP16＋米托蒽醌等）。每1～2月1次，共计1～2年，以后随访观察。老年或过度虚弱的患者对化疗的耐受性差，宜采用小剂量阿糖胞苷（或三尖杉酯碱）静滴治疗，直至缓解。对高白细胞性白血病病情危重者，应立即用血细胞分离机清除血中过多的白细胞，然后再进行化疗。

临床证实全反式维A酸对白血病细胞有诱导分化作用，该药可使急性早幼粒白血病诱导缓解，缓解率达85%，缓解期宜与其他药物联合化疗或交替维持以免复发。此外，有报道临床试用含砷中药或砷制剂对急性早幼粒白血病完全缓解率可达65%～98%。

3. 中枢神经系统白血病的防治

由于化疗药物难于通过血-脑脊液屏障，因此隐藏在中枢神经系统内的白血病细胞常是白血病复发的根源。防治中枢神经系统白血病（CNS-L）是治疗急性白血病中减少复发的关键，尤其是急淋白血病，通常在缓解后鞘内注射甲氨蝶呤，首次5mg，以后每次10mg。为减轻药物刺激引起的蛛网膜炎，可同时加用地塞米松2mg，每周2次，共3周。亦可用阿糖胞苷鞘内注射，同时做头颅和脊髓放射治疗。药物对睾丸白血病疗效不佳时，可采用放射治疗。

4. 骨髓或外周血干细胞移植

HSCT是目前被普遍认可的根治性标志治疗。进行移植的时间，目前主张除儿童急淋白血病外，所有年龄在50岁以下的急性白血病应在第一次完全缓解时进行。

【护理】

（一）护理评估

1. 健康史

仔细询问患者就诊的原因及主要症状，有无贫血、出血、感染，有无面色苍白、疲乏无力、活动后心悸气短；头晕、头痛、咳嗽咳痰、咽喉疼痛、尿路刺激征以及肛周疼痛；有无骨、关节疼痛，有无呕血、便血、月经过多等；主要症状的持续时间；了解患者日常休息及活动量、活动耐受能力以及饮食和睡眠等情况；对再入院者，应了解患者以前的化疗方案及第几次化疗，化疗过程中有无出现不良反应，如恶心、呕吐、脱发、口腔溃疡、过敏反应、出血和感染等，患者是否已达完全缓解。患者的年龄、职业和居住环境，是否有长期接触放射性物质或化学毒物史，如X线、苯及其衍生物、氯乙烯等；是否用过细胞毒药物，如氯霉素、保泰松等；家族中是否有类似疾病者等。

2. 身体状况

（1）症状、体征　注意患者的意识状态，若有头痛、呕吐伴意识改变多为颅内出血或CNS-L表现。营养状况，短期内有无体重减轻或消瘦。患者有无发热、寒战。胸骨、肋骨、躯干骨及四肢关节有无压痛，如儿童急淋白血病常有明显的骨痛和四肢关节疼痛。

皮肤有无出血点或瘀点、瘀斑，有无鼻腔和牙龈出血；口唇、甲床是否苍白；有无口腔溃疡及白斑、咽部充血、扁桃体肿大、肛周脓肿等。急单或急粒-单核细胞白血病患者常有牙龈增生肿胀，皮肤可出现蓝灰色斑丘疹或皮肤粒细胞肉瘤，局部皮肤隆起、变硬；呈紫蓝色皮肤结节。

患者的心率有无增快，心界是否扩大，有无心包摩擦音。肺部叩诊音和听诊呼吸音有无改变，有无啰音等。如白血病细胞浸润肺脏后，毛细血管通透性增高，浆液和细胞渗透到肺泡腔中，叩诊为浊音；当伴有肺部感染时，呼吸音变得粗糙，有湿啰音出现，呼吸频率加快。白血病细胞浸润心脏并累及心包时，心前区可闻及心包摩擦音。肝脾大小、质地、表面是否光滑、有无压痛。浅表淋巴结大小、部位、数量、有无压痛等。如急淋白血病患者常有轻到中度肝、脾大，表面光滑，偶伴轻度触痛；淋巴结轻到中度肿大，无压痛。

（2）实验室及其他检查　血红蛋白、白细胞、血小板数值是否在正常范围。白细胞分类有无大量幼稚细胞，骨髓象是否增生活跃，且主要为原始和幼稚细胞等。

3. 心理-社会状况

白血病是造血系统恶性疾病，一旦患病，对患者及家属均是沉重的打击，加之治疗过程中种种并发症及经济负担的日趋加重，常在患者及家属引起负性情绪。评估时应注意患者对自己所患疾病了解的程度及其心理承受能力，是否产生恐惧或震惊、否认。以往的住院经验，所获得的心理支持；家庭成员及亲友对疾病的认识，对患者的态度；家庭应对能力以及家庭经济情况，有无医疗保障等。

（二）护理诊断/问题

（1）活动无耐力　与大量、长期化疗，白血病引起代谢增高及贫血有关。

（2）有损伤的危险　出血，与血小板减少、白血病细胞浸润等有关。

（3）有感染的危险　与正常粒细胞减少、化疗有关。

（4）潜在并发症　化疗药物的副作用。

（5）预感性悲哀　与患急性白血病有关。

（三）护理目标

① 患者能认识到化疗期间饮食的重要性，体重维持在正常范围内，生活自理。

② 能采取正确、有效的预防措施，减少或避免出血。

③ 能说出预防感染的重要性，减少或避免感染的发生。

④ 能说出化疗可出现的不良反应，并能积极应对。

⑤ 能正确对待疾病，悲观情绪减轻。

（四）护理措施

1. 一般护理

（1）休息与环境　白血病患者因白细胞大量过度增生，机体代谢率会升高，同时因为贫血会出现缺氧等症状，故应根据患者的体力适当地限制活动量，可与患者共同制定日常活动计划，做到有计划地适量运动。加强生活护理，将常用物品置于易取处，避免因体力消耗而加重心悸、气短的症状。脾大者应嘱其左侧卧位，以减轻不适，尽量避免弯腰和碰撞腹部，以免发生脾破裂。环境干净整洁，注意空气流通，必要时应该进行空气净化，以减少患者感染的发生。

（2）饮食护理　给予高蛋白、高维生素、高热量、清淡、易消化饮食，向患者、家属解释化疗期间保证足够的营养，可补充机体的热量消耗，提高患者对化疗的耐受性，减少并发症的发生。保证患者每日充足的饮水量。

2. 病情观察

监测患者白细胞计数，观察体温、脉搏、呼吸的变化。了解患者有无咽部痒、痛，咳嗽，尿路刺激征等不适。对慢性患者应每日测量脾脏的大小、质地，检查有无压痛并做好记录。应密切注意患者有无出血征兆，患者血小板计数低于 $50\times10^9/L$ 时，嘱其卧床休息，同时告诉患者如有头痛等不适要及时报告。

3. 感染的预防和护理

（1）保护性隔离　化疗药物的作用不仅是杀伤白血病细胞，正常细胞同样要受到杀伤，因此患者在诱导缓解期间很容易发生感染，当成熟粒细胞绝对值≤0.5×10^9 时，发生感染的可能性更大，此时最好行保护性隔离，让患者进入层流室。若无层流室则置患者于单人病房，保证室内空气新鲜，定时进行空气和地面消毒，谢绝探视以避免交叉感染。加强口腔、皮肤及肛周护理。若患者生命体征显示有感染征象，应协助医生做血液、咽部、尿液、粪便和伤口分泌物的培养。一旦有感染，遵医嘱用强有力的抗生素，常用第三代头孢菌素类药物，如头孢哌酮（先锋必）、头孢曲松（菌必治）及头孢他啶（复达欣）等。

（2）其他护理措施　参见本章第二节。

4. 化疗药物应用的护理

（1）局部血管反应及护理　某些化疗药物，如柔红霉素、氮芥、多柔比星、长春新碱等对组织刺激性大，多次注射常会引起静脉周围组织炎症，如注射的血管出现条索状的红斑、触之温度较高、有硬结或压痛，炎症消退后，注射的血管因内膜增生而狭窄，严重的可有血管闭锁。若注射时药液渗漏，会引起局部组织坏死。这不仅严重妨碍化疗药物的顺利输入，也为患者今后的治疗和抢救设置了障碍，故化疗时应注意：①合理使用静脉血管，选择静脉应注意先远端静脉后近端静脉，逐步向上移行，四肢静脉应有计划地交替使用，避免使用无弹性的静脉。若药物刺激性强、剂量大时，宜选用大血管注射。强调熟练的静脉穿刺技术，避免穿透血管，注毕轻压血管数分钟，以防药液外渗或发生血肿。②静脉穿刺后先用生理盐水输注，确定针头在静脉内后方能注入药物，药物输完后再用生理盐水 10～20mL 冲洗后拔针，以减轻药物对局部组织的刺激。③输注时疑有或发生外渗，立即停止注入，不要拔针，由原部位抽取 3～5mL 血液以除去一部分药液，局部滴入生理盐水以稀释药液或滴入解药如 8.4%碳酸氢钠 5mL 后拔针，局部冷敷后再用 25% $MgSO_4$ 湿敷或中药“六合丹”外敷，亦可用普鲁卡因局部封闭。目前临床化疗一般采用静脉埋管、外周静脉置管（PICC）、输液港等技术，以减少静脉炎的发生。

（2）骨髓抑制的防护　大剂量化疗药物的使用可引起严重的骨髓抑制，给患者带来不良后果。多数化疗药抑制骨髓至最低点的时间为 7～14d，恢复时间为之后的 5～10d，因此，从化疗开始到停止化疗后 2 周内应加强预防感染和出血的措施。化疗中必须定期查血象，每次疗程结束必要时做骨髓穿刺，以便观察疗效及骨髓受抑制情况。无论肌注、口服或静脉给药的药物剂量必须反复核对。护理人员在操作时最好戴清洁的橡皮手套，以免不慎将药液沾染皮肤而影响自身健康。

（3）消化道反应的防护　许多化疗药物可引起恶心、呕吐、纳差等反应。消化道反应出现的时间和反应程度除与化疗药物的种类有关外，常有较大的个体差异。患者一般第一次用药时反应较重，以后逐渐减轻；用药后 1～3h 出现恶心、呕吐，症状持续数小时到 24h 不等；体质弱者症状出现较早，反应程度较重。消化道反应给患者带来的最大损害是体能的消耗，常在化疗后有明显的消瘦和体重下降，机体抵抗力减低。故化疗期间应给患者提供安静、舒适、通风良好的休息环境，避免不良刺激。饮食要清淡、可口，以半流食物为主，少量多餐，避免产气、辛辣和高脂食物，进食前后休息一段时间。当患者恶心、呕吐时不要让其进食，及时清除呕吐物，保持口腔清洁。必要时，遵医嘱在治疗前 1～2h 给予止吐药物，根据药物的药理作用每 6～8h 给药一次，可有效减轻恶心、呕吐反应。

（4）肝肾功能损害的防护　巯嘌呤、甲氨蝶呤、左旋门冬酰胺酶对肝功能有损害作用，用药期间应观察患者有无黄疸，并定期监测肝功能。环磷酰胺可引起出血性膀胱炎，输注期间应保证输液量，鼓励患者多饮水，观察小便的量和颜色，一旦发生血尿，应停止使用，同时检查肾功能。

(5) 其他副作用的防护　长春新碱可引起末梢神经炎而出现手足麻木感，停药后可逐渐消失。柔红霉素、多柔比星、三尖杉酯碱类药物可引起心肌及心脏传导损害，用药前、后要监测患者心率、心律及血压，药物要缓慢静滴，速度<40 滴/分，注意观察患者面色和心率，以患者无心悸为宜。某些化疗药物可引起脱发，如环磷酰胺、顺铂等，为减轻脱发，可在注射药物前 10min 戴冰帽，至药物注射完毕后 30～40min 脱下，以使头皮血管收缩，减少头皮血流灌注，有效控制药物对毛囊的作用。

(6) 鞘内注射化疗药物的护理　推注药物宜慢，注毕去枕平卧 4～6h，注意观察有无头痛、发热等反应。

(7) 预防尿酸性肾病

① 供给充足的水分：鼓励患者多饮水，每日饮水量 3000mL 以上，以利于尿酸和化疗药降解产物的稀释和排泄，并减少对泌尿系统的化学刺激。

② 病情监测：化疗期间定期检查血和尿中尿酸的含量以及尿沉渣检查、白细胞计数等。记录 24h 出入量，注意观察有无腰痛或血尿发生。

③ 合理用药：遵医嘱口服别嘌醇，以抑制尿酸的形成。在化疗给药前、后的一段时间里遵医嘱给予利尿药，可及时稀释排泄的降解药物。注射药液后多饮水、勤排尿，有助于降解产物的排除。

5. 心理护理

(1) 评估患者不同时期的心理反应　护士应了解白血病患者不同时期的心理反应。未确诊的患者主要表现为由怀疑而引起的焦虑；一旦确诊，多数患者会背上不治之症的沉重包袱，由此产生强烈的恐惧、焦虑、忧伤、悲观失望等负性情绪，甚至企图轻生；随着治疗的进行，患者感觉好转；恐惧感逐渐消失，希望感增加，此时可较坦然地正视自己的疾病，但由于病情时好时坏，经常反复，患者情绪易激动，遇小事易发怒，常感孤独等。根据不同时期的心理反应进行针对性护理。

(2) 帮助患者认识不良的心理状态对身体的康复不利　说明长期情绪低落、焦虑、抑郁等可造成内环境的失衡，并引起食欲下降、失眠、免疫功能低下，反过来加重病情，对康复极为不利。

(3) 指导患者和家庭成员正确对待疾病　护士应倾听患者诉说，了解其苦恼，采取多种形式因势利导，做好科普宣传。建立社会支持网，嘱家属亲友给患者物质和精神的支持与鼓励，或组织病友之间进行养病经验的交流，向患者介绍已缓解的典型病例，并可请一些长期生存的患者进行现身说法，帮助患者克服恐惧心理，脱发对患者的心理影响很大，常常损伤患者的自尊和自信心，对易引起脱发的药物，化疗前给患者说明，可鼓励患者戴假发，冬季外出时可戴帽。帮助患者建立良好生活方式，化疗间隙期坚持每天适当活动、散步、打太极拳，饮食起居规律，保证充足的休息、睡眠和营养，根据体力做些有益的事情，使患者感受到生命的价值，提高生存的信心。

(五) 健康教育

(1) 心理指导　向患者及其家属说明白血病是骨髓造血系统肿瘤性疾病，虽然难治，但目前治疗进展快、效果好，应树立信心。家属应为白血病患者创造一个安全、安静、舒适和愉悦宽松的环境，使患者保持良好的情绪状态，有利于疾病的康复；说明坚持每月巩固强化治疗可延长急性白血病的缓解期和生存期。

（2）活动与饮食指导　缓解期应保持良好的生活方式，生活要有规律，保证充足的休息和睡眠，每天睡眠时间保证 8～10h。适当进行健身活动，如散步、体操、慢跑、游泳、太极拳等，以提高抗病能力，减少复发。饮食应富含营养，清淡、少刺激，避免辛辣的食物。

（3）预防感染和出血的指导　注意个人卫生，少去人群拥挤的地方，注意保暖，避免受凉，经常检查口腔、咽部有无感染，学会自测体温，勿用牙签剔牙及用手挖鼻孔；避免创伤等。定期门诊复查血象，发现出血、发热及骨、关节疼痛要及时去医院检查。

（4）用药指导　指导患者按医嘱用药，不要使用对骨髓造血系统有损害的药物和含苯的染发剂等。

（5）长期接触放射性核素或苯类化学物质的工作人员，必须严格遵守劳动保护制度。

（六）护理评价

① 患者能否意识到化疗期间饮食的重要。

② 患者能否采取有效的预防措施减少或避免出血。

③ 患者能否认识到预防感染的重要性，积极配合治疗和护理。

④ 患者能否说出化疗可出现的不良反应，并能积极应对。

⑤ 患者能否正确对待疾病，悲观情绪减轻或消除。

三、慢性白血病患者的护理

慢性白血病按细胞类型分为慢性粒细胞性白血病、慢性淋巴细胞白血病、慢性单核细胞白血病三型。我国以慢性粒细胞白血病多见。慢性粒细胞白血病（简称慢粒白血病）是起源于多能干细胞的肿瘤增生性疾病，临床主要表现为脾脏明显肿大，粒细胞显著增多且不成熟，病程较缓慢，大多因慢粒急性变而死亡。慢粒白血病以中年最多见，且男性多于女性。

【疾病概要】

（一）临床表现

根据自然病程可分为慢性期、加速期和急变期。

（1）慢性期　起病缓，早期常无自觉症状，随着病情的发展，可出现低热、乏力、多汗或盗汗、消瘦等代谢亢进的表现。脾脏肿大是最突出的体征，可达脐平面，甚至可深入盆腔，质地坚实，表面平滑，无压痛。但如发生脾梗死，则压痛明显。有 1/2 患者肝脏呈中度肿大，浅表淋巴结多无变化。大多数患者可有胸骨中下段压痛，是本病重要的体征。

（2）加速期　发病后 1～4 年内约 70％慢粒白血病患者可进入加速期，主要表现为不明原因的高热、体重下降、虚弱、脾脏迅速肿大。

（3）急变期　加速期从几个月到 1～2 年即进入急变期，多数为急粒变，20％～30％为急淋变。主要表现与急性白血病相似，大多在 3～6 个月内死于各种并发症。

（二）实验室及其他检查

（1）血象　白细胞数明显增高。常超过 $50\times10^9/L$，个别可达 $100\times10^9/L$ 以上。中性粒细胞显著增多，各阶段的粒细胞均可见，以中性粒细胞中、晚幼和杆状核细胞为主。原始细胞不超过 10％。

(2) 骨髓象　骨髓增生明显至极度活跃。其中以中性粒细胞中、晚幼和杆状核细胞明显增多。原粒细胞低于10%。

(3) 染色体检查　90%以上慢粒白血病患者血细胞中出现Ph染色体。

(三) 治疗要点

1. 化学治疗

(1) 白消安（马利兰）　是治疗慢粒白血病常用药，缓解率达95%以上。

(2) 羟基脲　是一种核糖核酸还原酶抑制剂，较白消安药效作用迅速，但持续时间短，用药后2～3d白细胞数下降，停药后很快回升，需长期维持巩固。存活期较白消安为长，不良反应小，且急变率低，故目前是治疗慢粒白血病的首选药物。常用剂量为每天3g，分2～3次口服。维持剂量每天1g，分1～2次口服治疗。用药期间经常检查血象以随时调整药量。

(3) 靛玉红　是从中药青黛中提取的双吲哚类化合物，用药后3～6周白细胞开始下降，2个月可降至正常水平。常用剂量每天150～300mg，分3次口服。有效率87.5%。

(4) 其他化疗药物　小剂量Ara-C不仅可控制病情发展，而且可使Ph染色体阳性细胞减少或转阴。6-MP、苯丁酸氮芥、环磷酰胺及其他化疗药物联合应用亦有疗效。

(5) 干扰素　干扰素能抑制Ph克隆性增殖，缓解率约70%，尤其在慢性期效果更好，该药与小剂量Ara-C联合应用，可提高疗效。常用剂量每天300万～900万U肌内或皮下注射，每周3～7次，持续数月至2年不等。

2. 骨髓移植

因骨髓移植需在慢粒慢性期缓解后尽早进行，移植成功者可获得长期生存或治愈。

3. 其他治疗

别嘌醇防止尿酸性肾病；白细胞分离可去除大量白细胞，主要用于白细胞淤滞症；脾放射治疗用于脾脏明显肿大、有胀痛而化疗效果不好者。

4. 慢粒白血病急性变的治疗

同急性白血病的化疗方法。

【护理】

1. 一般护理

(1) 休息与活动　治疗期间要注意休息，尤其贫血较重患者（血红蛋白60g/L以下），以休息为主，不可过劳。

(2) 饮食　进食高蛋白、高维生素食品，如瘦肉、鸡、新鲜蔬菜及水果，每日饮水1500mL以上。

2. 缓解疼痛

将患者安置于安静、舒适的环境中，尽量卧床休息，减少活动，并取左侧卧位的合理体位，以减轻不适感。尽量避免弯腰和碰撞腹部，避免脾破裂。遵医嘱协助患者做脾放射治疗，以减轻脾胀痛。鼓励患者少量多次进餐、进水以减轻腹胀。

3. 病情监测

每日测量脾的大小、质地、有无压痛并做好记录。密切监测有无脾栓塞或脾破裂的发生，主要表现为突感脾区疼痛、发热、多汗以致休克，脾区有明显触痛拒按、可闻及摩擦音，脾脏可进行性肿大，甚至产生血性腹水。

4. 预防尿酸性肾病

详见“急性白血病患者的护理”。

5. 化疗药物毒性不良反应护理

白消安的不良反应主要是骨髓抑制、血小板或全血细胞减少及皮肤色素沉着、阳痿、停经等，用药前应向患者说明，用药期间经常要复查血象，不断调整剂量。靛玉红主要不良反应有腹泻、腹痛、便血等，使用时要慎重，注意观察患者大便的性质。干扰素不良反应有发热、恶心、食欲缺乏、血小板减少及肝功能异常，应定期检查血象和肝功能。

（李双玲）

第六节　淋巴瘤患者的护理

学习目标

1. 能准确简述淋巴瘤的病因、发病机制、诊断和治疗要点。
2. 能正确解释淋巴瘤概念，描述其临床表现。
3. 能运用护理程序的方法，对淋巴瘤患者进行正确的护理和健康指导。
4. 在护理实践中，体现护士对患者的爱伤精神和人文关怀。

淋巴瘤（lymphoma）是原发于淋巴结或其他淋巴组织的恶性肿瘤。淋巴瘤通常以实体瘤形式生长于淋巴组织丰富的组织器官中，以淋巴结、扁桃体、脾及骨髓等部位最易受累。组织病理学上将淋巴瘤分为霍奇金病（Hodgkin disease，HD）和非霍奇金淋巴瘤（non-Hodgkin lymphoma，NHL）两大类。临床上以无痛性淋巴结肿大为特征，可伴发热、消瘦、盗汗、瘙痒等全身症状，晚期常有肝脾大及各系统受浸润表现，最后可出现恶病质。在我国，以20～40岁多见，约占50%，男性高于女性，城市高于农村。死亡率为1.5/10万，居恶性肿瘤死亡的第11～13位。

【疾病概要】

（一）病因及发病机制

淋巴瘤的病因及发病机制尚不完全清楚。认为人类淋巴瘤和病毒感染有关。EB病毒（系DNA疱疹病毒）可能是Burkitt淋巴瘤的病因，80%以上Burkitt淋巴瘤患者血中EB病毒抗体滴定度明显增高，而非Burkitt淋巴瘤者滴定度增高者仅14%，滴定度高者发生Burkitt淋巴瘤的概率也明显增多。20世纪70年代后期提出反转录病毒与淋巴瘤发病密切相关。宿主的免疫功能也与淋巴瘤的发病有关，近年来发现遗传性或获得性免疫缺陷伴发淋巴瘤者较多，如干燥综合征、器官移植后长期应用免疫抑制药的患者发生淋巴瘤比率比一般人高。

（二）病理和分类

淋巴瘤典型淋巴结病理学特征为正常滤泡性结构、被膜周围组织、被膜及被膜下窦由大量异常淋巴细胞或组织细胞所破坏。

（1）霍奇金病　在肿瘤组织中存在里-斯（Reed-Sternberg）细胞为特征，伴毛细血管增生和不同程度纤维化。目前普遍采用的分类法（表6-5）。国内以混合细胞型最常见，除结节硬化型较为固定外，其他各型，特别是淋巴细胞为主型均可向各型转化。

表 6-5　霍奇金病组织学分型（1965 年 Rye 会议）

类型	里-斯细胞	病理组织特点	临床特点
1. 淋巴细胞为主型	极少见	结节性浸润，主要为中小淋巴细胞	病变局限，预后相对较好
2. 结节硬化型	明显可见，呈腔隙型大量存在，较典型	胶原纤维将浸润细胞分隔成结节	年轻发病，预后相对好
3. 混合细胞型		纤维化伴局限坏死，浸润细胞明显多型性，伴血管增生和纤维化	有播散倾向，预后较差
4. 淋巴细胞耗竭型	数量不等，多形性	主要为组织细胞浸润弥漫性纤维化及坏死	多为老年；预后最差

（2）非霍奇金淋巴瘤　按照组织学特点将 NHL 分为结节型和弥漫型两大类，再按肿瘤细胞类型分为几种亚型。在我国弥漫型占绝对多数。1982 年美国国立癌症研究所制定了一个国际工作分类（IWF），根据细胞体积及分化程度进行分类（表 6-6）。但 MF 未能反映肿瘤细胞免疫表型，也未能将近年来应用新技术而确定的新的病种包括在内。所以目前 NHL 的病理分类以 IWF 为基础，再进行免疫分类。如应用新技术，发现符合新的淋巴瘤类型，则直接给予诊断。1985 年我国病理学家参照国际专家组分类，拟定了我国自己的工作分类方案，分为低度恶性、中度恶性、高度恶性三大类。

国际工作分类未列入人的淋巴瘤类型：边缘带淋巴瘤；皮肤 T 细胞淋巴瘤；外套细胞淋巴瘤；周围性 T 细胞淋巴瘤；血管免疫母细胞性 T 细胞淋巴瘤；血管中心性淋巴瘤；小肠 T 细胞性淋巴瘤；间变性大细胞型淋巴瘤；成人 T 细胞白血病/淋巴瘤。

表 6-6　非霍奇金淋巴瘤国际工作分类（IWF，1982）

低度恶性	1. 小淋巴细胞型（可伴浆细胞样改变） 2. 滤泡性小裂细胞为主型
中度恶性	3. 滤泡性小裂与大裂细胞混合型 4. 滤泡性大裂细胞为主型 5. 弥漫性小裂细胞型 6. 弥漫性大、小细胞混合型 7. 弥漫性大细胞型
高度恶性	8. 原免疫细胞型 9. 原淋巴细胞、扭曲细胞与非扭曲细胞型 10. 小无裂细胞（Burkitt 或非 Burkitt 淋巴瘤）型
杂类（低至高度恶性）	毛细胞型、皮肤 T 细胞型、草样肉芽肿、组织细胞型、骨髓外浆细胞瘤型不能分型及其他

（三）临床表现

HD 多见于青年，儿童少见。NHL 可见于各年龄组，随年龄的增长而发病增多，男性较多见。由于病变部位和范围不同，淋巴瘤的临床表现很不一致。原发部位可在淋巴结，也可在结外的淋巴组织，如扁桃体、鼻咽部、胃肠道、骨骼等。结外淋巴组织原发病变多见于 NHL。

（1）淋巴结肿大　多以无痛性的颈部或锁骨上淋巴结肿大为首见症状，其次是腋下、腹股沟等处的淋巴结肿大，以 HD 多见。肿大的淋巴结可以活动，也可相互粘连，融合成块，触诊有软骨样的感觉。深部淋巴结，如纵隔、腹膜后、腹腔等淋巴结肿大可引起压迫邻近器官的症状，如纵隔淋巴结肿大可致咳嗽、胸闷、气促、肺不张及上腔静脉压迫综合征等；腹膜后淋巴结肿大可压迫输尿管，引起肾盂积水等。

（2）全身症状　30%～50%的HD患者有不明原因的持续或周期性发热，发热后常有盗汗、疲乏及消瘦。在NHL，这些症状仅见于晚期或病变弥散者。部分HD患者有局部或全身皮肤瘙痒，亦可发生带状疱疹。NHL较常见皮下结节、浸润性斑块等。

（3）全身各组织器官受累　脾大不常见。肝受累可引起肝大和肝区疼痛，少数可发生黄疸。胃肠道和肾损害以NHL为多见，出现腹痛、腹泻、肿块、肾肿大、高血压、血尿素氮升高等。还可见肺实质浸润，胸腔积液，脑膜脊髓浸润，骨髓（胸、腰椎常见）损害，骨髓浸润及口、鼻咽部等处受累。

（四）实验室及其他检查

（1）血象、骨髓象　HD血象变化较早，常有轻或中度贫血，少数白细胞轻度或明显增加，中性粒细胞增多，约1/5患者嗜酸粒细胞升高。骨髓浸润广泛或有脾功能亢进时，全血细胞下降。骨髓象多为非特异性，若能找到里-斯细胞则有助于诊断。NHL白细胞多正常，伴淋巴细胞绝对或相对增多，约20%原淋巴细胞型在晚期并发白血病，此时血象酷似急性淋巴细胞白血病。

（2）其他检查　淋巴结活检、胸部超声或CT等。HD活动期有血沉增快、血清乳酸脱氢酶活力增加，乳酸脱氢酶增高提示预后不良；骨骼受累时血清碱性磷酸酶活力或血钙增加。NHL可并发抗人球蛋白试验阳性的溶血性贫血，原免疫细胞或弥散性原淋巴细胞型常有多克隆球蛋白增高。

（五）诊断要点

对慢性、进行性、无痛性淋巴结肿大应考虑本病的可能，经淋巴结活检证实即可确诊。

（六）治疗要点

（1）放射治疗　^{60}Co较为有效，但最好应用直线加速器照射病变部位。放射治疗适用于Ⅰ、Ⅱ期病例，HD疗效较好，NHL对放射敏感但易复发。

（2）化学治疗　HDⅢ、Ⅳ期和NHL低度恶性Ⅲ、Ⅳ期以及NHL中高度恶性即使临床分期在Ⅰ、Ⅱ期患者均以化疗为主，必要时局部放疗。多采用联合化疗，争取首次治疗获得缓解，有利于患者长期存活。

（3）其他治疗　干扰素、骨髓移植均在试用之中。对于原发于胃、小肠、肾及脾等器官的NHL可考虑手术治疗，但术后需配合放疗和化疗。

（七）预后

HD预后与组织类型及临床分期有关。淋巴细胞为主型预后最好，5年生存率为94.3%。淋巴细胞耗竭型最差，5年生存率仅27.4%，Ⅰ期和Ⅱ期5年生存率在90%以上，Ⅳ期为31.9%，有全身症状者预后较差，中青年女性预后较其他人好。NHL预后与病理类型有关，低度恶性者，若发现较早，经合理治疗可有5～10年生存率，其他以弥散性淋巴细胞分化好的预后最好，6年生存率为61%。

【护理】

（一）护理诊断/问题

（1）体温过高　与HD或感染有关。

（2）有皮肤完整性受损的危险　与放疗引起局部皮肤烧伤有关。

(3) 有感染的危险　与放、化疗使机体免疫力低下有关。

(4) 营养失调　低于机体需要量，与持续高热或放疗、化疗有关。

(5) 潜在并发症　放疗、化疗不良反应，骨髓抑制。

(6) 焦虑　与治疗反应及疾病预后不良有关。

(二) 护理措施

(1) 局部皮肤的观察　评估患者放疗局部皮肤反应，有无发红、瘙痒、灼热感以及渗液、水疱形成等。

(2) 局部皮肤护理　照射区的皮肤在辐射作用下一般都有轻度损伤，对刺激的耐受性非常低，易发生二次皮肤损伤。故应避免局部皮肤受到热和冷的刺激，如不要使用热水袋、冰袋和用烫水洗澡；外出时避免阳光直接照射；不要用刺激性的化学物品；如肥皂、乙醇、油膏、胶布等。放疗期间应穿宽大、质软的纯棉或丝绸内衣，洗浴毛巾要柔软，洗澡时局部皮肤应轻擦，不可用力，减少对放射区皮肤的摩擦。保持局部皮肤的清洁干燥，防止皮肤破损。

(3) 放射损伤皮肤的护理　局部皮肤有发红、痒感时，应及早涂油膏以保护皮肤。如皮肤为干反应，表现为局部皮肤灼痛，可给予0.2%薄荷淀粉或氢化可的松软膏外涂；如为湿反应，表现为局部皮肤刺痒、渗液、水疱，可用2%甲紫、冰片、蛋清、氢化可的松软膏外涂，也可用硼酸软膏外敷后加压包扎1～2d，渗液吸收后暴露局部；如局部皮肤有溃疡坏死，应全身抗感染治疗，局部外科清创、植皮。

(三) 健康教育

① 向患者及家属讲述有关疾病的知识和治疗原则，化疗、放疗的不良反应等。说明近几年由于治疗方法的改进，使淋巴瘤缓解率大大提高，鼓励患者坚持来院放疗、化疗，并与医护人员积极配合，克服治疗中的不良反应。

② 缓解期或全部疗程结束后，患者仍要保证充分休息、睡眠，加强营养，心情舒畅，适当参与室外锻炼，如散步、打太极拳、下象棋、体操、慢跑等，以提高机体免疫力。注意个人卫生和饮食卫生，勤洗澡更衣，防感染发生。冬天注意保暖，防止受凉感冒。

③ 有身体不适，如疲乏无力、发热、盗汗、消瘦、咳嗽、气促、腹痛、腹泻、皮肤瘙痒以及口腔溃疡等，或发现肿块应及早就诊。

(李双玲)

第七节　血液系统疾病常用诊疗技术及护理

学习目标

1. 能准确简述造血干细胞移植、骨髓穿刺术的适应证、禁忌证。
2. 能正确解释造血干细胞移植、骨髓穿刺术概念，描述其常见并发症。
3. 能够运用护理程序对造血干细胞移植、骨髓穿刺术进行护理。
4. 在护理实践中体现护士对患者的爱伤精神和人文关怀。

一、造血干细胞移植术

造血干细胞是造血系统细胞的鼻祖，它具有向各种髓细胞和淋巴细胞发育分化的潜能，也具有一定的自我更新能力。造血干细胞不仅存在于骨髓，还存在于外周血、脐带血及胚胎肝等组织器官中。通过造血干细胞移植可重建受损害的造血和免疫系统。造血干细胞移植（hematopoietic stem cell transplantation，HSCT）是指对患者进行全身照射、化疗和免疫抑制预处理后，将正常供体或自体的造血细胞经血管输注给患者，使之重建造血和免疫功能。

造血干细胞移植按其干细胞来源可分为自体造血干细胞移植、同基因造血干细胞移植和异基因造血干细胞移植。根据干细胞采集部位的不同又可以分为骨髓移植、外周血造血干细胞移植和脐血移植。

【目的】

造血干细胞移植是一项系统工程，涉及移植免疫学、血液学和放射医学等诸多学科，随着血液学及其相关学科的迅速发展，造血干细胞移植技术也逐渐成熟并获得广泛应用，已成为治愈某些恶性血液病、实体瘤、遗传性及免疫性疾病的有效治疗手段。

【适应证】

(1) 血液系统恶性疾病　急淋、急非淋、慢粒、非霍奇金淋巴瘤、霍奇金淋巴瘤、骨髓增生异常综合征（MDS）、MM 等。

(2) 血液系统非恶性疾病　再障（AA）、地中海贫血、骨髓纤维化、重型阵发性睡眠性血红蛋白尿。

(3) 其他实体瘤　乳腺癌、卵巢癌、睾丸癌、神经母细胞瘤、小细胞肺癌、尤文肉瘤、肾胚母细胞瘤、恶性胚细胞瘤等。

(4) 其他　重症联合免疫缺陷病、严重自身免疫性疾病、基因治疗等。

【移植并发症】

(1) 感染　感染是最常见的并发症之一，也是移植成功的关键。移植早期（移植后数周至骨髓植入前期）是感染的危险期，感染率 60%～80%，以细菌感染多见，尤其是革兰阴性杆菌败血症，真菌感染也可发生。移植中期（移植后第 2～3 个月至骨髓植入早期）主要为病毒感染，尤以巨细胞病毒引起的间质性肺炎最严重。恢复后期（移植 3 个月后）的感染与移植物抗宿主病有关，以肺炎病毒感染多见。

(2) 移植物抗宿主病　移植物抗宿主病（GVHD）是异基因造血干细胞移植成功后最严重的并发症。是由供体淋巴细胞将受体的组织相容性抗原识别为异己，对受体的组织器官产生免疫学攻击所导致的临床病理表现。如果在移植后 100d 以内发生，称为急性 GVHD，如发生在移植后 10d 内称为“超急性 GVHD”，病情较凶险，急性 GVHD 发生越早，预后越差。在 100d 以后发生，则称为慢性 GVHD。

(3) 间质性肺炎　是异基因骨髓移植的严重并发症。主要与感染（尤其是巨细胞病毒感染）、GVHD、全身照射等有关。病理上主要包括单核细胞的肺间质浸润和液体潴留，肺泡空间相对减少。常见的症状包括气短、干咳，逐步发展为进行性呼吸困难、发绀，偶有胸痛。

(4) 肝静脉闭塞病　肝静脉闭塞病（HVOD）是外周造血干细胞移植后非常严重的一种并发症。因白消安及环磷酰胺体内代谢过程导致谷胱甘肽减少，致肝中央小叶肝细胞及静脉窦内皮细胞受损，可以进一步使肝静脉受损。临床表现：高胆红素血症、疼痛性肝大、体重增加，最终可发展为肝性脑病。根据病情发展分为急性、亚急性和慢性。

（5）出血性膀胱炎　出血性膀胱炎是预处理后常见的并发症，可于移植后早期或移植后数周发生。可出现肉眼血尿，患者经水化、碱化、抗病毒及前列腺素等综合治疗，可痊愈。出血性膀胱炎的预防措施主要包括预处理期间多饮水；水化；采用大剂量补液；碱化；定时排尿等。

【护理】

1. 术前护理

（1）供者的选择和准备　异基因骨髓移植应首先选择供者，供者、受者抽血做组织配型，混合淋巴细胞培养、细胞遗传及基因检查等。首选 HLA 配型相合的同胞，次选 HLA 配型相合无血缘供体。移植前 2～3 周对供者进行循环采血，以保证骨髓移植时有足够的新鲜血液提供给供者，以避免发生失血性休克，也可以刺激骨髓造血干细胞生长。

（2）无菌层流室的准备　室内及其一切用物必须严格消毒、灭菌处理。室内不同空间采样行空气细菌学监测，空气达标后患者方可进入。

（3）患者准备

① 心理护理：移植患者大多数对治疗方法及过程缺乏了解，又因长期接受化疗，造成很大的痛苦，患者对移植既抱有希望，又有焦虑和恐惧的心理。因此，在移植前护理人员应主动与患者及家属进行交谈，尽可能做好心理护理。

② 全面体检和辅助检查：包括心、肝、肺、肾、血象、骨髓象等重要脏器功能检查，免疫和内分泌功能检查，并进行尿、粪便、痰、皮肤等细菌、真菌培养，特别要注意有无感染灶，如发现要积极给予治疗，彻底清除慢性和潜在的感染病灶。

③ 严格消毒隔离和预防感染：将患者安置在无菌层流舱内，并做好以下护理：a. 入室前 3d 给予口服肠道不吸收抗生素；入室前一天剪短指甲，剃毛发，清洁洗澡。当天以消毒液药浴后更换无菌衣裤，通过内走廊，进入层流病室；预处理前一天常规进行中心静脉插管并每日给予置管护理。b. 患者入舱前，舱内所有物品包括药品、被服、纸张、卫生材料、医疗器械都要经过灭菌处理后，由传递窗送入无菌舱内。患者在舱内的生活用品需经灭菌处理后入舱。

④ 移植前预处理：在造血干细胞移植前，受者需常规接受 1 个疗程超剂量的化疗和（或）放疗，称为“预处理”。其目的为：杀灭肿瘤细胞，抑制或摧毁受者体内的免疫细胞，使移植的造血干细胞能够成活。预处理的主要方案是使用抗肿瘤细胞药物和全身放射线照射。在接受大剂量的放化疗过程中，患者常有恶心、呕吐、发热、腹泻等反应，应密切观察病情，并保证患者补液量在 4000mL/d 以上，以稀释尿中药物和尿酸浓度，防止出血性膀胱炎和尿酸性肾病。

2. 术中护理

（1）造血干细胞采集方法　骨髓造血干细胞是在手术室内严格无菌操作下对供者进行供髓采集。根据患者需要可采取 500～800mL 骨髓血。将采集的骨髓血分离、过滤后装入血袋，并加肝素抗凝。当采集到 400mL 后，应开始回输事先采集的自身血，以防休克。采髓过程中要连续监测生命体征，速度不宜过快。

外周血造血干细胞是供者经造血刺激因子动员后，当白细胞总数＞5× 10^9/L 时，应用血细胞分离机采集外周造血干细胞。

脐带血造血干细胞是健康产妇分娩时待胎儿娩出后，迅速结扎脐带，用采血针穿刺脐静脉收集残留于脐带和胎盘内的血液。

(2) 造血干细胞输注　造血干细胞输注应在无菌层流舱内进行。移植前受者准备就绪，休息 1d。异基因造血干细胞在采集后当日经中心静脉插管快速静脉滴注。输注过程中需严密观察有无输血反应和栓塞现象。

3. 术后护理

(1) 一般护理　防止患者损伤。给患者提供无菌饮食，食物保证新鲜，彻底洗净、煮熟、微波炉消毒 7min；水果须做成水果羹后微波炉消毒，或须经消毒后用无菌刀削皮后方可食用。饼干、馒头放微波炉隔水蒸 7min；饮水均须用开水经舱内电热水瓶二次沸腾后方可饮用；餐具严格消毒。大静脉插管是保证治疗和维持正常营养的有效途径，要加强大静脉插管的护理。对于静脉插管，应每日局部消毒换药，检查导管接头有无滑脱或裂隙进气，同时要向患者说明维持中心静脉插管的重要性，告诉患者切忌用手触摸伤口表面，防止感染。导管一般在迁出无菌层流舱 3～5d 前拔出。另外要维持患者的水、电解质平衡。

(2) 严密观察病情　观察有无移植并发症，监测患者的血象和骨髓象移植后应每日或隔日做血常规检查，通常第 2 周开始血象上升，第 4～6 周血象迅速恢复，骨髓象转为正常。密切观察造血干细胞移植植活标志。

自体外周血造血干细胞移植后受体循环血液中性粒细胞恢复到$\geqslant 0.5\times10^9$/L 和血小板$\geqslant 20\times10^9$/L 的中位数时间各为 10d。

异体外周血造血干细胞移植后受体循环血液中中性粒细胞恢复到$\geqslant$ $(0.1\sim0.5)\times10^9$/L 的时间分别为 15d 和 20d，血小板恢复到$\geqslant 20\times10^9$/L 的中位数时间 14d，如果用甲氨蝶呤预防 GVHD，则延迟恢复 4d 左右。

(3) 感染的预防和护理　严格保持环境无菌，净化舱内地面、所有物品表面每日消毒液擦拭一次，发现有污染随时擦拭消毒；室内墙壁隔天消毒液擦拭一次；被服高压消毒更换每日一次；空气喷雾消毒每日一次；坐便桶、污水桶每日更换消毒一次。严格控制入室人员，医护人员入室前先淋浴，更换清洁衣裤，戴清洁帽子；在缓冲间用肥皂洗手，清水冲净后，再用手快速消毒剂擦手，然后更换无菌拖鞋进入更衣间；戴一次性无菌手套，按无菌操作要求穿无菌分体式隔离衣，戴无菌口罩，进入消毒间再次消毒手，更换无菌拖鞋方可进入护士站；如果进入患者所在的百级层流病房，还需戴无菌手套，穿无菌隔离衣，更换无菌拖鞋方可进入。严格保证患者无菌，加强基础护理，每日以消毒液洗头、洗脸、擦身、洗脚，早晚各一次（20min）；每日用消毒液于晨起、睡前、便后坐浴一次（20min）；睡前、饭前、饭后（进食任何饮食后）认真漱口；3%双氧水擦洗鼻前庭、外耳道每日三次，然后用碘伏消毒液擦拭，再涂以红霉素软膏等；抗菌及抗病毒的眼药水交替点眼，每日三次；经常以消毒液棉球擦手（代替洗手）。加强口腔护理，遵医嘱用药。

(4) 用药护理　环孢素和甲氨蝶呤是预防急性移植物抗宿主病的主要药物。甲氨蝶呤可致口腔和胃肠道黏膜溃疡；环孢素有肝肾毒性，部分患者可出现高血压、胃肠道反应、齿龈增生等毒副作用。用药过程中要向患者说明可能出现的副作用，并定期检查肝肾功能，监测血压和尿量。环孢素在输注时，抽取药液应准确，避免浪费，输注时不得与其他药物混输。大剂量糖皮质激素易诱发消化道出血和感染，应注意观察大便颜色、体温变化等。注射血液制品，需用γ射线或紫外线照射后才能输注，防止带入免疫活性细胞。此外，尽量输注去白细胞的成分血。

（5）出舱　出舱时患者的造血功能恢复，但免疫功能尚未完全恢复，所以出舱后仍然需要注意保护性隔离，一般先住无菌层流帐，逐步过渡到出院。

二、骨髓穿刺术

骨髓穿刺术（bone marrow puncture）是一种常用诊疗技术，检查内容包括细胞学、原虫和细菌学等几个方面。

【目的】

采取骨髓液，用以观察骨髓内细胞形态及分类，以协助诊断血液病；做骨髓涂片或细菌培养，用以检查某些传染病和寄生虫病；采集供者骨髓，以备骨髓移植。

【适应证】

① 各种白血病的诊断、治疗效果观察。

② 多种血液病的诊断，如缺铁性贫血、巨幼细胞性贫血、血小板减少性紫癜、再生障碍性贫血、恶性组织细胞病、骨髓增殖性疾病等。

【禁忌证】

① 有出血倾向者，慎做骨髓穿刺。

② 血友病患者和穿刺局部感染患者禁忌穿刺。

【护理】

1. 术前护理

① 了解、熟悉患者病情。

② 与患者及家属谈话，交代检查目的、检查过程及可能发生的情况，并签字。

③ 器械准备骨髓穿刺包、消毒剂、麻醉药、无菌棉签、手套、注射器、无菌纱布以及胶布。

④ 操作者熟悉操作步骤，戴口罩、帽子。

2. 术中护理

① 选择穿刺部位：a. 髂前上棘穿刺点即位于髂前上棘后 1～2cm 的髂嵴上；b. 髂后上棘穿刺点即位于骶椎两侧，臀部上方突出的部位；c. 胸骨穿刺点即胸骨柄或胸骨体相当于第一、二肋间隙的位置；d. 腰椎棘突穿刺点即位于腰椎棘突突出处。

② 体位：胸骨和髂前上棘为穿刺点时，患者取仰卧位；棘突为穿刺点时患者取坐位或侧卧位；髂后上棘为穿刺点时患者取侧卧位。

③ 术者戴无菌手套，常规消毒局部皮肤，盖无菌洞巾，用2%利多卡因做局部皮肤、皮下及骨膜麻醉。

④ 将骨髓穿刺针固定器固定在适当的长度位置上（胸骨穿刺约 1.0cm，髂骨穿刺约 1.5cm）。术后左手拇指和示指固定穿刺部位，右手持针向骨面垂直刺入（胸骨穿刺时，应保持针体与胸骨成 30°～40°）。针尖接触骨质后，左右旋转针体，缓慢钻刺，当感到阻力消失、穿刺针在骨内固定时，表示针尖已进入髓腔。

⑤ 拔出针芯，放在无菌盘内，接上 10mL 或 20mL 无菌干燥注射器，用适当力量抽吸适量骨髓液送检（首先应抽吸 0.1～0.2mL 用作制备骨髓涂片；若需做骨髓细菌培养或造血干细胞培养，应在制备骨髓涂片后再抽吸 1～2mL 骨髓液送检）。

⑥ 抽取的骨髓液滴在载玻片上，迅速做有核细胞计数并涂片数张备用。

⑦ 若未能抽出骨髓液，应再插入针芯，稍加旋转针体，或再钻入少许或退出少许，拔出针芯，再行抽吸。若仍抽不出骨髓液，则应考虑更换部位穿刺或做骨髓活组织检查术。

⑧ 抽吸完毕，插入针芯。左手取无菌纱布置于针孔处，右手将穿刺针一起拔出，随即将纱布盖住针孔，并按压数分钟，再用胶布将纱布加压固定。

3. 术后护理

① 术后应嘱患者平卧休息 4h，同时做好标记并送检骨髓片，清洁穿刺场所，做好穿刺记录。

② 抽取骨髓和涂片要迅速，以免凝固。需同时做周围血涂片，以作对照。

【注意事项】

① 术前应做出凝血时间检查，有出血倾向的患者操作时应特别注意，血友病患者禁忌穿刺。

② 严格执行无菌操作，以免发生骨髓炎。

③ 注射器和穿刺针必须干燥，以免发生溶血。

④ 吸出骨髓液应立即涂片，以免发生凝固。

⑤ 骨髓液取量不应过多（除做细菌培养外），否则会使骨髓液稀释而影响结果的判断。

⑥ 穿刺时应注意观察患者面色、脉搏、血压，如发现患者精神紧张、大汗淋漓、脉搏快等休克症状时，应立即报告医生，停止穿刺，协助处理。

⑦ 穿刺后注意局部有无出血，一般静卧 2～4h，无任何变化可照常活动。

⑧ 穿刺针头进入骨质后避免摆动过大，以免折断，胸骨穿刺不可用力过猛，以防穿透内侧骨板。

三、外周穿刺中心静脉导管技术

外周穿刺中心静脉导管技术（peripherally inserted central venous catheters，PICC）是将中心静脉导管由外周静脉（贵要静脉、肘正中静脉或头静脉）穿刺插管，沿血管送入上腔静脉或锁骨下静脉的一种方法。适用于进行中期至长期静脉输液治疗。

【方法】

（1）PICC 穿刺点选择　成人 PICC 导管通常插入贵要静脉、肘正中静脉或头静脉；儿童 PICC 导管通常插入贵要静脉、头静脉、头皮静脉或隐静脉。要根据小儿的体型和发育程度选择最合适的静脉。

（2）PICC 穿刺方法　患者取仰卧位，穿刺前术者用皮尺测量从穿刺部位至中心静脉的长度；穿刺侧上肢与身体呈 90°，选择好血管后，常规消毒穿刺部位，消毒范围以穿刺点为中心上下 10cm。用 5mL 空针抽吸肝素钠盐水，连接穿刺针行静脉穿刺，见回血后停止进针，左手固定穿刺针并用中指压迫针尖处拔出针心，将硅胶导管沿穿刺针头向前推进，一直至所需长度，缓缓退出导丝后，将硅胶管留置静脉中，局部消毒，用透明敷贴加以固定，并注明日期、时间，用可来福连接硅胶管尾端，将输液装置与可来福连接，即可输液。用方纱压迫穿刺点 20min 以上。术后需 X 线摄片，确定中心静脉导管的位置。

【适应证】

① 缺乏外周静脉通道或条件不好。

② 需要中心静脉穿刺（CVC）置管输液者。

③ 需要中、长期保持静脉通道者。

④ 颈、胸部手术的患者。

⑤ 需要经常测量中心静脉压力的患者。

【禁忌证】

① 严重出血性疾病。

② 有静脉血栓形成史。

③ 有血管外科史或外伤。

④ 外周静脉不能确认。

⑤ 已知或怀疑与插管相关的感染：菌血症或败血症的迹象。

⑥ 已知或怀疑患者对导管所含成分过敏者。

⑦ 既往在预定插管部位有放射治疗史。

【护理】

1. 术前护理

① 遵照医嘱，对患者进行穿刺前教育。解释操作过程及合作期望、可能出现的并发症、其他相应穿刺工具的选择可能性、日常护理及注意事项。

② 患者或家属（委托人）签署置管同意书。

③ 穿刺用品准备，一次性 PICC 穿刺包。

④ 确定导管尖端位置，充分考虑输液和药物的类型、输液疗程、药物的 PH 和渗透压、液体流速和体积。

⑤ 做好心理护理，消除患者紧张情绪。

2. 术后护理

① 做好留置记录：导管型号、长度与内径宽、选择注射血管、放置时间、导管留置状况、输液状况、换膜时间等。

② 留置导管观察：前臂有无水肿或青紫，穿刺点有无出血，穿刺点部位有无红肿或血肿，穿刺点上方发红、硬、出现条索状线或疼痛，患者有无不适感等。

③ 导管固定：用 10cm×12cm 透明膜固定导管，将固定器须用贴膜贴住，用胶布交叉固定尾端。胶布贴在透明膜上。

④ 换膜：更换贴膜时应按常规消毒穿刺点，需压住肝素帽部位，往肘部上方撕，避免拉出导管。在操作后第一个 24h 后更换贴膜，以后每 3d 或每周更换一次（与使用贴膜特性有关）出现潮湿，脱落等任何污染或危及导管时随时更换，使用发汗剂者要求每 48h 更换敷料，患者若带导管洗涤时应用大规格贴膜将暴露段导管固定器和肝素帽全都贴住以防止水渗进引起感染。

⑤ 封管：建议用 20mL 肝素盐水封管，肝素液浓度 50～100U/mL。24h 不输液，早、晚各封一次。每次治疗后肝素帽需正压封管，以防远端回血。用三通时也须边推肝素盐水边关开关，开关一定要关死，避免回血导致堵塞。

⑥ 导管的拔除：建议导管留置时间 8～12 周，可根据治疗所需由医生决定留置时间。导管拔除时应从穿刺点部位轻慢拔出，立即压迫止血，用敷料固定，每 24～48h 换药直至创口愈合，测量导管长度，观察有无损伤或断裂并做好记录。

3. PICC 维护注意事项

① 输液前先注入10mL生理盐水确认导管通畅，禁止抽回血，以免发生导管堵塞。

② 每次输液后用生理盐水20mL脉冲式冲管，并正压封管。

③ 输血、抽血、输脂肪乳等高黏性药物后立即用生理盐水20mL脉冲式冲管后再接其他输液。

④ 冲管必须使用脉冲方式，并做到正压封管。

⑤ 禁止使用小于10mL的注射器冲管。

⑥ 勿使用暴力冲管。

⑦ 换药过程严格遵守无菌操作，观察并记录导管刻度。

⑧ 禁止导管体外部分移入体内。

⑨ 检查PICC的输液的流速，若发现流速明显降低时应及时查明原因并妥善处理。

⑩ PICC为一次性用品，严禁重复使用。

（李双玲　余新超）

本章小结

贫血是指外周血液中单位容积内血红蛋白含量（Hb）、红细胞（RBC）计数和血细胞比容（HCT）低于同性别、同年龄正常值低限的一种常见的临床症状。其中血红蛋白含量在诊断中最重要。皮肤、黏膜苍白是贫血共同及最突出的体征。再生障碍性贫血临床主要表现为进行性贫血、感染和出血。血象和骨髓象检查有助于诊断，治疗包括去除病因、支持治疗、补充铁剂等。慢性再障首选雄激素治疗。护理的重点是对症护理和用药护理，尤其是口服和注射铁剂的护理。巨幼细胞性贫血90%为叶酸、维生素B_{12}缺乏引起的营养性巨幼细胞性贫血。溶血性贫血是由多种原因导致的，既有遗传性因素，又有环境性因素；既有红细胞本身的因素，又有自身免疫性因素。

出血性疾病指由于人体的止血、凝血功能发生障碍而导致临床上皮肤、黏膜、内脏的自发性出血或轻微损伤后出血不止的一组疾病。

特发性血小板减少性紫癜是血小板免疫性破坏、外周血中血小板减少的出血性疾病，是最常见的一种血小板减少性疾病，可由感染、免疫等因素所致。临床上主要表现为广泛的皮肤黏膜或内脏出血、血小板计数减少、骨髓巨核细胞发育成熟障碍，血小板更新加快。血象和骨髓象检查有助于诊断，治疗包括防止创伤，减少血小板的破坏，支持治疗及止血。肾上腺糖皮质激素为首选药物。护理的重点是病情观察和对症护理，尤其要注意预防或避免加重出血。

白血病是一类造血干细胞的恶性克隆性疾病。可以由病毒感染、化学因素、放射线、遗传等因素所致，临床表现主要为贫血、出血、感染和白血病细胞大量增生所致的组织器官浸润（注意和再生障碍性贫血临床表现的区别）。急性和慢性白血病的临床表现各有其特征，血象和骨髓象（是急性白血病的必查项目和确诊的主要依据，增生明显或极度活跃）等检查有助于诊断。治疗包括对症支持治疗（防治感染、改善贫血、防治出血等）和化学药物治疗（最主要的方法），化疗分为诱导缓解和缓解后治疗两个阶段，不同类型的白血病化疗的药物和治疗的方案不同。护理的重点是对症护理和用药护理，尤其是化疗药物应用的护理要点。

案例分析

案例

患者小张，男，20岁。因头痛、胸骨下端压痛1周伴鼻出血、牙龈出血肿胀、高热3d来院就诊，自述在院外曾使用青霉素治疗未见好转。既往健康。护理体检：T 39.2℃，P 110次/分，R 22次/分，BP 16/10.6kPa（120/80mmHg）。发育正常，营养中等，神志清楚，被扶入病房。患者面色苍白，胸骨下段压痛（+），腹软，肝、脾中度肿大，全身体表淋巴结肿大，无压痛。辅助检查：白细胞 120×10^9/L，镜检红细胞的大小不等，可找到幼稚细胞，血小板 60×10^9/L，出血时间延长。

问题：

1. 该患者可能患有什么疾病？
2. 目前患者主要存在哪些护理问题？
3. 护士可提供哪些护理措施？

目 标 检 测

A_1 型单项选择题

1. 血液病患者最应警惕的情况是（　　）。

A. 皮肤黏膜水肿　B. 呼吸道出血　C. 消化道出血
D. 泌尿生殖道出血　E. 颅内出血

2. 服用铁剂后可排出黑粪的原因是（　　）。

A. 引起肠黏膜溃烂　B. 腐蚀肠壁血管　C. 生成硫化铁所致
D. 引起上消化道出血　E. 铁剂颜色本身呈黑色

3. 血液病继发感染的护理措施中，错误的是（　　）。

A. 用紫外线行空气消毒，每日2次
B. 女性清洗会阴，每日2次
C. 鼻腔内涂抗生素软膏，每日2次
D. 常规测体温，每日2次
E. 餐前餐后，睡前晨起用漱口液漱口

4. 关于贫血的概念主要是指外周血液中单位容积内（　　）。

A. 红细胞数低于正常最低值　B. 血红蛋白量低于正常最低值
C. 血细胞比容低于正常最低值　D. 网织红细胞计数低于正常最低值
E. 骨髓造血细胞生成量少

5. 引起缺铁性贫血的最常见原因是（　　）。

A. 铁的摄入不足　B. 铁的吸收不良　C. 慢性失血
D. 铁的需要量增加　E. 骨髓造血功能不良

6. 血液病出血倾向的护理措施中，错误的是（　　）。

A. 保持衣服轻软　B. 避免皮肤摩擦　C. 可行局部冷敷
D. 高维生素饮食　E. 深部肌内注射

7. 急性再生障碍性贫血早期最突出的表现是（　　）。

A. 出血和感染　　B. 进行性贫血　　C. 进行性消瘦
D. 肝、脾、淋巴结大　　E. 黄疸

8. 再生障碍性贫血患者常出现的体征应除外（　　）。
A. 面色苍白　　B. 肺部感染　　C. 口咽、肛周感染
D. 肝大、脾大　　E. 皮肤黏膜出血

9. 急性白血病出血的主要原因是（　　）。
A. 血小板减少　　B. 白血病细胞浸润　　C. 感染
D. 免疫力下降　　E. 弥散性血管内凝血

10. 白血病的主要临床表现有（　　）。
A. 贫血，发热，出血，肝、脾和淋巴结肿大
B. 贫血，出血，肝、脾和淋巴结肿大，肾功能衰竭
C. 贫血，发热，肝、脾和淋巴结肿大，蛋白尿
D. 发热，出血，肝、脾和淋巴结肿大
E. 贫血，乏力，出血，肾功能衰竭

A_2 型单项选择题

11. 沈女士，24 岁，患缺铁性贫血，去除病因及经口服铁剂治疗后，血红蛋白已恢复正常。为补足体内贮存铁，需继续服用铁剂，正确的疗程是（　　）。
A. 1 个月　　B. 3 个月　　C. 6 个月
D. 3～6 个月　　E. 先服 1 个月，到 6 个月时再服 1 个月

12. 李女士，30 岁，患慢性再生障碍性贫血 3 年，2 周来乏力，牙龈出血加重，伴发热、咳嗽、食欲下降。其护理诊断及合作性问题应除外（　　）。
A. 活动无耐力　　B. 组织完整性受损
C. 营养失调：低于机体需要量
D. 体液过多　　E. 潜在并发症：感染

13. 张先生，40 岁，患慢性粒细胞白血病（慢粒）3 年，近日来出现原因不明的高热，胸骨疼痛难忍，脾迅速增大。此情况需考虑（　　）。
A. 类白血病反应　　B. 脾功能亢进　　C. 急性白血病
D. 慢粒急性变　　E. 白血病细胞浸润

14. 杨先生，25 岁，经病理学检查诊断为淋巴瘤，可为行病理检查提供重要线索的临床表现是（　　）。
A. 周期性发热　　B. 进行性消瘦　　C. 严重贫血
D. 无痛性淋巴结肿大　　E. 多器官浸润

15. 有一急性再生障碍性贫血患者，突然出现头痛、头晕、视物模糊、呼吸急促，应考虑该患者发生了什么情况（　　）。
A. 高血压危象　　B. 脑动脉痉挛　　C. 脑梗死
D. 颅内出血　　E. 高血压脑病

16. 营养室为血液病患者制定的菜谱中，有动物内脏（心、肝、肾）、鸡蛋黄、豆类、麦芽、海带、番茄、菠菜。你认为此菜谱最适合哪种血液病（　　）。
A. 急性白血病　　B. 再生障碍性贫血　　C. 肾性贫血

D. 缺铁性贫血　　E. 特发性血小板减少性紫癜

17. 患者王先生，白血病患者，为其进行健康教育的内容中，哪项错误（　　）。

A. 注意保暖、预防感染　　B. 坚持服药，了解不良反应

C. 化疗前后 2h 内避免进食　　D. 化疗期间每天尿量至少达 3000mL

E. 少食多餐

18. 患者张女士，再障患者，突然出现头痛、呕吐、视物模糊，采用的对症护理措施，哪些不正确（　　）。

A. 患者平卧位　　B. 吸氧　　C. 头部放置热毛巾

D. 保持呼吸道畅通　　E. 按医嘱用药

19. 患者李某，急性白血病，化疗期间护士鼓励其多饮水何故（　　）。

A. 加强血流动　　B. 稀释血中药浓度

C. 多尿可缓解对肾的损害　　D. 防尿酸性肾病　　E. 减少对膀胱刺激

20. 患者向某，慢性粒细胞白血病患者，其体检特点为（　　）。

A. 皮肤有瘀斑　　B. 肺有湿啰音　　C. 肝、脾均大

D. 全身淋巴结大　　E. 巨脾

A_3 型单项选择题

（21～24 题共用题干）

患者，男性，20 岁，因反复发热 1 个月余入院。曾用青霉素治疗，体温下降后又回升，最高达 40℃。查体：T 39℃、P 100 次/分、R 25 次/分，精神萎靡，贫血貌，未见皮下出血点，全身浅表淋巴结未及，胸骨下端明显压痛，心肺（－），肝、脾均肋下 2cm，无压痛，余（－）。化验：血 WBC 110×10^9/L，Hb 65g/L，血小板计数 70×10^9/L。外周血中可见到原始及早幼粒细胞，确诊为急性粒细胞性白血病。

21. 急性白血病缓解后巩固维持治疗的主要目的是（　　）。

A. 达到完全缓解　　B. 消灭残存的白血病细胞

C. 防治并发症　　D. 使血象恢复正常

E. 使骨髓象恢复正常

22. 护理白血病化疗患者的措施中，下列哪项不妥（　　）。

A. 药液必须新鲜配制　　B. 呕吐后鼓励进食

C. 严密观察血象变化　　D. 有明显脱发者应暂停化学治疗

E. 定期做肝功能检查

23. 急性白血病诊断的最主要依据是（　　）。

A. 发热　　B. 贫血　　C. 肝、脾肿大

D. 骨髓增生极度活跃　　E. 原始细胞大于 30％

24. 中枢神经系统白血病以哪型最多见（　　）。

A. 急性单核细胞白血病　　B. 急性粒细胞白血病

C. 慢性粒细胞白血病急变　　D. 急性淋巴细胞白血病

E. 急性早幼粒细胞白血病

（25～27 题共用题干）

患者，女性，38 岁。10 年前因胃出血行胃大部切除术，近 1 年诉头昏、乏力、面色苍

白就诊。实验室检查：RBC $3.2\times10^9/L$，Hb 70g/L，白细胞及血小板正常，网织红细胞0.015，骨髓检查幼红细胞增生明显活跃，以中、晚幼红细胞增生为主。

25. 该患者可能的疾病是（　　）。

A. 缺铁性贫血　　B. 再障　　C. 慢性粒细胞白血病

D. 急性淋巴细胞白血病　　E. 血小板减少性紫癜

26. 缺铁性贫血最重要的治疗原则是（　　）。

A. 铁剂治疗　　B. 病因治疗　　C. 少量输血

D. 增加营养　　E. 补充维生素

27. 关于口服铁剂的护理，下列哪项不正确（　　）。

A. 应在饭后服用　　B. 禁饮浓茶　　C. 不能与氨基酸同服

D. 避免与牛奶、咖啡同服　　E. 液体铁剂需用吸管服用

（28～30题共用题干）

患者，男性，50岁，以再生障碍性贫血收治入院。

28. 引起再生障碍性贫血最常见的抗生素药物是（　　）。

A. 氯霉素　　B. 氯丙嗪　　C. 磺胺甲基异噁唑

D. 保泰松　　E. 哌替啶

29. 再生障碍性贫血最主要的诊断依据是（　　）。

A. 感染、出血、贫血　　B. 网织红细胞减低　　C. 无肝、脾肿大

D. 全血细胞减少　　E. 骨髓增生低下

30. 慢性再生障碍性贫血患者的治疗应首选（　　）。

A. 免疫抑制剂　　B. 骨髓移植　　C. 雄激素

D. 支持治疗　　E. 控制感染

A_4 型单项选择题

（31～33题共用题干）

患者，女性，30岁，1年多来反复发生双下肢瘀斑，月经量增多。血红蛋白90g/L，红细胞 $3.08\times10^{12}/L$，血小板 $50\times10^9/L$。既往身体健康。初步诊断慢性特发性血小板减少性紫癜。

31. 治疗时应首选（　　）。

A. 糖皮质激素　　B. 脾切除　　C. 血浆置换

D. 大剂量丙种球蛋白　　E. 静脉输注血小板悬液

32. 与目前病情不符的护理诊断或合作性问题是（　　）。

A. 组织完整性受损　　B. 有受伤的危险　　C. 有感染的危险

D. 知识缺乏　　E. 潜在并发症：颅内出血

33. 特发性血小板减少性紫癜的发病因素目前认为大多数与下列哪种因素有关（　　）。

A. 脾亢　　B. 自身免疫反应　　C. 化学及物理因素

D. 病毒感染　　E. 血小板功能异常

（34～37题共用题干）

患者，男性，40岁，发热、咽痛伴齿龈出血数月余，浅表淋巴结、脾轻度肿大，全血细胞减少，骨髓白系增生活跃，原始细胞2.0。诊断为急性白血病。

34. 白血病静脉注药时为何先输生理盐水（　　）。

A. 避免药物渗入组织　B. 避免药物刺激血管　C. 可不影响食欲

D. 可不发生头痛　E. 可无胃刺激

35. 对白血病患者加强心理疏导的具体措施不包括（　　）。

A. 多接触患者，与其沟通　B. 对患者关心的问题予以耐心解释

C. 观察患者情绪反应，鼓励其配合

D. 指导患者多做运动　E. 鼓励患者家属参与护理过程

36. 白血病细胞浸润可致骨痛，临床上最常见的是（　　）。

A. 颅骨压痛　B. 肋骨压痛　C. 胸骨压痛

D. 上肢骨疼痛　E. 下肢疼痛

37. 该患者高热最适宜的降温措施是（　　）。

A. 肌内注射退热药　B. 口服退热药　C. 酒精擦浴

D. 静脉输液　E. 冰袋置头部及大血管处，或温水擦浴

(38～40 题共用题干)

患者，女性，20 岁，疲惫、困倦，皮肤黏膜苍白，常有头痛、头晕、失眠和注意力不集中等症状。血红白蛋 90g/L。骨髓象红细胞增生活跃，以中晚幼红细胞为主。生化检查：血清铁 500μg/L，血清总铁结合力增高。

38. 缺铁性贫血血细胞特点（　　）。

A. 粒细胞多　B. 血小板多　C. 白细胞大

D. 红细胞体积小、中央淡染区扩大　E. 巨核细胞少

39. 缺铁性贫血患者护理诊断首先是（　　）。

A. 活动无耐力　B. 营养失调　C. 知识缺乏

D. 体液过多　E. 有感染的危险

40. 缺铁性贫血最常见的病因是（　　）。

A. 铁吸收不良　B. 铁补充不足　C. 需铁量增加

D. 慢性失血　E. 慢性溶血

（李双玲）

第七章　内分泌系统及代谢疾病患者的护理

第一节　内分泌系统概述

学习目标

1. 能正确描述内分泌系统的结构与生理功能。
2. 能准确简述内分泌及代谢疾病患者的病因。

内分泌系统是由内分泌腺及某些脏器中内分泌组织所构成的一个体液调节系统，其主要功能是在神经支配和物质代谢反馈调节基础上释放激素，调节人体的代谢过程、脏器功能、生长发育、生殖、衰老等生理活动和生命现象，维持机体内环境的相对稳定。新陈代谢是人体生命活动的基础，其过程进行物质代谢和提供能量，内分泌疾病与代谢疾病常并存且相互影响。

（一）内分泌系统的结构与功能

（1）内分泌腺　人体的内分泌腺主要包括以下几个。

① 下丘脑：下丘脑可以合成、释放促激素和抑制激素，这些激素主要对腺垂体起调节作用。

② 垂体：是机体内最重要的内分泌腺，可分为腺垂体和神经垂体两部分。

③ 甲状腺：合成与分泌甲状腺素和三碘甲状腺原氨酸，调节机体基础代谢并影响生长发育等；甲状腺滤泡旁细胞分泌降钙素抑制骨钙的再吸收，降低血钙水平。

④ 甲状旁腺：甲状旁腺含颗粒的主细胞分泌甲状旁腺激素，功能是调节钙磷代谢，维持血钙平衡。

⑤ 胰岛：分泌胰岛素和胰高血糖素。可调节血糖浓度，胰岛素分泌不足可引起糖尿病。

⑥ 肾上腺：肾上腺实质分为皮质和髓质两部分。肾上腺皮质可分泌调节体内水盐代谢的盐皮质激素、调节糖类代谢的糖皮质激素、影响性行为和副性特征的性激素。肾上腺髓质可分泌肾上腺素和去甲肾上腺素，它们能使心跳加快，心收缩力加强，小动脉收缩以维持血压和调节内脏平滑肌的活动等。

⑦ 性腺：男性性腺为睾丸，主要分泌雄激素；女性性腺为卵巢，主要分泌雌激素和孕激素。

（2）弥散性神经-内分泌细胞系统　包括除神经组织以外的各组织的神经内分泌细胞。这些细胞主要分布于胃、肠、胰和肾上腺髓质，主要合成和分泌肽类和胺类旁分泌激素。

（3）组织的激素分泌细胞　绝大多数组织含有合成和分泌激素的细胞。

（二）内分泌系统的疾病

各种病因引起内分泌的病变，以病理生理分类，可表现为功能亢进、功能减退或功能正常。

（1）功能减低的原因　①内分泌腺的破坏：可因自身免疫病（如1型糖尿病、桥本甲状腺炎、艾迪生病等）、肿瘤、出血、梗死、手术切除等引起。②内分泌腺激素合成缺陷；③内分泌腺以外的疾病，如肾实质破坏性疾病。

（2）功能亢进的原因　①内分泌腺肿瘤：如甲状腺瘤、胰岛素瘤等。②多内分泌腺瘤1型、2A型、3B型。③异位内分泌综合征：由非内分泌组织肿瘤分泌过多激素或类激素所致。④激素代谢异常：如严重肝病的雌激素水平增加。⑤医源性内分泌紊乱：如长期应用糖皮质激素引起的库欣综合征。

（3）激素敏感性缺陷　临床上大多表现为功能减退或正常，但血中激素水平异常升高。

（三）营养病和代谢病

1. 营养病

营养病可因一种或多种营养物质不足、过多或比例不当引起。一般按某一营养物质的不足或过多分类，再根据发病原因分为原发性和继发性两大类。

（1）原发性营养失调　是由于摄取营养物质不足、过多或比例不当引起。如能量摄取超过机体消耗可引起单纯性肥胖症。

（2）继发性营养失调　是由于器质性或功能性疾病所致的营养失调。常见原因有进食障碍、消化吸收障碍、物质合成障碍、供应不足、排泄失常等。

2. 代谢病

（1）先天性代谢缺陷和遗传因素　多由于细胞内酶系缺陷或膜转运异常所致，具有遗传倾向。

（2）环境因素　不合适的食物、药物、创伤、理化因素、感染、器官疾病、精神疾病等。如大手术后氮代谢的负平衡，慢性肾衰竭的钙磷代谢障碍，及常见的水、电解质和酸碱代谢紊乱等。

（高欣）

第二节　内分泌系统及代谢疾病常见症状和体征的护理

学习目标

1. 能准确简述内分泌系统常见症状和体征的病因、发病机制、诊断和治疗要点。

2. 能正确解释内分泌系统常见症状和体征概念，描述其临床表现。

3. 能运用护理程序的方法，对内分泌系统常见症状和体征的患者进行正确的护理和健康指导。

4. 在护理实践中，体现护士对患者的爱伤精神和人文关怀。

一、身体外形改变

身体外形改变包括体形的变化和特殊体态，毛发的质地、分布改变，面容的变化以及皮肤黏膜色素沉着等。多见于脑垂体、甲状腺、甲状旁腺、肾上腺或部分代谢性疾病。包括身材过长与矮小、肥胖与消瘦、毛发改变、面容的变化、皮肤黏膜色素沉着、皮肤紫纹和痤疮等。

（一）护理评估

1. 健康史

了解患者的身高发育经过；了解体型改变的原因、时间，有无伴随症状，体型是逐渐消瘦还是发胖，体重是减轻还是增加；了解有无食欲减退或亢进；观察活动耐力情况：询问患者从事日常活动的能力有无改变、是否疲乏无力或睡眠时间延长、患者能进行哪些日常活动及活动量的大小，评估患者的体力水平。

2. 身体状况

（1）身材过长与矮小　身材矮小见于侏儒症、特纳综合征等；身材过长见于巨人症、Klinefelter综合征等。

（2）肥胖与消瘦　体重受遗传因素、神经精神因素、躯体疾病、营养状况、激素水平、代谢类型等诸多因素的影响，超重或肥胖多见于下丘脑疾病、库欣综合征、2型糖尿病（肥胖型）、胰岛素瘤、甲状腺功能减退症、代谢综合征等；消瘦多见于甲状腺功能亢进症、糖尿病、肾上腺皮质功能减退症、嗜铬细胞瘤等。

（3）毛发改变　表现为脱发或毛发的颜色、质地及分布出现异常改变。先天性肾上腺皮质增生、库欣综合征等可引起全身性多毛；甲状腺功能减退、睾丸功能减退、卵巢功能减退等均可引起毛发脱落。

（4）面容异常　表现为眼球突出、满月脸、皮肤粗糙、颈部增粗等改变。如甲状腺功能减退症的黏液性水肿者可出现面颊及眼睑水肿、表情淡漠的“假面具样面容”；甲状腺功能亢进者有睑裂增宽、眼球突出、表情惊愕的“甲亢面容”；库欣综合征患者可见满月脸等。

（5）皮肤黏膜色素沉着　原发性慢性肾上腺皮质功能减退症的患者可出现皮肤、黏膜色素沉着，尤以摩擦处、掌纹、乳晕、瘢痕处明显；异位ACTH综合征和ACTH依赖性库欣综合征均可出现皮肤色素明显加深。

（6）皮肤紫纹和痤疮　紫纹是库欣综合征的特征之一，病理性痤疮见于库欣综合征、先天性肾上腺皮质增生症等。

3. 实验室及其他检查

检测垂体、甲状腺、甲状旁腺、肾上腺皮质功能、胰岛素水平等有助于身体外形改变的病因诊断。

4. 心理-社会状况

评估身体外形改变患者的家庭支持和社会认同程度，是否存在心理障碍，有无焦虑、自卑、抑郁、自我形象紊乱等发生。

（二）护理诊断/问题

（1）自我形象紊乱　与疾病引起身体外形的改变等因素有关。

（2）焦虑　与无法正确应对由身体外形改变引起的周围及自身认知、感知变化有关。

（3）知识缺乏　缺乏所患内分泌疾病的有关知识。

（三）护理目标

① 身体外形的改变逐渐恢复正常。

② 患者能接受疾病的现实，正确对待身体外形的改变。

(四) 护理措施

(1) 饮食护理　指导患者合理饮食。如对肥胖症患者，使每日进食总量低于消耗量，重度肥胖者以低糖、低脂、低盐、高纤维素饮食为宜，养成定时、定量进餐及不吃零食的习惯。而消瘦患者应增加进食，以高热量、高蛋白、易消化饮食为主，可少量多餐。

(2) 休息与活动　指导患者合理休息。肥胖患者，应鼓励其积极参加体力活动，并保证足够的运动量与运动时间。

(3) 病情观察　密切观察病情变化。如肥胖、皮肤黏膜色素沉着、皮肤紫纹和痤疮等是否减轻，焦虑、自卑、抑郁等有无改善。

(4) 用药护理　指导患者了解所用药物名称、作用、剂量和服用方法，使患者遵医嘱配合药物治疗，评估药物对身体外形有无改善作用或者加重的倾向，并注意药物的不良反应。

(5) 对症护理　指导患者衣着合体和恰当修饰，改善身体外观。如肥胖症患者选择合体的衣服；甲亢突眼的患者外出时可戴有色眼镜，既保护眼睛，又改善形象。

(6) 心理护理　护士应在患者亲属的理解和协助下，与患者多交谈，鼓励患者表达心理感受，使患者获得情感上的支持。注意观察患者的心理状态和行为。对举止怪异、有自杀倾向者加强观察，防止意外。

(五) 健康教育

(1) 指导患者掌握与疾病有关的饮食要求、控制原则和方法。

(2) 指导用药　①使患者了解疾病的治疗原则。②告知患者所用药物名称、作用、剂量和服用方法；激素给药时间宜安排在上午 8 点前和下午 2 点前；激素替代治疗者必须长期坚持，不可中断，在感染、外伤等应激情况下增加剂量。③教会患者观察药物治疗的不良反应，如有激素过量或不足的表现，及时就医调整剂量。

(3) 指导患者认识各种可能出现的潜在应激源，如感染、外伤等，以防发生危象。有发生危象或昏迷可能的内分泌疾病患者，外出时要携带写有姓名、地址、家庭电话、所患疾病、可能发生的意外、如何救治等内容的卡片以备急需。

(六) 护理评价

① 身体外形逐渐恢复正常。

② 患者能正确对待身体外形的改变。

二、性功能异常

性功能异常包括生殖器发育迟缓或过早、性欲减退或丧失；女性月经紊乱、溢乳、闭经或不孕；男性勃起功能障碍（ED）、乳房发育等。儿童期起的腺垂体生长激素（GH）缺乏或性激素分泌不足可导致患者至青春期性器官仍不发育，第二性征缺如，男性表现为生殖器小，与幼儿相似，睾丸细小；女性表现为原发性闭经，乳房不发育。如青春期前开始的性激素或促性腺激素分泌过早、过多则表现为性早熟。

(一) 护理评估

(1) 健康史　了解第二性征发育情况，女性应了解月经史，有无过量或稀少月经；乳房发育状况，有无溢乳；了解男性生殖器的大小，有无勃起功能障碍（ED）；有无乳房发育。许多内分泌疾病有家族倾向性，应注意了解家族史。也有许多内分泌疾病影响生育，应了解妊娠史。

（2）身体状况 评估男性是否有乳房发育或溢乳；注意心脏是否增大，有无心音强弱不等、心率及心律改变；是否伴胆囊区压痛等。了解外生殖器的发育状况及有无畸形。女性检查子宫、卵巢；男性需查睾丸大小、质地；注意下肢有无斑疹、溃疡、坏疽、血管搏动等情况。

（3）实验室及其他检查 测定性激素水平有无变化。

（4）心理-社会状况 内分泌系统疾病患者往往在体型、发育等方面发生变化，患者十分苦恼，甚至有一种自卑感。也有部分患者由于知识缺乏采取无所谓的态度，对及时检查治疗缺乏应有的重视。

（二）护理诊断/问题

（1）性功能障碍 与性激素分泌紊乱有关。

（2）活动无耐力 与物质代谢加快、蛋白质分解增加等因素有关。

（三）护理目标

① 患者的性功能逐渐恢复。

② 患者能正确对待性问题。

③ 患者活动耐力较前增强。

（四）护理措施

（1）病情观察 找适当的时间和舒适的环境通过询问患者及其配偶，了解患者目前的性功能、性生活状况及性功能障碍的具体表现，如性欲缺乏、性器官反应缺乏、性感缺乏、性交痛等。分析患者活动无耐力的因素，观察、评估患者的日常活动量。

（2）饮食与休息 根据病情劳逸结合，活动时以不感到疲劳为度，当病情较重时应卧床休息。根据病情需要提供合理饮食，如因能量消耗过大、蛋白分解增加所致，应予高热量、高蛋白饮食，如因胰岛素缺乏导致糖利用障碍，则应按饮食计划控制食量。

（3）对症护理 通过鼓励患者与配偶交流彼此的感受，一起参加性健康教育活动以及接受专业医生的指导，使性功能逐渐恢复，如采取恰当的性生活方式，女性阴道润滑性液体分泌不足时可使用润滑剂等。

（4）用药护理 指导患者遵医嘱规律用药。因性激素缺乏引起的性功能障碍，在医生指导下补充性激素替代，注意药物的不良反应。

（5）心理护理 性功能障碍的患者往往不愿谈及自己的性问题，应充分尊重患者，鼓励患者表达性心理感受，鼓励患者与配偶沟通与交流，并争取配偶对患者的理解与心理支持，提高患者的自信心。指导患者积极配合治疗。

三、其他症状和体征

1. 进食或营养异常

多种内分泌与代谢性疾病可有进食或营养异常，表现为食欲亢进或减退、营养不良、消瘦或肥胖。如糖尿病患者烦渴多饮，善饥多食，体重减轻；甲状腺功能亢进患者食欲亢进、体重减轻；肥胖症患者体内脂肪过多积聚而超重。

2. 排泄功能异常

内分泌系统功能改变常可影响排泄形态，如多尿是糖尿病的典型症状之一；多汗、排便次数增多、排稀软便可见于甲亢；便秘则多见于甲减患者。

3. 骨痛与自发性骨折

骨痛为代谢性骨病的常见症状，严重者常发生自发性骨折，或轻微外伤即引起骨折。糖尿病、性腺功能减退症、库欣综合征、甲亢和催乳素瘤常伴有骨质疏松症。

（毛晓红）

第三节 甲状腺疾病患者的护理

学习目标

1. 能准确简述单纯性甲状腺肿、甲状腺功能减退症和 Graves 病的病因、发病机制、实验室及其他检查和治疗要点。

2. 能正确解释单纯性甲状腺肿、甲状腺功能减退症和 Graves 病的概念，描述其临床表现。

3. 能运用护理程序的方法，对单纯性甲状腺肿、甲状腺功能减退症和 Graves 病患者进行正确的护理和健康指导。

4. 在护理实践中，体现护士对患者的爱伤精神和人文关怀。

一、单纯性甲状腺肿患者的护理

【疾病概要】

单纯性甲状腺肿（simple goiter）是指不伴有甲状腺功能亢进或减退的甲状腺肿大性疾病。本病可呈地方性分布，也可呈散发性分布。女性发病率是男性的 2～3 倍。

（一）病因及发病机制

1. 病因

（1）缺碘 我国多山及高原地区饮水和食物中碘含量不足，由于常呈地方性分布，所以又称地方性甲状腺肿。

（2）甲状腺激素需要量增加 在青春发育、妊娠、哺乳期，机体对甲状腺激素需要量增加，也出现相对性缺碘而致生理性甲状腺肿。

（3）甲状腺激素合成或分泌障碍 先天性合成甲状腺激素的酶缺陷或者某些物质，如萝卜、大豆、包心菜、甘蓝菜等食物和硫氰酸盐、保泰松、硫脲类等药物均可抑制甲状腺激素的合成而致甲状腺肿，由这两类原因引起者均为散在发病。

2. 发病机制

甲状腺增生肿大的机制未明。一般认为，由于上述一种或多种因素阻碍 TH 合成，TH 分泌减少，导致 TSH 分泌增加，从而引起甲状腺代偿性增生肿大。

（二）临床表现

甲状腺呈慢性弥漫性肿大，质软，无压痛，多无震颤及血管杂音；甲状腺显著增大时可有压迫症状，压迫气管可致呼吸困难，压迫食管引起吞咽困难，压迫喉返神经引起声音嘶哑，胸骨后甲状腺肿大可引起上腔静脉综合征。甲状腺功能一般正常，但后期出现多结节性甲状腺肿时，可伴有甲状腺功能亢进。严重地方性甲状腺肿流行地区可出现呆小病。

（三）实验室及其他检查

（1）甲状腺功能检查　血清 T_3、T_4 一般正常，TSH 正常或偏高。

（2）甲状腺摄^{131}I 率及 T_3 抑制试验　摄^{131}I 率增高但无高峰前移，增高的摄^{131}I 率可被 T_3 抑制，其抑制率＞50％，借此可与甲亢区别。

（3）其他　如放射性核素扫描可见甲状腺弥漫性肿大，必要时可做甲状腺细针活检。

（四）治疗要点

（1）对因治疗　缺碘所致者，可采用碘化食盐防治；青春期甲状腺肿多自行消退，无需处理；因致甲状腺肿的物质引起者，在停用后甲状腺肿一般可消失。

（2）甲状腺激素治疗　尤其是无明显原因的单纯性甲状腺肿患者，补充内源性甲状腺激素不足，可抑制 TSH 分泌，使肿大的甲状腺缩小。

（3）手术治疗　一般不宜手术，但有压迫症状、药物治疗无改善或疑有甲状腺癌时可行甲状腺次全切除术，术后予 TH 长期替代治疗。

【护理】

（一）护理评估

（1）健康史　了解患者是否来自碘缺乏地区，是否处在青春期、妊娠期、哺乳期，是否服用磺胺类、过氧酸盐、对氨基水杨酸、保泰松等抑制甲状腺素合成的药物或致甲状腺肿的物质等。

（2）身体状况　检查甲状腺肿大的程度和质地，了解患者有无咳嗽、呼吸困难、声音嘶哑、面部水肿等压迫症状。

（3）实验室及其他检查　血清 T_4、T_3 是否正常，T_4/T_3 的比值是否增高；血清甲状腺球蛋白水平是否增高；甲状腺扫描是否弥漫性肿或结节性甲状腺肿。

（4）心理-社会状况　是否因患病产生焦虑心理。

（二）护理诊断/问题

（1）自我形象紊乱　与甲状腺肿大致颈部增粗有关。

（2）知识缺乏　与缺乏甲状腺肿相关治疗知识及正确饮食的方法有关。

（3）潜在并发症　呼吸困难、吞咽困难等，与甲状腺肿大压迫周围组织有关。

（三）护理目标

① 患者了解本病的基本原因。

② 颈部增粗逐渐恢复正常。

（四）护理措施

（1）病情观察　观察甲状腺肿大的程度、质地；有无结节及压痛；颈部增粗的进展情况。单发结节、放射性^{131}I 扫描表明为凉或冷结节，或短期内肿块增大迅速，均疑癌变，建议手术切除。

（2）饮食护理　在流行地区推广加碘食盐，禁食不加碘食盐，进食含碘丰富的食物如海带

（3）用药护理　观察药物治疗的效果和不良反应。如出现心动过速、食欲亢进、怕热多汗等甲亢表现，应及时汇报医师处理。结节性甲状腺肿患者避免大剂量使用碘治疗，以免诱发甲亢。

（4）心理护理　与患者沟通交流，消除紧张情绪，鼓励患者表达自己的心理感受，争取

家属的心理支持，并告知患者通过积极治疗，身体外形的改变也可逐渐恢复，提高患者自信心，消除自卑心理。

（五）健康教育

（1）向患者及家属解释单纯性甲状腺肿的基本知识。

（2）饮食指导　告知患者食用高碘含量食品的重要性。指导患者多进食海带、紫菜等含碘丰富的食物；食用碘盐；避免摄入卷心菜、花生、菠菜、萝卜等大量阻碍 TH 合成的食物。

（3）用药指导　嘱患者按医嘱服药，使用甲状腺制剂时应坚持长期服药，以免停药后复发。学会观察药物疗效及不良反应，避免服用硫氰酸盐、保泰松、碳酸锂等阻碍 TH 合成的药物。

（4）预防　采用全民食盐碘化的方法防治碘缺乏病。在妊娠、哺乳、青春发育期增加碘的摄入，预防本病的发生。

（六）护理评价

① 患者的颈部增粗恢复正常。

② 患者的机体营养需要量得到满足。

③ 患者及家属了解单纯性甲状腺肿的相关知识及预后。

二、甲状腺功能亢进症患者的护理

甲状腺功能亢进症（hyperthyroidism）简称甲亢，是由甲状腺激素（TH）在体内过多，导致以分解代谢为主的高代谢症候群，伴有循环系统特别是心脏功能以及神经精神兴奋性的增强等，可伴有或不伴有甲状腺肿大、突眼和胫前黏液性水肿。

甲亢的病因如下。

（1）甲状腺性甲亢

① Graves 病（弥漫性甲状腺肿伴甲亢）。

② 多结节性毒性甲状腺肿（多结节性甲状腺肿伴甲亢）。

③ 毒性腺瘤（自主性高功能性甲状腺腺瘤）。

④ 多发性自身免疫性内分泌综合征伴甲亢。

⑤ 甲状腺癌。

⑥ 新生儿甲亢。

⑦ 碘甲亢。

⑧ TSH 受体基因突变致甲亢。

（2）垂体性甲亢（TSH 甲亢）。

（3）异源性 TSH 综合征（甲状腺以外的肿物分泌 TSH 样物质）。

（4）卵巢甲状腺肿伴甲亢（卵巢肿物分泌 TH）。

（5）医源性甲亢。

（6）暂时性甲亢

① 亚急性甲状腺炎。

② 慢性淋巴细胞性甲状腺炎。

其中以 Graves 病最多见，故下面主要讲述。

Graves 病（Graves disease，GD）又称毒性弥漫性甲状腺肿，弥漫性甲状腺肿伴甲亢或

Parry 病。是一种伴 TH 分泌增多的器官特异性自身免疫性疾病。典型表现为甲状腺肿大、突眼及 TH 分泌过多所致高代谢症候群等。本病好发于女性，以 20～40 岁女性居多。

【疾病概要】

（一）病因及发病机制

1. 病因

病因尚未完全阐明，一般认为以遗传易感为基础，在应激因素作用下，诱发体内的免疫功能紊乱而产生的一种自身免疫病。

2. 发病机制

（1）遗传因素　GD 有明显的家族性倾向，并与一定的人类白细胞抗原（HLA）类型有关。

（2）免疫因素　①体液免疫：GD 发病最明显的体液免疫特征是在患者血清中可检出甲状腺特异性抗体，即 TSH 受体抗体（TRAb）。TRAb 分为三类（TSH 受体刺激性抗体即 TSAb；TSH 刺激阻断性抗体即 TSBAb；甲状腺生长免疫球蛋白即 TGI）。TSAb 与 TSH 受体结合产生类似的 TSH 生物效应，是 GD 的直接病因。②细胞免疫：GD 浸润性突眼主要与细胞免疫有关。临床上辅助性 T 细胞（Th）根据分泌的细胞因子不同，分为（1 型辅助性 T 细胞即 Th1，导致细胞免疫反应；2 型辅助性 T 细胞即 Th2，导致体液免疫反应）。

（3）应激因素　感染、精神刺激、创伤等应激因素作用于免疫系统，减低了对甲状腺 Th 细胞的抑制。

（二）临床表现

1. 甲状腺激素分泌过多症候群

生理情况下，甲状腺激素对智力和躯体的生长发育有重要作用；能使体内的氧化反应加速而增加产热。在物质代谢方面，TH 促进糖原和蛋白质合成，而 TH 过多则促进分解；TH 促进脂肪的合成与分解，但 TH 过多则以脂质降解为主。TH 还对全身机体的多个系统有广泛作用。当甲状腺激素明显增多时，就会出现高代谢症候群和全身各系统的表现（表 7-1）。

表 7-1　TH 分泌过多症候群

症候群		临床表现
高代谢症候群		物质代谢加速，糖原分解和利用增加，血总胆固醇降低，蛋白分解增加致负氮平衡，产热与散热增加，表现为怕热多汗，乏力，体重减轻等
各系统症候群	神经系统	神经兴奋性增高，多言好动，焦躁易怒，失眠不安，手、舌细震颤（偶有寡言、淡漠，多见于老年人）
	循环系统	自觉心悸、胸闷，严重时发生甲亢性心脏病。①心律失常，窦性心动过速常见，休息或睡眠时心率仍快为其特征，也可有房早、房颤等；②心尖区第一心音亢进，可有收缩期杂音；③心脏扩大，可发生心衰；④收缩压升高，脉压增大
	消化系统	①多食消瘦为其特征（老年甲亢可食欲减退）；②胃肠蠕动快，消化吸收不良，便次多；③重症患者可有肝大及肝功能受损等
	其他系统	①骨骼肌肉系统：可发生骨质脱钙，骨质疏松；慢性甲亢性肌病多见，肌无力。②血液系统：白细胞总数降低，淋巴细胞及单核细胞增多等。③生殖系统：性激素代谢加快，月经量少，阳痿等

2. 甲状腺肿

甲状腺多有弥漫性、对称性肿大，质软（久病者较韧），无压痛，随吞咽上下移动，但肿大程度与甲亢轻重无明显关系，在左右叶上下极可触及震颤，闻及血管杂音，为本病重要体征。

3. 突眼征

甲亢患者由于过多 TH 刺激儿茶酚胺受体，使眼外肌和提上睑肌张力增高，或成纤维细胞增殖，黏多糖、糖蛋白、胶原等分泌增多，部分伴球后水肿和浸润，从而导致眼球突出，此为甲亢较特异的体征，25%～50%患者伴有突眼征。根据眼球突出和眼征特点的不同又可分为非浸润（单纯性）突眼与浸润性（恶性）突眼两类（表 7-2）。

表 7-2　甲亢两种突眼征比较

分类	临床表现	
	症状	眼　征
单纯性突眼（较多见）	自觉症状常不明显	①突眼度≤18mm，②眼裂增宽，③瞬目减少，④下看时上睑不能下落，⑤上看时前额皮肤无皱纹，⑥眼球辐辏不良
浸润性突眼（较少见）	畏光、流泪、异物感、视力下降等	①上述眼征更明显，突眼度>18mm，两侧突眼度可不等，严重时不能闭合；②可形成角膜溃疡或全眼球炎，以致失眠

4. 特殊表现

(1) 甲状腺危象　其原因主要与发病时大量 TH 释放入血有关，另有认为与过高的 TH 可抑制而使肾上腺皮质功能减退有关。诱发因素：应激情况，如感染（尤其是呼吸道感染）、创伤、严重的精神刺激；甲状腺手术，尤其是术前准备不充分或术中过度挤压甲状腺；^{131}I 治疗早期；抗甲状腺药突然停药等。临床表现：发生甲亢危象时，除原甲亢表现加重外，尚有高热，体温常常≥39℃；心率≥140 次/分，也可有其他心律失常，可伴休克、心衰等；烦躁，甚至谵妄或昏迷；恶心、呕吐、腹泻，可致严重失水等。

(2) 甲亢性心脏病　典型甲亢可有心慌、心率快等心血管的临床表现。轻型或病程短的患者，心脏本身不受累。心脏长期负担过重，可产生各种心脏并发症，以房颤最重，阵发性较常见。病程过久可呈持续性，亦可频发早搏，偶有房室传导阻滞。心衰常见于甲亢伴其他心脏病或甲亢性心脏病患者。

(3) 甲亢性肌病　常见的有以下四种：慢性毒性甲状腺肌病（严重甲亢易并发，甲亢治愈后可恢复）；急性毒性甲状腺肌病（罕见，临床上发展迅速病情危重，应立即采取对策）；甲亢伴重症肌无力；甲亢伴发周期性麻痹（常伴有低钾血症，出现周期性软瘫）。

（三）实验室及其他检查

(1) 血清甲状腺激素测定　测血 T_3、T_4 增高，其中游离 T_3、T_4（FT_3、FT_4）的敏感性和特异性均高于总 T_3、T_4（TT_3、TT_4）；测血 TSH 降低，TSH 是反应下丘脑-垂体-甲状腺轴功能的敏感指标，尤其对亚临床甲亢或甲减有重要诊断意义。

(2) 甲状腺摄 ^{131}I 率及 T_3 抑制试验　甲亢时甲状腺摄 ^{131}I 率增高，高峰前移，且不被 T_3 抑制。

(3) 甲状腺自身抗体测定　本病患者甲状腺兴奋性抗体（TSAb）检出率高，尤其对判断疾病的复发有重要意义。

（四）治疗要点

1. 一般治疗

适当休息，避免紧张与精神刺激，可用镇静药，心率过快者可用普萘洛尔。高热量、高蛋白、高维生素、低碘饮食。

2. 抗甲状腺药物治疗

(1) 常用药物　硫脲类有甲硫氧嘧啶（MTU）及丙硫氧嘧啶（PTU），咪唑类有甲巯咪唑（MM，他巴唑）和卡比马唑（CMZ，甲亢平）。此类药物抑制甲状腺过氧化物酶，从而抑制 TH 的合成；可能还具有一定的免疫抑制作用，可使血 TSAb 下降。适用于病情轻、甲状腺轻至中度肿大者；年龄 20 岁以下、孕妇、年迈体弱或合并有严重心、肝、肾疾病而不宜手术者；术前准备，甲状腺次全切除术后复发而不宜用 ^{131}I 者；^{131}I 治疗前后的辅助治疗。

(2) 用法　一般宜采用长程治疗。初治期用至症状缓解或 TH 恢复正常即进入减量期，每 2～4 周减量一次，直到减至最小维持量，维持 1.5～2 年。

3. 其他药物

(1) 复方碘溶液　一般用较大剂量，抑制 TH 的释放，可用于甲亢手术前准备；

(2) β受体阻滞剂　可降低周围组织对 TH 的反应如心悸、出汗等症状，也可与碘剂合用于术前准备。

4. 放射性 ^{131}I 治疗

利用 ^{131}I 释放的β射线破坏甲状腺滤泡上皮细胞而减少 TH。禁用于：①年龄在 20 岁以下者；②孕妇、哺乳期妇女；③严重的心、肝、肾功能衰竭或活动性肺结核者；④外周血白细胞 $<3\times10^9/L$，或中性粒细胞 $<1.5\times10^9/L$ 者；⑤严重的浸润性突眼；⑥甲亢危象；⑦甲状腺不能摄碘者。

5. 手术治疗

手术可行甲状腺次全切除术，禁用于：①严重心、肝、肾、肺疾病及其他不能耐受手术者；②妊娠早期及晚期（前 3 个月与后 3 个月）；③轻症可用药物治疗者。术前应用抗甲亢药控制症状及术前 2 周加服大剂量碘剂以做好充分准备；术后应防止出血、感染、喉上与喉返神经损伤、突眼恶化、甲亢危象及甲状腺和甲状旁腺功能减退。

6. 其他特殊类型的治疗

(1) 甲亢危象的治疗　消除诱发因素，积极治疗甲亢是预防危象的关键，一旦发生则应立即抢救。

① 抑制 TH 合成：因丙硫氧嘧啶（PTU）兼有抑制 T_4 转化为 T_3 的作用，故首选 PTU，首次剂量 600mg 口服或经胃管注入，以后每次 200mg，每日 3 次，待危象消除后再改用常规剂量。

② 抑制 TH 释放：在口服 PTU 后 1～2h，加用较大剂量碘剂，如复方碘口服溶液，首次 30～60 滴，以后每 6～8h 5～10 滴。

③ 降低周围组织对 TH 的反应：选用β受体阻滞剂如普萘洛尔。如无心功能不全，可 30～50mg，每 8h 口服一次，危象解除后改用常规剂量。

④ 拮抗应激：可选用肾上腺糖皮质激素提高机体的应激能力，如氢化可的松 100mg 静滴，约每 8h 一次，危象解除后停用。

⑤ 其他对症支持治疗：有感染者使用抗感染药；予物理降温，必要时药物降温；其他对症支持治疗如吸氧，纠正水、电解质及酸碱平衡紊乱等。

（2）浸润性突眼的治疗　浸润性突眼的甲亢患者，不宜采用放射性^{131}I治疗或手术治疗。主要措施有：保护眼睛，高枕睡眠，低盐饮食，适当使用利尿药，交替滴用抗生素与皮质激素眼药水，外出时戴有色眼镜，眼睑不能闭合时使用眼罩；早期使用免疫抑制剂如泼尼松口服，一般于1个月后逐渐减量至停药，必要时球后注射泼尼松龙；治疗甲亢时，可以抗甲亢药配合甲状腺激素如干甲状腺片以调整下丘脑-垂体-甲状腺轴的功能；生长抑素类似物奥曲肽有可能抑制球后组织增生；必要时行手术或球后放射治疗。

【护理】

（一）护理评估

（1）健康史　评估患者有无自觉乏力、多食、消瘦、怕热、多汗、急躁易怒及排便次数增多等异常改变。

（2）身体状况　甲亢大多起病缓慢。评估患者有无多食、消瘦、怕热、多汗、急躁易怒等。甲状腺有无多呈弥漫性肿大，可有震颤或血管杂音。伴有眼征者眼球可向前突出。病情严重变化时可出现甲亢危象。

（3）实验室及其他检查　评估甲状腺功能、基础代谢率等检查结果。

（4）心理-社会状况　评估患者有无家庭人际关系紧张，有无因甲亢所致突眼、甲状腺肿大等外形改变，产生自卑心理。

（二）护理诊断/问题

（1）营养失调　低于机体需要量，与代谢率增高导致代谢需求大于摄入有关。

（2）活动无耐力　与蛋白质分解增加、甲亢性心脏病、肌无力等因素有关。

（3）有组织完整性受损的危险　与浸润性突眼有关。

（4）个人应对无效　与甲亢所致神经系统兴奋性增高，性格与情绪改变有关。

（5）潜在并发症　甲状腺危象。

（三）护理目标

① 患者能恢复并保持正常体重。

② 能逐步增加活动量，活动时无明显不适。

③ 能恢复并保持足够的应对能力。

④ 能切实执行保护眼睛的措施，无感染发生，角膜无损伤。

⑤ 能主动避免诱发甲状腺危象的因素，发生甲状腺危象能及时得到救治。

（四）护理措施

1. 心理护理

解释情绪、行为改变的原因，提高患者及亲属对疾病的认知水平。理解敏感、急躁、易怒等是甲亢临床表现，可因治疗而得到改善，减轻患者的压力。以平和、耐心的态度对待患者，建立相互信任的关系。与患者共同探讨控制情绪和减轻压力的方法，指导和帮助患者处理突发事件。

2. 一般护理

（1）饮食护理　营养充足，给予高热量、高蛋白、高维生素及矿物质丰富的饮食；少食卷心菜等致甲状腺肿食物及含碘丰富的食物，限制碘摄入；主食应足量，可以增加奶类、蛋类、瘦肉等优质蛋白，蛋白质1～2g/(kg·d)，纠正负氮平衡；两餐间增加点心；多摄取蔬菜和水果，尤其是复合维生素B；忌食生冷食物，减少食物中粗纤维的摄入。水分要充足，每天饮水 2000～3000mL，补充出汗、腹泻等丢失的水分。并发心脏病时应避免大量饮水。忌摄入刺激性食物及浓茶、咖啡等饮料。

(2) 活动与休息　病情重、心功能不全或合并严重感染的患者，要严格卧床休息；保持环境清洁安静，避免嘈杂，限制探视，避免外来刺激;；空气流通、室温凉爽而恒定，以20℃左右为佳；病情轻的患者可下床活动，以不感到疲劳为度；护士应协助患者完成日常生活的自理。合理安排作息时间，白天适当活动，夜间保证充足睡眠。

3. 用药护理

指导患者正确用药，不可擅自停药或减量。注意观察药物的疗效，观察药物副作用：①粒细胞减少（注意观察血象，第1个月每周复查血象一次，如伴有发热、咽痛、皮疹等症状时，立即停药，给予升白细胞药物、抗生素和糖皮质激素，输新鲜血，防止感染）；②药疹（可用抗组胺药，不需停药，如皮疹加重，立即停药）；③中毒性肝炎、肝坏死、精神病、味觉丧失等，立即停药。

4. 放射性^{131}I的护理

治疗前后1个月内避免服用含碘的药物和食物。服药后第1周避免按压甲状腺，避免精神刺激和感染。严重甲亢和甲亢性心脏病，应在服^{131}I前先用抗甲状腺药控制症状，然后停药 3～5d，再给^{131}I治疗。主要并发症有甲减、放射性甲状腺炎、突眼恶化及甲状腺危象。密切观察病情，如有发热、心动过速、大量出汗、神经过度兴奋等，需考虑甲状腺危象的可能。及时与医生联系，对症处理，做好抢救准备。患者的排泄物、衣服、被褥、用具等待放射作用消失后消毒，再做清洁处理。

5. 甲状腺危象的护理

患者病情加重，出现严重乏力、烦躁、发热（39℃以上）、多汗、心悸、心率达 120 次/分以上，伴纳减、恶心、腹泻等应警惕发生甲亢危象。保证病室环境安静；严格按规定的时间和剂量给予药物抢救；密切观察生命体征和意识状态并记录；昏迷者加强皮肤、口腔护理，定时翻身，预防压疮、肺炎的发生。避免感染、严重精神刺激、创伤等是甲亢的重要诱因，患者学会自我心理调节，增强应对能力。

6. 浸润性突眼的护理

外出戴深色眼镜；睡前涂抗生素眼膏；眼睑不能闭合者覆盖纱布或眼罩；眼睛勿向上凝视。用0.5%甲基纤维素或0.5%氢化可的松溶液滴眼、高枕卧位、限制钠盐摄入减轻眼部症状；定期检查眼角膜以防角膜溃疡造成失明。

（五）健康教育

① 指导患者保持身心愉快，避免精神刺激，建立良好的人际关系，提供良好的社会支持系统。维持充足的睡眠时间，避免过于劳累。

② 向患者宣传疾病知识和眼睛的保护方法，使患者学会自我护理。指导患者衣领宜宽松；严禁用手挤压甲状腺。

③ 向患者解释长期服药的重要性，指导患者按时服药，定期复查；服用抗甲状腺药物者应每周查血象一次，每隔 1～2 个月做甲状腺功能测定；每日清晨起床前自测脉搏，定期测量体重；脉搏减慢、体重增加是治疗有效的重要标志，如提示出现甲状腺危象，应及时就诊。

④ 甲亢患者应在治愈后妊娠，妊娠期不宜放射治疗及手术治疗，抗甲状腺药物剂量也

宜减少，哺乳妇女服用抗甲状腺药时一般不宜哺乳，如需哺乳者首选 PTU 治疗，且剂量宜偏小。

（六）护理评价

① 患者体重恢复至正常范围并保持稳定。

② 能耐受日常活动，生活自理，活动耐力增加。

③ 能解释情绪和行为改变的原因，能正确处理生活突发事件。

④ 未发生甲状腺危象或发生甲状腺危象时被及时发现和处理。

三、甲状腺功能减退症患者的护理

甲状腺功能减退症（hypothyroidism），简称甲减是指多种原因导致甲状腺激素分泌不足或反应不足引起的一组内分泌疾病。临床上常出现怕冷、纳差、心动过缓、反应迟钝等表现。该按年龄分为：①呆小病（cretinism），起病于胎儿或新生儿者；②幼年型甲减，起病于儿童者；③成年型甲减。本节主要介绍成年原发性甲减。

【疾病概要】

（一）病因及发病机制

（1）原发性甲状腺功能减退症　约占 90%以上，由甲状腺本身的疾病所致。主要病因有自身免疫损伤、甲状腺破坏、缺碘或碘过多、某些抑制甲状腺摄碘的物质等。

（2）继发性甲状腺功能减退症　因下丘脑肿瘤、炎症等病变引起 TRH 分泌不足导致 TSH 及 TH 分泌功能低下而引起继发性甲减；或因垂体肿瘤、手术、放疗和产后垂体缺血坏死等病变致 TSH 不足引起垂体性甲减。

（3）其他　如 TSH 不敏感综合征或 TH 不敏感综合征，指体内靶组织对 TH 的反应性降低。较少见。

（二）临床表现

多见于中年女性，男女之比为1：(5～10)。除手术切除或放疗损毁腺体者外，多数起病隐袭，发展缓慢，有时长达十余年后始有典型表现。

（1）一般表现　怕冷是甲减患者最常见的症状。其他有体温偏低、少汗、体重不减或增加等，一般认为与代谢减慢有关；典型的黏液性水肿面容表现为表情淡漠、面色苍白、眼睑水肿、唇厚舌大、皮肤粗糙、毛发及眉毛稀少等。

（2）神经精神系统　反应迟钝、表情淡漠，记忆力及智力低下，嗜睡，精神抑郁，严重者发展为猜疑性精神分裂症，后期可呈痴呆、木僵等。

（3）心血管系统　主要表现为窦性心动过缓，也有心音低弱，心界扩大，还可出现心包积液等，严重时引起甲状腺功能减退性心脏病。

（4）消化系统　食欲减退、腹胀、便秘，严重时甚至出现麻痹性肠梗阻。

（5）其他　肌软弱无力，也可有暂时性肌痉挛、肌肉疼痛，可伴关节病变；常有性欲减退，女性可不育；可因维生素 B_{12} 吸收不良引起贫血；此外，因代谢减慢，血胆固醇、甘油三酯常增高。

（三）实验室及其他检查

（1）内分泌激素检查　血 TSH 升高是原发性甲减最早、最敏感的表现，T_3、T_4 降低，必要时可做 TRH 兴奋试验以判断下丘脑、垂体性甲减。

（2）其他检查　影像学检查有助于下丘脑、垂体性病变的确定。

（四）治疗要点

（1）替代治疗　无论何种甲减，均需 TH 替代，永久性者需终身服用。目前应用较多的 TH，一般首选左甲状腺素（LT_4），替代宜从小量开始，每 2～3 个月增加剂量一次，直至达到最好效果，用药期间宜检测甲状腺功能，以血 TSH 稳定在正常范围为佳。

（2）对症治疗　有贫血者补充铁剂、叶酸等。胃酸低者补充稀盐酸，并与 TH 合用疗效好。

【护理】

（一）护理评估

（1）健康史　评估腺垂体功能减退症的病因。询问患者有无手术、创伤、放射性损伤史，有无淋巴瘤、白血病、转移癌等浸润下丘脑或垂体病史，是否存在脑炎、结核等感染史；女性应了解其在妊娠、分娩过程中是否发生子痫、胎盘早剥、羊水栓塞等疾病，有无产后大出血、乳房萎缩、长期闭经等病史；男性应询问其有无性欲减退、阳痿等。

（2）身体状况　评估患者有无乳房萎缩、闭经、不育，男性胡须稀少、性欲减退等促性腺素不足的表现；评估患者有无畏寒、皮肤干燥、精神淡漠、黏液性水肿等促甲状腺素不足的表现；评估患者有无极度乏力、食欲缺乏、体重减轻等 ACTH 不足的表现；评估患者有无高热、循环衰竭、休克、恶心、呕吐、谵妄、抽搐等垂体危象的表现。

（3）实验室及其他检查　了解腺垂体分泌激素的水平和靶腺激素的水平。对于腺垂体-下丘脑的病变可用 CT 和 MRI 检查。

（4）心理-社会状况　评估患者是否因性功能障碍、不育、毛发脱落等产生自卑心理。

（二）护理诊断/问题

（1）自我形象紊乱　与甲减引起黏液性水肿面容有关。

（2）排便异常　便秘与甲减时肠蠕动减慢等因素有关。

（3）潜在并发症　甲减危象。

（4）体温过低　与甲减时物质代谢减慢有关。

（三）护理目标

① 患者排便恢复正常。

② 患者体温达到正常范围。

③ 身体外形改变逐渐恢复正常，能正常进行社交活动。

（四）护理措施

1. 病情观察

（1）监测生命体征　观察患者有无寒战、皮肤苍白、肢体冷等体温过低表现，以及心律不齐、心动过缓等现象，警惕黏液性水肿昏迷的发生，若出现嗜睡等表现，或出现口唇发绀、呼吸深长、喉头水肿等症状，立即通知医师并及时处理。

（2）观察全身黏液性水肿情况，每日记录患者体重。注意皮肤有无发红、发绀、起水疱或破损等。若有皮肤干燥、粗糙，可局部涂抹乳液和润肤油以保护皮肤。洗澡时避免使用肥皂。协助患者按摩受压部位，保持皮肤清洁，经常翻身或下床活动，避免血液循环不良而造成压疮。

2. 一般护理

指导患者避免受寒等诱发因素，保持环境温暖、舒适，指导患者适时增加衣服、被褥等。给予高蛋白、高维生素、低钠、低脂肪饮食，细嚼慢咽、少量多餐。

3. 用药护理

对需终生替代治疗者，向其解释终生服药的重要性和必要性。不可随意停药或变更剂量，否则可能导致心血管疾病，如心肌缺血、心肌梗死或充血性心力衰竭。指导患者自我监测甲状腺素服用过量的症状，如出现多食消瘦、脉搏＞100 次/分、心律失常、体重减轻、发热、大汗、情绪激动等情况时，及时报告医师。准备好治疗药品及抢救物品，建立静脉通道，遵医嘱及时准确地使用甲状腺激素、糖皮质激素等药物，配合对症、支持治疗。

4. 对症护理

应注意保温，使室温在 22～23℃，但一般不主张加温处理。保持呼吸道通畅，吸氧等。

5. 心理护理

安排安静及安全的环境和固定的医护人员照顾患者，鼓励患者家属及亲友来探视，使患者感到温暖，减少害怕与怀疑；鼓励患者多参与社交活动，并与患有相同疾病且病情已改善的病友交流，以降低社交障碍。

（五）健康教育

① 指导患者学习本病的基本知识。

② 告知患者使疾病加重的常见诱发因素，避免受寒、感染、精神紧张等，慎用镇静药、中枢性止痛药及麻醉药等，以免诱发甲减危象。

③ 指导患者正确的用药方法，解释终生用药的必要性，不能随意增减药物剂量或停药。

④ 患者出现不适，应及时就诊，并指导患者定期到医院复查。

（六）护理评价

① 患者体重恢复至正常范围并保持稳定。

② 能耐受日常活动，生活自理，活动耐力增加。

③ 未发生甲状腺危象或发生甲状腺危象时被及时发现和处理。

（毛晓红）

第四节　糖尿病患者的护理

学习目标

1. 能准确简述糖尿病的分类、发病机制、诊断和治疗要点。
2. 能正确解释糖尿病的概念，描述其临床表现。
3. 能运用护理程序的方法，对糖尿病患者进行正确的护理和健康指导。
4. 在护理实践中，体现护士对患者的爱伤精神和人文关怀。

【疾病概要】

糖尿病（diabetes mellitus，DM）是由多种原因引起的胰岛素分泌和（或）作用的缺陷，而引起的以慢性高血糖为特征的代谢紊乱。除糖类外，尚有蛋白质、脂肪代谢紊乱和继发性水、电解质代谢紊乱。久病可引起多系统损害，导致眼、肾、神经、心脏、血管等组织的慢性进行性病变，引起功能缺陷及衰竭。重症或应激时可发生酮症酸中毒、高渗性昏迷等急性代谢紊乱。

糖尿病是常见病、多发病，随着人们生活方式的改变，糖尿病的患病率及发病率逐年上升，发病率仅次于心脑血管病及恶性肿瘤。我国目前糖尿病患病率约为3%左右。

目前分成四大类型，即1型、2型、其他特殊类型和妊娠期糖尿病。

（一）病因及发病机制

病因及发病机制尚未完全阐明，一般认为，糖尿病是遗传易感性（遗传患DM的概率）与环境因子综合作用所引起。可能与下列因素有关：遗传因素、病毒感染、自身免疫。肥胖、体力活动减少、饮食改变、感染、创伤、手术、精神刺激、多次妊娠和分娩都是2型糖尿病的诱发因素。

（1）1型糖尿病（T1DM） 目前认为HLA基因中DQ基因是1型糖尿病易感性的决定因子，而病毒感染则是最主要的环境因子，两者相互作用诱发机体免疫功能紊乱，促进自身抗体（如抗胰岛细胞的抗体）产生，使胰岛细胞破坏而使胰岛素分泌缺乏。

（2）2型糖尿病（T2DM） 是一种多基因突变病，在环境因素中，由于高热量饮食、体力活动减少等引起的肥胖可使靶细胞对胰岛素敏感性降低（胰岛素抵抗），甚至产生代偿性高胰岛素血症，胰岛素分泌相对不足。

1型糖尿病和2型糖尿病的区别见表7-3。

表7-3 1型糖尿病和2型糖尿病的区别

区别点	1型糖尿病(胰岛素依赖型)	2型糖尿病(非胰岛素依赖型)
发病年龄	多为幼年和青年	多为成年和老年
体型	消瘦或正常	多伴肥胖
起病	急	慢
血浆胰岛素	显著低于正常或缺如	轻度降低,正常或超过正常
对胰岛素的敏感	很敏感(易致低血糖症)	较不敏感
胰岛素治疗	全部患者	约25%患者
磺脲类降糖药疗效	差	较好
酮症酸中毒	常见	少见

（二）临床表现

1. 代谢紊乱症候群

胰岛素缺乏产生典型的“三多一少”症状：多食、多饮、多尿和体重减轻。因糖原分解增加及葡萄糖利用减少致高血糖，产生渗透性利尿，尿量增多，烦渴多饮；血糖不被利用，供能减少，导致饥饿食亢；同时蛋白质、脂肪分解增多加之供能减少，引起消瘦、乏力。2型糖尿病多见。

2. 并发症

（1）急性并发症

① 糖尿病酮症酸中毒（DKA）：是各种诱因使体内胰岛素严重缺乏引起的以高血糖、高血酮、酸中毒为主要特征的临床综合征。糖尿病代谢紊乱加重时，脂肪分解加速，大量脂肪酸在肝经β-氧化产生大量乙酰乙酸、β-羟丁酸和丙酮，三者统称为酮体。血清酮体积聚超过

正常水平时称为酮血症。尿酮体排出增多称为酮尿，临床上统称为酮症。乙酰乙酸、β-羟丁酸均为较强的有机酸，大量消耗体内储备碱，若代谢紊乱进一步加剧，血酮继续升高，超过机体的处理能力时，便发生代谢性酸中毒。多见于1型糖尿病，也见于感染、创伤等应激下的2型糖尿病。诱因：感染、胰岛素剂量不足或治疗中断、饮食不当、妊娠和分娩、创伤、手术、麻醉、急性心肌梗死、心力衰竭、精神紧张或严重刺激引起应激状态等。

临床表现：不同程度的意识障碍；失水伴有面颊潮红；口腔黏膜和皮肤干燥，弹性差；眼球内陷；脉细速，血压偏低；呼吸深快，呼出气体呈烂苹果味；严重时可伴心律失常和（或）心跳、呼吸骤停。

② 高渗性非酮症糖尿病昏迷（简称高渗性昏迷）：是因高血糖引起血浆高渗透压，导致严重脱水而引起的意识障碍。此时，体内胰岛素尚能抑制脂肪分解，故无酮体，可能是血糖未能随意从尿中排出而产生严重高血糖，致使组织尤其是脑细胞严重脱水引起昏迷。多见于老年人伴心血管疾病或肾脏病者，约2/3病例发病期无糖尿病史。诱因有感染、血液或腹透治疗、严重腹泻以及某些药物如糖皮质激素等。

临床表现：多尿、多饮，但多食不明显，有中枢神经系统功能异常，表现为嗜睡、幻觉、定向障碍、癫痫等。

③ 感染：疖、痈等皮肤化脓性感染多见，可反复发生，有时可引起败血症或脓毒血症。足癣、甲癣、体癣等皮肤真菌感染也较常见，女性患者常合并真菌性阴道炎。肺结核发病率高，进展快，易形成空洞。

（2）慢性并发症

① 大血管病变：与糖尿病有糖代谢和脂质代谢异常有关，引起大中动脉粥样硬化，主要侵犯主动脉、冠状动脉、大脑动脉、肾动脉和肢体外周动脉等，引起冠心病、缺血性或出血性脑血管病、肾动脉硬化、肢体动脉硬化等。肢体外周动脉粥样硬化常以下肢动脉病变为主，表现为下肢疼痛、感觉异常和间歇性跛行，严重供血不足可致肢体坏疽。常见于2型糖尿病。

② 微血管病变：a. 肾脏病变，是糖尿病主要的微血管病变之一，糖尿病肾病指毛细血管间肾小球硬化症，多见于糖尿病病史超过10年者，是1型糖尿病患者的主要死亡原因。临床表现为蛋白尿、水肿、高血压、肾功能逐渐减退以致肾衰竭；血浆蛋白低下、血脂显著升高、伴氮质血症和尿毒症。b. 糖尿病性视网膜病变，是糖尿病微血管病变的重要表现，多发生于病程超过10年者，是糖尿病患者失明的主要原因之一。c. 糖尿病性心肌病，伴心肌代谢紊乱。

③ 神经病变：糖尿病神经病变可累及中枢神经及周围神经，尤以后者为常见，通常为对称性，下肢较上肢严重。临床表现为先出现肢端感觉异常，如袜子或手套状分布，伴麻木、烧灼、针刺感或如踏棉垫感，有时伴痛觉过敏。随后有肢体疼痛，呈隐痛、刺痛，夜间及寒冷季节加重。后期累及运动神经，可有肌力减弱以致肌萎缩和瘫痪。肌肉萎缩多见于手、足小肌肉和大腿肌，也可累及自主神经。

④ 糖尿病足：是指与下肢远端神经异常和不同程度的周围血管病变相关的足部（踝关节或踝关节以下）感染、溃疡和（或）深层组织破坏。轻者表现为足部畸形、皮肤干燥和发凉、胼胝（高危足）；重者可出现足部溃疡、坏疽。糖尿病足是非创伤性截肢、致残的主要原因。

（三）实验室及其他检查

（1）尿糖测定 可用作判断疗效的监测指标，但尿糖阴性不能排除糖尿病。

（2）血糖测定 空腹及餐后 2h 血糖升高是诊断糖尿病的主要依据，又是判定糖尿病病情变化的主要指标。空腹血糖正常范围为 3.9～6.0mmol/L（70～108mg/dL）。

（3）口服葡萄糖耐量试验（OGTT） 可疑糖尿病但血糖未达到诊断糖尿病标准者需进行葡萄糖耐量试验。有口服和静脉注射两种，以口服葡萄糖耐量试验（OGTT）为最常见。WHO 推荐成人口服 75g 葡萄糖；儿童为每千克体重 1.75g，总量不超过 75g。OGTT 方法：清晨进行，禁食至少 10h。试验前 3d 每日进食糖类量不可少于 200g。试验日晨空腹取血后将葡萄糖溶于 250～300mL 水中，于 5min 内服下，服后 30min、60min、120min 和 180min 取静脉血测血浆糖。

（4）血浆胰岛素和 C 肽测定 C 肽与胰岛素以等分子数从胰岛细胞生成和释放，而 C 肽不受外源性胰岛素的影响，故 C 肽较胰岛素更准确地反映胰岛 B 细胞功能，但不能作为诊断糖尿病的依据。

（5）糖化血红蛋白（HbA1c）和糖化血浆白蛋白测定 糖化血红蛋白可反映测定前4～12 周血糖的总水平，糖化血浆白蛋白可反映患者近 2～3 周内血糖总的水平。两者均可作为糖尿病患者近期病情的监测指标，但不能作为糖尿病的诊断依据。

（四）诊断要点

空腹和（或）餐后 2h 血糖升高是诊断糖尿病的主要依据，必要时可用 OGTT。糖尿病的诊断标准：症状＋随机血糖≥11.1mmol/L（200mg/mL），或 FBG≥7.0mmol/L（126mg/mL），或 OGTT 中 2HPG≥11.1mmol/L（200mg/mL）。

（五）治疗要点

DM 的治疗原则是早期治疗、长期治疗、综合治疗、治疗措施个体化的原则；治疗目标是使血糖达到或接近正常水平，纠正代谢紊乱，消除 DM 症状，防止或延缓并发症，维持良好的健康和劳动（学习）能力，保障儿童生长发育，延长寿命，降低病死率。国际糖尿病联盟（IDF）提出了糖尿病现代治疗的 5 个要点，分别为：饮食控制、运动疗法、血糖监测、药物治疗和糖尿病教育。

1. 饮食治疗

饮食治疗是各型 DM 的基础治疗措施，适当节制饮食可减轻胰岛 B 细胞负担，必须严格执行。

2. 运动治疗

运动可以减肥，还有利于降低血糖。运动时应注意：①T1DM 患者运动量不宜过大，持续时间不宜过长；②对 T2DM 患者尤其是肥胖患者，适当运动有利于减轻体重，且可提高胰岛素的敏感性，应鼓励其加强运动治疗。

3. 口服药物治疗

见表 7-4。

4. 胰岛素治疗

（1）适应证 ①1DM；②2DM 经饮食、口服降糖药治疗未获得良好控制者；③糖尿病急性并发症及重症感染；④较严重的糖尿病慢性并发症；⑤应激情况如急性心肌梗死、脑血管意外、手术、妊娠及分娩者。

表 7-4 口服降糖药的分类及特点

药物分类	常用药物	作用及应用	注意事项
磺脲类	格列齐特、格列吡嗪、格列喹酮	①与B细胞SUs受体结合后促胰岛素释放；②主要适于2DM；③应用1月内或有效治疗后1～3年可发生原发或继发失效	①不适于T1DM、严重并发症、严重肝肾功能不全及孕妇；②一般宜餐前30min服用；③主要不良反应为低血糖
双胍类	二甲双胍	①增强糖利用，抑制糖异生，降低体重；②主要适于2DM，也可用于1DM；③对正常人无降糖作用	①常见不良反应为胃肠反应，可进餐时服药；②该药促无氧酵解，缺氧时易诱发乳酸性酸中毒
α葡萄糖苷酶抑制剂	阿卡波糖、伏格列波糖	①抑制α葡萄糖苷酶，延缓糖吸收；②尤其适于空腹血糖正常而餐后血糖增高者	①与第一口饭同服；②常见不良反应为胃肠反应；③孕妇、哺乳妇女、18岁以下者不宜用
胰岛素增敏剂	罗格列酮、帕格列酮	①增强靶组织对胰岛素敏感性，减轻胰岛素抵抗；②主要用于有胰岛素抵抗的2DM	①常见不良反应为上呼吸道感染、胃肠反应等；②严重肝病、孕妇、哺乳妇女不宜用

（2）制剂类型　根据起效作用快慢和维持时间长短，胰岛素分为数种类型（表7-5）。

（3）使用原则和剂量调节　①制剂选择：通常在使用胰岛素初期，多选用短效胰岛素，待血糖控制较稳定后，可改用中效或预混制剂。②用药途径：一般用皮下注射，但当有急性并发症或应激情况时应使用静脉滴注。③剂量调节：一般从小剂量开始，如每餐前（餐前30min）试用短效胰岛素4～8U，以后根据血糖水平调节胰岛素的用量，直至血糖控制满意。此外，现已有胰岛素泵、人工胰，可模拟胰岛素的持续基础分泌和进餐时的脉冲式释放，人工胰并可感知血糖浓度的动态变化，能真正模拟胰岛B细胞分泌胰岛素的模式。

表 7-5 胰岛素制剂类型及作用时间

类别	类型	注射途径	起效时间	最强时间	持续时间	注射时间
短效	胰岛素(R)	皮下 静脉	0.5～1h 即刻	2～4h	6～8h	餐前半小时，每日约3次
中效	低精蛋白胰岛素(NPH)	皮下	3～4h	8～12h	18～24h	每日早餐前或加晚餐前1h，每日1～2次
长效	精蛋白锌胰岛素(PZI)	皮下	3～4h	14～20h	24～36h	每日早餐前或晚餐前1h，每日1次
预混胰岛素		指预先按一定比例混合的短、中效胰岛素。如Novolin30R表示30%为短效，70%为中效				

5. 糖尿病酮症酸中毒的治疗

（1）补液　输液是救治糖尿病酮症酸中毒的首要、关键措施。通常使用生理盐水，输液量视病情而定，心功能正常者2h内输入1000～2000mL，以便迅速补充血容量，改善周围循环和肾功能，第2～6h输入1000～2000mL，第1个24h输液总量为4000～5000mL，重者可达6000～8000mL。对老年患者及有心脏病变者，必要时可在中心静脉压监护下调整输液速度及输液量。

（2）胰岛素治疗　小剂量短效胰岛素持续静脉滴注（每小时每千克体重 0.1U）是目前普遍采用的治疗方法，既能有效地抑制脂肪分解和酮体生成，又可减少低血糖、低血钾等。当血糖降至 13.9mmol/L 时，改输 5%葡萄糖液并加入短效胰岛素治疗（按每 3～4g 葡萄糖加 1U 胰岛素计算）。待尿酮体消失后，可逐渐恢复到平时的治疗。

（3）纠正电解质及酸碱平衡紊乱　轻症患者经静脉补液及胰岛素治疗后，酸中毒可逐渐纠正，无需补碱；pH≤7.0 者应予小剂量的碳酸氢钠静滴，但不宜过多过快，以免诱发或加重脑水肿。补钾时机、补钾量及速度应根据治疗前血钾水平及尿量决定。

（4）防治诱因和并发症　包括休克、严重感染、心力衰竭、心律失常、肾衰竭、脑水肿、急性胃扩张等。

6. 高渗性非酮性糖尿病昏迷的治疗

与酮症酸中毒相近。输液的同时给予小剂量胰岛素治疗，当血糖降至 16.7mmol/L 时，改用 5%葡萄糖溶液并加入速效胰岛素，根据尿量补钾。积极消除诱因和治疗各种并发症，病情稳定后，根据患者血糖、尿糖及进食情况给予皮下注射胰岛素，然后转为常规治疗。

7. 妊娠合并 DM 的治疗

无论妊娠期糖尿病或妊娠前已有糖尿病，两者之间均有复杂的相互影响，妊娠期间应禁用口服降糖药，以免药物透过胎盘刺激胎儿胰岛，宜选用胰岛素治疗。

【护理】

（一）护理评估

（1）健康史　详细了解患者的患病过程和治疗经历，询问其患病起始时间、主要症状及其特点、有无并发症出现，有无外伤、手术、感染等病史及诱发因素等，了解其工作性质、生活方式、饮食形态及运动锻炼情况。

（2）身体状况　测量身高、体重，判定有无肥胖或消瘦等营养问题。观察生命体征及精神、神志状态，是否出现“三多一少”等代谢紊乱症候群；注意呼吸频率、节律变化，尤其是呼气有无烂苹果气味，评估有无酮症酸中毒表现。观察有无皮下出血和瘀斑、局部皮肤发绀或缺血性溃疡、坏疽、疖、痈或其他感染灶，有无伤口不易愈合等，有无水肿和高血压、尿路感染征象。评估有无大血管和微血管病变，如冠心病、脑血管病、肾动脉硬化、下肢动脉硬化、糖尿病肾病、糖尿病性视网膜病变等。评估有无神经病变、眼部病变及糖尿病足等。

（3）实验室及其他检查　了解患者尿糖、血糖、葡萄糖耐量试验、糖化血红蛋白及甘油三酯，胆固醇等是否正常，评估控制效果及肝肾功能等。

（4）心理-社会状况　了解患者及家属对糖尿病知识的认识程度，家庭经济状况、患者自我及家庭护理能力和支持程度。观察患者有无孤独、否认、恐惧、愤怒、悲观情绪，评估是否出现焦虑等心理问题。

（二）护理诊断/问题

（1）营养失调　低于机体需求量，与胰岛素分泌不足引起糖类、蛋白质、脂肪代谢紊乱有关。

（2）有感染的危险　与血糖增高、脂质代谢紊乱、营养不良和微循环障碍有关。

（3）有皮肤完整性受损的危险　与感觉障碍、皮肤营养不良有关。

（4）有体液不足的危险　与血糖升高、尿渗透压增高有关。

(5) 活动无耐力　与严重代谢紊乱、蛋白质分解有关。

(6) 潜在并发症

① 酮症酸中毒：与代谢紊乱、酮体在体内堆积有关。

② 低血糖：与胰岛素使用不当、饮食不当有关。

③ 糖尿病足：与足部缺血性溃疡、营养不良性皮肤溃疡有关。

(三) 护理目标

① 患者体重恢复正常水平并保持稳定，血糖正常或维持理想水平。

② 能采取有效措施预防糖尿病足的发生，未发生糖尿病足或发生糖尿病足时能得到有效处理。

③ 未发生糖尿病急性并发症或发生时能及时发现和处理。

(四) 护理措施

1. 饮食护理

这是一项基础措施。合理地调节和控制饮食有利于控制病情。

(1) 每日热量计算　参照理想体重和活动强度计算每日所需总热量。成年人休息者每日每千克标准体重给予热量 10.5～12.5MJ；轻体力劳动者 12.5～14.6MJ，中体力劳动者 14.6～16.7MJ；重体力劳动者 16.7MJ 以上。儿童、孕妇、乳母、营养不良或有慢性消耗性疾病者应酌情增加，肥胖者酌减，使患者体重恢复至理想体重的±5%。

(2) 蛋白质、脂肪、糖类分配　饮食中蛋白质含量成人按每日每千克标准体重 0.8～1.2g 计算。儿童、孕妇、乳母、营养不良或有慢性消耗性疾病者可增至每日每千克体重 1.2～1.5g，脂肪每日每千克标准体重按 0.6～1.0g 计算，其余为糖类。蛋白质量占总热量 12%～15%，脂肪约占 30%，糖类占 50%～60%。

(3) 三餐分配　按食物成分表将上述热量折算为食谱，三餐分配一般为 1/5、2/5、2/5 或 1/3、1/3、1/3。三餐饮食内容要搭配均匀，每餐均有糖类、脂肪和蛋白质，要定时定量。按此食谱食用 2～3 周，血糖可下降，如血糖控制不理想应做必要的调整。若患者定量进食后仍感饥饿，可用绿叶蔬菜充饥。糖尿病患者在饮食中应运用食品交换法，增加对食品的选择性。

(4) 饮食注意事项　严格定时进食；关键在于控制总热量；主食提倡用粗制米、面和适量杂粮，严格限制甜食；进行体育锻炼时不宜空腹，应补充适量食物，防止低血糖；保持大便通畅、多食含纤维素高的食物；每周定期测量体重一次，衣服重量要相同，且用同一磅秤；禁饮酒。

2. 适当运动

(1) 运动方式　糖尿病患者适合步行、慢跑、健身操、太极拳、游泳等需氧运动。患者的心率达到个体 50%的最大耗氧量为合适的活动强度；活动时间为 20～40min，可逐步延长至 1h 或更久，每日一次；用胰岛素或口服降糖药物者最好每日定时活动；肥胖者可适当增加活动次数。

(2) 注意事项　防止低血糖、酮症、诱发性心血管意外或运动系统损伤等副作用的出现，在体育锻炼时要注意下列事项：①运动前评估血糖控制情况，根据患者的具体情况决定运动方式、时间及运动量。②运动时应尽量避免恶劣天气。天气炎热应保证水的摄入，寒冷天气注意保暖。随身携带糖果，出现低血糖症状时食用。身体状况不良时应暂停运动。③有心、脑血管疾病或严重微血管病变者按具体情况妥善安排。收缩压＞24kPa时停止活动，活动时间安排在餐后1h，活动要适量。④运动时随身携带糖尿病卡，备急需。⑤运动后应做好运动日记，以便观察疗效和不良反应。

3. 用药护理

（1）口服降糖药护理 ①磺脲类药物的主要副作用是低血糖反应，同时还有不同程度的胃肠道反应、皮肤瘙痒、血小板、白细胞减少等。有严重肝、肾疾病的患者应尽量避免服用。②双胍类药物的主要不良反应有腹部不适、口中金属味、恶心、畏食、腹泻等，偶有过敏反应。肝、肾疾病患者禁用。双胍类与磺脲药药物合用，在降低血糖方面起协同作用。③α-葡萄糖苷酶抑制剂常见的不良反应为胃肠道反应，经治疗一段时间后可减轻。单用本药不引起低血糖，如与磺脲类或胰岛素合用，可发生低血糖，进食双糖或淀粉类食物无效。肝、肾功能不良者应慎用。不宜用于胃肠道功能紊乱患者、孕妇、哺乳期妇女和儿童。④胰岛素增敏剂不宜用于治疗1型糖尿病、孕妇、哺乳期妇女和儿童。

（2）胰岛素 适用于患1型DM和2型糖尿病口服降糖药无效的患者。应用胰岛素注意注射时机、部位及方法，定期监测尿糖、血糖，密切观察和处理不良反应。

① 注意事项

a. 注射时间、方法：胰岛素于饭前半小时注射，低精蛋白锌胰岛素在早餐前1h注射。预混胰岛素注射前先混匀。长、短效胰岛素混合使用时，应先抽短效胰岛素，再抽长效胰岛素，然后混匀。

b. 注射时应严格无菌操作，防止发生感染。

c. 胰岛素的保存：4～28℃存放可使用28d，避免过冷、过热、太阳直晒。

d. 注射部位：胰岛素皮下注射，宜选择上臂三角肌、臀大肌、大腿内侧、腹部等部位，注意交替注射部位，以免形成局部硬结和脂肪萎缩。

e. 定期监测尿糖、血糖变化。

② 不良反应：常见的不良反应有低血糖、胰岛素过敏和注射部位皮下脂肪萎缩或增生。

a. 低血糖：最主要的不良反应，表现为头昏、心悸、多汗、饥饿甚至昏迷等，可进食糖果或给予糖饮料或静注50%葡萄糖液20～30mL。

b. 胰岛素过敏：表现为注射部位瘙痒、荨麻疹等，立即更换胰岛素制剂种类，使用抗组胺药、糖皮质激素及脱敏疗法等。

c. 注射部位皮下脂肪萎缩或增生：交替、更换注射部位可缓慢恢复。

4. 潜在并发症的急救与护理

（1）糖尿病酮症酸中毒的护理

① 病情监测：观察生命体征、意识、瞳孔变化，以及有无口渴、呼吸深快及烂苹果气味等；记录液体出入量；检测尿糖、血糖、酮体的变化。

② 酮症酸中毒紧急护理措施：正确执行医嘱，确保液体和胰岛素的输入，保证输液通畅；液体输入量应在规定的时间内完成；胰岛素用量必须准确和及时；有感染发热者可给予抗生素治疗，并采取相应的护理措施；患者绝对卧床休息；注意保暖；加强口腔、眼睛、皮肤护理；注意鼻饲管和导尿管的位置正确，按时更换，预防感染；严密观察和记录患者神志情况、瞳孔大小和对光反射，以及生命体征、心率和每日出入液量等变化；抽搐昏迷时应设专人护理；在输液和胰岛素治疗过程中，需每1～2h留取标本送检。

(2) 低血糖反应的护理

① 病情监测：低血糖发生时患者常有饥饿感，伴软弱无力、出汗、恶心、心悸、面色苍白，重者可昏迷。睡眠中发生时可突然觉醒，皮肤潮湿多汗，部分有饥饿感。

② 低血糖紧急护理措施：进食含糖的食物；静脉推注 50%葡萄糖 40～60mL 是最常用和有效的方法；胰高血糖素 1mg 肌注，适用于一时难以建立静脉通道的院外急救或患者自救。

(3) 预防感染　保持全身和局部清洁，尤其要加强口腔、皮肤和阴部的清洁，做到勤洗澡、勤换衣；衣服选择质地柔软、宽松，避免使用各种约束带；注射胰岛素时局部皮肤严格消毒，防感染；皮肤有外伤或感染时，不可任意用药，必须在医生指导下用药。

(4) 糖尿病足的护理　观察足部颜色、温度、动脉搏动，足部有无病变。注意保暖，适当运动，每晚用 50～60℃温水洗脚，按摩足部。不宜穿袜口过紧的袜子；选择软底宽头的鞋子，勤换鞋袜，勤洗脚，保持趾间干燥，及时治疗足部疾病。不能赤脚走路、手足冰冷需使用热水袋或用热水清洗时预防足部外伤。

(五) 健康教育

(1) 疾病知识指导　采用床边介绍、录像、讲座等多种形式，帮助糖尿病患者及家属了解有关糖尿病的知识，引导患者家属给予精神支持和生活照顾。①指导患者掌握饮食和运动治疗的具体方法、注意事项。②学会检测尿糖、血糖的变化：尿糖定性测定，使用便携式血糖仪的应用。③学会正确注射胰岛素的方法，知道药物的作用，副作用及使用注意事项。④教会识别低血糖反应和发现酮症酸中毒先兆，掌握自救方法，有效规避诱因。⑤随身携带识别卡，以便发生紧急情况时及时处理。

(2) 定期复诊　定期复诊，以便了解病情控制情况，及时调整用药，早期发现和治疗慢性并发症。

(六) 护理评价

① 患者多食、多饮、多尿症状得到控制，血糖控制理想或较好。体重恢复或接近正常。

② 足部无破损、感染等发生，局部血液循环良好。

③ 无糖尿病急性并发症发生或发生时得到及时纠正和控制。

(毛晓红)

第五节　皮质醇增多症患者的护理

学习目标

1. 能准确简述皮质醇增多症的病因、发病机制和治疗要点。
2. 能正确解释皮质醇增多症的概念，描述其临床表现。
3. 能运用护理程序的方法，对皮质醇增多症患者进行正确的护理和健康指导。
4. 在护理实践中，体现护士对患者的爱伤精神和人文关怀。

【疾病概要】

皮质醇增多症（hypercortisolism）是指各种原因引起肾上腺皮质分泌过多糖皮质激素

所致疾病的总称，其中最多见者为垂体促肾上腺皮质激素（ACTH）分泌亢进引起的临床类型，称为库欣综合征（Cushing syndrome），主要表现为向心性肥胖、多血质面容、皮肤紫纹及高血压等，成人多见，女性多于男性。

（一）病因及发病机制

（1）依赖型皮质醇增多症　由于ACTH过多，引起肾上腺皮质增生，使其分泌过多的皮质醇①垂体分泌过多ACTH（常称为库欣病）：约占70%，其中又以垂体微腺瘤（<10mm）为多见；②异位ACTH综合征：是指垂体以外的肿瘤分泌异位的ACTH所致，最常见于支气管肺癌。

（2）非ACTH依赖型皮质醇增多症　指原发于肾上腺皮质的肿瘤分泌过多皮质醇引起的临床症群，约占25%，其中肾上腺皮质腺瘤占20%，皮质腺癌占5%。此组瘤的生长和分泌功能不受ACTH的控制，也不受外源性糖皮质激素的抑制。

（3）医源性类皮质醇增多症（类库欣综合征）　指长期大量应用糖皮质激素而引起的类皮质醇增多症，患者自身下丘脑-垂体-肾上腺轴受抑制而趋萎缩，ACTH及皮质醇分泌功能低下，一旦停药或应激，可发生肾上腺皮质功能低下。

（二）临床表现

本病的临床表现主要由于皮质醇分泌过多，引起代谢紊乱及多器官功能障碍、对感染抵抗力降低所致。

（1）脂肪代谢障碍　患者面部和躯干脂肪堆积（向心性肥胖）是本病特征，典型者出现满月脸、水牛背、球形腹。这可能是由于过多皮质醇促进脂肪动员与合成，从而引起脂肪重新分布所致。

（2）蛋白质代谢障碍　大量皮质醇促进蛋白质分解，表现为皮肤菲薄，毛细血管脆性增加，通过菲薄的皮肤可见红色血管形成的典型紫纹；病程长者有肌肉萎缩，组织修复能力差，骨质疏松；儿童可致生长迟缓等。

（3）糖代谢障碍　大量皮质醇具有抑制糖利用、促进糖异生，并可拮抗胰岛素的作用，致血糖升高，甚至引起类固醇性糖尿病。

（4）水、电解质代谢紊乱　大量皮质醇有储钠、排钾作用，但血电解质大多正常。肾上腺皮质癌和异位ACTH综合征可有明显低钾低氯性碱中毒。在这些患者中，除皮质醇大量分泌外，具盐皮质激素作用的去氧皮质酮（DOC）分泌也增多，加重低血钾。低钾血症又使患者乏力加重，并引起肾浓缩功能障碍。部分患者因钠潴留而有轻度水肿。

（5）心血管病变　高血压为本病的常见表现。可能与皮质醇增加儿茶酚胺缩血管作用和去氧皮质酮引起水钠潴留有关。长期高血压可致心室肥大、心衰和脑血管意外等。

（6）神经、精神障碍　表现为失眠、情绪不稳定、烦躁易怒、注意力不集中，严重时甚至引起精神失常。

（7）消化系统　皮质醇可促进胃酸分泌，严重时发生消化性溃疡。

（8）造血系统　可因皮质醇可刺激骨髓，使红细胞、血红蛋白增多，此外使白细胞总数及中性粒细胞增多，但淋巴细胞和嗜酸粒细胞减少。

（9）生殖系统　可发生女性男性化，月经不规则或停经，痤疮、多毛，男性可性功能减退，与肾上腺雄激素分泌增多及大量皮质醇抑制垂体促性腺激素分泌有关。

（10）感染　长期皮质醇增多不仅单核-巨噬细胞系统作用降低，抗体的产生也可受到抑制，故化脓性感染不易控制，易发生真菌感染等，因大量皮质醇具有抗炎作用，感染后炎症反应常不显著。

（11）皮肤色素沉着　异位 ACTH 综合征及较重库欣综合征患者皮肤色素明显加深。

（三）实验室及其他检查

（1）激素及其代谢产物测定　血皮质醇、24 尿 17-羟类固醇（17-OHCS）等，可发现皮质醇增多，且失去昼夜节律性。此外，也可测血 ACTH 水平。

（2）其他检查　可对肾上腺、垂体行影像学检查，有助于显示病变部位。

（四）治疗要点

根据不同病因作相应治疗。在病因治疗前，对病情严重的患者，宜先对症治疗以防止并发症。

（1）库欣综合征　本病治疗可归纳为手术、放射、药物三种方法。经蝶窦切除垂体微腺瘤为近年治疗本病的首选方法，摘除腺瘤后可治愈，少数患者手术后可复发。如经蝶手术未能发现并摘除垂体微腺瘤，或某种原因不宜做垂体手术，对病情严重者，宜做一侧肾上腺全切，另侧肾上腺大部分或全切除术，术后做垂体放疗，最好用直线加速器治疗。对于垂体大腺癌患者需做开颅手术，尽可能切除肿瘤，为避免复发，可在术后辅以放射治疗。

（2）肾上腺肿瘤　肾上腺腺瘤经检查明确腺瘤部位后，手术切除可根治。肾上腺腺癌的治疗多不满意，应尽可能早期手术治疗，未能根治或已有转移者用药物治疗，以减少肾上腺皮质激素的产生量。

（3）异位 ACTH 综合征　应治疗原发性癌肿，根据具体病情做手术、放疗和化疗。如不能根治，则需用肾上腺皮质激素合成阻滞药。可作辅助治疗的药物包括美替拉酮、酮康唑，可使皮质醇产生量减少，双氯苯二氯乙烷使肾上腺皮质束状带和网状带萎缩、坏死。

【护理】

（一）护理评估

（1）健康史　重点询问患者既往的健康状况，有无垂体瘤，有无垂体以外的肿瘤，如肾上腺皮质腺瘤、肾上腺皮质癌及肺癌等，以初步了解皮质醇增多症的原因。

（2）身体状况　评估患者有无面圆呈暗红色、颈、胸、背及腹部脂肪增厚，有无肌无力，下蹲后起立困难。有无皮肤紫纹、色素明显加深、微血管脆性增加等。

（3）实验室检查及其他检查　评估皮质醇测定、ACTH 试验及影像学检查结果。

（4）心理-社会状况　评估患者有无精神紧张、烦躁不安、因家庭和社会生活受影响而产生自卑感。

（二）护理诊断/问题

（1）自我形象紊乱　与皮质醇增多引起向心性肥胖、女性男性化等因素有关。

（2）活动无耐力　与皮质醇增多引起蛋白质分解增加、肌肉萎缩等有关。

（3）体液过多　与皮质醇增多引起水钠潴留有关。

（4）性功能障碍　与雄激素、促性腺激素水平变化有关。

（5）有感染的危险　与皮质醇增多引起对感染抵抗力降低有关。

（三）护理目标

① 患者理解防治感染的重要性，无感染发生。

② 患者的性功能逐渐恢复，患者能正确对待性问题。

③ 身体外形的改变逐渐恢复正常；患者能接受疾病的现实，正确对待身体外形的改变。

④ 患者能明确活动无耐力的原因，活动耐力较前增强。

（四）护理措施

（1）病情观察 密切观察体温的变化，因皮质醇增多后，炎症反应不显著，对轻微发热、感染也要重视。

（2）一般护理 保持病室环境的清洁卫生，养成良好的个人卫生习惯，减少感染的机会，加强身体锻炼，提高机体抵抗力；患者应低热量、低脂、易消化饮食，必要时减少盐的摄入。

（3）对症护理 减少侵入性措施，严格无菌操作，避免交叉感染，发生感染时，尽早遵医嘱给予抗感染药物治疗；高热时行物理降温等。

（4）心理护理 患者身体外形的改变及病程长可出现焦虑、抑郁等不良情绪，应指导患者和家属有计划地安排力所能及的生活活动，让患者独立完成，增强其自信心和自尊感。

（五）健康教育

（1）疾病知识指导 向患者讲解皮质醇增多症的基本知识，指导患者进食高蛋白饮食，选择高钾低钠食物，如香蕉、橙、马铃薯等。指导患者做各项实验室检查的目的及注意事项。使用皮质醇的患者，应告知其用药注意事项，不可随意减量或停药，以免发生肾上腺危象。

（2）定期复诊 按医护人员的要求定期复查，如病情有变化，应即时就诊。

（六）护理评价

① 患者无感染发生。

② 患者能正确对待性问题。

③ 患者能接受疾病的现实及身体外形的改变。

④ 患者活动耐力较前增强。

（毛晓红）

第六节 痛风患者的护理

学习目标

1. 能准确简述痛风的病因、发病机制、实验室检查和治疗要点。
2. 能正确解释痛风的概念，描述其临床表现。
3. 能运用护理程序的方法，对痛风患者进行正确的护理和健康指导。
4. 在护理实践中，体现护士对患者的爱伤精神和人文关怀。

【疾病概要】

痛风（gout）是一组长期嘌呤代谢紊乱、血尿酸增高的异质性疾病。临床特点为高尿酸血症、尿酸盐结晶、沉积及由此所致的特征性急性关节炎、痛风石，严重者呈关节畸形及功能障碍。本病好发于男性及绝经期妇女，男性多于女性，男女之比约为20∶1。

（一）病因及发病机制

本病根据其病因可分为原发性和继发性两大类。原发者属遗传性疾病，与肥胖、原发性高血压、血脂异常、糖尿病、胰岛素抵抗关系密切。继发者可与肾病、血液病、药物及高嘌呤食物等多种因素有关。

（1）高尿酸血症　是痛风的生化标志。其中内源性嘌呤紊乱较外源性重要。主要原因有尿酸生成过多、肾对尿酸排泄减少。

（2）痛风　仅有高尿酸血症，不一定出现痛风的表现，只有10%～20%的高尿酸血症者发生痛风。痛风急性发作时尿酸在关节周围组织以结晶形式沉积引起急性炎症反应和（或）痛风石病。

（二）临床表现

多见于中老年男性、绝经期后妇女，发病前常有漫长的高尿酸血症病史。

（1）无症状期　仅有血尿酸持续性或波动性增高。从血尿酸升高至症状出现，时间可长达数年至10年，有些可终身不出现症状。

（2）急性关节炎期　是痛风的首发症状，是尿酸盐结晶、沉积引起的炎症反应。最初发作为单个关节，以趾关节多见，然后是足弓、踝、跟、膝、指、肘关节受累致疼痛；常在午夜突然发病；关节红肿、功能障碍，大关节腔内有积液；恢复期关节局部皮肤出现脱屑和瘙痒。发作常呈自限性，数小时、数日、数周自然缓解，缓解时局部可出现特有的脱屑和瘙痒表现。缓解期可数月、数年乃至终生。

（3）痛风石及慢性关节炎　痛风石是痛风的一种特征性损害，是尿酸盐沉积所致。痛风石常多关节受累，且多见于关节远端，受累关节可表现为以骨质缺损为中心的关节肿胀，僵硬及畸形，无一定形状且不对称。以关节内及关节附近与耳郭常见。呈黄白色大小不一的隆起，小如芝麻，大如鸡蛋，初期质软，随着纤维增多逐渐变硬如石。严重时痛风石处皮肤发亮、菲薄、经皮破溃排出白色尿酸盐结晶，瘘管不易愈合。

（4）肾病变　痛风性肾病是痛风特征性的病理变化之一。可出现肾结石、肾绞痛、血尿、蛋白尿、夜尿增多等情况。

（5）高尿酸血症及代谢综合征　高尿酸血症常伴有肥胖、原发性高血压、高脂血症等为特征的代谢综合征。

（三）实验室及其他检查

（1）血尿酸测定　男性血尿酸＞7.0mg/dL，女性＞6.0mg/dL，可确定为高尿酸血症。

（2）滑囊液或痛风石内容物检查　急性关节炎期行关节腔穿刺抽取滑囊液，在旋光显微镜下，可见白细胞内有双折光现象的针形尿酸盐结晶。

（3）其他检查　X线检查、关节镜等有助于发现骨、关节病变或尿酸性尿路结石影。

（四）治疗要点

目前尚无有效办法根治原发性痛风。治疗原则：控制高尿酸血症预防尿酸盐沉积；迅速终止急性关节炎发作；防止尿酸结石形成和肾功能损害。

（1）一般治疗　调节饮食，控制总热量摄入；限制饮酒和高嘌呤食物（如心、肝、肾等）的大量摄入；每天饮水2000mL以上增加尿酸的排泄；慎用抑制尿酸排泄的药物如噻嗪类利尿药等；避免各种诱发因素和积极治疗相关疾病。

（2）高尿酸血症的治疗　①促进尿酸排泄：适合肾功能良好者。常用药物有苯溴马隆、丙磺舒。②抑制尿酸合成药：适用于尿酸生成过多和不适合使用排尿酸药物者。常用药物为别嘌醇。③碱性药物：使尿酸不易在尿中积聚形成结晶。

（3）发作间歇期和慢性期处理　治疗目的是使血尿酸维持正常水平。①促进尿酸排泄药；②抑制尿酸合成药；③其他如保护肾功能，关节体疗，剔除较大痛风石。

（4）急性痛风性关节炎期的治疗　①秋水仙碱：为治疗痛风急性发作的特效药。一般服药后6～12h症状减轻，48h内90%患者症状缓解。越早应用效果越好。其毒性大，一旦出现应及时停药；有骨髓抑制，肝、肾功能不全，白细胞减少者禁用；孕妇及哺乳期间不可使用；治疗无效者，不可再用。若静脉使用秋水仙碱时，切勿外漏，以免造成组织坏死。②非甾体抗炎药（NSAID）：有吲哚美辛、双氯芬酸、布洛芬、美洛昔康、塞来昔布、罗非昔布等，效果不如秋水仙碱，但较温和，发作超过48h也可应用，症状消退后减量。③糖皮质激素：上述两类药无效或禁忌时应用。

【护理】

（一）护理评估

（1）健康史　询问患者起病情况、饮食习惯及职业特点，有无用药史、家族史，有无外伤、手术、肾病及其他代谢性疾病史。春秋季突然半夜典型关节炎发作，酗酒、过度疲劳、关节受伤、关节疲劳、手术、感染、寒冷、摄入高蛋白和高嘌呤食物等常见诱因对本病评估有积极意义。

（2）身体状况　观察患者营养发育状况及肢体活动能力，评估有无关节红肿、僵硬、畸形及相关代谢紊乱综合征表现，在诱因的基础上，有无半夜典型关节炎发作或尿酸性结石肾绞痛发作。

（3）实验室及其他检查　血尿酸是否增高，关节腔穿刺抽取滑囊液进行旋光显微镜检查是否见白细胞内有双折光现象的针形尿酸盐结晶，痛风石活检或穿刺取内容物检查是否有尿酸盐结晶等。

（4）心理-社会状况　了解患者的家庭经济状况、对本病治疗知识的认知程度、患者家属的关心支持力度，评估患者是否因病痛出现焦虑和紧张情绪。

（二）护理诊断/问题

（1）舒适的改变　关节痛，与尿酸盐结晶、沉积在关节引起炎症反应有关。

（2）躯体活动障碍　与关节受累、关节畸形有关。

（3）知识缺乏　与对痛风有关的饮食知识缺乏有关。

（三）护理目标

①患者疼痛缓解。

② 患者的关节活动受限、畸形减轻或消退。

③ 患者学会痛风的相关知识。

（四）护理措施

1. 休息与体位

绝对卧床休息；抬高患肢，避免受累关节负重；也可在病床上安放支架支托盖被，减少患部受压；待关节疼痛缓解72h后恢复活动。

2. 饮食护理

①限制嘌呤摄入量：根据病情采取限制嘌呤饮食，每日控制在150mg以下，禁食动物内脏及浓肉汤、肉精、沙丁鱼等含嘌呤高的食物。②控制能量摄入：肥胖者，减轻体重，每日总热量供给比正常人低10%左右。③蛋白质：以植物蛋白为主，标准体重每日每千克供给0.8～1.0g。急性期以谷类、牛奶、蛋类为主；慢性期根据病情，在限量范围内，进食含嘌呤少量或中等量的食物如禽、肉、鱼（煮过弃汤）。④脂肪和糖类：控制脂肪摄入量，烹调方法尽量采用蒸、煮、煲、炖、烩、拌等，每天供给50g左右。糖类供给量占总能量的60%，是痛风患者膳食中能量的主要来源。⑤微量元素及维生素：每天供给大量的蔬菜和水果，补充B族维生素、维生素C以及铁、锌等营养素。⑥补充水分：多饮开水、鲜果汁、矿泉水等，每天供给水分2000～3000mL。保持尿液稀释利于尿酸排出。⑦忌酒。

3. 病情观察

观察关节疼痛的部位、性质、间隔时间，有无午夜因剧痛而惊醒等；观察患者受累关节有无红、肿、热、痛和功能障碍；有无过度疲劳、饮酒等诱因；有无痛风石，了解结石的部位，观察体温变化，有无发热；监测血、尿尿酸的变化。

4. 对症护理

手、腕或肘关节疼痛者，可用夹板固定制动，减轻疼痛。也可在受累关节给予冰敷或硫酸镁湿敷，消除关节的肿胀和疼痛。痛风严重时，注意维持患部清洁，预防感染。

5. 用药护理

指导患者正确用药，观察药疗，及时处理不良反应。

（1）秋水仙碱的常见不良反应　有恶心、呕吐、腹泻、肝细胞损害、骨髓抑制、脱发、呼吸抑制等。若初服即出现恶心、呕吐、水样便等严重胃肠道反应，可选择静脉给药并严密观察。此外，静脉使用秋水仙碱时，切勿外漏，以免造成组织坏死。

（2）丙磺舒、磺吡酮、苯溴马隆的不良反应　可有皮疹、发热、胃肠道刺激、激发急性发作等。使用期间，嘱患者多饮水和服碳酸氢钠等碱性药。

（3）别嘌醇的不良反应　除有皮疹、发热、胃肠道反应外，还有肝损害、骨髓抑制等，在肾功能不全者，宜减半量应用。

6. 心理护理

因疾病反复发作导致关节畸形和肾功能损害，常思想负担重，担心丧失劳动能力，因而出现焦虑、抑郁等情绪，应向患者讲解痛风的有关知识，饮食与疾病的关系，并给予精神上的安慰和鼓励，使之能配合治疗，避免发作。指导患者保持心情愉快，避免情绪紧张，生活要有规律。

（五）健康教育

（1）知识的宣教　给患者和家属讲解疾病的有关知识。嘱其保持心情愉快，避免情绪紧张；生活要有规律。

（2）生活指导　做好饮食宣教，改变患者喜食肥肉、海鲜和饮酒等不良的饮食习惯。痛风患者长期注意饮食，合理调配膳食结构，防止和延缓并发症，提高生存质量。睡前用热水洗脚，促进体内尿酸的排出。

（3）运动指导　运动后疼痛超过1～2h，应暂停运动；使用大肌群，交替完成轻、重不同的工作，不要长时间持续进行重体力的工作；经常改变姿势，保持受累关节舒适。

（4）定期复查与自我观察病情　如平时用手触摸耳郭及手足关节处，检查是否产生痛风石。定期复查血尿酸，门诊随访。

（六）护理评价

① 患者能够认识到本病的发生原因及预防措施。

② 患者疼痛感减轻或消失。

（毛晓红）

第七节　肥胖症患者的护理

学习目标

1. 能准确简述肥胖症的病因、发病机制、辅助检查和治疗要点。
2. 能正确解释肥胖症的概念，描述其临床表现。
3. 能运用护理程序的方法，对肥胖症患者进行正确的护理和健康指导。
4. 在护理实践中，体现护士对患者的爱伤精神和人文关怀。

【疾病概要】

肥胖症是一种的多因素的慢性代谢疾病，它指人体内脂肪堆积过多和（或）分布异常，体重增加。当前肥胖已经成为了全世界的公共卫生问题，国际肥胖特别工作组（TOTF）指出，肥胖将成为新世纪威胁人类健康和生活满意度的最大杀手，而我国的肥胖症患病率有逐年增加的趋势，尤其是在儿童。

临床上，肥胖症可分为无明显内分泌及代谢性病因所致的单纯性肥胖症，和继发于其他疾病的（如下丘脑-垂体的炎症、垂体瘤、肿瘤、创伤、甲状腺功能减退症、皮质醇增多等）继发性肥胖症两种。肥胖可以引发多种疾病，如高血压、冠心病、心绞痛、脑血管疾病、糖尿病、高脂血症、高尿酸血症、女性月经不调等，还能增加人们患恶性肿瘤的概率。

（一）病因及发病机制

肥胖症的病因尚未完全明了，常为多种因素共同作用的结果。主要原因有以下几点。

（1）遗传因素　单纯性肥胖呈一定的家族倾向，双亲中一方为肥胖，其子女肥胖率约为50%；双亲中双方均为肥胖，其子女肥胖率上升至80%。近年研究，肥胖与肥胖基因及其表达产物——瘦素（leptin）有关，瘦素是由脂肪组织分泌的一种蛋白质激素，通过调节能量代谢平衡，维持体脂量相对恒定。瘦素的主要功能是抑制食欲，减少能量摄取，增加能量消耗，抑制脂肪合成。正常情况下瘦素与机体脂肪贮存量处于动态平衡状态。

（2）神经内分泌因素　中枢神经系统可调节食欲、营养物的消化和吸收。当下丘脑或边缘系统有病变可引起肥胖。同时食欲也受精神因素的影响。

（3）高胰岛素血症　肥胖常与高胰岛素血症并存，但一般认为系高胰岛素血症引起肥胖，高胰岛素血症性肥胖者的胰岛素释放量约为正常人的3倍。

（4）环境因素　生活方式的改变，包括膳食方面高热量、高脂肪、进食次数增多，体力劳动减少、运动不足等，都是肥胖的重要促发因素。有研究表明，每天看电视4h以上的妇女比每天看电视 1h 以下的妇女，肥胖的倾向大 2 倍。社会因素方面包括都市化进程、移民和身心问题等，也与肥胖的发生相关。

（二）临床表现

引起肥胖症的原因不同，其临床表现也不相同。肥胖症本身症状通常是因患者体重增加，引起腰痛、关节痛、消化不良和气喘，同时会有睡眠呼吸暂停综合征、静脉血栓等并发症。继发性肥胖症的患者除肥胖外，尚具有原发病的临床表现。

（1）体型变化　脂肪堆积是肥胖的基本表现，脂肪组织分布存在性别差异，通常男性型脂肪分布主要在腰部以上（又称苹果形），以颈项部、躯干部为主，女性型脂肪分布主要在腰部以下（又称梨形），以下腹部、臀部、大腿部为主。

（2）心血管疾病　易发生高血压、心力衰竭、下肢静脉曲张、静脉血栓等。20～30 岁，超重者高血压患病率是正常体重组的 2 倍，是低体重组的 3 倍；40～60 岁，超重者的血压比正常体重组高 50%，比低体重组高 100%。

（3）内分泌和代谢紊乱　常有高胰岛素血症、糖尿病等。

（4）消化系统疾病　胆石症、胆囊炎发病率高，慢性消化不良、脂肪肝较常见。

（5）呼吸系统疾病　可引起呼吸困难、睡眠呼吸暂停综合征及睡眠窒息。大多数睡眠呼吸暂停综合征患者都有肥胖的表现，体重指数平均为 31.1，而且体重指数的增高与病情的严重程度密切相关；肥胖患者 45%～55% 有打鼾，有些患者本人不知道自己有睡眠时打鼾和睡眠呼吸暂停，往往是被同室居住的人发现。

（6）并发症　见表 7-6。

表 7-6　肥胖的主要并发症

内科疾病	外科及妇产科疾病	肿瘤
2 型糖尿病	变形性关节炎	结肠癌(男)
脂代谢紊乱	腰椎间盘突出	直肠癌(男)
高尿酸血症	疝、静脉瘤	前列腺癌(男)
高血压	麻醉、手术并发症	子宫内膜癌(女)
冠心病	胰腺炎	宫颈癌(女)
脑血管意外	不孕症	卵巢癌(女)
胆石症	妊娠高血压综合征	乳腺癌(女)
脂肪肝	分泌及产褥期异常	
睡眠呼吸暂停综合征	多囊卵巢综合征	
意外死亡	生殖激素的异常	

（三）肥胖的判断指标

（1）肥胖程度

$$标准体重(kg)=身高(cm)-105$$

$$男性标准体重(kg)=[身高(cm)-100]\times 0.9$$

$$女性标准体重(kg)=[身高(cm)-100]\times 0.85$$

$$肥胖程度(\%)=(实际体重-标准体重)/标准体重\times 100\%$$

实际体重≥理想体重的10%，为超重；实际体重≥理想体重的20%，为肥胖（表7-7）。

表7-7　肥胖程度的诊断

肥胖程度	诊　断
±10%	正常范围
10%～20%	超重
20%～30%	轻度肥胖
30%～50%	中度肥胖
>50%	重度肥胖
>100%	病态肥胖

(2) 体重指数　体重指数(BMI)　BMI＝体重(kg)/身高^2(m^2)是较常用的指标。1997年WHO公布：正常BMI为18.5～24.9，≥25为超重、25～29.9为肥胖前期、30.0～34.9为Ⅰ度肥胖（中度）、35.0～39.9为Ⅱ度肥胖（重度）、≥40.0为Ⅲ度肥胖（极严重）。2000年，国际肥胖特别工作组提出了亚洲成年人BMI正常范围为18.5～22.9、<18.5为体重过低、≥23.0为超重、23.0～24.9为肥胖前期、25～25.9为Ⅰ度肥胖、≥30为Ⅱ度肥胖（重度）。但应注意肥胖症并非单纯体重增加，若体重增加仅仅是肌肉发达，则不认为是肥胖。

(3) 腰臀比（WHR）　分别测量肋骨下缘至髂前上棘之间的中点的径线（腰围）与股骨粗隆水平的径线（臀围），再计算出其比值。正常成人WHR：男性<0.90，女性<0.85。

(4) 腰围（WC）　是反映脂肪总量和脂肪分布的综合指数，WHO建议男性腰围>94cm（2.82尺），女性>80cm（2.4尺），作为肥胖的标准。

(5) 其他　CT和MRI是诊断内脏型肥胖最精确的方法，一般采用脐水平或4～5腰椎水平扫描计算腹内脏脂肪面积，≥120cm^{2}可诊断为内脏性肥胖。

（四）诊断要点

根据病史、临床表现和判断指标即可诊断。在确定肥胖后，应鉴别单纯性或继发性肥胖。

（五）治疗要点

要阻止肥胖症的发生，应从预防开始。特别是有肥胖家族史的儿童，妇女产后及绝经期，男性中年以上或病后恢复期尤应注意。治疗上强调以行为、饮食治疗为主的综合措施。

1. 饮食治疗

由内科医师、心理学家、营养师和护士组成指导小组，在家属的配合下，指导患者制订饮食计划，并从饮食处方开始，执行饮食计划，建立良好的进食习惯。

2. 体育锻炼

运动疗法和饮食治疗一样也是肥胖症的基础治疗方法之一。应与饮食治疗同时配合，并长期坚持。运动方式为有氧运动，结合患者具体情况，循序渐进、长期坚持。

3. 药物治疗

当饮食和运动疗法未能奏效时，可选择药物作短期辅助治疗。药物减肥的适应证包括合并高血糖、高血压、血脂异常和脂肪肝；食欲旺盛，餐前饥饿难忍，每餐进食量较多；合并负重关节疼痛；肥胖引起呼吸困难或有阻塞性呼吸困难暂停综合征。药物主要包括以下两种。

（1）食欲抑制剂　作用于中枢神经系统，以抑制食欲和增加饱食感。目前临床上主要药物有西布曲明、芬氟拉明。

（2）脂肪酶抑制剂　此类制剂有奥利司他（赛尼可），可使甘油三酯的吸收减少 30%而以原型经肠道排出，以减少能量的摄取而达到减重的目的。

4. 手术治疗

只限于严重肥胖（BMI>35），且经饮食、运动、药物治疗疗效不佳者。手术方式有吸脂、切脂、空肠回肠分流术、小胃手术等。

【护理】

（一）护理评估

（1）健康史　了解患者有无肥胖家族史和内分泌疾病史，肥胖发生的年龄，是否摄食过多、运动过少。有无治疗及效果如何。

（2）身体状况　评估患者有无肥胖及肥胖开始的时间，有无外生殖器发育迟缓等。

（3）实验室及其他检查　评估肥胖指数、体重指数等结果。

（4）心理-社会状况　评估肥胖者有无压抑感，有无自卑、焦虑、抑郁等心理问题。

（二）护理诊断/问题

（1）营养失调　高于机体需要量，与遗传、体内激素调节紊乱、饮食习惯不良、活动量少等有关。

（2）活动无耐力　与肥胖导致体力下降有关。

（3）自尊紊乱　与感到自卑及他人对肥胖的看法有关。

（三）护理目标

① 患者自觉执行饮食计划，体重有效控制或减至正常范围。

② 患者体力逐渐恢复。

③ 患者能接受目前状况并能正确面对。

（四）护理措施

1. 饮食护理

与患者商讨，帮助患者制定饮食干预计划，监督和检查计划执行情况。采取低能量、低脂肪、适量优质蛋白、含复杂糖类的饮食，补充足够新鲜水果和蔬菜，维持膳食营养素的平衡。每日摄入热量比原来日常水平减少约 1/3，使每周体重下降 0.5～1.0kg。增加饮食中纤维素含量，例如多选用糙米、胚芽米、麸皮面包及纤维素多的蔬菜、水果。严格限制糖果、酒类、饮料、甜点、罐头制品、蜜饯食品等零食。

建立良好的进食习惯：建立良好的进食行为，如只限定在家中餐桌进食，进食时集中注意力，保持细嚼慢咽，每次进食前先喝水 250mL 等；克服疲乏、厌烦、抑郁期间的进食冲动，避免社交场合的一些非饥饿性因素进食。

2. 运动

运动是通过运动消耗掉摄入的过多的热量，促进脂肪的分解供能，提高基础代谢率而增加热能的消耗，达到减轻体重的效果。运动疗法是治疗肥胖症的一种辅助手段，但必须要持之以恒并有规律地进行，否则体重不易下降或下降后又复上升。

① 与患者商讨制定每日活动计划，运动要循序渐进，逐渐增加活动量，避免运动过度和过猛。

② 选择有大肌群参与的有氧运动，如散步、慢跑、游泳、跳舞、太极等。

③ 运动方式根据年龄、性别、体力、病情及有无并发症等情况确定。

④ 当患者出现头晕、眩晕、胸闷或胸痛、呼吸困难、恶心、丧失肌肉控制能力等表现时，提示活动过量，应立即停止活动。

⑤ 运动后不应立即休息：立即休息使肌肉的节律性收缩突然停止，原来流进肌肉的大量血液就不能通过肌肉收缩流回心脏，造成血压降低，出现脑部暂时性缺血，引发心慌气短、头晕眼花、面色苍白甚至休克昏倒等症状。

⑥ 运动后不可马上洗浴：洗浴使皮肤表面血管扩张，汗毛孔开大，排汗增多，以方便散热，此时如洗冷水浴，会因突然刺激使血管立刻收缩，血循环阻力加大，心脏负担加重；如洗热水澡则会继续增加皮肤内的血液流量，血液过多地流进肌肉和皮肤中，导致心脏和大脑供血不足，轻者头昏眼花，重者虚脱休克。

3. 用药护理

当饮食及运动疗法未能奏效时，可采用药物辅助，按照医嘱指导患者正确用药，并观察和处理药物不良反应。

4. 心理护理

心理学家发现可用行为科学分析肥胖者摄食行为的特征和运动类型，培养肥胖者正确的行为。同时，护理人员应评估患者有无因肥胖而出现的自卑感、焦虑、抑郁等相关心理问题。鼓励患者表达自己的感受，与患者讨论疾病的治疗和愈后，增加患者战胜疾病的信心。鼓励患者进行自身修饰，加强自身修养，提高自身内在气质等，使患者正确对待问题，积极配合检查和治疗。

5. 病情观察

观察患者的饮食习惯、每日进餐次数、消化情况和排便习惯；注意观察伴随症状和并发症，有无气急、行动困难、头晕、腰痛、乏力、行动困难、心悸及其程度；观察有无热量摄入过低现象，如衰弱、抑郁甚至心律失常等。

（五）健康教育

（1）疾病相关知识指导　宣传健康的生活方式和基本的营养知识，树立现代健康观，坚持适当体力活动和运动锻炼；向患者讲解肥胖症的危害；强调不能盲目减肥，要做到科学减肥，合理安排饮食，指导患者正确使用减肥药并学会观察药物疗效和不良反应。

（2）定期检测　血糖、血脂、体重等指标。

（六）护理评价

① 患者体重恢复正常，认识到肥胖的危害性。

② 患者能执行治疗和饮食计划。

（毛晓红）

第八节 腺垂体功能减退症患者的护理

学习目标

1. 能准确简述腺垂体功能减退症的病因、发病机制和治疗要点。
2. 能正确解释腺垂体功能减退症的概念，描述其临床表现。
3. 能运用护理程序的方法，对腺垂体功能减退症患者进行正确的护理和健康指导。
4. 在护理实践中，体现护士对患者的爱伤精神和人文关怀。

【疾病概要】

腺垂体功能减退症是指各种原因引起的一种或多种腺垂体激素分泌减少或缺乏的一组临床综合征。因腺垂体分泌细胞是在下丘脑各种激素直接影响下，其功能减退可原发于腺垂体本身，也可继发于下丘脑病变，但补充所缺乏的激素后症状可迅速缓解。

（一）病因及发病机制

（1）垂体瘤　成人最常见原因。腺瘤可分为功能性和无功能性。腺瘤增大压迫正常垂体组织，使其功能减退或功能亢进，与腺垂体功能减退症合并存在。颅咽管瘤可压迫邻近神经血管组织，导致生长迟缓、视力减退、视野缺损、尿崩症等。

（2）下丘脑病变　如肿瘤、炎症、浸润性病变（如淋巴瘤、白血病）、肉芽肿（如结节病）等，可直接破坏下丘脑神经内分泌细胞，使释放激素减少，从而减少腺垂体分泌各种促靶腺激素、生长激素和催乳素等。

（3）垂体缺血性坏死　妊娠期腺垂体生理性增生肥大，对缺血、缺氧极为敏感，围生期因某种原因引起大出血、休克、血栓形成，使腺垂体大部缺血坏死和纤维化，临床称为希恩（Sheehan）综合征。糖尿病血管病变使垂体供血障碍也可导致垂体缺血性坏死。

（4）蝶鞍区手术、放疗和创伤　垂体瘤切除可能损伤正常垂体组织，术后放疗更加重垂体损伤。严重头部损伤可引起颅底骨折、损毁垂体柄和垂体门静脉血液供应。鼻咽癌放疗也可损坏下丘脑和垂体，引起腺垂体功能减退。

（5）感染和炎症　如巨细胞病毒、艾滋病、结核杆菌、真菌等感染引起的脑炎、脑膜炎、流行性出血热、梅毒或疟疾等均可损伤下丘脑和垂体。

（6）其他　垂体先天发育缺陷、长期使用糖皮质激素、自身免疫性垂体炎、空泡蝶鞍、海绵窦处颈内动脉瘤也可引起腺垂体功能减退。

（二）临床表现

腺垂体功能减退症的临床表现因病因不同，累及的分泌腺与数量不同，临床表现复杂。约50%以上腺垂体组织遭到破坏后才会出现腺垂体功能减退症状。最早出现促性腺激素、GH和PRL缺乏，其次为TSH缺乏，最后可伴有ACTH缺乏。希恩综合征患者往往因围生期大出血休克而有全垂体功能减退症，即所有垂体激素均缺乏。GH缺乏在成人表现为胰岛素敏感和低血糖，而在儿童可引起侏儒症。腺垂体功能减退主要表现为各靶腺（性腺、甲状腺、肾上腺）功能减退。

（1）性腺功能减退　常最早出现。由促性腺激素及催乳素不足所致。女性有产后大出血、休克、昏迷史，早期表现为产后无乳、闭经、性欲减退，继之性器官萎缩等。男性性欲减退、阳痿、睾丸松软缩小，胡须、腋毛和阴毛稀少等。

（2）甲状腺功能减退　由促甲状腺激素分泌不足所致。患者易疲劳、怕冷、体重增加、记忆力减退、反应迟钝、嗜睡、精神抑郁、便秘、月经不调、肌肉痉挛等。

（3）肾上腺皮质功能减退　由促肾上腺皮质激素缺乏所致。患者极度疲乏、食欲缺乏、恶心呕吐、体重减轻、血压偏低等。黑色素细胞刺激素减少使皮肤色素减退。

（4）垂体危象　在全垂体功能减退症基础上，应激（如手术、外伤等）、麻醉及使用镇静药、降糖药等均可诱发垂体危象，表现为高热、循环衰竭、休克、恶心、呕吐、头痛、神志不清、谵妄、抽搐、昏迷等消化系统、循环系统和神经精神方面的症状。

（三）实验室及其他检查

（1）性腺功能测定　雌二醇水平降低，血睾酮水平降低。基础体温测试、阴道涂片、精液检查等可分别反映卵巢、睾丸的分泌功能。

（2）肾上腺皮质功能测定　24h尿17-羟皮质类固醇及游离皮质醇排量减少，血浆皮质醇浓度降低，但节律正常，葡萄糖耐量试验示血糖低平曲线。

（3）甲状腺功能测定　血清总T_4、游离T_4均降低，而总T_3、游离T_3可正常或降低。

（4）腺垂体分泌激素测定　FSH、LH、TSH、ACTH、GH、PRL低于正常水平。

（5）其他检查　空腹血糖降低、血钠降低而血钾偏高，X线、CT、MRI检查，可了解病变的部位、大小、性质及其对邻近组织的侵犯程度，有助于判断原发性疾病的原因。

（四）治疗要点

1. 病因治疗

治疗应针对病因。肿瘤患者采取手术、放疗和化疗等措施；鞍区占位性病变，首先必须解除压迫，减轻和缓解颅内高压症状；加强产妇围生期的监护，及时纠正产科病理状态，预防因出血、休克而引起缺血性垂体坏死。

2. 激素替代治疗

针对靶腺功能减退采用相应的靶腺激素替代治疗。糖皮质激素的剂量随病情变化调节；甲状腺激素应遵循从小剂量开始，缓慢递增的原则。激素替代治疗虽可取得满意效果但需要长期甚至终身维持。

3. 垂体危象的治疗

（1）缓解低血糖　首先给予50%葡萄糖40～60mL静脉注射，然后用10%葡萄糖液静脉滴注。

（2）解除急性肾上腺功能减退危象　10%葡萄糖液中加入氢化可的松静脉滴注。

（3）对症治疗　循环衰竭者行抗休克治疗，感染败血症者积极开展抗感染治疗，低温者可给予小剂量甲状腺激素，并采取保暖措施使体温回升。

【护理】

（一）护理评估

（1）健康史　评估腺垂体功能减退症的病因。询问患者有无手术、创伤、放射性损伤史，有无淋巴瘤、白血病、转移癌等浸润下丘脑或垂体病史，是否存在脑炎、结核等感染史；女性应了解其在妊娠、分娩过程中是否发生子痫、胎盘早剥、羊水栓塞等疾病，有无产后大出血、乳房萎缩、长期闭经等病史；男性应询问其有无性欲减退、阳痿等。

(2) 身体状况　评估患者有无乳房萎缩、闭经、不育，男性胡须稀少、性欲减退等促性腺素不足的表现；评估患者有无畏寒、皮肤干燥、精神淡漠、黏液性水肿等促甲状腺素不足的表现；评估患者有无极度乏力、食欲缺乏、体重减轻等ACTH不足的表现；评估患者有无高热、循环衰竭、休克、恶心、呕吐、谵妄、抽搐等垂体危象的表现。

(3) 实验室及其他检查　了解腺垂体分泌激素的水平和靶腺激素的水平。对于腺垂体-下丘脑的病变可用CT和MRI检查。

(4) 心理-社会状况　评估患者是否因性功能障碍、不育、毛发脱落等产生自卑心理。

(二) 护理诊断/问题

(1) 性功能障碍　与促性腺激素分泌不足有关。

(2) 活动无耐力　与肾上腺皮质、甲状腺功能低下有关。

(3) 焦虑　与家庭生活和社会交往受影响有关。

(4) 潜在并发症　垂体危象。

(三) 护理目标

性功能障碍减轻或消失；焦虑减轻或消失；未发生并发症。

(四) 护理措施

1. 饮食护理

给予高热量、高蛋白、高维生素饮食。血压较低者适当补充钠盐，以利于血压稳定；便秘者增加纤维素和豆制品的摄入。

2. 病情观察

密切观察患者的生命体征和意识变化，注意有无低血糖、低血压、低体温等情况，观察瞳孔大小、对光反射等神经系统体征有无变化，及早发现垂体危象的征象。

3. 用药护理

指导患者及家属激素替代治疗是长期甚至终身行为的重要性。需遵医嘱按时、按量服用，不得任意增减药物剂量。观察药物的不良反应及效果。

4. 心理护理

关心体贴患者，认真倾听患者诉说自己的疾病困扰。向患者及其家属详细解释病情，取得对患者的配合，帮助患者树立乐观自信的生活态度，消除不良心理。

5. 垂体危象的抢救配合

① 迅速建立静脉通路，准确使用高渗糖和激素类药物。

② 保持呼吸道通畅，给氧。

③ 低体温者注意保暖，遵医嘱准确给予小剂量甲状腺激素；循环衰竭者，纠正低血容量；有感染、败血症者准确及时给予抗感染药物；高热者予以降温处理。

④ 做好口腔护理、皮肤护理；保持排尿通畅，防止尿路感染。注意慎用麻醉药、镇静药、催眠药及降糖药等，以免诱发昏迷。

(五) 健康教育

(1) 疾病相关知识指导　强调激素替代的方法及重要性，指导按时按量服用，不得任意增减药物剂量，避免过度劳累、感染、外伤、手术等应激情况，指导患者及家属能识别垂体危象的征兆。

（2）定期复查　当感染、发热、外伤、头痛等应激情况时，立即复诊。

（六）护理评价

患者性功能障碍减轻或消失；患者焦虑减轻或消失；没有发生并发症。

（毛晓红）

第九节　骨质疏松症患者的护理

学习目标

1. 能准确简述骨质疏松的病因、发病机制、诊断和治疗要点。
2. 能正确解释骨质疏松的概念，描述其临床表现。
3. 能运用护理程序的方法，对骨质疏松患者进行正确的护理和健康指导。
4. 在护理实践中，体现护士对患者的爱伤精神和人文关怀。

【疾病概要】

骨质疏松症（osteoporosis，OP）是一种以骨量低下、骨组织微结构破坏，导致骨脆性增加，易发生骨折为特征的全身性的代谢性骨病。骨质疏松症是一种骨骼退化性疾病，由此引发的骨质疏松性骨折及其并发症，可导致病残率、死亡率的增加，造成生命质量的下降，已成为严重的健康问题。该病可发于不同性别和任何年龄，多见于老年人，尤其是绝经后妇女，男女比例约为1∶6。

按病因可分为原发性和继发性两类。原发性骨质疏松症又分为绝经后骨质疏松症（Ⅰ型）、老年性骨质疏松症（Ⅱ型）和特发性骨质疏松症3种。绝经后骨质疏松症一般发生在妇女绝经后5～10年内，由雌激素缺乏，引起骨小梁骨量丢失加速、骨转换率增高所致；老年性骨质疏松症一般指老人70岁后发生的骨质疏松；特发性骨质疏松主要发生在青少年。继发性骨质疏松症指由任何影响骨代谢的疾病或药物所致的骨质疏松症。

（一）病因及发病机制

正常成熟骨的代谢主要以骨重建形式进行。在激素、局部细胞因子及其他调节因子的协调作用下，骨组织不断吸收旧骨质、形成新骨质，如此循环形成体内骨转换的相对稳定状态。当骨吸收过多、过快或形成不足时，将会打破骨吸收与骨形成之间的偶联平衡，引起骨量减少和骨微细结构的变化，进而造成骨质疏松。原发性骨质疏松症的病因及发病机制仍未阐明。凡可使骨的净吸收增加，促进骨微结构紊乱的因素都会促进骨质疏松症的发生。

1. 骨吸收及其影响因素

骨吸收主要由破骨细胞介导。①妊娠和哺乳：妊娠期间母体血容量增加，钙的分布容量可增加1倍。如摄入不足或存在矿物质的吸收障碍，必须动用骨盐维持血钙水平，如妊娠期饮食钙含量不足，可促进骨质疏松或骨软化症的发生。②雌激素：雌激素缺乏使破骨细胞功能增强，骨丢失加速，这是绝经后骨质疏松症的主要病因。③活性维生素D：可促进钙结合蛋白生成，增加肠钙吸收。活性维生素D缺乏，可伴有血清钙下降，导致骨盐动员加速，骨吸收增强。④甲状旁腺素（PTH）：PTH作用于成骨细胞，通过其分泌的骨吸收因子

(如 IL-6、IL-11)，促进破骨细胞的作用。⑤细胞因子 IL-1、IL-6 和肿瘤坏死因子等作用于破骨细胞，可促进其分化和活性，刺激骨吸收。

2. 骨形成及其影响因素

骨形成主要由成骨细胞介导。①遗传因素：多种基因的表达水平和基因多态性可影响峰值骨量、骨转换和骨质量。遗传因素决定了 70%～80% 的峰值骨量。②钙的摄入量：钙是骨矿物质中最基本的成分。钙不足必然影响骨矿化。在骨的生长发育期和钙需要量增加时，摄入钙不足将造成峰值骨量下降。③生活方式和生活环境：足够的体力活动有助于提高峰值骨量，活动过少者易发生骨质疏松症。此外，吸烟、酗酒，高蛋白、高盐饮食，大量饮用咖啡，维生素 D 摄入不足和光照减少等均为骨质疏松症的易发因素。

(二) 临床表现

(1) 骨痛和肌无力　早期无症状及不适，X 线摄片或骨密度测量时可被发现，多数患者在出现严重骨痛或骨折时才知道。较重患者常诉腰背疼痛、乏力或全身骨痛。骨痛通常为弥漫性，无固定部位，检查不能发现压痛区（点）。乏力常于劳累或活动后加重，负重能力下降或不能负重。

(2) 椎体压缩　椎体压缩性骨折多见于绝经后骨质疏松，引起身材变矮和驼背，但罕有神经压迫症状和体征。

(3) 骨折　骨质疏松的严重后果是发生骨质疏松性骨折，当骨丢失量超过 20% 时即可出现。骨折常因弯腰、负重、挤压、跌倒等轻微活动和创伤而诱发，多发于脊柱、髋部和前臂远端，其中以髋部骨折最为常见。

(三) 实验室及其他检查

1. 骨量的测定

骨矿含量和骨密度测定是判断低骨量、确定骨质疏松的重要手段，是评价骨丢失和疗效的重要客观指标。临床上应用的有单光子吸收测定法（SPA）、双能 X 线吸收测定法（DXA）、外周双能 X 线吸收测定法（pDXA）等，其中 DXA 测量值是目前国际学术界公认的骨质疏松症诊断的金标准。

2. 骨转换生化测定

(1) 与骨吸收有关的生化指标　空腹血钙或 24h 尿钙排量是最简易的方法，但易受钙摄入量、肾功能因素影响。尿羟脯氨酸（HOP）、血清抗酒石酸酸性磷酸酶（TPACP）等在一定程度上也可反映骨转换的吸收状态。

(2) 与骨形成有关的生化指标　如血清碱性磷酸酶（ALP）、血清Ⅰ型前胶原羧基前肽和血骨钙素等。

(四) 治疗要点

骨质疏松症的治疗应遵循预防为主、防治结合的原则。

1. 补充钙剂和维生素 D

增加饮食钙含量外，可补充碳酸钙、葡萄糖酸钙、枸橼酸钙等制剂，使每日元素钙的总摄入量达 800～1200mg。维生素 D 成年人推荐剂量 200U/d，老年人因缺乏日照以及摄入和吸收障碍，故推荐剂量为 400～800U/d。维生素 D 用于治疗骨质疏松时，剂量应该为 800～1200U/d，还可与其他药物联合使用。

2. 对症治疗

有疼痛者可给予适量非甾体抗炎药，如阿司匹林、吲哚美辛等。发生骨折或遇顽固性疼痛时，可应用降钙素制剂。骨畸形者应局部固定或采用其他矫形措施防止畸形加剧。骨折者给予牵引、固定、复位或手术治疗，同时应辅以物理康复治疗，尽早恢复运动功能。必要时由医护人员给予被动运动，避免因制动或废用而加重病情。

3. 特殊治疗

（1）补充性激素　根据患者具体情况选择性激素的种类和剂量。雌激素主要用于绝经后骨质疏松症的预防和治疗，雌激素补充治疗的疗程一般不超过5年，治疗期间要定期进行妇科和乳腺检查。雄激素则用于男性，一般选用苯丙酸诺龙或司坦唑醇等。雄激素对肝有损害，并常导致水钠潴留和前列腺增生，因此长期治疗宜选用经皮制剂。

（2）选择性雌激素受体调节剂（SERM）和选择性雄激素受体调节剂（SARM）　SERM主要适应于PMOP的治疗，可增加BMD，降低骨折发生率，但偶可导致血栓栓塞性病变。SARM具有较强的促合成代谢作用，有望成为治疗老年男性骨质疏松症的较理想药物。

（3）二膦酸盐　可抑制破骨细胞生成和骨吸收。主要用于骨吸收明显增强的代谢性骨病，亦可用于高转换型原发性和继发性骨质疏松、高钙血症危象和骨肿瘤的治疗，但老年性骨质疏松不宜长期使用该类药物，必要时应与PTH等促进骨形成类药物合用。常用制剂有依替膦酸二钠、帕米膦酸钠和阿仑膦酸钠。用药期间需补充钙剂。

（4）降钙素　降钙素为骨吸收的抑制剂，主要适用于：①高转换型骨质疏松症；②骨质疏松症伴或不伴骨折；③变形性骨炎；④急性高钙血症或高钙血症危象。主要制剂有鲑鱼降钙素、鳗鱼降钙素及降钙素鼻喷剂。孕妇和过敏反应者禁用。应用降钙素制剂前需补充数日钙剂和维生素D。

【护理】

（一）护理评估

（1）健康史　评估患者的年龄、工作性质、生活及饮食习惯，有无家族史及药物史，详细询问疼痛或骨折发生的时间、地点、情景，评估致病的易发及诱发因素。女性患者应注意询问月经史、妊娠史以及绝经时间。

（2）身体状况　观察患者肢体状况及神经反射情况，有无肌无力、运动障碍、变矮、驼背、胸廓畸形等。

（3）实验室及其他检查　骨量的测定可评估骨量丢失及疗效；骨转换生化标记物的测定可反映骨转换的吸收、形成状况；当X线检查出现骨密度减少、骨皮质变薄和骨小梁减少时，提示骨量已减少30%以上。

（4）心理-社会状况　评估患者的家庭状况及对患者的支持情况，患者是否因病痛、年老、生活自理能力下降而出现焦虑、恐惧及厌世情绪。

（二）护理诊断/问题

（1）疼痛　与骨质疏松有关。

（2）有受伤的危险　与骨质疏松引起的骨骼脆性增加有关。

（3）躯体活动障碍　与骨骼变化引起的活动范围受限有关。

（三）护理目标

疼痛减轻或消失；躯体活动障碍减轻；未发生并发症。

（四）护理措施

（1）休息与活动　疼痛明显者，卧床休息，平卧位卧于硬板床上，腰部垫枕，翻身时注意保持脊柱平直。病情允许者适当运动，因运动可增加和保持骨量，提高患者的耐受力和平衡能力，减少骨折等意外的发生。运动的类型、方式和量应根据患者的具体情况而定。

（2）饮食护理　补充足够的蛋白质对骨质疏松及其骨折的愈合有利，多进食富含异黄酮类食物对保存骨量也有一定作用。鼓励低钠、高钾、高钙和高非饱和脂肪酸饮食，增加富含维生素D、维生素A、维生素C的食物及含铁食物，以利于钙的吸收。同时要戒烟忌酒，少饮咖啡和浓茶。

（3）对症护理　疼痛者使用背架、紧身衣等，达到减轻疼痛的目的。热敷、局部按摩等物理疗法可促进血液循环，减轻肌肉痉挛，缓解疼痛。也可使用超短波、电疗、磁疗、激光等疗法达到消炎止痛效果。

（4）用药护理　遵医嘱用药，严格适应证和禁忌证，注意观察和处理不良反应，定期监测用药效果和肝、肾等器官功能情况。如服用钙剂要多饮水，以减少泌尿系结石的形成；维生素D及其活性产物可引起高血钙症；雌激素用药期间应定期做妇科和阴道涂片细胞学检查，反复阴道出血应及时减量或停药。

（5）安全护理　加强巡视，保持地面整洁干燥，注意防滑。桌椅位置相对固定，生活用具放置床边，以便随手取用。病区灯光明暗适宜，楼梯、走廊、台阶、厕所、浴室等设立防滑设施及警示标志。

（6）心理护理　根据患者的文化层次、爱好、生活习惯等开展针对性的心理疏导，帮助他们从生理、病理角度了解骨质疏松症的预防、发病机制及康复问题，帮助患者及家属树立信心，积极配合治疗。

（五）健康教育

（1）知识宣教　告知患者骨质疏松是一种退行性疾病，应早防早治。适当运动、合理饮食保证充足的钙摄入，可有效延缓骨丢失的速度和程度。已绝经妇女在医生指导下可服用少量的雌激素，遵医嘱服维生素D和钙剂，老年人一定要慎用利尿药、异烟肼、波尼松等药物。加强防跌倒的安全宣传，预防跌倒。

（2）运动指导　指导患者适当进行户外活动，多晒太阳，常做载重式的运动，如慢跑、骑自行车等，防止骨量丢失，提高应变能力。时间以每周5～7次、每次30min为宜，可逐渐增加运动量。

（六）护理评价

患者疼痛减轻或消失；无受伤；躯体活动障碍减轻或消失。

本章小结

单纯性甲状腺肿甲状腺轻中度肿大，表面平滑，质地较软，无压痛，不伴有甲状腺功能的异常，以地方性甲状腺肿为主，因碘缺乏所致，主要护理是补碘及健康指导。

甲状腺功能亢进症（简称甲亢）是由多种病因引起甲状腺功能增强，分泌过多的甲状腺素所致的一组临床综合征。Graves病是甲亢最常见病因。以甲状腺肿大、高代谢症候群、突眼为特征。实验室检查血清FT_4和（或）FT_3增高，TSH减低。以药物治疗、手术及

^{131}I为治疗手段。护理重点用药护理、甲状腺危象的识别与抢救配合、浸润性突眼的护理。

甲减由甲状腺激素分泌及合成不足所致，主要表现为全身性代谢降低、器官功能下降，TSH 增高；需甲状腺激素终生替代治疗。黏液性水肿昏迷的护理关键是密切观察病情、及时发现并配合救治。

糖尿病是由于胰岛素分泌相对或绝对不足而引起的以血糖增高为特征的代谢疾病群。糖尿病分 4 型，其中 1 型、2 型多见，1 型与 2 型的关键区别是胰岛素的基础水平不同。临床表现为代谢紊乱（典型表现为“三多一少”）、多系统损害、器官功能缺陷及衰竭。急性并发症包括糖尿病酮症酸中毒、高渗性非酮症糖尿病昏迷和感染。慢性并发症包括大血管病变、微血管病变、神经病变、糖尿病足。空腹或餐后 2h 血糖升高是诊断糖尿病及判断病情的主要指标。其治疗采取饮食治疗、运动治疗、药物治疗、自我血糖监测和健康教育（“五驾马车”）等综合措施。护理方面重点在用药护理、潜在并发症的护理及健康教育。

痛风是嘌呤代谢紊乱和尿酸排泄障碍所致血尿酸增高的一组异质性代谢性疾病。高尿酸血症是痛风的标志。秋水仙碱是治疗痛风急性发作的特效药。护理以运动、饮食、关节疼痛的护理及用药护理为主。“管住嘴、减体重、多饮水、勤运动”可有效预防痛风的发生。

腺垂体功能减退症是因垂体激素分泌减少或缺乏所致，临床表现因病因不同、累及的分泌腺与数量不同，临床表现复杂。垂体瘤为最常见病因。主要表现为靶腺体（性腺、甲状腺、肾上腺）功能减退；可诱发垂体危象。治疗包括病因治疗、激素替代和垂体危象的治疗。护理关键是病情观察、激素替代的护理和垂体危象的抢救配合。

案例分析

案例 1

张先生，25 岁。2 年前因进食增多、口干、尿多、体重减轻到医院诊治，经控制饮食和每日注射“胰岛素”后病情稳定。5d 前赴宴并中止治疗后，感到疲乏、口干、厌食，因症状逐渐加重入院治疗。护理查体：体温 36.5℃、脉搏 120 次/分、呼吸 24 次/分、血压 80/50mmHg。皮肤干燥，呈浅昏迷状态，呼吸深大并发出烂苹果味。颈软，瞳孔等大，对光反应迟钝，余无特殊。

问题：

1. 根据目前的病情，列出主要护理诊断及合作性问题。
2. 如何进行健康教育？

案例 2

男，37 岁，于 1993 年 2 月开始感疲乏无力、夜间失眠、怕热多汗、易饥多食。2 周后出现低热、眼球突出，经医院门诊多项检查，诊断为“甲状腺功能亢进症”。予以硫脲类药物治疗，症状渐趋好转。同年 6 月 24 日因家庭纠纷与爱人争吵后情绪不佳，次日出现恶心、呕吐、烦躁不安、心动过速、发热、大汗，即来我院就诊。

体检：T 39.3℃，P 24 次/分，BP 189/96mmHg，神志清，急性面容，巩膜无黄染，皮肤黏膜无出血点，浅表淋巴结未触及，颈软，甲状腺肿大，眼球突出．两肺无异常，心律齐，无病理性杂音，腹部体检阴性，神经系统检查无异常。

问题：

1. 目前患者发生了什么情况？
2. 如何进行护理？

目标检测

A_1 型单项选择题

1. 体重超过标准体重多少称为肥胖（　　）。

A. 5%　　B. 10%　　C. 15%

D. 20%　　E. 25%

2. 糖尿病的典型临床表现为（　　）。

A. 起病缓慢　　B. “三多一少”症状明显　　C. 多见于成年与老年

D. 血糖波动小而稳定　　E. 对胰岛素不敏感

3. T_3、T_4 过多综合征的症状不包括（　　）。

A. 低热　　B. 心悸　　C. 手抖

D. 便秘　　E. 多汗

4. 糖尿病患者予以胰岛素治疗，最常见的药物不良反应是（　　）。

A. 低血糖反应　　B. 肝功能损害　　C. 腹胀、腹痛

D. 局部红肿、皮疹　　E. 血管神经性水肿

5. 下列哪项不属于甲状腺功能亢进症的表现（　　）。

A. 易激动、失眠　　B. 怕热、多汗、乏力　　C. 基础代谢率为+10%

D. 食欲亢进、腹泻　　E. 月经失调、闭经

6. 有关糖尿病患者应用胰岛素治疗，下列哪项不正确（　　）。

A. 胰岛素应冷冻保藏　　B. 采用 1mL 注射器抽药　　C. 经常更换注射部位

D. 局部消毒应严密　　E. 应注意胰岛素有效期

7. 对甲状腺功能亢进症重度浸润性突眼的护理不应（　　）。

A. 抬高头部　　B. 鼓励多食略咸食品　　C. 外出时用眼罩

D. 生理盐水纱布局部湿敷　　E. 抗生素眼膏涂眼

8. 适用于各型糖尿病的治疗，最基本的办法是（　　）。

A. 注射胰岛素　　B. 服格列本脲　　C. 饮食疗法

D. 卧床休息　　E. 纠正电解质紊乱

9. 引起甲状腺功能亢进症发病的主要因素是（　　）。

A. 自身免疫　　B. 病毒感染　　C. 理化因素

D. 过度疲劳　　E. 手术创伤

10. 配制混合胰岛素时，必须先抽吸短效胰岛素是为了防止（　　）。

A. 发生中和反应　　B. 加速胰岛素降解　　C. 丧失短效胰岛素的速效特性

D. 降低鱼精蛋白锌胰岛素药效　　E. 增加胰岛素的不良反应

A_2 型单项选择题

11. 女性患者，18 岁，高中生，甲状腺功能亢进服甲巯咪唑半年，症状已消失，甲状腺轻度肿大，因学习紧张常遗漏服药，今后的治疗方案应是（　　）。

A. 停药观察　　B. 放射性 ^{131}I　　C. 继续服维持量甲巯咪唑

D. 甲状腺次全切除　　E. 饮食控制

12. 女性，28岁，甲状腺功能亢进病史半年，妊娠3个月后，甲状腺功能亢进症状加重，宜选（　　）。

A. 甲巯咪唑　B. 卡比马唑　C. 甲硫氧嘧啶

D. 丙硫氧嘧啶　E. 普萘洛尔

13. 女性患者，40岁，1年前因毒性弥漫性甲状腺肿做次全切除，近半月心悸、消瘦，诊断为甲状腺功能亢进复发，其首选的治疗是（　　）。

A. 再次甲状腺手术　B. 放射性^{131}I　C. 抗甲状腺药

D. 碘剂　E. 普萘洛尔

14. 女性患者，45岁，肥胖，无明显“三多”症状，空腹血糖7.3mmol/L，治疗首先考虑（　　）。

A. 胰岛素　B. 口服降糖药　C. 综合治疗

D. 饮食控制　E. 中药治疗

15. 小明，15岁，患1型糖尿病，消瘦，“三多一少”症状明显。其饮食总热量应（　　）。

A. 按实际体重计算再酌增　B. 按实际体重计算再酌减　C. 按标准体重计算再酌增

D. 按标准体重计算再酌减　E. 按标准体重计算不增不减

16. 邱先生，48岁。患糖尿病，每日早餐前1h皮下注射鱼精蛋白锌胰岛素，护士应估计到该患者易发生低血糖的时间是（　　）。

A. 晨间　B. 中餐前　C. 晚餐

D. 临睡时　E. 夜间

17. 王先生被诊断为1型糖尿病，护士在问病史时获得的资料中与本病无明显关系的表现是（　　）。

A. 睡觉时多梦易醒　B. 做事没力气，易疲劳　C. 饮食多但体重减轻

D. 口渴，饮水多　E. 皮肤易生疖

18. 肖女士，36岁。甲亢手术后28h出现高热，心率增快，烦躁不安，血压增高，脉压增大，恶心呕吐，水泻。不适当的处理是（　　）。

A. 肌注利血平　B. 氧气吸入　C. 遵医嘱使用碘化物

D. 物理降温　E. 口服丙硫氧嘧啶

19. 何女士，33岁。左甲状腺大部分切除术后当晚，夜间护士发现患者饮水呛咳，声调降低。估计发生的原因是（　　）。

A. 喉上神经内侧支损伤　B. 喉上神经外侧支损伤

C. 喉上神经内、外侧支损伤　D. 喉返神经损伤

E. 甲状旁腺损伤

20. 林女士，44岁。患甲亢半年，服用甲巯咪唑治疗，同时应用糖皮质激素治疗突眼。错误的眼部护理是（　　）。

A. 睡眠时用眼罩　B. 头低仰卧位　C. 外出戴有色眼镜

D. 经常以眼药水滴眼　E. 低盐饮食

A_3型单项选择题

（21～22题共用题干）

刘先生，55岁。患1型糖尿病多年，体态肥胖，“三多一少”症不明显，血糖偏高。饮食控制、口服降糖药效果均不理想。

21. 刘先生向你咨询，宜建议他（ ）。

A. 减少主食量　B. 静脉滴注胰岛素　C. 接受运动疗法

D. 增加降糖药剂量　E. 测血酮和尿酮

22. 有关刘先生自我保健的措施中哪项错误（ ）。

A. 定时测血糖、尿糖　B. 保持情绪稳定　C. 经常温水洗脚

D. 戒烟、忌酒　E. 少吃粗纤维食物

（23～24题共用题干）

张女士，23岁。主诉近几个月来脾气急躁，易出汗、无力、手抖、失眠、多食，检查发现甲状腺呈弥漫性肿大、质软，有轻度突眼，颈部闻及血管杂音，测得基础代谢率+25%。

23. 初步诊断为（ ）。

A. 甲亢　B. 地方性甲状腺肿　C. 甲亢性心脏病

D. 生理性甲状腺肿　E. 甲状腺危象

24. 最佳治疗方法是（ ）。

A. 手术治疗　B. 放射性^{131}I治疗　C. 普萘洛尔治疗

D. 地西泮治疗　E. 甲巯咪唑治疗

（25～26题共用题干）

陈女士，30岁。甲状腺功能亢进已2年，经内科治疗症状仍得不到控制，准备择期行甲状腺大部分切除术。

25. 术前准备工作中最重要的措施是（ ）。

A. 做好心理护理，消除紧张情绪

B. 适当使用镇静药或安眠药

C. 使用药物降低基础代谢率

D. 颈部X线透视或摄片了解气管、食管有无受压

E. 喉镜检查，以确定声带功能

26. 该患者正在服用硫氧嘧啶药物，目的是（ ）。

A. 增加体内甲状腺素　B. 降低交感神经兴奋性　C. 抑制甲状腺素合成

D. 使腺体缩小变硬　E. 抑制甲状腺素释放

（27～28题共用题干）

董女士，35岁。因甲亢行甲状腺大部分切除术，术中顺利，术后当日一般情况尚可，外层敷料干燥，颈部周围无渗血渗液流出，与其对话，发现其声音嘶哑，主诉伤口疼痛。

27. 该患者可能是（ ）。

A. 喉上神经内侧支损伤　B. 喉上神经外侧支损伤　C. 一侧喉返神经损伤

D. 双侧喉返神经损伤　E. 颈交感神经损伤

28. 术后护理哪项不妥（ ）。

A. 保持呼吸道通畅　B. 继续服复方碘化钾溶液

C. 术后每30min测脉搏、呼吸、血压1次，直至平稳

D. 鼓励患者说话　E. 引流物于术后 72h 拔除

（29～30 题共用题干）

王女士，38 岁。患甲亢行甲状腺次全切除，术后 12h 发现呼吸困难，烦躁不安，颈部肿大，伤口敷料有渗血。

29. 首先考虑为（　　）。

A. 气管软骨环软化　B. 喉返神经损伤　C. 切口内出血

D. 误切甲状旁腺　E. 喉头水肿

30. 护士应采取的紧急措施是（　　）。

A. 通知医生进行抢救　B. 拆除缝线，清除血块　C. 颈部冰袋冷敷

D. 气管切开　E. 立即吸氧

A_4 型单项选择题

（31～33 题共用题干）

某甲状腺功能亢进症患者，突然出现烦躁不安、高热、呕吐、大汗、心率加快、血压骤升。

31. 你认为可能发生了什么征象（　　）。

A. 甲状腺危象　B. 甲状腺功能亢进性心脏病

C. 淡漠型甲状腺功能亢进　D. 黏液性水肿　E. T 型甲状腺功能亢进

32. 患者的正确治疗机制为（　　）。

A. 迅速增加甲状腺激素的释放和合成　B. 迅速阻断儿茶酚胺的释放

C. 促使甲状腺球蛋白释出　D. 纠正肾上腺髓质功能不全

E. 增加周围组织对甲状腺激素的反应

33. 对患者采取的护理措施中，下列哪项不妥（　　）。

A. 立即置于光线较暗的抢救室

B. 物理降温、止吐，做好皮肤护理

C. 迅速建立静脉通路

D. 严密观察病情变化，并准确记录

E. 大量喝开水与浓茶

（34～37 题共用题干）

患者男性，18 岁，患 1 型糖尿病多年，因感冒、体温 39℃、食欲减退、恶心呕吐及腹痛而入院。

34. 护理体检发现该患者呈嗜睡状态，呼吸加深加快，皮肤干燥。考虑患者最可能发生（　　）。

A. 急性脑炎　B. 急性肠炎　C. 急性胃炎

D. 低血糖　E. 酮症酸中毒

35. 护士为该项患者留取血、尿标本送检，其中最不可能出现的检查结果是（　　）。

A. 空腹尿糖阳性　B. 胰岛素释放偏高　C. 餐后 2h 血糖高于正常

D. 餐后尿糖阳性　E. C 肽释放减少

36. 该患者因血糖控制不满意，每餐加用胰岛素 2 个单位，患者自述注射胰岛素后 4～5h，有头晕、心慌、出汗、软弱无力感，应首先考虑（　　）。

A. 过敏反应　　B. 心律失常　　C. 自主神经功能紊乱

D. 低血糖　　E. 周围神经炎

37. 有关该患者的饮食治疗，错误的是（　　）。

A. 告知饮食与糖尿病的关系　　B. 按规定食谱供给饮食

C. 感到饥饿时，应稍增饭量　　D. 出院前学会挑选和调配饮食

E. 不得随便吃甜食

（38～40 题共用题干）

患者，36 岁，患甲状腺功能亢进 3 年，短期服甲巯咪唑后病情缓解，自动停药，其后症状又有复发，2 天来水泻，每天 5～7 次，无腹痛，发热 39～40℃，多汗湿衣被，兴奋不安，心率每分钟 160 次，频发早搏。

38. 诊断首先考虑（　　）。

A. 甲状腺功能亢进复发　　B. 甲状腺功能亢进伴感染

C. 甲状腺功能亢进性心脏病　　D. 细菌性痢疾

E. 甲状腺危象

39. 该患者治疗不妥的是（　　）。

A. 用阿司匹林退热　　B. 持续低流量吸氧　　C. 用丙硫氧嘧啶

D. 用糖皮质激素　　E. 用碘液

40. 危象原因为（　　）。

A. 胰岛素绝对不足　　B. 大量甲状腺素突然释放入血

C. 呼出的气体有烂苹果味　　D. 甲状腺肿大、震颤、有杂音

E. 饥饿感，心慌，手颤

（毛晓红）

第八章 风湿性疾病患者的护理

风湿性疾病（rheumatic diseases）简称风湿病，是指影响骨、关节、肌肉及其周围软组织，如滑膜、韧带、神经等的一组肌肉骨骼系统疾病。其主要临床表现是关节的慢性反复性疼痛、肿胀及活动障碍，病程进展缓慢，发作与缓解交替出现，部分可累及多个器官，引起受累脏器功能损害甚至功能衰竭。风湿病病因复杂，主要与感染、免疫、代谢、内分泌、环境、遗传、肿瘤等因素有关。

第一节 风湿性疾病概述

学习目标

1. 能准确简述风湿性疾病的分类。
2. 能正确描述风湿性疾病的临床特点。

1. 分类

风湿性疾病的种类众多，其分类主要有弥漫性结缔组织病、脊柱关节病、骨与软骨病变、感染性关节炎、伴风湿性疾病表现的代谢和内分泌疾病等。弥漫性结缔组织病（diffuse connective tissue diseases，CTD）简称结缔组织病，是风湿病中的一大类，除具有风湿病的慢性病程、肌肉关节病变以外，主要特点是以血管和结缔组织的慢性炎症为病理基础，可引起多器官多系统损害。1993 年美国风湿病学会（American Rheumatology Association，ARA）将风湿性疾病分为十大类，常见的疾病分类见表 8-1。

表 8-1 风湿性疾病的命名和分类

分 类	命 名
1. 弥漫性结缔组织病	类风湿关节炎、系统性红斑狼疮、硬皮病、多发性肌炎和皮肌炎、血管炎病、重叠综合征等
2. 脊柱关节病	强直性脊柱炎，Reiter 综合征、银屑病关节炎、未分化脊柱关节病等包括原发性的和继发性的骨关节炎
3. 退行性变	反应性关节炎、风湿热
4. 与感染相关的风湿病	痛风、假性痛风、马方综合征、免疫缺陷病
5. 与代谢和内分泌相关的风湿病	—
6. 肿瘤相关的风湿病	软骨瘤、滑膜肉瘤、多发性骨髓瘤、转移瘤
7. 神经血管疾病	神经性关节病、压迫性神经病变、雷诺病
8. 骨与软骨病变	骨质疏松，骨软化、肥大性骨关节病、弥漫性原发性骨肥厚、骨炎关节周围病变、椎间盘病变、特发性腰痛、其他痛综合征
9. 非关节性风湿病	周期性风湿病、间歇性关节积液、药物相关的风湿综合征、慢性活动性肝炎等
10. 其他有关节症状的疾病	

近年来，风湿病的患病率呈逐年上升趋势。据统计，在我国系统性红斑狼疮（SLE）的患病率约为0.07%，类风湿关节炎（RA）为0.32%～0.36%，强直性脊柱炎（AS）约为0.25%，骨性关节炎（OA）在50岁以上者的患病率为50%，痛风性关节炎也日渐增多。有关研究推测，风湿病很有可能成为除心脑血管疾病、肿瘤之外，危害人类健康的第三大类疾病。

2. 风湿性疾病的临床特点

常见的风湿性疾病有系统性红斑狼疮、类风湿关节炎、特发性炎症性疾病等。风湿性疾病的临床特点如下。

（1）风湿性疾病是自身免疫性疾病　自身免疫性是指淋巴细胞丧失了对自身组织的耐受性，以至于淋巴细胞对自身组织出现免疫反应并导致组织的损伤。促发自身免疫性的病因不完全清楚，在各个CTD的发病中也不完全相同，主要有遗传因素和环境因素（如病原体、药物、理化等）两方面。发病机制可能与淋巴细胞活化有关，活化后的T细胞可以分泌大量的致炎症性细胞因子造成组织的损伤破坏，同时又激活B淋巴细胞产生大量抗体。

（2）病理表现以血管和结缔组织慢性炎症性改变为基础　炎症性反应大部分由免疫反应引起，表现为局部组织出现大量淋巴细胞、巨噬细胞、浆细胞浸润和聚集。血管病变以血管壁的炎症为主，造成血管壁的增厚、管腔狭窄，使局部组织器官缺血，弥漫性结缔组织病的广泛损害和临床表现与此有关。

（3）病变常累及多个系统　可累及皮肤黏膜、肌肉骨骼、心脏、肺、神经系统等。

（4）同一疾病在不同患者临床表现和预后差异很大　以SLE为例，有的患者以皮肤黏膜损害为主要表现，有的患者则无皮肤损害，以肾功能损害为主，发生狼疮性肾炎甚至肾衰竭。

（5）对糖皮质激素治疗有一定反应　糖皮质激素可以抑制机体的免疫反应，有效缓解病情，是治疗多种CTD的一线药物，但非根治药物。

（6）呈发作与缓解相交替的慢性病程，逐渐累及多个器官和系统，只有早诊断、合理治疗才能使患者得到良好的预后。

（王盼盼）

第二节　风湿性疾病常见症状和体征的护理

学习目标

1. 能准确简述风湿性疾病常见症状和体征的病因、发病机制、诊断和治疗要点。
2. 能正确解释风湿性疾病常见症状和体征的概念，描述其临床表现。
3. 能运用护理程序的方法，对风湿性疾病常见症状和体征患者进行正确的护理和健康指导。
4. 在护理实践中，体现护士对患者的爱伤精神和人文关怀。

风湿性疾病的症状多样，常见的症状主要为：关节疼痛与肿胀、关节僵硬与活动受限和皮肤损害。

一、关节疼痛与肿胀

关节疼痛常是风湿性疾病最常见的首发症状，也是风湿病患者就诊的主要原因。几乎所有的风湿性疾病均可有关节疼痛，疼痛的特点因病而异，疼痛的关节均可有肿胀和压痛，多为关节腔积液或滑膜肥厚所致，是滑膜炎或周围组织炎的表现。

评估关节疼痛的起病形式、部位、性质等特点有助于诊断和鉴别诊断。如RA可侵犯任何可动关节，以近端指间、掌指、腕关节等小关节多见，呈对称性多关节受累，持续性疼痛，活动后疼痛减轻；骨性关节炎也累及多关节，但多侵犯远端指间关节、第一腕掌、膝、腰等关节，多于活动后疼痛加剧；强直性脊柱炎主要侵犯脊柱中轴关节，以髋、膝、踝关节受累最为常见，多为不对称性持续性疼痛；风湿热关节痛多为游走性；痛风多累及单侧第一跖趾关节，疼痛剧烈。

（一）护理评估

（1）健康史　评估患者疼痛起病的情况：询问关节疼痛的起始时间、发病年龄，起病的急缓，疼痛是游走性还是固定的等。疼痛的部位，是大关节还是小关节，单个关节还是多个关节，是否呈对称分布等。疼痛的形式是发作性还是持续性，是否可逆。疼痛的严重程度与活动的关系：活动后疼痛缓解还是加重，疼痛是否影响关节活动。是否有低热、乏力、皮疹、蛋白尿、血尿等伴随症状。

（2）身体状况　评估患者的营养状况、生命体征，关节疼痛的部位，关节肿胀、活动受限的程度以及有否压痛等症状。

（3）实验室及其他检查　了解自身抗体检查的结果、滑液检查及关节X线检查的结果，以明确导致关节疼痛的原因及关节损害的程度。

（二）护理诊断/问题

（1）疼痛　慢性关节疼痛，与炎性反应有关。

（2）焦虑　与疼痛反复发作、病情迁延不愈有关。

（三）护理目标

① 患者能够应用一定的技术和方法减轻疼痛。

② 患者主诉疼痛减轻或消失。

③ 患者焦虑程度减轻，能以积极的心态面对疾病。

（四）护理措施

1. 休息与体位

（1）休息　为患者创造舒适、安静的休息环境，在炎症急性期，关节肿胀伴体温升高时应卧床休息，以减少机体消耗及关节损伤。

（2）体位　患者为减轻关节疼痛，往往采用不正确的体位，加重关节病变，因此护理人员应帮助患者采取正确的体位，尽可能保持关节的功能位置，必要时给予石膏托、小夹板固定。另外，可用支架支起床上盖被，以防疼痛部位受压。

2. 疼痛护理

（1）非药物止痛措施　采用放松技术、转移注意力、皮肤刺激疗法（如冷敷、热敷、加压、震动）等，减轻患者的疼痛。

（2）物理疗法　使用蜡疗、水疗、磁疗、超短波、红外线等方法缓解疼痛，也可通过按摩肌肉、活动关节改善血液循环，防止肌肉挛缩和关节活动障碍。

3. 用药护理

遵医嘱给予适当药物，缓解患者的疼痛，常用的药物主要是非甾体抗炎药，如布洛芬、阿司匹林、萘普生、吲哚美辛等。

4. 心理护理

(1) 提供心理支持　关心、理解患者，建立良好的护患关系，鼓励患者说出自身感受，耐心听取患者诉说。向患者讲解疾病的相关知识，对其提出的问题及时给予反馈。还可通过向患者介绍治疗成功的病例及治疗与护理的新进展等方式鼓励患者，帮助其树立起战胜疾病的信心。同时向患者说明消极情绪对疾病的不良影响，教会患者采用积极的应对方式调节自己的情绪状态。引导患者亲属多给予关心、理解，使患者获得良好的社会支持。

(2) 减轻焦虑的技术　可采用音乐疗法，让患者听一些节奏舒缓的音乐，以减轻其焦虑。还可以应用放松训练、冥想等方式，降低焦虑水平。

(3) 病情观察和安全防护　观察患者的精神状态是否正常，一旦发现异常，应做好安全防护和急救准备，防止发生自伤和外伤等意外。

(五) 健康教育

有些患者的关节疼痛会持续存在，要指导患者不要过度依赖止痛药物而更应该使用非药物止痛法，学会各种放松技术缓解焦虑和疼痛。

(六) 护理评价

① 患者能否运用一些减轻疼痛的技术。

② 患者的疼痛有否缓解。

③ 患者的焦虑是否减轻。

二、关节僵硬与活动受限

关节僵硬又称晨僵，是指病变的关节经过一段时间的静止或休息后，出现较长时间（至少 1h）的僵硬，如胶粘着的感觉。晨僵是判断滑膜关节炎症活动性的客观指标，其持续时间与炎症的严重程度呈正相关。早期关节活动受限主要由肿胀、疼痛引起。晚期则主要由于关节骨质破坏、纤维骨质粘连和关节半脱位引起，此时关节活动严重障碍，最终导致功能丧失。

(一) 护理评估

(1) 健康史　评估关节僵硬与活动受限发生的时间、持续时间、部位及缓解方式，是突发的还是渐进的，关节僵硬与活动的关系，患者以往减轻关节僵硬的做法事及效果。评估患者的生活自理能力、活动能力及活动的安全性，患者的心理状况及对疾病相关知识的了解程度。

(2) 身体状况　评估患者的僵硬关节的分布、活动受限的程度，是否伴有关节畸形。患者的肌力情况，是否出现肌萎缩。观察皮肤的完整性，耳郭、肩胛、肘、骶骨等骨突处有无发红及局部缺血表现。

(3) 实验室及其他检查　了解自身抗体检查、关节影像学检查及关节镜检查结果，以明确导致关节僵硬的原因及关节损害的程度。

(二) 护理诊断/问题

躯体移动障碍，与关节疼痛、僵硬、功能障碍有关。

（三）护理目标

① 患者关节僵硬缓解，活动受限程度减轻。

② 患者能进行力所能及的日常生活活动和工作。

（四）护理措施

1. 休息与活动

根据患者活动受限的程度，协助患者完成洗漱、进食、大小便及个人卫生等日常生活活动。帮助患者合理安排生活，将经常使用的物品放在患者触手可及之处，鼓励患者尽可能使用健侧肢体进行自己照顾，以促进患者生活自理能力的恢复。

2. 饮食护理

给予高蛋白、富含维生素食物，有利于疾病恢复。咀嚼困难有吞咽障碍者，应给予流质或半流质饮食，少量缓慢进食，防止呛咳和窒息。必要时可用鼻饲饮食提供营养。

3. 关节功能锻炼

（1）评估患者四肢关节活动能力及病情活动情况，与患者共同拟定康复锻炼计划，急性期限制活动，缓解期及早进行关节功能锻炼。

（2）锻炼前　指导患者使用热敷、理疗、按摩等物理方法，促进血液循环，放松肌肉。夜间睡眠时也应注意病变关节的保暖，预防晨僵的发生。

（3）锻炼时　缓解期鼓励患者每天进行从被动到主动的全关节活动，并逐步进行功能性活动，以恢复关节功能，加强肌肉的力量和耐力，防止关节废用。如做肢体屈伸、手部抓握等活动，也可训练日常生活技能，如穿脱衣服、进食、如厕等，保持生活自理能力。必要时给予帮助或提供适当的辅助工具，如拐杖、扶行器、轮椅等，指导患者及家属正确使用辅助性器材。告知患者活动的重要性及活动时安全方面的注意事项，使患者既能避免长时间不活动而致关节僵硬，影响关节功能，又能在活动时掌握安全预防措施，避免不必要的关节损伤。

（4）活动量由小到大，以患者不感到疲劳、能够忍受为度，如果活动后出现疼痛或不适持续 2h 以上者，应减少活动量。

4. 病情监测及预防并发症

① 评估患者的营养状况，防止营养不良的发生。

② 严密观察患肢的活动情况及感觉功能有无改变，做好肢体按摩，以防肌肉萎缩，并且防止烫伤或冻伤。

③ 保持肢体功能位，以保护关节功能，如用枕头或夹板保持足背屈曲位，防止足下垂。

④ 患者活动时，应有人陪伴，以防受伤。

⑤ 防止肺部感染，鼓励卧床患者有效咳嗽、咳痰和深呼吸。

⑥ 预防压疮，协助患者定时翻身，变换体位，必要时使用软枕、气垫等抗压力器材。

⑦ 防止便秘，保证摄入足够的液体量，多食富含纤维素的食物，适当活动，必要时给予缓泻药等。

5. 心理护理

对于功能障碍和残疾患者，帮助患者接受并积极面对现实，鼓励患者发挥健康肢体的作用，允许患者以自己的速度完成工作，尽量做到生活自理或参加力所能及的工作，并及时给予鼓励，以增加自信心、体现生存价值。

（五）健康健育

指导患者学会一些方法，以减轻晨僵的发生或能及时缓解晨僵。帮助患者确定关节功能锻炼的方式、时间和量，教会患者和家属辅助工具（如拐杖、扶行器、轮椅等）的使用，并能对自己的病情进行自我监测，发现病情变化及时就诊。

（六）护理评价

① 患者关节僵硬能否缓解，活动受限程度是否减轻。

② 患者能否进行力所能及的日常生活活动和工作。

三、皮肤损害

风湿性疾病常见的皮肤损害有皮疹、红斑、水肿、溃疡等，多由血管炎性反应引起。系统性红斑狼疮患者最典型的皮肤损害为颊部蝶形红斑，口腔、鼻黏膜受损可表现为溃疡或糜烂。类风湿关节炎患者的皮肤损害主要为皮下结节，多位于肘部鹰嘴突附近、枕、跟腱等关节隆突部及受压部位的皮下。结节呈对称分布，质硬、无压痛，大小不一。部分患者可出现因寒冷、情绪激动等刺激导致的雷诺现象。

（一）护理评估

(1) 健康史　皮肤损害的起始时间、演变特点，有无诱因，是否与日光照射、摄入特殊食物和药物有关，有无关节疼痛、胸痛等症状。

(2) 身体状况　评估患者的生命体征，皮肤损害发生的部位、面积、形态、色泽、温度。是否出现口腔、鼻、指尖和肢体等部位的溃疡。皮下结节的分布、质地、大小、活动度以及是否有压痛等。雷诺现象的诱因、发作频率、持续时间和范围等。

(3) 实验室及其他检查　可进行皮肤狼疮带实验、肾活检、肌活检等检查，了解皮肤损害的原因，协助诊断。

（二）护理诊断/问题

(1) 皮肤完整性受损　与血管炎性反应及应用免疫抑制剂等因素有关。

(2) 周围组织灌注低效或无效　与肢端血管痉挛、血管舒缩功能调节障碍有关。

（三）护理目标

① 患者皮损面积缩小或完全消失。

② 患者可以自己对皮肤进行有效护理。

③ 外周组织灌注量得到改善，肢端皮肤温度、颜色正常。

（四）护理措施

1. 皮肤完整性受损

① 保持皮肤清洁干燥，应每日使用无刺激的温水清洗红斑、皮疹等皮损部位，以促进血液循环，利于鳞屑脱落。

② 避免接触刺激性物品，如碱性肥皂、化妆品及染发烫发剂、农药等化学物品。

③ 避免紫外线照射，床位安排在没有阳光直射的地方，嘱患者勿晒太阳、忌日光浴，外出穿长袖衣裤，戴保护性眼镜、太阳帽或打伞，避免阳光直接照射裸露皮肤。

④ 避免使用会诱发皮损出现的食物和药物，如苜蓿、芹菜、普鲁卡因胺、肼屈嗪等。

⑤ 遵医嘱涂擦皮质类固醇霜或软膏于皮损部位。

⑥ 皮损局部有感染者，遵医嘱用抗生素治疗，并行局部清创换药处理。

2. 周围组织灌注低效或无效

(1) 避免诱因

① 防寒保暖，避免接触冰冷物体，故在冬天患者应有充分的御寒设备，保持身体和肢体暖和，外出时戴上保暖手套，穿着保暖袜和棉鞋，保持全身以及四肢局部暖和，尽量避免暴露于寒气中或避免接触冷水尤为重要。

② 避免精神紧张，可有效减少或防止末梢动脉痉挛。

③ 避免吸烟、饮咖啡。

(2) 促进局部血液循环　用红花油按摩骨骼隆起处及关节活动部，促进局部血液循环；还可进行物理治疗，如热水沐浴。

(3) 用药护理　可以给予患者钙通道阻滞剂（如硝苯地平）、交感神经活性药物（如利血平、甲基多巴）、血管扩张药（如前列腺素、前列环素、妥拉唑啉、酚妥拉明）等药物，缓解症状。并观察药物的疗效及副作用。

（五）健康健育

护士应向患者介绍会引起皮肤损害的各种诱因，让患者在生活中尽量避免；并向患者介绍发生各种皮肤损害的护理方法，帮助患者在家中实现自我护理，减轻患者的负担。

（六）护理评价

① 患者皮损面积是否缩小或消失。

② 患者能否自己对皮肤进行有效护理。

③ 患者的外周组织灌注量是否能及时改善。

（许燕）

第三节　系统性红斑狼疮患者的护理

学习目标

1. 能准确简述系统性红斑狼疮的病因、发病机制、辅助检查和治疗要点。
2. 能正确解释系统性红斑狼疮的概念，描述其临床表现。
3. 能运用护理程序的方法，对系统性红斑狼疮患者进行正确的护理和健康指导。
4. 在护理实践中，体现护士对患者的爱伤精神和人文关怀。

【疾病概要】

系统性红斑狼疮（systemic lupus erythematosus，SLE）是自身免疫性疾病所引起的一种慢性炎症状态，是一种由多因素参与的，累及多个系统、多个器官，并产生多种自身抗体的特异性自身免疫性疾病。该病起病缓慢，隐匿发生，临床表现复杂。常因受累器官或系统的不同，而呈现出不同的状态。本病病程迁延，缓解期和急性发作期常交替出现，有内脏损害者预后较差。各年龄均有发病，普遍分布在20～45岁，男女患病比率为1∶(7～10)。本病在我国的患病率为(0.7～1)/1000，高于西方国家的1/2000。

（一）病因及发病机制

1. 病因

本病病因不明，可能与遗传、性激素、环境等多种因素有关。

(1) 遗传因素　流行病学资料表明，SLE 有家族聚集现象，据统计 SLE 患者的近亲发生率为 13%；异卵孪生的发生率为 1%～3%；同卵孪生的发生率则高达 25%～70%。同时，有大量研究证明 SLE 是多基因相关疾病，多个基因在某种条件下相互作用改变了正常免疫的耐受性而致病；不同的基因类型的临床亚型及自身抗体亦有所不同。

(2) 雌激素　以下因素提示本病的患病率与雌激素有关：①SLE 女性患者明显多于男性，育龄期男女患病率比例为 9∶1，儿童及老人阶段男女患病率比例仅为 3∶1；②女性的非性腺活动期（小于 13 岁，大于 55 岁）SLE 发病率较低；③妊娠可诱发本病或加重病情；④无论男性或女性 SLE，体内的雌酮羟基化产物水平都较高；⑤睾丸发育不全的患者常发生 SLE。

(3) 环境因素　①病毒：SLE 患者的肾小球内皮细胞和皮损中可找到包涵体和类包涵体物质，血清中抗病毒抗体滴度增高，提示 SLE 与病毒感染有关。②日光：40%的 SLE 患者对日光过敏，短暂日光照射可引发或加重狼疮症状，紫外线可影响 SLE 患者的免疫系统，刺激机体产生自身抗体。③食物：某些含补骨脂素的食物（如芹菜、无花果等）可能增强 SLE 患者对紫外线的敏感性。含联胺基团的食物（如烟熏食物、蘑菇等）可诱发 SLE 发病。④药物：如肼屈嗪、奎尼丁、普鲁卡因胺、苯妥英钠、异烟肼、右旋青霉胺等药物能刺激免疫系统而引发 SLE，但药物引发的 SLE 通常会随药物治疗的停止而消失。

2. 发病机制

SLE 的发病机制至今尚未清楚，一般认为具有 SLE 遗传素质者，在遗传、日光、病毒、食物、药物等各种致病因子作用下，激发机体出现了异常免疫反应。

SLE 的免疫应答异常主要表现为 T 和 B 淋巴细胞的高度活化和功能异常。多数认为是 T 淋巴细胞的功能亢进促使 B 淋巴细胞的高度活化而产生大量不同类型的自身抗体，造成大量组织损伤，这是本病的免疫学特点，也是本病发生和延续的主要因素之一。

在产生的多种自身抗体中以抗核抗体（ANA）尤为重要，ANA 对 SLE 的发病、诊断和病情判断都起到了关键作用。许多自身抗体有明确的致病作用，ANA 中的抗双链 DNA（dsDNA）抗体与肾小球的 DNA 相结合后形成免疫复合物，引起炎症反应，在炎症细胞及其所产生的介质参与下，引起狼疮性肾炎。免疫复合物也可沉积在小血管壁，引起血管炎，导致各个组织和器官的损伤。其他自身抗体在 SLE 的发病中也起一定的作用，如某些抗体可与血小板结合，通过吞噬、杀伤作用使血小板减少。

SLE 的主要病理改变为炎症反应和血管异常，导致局部组织缺血和功能障碍，可以出现在身体任何器官。

(二) 临床表现

1. 症状与体征

临床表现多种多样，不同患者临床表现差异较大。起病可为暴发性、急性或隐匿性，早期可仅侵犯 1～2 个器官，也可同时侵犯多个系统，早期症状不典型。多数患者缓解期与发作期交替出现。

(1) 全身症状　活动期大多数患者有全身症状。约 90%患者有发热，以低中度热常见，此外，可有疲倦、乏力、体重下降等症状。

(2) 皮肤与黏膜　80%患者会出现皮肤损害，表现多样，常提示 SLE 的活动性，可累及全身各处的皮肤黏膜。包括颊部蝶形红斑、盘状红斑、指掌部和甲周红斑、指端缺血、面部及躯干皮疹，其中最典型的是颊部蝶形红斑，约40%患者可见，表现为双面颊和鼻梁部位呈蝶形分布的红斑。病情缓解时，红斑可消退，留有棕黑色色素沉着。半数以上患者有广泛或局限性斑丘疹，多见于日晒部位，亦可表现为其他皮疹，如红斑、红点、丘疹、紫癜、紫斑、水疱和大疱等，大疱破后可形成糜烂和溃疡。

约40%的患者在日光或紫外线照射后出现光过敏现象，有的甚至诱发SLE急性发作。活动期患者还可出现脱发、口腔溃疡、雷诺现象等表现。

(3) 关节和肌肉　约85%患者有关节受累，多表现为多关节疼痛、肿胀，呈对称性、游走性、间歇性，一般不引起关节畸形，最易受累的关节为近端指间关节、腕、膝和掌指关节，肩、肘、踝及髋关节较少累及。约40%可有肌痛、肌无力，有时出现肌炎。

(4) 肾脏　SLE可累及各个系统和器官，但以肾脏为最常见。几乎所有患者的肾组织均有病理变化，但有临床表现者仅为75%左右，主要表现为慢性肾炎和肾病综合征。早期多无症状，随病情发展，可出现蛋白尿、血尿、管型尿、水肿、高血压、肾功能不全等表现，晚期常发展为肾衰竭，发生尿毒症。尿毒症是SLE常见的死亡原因。

(5) 肺与胸膜　由于发生浆膜炎，侵犯胸膜，约35%患者有胸腔积液，多为中小量、双侧。患者亦可发生狼疮性肺炎，其特征为双侧弥漫性肺泡浸润性病灶，表现为发热、干咳、气促。少数患者可出现肺间质性病变，表现为活动后气促、干咳，低氧血症。约2%患者合并弥漫性肺泡出血（DAH）。病情凶险，病死率高达50%以上。临床主要表现为咳嗽、咯血、低氧血症、呼吸困难，胸片显示弥漫肺浸润，血象显示血红蛋白减少及血细胞比容减低。10%～20%的患者存在肺动脉高压，可能是由于肺血管炎、雷诺现象、肺血栓栓塞和广泛肺间质病变等引起。

(6) 心血管　约30%患者有心血管表现，其中以心包炎最常见，可为纤维素性心包炎或心包积液，表现为心前区疼痛、心包摩擦音或心脏增大。约10%患者有心肌炎，表现为气促、心前区不适、心律失常，严重者可发生心力衰竭而死亡。SLE可以出现疣状心内膜炎，病理表现为瓣膜赘生物，一般不引起临床症状，但可以脱落引起栓塞，或并发感染性心内膜炎。此外，还可有冠状动脉受累，表现为心绞痛和心电图ST-T改变，甚至出现急性心肌梗死。约10%的患者有周围血管病变，如血栓性血管炎等。

(7) 消化系统　约30%患者有食欲缺乏、腹痛、腹泻、呕吐、腹水等，部分患者以上述症状首发。少数可发生各种急腹症，如急性腹膜炎、胰腺炎、肠坏死、肠梗阻等，与肠壁和肠系膜的血管炎有关，往往是SLE发作或活动的信号。40%患者血清转氨酶升高，肝不一定大，常无黄疸。

(8) 神经系统　约25%患者有神经系统损伤，以脑损伤最多见，又称神经精神狼疮（neuropsychiatric lupus，NP-SLE），轻者仅有偏头痛、性格改变、记忆力减退或轻度认知障碍；重者表现为脑血管意外、昏迷、癫痫持续状态等，其中严重头痛可以是SLE的首发症状。出现中枢神经症状表示病情活动且严重，预后不佳。此外，亦可出现脑神经与外周神经的病变。少数患者出现脊髓损伤，表现为截瘫、大小便失禁等，治疗后常留有后遗症。

(9) 血液系统　血液系统受累最常见的症状有贫血、白细胞减少、血小板减少等。活动性SLE约60%患者有慢性贫血表现，其中10%属溶血性贫血（Coombs试验阳性），多为正细胞正色素性贫血。40%患者白细胞减少或淋巴细胞绝对数减少。约20%患者血小板减少甚至发生各系统出血。约20%患者有轻中度无痛性淋巴结肿大，以颈和腋下多见，病理表现为淋巴组织反应性增生。约15%患者有脾大。

(10) 眼　约15%患者有眼底变化，主要是由于视网膜血管炎而引起，如出血、视盘水肿、视网膜渗出物等，影响视力，严重者可在数日内致盲，经及时抗狼疮治疗，一般可逆转。

(11) 其他表现　少数患者可以在SLE活动期出现抗磷脂抗体综合征，表现为动脉和（或）静脉的血栓形成、习惯性自发性流产、血小板减少、抗磷脂抗体阳性。约30% SLE患者有继发性干燥综合征，有唾液腺和泪腺功能不全。

2. 辅助检查

(1) 一般检查　血液检查常有贫血，白细胞计数减少，血小板减少，病情活动时血沉多增快；尿常规异常（如血尿、蛋白尿）提示有肾功能损害。

(2) 自身抗体　患者血清中可查到多种自身抗体，有助于SLE的诊断、病情活动性的判断及临床亚型的确定。常用的自身抗体有以下几种。

① 抗核抗体（ANA）：是筛选结缔组织病的主要试验，见于约95%的SLE患者，但其特异性低，很难与其他结缔组织病相鉴别，常需做其他自身抗体的检验。

② 抗双链DNA（抗dsDNA）抗体：是诊断SLE的标记抗体之一，对SLE特异性高(95%)，敏感性约70%，其量与SLE活动性密切相关。

③ 抗Sm抗体：是诊断SLE的标记抗体之一，特异性高达99%，但敏感性仅25%，该抗体与SLE活动性无关。用于早期和不典型患者的诊断或作为回顾性诊断。

④ 抗RNP抗体：常与SLE的雷诺现象和肌炎有关。

(3) 补体CH_{50}（总补体）、C_3、C_4降低有助于SLE的诊断，并提示病情活动性，特异性比较高。

(4) 皮肤狼疮带试验　用免疫荧光方法检测患者皮肤的表皮与真皮交界处是否有免疫球蛋白（Ig）沉积带，如有则为阳性。SLE阳性率为50%，提示SLE活动。

(5) 肾活检　肾穿刺活组织检查对狼疮性肾炎的诊断、治疗和估计预后均有价值。

(6) 影像学检查　如头颅MRI、头颅和肺部CT、超声心动图等，有助于早期发现器官损害。

（三）治疗要点

SLE目前不能根治，但合理治疗后可以缓解病情，尤其是早期患者。治疗原则是病情活动且严重者，给予强有力的药物控制，病情缓解后则接受维持性治疗。

1. 一般治疗

①急性期患者卧床休息，病情稳定后可适当活动，避免劳累；②积极治疗感染；③避免各种诱因，如避免强光和紫外线照射，避免使用各种诱发SLE的药物和食物等；④缓解期才能注射疫苗，且尽量避免使用活疫苗。

2. 药物治疗

(1) 肾上腺糖皮质激素（简称激素）　是目前治疗SLE的主要药物，是治疗重症SLE的首选药。一般选用泼尼松或甲泼尼龙，鞘内注射时使用地塞米松。

对不甚严重的病例，可用泼尼松每日0.5～1mg/kg治疗，病情稳定2周后开始缓慢减量，小剂量维持治疗，在病情允许的情况下，维持治疗的泼尼松剂量应尽量小于10mg/d。

对于急性暴发性危重 SLE，如急进性肾衰竭、NP-SLE 的癫痫发作或明显精神症状、严重溶血性贫血等，可采用激素冲击疗法：甲泼尼龙 500～1000mg 溶于 250mL 5%葡萄糖溶液中缓慢静脉滴注，每天 1 次，连用 3d，为 1 个疗程，然后使用上述大剂量大剂量泼尼松治疗，如还不能控制病情发展，1 周后可重复使用激素冲击疗法。

(2) 免疫抑制剂　病情反复发作或重症患者应在激素治疗基础上加用免疫抑制剂，这样能更好地控制 SLE 活动，减少爆发，还可以减少激素的用量，减轻药物副作用。狼疮性肾炎用激素联合 CTX 治疗，可减少肾衰竭的发生。常用的药物有环磷酰胺（CTX）和硫唑嘌呤，另外，还可应用环孢素、吗替麦考酚酯等，中药雷公藤总苷对狼疮性肾炎有一定疗效。

① 环磷酰胺：一般采用 CTX 冲击疗法，每次 0.5～1.0g/m^2，加入 250mL 生理盐水中缓慢静滴（1h 以上），通常每 4 周冲击 1 次，病情危重者每 2 周冲击 1 次，冲击治疗 8 次后，如病情好转，改为每 3 个月冲击 1 次，病情缓解后还应维持冲击疗法至少 1 年方可停止冲击。

② 硫唑嘌呤：常用于中等严重病例，脏器功能损害缓慢者，剂量为 1～2mg/(kg · d) 口服。

③ 环孢素：5mg/(kg · d)，分 2 次口服。需用 CTX 治疗的患者，由于血白细胞减少而暂不能使用者，可用本药暂时代替。

(3) 对症治疗　非甾体抗炎药（如阿司匹林、吲哚美辛、布洛芬等）主要用于缓解发热、关节痛、肌肉痛等症状；抗疟药（羟氯喹或氯喹）可有效缓解皮肤损害、光过敏、关节疼痛等症状。

3. 静脉注射免疫球蛋白

这是一种强有力的辅助治疗手段，可有效改善机体的免疫机制，适用于某些病情严重（如糖皮质激素、免疫抑制剂治疗无效）和（或）并发全身性严重感染者。

4. 血浆置换疗法

用血浆置换的方法可清除血浆中的特异性自身抗体、免疫复合物、非特异性炎症介质如补体、纤维蛋白原等。对于危重患者或经多种治疗无效的患者有迅速缓解病情的作用。

5. 造血干细胞移植

造血干细胞移植可重建免疫机制，使免疫抑制剂治疗无效的患者病情得以缓解。但移植后易复发，远期疗效尚待研究。

【护理】

（一）护理评估

1. 健康史

了解患者的发病原因及诱因，如有无病毒感染、日光过敏、药物、妊娠、精神刺激及有无家族遗传倾向等。详细询问患者的发病情况、起病时间、病程及病情变化的情况。了解患者皮疹出现的时间、部位、大小及变化情况，有无关节和肌肉疼痛及其部位、性质、特点等。询问患者有无发热、乏力、体重下降等全身症状及其他脏器受损的表现，如有无食欲缺乏、呕吐、腹痛、腹泻；尿少、肉眼血尿；有无头痛、意识障碍等神经系统损害症状；有无咳嗽、胸痛及呼吸困难；有无气促、心前区疼痛或不适等。

2. 身体状况

(1) 症状、体征　评估患者的神志、生命体征有无改变；有无面部红斑、皮肤丘疹、口腔黏膜溃疡，并注意其部位、形态及颜色等；有无关节肌肉疼痛及疼痛的部位、特点、持续时间及有无关节畸形和功能障碍；有无肾损害的相应体征如水肿、蛋白尿、血尿、尿量有无减少等。此外，SLE 患者应进行全身各系统器官的详细评估。

(2) 实验室及其他检查　血常规检查注意有无血象变化，帮助判断是否有血液及造血系统损害。尿液检查观察有无尿液成分改变，如白细胞尿、红细胞尿、蛋白尿、管型尿等。系统性红斑狼疮的自身抗体检查（如抗核抗体、抗 Sm 抗体、抗双链 DNA 抗体及其他自身抗体）对疾病的诊断有重要意义。此外，皮肤狼疮带试验、肾穿刺活组织检查对疾病诊断和判断预后有一定意义。

3. 心理-社会状况　本病反复发作，迁延不愈，各种类型的皮肤损害会影响患者的自我形象；关节肌肉疼痛、关节活动受限和脏器功能受损会影响到患者正常的生活、工作和社会活动；长期治疗会给患者经济上造成一定的负担，这些均可导致患者出现各种心理问题。应注意评估患者的心理状态，有无紧张、焦虑、抑郁、恐惧甚至悲观失望等。同时应了解患者及其家属对疾病的认识程度、态度，了解家属对患者的态度，了解患者的家庭经济状况、社会医疗保险等情况。

（二）护理诊断/问题

(1) 皮肤完整性受损　与 SLE 导致的血管炎性反应及应用免疫抑制剂有关。

(2) 疼痛　关节疼痛，与关节炎性反应有关。

(3) 口腔黏膜受损　与自身免疫反应、长期使用激素有关。

(4) 体温过高　与自身免疫反应有关。

(5) 自我形象紊乱　与疾病所致容貌改变、药物不良反应有关。

(6) 潜在并发症：狼疮性脑病、狼疮性肾炎、感染。

（三）护理目标

① 患者受损皮肤的面积缩小或完全消失。

② 患者疼痛程度减轻或消失。

③ 患者口腔黏膜溃疡逐渐愈合。

④ 患者体温恢复正常。

⑤ 患者能接受药物带来的容貌改变。

⑥ 患者学会避免加重肾脏损害的自我护理的方法。

⑦ 患者能够预防感染的发生。

（四）护理措施

1. 休息与活动

急性期症状明显患者应卧床休息，以减少消耗，保护脏器功能，预防并发症发生；缓解期应动静结合，逐步恢复日常活动；病情完全稳定后，可参加轻工作，但应避免劳累。

2. 饮食护理

给予高蛋白、高营养、高维生素饮食，以保证组织修复所需的营养；忌食芹菜、无花果、苜蓿、蘑菇、烟熏等食物，以防诱发或加重病情；避免刺激性食物，以促进组织愈合，减少口腔黏膜损伤和疼痛；忌食浓茶、咖啡、吸烟，以防引起小动脉痉挛，加重组织缺血缺氧。有心、肾功能损害者给予低盐饮食，同时限制水、钠摄入，记录出入量。此外，肾功能不全患者还应给予优质低蛋白饮食（参见“慢性肾衰竭”），消化功能障碍者给予无渣饮食，意识障碍者可鼻饲流质饮食，必要时静脉补充营养。

3. 病情观察

①监测患者的生命体征，尤其是体温变化、热型及应用降温措施的效果；②皮肤受损的部位、范围及颜色变化，有无光过敏现象及口腔溃疡的出现；③观察关节疼痛部位、性质、活动度和功能改变；④观察全身其他脏器受损的表现，特别注意有无肾脏功能损害的表现，如水肿（部位、程度）、尿量、尿色、尿液检查结果的变化，监测血清电解质、血肌酐、血尿素氮的改变。另外，还应注意心、肺功能的变化，观察是否出现血液系统的症状，以及有无精神和意识状态的改变。

4. 对症护理

(1) 发热的护理 定期测量体温，每4h 1次；体温达到39℃以上的患者，采用物理降温或药物降温，并观察降温效果；保证足够的营养和水分；做好口腔及皮肤护理，增加患者的舒适度。

(2) 皮肤黏膜护理

① 皮损护理：参见本章第二节中“皮肤损害”的护理。

② 口腔护理：保持口腔清洁，晨起、睡前及每次进食后用漱口液漱口或擦洗口腔。有口腔感染的患者根据病因选择漱口液，如为细菌性感染可选用1∶5000的呋喃西林溶液漱口，局部涂碘甘油；如为真菌感染可用1%～4%的碳酸氢钠溶液漱口，亦可用2.5%的制霉菌素甘油涂患处。有口腔溃疡的患者漱口后用中药冰硼散或锡类散涂敷。

③ 脱发护理：保持头皮清洁，用温水洗头，每周1～2次，避免染发、烫发，尽量剪短发，用帽子、假发巾等进行修饰，以保持患者的容貌和自尊。

(3) 关节和肌肉疼痛的护理 参见本章第二节中“关节疼痛与肿胀”的护理。

(4) 感染的护理 配合医生进行血培养及感染灶分泌物的检测，以明确患者的敏感致病菌。根据医嘱使用合理的抗生素，并监测药效。严格无菌技术操作，白细胞计数极低的患者应采用保护性隔离，避免接触感染患者，并减少家属探视的人次。做好患者的口腔及会阴部护理，注意保持皮肤的清洁、干燥，以防出现新的感染灶。出院后，尽量避免去公共场所，以减少交叉感染的发生。

(5) 狼疮性脑病的护理 评估狼疮性脑病的程度，观察病情变化，对于躁动、抽搐的患者，应加强患者安全的护理，稳定患者及家属的情绪，避免患者自伤或伤人行为的发生。对于昏迷的患者进行呼吸机辅助呼吸并进行相关的机械通气护理，包括管路的通畅以及并发症的护理。对于进行脱水降颅压治疗的患者应该加强患者用药后的疗效观察。协助医生对患者进行脑脊液压力及相关指标的监测。

(6) 狼疮性肾炎的护理 评估患者水肿的部位、程度、范围以及皮肤状况。每天测量患者的体重、腹围、肢围。严格记录24h出入量，尿量少时应及时通知医生。对于使用利尿药的患者，应监测患者血清电解质情况，以防发生电解质紊乱。有腹水、胸腔积液、心包积液者应取半坐位或半卧位，以保证呼吸通畅。对于有下肢水肿的患者，应抬高下肢，以利于静脉回流。因肾脏损害而致水肿时，应限制水、钠的摄入，尿毒症患者应限制蛋白质的摄入。

5. 用药护理

(1) 肾上腺糖皮质激素　长期应用糖皮质激素可出现向心性肥胖、血糖升高、高血压、感染、股骨头坏死和骨质疏松等不良反应，如果突然停药或减量过快，患者易出现停药反应或反跳现象。因此，应向患者详细介绍药物的名称、剂量和给药时间，强调按医嘱服药的必要性，告诫患者不可自行减量或停药，以免引起病情反复。用药期间应定期监测患者血压，观察血糖、尿糖变化，以便及早发现药物性糖尿病及医源性高血压，做好皮肤和口腔黏膜的护理，预防感染的发生。

(2) 免疫抑制剂　环磷酰胺易引起胃肠道反应、脱发、肝损害、白细胞减少等不良反应，硫唑嘌呤的主要不良反应有骨髓抑制、肝损害、胃肠道反应等。因此，应用环磷酰胺和硫唑嘌呤时应定期查血象、肝功能；有脱发者向患者进行解释，并鼓励患者戴假发、帽子、头巾等进行修饰；饮食方面应提供色香味俱佳的食物，增进食欲，鼓励患者少食多餐，增加营养摄入。环孢素主要不良反应为肝、肾损害，用药期间应注意检测。

(3) 抗疟药　羟氯喹、氯喹对血液及肝、肾功能影响很小，但可造成心肌损害，久用后可能对视力有一定影响，用药期间应注意监测心电图，并定期做眼底检查。

(4) 非甾体抗炎药　服药后可引起胃肠道反应，需饭后服，反应严重者及时报告医生。

6. 心理护理

本病反复发作、迁延不愈，易造成脏器损害，使患者产生焦虑、悲观、失望情绪，另外，本病常发生于育龄期女性，可能导致容貌的改变及生育计划被迫改变，给患者造成严重的心理负担，因此心理护理尤为重要。护理人员应与患者建立良好的护患关系，向患者介绍治疗成功的病例及治疗与护理的新进展，积极鼓励患者，使患者树立起战胜疾病的信心。同时向患者说明消极情绪对疾病的不良影响，教会患者采用积极的应对方式调节自己的情绪状态。与患者一起制定护理计划，让患者明确目标，积极配合治疗护理工作。引导患者亲属多给予关心、理解，使患者获得良好的社会支持。

(五) 健康教育

(1) 疾病知识指导　向患者及家属介绍疾病相关知识，强调遵医嘱用药的重要性，告诫患者切不可擅自减量、停药，同时教会患者观察药物的不良反应，发现问题，应及时就诊。指导患者注意个人卫生，切忌挤压皮肤受损部位，预防皮损处感染，实现自我护理。

(2) 预防指导　避免引起 SLE 复发的各种诱因，如药物、食物、日光、紫外线、化妆品以及引起患者体内性激素水平改变的各种因素（妊娠、服用避孕药等）。预防感染，尽量少去公共场所。病情活动时避免接受各种预防接种。

(六) 护理评价

① 患者会否避免各种加重或诱发皮肤损伤的因素。

② 患者疼痛程度是否减轻或消失。

③ 患者能否配合口腔护理，保持口腔清洁，口腔黏膜溃疡逐渐愈合。

④ 患者体温是否恢复正常。

⑤ 患者是否能接受药物带来的容貌改变。

⑥ 患者是否学会各种避免加重肾脏损害的方法。

⑦ 患者能否预防感染的发生。

（许燕）

第四节　类风湿关节炎患者的护理

学习目标

1. 能准确简述类风湿关节炎的病因、发病机制、辅助检查、诊断和治疗要点。
2. 能正确解释类风湿关节炎的概念，描述其临床表现。
3. 能运用护理程序的方法，对类风湿关节炎患者进行正确的护理和健康指导。
4. 在护理实践中，体现护士对患者的爱伤精神和人文关怀。

【疾病概要】

类风湿关节炎（rheumatoid arthritis，RA）是一种以对称性多关节炎为主要临床表现的异质性、多系统性、自身免疫性疾病。以慢性、对称性、周围性多关节炎性病变为主要特征，尤以手、腕、足等小关节的炎性病变多见，表现为受累关节晨僵、疼痛、肿胀，当炎症破坏软骨和骨质时，造成关节畸形和功能障碍。可伴有肌肉萎缩和关节外的系统性损害。本病是进行性、侵蚀性疾病，呈慢性进展，如未得到适当治疗，病情将逐渐加重，致残率较高。因此，早诊断、早治疗至关重要。

RA 可发生于任何年龄，80%发病于 35～50 岁，女性的发病率为男性的 2～3 倍。我国 RA 的患病率为 0.32%～0.36%，略低于世界平均水平（0.5%～1%）。

（一）病因及发病机制

1. 病因

RA 的病因尚未完全明确，但其发病与环境、细菌、病毒、遗传、性激素及神经精神状态等因素密切相关。

（1）感染因素　虽然目前尚未证实有导致本病的直接感染因子，但临床及实验研究资料均表明一些感染因素，如细菌（A 组链球菌）、病毒（EB 病毒）、支原体等可通过某些途径影响 RA 的发病和病情进展。

（2）遗传因素　流行病学调查显示，RA 的发病与遗传因素密切相关。家系调查发现，RA 先证者的一级亲属发病率为 11%，同卵孪生同时患 RA 的概率为 12%～30%，而异卵孪生的概率仅为 4%。在人群调查发现，人类白细胞抗原（HLA）-DR4 与 RF 阳性患者有关，70%的患者 HLA-DR4 阳性，患者具有该点的易感基因。因此遗传可能在发病中起重要作用。

（3）性激素　RA 发病率存在性别差异，男女之比为 1∶(2～4)。妊娠期病情减轻，服避孕药的女性发病减少，这些现象均提示性激素在 RA 的发病中起一定作用。

另外，寒冷、潮湿、劳累、营养不良、创伤、精神因素等常为本病的诱发因素，但多数患者常无明显诱因可查。

2. 发病机制

目前认为 RA 的主要发病机制是免疫功能紊乱。当抗原进入人体后，首先被巨噬细胞或巨噬样细胞吞噬、消化、浓缩后与其细胞膜的Ⅱ类主要组织相容性复合物（MHC-Ⅱ）结合形成复合物，此复合物被T细胞的受体所识别，并使该T淋巴细胞活化、增殖，滑膜的巨噬细胞也因抗原而活化，分泌大量细胞因子，如TNF-α、IL-1、IL-6、IL-8等，使滑膜处于慢性炎症状态。TNF-α进一步破坏关节软骨和骨质，造成关节畸形和功能障碍，IL-1引起RA的全身症状（低热、乏力、急性期蛋白合成增多），并造成C反应蛋白和血沉升高。

激活的B淋巴细胞分化为浆细胞，分泌大量免疫球蛋白。免疫球蛋白和RF形成免疫复合物经补体激活后，导致关节滑膜组织发生炎症。RA患者体内过量的Fas分子或Fas分子和Fas配体比例失调都会影响滑膜组织细胞的正常凋亡，使RA滑膜炎反应得以持续。

类风湿关节炎的基本病理改变是滑膜炎。急性期滑膜表现为渗出性和细胞浸润性，滑膜下层血管充血，内皮细胞肿胀，间质有水肿和中性粒细胞浸润。当病变进入慢性期，滑膜变得肥厚，形成许多绒毛样突起，突向关节腔内或侵入软骨和软骨下的骨质，绒毛具有很强的破坏性，是造成关节破坏、关节畸形及功能障碍的病理基础。

（二）临床表现

1. 症状与体征

RA的临床表现多样，主要有受累关节症状和关节外症状的表现。多数缓慢而隐匿起病，在出现明显的关节症状前可有几周到几个月的发热，少数可有高热、乏力、全身不适、体重减轻等症状，以后逐渐出现典型的关节症状，某一关节疼痛、僵硬，以后关节肿大日渐疼痛。开始为1～2个关节，逐渐发展为对称性多关节炎，从四肢远端的小关节开始，以后再累及其他关节。少数患者起病急剧，在数天内出现多个关节症状。

（1）关节表现　可分滑膜炎症状（如晨僵、关节痛与压痛和关节肿胀）和关节结构破坏（关节畸形和关节功能障碍）的表现，前者经治疗后有一定可逆性，但后者一经出现难以逆转。

① 晨僵：95%以上的RA患者会出现晨僵现象。晨僵是指病变的关节在早晨起床或日间长时间静止不动后出现的较长时间的僵硬，如胶粘着的感觉，关节运动受限，强直明显，活动后方能缓解或消失。是由于受累关节出现充血水肿和渗液所致。晨僵持续时间和关节炎症的程度呈正比，常被作为观察本病活动性的指标之一。晨僵持续时间的计算，应以患者清晨醒后出现僵硬感的时间为起点，至患者僵硬感明显减轻的时间为止点，将这一段时间称为晨僵时间，以分计。晨僵持续时间1h以上者意义较大。晨僵常是关节受累的第一个症状，大多出现在关节疼痛之前，病情严重时全身关节均可出现僵硬感。晨僵常伴有肢端或指（趾）发冷和麻木感。

② 痛与压痛：关节痛往往是最早的症状，初期可以是单一关节或呈游走性多关节肿痛，呈对称性、持续性，但时轻时重，疼痛关节往往伴有压痛。关节疼痛的轻重通常与其肿胀的程度相平行，关节肿胀愈明显，疼痛愈重，甚至剧烈疼痛。最常受累的部位为腕、掌指关节、近端指间关节，其次为足趾、膝、踝、肘、肩等关节。受累关节的皮肤常出现褐色色素沉着。

③ 关节肿胀：肿胀是由于关节腔内渗出液增多及关节周围软组织炎症改变而致，病程长者可因滑膜慢性炎症后的肥厚而引起。凡受累的关节均可肿胀，常见的部位为腕、掌指关节、近端指间关节、膝等关节，且多呈对称性。关节炎性肿大而附近肌肉萎缩，关节呈梭形如梭状指（图8-1）。关节肿胀在四肢小关节最易检查出来，而在肩、髋等大关节肿胀却不易发现。

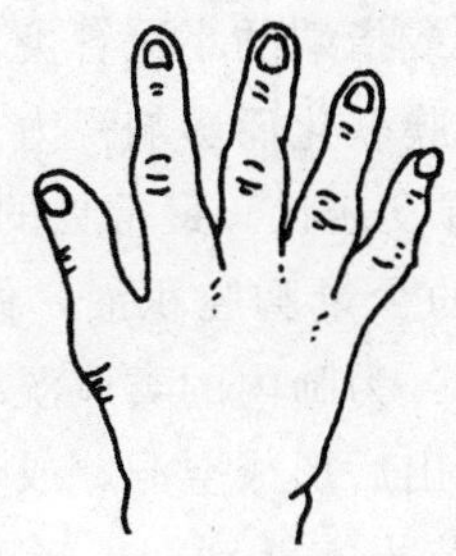

图 8-1　类风湿关节炎梭状指

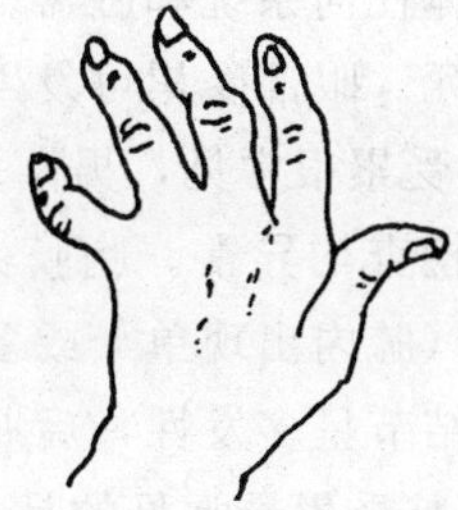

图 8-2　类风湿关节炎手指呈尺侧偏斜畸形

④ 关节畸形：多见于晚期患者。因滑膜炎的绒毛破坏了软骨和软骨下的骨质造成关节纤维性或骨性强直畸形，又因关节周围的肌腱、韧带受损使关节不能保持在正常位置，出现手指关节的半脱位，关节周围肌肉萎缩、痉挛则使畸形更为加重。最常见的关节畸形是腕和肘关节强直、掌指关节的半脱位、手指向尺侧偏斜（图 8-2）和呈“天鹅颈”样（图 8-3）及“纽扣花样”表现（图 8-4）。重症患者关节呈纤维性或骨性强直失去关节功能，致使生活不能自理。

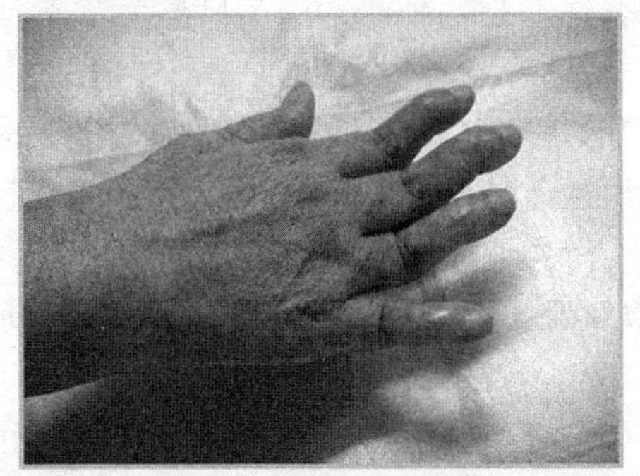

图 8-3　“天鹅颈”样畸形

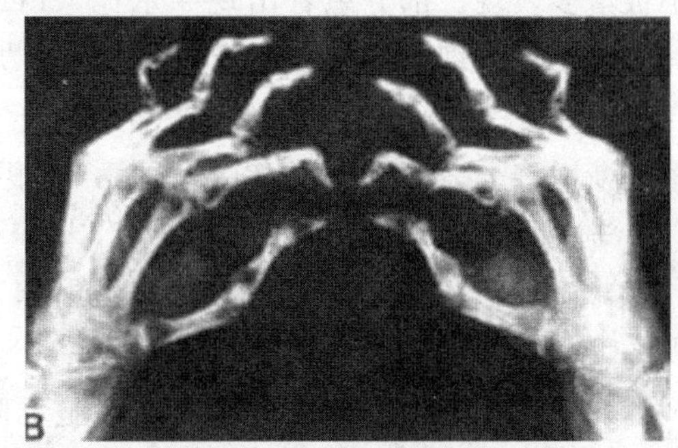

图 8-4　“纽扣花样”畸形

⑤ 关节功能障碍：关节肿胀、疼痛和畸形可造成关节功能障碍。美国风湿病学会将关节功能障碍影响生活的程度分为四级。Ⅰ级：能正常完成各项日常生活和工作，无任何限制。Ⅱ级：可进行一般的日常生活和某种职业工作，但参与其他项目活动受限。Ⅲ级：可进行一般的日常生活，但参与某种职业工作或其他项目活动受限；Ⅳ级：日常生活自理和参与工作的能力均受限。

⑥ 特殊关节：颈椎关节受累表现为颈痛、活动受限，甚至因颈椎半脱位而出现脊髓受压的表现。肩、髋关节受累常表现为局部疼痛和活动受限。约 25％的患者出现颞颌关节的损伤，表现为讲话或咀嚼时疼痛加重，严重者出现张口受限。

（2）关节外表现　病情严重或关节症状突出时易见。受累的脏器可以是一个器官，也可以是多个器官，受累程度也各有不同。

① 类风湿结节：是本病最常见的、较特异的皮肤表现，出现在 20％～30％患者，浅表结节多位于关节隆突部及受压部位的皮下，如前臂伸面、肘鹰嘴突附近、枕、跟腱等处。其大小不一，直径由数毫米到数厘米，质硬、无压痛、对称性分布。它的存在提示本病处于活动期。

② 类风湿血管炎：是本病的基本病变，也是关节外损害的基础，除关节及关节周围组

织外，可累及人体任何系统和脏器。皮肤血管炎可有甲床或指端的小血管炎，少数引起局部组织的缺血性坏死。眼部受累可发生巩膜炎，严重者因巩膜软化而影响视力。

③ 肺：肺部受累很常见，男性多于女性，有时可为首发症状。最常见的是肺间质病变，肺功能和影像学检查均异常。胸膜炎表现为单侧或双侧的少量胸腔积液，偶为大量胸腔积液。结节样改变（肺内出现单个或多个结节）结节样改变：为肺内的类风湿结节的表现，可出现单个或多个结节呈多发性，后期结节可发生液化，咳出后形成空洞，或合并感染。

④ 心脏：心脏受累最常见的是心包炎，多发生在关节损害活动期，轻度积液多可自行吸收，严重者可发生心脏压塞及心包缩窄。冠状动脉受累可引起心肌梗死。

⑤ 神经系统：神经受压是 RA 患者出现神经系统表现的主要原因。脊髓受压表现为渐起的双手感觉异常和力量的减弱，腱反射多亢进，病理反射阳性。腕部腱鞘炎压迫正中神经出现腕管综合征；尺神经、胫后神经、胫前神经受压可出现相应症状。多发性单神经炎多因小血管炎的缺血性病变所导致。

⑥ 血液系统：RA 患者的贫血一般为正细胞正色素性贫血，如出现小细胞低色素性贫血，则多为病变本身或因服用非甾体抗炎药而造成胃肠道出血所致。病情活动时，患者常有血小板增多表现。部分患者出现弗尔他（Felty）综合征，是一种严重的类风湿关节炎，伴有脾大、中性粒细胞减少，甚至贫血和血小板减少。

⑦ 干燥综合征：30%～40%患者出现干燥综合征，随着病程的延长，干燥综合征的患病率逐渐增多。表现为口干（口干燥征）、眼干（干燥性角膜炎、干燥性结膜炎）。

2. 辅助检查

（1）血象　一般都有轻度至中度贫血，白细胞及分类多正常，血小板增多为活动期表现。

（2）炎性标志物　多数病例的红细胞沉降率和 C 反应蛋白（CRP）在活动性病变中常增高，可为疾病活动的指标，缓解期可降至正常。

（3）自身抗体

① 类风湿因子（RF）：分为 IgM 型、IgG 型和 IgA 型 RF，在临床工作中主要检测含量较多的 IgM 型 RF。70%患者血清 RF 检测阳性，其滴度与本病的活动性和严重程度呈正相关。但 RF 并非 RA 的特异性抗体，RF 阴性，并不意味着不存在本病；RF 阳性者必须结合临床表现，方能诊断本病。

② 抗角蛋白抗体谱测定：主要包括抗角蛋白抗体（AKA）、抗聚角蛋白微丝蛋白抗体（AFA）、抗核周因子（APF）抗体和抗环瓜氨酸（CCP）抗体，这些抗体中 CCP 抗体诊断的敏感性和特异性最高，阳性率达 48%～76%，特异性高达 96%，已在临床中普遍使用。

检测自身抗体有利于 RA 与其他炎性关节炎的鉴别。RA 新抗体不断被发现，其中，有些抗体（如 CCP 抗体、APF 抗体、AKA 及抗 Sa 抗体）诊断的特异性较 RF 明显提高，且可在疾病早期出现，对疾病的早期诊断有重要意义。

（4）免疫复合物和补体　70%患者血清中可出现各种类型的免疫复合物，重症病例明显增高，是 RA 活动期明显标志。在急性期或活动期，血清补体均升高，仅在合并血管炎时出现补体降低。

（5）关节滑液检查　在关节有炎症时滑液量常增多，超过 3.5mL，滑液中的白细胞明显增多，达到 $(2000\sim75000)\times10^6/L$，且中性粒细胞占优势，中性粒细胞增多，黏度差，含糖量低于血糖。

(6) 关节X线检查　以手指和腕关节的X线片最有价值。不把RA患者关节损害分为4期。Ⅰ期在X线片中可见关节周围软组织的肿胀阴影，关节端的骨质疏松；Ⅱ期关节间隙变窄；Ⅲ期关节面出现虫蚀样改变；Ⅳ期表现为关节半脱位和关节破坏后的纤维性和骨性强直。本项检查对本病的诊断、关节病变的分期、病情的变化均很重要。

(7) 类风湿结节活检　典型的病理改变有助于诊断。

(三) 治疗要点

由于本病的病因及发病机制未完全明确，目前临床上尚缺乏根治及预防本病的有效措施。治疗的主要目的为：①减轻或消除关节及其他组织的炎症，缓解症状；因关节炎引起的关节肿痛、压痛、晨僵或关节外症状；②控制病情发展、减少关节骨的破坏，尽可能地保持关节功能，防止畸形；③修复受损关节，以减轻疼痛和恢复功能。为达上述目的，早期诊断和早期治疗是极为重要的。

治疗措施包括一般性治疗、药物治疗、外科手术治疗，其中以药物治疗最为重要。

1. 一般性治疗

急性期、发热、内脏受累的患者应卧床休息，恢复期应及时进行关节功能锻炼和理疗，以防止关节废用。适当增加体育锻炼，增强抗寒能力，防止潮湿。及时补充营养，保证蛋白质和各种维生素充足。及时治疗上呼吸道感染，消除口腔、咽喉、鼻旁窦、扁桃体等感染病源，将有利于防止本病的发生发展。

2. 药物治疗

常用的药物包括非甾体抗炎药（NSAID）、改变病情抗风湿药（DMARD）、糖皮质激素和植物药四大类。

(1) 非甾体抗炎药　非甾体抗炎药是本病不可缺少的、非特异性对症治疗药物，具有抗炎、解热和镇痛作用，可有效改善关节炎症状，但不能控制病情，必须与改变病情抗风湿药同服。常用药物有塞来昔布，每日0.2～0.4g/d，分1～2次服用，磺胺过敏者禁用。布洛芬，1.2～3.2g/d，分3～4次服用。阿司匹林，4～6g/d，分3～4次服用。此外还可选用美洛昔康、吲哚美辛、萘普生等。

(2) 改变病情抗风湿药　这类药物较非甾体抗炎药发挥作用慢，但有改善和延缓病情进展的作用。一般认为RA确诊患者均应使用该类药物，临床多采用此类药物与非甾体抗炎药联合应用治疗RA。本类药物以甲氨蝶呤（MTX）为首选，并将其作为联合治疗的基本药物，每周用量7.5～25mg，一日内用完，以口服为主，也可静注或肌注，4～6周起效，维持治疗半年以上。还可选用环磷酰胺、来氟米特、羟氯喹或氯喹、硫唑嘌呤、柳氮磺吡啶、金制剂、青霉胺、环孢素等。

(3) 糖皮质激素　具有强大的抗炎作用，能使关节炎症状得到迅速改善，但不能根治本病，停药后病情易复发。适用于有关节外症状或关节炎明显而不能为非甾体抗炎药所控制或慢作用药尚未起效的患者。泼尼松的用量一般不超过10mg/d。出现其他系统症状如有心、肺、眼和神经系统等器官受累的患者，每日给予量为泼尼松30～40mg，症状控制后递减，以每日10mg或低于10mg维持。关节腔注射激素有利于减轻关节炎症状，改善关节功能。但一年内不宜超过3次。过多的关节腔穿刺易并发感染，还可发生类固醇晶体性关节炎。

(4) 植物药　常用的植物药制剂主要为雷公藤总苷，经国内多年临床应用和实验研究有良好疗效。既有非甾类抗炎药的作用，又有免疫抑制的作用，可以改善症状，使血沉和 RF 效价降低。用法：30～60mg/d，分 3 次服用。还可应用的植物药有青藤碱、白芍总苷、昆明山海棠等。

3. 外科手术治疗

除了药物治疗外，对于 RA 晚期有畸形并失去功能的关节，可采用关节置换。对滑膜肥厚增生者可行滑膜切除术，以缓解病情。

【护理】

(一) 护理评估

1. 健康史

了解患者有无感染、寒冷、潮湿、劳累、营养不良、创伤、精神因素等诱因及家中有无患本病的患者。询问患者的发病情况、起病时间、病程及病情变化的情况。尤其应详细了解患者的关节有无晨僵、疼痛、肿胀、畸形及功能障碍，以及累及关节的部位、疼痛的性质和持续时间等。

2. 身体状况

(1) 症状、体征　评估患者关节受累的情况，是否有关节晨僵、疼痛、肿胀、畸形及功能障碍，并判断受累关节的部位、疼痛的性质、持续时间及是否呈对称性。此外，还要注意评估患者是否出现类风湿结节及类风湿血管炎的相关表现。

(2) 实验室及其他检查　了解患者的血液检查是否有血沉增快、C 反应蛋白增高等炎性反应表现。类风湿因子阳性与否及数量高低，有助于本病的诊断及病情活动性和严重性的判断。关节 X 线检查尤其是手指和腕关节的 X 线检查能够帮助判断关节受累的程度。是否检出类风湿结节对本病的诊断有重要的意义。

3. 心理-社会状况

本病迁延不愈，反复发作，关节功能受损，患者常出现不同程度的劳动力丧失，加之长期治疗造成的经济负担，患者会出现各种心理问题。在与患者的接触中应注意评估患者的心理状态，有无焦虑、抑郁、悲观、失望等不良情绪。了解患者及家属对疾病的认识程度和态度，了解患者的社会支持系统，如家人是否关心患者，患者的家庭经济状况能否支撑患者的治疗费用，患者有无社会、医疗保险等情况。

(二) 护理诊断/问题

(1) 疼痛　关节疼痛，与 RA 所致关节炎性反应有关。

(2) 躯体移动障碍　与 RA 所致关节疼痛、僵硬、功能障碍有关。

(3) 自理缺陷　与 RA 所致关节疼痛、僵硬、关节功能障碍有关。

(4) 有废用综合征的危险　与关节炎反复发作、疼痛和关节骨质破坏有关。

(5) 知识缺乏　缺乏 RA 治疗和自我护理的知识。

(6) 活动无耐力　与关节慢性炎症、活动障碍、贫血有关。

(三) 护理目标

① 患者能够应用一定的技术和方法减轻疼痛。

② 患者关节僵硬缓解，活动受限程度减轻。

③ 患者能进行力所能及的日常生活和工作。

④ 患者能运用一定措施减轻或延缓关节废用的发生。

⑤ 患者对 RA 相关知识有一定的了解，能进行自我护理。

⑥ 患者经过锻炼和营养补充活动耐力增强。

（四）护理措施

1. 休息与活动

在炎症的急性期，关节肿胀伴体温升高时，应卧床休息，帮助患者取舒适体位，尽可能保持关节的功能位置，必要时给予石膏托、小夹板固定。避免疼痛部位受压，可用支架支起床上盖被。关节症状严重者不易睡软床垫，枕头不宜过高。病情恢复期，要及时进行关节功能锻炼，防止关节废用。对无力起床者鼓励患者在床上进行各种运动，活动强度以患者能承受为宜。

2. 饮食护理

类风湿关节炎患者应选用高蛋白质、高维生素、营养丰富、易消化的食物，避免辛辣、刺激性食物，如辣椒、茶叶、咖啡等。有贫血者给予含铁丰富的食物。但又应防止蛋白质和能量摄入过多而引起肥胖，加重关节负担。因此 RA 患者应尽量选择富含多不饱和脂肪酸的食物，如核桃、大豆、豌豆、金枪鱼等。新鲜的蔬菜水果含有多种天然抗氧化营养素和非营养素的植物化学物质，有利于防御自由基的损伤。

3. 病情观察

观察关节疼痛与肿胀的部位、性质、程度、持续时间及其与活动的关系，观察晨僵持续时间与程度，观察关节有无活动受限、畸形和功能障碍；观察有无如胸闷、咳嗽、呼吸困难、心前区疼痛等脏器受累症状，一旦出现提示病情严重，应及时报告医生给予处理。并应随时监测各项辅助检查结果，借助医生判断患者的病情进展情况。

4. 对症护理

（1）晨僵的护理　夜间睡眠戴弹力手套，可减轻晨僵程度；早晨起床后晨僵关节先行热疗（温水浴、热敷或热水浸泡）而后活动关节；晨僵持续时间长且疼痛明显者，可服用消炎止痛药物；缓解期从事力所能及的工作和活动，避免关节长时间关节不活动。

（2）关节疼痛、肿胀的护理　参见本章第二节中“关节疼痛与肿胀”的护理。

（3）关节功能障碍的护理　参见本章第二节中“关节僵硬与活动受限”的护理。

5. 用药护理

（1）非甾体抗炎药　非甾体抗炎药久服易出现胃肠道反应，有消化不良、上腹痛、恶心、呕吐等表现，并可引起胃黏膜损伤。宜在饭后服用，反应严重者可遵医嘱服用胃黏膜保护药，以减轻胃黏膜损伤。

（2）改变病情抗风湿药　该类药物有骨髓抑制、肝肾功能损害、胃肠道反应等毒副作用，停药后多能逐渐恢复。用药时应向患者讲述所用药物的名称、用法、剂量、用药时间及药物不良反应，指导患者严格遵医嘱用药，鼓励患者多饮水以促使药物代谢产物排出，胃肠道反应明显者饭后服药，用药期间严密观察药物的疗效及不良反应，定期检测血、尿常规及肝肾功能等，一旦发现严重不良反应，如骨髓抑制、肝损害、肾毒性、血尿等，立即报告医生，并及时处理。

（3）糖皮质激素　参见本章第三节相关内容。

（4）中药　雷公藤总苷的不良反应有性腺毒性（表现为女性月经减少、停经，男性精子活力及数目降低)，肝损害及胃肠道反应等。青藤碱的不良反应主要有皮肤瘙痒、皮疹等过敏反应，少数患者出现白细胞减少。白芍总苷常有大便次数增多，轻度腹痛、纳差等。应注意观察，严重者可予以减药、停药或换药。

6. 心理护理

由于其较高的致残率，类风湿关节炎患者思想负担很重。首先应关心、理解患者，建立良好的护患关系，鼓励患者说出自身感受，耐心听取患者诉说，对患者提出的问题及时给予有效反馈。对于功能障碍和残疾患者，帮助患者接受并积极面对现实，鼓励患者发挥健康肢体的作用，允许患者以自己的速度完成工作，尽量做到生活自理或参加力所能及的工作，以增加自信心、体现生存价值。建立社会支持网，嘱咐患者家属、亲友给予物质和精神支持。

(五) 健康教育

(1) 疾病知识指导　向患者介绍疾病相关知识，鼓励患者坚持治疗，遵医嘱服药，不可随意减量或停药。强调关节功能锻炼的重要意义，教会患者功能锻炼的方法，防止关节功能废用和肌肉萎缩。对于出现关节功能障碍的患者教会其生活自理的技巧和方法。

(2) 预防指导　指导患者在日常生活中避免各种诱发因素，如环境潮湿、气候寒冷、阴雨天气、过度疲劳、精神刺激及生活不规律等都可使症状加重。指导患者定期到医院复查，出现不适随时就诊，每半年拍关节 X 线片一次，以观察骨破坏情况，定期监测血象、肝肾功能、免疫指标以调整用药。

(六) 护理评价

① 患者的疼痛能否减轻。

② 患者关节僵硬是否缓解，活动受限程度能否减轻。

③ 患者是否能进行力所能及的日常生活活动和工作。

④ 患者能否运用一定措施减轻或延缓关节废用的发生。

⑤ 患者对 RA 相关知识的了解是否增加。

⑥ 患者的活动耐力是否增强。

(许燕)

第五节　强直性脊柱炎患者的护理

学习目标

1. 能准确简述类强直性脊柱炎的病因、发病机制、辅助检查、诊断和治疗要点。
2. 能正确解释强直性脊柱炎的概念，描述其临床表现。
3. 能运用护理程序的方法，对强直性脊柱炎患者进行正确的护理和健康指导。
4. 在护理实践中，体现护士对患者的爱伤精神和人文关怀。

强直性脊柱炎 (ankylosing spondylitis，AS) 是以骶髂关节及脊柱中轴关节慢性炎症为主，也可累及内脏及其他组织的慢性、进展性风湿性疾病，属血清阴性的脊柱关节病的种类。病因不明，临床上以累及骶髂关节，引起脊柱强直和纤维化，造成不同程度眼、肺、肌肉、骨骼病变为特征，以骶髂关节和脊柱附着点炎症为主要表现，影像学检查是临床诊断的关键。

【疾病概要】

强直性脊柱炎（AS）好发于20～30岁的青少年男性，有明显的家族聚集倾向性。发病率以种族不同而有差异。我国患病率在0.25%左右，病程迁延，易造成残疾。根据起病的年龄特点及临床表现可将AS分为两种类型：①年幼型AS，16岁以前发病，临床表现较典型；②晚起病型AS，45～50岁或以后发病，临床表现常不典型。

（一）病因及发病机制

1. 病因

迄今未有定论。一般认为，本病是一组多基因遗传病，与MHCⅠ类基因HLA-B27呈强关联。某些微生物（如泌尿生殖道沙眼衣原体、某些肠道病原菌）与易感者自身组织具有共同抗原，可引发异常免疫应答，造成组织损伤而引起疾病。

2. 发病机制

发病机制可能与HLA-B27分子有关序列和细菌通过某种机制相互作用有关，分子模拟学说认为，本病由于病原体如某些肠道病原体如某些肠道革兰阴性菌与HLA-B27分子存在共同的抗原决定族，免疫系统在抗击外来抗原时，不能识别自我而导致持续免疫反应。受体学说认为HLA-B27分子有结合外源性多肽的作用，从而增加机体的患病易感性。

3. 病理

AS的病变部位主要在滑膜、关节囊及肌腱的骨附着点。基本病变为局部复发性、非特异性炎症、纤维化以致骨化。初期主要改变是局部淋巴细胞、浆细胞和少数多核白细胞浸润。病变导致附着点侵蚀、附近骨髓炎症、水肿甚至造血细胞消失，肉芽组织形成，最终使受累部位钙化、新骨形成，在此基础上又发生新的附着点炎症、修复，如此多次反复，出现椎体方形变、韧带钙化、脊柱“竹节样”变，胸廓活动受限等临床表现。骶髂关节是AS最早累及的部位，其后由于病变发展逐渐累及脊柱、中轴骨骼及四肢大关节，以椎间盘纤维环及其附近结缔组织纤维化和骨化，最终导致脊柱骨性强直或驼背固定。跟腱、跖骨筋膜、胸肋连接等处也可累及。炎症也可累及其他组织及脏器，以虹膜炎较常见，主动脉根炎较少见；淀粉样变性、骨折属于继发病变，肺纤维化、心肌及传导系统病变、前列腺炎等与AS关系尚不确定。

（二）临床表现

起病隐匿而缓慢。全身症状较轻，少数重症患者可出现发热、疲劳、食欲缺乏、贫血、不明原因消瘦等。

1. 关节病变

（1）骶髂关节　最早受累的关节之一。早期主要表现为腰骶痛或不适、臀部疼痛、晨僵等；局部可有压痛。

（2）脊柱及椎间关节　典型病变是由腰椎始发逐渐向上蔓延至胸椎和颈椎，部分患者可以颈椎或病变为首发。主要表现为程度不同的腰背（颈）部痛及活动受限，以晨起为明显，活动后可缓解，休息或静止症状可加重。夜间痛是患者最突出的症状之一，可影响睡眠，严重者可于睡眠中痛醒，迫使患者下床活动后方可缓解重新入睡。身体评估可发现腰（颈）部关节各方向活动受限，局部脊突有压痛，椎旁肌肉紧张；随着病变的进展，腰椎生理弯曲消失，进而胸椎后凸畸形，枕墙距>0，直至晚期脊柱强直。脊和横突关节受累引起胸廓活动度降低。

（3）外周关节　部分患者可以外周大关节受累为首发表现，以非对称型髋、膝和踝等下肢关节受累较常见。髋关节受累者主要表现为局部或腹股沟处疼痛、活动受限，后期也可发展为关节强直，是本病致残的主要原因之一。其余关节少有侵袭性改变，因而有别于RA的特征性表现。

（4）肌腱端炎　是AS的特征性病变。主要表现为足跟、足弓及脊柱旁、髂嵴、坐骨结节等肌腱或韧带附着点的疼痛和局部压痛。

2. 关节外症状

如眼葡萄膜炎、结膜炎、肺上叶纤维化、升主动脉根和主动脉瓣病变以及心传导系统失常等。眼部病变常为自限性，有时需用激素治疗，有些患者未经恰当的治疗可导致青光眼甚至失明。神经、肌肉症状如下肢麻木、感觉异常及肌肉萎缩等并非少见。晚期常伴有严重骨质疏松，极易发生骨折。颈椎骨折常可致死。

3. 实验室及其他检查

（1）血液检查　无特异性指标。RF阴性，活动期可有血沉、C反应蛋白、免疫球蛋白（尤其是IgA）升高，90%的患者HLA-B27阳性。

（2）影像学检查　是诊断的关键依据，有助于病变严重程度的分级与判断。主要包括X线片、CT和MRI等。X线片经济实惠，应用最广；CT检查能发现骶髂关节轻微病变，有利于早期诊断；MRI检查能显示软骨变化，因此比CT更早发现骶髂关节炎。典型表现为：①骶髂关节面模糊，软骨下骨密度增高，骨质破坏、囊性变，后期可出现关节间隙变窄甚至融合；②受累椎体旁韧带钙化、椎体“方形”样变、椎小关节面模糊、脊柱“竹节样”变和脊柱生理弯曲度改变等。其中骶髂关节X线表现分级为：0级为正常；Ⅰ级为可疑；Ⅱ级为轻度异常，可见局限性侵蚀、硬化，但关节间隙正常；Ⅲ级为明显异常，存在侵蚀、硬化、关节间隙增宽或狭窄、部分强直等1项或1项以上改变；Ⅳ级为严重异常，表现为完全性关节强直。

（3）受累关节检查方法

① Schober试验：常用于腰椎活动度检查。方法为，患者直立，在背部正中线髂嵴水平做一标记为0，向下做5cm标记，向上做10cm标记。令患者弯腰（保持双腿直立），测量上下两个标记间距离，增加少于4cm者为阳性。

② 胸廓活动度检查：患者直立，用刻度软尺测其第四肋间隙水平（女性乳房下缘）深呼、深吸之胸围差，小于2.5cm为异常，提示胸廓活动度受限。

③ 枕墙距检查：患者直立，足跟、臀、背贴墙，收颏，眼平视，测量枕骨结节与墙之间的水平距离，正常为0，颈部活动受限或胸椎后凸畸形者距离增大。

（三）治疗要点

主要目的是缓解症状、延缓病情进展、保持关节功能；治疗原则应视病情严重程度、预后指征及患者的期望值而定。主要包括非药物治疗、药物治疗和手术治疗。

1. 非药物治疗

这是延缓疾病发展及促进康复的有效措施。包括患者的健康指导、功能锻炼及理疗等。

水疗、超短波等物理治疗方法，可起到解除肌肉痉挛、改善血液循环及消炎止痛的效果。

2. 药物治疗

(1) 非甾类抗炎药（NSAID） 为缓解关节疼痛、晨僵及改善关节活动度的一线用药。对这类药物反应良好是本病的特点。常用药物有双氯芬酸、萘丁美酮塞来昔布等，应避免同时服用2种以上的同类药物，具体用法可参照RA的治疗。此外可选用吲哚美辛栓剂，每天100mg肛入。已证明阿司匹林对本病疗效不佳。

(2) 缓解病情抗风湿药 用于控制病情活动及病变的发展。常用药物有柳氮磺吡啶、甲氨蝶呤、硫唑嘌呤、沙利度胺等。金制剂和青霉胺无效。

(3) 糖皮质激素 不作首选。眼急性葡萄膜炎、肌肉骨骼炎症可局部使用激素。小剂量激素也可用于对NSAID治疗不耐受者。

(4) 生物制剂 疗效确切，可显著改善病情及各项炎性实验指标。主要包括人可溶性肿瘤坏死因子受体融合蛋白（如依那西普）、抗肿瘤坏死因子的单克隆抗体（如英夫利昔单抗和阿达木单体）等。

(5) 上述疗效欠佳者，或有禁忌证或不耐受且疼痛剧烈者，可考虑服用对乙酰氨基酚和阿片类镇痛药。焦虑、抑郁者可试用抗焦虑或抑郁类药物。

3. 手术治疗

对于髋关节僵直和脊柱严重畸形的晚期患者可选用矫形手术治疗。

【护理】

(一) 护理评估

1. 健康史

有无早期主要表现为腰骶痛或不适、臀部疼痛、晨僵等；局部可有压痛；有无晨僵、贫血；有无风湿及类风湿疾病史。

2. 身体状况

(1) 症状 发热、疲劳、食欲缺乏、腰骶痛或不适、臀部疼痛、晨僵、焦虑、烦躁等。

(2) 体征 髋关节活动受限、腰（颈）部关节各方向活动受限，局部脊突有压痛，椎旁肌肉紧张；Schober试验阳性，枕墙距增大。

(3) 实验室及其他检查 活动期可有血沉、C反应蛋白、免疫球蛋白（尤其是IgA）升高，90%的患者HLA-B27阳性。影像学检查有支持本病诊断的改变。

3. 心理-社会状况 因强直性脊柱炎症状明显和短期内病情加重，询问患者及家属有无焦虑不安甚至恐惧等心理反应。

(二) 护理诊断/问题

(1) 躯体活动受限 与髂关节及脊柱附着点炎症有关。

(2) 疼痛 慢性关节疼痛，与骶髂关节炎及上行累及腰椎及胸椎等有关。

(3) 有失用综合征的危险 与关节疼痛、畸形及脊柱强直有关。

(4) 自理缺陷 与关节功能障碍、疼痛、畸形有关。

(三) 护理目标

贫血恢复正常，病情稳定或痊愈，疼痛缓解，生活自理，体力恢复，神经系统异常表现消失，焦虑减轻或消失；无并发症发生。

（四）护理措施

（1）饮食　冬季寒冷地区的患者可适当服用姜汤驱寒防湿，多食用含有丰富植物蛋白和微量元素的食品，如大豆、黑豆、黄豆等，有助于促进肌肉、骨骼、关节、肌腱的代谢，帮助修复病损等。

（2）病情观察　注意观察并评估晨僵及腰痛等严重程度及持续时间，观察活动受限的部位、范围；是否伴有发热、咳喘、呼吸困难等表现。如有此类症状要警惕脏器受累与否。

（3）体位　姿态护理可以有效地预防脊柱僵直、筋腱挛缩、肌肉萎缩、关节功能丧失等。因此，除急性期和严重期出现剧烈疼痛外，AS患者应坚持姿态的矫正和关节功能锻炼，在行走和站立时，应尽力保持正常姿态，做到坐要坐正、站立要直，切不可为了避免腰背疼痛或疲劳而放任不正确的姿势，否则易加速脊柱畸形。为保持脊柱及关节的活动功能，应经常进行颈、胸、腰椎各方向的前屈、后仰、左右转动等活动；为保持胸廓的活动度，应经常进行深呼吸和扩胸运动；为保持髋关节、膝关节的活动度，防止髋、膝关节的挛缩畸形，应经常进行下蹲活动。

（4）用药护理　正确遵照医嘱给药，观察药物毒副作用，定时监测肝肾功能，避免药物引起的不良反应。夜间疼痛明显者，宜用抗炎栓剂，在患者睡前指导或协助其放入肛门。有葡萄膜炎、结膜炎的患者按时滴眼药。

（5）心理护理　强直性脊柱炎是一种慢性进展性疾病，青年人发病多，最终导致脊柱融合，脊柱完全“竹节样”变，颈、胸、腰椎活动受限，患者对个人前途忧心忡忡。护理人员应理解患者的痛苦，向其介绍有关该病的知识，鼓励其坚持长期治疗，树立长期与疾病做斗争的信心，积极配合治疗护理。

（五）健康教育

（1）疾病知识指导　帮助患者增加对本病的认识，了解防治方法，保持乐观心态，积极配合治疗与功能锻炼，掌握自我护理的方法。日常生活及工作中，均要注意保持行、立、坐、卧位的正常姿势，以尽可能保持最佳的功能位置，防止脊柱变形。平时睡眠应睡硬板床，采取无枕头或低枕头仰卧位。避免各种诱因，如疲劳、受寒、各种感染、过度负重、剧烈运动，戒烟。

（2）运动指导　以减少脊柱及关节畸形程度，尽可能维持正常生理功能。避免跑步（尤其是髋关节受累、足弓或足跟肌腱炎的患者）、冲撞及接触性运动（如柔道、篮球等）。

（3）用药指导与病情监测　指导患者及家属了解常用药物的主要作用、服用方法、不良反应及其处理。强调遵医嘱坚持用药、规范用药的重要性。定期门诊随诊。病情复发或加重应及早就诊。

（六）护理评价

贫血是否恢复正常，病情是否稳定或痊愈，疼痛缓解与否，生活自理及体力恢复程度，神经系统异常表现消失与否，焦虑减轻或消失否；有无并发症发生。

（张小兆）

本章小结

风湿性疾病是指侵犯关节、肌肉、骨骼和关节周围软组织等部位的一类疾病。以关节疼痛、肿胀、晨僵、关节畸形和功能障碍、皮肤和黏膜受损及其他脏器受累的表现为其常见的症状和体征。

系统性红斑狼疮（SLE）的病因不明，可能与遗传、性激素、环境等多种因素有关。临床表现以全身症状、皮肤黏膜、关节和肌肉及肾脏损害为主，也常可伴有其他脏器的损害，如心血管、中枢神经系统、血液系统等。实验室检查自身抗体阳性为其诊断提供重要依据。SLE目前不能根治，治疗以糖皮质激素为主，可辅以免疫抑制剂。其治疗原则是病情活动且严重者，给予强有力的药物控制，病情缓解后则接受维持性治疗。护理要注意避免各种诱发因素，饮食护理和皮肤黏膜的护理为护理要点。

类风湿关节炎是一累及周围关节为主的多系统性炎症性的自身免疫病。其发病可能与感染、遗传、性激素有关。主要表现为周围性、对称性多关节慢性炎性病变（晨僵、痛与压痛、关节肿胀、关节畸形、关节功能障碍），可伴有关节外的系统性损害（类风湿结节、类风湿血管炎）。自身抗体和关节X线检查对于本病的诊断、病情判断和预后有重要意义。治疗以非甾体抗炎药（一线抗风湿药）、慢作用抗风湿药、糖皮质激素、免疫抑制剂等药物为主。护理主要是针对患者的症状进行护理。

强直性脊柱炎是一组多基因遗传病，早期可有晨僵，肌腱端炎是特征性的表现。护理与治疗的目标贫血恢复正常，病情稳定或痊愈，疼痛缓解，生活自理，体力恢复，神经系统异常表现消失，焦虑减轻或消失；无并发症发生。在防治与护理上应采取综合措施，防治与护理并重。

案例分析

案例

患者，女，31岁。因多关节肿痛4月余来诊。4个月前出现右手近端指间关节、掌指关节肿痛，晨僵10min。此后右膝关节肿痛，逐渐加重，伸屈明显受限，局部皮温增高，抗感染治疗无效。2个月前双腕、右足跖趾关节（MTP）肿痛，伴左足跖趾关节、左手近端指间关节疼痛。护理体检：体温37.8℃，患者精神差，颜面、颈背、四肢远端见多发大小不等片状色素脱失斑。双腕关节肿（＋），压痛（＋＋），背伸受限；右手、左手近端指间关节肿（＋），压痛（＋）；右手掌指关节关节肿（＋）压痛（＋）；右膝关节肿（＋＋），压痛（＋＋），伸屈受限；右足跖趾关节肿（＋＋），压痛（＋＋）。辅助检查：ESR 97mm/h，CRP 13.8mg/dL，类风湿因子阳性（滴度大于1∶20）。X线检查示受累关节周围软组织肿胀影。

问题：

1. 该患者可能的医疗诊断是什么？
2. 目前患者主要存在哪些护理问题？
3. 护士可提供哪些护理措施？

目标检测

A_1型单项选择题

1. 关于风湿性疾病的概念，下列哪种说法是正确的（　　）。

A. 风湿病就是胶原性疾病

B. 风湿病就是结缔组织病

C. 风湿病只包括风湿热和类风湿关节炎

D. 风湿病、结缔组织病、胶原病均是同范畴的疾病

E. 结缔组织病、胶原病仅是风湿病的一部分，不能互相等同

2. 类风湿性关节炎较特异的皮肤表现是（　　）。

A. 紫癜　　B. 疖痈　　C. 湿疹

D. 丘疹　　E. 类风湿结节

3. 系统性红斑狼疮的诱发因素不包括（　　）。

A. 药物　　B. 感染　　C. 阳光照射

D. 妊娠分娩　　E. 高蛋白饮食

4. SLE 发病年龄多见于（　　）。

A. 婴儿　　B. 儿童　　C. 育龄妇女

D. 中老年男性　　E. 老年人

5. 类风湿性关节炎患者关节症状早期最显著的是（　　）。

A. 晨僵　　B. 局部发红　　C. 局部肿胀

D. 局部发热　　E. 关节强直与畸形

A_2 型单项选择题

6. 王女士关节肿痛已 2 年，诊断为类风湿性关节炎，王女士的关节损害最常见的是（　　）。

A. 脊柱　　B. 肘关节　　C. 膝关节

D. 髋关节　　E. 手足小关节

7. 王小姐，24 岁，患系统性红斑狼疮两次住院，本次住院面部蝶形红斑明显，该患者皮肤护理的内容错误的是（　　）。

A. 用清水洗脸　　B. 忌用碱性肥皂　　C. 禁忌日光浴

D. 可适当使用化妆品掩饰红斑　　E. 外出穿长袖衣裤，打伞遮阳

8. 某女患者已确诊 SLE，因发热、全身关节痛、皮疹、蝶形红斑，此时应给予何类药物（　　）。

A. 糖皮质激素　　B. 雄激素　　C. 非甾体抗炎药

D. 甲状腺素　　E. 醛固酮

9. 王小姐，21 岁，大学生，因患系统性红斑狼疮两次住院。本次住院面部红斑明显、脱发，在病房时哭时笑，不肯与别人接触，有一次她对着镜子和护士说："这不像我，我该怎么办？我的世界完蛋了。"并常流露将会发生的可怕后果，拒绝接受糖皮质激素的治疗。目前王小姐最主要的护理诊断是（　　）。

A. 绝望　　B. 思维过程改变　　C. 有感染的危险

D. 皮肤完整性受损　　E. 潜在药物副反应

10. 某女患者因发热、各关节痛、面部有蝶形红斑，血中抗 Sm 抗体（+），确诊为 SLE，医嘱不能食用含有补骨脂素的芹菜、香菜、无花果，何故（　　）。

A. 可增强雌激素作用　　B. 可损害肾小球　　C. 可加重表皮细胞损害

D. 增强对紫外线敏感　　E. 可加重关节滑膜炎

A_3 型单项选择题

（11～15 题共用题干）

患者，女，31 岁，间歇性发热、纳差，体温 37.6～39.2℃，伴腕膝关节酸痛 1 月余。体检：头发稀少，口腔有溃疡灶；左膝及右腕关节局部红肿，压痛明显，但无畸形。实验室检查：尿蛋白（+），血白细胞 3.7×10^9/L，ALT 60U/L，红细胞沉降率 45mm/h，抗 Sm 抗体（+）。

11. 该患者最可能的医疗诊断是（　）。

A. 风湿性关节炎　　B. 类风湿关节炎　　C. 系统性红斑狼疮

D. 急性肾小球肾炎　　E. 病毒性肝炎

12. 如对上述患者作进一步实验室检查，可出现以下结果，哪项除外（　　）。

A. 血小板减少　　B. 抗核抗体阳性　　C. 抗双链 DNA 抗体阳性

D. γ 球蛋白下降　　E. 补体 C_3 下降

13. 上述患者目前应首选下列哪项药物治疗（　　）。

A. 吲哚美辛　　B. 波尼松　　C. 硫唑嘌呤

D. 环磷酰胺　　E. 阿司匹林

14. 给上述患者进行正确的护理措施及保健指导，下列哪项不妥（　　）。

A. 卧床休息

B. 安置在没有阳光直射的病室

C. 忌食芹菜、香菜

D. 服用避孕药避孕，防止疾病恶化

E. 口腔涂珠黄散、碘甘油等

15. 在该病的多系统损害中，以哪项损害发生率最多（　　）。

A. 皮肤　　B. 关节　　C. 肾脏

D. 心血管　　E. 肺和胸膜

A_4 型单项选择题

（16～20 题共用题干）

患者，女性，39 岁，两侧近端指关节及足关节酸痛 2 年，加重伴低热、纳差半月余。体检见两侧近端指关节明显梭状肿胀，肘关节鹰嘴突处可触及一个米粒大小结节，坚硬如橡皮。心肺未见异常，肝肋下未及，脾肋下一指。实验室检查：血红蛋白 90g/L，血沉 45mm/h，白细胞 8.1×10^9/L，ANA（－），抗“O”试验效价正常。X 线检查：关节周围软组织肿胀，关节腔变窄。

16. 该患者最可能的诊断为（　　）。

A. 关节结核炎　　B. 风湿性关节　　C. 化脓性关节炎

D. 系统性红斑狼疮　　E. 类风湿关节炎

17. 目前该患者最主要的护理诊断是（　　）。

A. 疼痛　　B. 自理缺陷　　C. 个人应对无效

D. 潜在药物副反应　　E. 有废用综合征的危险

18. 若采用非甾体抗炎药进行治疗，应重点观察的不良反应是（　　）。

A. 肝损害　　B. 胃肠道反应　　C. 骨髓抑制
D. 皮疹　　E. 口腔炎

19. 该患者缓解期最主要的护理措施是（　　）。
A. 病情观察　　B. 避免过度劳累　　C. 避免精神刺激
D. 指导关节治疗性的锻炼　　E. 保证充足营养

20. 随着病情的发展，该患者在疾病后期可能出现的特征性体征是（　　）。
A. 晨僵　　B. 梭形指　　C. 脊柱强直
D. 手指尺侧偏斜畸形　　E. 关节隆突部出现皮下类风湿结节

（许燕）

第九章　神经系统疾病患者的护理

第一节　神经系统概述

学习目标

1. 能准确简述周围神经系统的结构和功能。
2. 能准确简述中枢神经系统的结构和功能。

神经系统分为周围神经系统和中枢神经系统两个部分。周围神经系统包括脑神经和脊神经，有接收信息、传递神经冲动的作用；中枢神经系统包括脑和脊髓，能够综合分析体内外环境传来的信息。神经系统的疾病是由外伤、中毒、感染、肿瘤、遗传等引起的一种疾病。近年来，关于神经系统的基础研究有了很大成就，检测技术也不断进步，但是由于神经系统疾病病情严重，死亡率比较高，因此熟悉神经系统的结构功能，积极治疗、预防并发症是我们医护人员的主要任务。

（一）周围神经系统的结构和功能

1. 脑神经

人体共有 12 对脑神经。嗅神经分布于鼻黏膜，主要的功能为嗅觉。视神经发源于视网膜的神经节细胞层，主要功能是视觉。动眼神经发自中脑的动眼神经核，主要功能为收缩瞳孔括约肌。滑车神经起自中脑的滑车神经核，主要功能使眼球向上、下、外运动。三叉神经分为眼支、上颌支和下颌支，主要功能为支配头面部的痛温触觉以及咀嚼肌、鼓膜张肌等肌肉的运动。展神经发自展神经核，其主要功能是使眼球外展。面神经发自面神经核，其主要功能是支配除咀嚼肌和上睑提肌以外的面部肌肉以及面上肌和面下肌。听神经由蜗神经和前庭神经构成，蜗神经起自内耳螺旋神经节的双极细胞，主要功能是听觉。前庭神经起自内耳前庭神经节的双极细胞，主要功能是调节身体的平衡运动。舌咽神经其感觉纤维发源于上神经节及岩神经节，分布于舌后 3/1 的味蕾，传导味觉。运动纤维起自疑核，功能是提高咽穹窿。迷走神经的躯体感觉纤维起自颈静脉神经节，分布于外耳道及耳郭的一部分皮肤。内脏感觉纤维起自结状神经节，分布于胸腹腔内脏。运动纤维起自疑核，支配软腭、咽及喉部肌肉；副神经分为延髓支和脊髓支，分别有支配声带和胸锁乳突肌的作用；舌下神经起自舌下神经核，主要功能是支配舌肌。

2. 脊神经

共 31 对，包括颈段 8 对，胸段 12 对，腰段 5 对，骶段 5 对，尾段 1 对。每对脊神经都由感觉背根和运动腹根组成。

（二）中枢神经系统结构和功能

1. 大脑

大脑由大脑半球、基底节和侧脑室组成。大脑半球被外侧裂、中央沟、顶枕裂分为额叶、顶叶、颞叶和枕叶。额叶位于中央沟前方，额叶受损时主要引起精神活动和语言方面的障碍；顶叶位于中央沟之后，病变可以引起精细感觉障碍；颞叶位于大脑外侧裂下方，顶枕线前方，病变导致精神和行为异常；枕叶位于顶枕裂和枕前切迹连线的后方，损伤可导致视觉障碍。

2. 间脑

间脑位于大脑半球和中脑之间，可分为丘脑和下丘脑。丘脑病变可造成对侧偏身感觉障碍，下丘脑与睡眠和觉醒有关，同时还具有内分泌的功能，因此损伤可造成睡眠障碍以及内分泌紊乱。

3. 脑干

脑干包括中脑、脑桥和延髓。脑干是机体的生命中枢，如呼吸中枢、呕吐中枢等，同时还具有传导功能，可将感觉冲动传到大脑皮质，同时将大脑皮质的信息传到效应器官。脑干还有睡眠与觉醒的作用。

4. 脊髓

脊髓位于椎管内，其活动受大脑的控制。主要功能是信息的传导通路和节段功能。

（于艳霞　王孟春）

第二节　神经系统疾病常见症状和体征的护理

学习目标

1. 能准确简述神经系统常见症状和体征的病因、发病机制、诊断和治疗要点。

2. 能正确解释神经系统常见症状和体征的概念，描述其临床表现。

3. 能运用护理程序的方法，对神经系统常见症状和体征患者进行正确的护理和健康指导。

4. 在护理实践中，体现护士对患者的爱伤精神和人文关怀。

一、头痛

头痛是指额、顶、颞及枕部的疼痛，是最常见的临床症状。头痛可分为偏头痛、颅内高压性头痛、眼源性、耳源性、鼻源性头痛和精神性头痛等。

（一）护理评估

（1）健康史　了解患者有无颅内感染、血管病变、占位性病变及颅脑外伤等病史；有无颅内邻近组织的病变，如颈椎病变；有无全身性疾病病史，如高血压、中毒等；了解患者头痛的部位、性质、程度；询问头痛发作的规律与频率以及引起头痛的诱发因素。

（2）身体状况　检查患者头部有无外伤，意识是否清楚，瞳孔是否等大等圆、对光反射是否灵敏；面部表情、精神状态及生命体征是否正常。

（3）心理-社会状况　了解患者的心理变化，有无紧张、焦虑等不良情绪；评估职业情况以及用药史、中毒史和家族史；评估头痛对患者的日常生活、工作和社交有无影响。

（4）实验室及其他检查　脑脊液检查有无压力增高，是否为血性，有无炎性改变；CT或MRI检查有无颅内病灶。

（二）护理诊断/问题

疼痛，与颅内外血管舒缩功能障碍或脑器质性病变等因素有关。

（三）护理目标

① 患者疼痛的次数减少或程度减轻。

② 患者能正确运用缓解头痛的方法，合理使用止痛药。

（四）护理措施

（1）一般护理　保持环境安静、舒适、温湿度适宜；颅内压增高的患者可采取头高足低位；头痛发作时卧床休息，减少头部活动。

（2）症状和体征的护理　指导患者学会物理止痛方法，如学会深呼吸，听轻音乐和进行气功、生物反馈治疗、引导式想象、冷热敷以及理疗、按摩、指压止痛法等。

（3）用药护理　指导患者按医嘱服药，告知药物的副作用以及注意事项，如服用吗啡等阿片类止痛药时，应防止产生药物依赖。

（4）心理护理　长期反复发作的头痛，可使患者产生焦虑、紧张、恐惧等心理，要理解患者的痛苦，鼓励安慰患者，耐心解释，适当诱导，解除其思想顾虑，消除其不良情绪。

（五）健康教育

（1）疾病知识指导　向患者及其家属宣传头痛的有关知识，告知引起头痛的常见原因，指导患者注意头痛发作的时间、性质及程度，以及在发作期间减轻头部活动，注意休息。

（2）预防指导　宣传预防的重要性，一旦出现疼痛应该立即就医。

（六）护理评价

患者疼痛减轻，掌握止痛药的用法。

二、言语障碍

言语障碍可分为失语症和发音困难。失语症是指患者在神志清楚、意识正常、发音和构音没有障碍的情况下，大脑语言功能区的病变导致的语言交流能力障碍，表现为听、说、阅读和书写能力残缺或丧失。发音困难是因神经肌肉的器质性病变，造成发音器官的肌肉无力、瘫痪或肌张力异常和运动不协调等而出现的发声、发音、共鸣、韵律、吐字不清等异常。失语症分Broca失语（运动性或表达性失语）、Wernicke失语（感觉性失语）、传导性失语、命名性失语、完全性失语等（表9-1）。

发音困难是由于神经系统的器质性病变引起的发音不清晰而用词正确，与发音清楚用词不正确的失语不同。发音困难由以下病变引起：面瘫、迷走神经和舌下神经的周围性或核性麻痹、多发性硬化、脑性瘫痪、各种原因所致的假性球麻痹、肌营养不良、重症肌无力、锥体外系疾病和小脑病变等。

表 9-1 临床常见失语症的临床特点、伴随症状及病变部位

分类	临床特点	伴随症状	病变部位
Broca 失语	典型非流利性口语、言语缺乏、语法缺失、电报样言语	轻偏瘫	优势侧额下回后部
Wernicke 失语	流利型口语，口语理解严重障碍，语法完好；有新语、错语	视野缺损	优势侧颞上回后部
传导性失语	复述不能、理解和表达完好		优势侧缘上回皮质或深部白质内的弓状纤维受损
命名性失语	命名不能		颞中回后部
完全性失语	所有语言功能均有明显障碍	偏瘫、偏身感觉障碍	大脑半球大范围病变

(一) 护理评估

(1) 健康史 了解患者有无言语交流方面的困难，注意语言是否含混不清或错语。

(2) 身体状况 评估意识水平、精神状态及行为表现，检查有无定向力、注意力、记忆力和计算力的异常；评估患者有无感觉和运动障碍或共济失调，是否能按照检查者指令执行有日的的动作。

(3) 心理-社会状况 评估患者的职业、文化水平与语言背景，如出生地、生长地及有无方言等；评估患者的心理状态；观察有无孤独、抑郁、烦躁及悲观情绪。

(4) 实验室及其他检查 头部 CT、MRI 检查有无异常，新斯的明试验是否为阳性反应等。

(二) 护理诊断/问题

语言沟通障碍，与大脑语言中枢病变或发音器官的神经肌肉受损有关。

(三) 护理目标

① 患者能说简单的词和句子，言语障碍有所减轻。

② 能最大限度地保持沟通能力，有效地进行交流。

(四) 护理措施

(1) 心理支持 体贴、关心、尊重患者，避免出现悲观、失望的情绪；鼓励患者大声说话，患者进行尝试或成功时给予鼓励，鼓励家属、朋友多与患者交谈，并耐心、缓慢、清楚地解释每个问题，直至患者理解。

(2) 康复训练 根据病情由患者、家属及参与语言康复训练的医护人员共同制定个体化语言康复计划，让患者、家属理解康复目标；根据病情选择适当的训练方法，如对于 Broca 失语者，训练重点为口语表达；对于 Wernicke 失语者，训练重点为听理解、会话、复述；对于传导性失语者，重点训练听写、复述；对于命名性失语者，重点训练口语命名，文字称呼等；对于构音障碍的患者，训练越早，效果越好，训练重点为构音器官运动功能训练和构音训练；语言的康复训练是一个由少到多、由易到难、由简单到复杂的过程，训练中应根据患者病情及情绪状态，循序渐进地进行训练。使其既有成功感，又有求知欲，同时不至于产生厌烦或失望情绪。

(五) 健康教育

鼓励患者采取任何方式向医护人员或家属表达自己的需要，可借助卡片、笔、本、图片、表情或手势等提供简单而有效的双向沟通方式。与感觉性失语患者沟通时，应减少外来干扰，除去患者视野中不必要的物品（如关掉收音机或电视），避免患者注意力分散，和患

者一对一谈话等；对于运动性失语的患者应尽量提出一些简单的问题，让患者回答“是”、“否”或以点头、摇头示意；与患者沟通时说话速度要慢，应给予患者足够的时间做出反应。

（六）护理评价

患者言语障碍是否减轻，能否与人进行正常的交流，能否掌握康复训练的方法。

三、感觉障碍

感觉是指各种形式的刺激作用于人体各种感觉器后在人脑中的直接反映。感觉障碍指机体对各种形式的刺激（如痛、温度、触、压、位置、震动等）无感知、感知减退或异常的一组综合征。感觉障碍分为抑制性症状和刺激性症状两大类。抑制性症状是指感觉传导通路受到破坏或功能受到抑制时，出现感觉缺失或感觉减退；刺激性症状是指感觉传导通路受刺激或兴奋性增高时出现的症状。不同部位的损害产生不同类型的感觉障碍，常见的感觉障碍的类型有末梢型感觉障碍、节段型感觉障碍、传导束型感觉障碍、交叉型感觉障碍和皮质型感觉障碍。典型的感觉障碍的类型具有特殊的定位诊断价值。

（一）护理评估

（1）健康史　询问患者引起感觉障碍的原因，了解感觉障碍出现的时间、发展的过程、传播的方式以及有无加重或缓解的因素；既往健康状况，如有无糖尿病、酒精中毒病史等。

（2）身体状况　评估患者在意识清楚的情况下是否对刺激不能感知；评估患者的意识状态与精神状况，注意有无认知、情感或意识行为方面的异常；有无智能障碍；是否疲劳或注意力不集中；观察患者的全身情况及伴随症状，注意相应区域的皮肤颜色、毛发分布，有无烫伤或外伤瘢痕及皮疹、出汗等情况。

（3）心理-社会状况　评估患者是否因感觉异常而焦虑、恐惧或失眠；评估家属对疾病知识的了解程度和家庭支持情况。

（4）实验室及其他检查　肌电图、诱发电位及MRI检查，可以帮助诊断。

（二）护理诊断/问题

感知改变，与脑、脊髓病变及周围神经受损有关。

（三）护理目标

① 生活需要得到满足，不发生烫伤、冻伤和其他损伤。

② 学会使用其他方法感知事物。

（四）护理措施

（1）一般护理　保持床单整洁、干燥、无渣屑，防止感觉障碍的身体部位受压或机械性刺激；避免高温或过冷刺激，慎用热水袋或冰袋。尽量减少不必要的刺激。

（2）心理护理　安慰患者嘱其不要紧张，消除不安感。

（3）感觉训练　每天用温水擦洗感觉障碍的身体部位，以促进血液循环和刺激感觉恢复；用砂纸、毛线刺激触觉，同时可进行肢体的被动运动、按摩、理疗及针灸。

（五）健康教育

给患者家属讲解病情，让家属了解注意事项。告知患者进行护理时应该注意的问题，减少并发症的发生。

（六）护理评价

患者能否得到生活满足，能否用其他方法来感知事物，不发生损伤。

四、运动障碍

运动障碍是指因神经系统执行运动功能的部分发生病变而引起的异常，可分为瘫痪、僵硬、不随意运动及共济失调等。

瘫痪是指随意运动减弱或丧失。按受累部位可分为上运动神经元性瘫痪及下运动神经元性瘫痪，两者的区别（表 9-2）；不伴肌张力增高者称弛缓性瘫痪（又称软瘫、周围性瘫痪），伴有肌张力增高者称痉挛性瘫痪（又称硬瘫、中枢性瘫痪）；肌力完全丧失而不能运动者为完全性瘫痪，而保存部分运动者为不完全性瘫痪，肌力的分级标准（表 9-3）；按临床表现可分为偏瘫、交叉性瘫痪、四肢瘫、截瘫、单瘫、局限性瘫痪等。

表 9-2　上、下运动神经元性瘫痪的鉴别

体征	上运动神经元性瘫痪	下运动神经元性瘫痪
瘫痪分布	以整个肢体为主(单瘫、偏瘫、截瘫等)	以肌群为主
肌张力	增高	减低
腱反射	增高	减低或消失
病理反射	阳性	阴性
肌萎缩	无或轻度失用性萎缩	明显
肌束颤动	无	有
神经传导速度	正常	异常
失神经电位	无	有

表 9-3　肌力的分级标准

0 级	完全瘫痪
1 级	肌肉可收缩,但不能产生动作
2 级	肢体能在床面上移动,但不能抵抗自身重力,即不能抬起
3 级	肢体能抵抗重力离开床面,但不能抵抗阻力
4 级	肢体能做抗阻力动作,但未达到正常
5 级	正常肌力

僵硬指肌张力增高所引起的肌肉僵硬、活动受限或不能活动的一组综合征，临床上包括痉挛、僵直、强直等几种不同的表现。主要由中枢神经、周围神经、肌肉及神经肌肉接头的病变所导致。

不随意运动是由锥体外系统病变引起的不随意志控制的无规律、无目的的面、舌、肢体、躯干等骨骼肌的不自主活动。临床上按其不随意运动的表现形式可分为震颤、舞蹈、手足徐动、扭转痉挛、投掷动作等。

共济失调是指由本体感觉、前庭迷路、小脑系统损害所引起的机体维持平衡和协调不良所产生的临床综合征。根据病变部位共济失调可分为小脑性共济失调、大脑性共济失调和脊髓性共济失调。

（一）护理评估

（1）健康史　了解患者起病的缓急，运动障碍的性质、分布、程度及伴发症状；注意有无行动不便或身体某部位的运动功能减退或不自主的活动。

（2）身体状况　了解患者四肢的营养、肌力、肌张力情况，了解有无肌肉萎缩及关节活动受限；检查腱反射是否亢进、减退或消失，有无病理反射；了解患者能否在床上向两侧翻身或坐起；了解患者步行的姿势、速度、节律和步幅，步行时身体各部位的运动及重心移动情况；了解步行时是否需要支持，有无病理步态；观察有无进食、构音、呼吸的异常以及抽搐和不自主运动等。

（3）心理-社会状况　评估患者是否因肢体运动障碍而产生紧张、焦虑的情绪或悲观、抑郁心理。评估家属对疾病知识的了解程度和家庭支持情况。

（4）实验室及其他检查　CT、MRI可了解中枢神经系统有无病灶；肌电图检查可了解脊髓前角细胞、神经传导速度及肌肉有无异常；血液生化检查可检测血清铜蓝蛋白、抗“O”、血沉、肌酶谱、血钾有无异常。

（二）护理诊断/问题

（1）躯体活动障碍　与平衡或协调能力降低、偏瘫、肌张力增高有关。

（2）有失用综合征的危险　与肢体瘫痪有关。

（三）护理目标

① 患者能够保持身体平衡，身体活动能力增强。

② 不发生受伤、压疮、肢体挛缩畸形等并发症。

（四）护理措施

（1）一般护理　饮食要根据患者的具体病情，指导或帮助患者进食、洗漱等日常生活。如患者有吞咽障碍，饮食按不同情况给予流质、半流质或软饭，要保证进食安全，防止呛咳、食管异物及由此引起的窒息。指导协助卧床患者采取正确的卧姿，正确的卧姿对于保持肢体良好的功能至为重要。定时翻身、按摩肢体受压部位，运动肢体，防止压疮、肺部感染、肌肉萎缩等并发症。指导和协助患者洗漱、进食、如厕、穿脱衣服及个人卫生，瘫痪卧床患者卧气垫床，帮助患者翻身和保持床单整洁，满足患者基本生活需要；指导患者学会配合和使用便器，要注意动作轻柔，勿拖拉和用力过猛。

（2）安全护理　运动障碍的患者要防止跌倒，确保安全。床边要有护栏；走廊、厕所要装扶手；地面要保持平整干燥，防湿、防滑，去除门槛或其他障碍物；呼叫器应置于床头患者随手可及处；穿着防滑的软橡胶底鞋；行走时不要在其身旁擦过或在其面前穿过，同时避免突然呼唤患者，以免分散其注意力；行走不稳或步态不稳者，选用三角手杖等合适的辅助工具，并有人陪伴，防止受伤。

（3）心理支持　与患者多交流，逐渐消除患者的绝望、恐惧的心理和悲观情绪；要尊重患者人格尊严，耐心、热情地为患者服务，多用良好康复患者作为示例鼓励患者树立康复信心，调动其积极性，增强其对治疗的依存性，通过相关医学知识的宣传和教育，使患者了解自身疾病的正确的治疗康复方法，增强其主观能动性。鼓励患者接受和面对疾病的现实，克服困难，摆脱对照顾者的依赖心理，积极配合医务人员，增强自我照顾能力与自信心，争取最好的康复效果。

（五）健康教育

与患者、家属共同制定康复训练计划，并及时评价和修改；告知患者及家属早期康复锻炼的重要性，以循序渐进，适度合理，长期坚持，各种功能全面康复为原则，指导患者急性期床上的患肢体位摆放、翻身、床上的上下移动；协助和督促患者早期床上的桥式主动运动、Bobath握手（十字交叉握手），床旁坐起及下床进行日常生活活动的主动训练；鼓励患者使用健侧肢体从事自我照顾的活动，并协助患肢进行主动或被动运动；教会家属协助患者锻炼的方法与注意事项，使患者保持正确的运动模式；指导和教会患者使用自助工具；必要时选择理疗、针灸、按摩等辅助治疗，避免废用综合征发生。

（六）护理评价

患者能否保持身体平衡，身体活动能力能否增强，能否不发生受伤、压疮、肢体挛缩畸形等并发症。

五、意识障碍

意识是指个体对周围环境和自身状态的感知能力，意识的内容为高级神经活动，包括定向力、感知力、注意力、记忆力、思维、情感和行为等。意识障碍是指人对外界环境刺激缺乏反应的一种精神状态。任何病因引起的大脑皮质、皮质下结构、脑干网状上行激活系统等部位的损害或功能抑制，均可出现意识障碍。意识障碍按其程度分为嗜睡、昏睡、浅昏迷和深昏迷。

嗜睡是一种病理状态，表现为睡眠状态过度延长，是最轻的意识障碍。患者处于睡眠状态，能被唤醒，醒后可以交流和配合体格检查，但刺激停止后又很快入睡。

昏睡是指患者处于深睡眠状态。较重的疼痛或言语刺激方可唤醒，能简单、模糊且不完整地回答问题，自发性言语少，当外界刺激停止后立即进入熟睡状态。

浅昏迷是指意识丧失，对疼痛刺激有痛苦表情或躲避反应，无言语应答，可有无意识自发动作。瞳孔对光反射、角膜反射、咳嗽反射、吞咽反射及生命体征无明显改变。

深昏迷是指自发性动作完全消失，对任何刺激均无反应，瞳孔对光反射、角膜反射、咳嗽反射、吞咽反射等均消失，生命体征常有改变。

（一）护理评估

（1）健康史　详细了解患者的发病方式及过程；有无高血压、心脏病、糖尿病等可能与意识障碍有关的疾病；有无外伤或中毒，有无癫痫病史。

（2）身体状况　评估有无意识障碍；通过言语、疼痛等刺激，检查患者能否回答问题，有无睁眼动作和肢体反应，判断意识障碍的程度；检查瞳孔和生命体征有无异常，尤其注意有无呼吸节律与频率的改变；评估有无肢体瘫痪、头颅外伤，耳、鼻、结膜有无出血或渗液；皮肤有无破损、发绀、出血、水肿、多汗；脑膜刺激征是否阳性。

（3）心理-社会状况　评估患者的家庭背景，家属的精神状态、心理承受能力、对病情的了解情况和对患者的关心、支持程度以及对预后的期望。

（4）实验室及其他检查　评估患者的脑电图是否提示脑功能受损，血液生化检查血糖、血脂、电解质及血常规是否正常，头部CT、磁共振检查有无异常发现。

（二）护理诊断/问题

急性意识障碍与脑组织受损、功能障碍有关。

（三）护理目标

① 患者意识障碍无加重、程度减轻或神志清醒。

② 未发生压疮、感染及营养失调等并发症。

（四）护理措施

（1）一般护理　卧气垫床，保持床单整洁、平整、干燥，定时给予翻身、拍背，并按摩骨突受压处；做好大小便的护理，保持会阴部皮肤清洁；注意口腔卫生，不能自口进食者应每日口腔护理2～3次；谵妄躁动者加床栏，防止坠床，必要时做适当的约束；慎用热水袋，防止烫伤。

（2）饮食护理　给予高维生素、高热量饮食，补充足够的水分；鼻饲流质者应定时定量喂食，保证足够的营养供给；喂食前后抬高床头防止食物反流。

（3）保持呼吸道通畅　患者取平卧头侧位或侧卧位，开放气道，取下活动性义齿，及时清除口鼻分泌物和吸痰，防止舌根后坠，预防误吸、窒息与肺部感染。

（4）病情监测　严密观察生命体征及瞳孔变化，观察有无呕吐及呕吐物的性状与量，预防消化道出血和脑疝。

（五）护理评价

患者能表达自己的基本情感和需要，能进行有效地交流和沟通。

（于艳霞　王孟春）

第三节　周围神经疾病患者的护理

学习目标

1. 能准确简述周围神经疾病的病因、发病机制、辅助检查和治疗要点。
2. 能正确解释周围神经疾病的概念，描述其临床表现。
3. 能运用护理程序的方法，对周围神经疾病患者进行正确的护理和健康指导。
4. 在护理实践中，体现护士对患者的爱伤精神和人文关怀。

一、三叉神经痛患者的护理

【疾病概要】

三叉神经痛（trigeminal neuralgia）是一种原因未明的三叉神经分布区内闪电样反复发作的剧痛。有原发性、继发性两种。

（一）病因及发病机制

原发性三叉神经痛的病因及发病机制尚不清楚，多数人认为病变在三叉神经脱髓鞘产生异位冲动或伪突触传递所致。继发性三叉神经痛又称症状性三叉神经痛，多为脑部占位性病变压迫三叉神经以及多发性硬化引起。

（二）临床表现

约3/4的患者发生于40岁以上，女性居多，多为一侧发病。

（1）剧烈疼痛　以面部三叉神经分布区（面颊、上下颌及舌部）最为明显的似电击样、刀割样、撕裂样剧痛；每次持续数秒至2min不等，发作来去突然，但在间歇期患者完全正常。在口角、鼻旁、颊部、舌部、眶上孔、眶下孔和口腔牙龈等最敏感，轻触即可诱发疼痛发作，故有“扳机点”之称。洗脸、刷牙、咀嚼、打呵欠和讲话等可诱发。

（2）痛性抽搐　严重者伴有面部肌肉的反射性抽搐，口角牵向患侧，发作时可伴有面部潮红、结膜充血、流泪和流涎，严重者可昼夜发作，夜不成眠或睡后痛醒，患者往往用双手按住痛处来缓解疼痛，久而久之可造成面部皮肤色素沉着、粗糙、增厚、眉毛脱落。

(3) 周期性发作 病程可呈周期性，原发性三叉神经痛开始时发作次数较少，间隙期长，随着病程进展使发作逐渐频繁，间隙期缩短，甚至整日疼痛不止。继发性三叉神经痛常伴有神经系统疾病的其他症状和体征。

(三) 辅助检查

脑脊液检查无异常，CT或MRI可鉴别继发性三叉神经痛。

(四) 治疗要点

迅速有效止痛是治疗本病的关键。

(1) 药物 本病首选药物为卡马西平，初服0.1g，2次/日，以后每日增加0.1g，直至疼痛停止后逐渐减量，最小有效维持量常为0.6～0.8g/d；其次可选用苯妥英钠、氯丙嗪等。

(2) 封闭 药物治疗无效者可行三叉神经纯乙醇或甘油封闭治疗。

(3) 射频电凝 可缓解疼痛数月至数年，此治疗方式对大多数患者有效。

(4) 手术 经上述几种治疗仍无效且剧痛难忍者可考虑三叉神经终末支或半月神经节内感觉支切断术，或行微血管减压术，但若手术失败，可产生严重的并发症，甚至导致死亡。

【护理】

(一) 护理评估

(1) 健康史 询问患者的一般状况，了解疼痛发作的特点，评估有无诱发或加重的因素，能否缓解和缓解的措施。

(2) 身体状况 评估患者发作时的表情、举动，检查面部皮肤是否粗糙、有无发热发红、色素沉着和感觉异常，有无结膜充血、流泪、复视、眉毛脱落、言语或吞咽障碍等。

(3) 心理-社会状况 观察患者有无焦虑、抑郁或失眠等不良情绪，是否憔悴或情绪低落，能否积极配合治疗与护理。了解家属有无相关疾病知识的缺乏。

(4) 实验室及其他检查 头颅CT、MRI有无异常发现。

(二) 护理诊断/问题

(1) 疼痛 三叉神经分布区域疼痛，与三叉神经受损有关。

(2) 焦虑 与疼痛剧烈、反复发作有关。

(三) 护理目标

① 患者能了解疼痛发生的原因及诱发因素并能避免。

② 能合理选择减轻疼痛的方法，疼痛缓解或消失，情绪稳定。

(四) 护理措施

(1) 一般护理 选择清淡、无刺激、易消化的软食，严重者可进食流质；保持心情愉快，生活规律，合理休息；保持环境安静、室内光线柔和，避免因周围环境刺激而产生焦虑情绪，以致诱发或加重疼痛。

(2) 疼痛护理 鼓励患者参加适当的娱乐活动，如听音乐、看电视，指导患者运用想象等分散注意力，以减轻疼痛、减少发作；告知其尽量减少或防止能引起疼痛发作的动作，如洗脸、刷牙、咀嚼时要轻柔。

(3) 用药护理 指导患者按医嘱正确服用药物，并注意观察药物的不良反应，如卡马西平可引起头晕、嗜睡、恶心、步态不稳、皮疹、白细胞减少等，苯妥英钠有齿龈增生、共济失调、白细胞减少等不良反应，如发现应及时报告医生进行处理。

(4) 心理护理　帮助患者树立战胜疾病的信心，消除患者紧张焦虑的情绪，鼓励安慰患者，向患者做好解释工作，满足患者对知识的需求。

(五) 健康教育

(1) 疾病知识指导　本病可为周期性发作，病程长，且发作间期趋向随病程延长而缩短，应帮助患者及家属掌握本病相关知识与自我护理方法，以减少发作频率，减轻患者痛苦。

(2) 日常生活指导　生活有规律，保持情绪稳定和平衡心态，培养多种兴趣爱好，多与他人沟通，多想开心高兴的事情，分散注意力；良好的休息、适当的娱乐活动均有助于疼痛发作的减少或减轻；洗脸、刷牙动作宜轻柔，食物宜软，忌生硬、油炸食物。

(3) 用药与就诊指导　遵医嘱合理用药，要注意毒副作用的发生，服用卡马西平者每1～2个月检查1次肝功能和血象，出现眩晕、行走不稳或皮疹时及时就医。

(六) 护理评价

① 患者疼痛减轻或消失。

② 患者掌握缓解疼痛的方法、措施。

二、特发性面神经麻痹患者的护理

特发性面神经麻痹（idiopathic facial palsy）又简称面神经炎或Bell麻痹（Bell palsy），是因茎乳孔内面神经非特异性炎症所引起的一种周围性面神经麻痹，是最常见的自发性面神经麻痹瘫痪的疾病。

【疾病概要】

(一) 病因及发病机制

病因及发病机制目前还不是很明确，可能与受凉、感染、中耳炎、茎乳孔周围水肿及面神经在面神经管出口处受压、缺血、水肿等因素有关。

(二) 临床表现

本病可发生于任何年龄，任何季节，大多以男性为主。

(1) 患侧表情肌瘫痪　表现为患侧额纹消失或变浅，不能皱额蹙眉；眼裂不能正常闭合；患侧鼻唇沟变浅，口角歪向健侧；不能吹口哨及鼓腮等。

(2) 耳后疼痛或乳突压痛　病初可有患侧耳后或下颌角后疼痛，少数患者可有茎乳孔附近及乳突压痛。

(3) Hunt综合征　影响膝状神经节者，还可出现病侧乳突部疼痛，讲话时回响过度；舌前2/3味觉缺失，听觉过敏，耳郭和外耳道感觉减退，外耳道或鼓膜出现疱疹。

(三) 辅助检查

电生理检查可了解面神经传导速度是否降低和有无失神经电位，对早期完全性瘫痪者的预后判断是一项有用的检查方法。

(四) 治疗要点

治疗原则是改善局部血液循环，减轻面部神经水肿，促进功能恢复。

(1) 药物　急性期应尽早使用糖皮质激素，可用泼尼松30mg，1次/日，维生素B_1、维生素B_{12}口服或肌注。地巴唑10mg，3次/日，口服。若为带状疱疹引起者，应尽早使用阿昔洛韦7～10d抗病毒治疗。

（2）保护眼角膜　眼睑不能闭合者，可使用眼罩、眼膏、眼药水等。

（3）其他　恢复期可进行面肌的被动或主动运动训练，也可用碘离子透入治疗。针灸治疗可帮助恢复。

【护理】

（一）护理评估

（1）健康史　评估患者的一般状况，了解患者以往的健康状况，有无吹风，询问有无受凉或感冒病史，是否治疗及治疗效果。

（2）身体状况　观察能否吹口哨，有无口角漏气、漏水；有无口角下垂或歪向对侧；患者闭眼、露齿、鼓腮是否异常，能否皱额蹙眉，有无一侧额纹消失；有无味觉丧失、乳突部疼痛以及外耳道疱疹、感觉减退等。

（3）心理-社会状况　评估患者有无焦虑、孤独心理和急躁、不安情绪。

（4）实验室及其他检查　面神经传导速度有无异常。

（二）护理诊断/问题

（1）自我形象紊乱　与面神经麻痹所致口角歪斜等有关。

（2）疼痛　与面神经病变累及膝状神经节有关。

（三）护理目标

① 能正确认识和接受外貌的改变，积极配合治疗与面肌功能训练，面瘫逐渐减轻。

② 紧张焦虑的情绪减轻或消失。

（四）护理措施

（1）一般护理　急性期注意休息，防风、防寒，外出时可戴口罩，系围巾，穿风衣或使用其他改善自身形象的恰当修饰。进食清淡饮食，避免粗糙、干硬、辛辣食物，进食高蛋白、高维生素饮食，指导患者保持口腔清洁，饭后及时漱口，清除口腔内患侧滞留的食物残渣。

（2）对症护理　眼睑不能闭合或闭合不全者予以眼罩、深色眼镜遮挡及滴眼药水或涂眼药膏等保护，防止角膜炎症、溃疡。指导患者尽早开始面肌的主动与被动运动。可对着镜子按摩面肌，每次5～10min，每日数次。神经功能开始恢复时指导患者练习做皱眉、举额、闭眼、露齿、鼓腮和吹口哨等活动，每次5～15min，每日数次，以促进早日康复。

（3）用药护理　遵医嘱正确服药，避免自行用药，并注意药物的不良反应，如发现应及时就诊，避免造成严重后果。

（4）心理护理　告诉患者本病大多预后良好，帮助患者树立信心，减轻患者对疾病预后的担心及由此引发的心理障碍，同时指导患者克服急躁情绪和害羞心理，积极配合治疗。

（五）健康教育

（1）疾病知识指导　指导患者注意诱发因素，如受凉、过度劳累、病毒感染等，并注意保暖。

（2）预防并发症　指导进食清淡软食，保持口腔清洁，预防口腔感染；保护角膜，防止角膜溃疡。

（3）康复训练　指导患者掌握面肌功能训练的方法，坚持每天数次面部按摩和运动。

（六）护理评价

① 患者口角歪斜、流涎等的症状减轻或消失。

② 患者紧张焦虑的情绪消失，对疾病知识全面的认识。

三、急性炎症性脱髓鞘性多发性神经病患者的护理

急性炎症性脱髓鞘多发性神经病（acute inflammatory demyelinating polyneuropathy，AIDP）又称吉兰-巴雷综合征（Guillain-Barre syndrome，GBS），以往称格林-巴利综合征，为急性或亚急性起病的大多可恢复的多发性脊神经根（可伴脑神经）受累的一组疾病。主要病理改变为周围神经广泛炎症性节段性脱髓鞘及小血管周围淋巴细胞及巨噬细胞的炎性反应。

【疾病概要】

（一）病因及发病机制

本病的病因及发病机制尚未完全明确。病变前可有非特异性病毒感染或有接种疫苗史，有资料显示，60%的患者在发病前有空肠弯曲菌的感染，还有巨噬细胞病毒、EB 病毒等。还有学者认为病因可能与自身免疫与病毒感染有关。

（二）临床表现

发病年龄可发生于任何年龄，以儿童及青壮年较多，一年四季都可发病。多数患者发病前 1～4 周常有上呼吸道或消化道感染史，少数有疫苗接种史。

（1）感觉障碍　肢体远端感觉异常，有时可有烧灼感、麻木、刺痛和不适感，可呈手套、袜套样感觉减退。

（2）运动障碍　首发症状常为四肢对称性瘫痪，下肢常较早出现，也可开始于下肢、上肢或四肢同时发生，可自肢体远端向近端发展或相反，严重者可累及肋间肌和膈肌而致呼吸肌麻痹，患者可由呼吸困难发展致呼吸衰竭。

（3）神经受损　以双侧面瘫麻痹为多见，尤其见于成年人，延髓麻痹以儿童多见。

（三）实验室和其他检查

脑脊液检查为蛋白-细胞分离，即蛋白含量明显增高而细胞数正常，常在发病后第 2～8 周增高，以第 3 周增高明显。

（四）治疗要点

1. 辅助呼吸

保持呼吸道通畅、防止继发感染是本病治疗的关键。呼吸麻痹是危及生命的急症，及时进行抢救是增加本病的治愈率、降低病死率的关键。必要时气管切开、气管插管进行抢救。

2. 病因治疗

抑制免疫反应，消除致病性因子对神经的损害，并促进神经再生。

（1）血浆交换　周围神经脱髓鞘时，由于体液免疫系统的作用，患者血液中存在与发病有关的抗体、补体及细胞因子等，采用血浆置换疗法可降低周围神经髓鞘抗体滴度。在发病 2～3 周内接受此疗法，可缩短患者临床症状的持续时间，缩短需用呼吸机的时间、降低并发症发生率。适应证为不能独立行走、肺活量明显减少或延髓麻痹等病情较严重的患者。

（2）肾上腺皮质激素　曾长期广泛地用于本病的治疗，现多数学者认为激素治疗效果不佳，不能缩短病程和改善预后，已不主张应用。

（3）免疫球蛋白　应用大剂量免疫球蛋白治疗急性病例，可获得与血浆置换治疗相接近

的效果，且安全。但有部分病例可复发，再治疗仍然有效。

3. 康复锻炼

应尽早进行肢体被动及主动锻炼，并配合按摩、针灸、理疗等。

【护理】

（一）护理评估

（1）健康史　询问患者的起病情况，以往健康状况，评估患者有无胃肠炎或呼吸道感染病史，有无外伤或接种疫苗，是否治疗及治疗效果。

（2）身体状况　观察面色是否红润、嘴唇有无发绀、吞咽有无障碍；观察生命体征，尤其注意呼吸和心率变化；评估感觉障碍的部位与范围；评估四肢肌力和肌张力；有无手足肿胀、多汗、皮肤潮红或破损等。

（3）心理-社会状况　瘫痪、呼吸困难会使患者非常焦急、紧张、恐惧甚至绝望，应注意观察评估患者有无紧张情绪和异常心理改变。

（4）实验室及其他检查　脑脊液检查有无蛋白细胞分离。

（二）护理诊断/问题

（1）低效型呼吸型态　与呼吸肌无力、神经损害有关。

（2）躯体移动障碍　与四肢肌肉进行性瘫痪有关。

（3）清理呼吸道无效　与呼吸肌麻痹、肺部感染所致分泌物增多等有关。

（4）焦虑　与呼吸困难或担心预后有关。

（三）护理目标

① 患者能进行有效的呼吸，呼吸各指标能达到正常范围。

② 肢体得到良好护理，无压疮及挛缩畸形等发生；运动功能逐渐恢复。

③ 焦虑症状减轻，情绪稳定。

（四）护理措施

（1）一般护理　延髓麻痹不能吞咽进食者应及时插胃管，予以高蛋白、高维生素、高热量且易消化的流质食物，保证机体足够的营养供给，维持机体正常需要。帮助患者采取舒适卧位，每隔 2～3h 协助翻身一次，保持床单整洁干燥，每日口腔护理 2～3 次，并行温水全身擦拭，保持口腔和皮肤的清洁，促进患者的舒适。

（2）对症护理　密切观察患者呼吸困难的程度，注意肺活量及血气分析的改变。如果患者出现呼吸费力、烦躁、出汗、口唇发绀等缺氧症状，肺活量降至 20～25mL/kg 以下，血氧饱和度降低，动脉血氧分压低于 70mmHg (9.3kPa)，宜及早使用呼吸机。一般先用气管内插管，如 24h 以上无好转，则行气管切开，外接呼吸机，维持患者的基本通气。

（3）用药护理　按医嘱正确给药，注意药物的作用、不良反应。某些镇静安眠类药物可产生呼吸抑制，不要轻易使用，以免掩盖或加重病情。使用糖皮质激素治疗时可能出现应激性溃疡所致消化道出血，应观察有无胃部疼痛不适和柏油样大便等，留置鼻胃管的患者应定时回抽胃液，注意胃液的颜色、性质。

（4）心理护理　患者常产生焦虑、恐惧心理及急躁情绪，护士应及时了解患者的心理状况，主动关心安慰患者，耐心倾听患者的感受，帮助分析、解释病情，并且详细解释相关知识，告知本病经积极治疗和康复锻炼大多预后好，使患者增强信心，去除烦恼，充分配合治疗。

（五）健康教育

① 向患者解释病情的相关知识，让患者了解肢体瘫痪的恢复过程，使之安心配合治疗和护理。鼓励患者保持心情愉快和情绪稳定，树立战胜疾病的信心。

② 患者病情稳定后，应早期进行肢体功能锻炼和日常生活活动训练，如主动-被动运动、步态训练等；坚持针灸、按摩和理疗，可防止或减轻肢体畸形。

③ 保证足够的营养，增强机体抵抗力，避免受凉、疲劳和创伤，防止复发。

（六）护理评价

① 患者情绪稳定，能够保持良好的精神状态。

② 患者病情稳定，无并发症发生。

（于艳霞　王孟春）

第四节　脑血管疾病患者的护理

学习目标

1. 能准确简述脑血管疾病的病因、危险因素与防治。
2. 能正确解释脑血管疾病的概念，描述其分类和临床表现。
3. 能运用护理程序的方法，对脑血管疾病患者进行正确的护理和健康指导。
4. 在护理实践中，体现护士对患者的爱伤精神和人文关怀。

脑血管疾病（cerebral vascular diseases，CVD）是指各种原因导致急慢性脑血管病变。其中脑卒中是指由于急性脑循环障碍所致的局限或全面性脑功能缺损综合征或称急性脑血管事件，是神经系统的常见病和多发病。脑卒中根据病理性质可分为缺血性（包括短暂性脑缺血发作、脑血栓形成和脑栓塞）和出血性（脑出血和蛛网膜下腔出血）脑血管病两大类。

一、短暂性脑缺血发作患者的护理

【疾病概要】

短暂性脑缺血发作（transient ischemic attack，TIA）是指颈动脉系统或椎-基底动脉系统短暂的血液供应不足，造成局灶性神经功能缺血而引起的神经功能失调。症状一般持续10～20min，多在1h内恢复，最长不超过24h，可反复发作，不遗留神经功能缺损的症状，影像学检查无器质性病灶。

（一）病因及发病机制

本病多与高血压动脉硬化有关，其发病可能由不同的机制引起。

（1）微栓子　颈内动脉和椎-基底动脉系统动脉硬化狭窄处的附壁血栓、动脉粥样不稳定斑块等破碎脱落后，阻塞了脑动脉，当栓子破裂向远端移动时，缺血症状消失。

（2）脑血流动力学改变　颈动脉和椎-基底动脉系统严重狭窄时，如患者突然发生一过性血压过低、脑血流量减少，而导致本病发作；血压回升后，症状消失。如血压不稳、心律不齐、房室传导阻滞、心肌损害亦可使脑局部血流量突然减少而发病。

（3）脑血管痉挛　颈内动脉或椎-基底动脉系统动脉硬化斑块使血管腔狭窄处产生血流

旋涡，刺激血管壁导致血管痉挛，出现短暂性脑缺血发作，旋涡减速时，症状消失。

(4) 其他　颈部动脉扭曲、过长、打结或椎动脉受颈椎骨质增生骨刺压迫、严重贫血、高凝状态、心功能障碍等也可参与 TIA 的发病。

(二) 临床表现

第一次 TIA 发作年龄多以中年后多见，男性多于女性；发作时间一般较短，为 10～20min，多在 1h 内恢复，最长不超过 24h；常有反复发作的病史。

(1) 颈动脉系统 TIA　常表现为对侧单肢无力或不完全性偏瘫；特征性症状为眼动脉交叉瘫（病变侧单眼一过性黑朦、对侧偏瘫及感觉障碍），优势半球缺血时可有失语。

(2) 椎-基底动脉系统 TIA　以阵发性眩晕最常见，一般不伴耳鸣，可有复视、吞咽困难等共济失调；一侧脑神经麻痹时对侧肢体出现瘫痪或者感觉障碍是椎-基底动脉 TIA 的典型表现。

(三) 实验室及其他检查

血管造影可发现脑动脉狭窄；颈部彩色多普勒超声检查可发现颈动脉内粥样硬化斑块；血液检查（血脂、血糖、血液流变学）有参考价值。

(四) 治疗要点

TIA 治疗的目的是消除病因、减少及预防复发，保护脑功能，防止脑梗死发生。

(1) 病因治疗　如控制血压，治疗心律失常、心肌病变，稳定心脏功能，治疗脑动脉炎，纠正血液成分异常等；防止颈部活动过度等诱发因素。

(2) 药物治疗　①阿司匹林：主张小剂量用药，抗血小板聚集的作用机制为抑制环氧化酶。②双嘧达莫：理论上与阿司匹林联合应用，但实践并未证实联合用药优于单独用药，其作用机制为抑制磷酸二酯酶。③噻氯吡啶：降低脑卒中发生率和死亡率，噻氯吡啶要优于阿司匹林。

(3) 外科手术和血管内介入治疗　经血管造影确定 TIA 是由颈部大动脉病变如动脉硬化斑块引起明显狭窄或闭塞者，为可手术消除微栓塞，改善脑血流量，建立侧支循环，改善症状。

【护理】

(一) 护理评估

(1) 健康史　评估患者的一般状况，如年龄、性别、职业；询问 TIA 发作的形式、频率、起止与持续时间，有无诱因，有无反复发作病史；询问患者既往史，如有无高血压、心脏病、糖尿病、高脂血症等相关病史。

(2) 身体状况　评估患者眩晕感觉障碍等症状的程度，检查视力和肢体肌力情况；评估皮肤有无破损和外伤瘢痕；了解血压、脉搏有无异常。

(3) 心理-社会状况　评估患者及家属对疾病的认识程度，了解患者有无不良情绪，如紧张、焦虑等。

(4) 实验室及其他检查　评估 EEG、MRI、SPECT、TCD 及血液生化检查有无异常。

(二) 护理诊断/问题

(1) 有受伤的危险　与突发眩晕有关。

(2) 恐惧　与活动障碍或感觉障碍有关。

(3) 潜在并发症　脑卒中。

（三）护理目标

① 不发生外伤等意外。

② 患者能掌握疾病防治相关知识，积极配合治疗，患者未发生完全脑卒中。

③ 患者情绪稳定，无焦虑、恐惧等。

（四）护理措施

(1) 体位 发作时枕头不宜太高，以15°～20°为宜，以免影响头部的血液供应。

(2) 饮食 低脂、低盐、低胆固醇，适量糖类，丰富维生素饮食。忌烟酒、辛辣，忌暴饮暴食、过饥等。

(3) 休息与活动 嘱患者适当运动，促进血液循环如散步、慢跑、踩脚踏车等。活动时移开患者活动场所的障碍物，防止地面过滑，卫生间、走廊、楼梯安装扶手；教患者学会使用拐杖、助听器等；嘱患者有前驱症状时立即平卧，避免摔伤。

(4) 用药护理 告知患者药物的不良反应及用药注意事项。如肝素抗凝治疗时应密切观察有无出血倾向；使用阿司匹林等抗血小板聚集药治疗时，可出现食欲缺乏、皮疹或白细胞减少等不良反应，发现异常情况应及时报告医师处理。

(5) 心理护理 密切关注患者的情绪反应，如有紧张、焦虑等不良情绪时，应主动与患者沟通，及时安慰鼓励患者，帮助患者树立自信心，消除其不良情绪，保持良好的心态。

（五）健康教育

(1) 疾病知识指导 告诉患者及家属早期诊断和正确处理的重要性，阐明干预危险因素和积极治疗病因的重要性。帮助寻找和去除自身的危险因素，主动采取预防措施，积极治疗相关性疾病，改变不健康的生活方式。

(2) 饮食指导 以低盐、低脂、充足蛋白质和丰富维生素的饮食为宜；注意粗细搭配、荤素搭配，戒烟、限酒，控制食物热量，保持理想体重。

(3) 定期复查 嘱患者定期到医院体检，及时了解病情，如复查血脂、血糖和血压，以了解原发病的情况。

（六）护理评价

① 患者症状得到良好的控制，无并发症发生。

② 患者情绪平稳。

二、脑梗死患者的护理

脑梗死（cerebral infarction，CI）又称缺血性脑卒中（cerebral ischemic stroke），包括脑血栓形成、腔隙性梗死和脑栓塞等，是指因脑部血液循环障碍，缺血、缺氧所致的局限性脑组织的缺血性坏死或软化。

（一）脑血栓患者的护理

脑血栓形成（cerebral thrombosis，CT）是脑血管疾病中最常见的一种，属于脑梗死的一种类型。指颅内外供应脑组织的动脉血管壁发生病理改变，血管腔变狭窄或在此基础上形成血栓，造成脑局部急性血流中断，脑组织缺血、缺氧、软化坏死，出现相应的神经系统症状和体征，常出现偏瘫、失语。

【疾病概要】

1. 病因与机制

最常见的病因是脑动脉粥样硬化，高脂血症、糖尿病和高血压等可加速脑动脉硬化的发展。颅内血管病变，如血管内膜损伤时，加之血流减慢，血液中的脂类物质易于沉积在内膜下层，随后发生纤维增生，动脉变硬，易于血小板及纤维素黏附、聚集，形成血栓。

2. 临床表现

本病好发于中老年人，多见于50～60岁以上的动脉硬化者，且多伴有高血压、冠心病或糖尿病；年轻发病者以各种原因的脑动脉炎为多见；男性稍多于女性。多数患者在安静休息时发病，不少患者在睡眠中发生，次晨被发现不能说话，一侧肢体瘫痪。通常患者可有某些未引起注意的前驱症状，如头晕、头痛等；部分患者发病前曾有TIA史。血液成分改变和黏稠度增加、睡眠等是本病的诱发因素，因睡眠时血流减慢，易于血栓形成。

3. 实验室及其他检查

（1）血液检查　血常规、血糖、血脂、血液流变学、凝血功能可能会出现相应的异常。

（2）影像学检查

① CT检查：是最常用的检查，发病当天多无改变，但可除外脑出血，24h以后脑梗死区出现低密度灶。脑干和小脑梗死CT多显示不佳。

② MRI检查：可以早期显示缺血组织的大小、部位，还可显示脑干和小脑的梗死灶。

③ 脑血管造影（DSA）：脑血管造影可显示血栓形成的部位、程度及侧支循环情况，但不作为脑梗死的常规检查。

4. 治疗要点

（1）急性期治疗

① 溶栓：是指发病后6h内采用溶栓治疗使血管再通。常用的溶栓药物有重组组织型纤溶酶原激活剂（rt-PA）、尿激酶。尿激酶是目前国内应用最多的溶栓药，其半衰期为10～16min，用100万～150万U，溶于生理盐水100～200mL中，持续静滴30min。

② 调整血压：急性期的血压应维持在发病前平时稍高水平，除非血压过高（收缩压大于220mmHg），一般不使用抗高血压药物，以免血压过低而导致脑血流量不足，使脑梗死加重。血压过低，应补液或给予适当的药物如多巴胺、间羟胺等以升高血压。

③ 防治脑水肿：当梗死范围大或发病急骤时可产生脑水肿，脑水肿会进一步影响脑梗死的血供，加重脑组织的缺血、缺氧，导致脑组织坏死，因此，应行降低颅内压治疗。常用20%甘露醇、呋塞米、甘油果糖以及白蛋白等。

④ 抗凝治疗：抗凝治疗的目的主要是防止缺血性脑卒中的复发、血栓的延长及远端的小血管继发血栓形成，促进侧支循环，但有引起出血的副作用，必须严格掌握适应证、禁忌证，有出血性疾病者需禁用。

⑤ 中医药治疗：丹参、川芎嗪、葛根素、银杏叶制剂等可通过活血化淤、改善脑血流、降低血液黏度，改善脑梗死症状。

⑥ 外科治疗：对大面积梗死出现颅内高压危象，内科治疗困难时，可行开颅切除坏死组织和去颅骨减压。

⑦ 早期康复治疗：有条件的医院应建立卒中单元（stroke unit，SU），卒中患者均应收入SU治疗。SU是指改善住院卒中患者的医疗管理模式，专为卒中患者提供药物治疗、肢体康复、语言训练、心理康复和健康指导、提高疗效的组织系统。将卒中的急救、治疗、护理及康复有机地融为一体，使患者得到及时、规范的诊断和治疗，有效降低病死率和致残率，改善患者的预后，提高生活质量。

⑧ 血管内介入治疗：颈动脉支架放置术治疗颈动脉粥样硬化狭窄性疾病是近年新问世的技术，目前还缺乏大宗病例的长期随访结果，故应慎重选择。

（2）恢复期治疗　恢复期治疗的目的是促进神经功能的恢复，控制并发症的发生，生命体征稳定，应尽早进行系统的肢体运动和语言功能的康复训练。

【护理】

1. 护理评估

（1）健康史　了解患者的饮食习惯以及生活方式；询问起病的时间、方式，有无明显的前驱症状和伴发症状，有无诱发因素；评估病因和危险因素，如年龄、性别，有无颈动脉狭窄、高血压、糖尿病、高脂血症及 TIA 病史；是否进行过正规、系统的治疗，目前用药情况。

（2）身体状况　评估意识与精神状态，检查有无认知功能与行为、定向的异常，有无肢体功能障碍，如走路等；注意有无眼球运动受限、眼球震颤及眼睑闭合不全；有无面部表情异常；有无口角歪斜和鼻唇沟变浅；有无步态不稳或异常不自主运动；有无肌萎缩或关节活动受限；括约肌功能有无障碍；生命体征有无异常；有无听力下降或耳鸣；有无饮水呛咳、吞咽困难或咀嚼无力；有无构音障碍或失语；有无肢体活动障碍和感觉缺失。

（3）心理及社会状况　评估患者的心理状况，有无焦虑、恐惧等；了解家庭支持情况以及患者或家属对疾病的认知情况；评估患者的经济以及社会支持的情况。

（4）实验室及其他检查　有无血糖、血脂的异常；头部 CT 和 MRI 检查有无梗死灶。

2. 护理诊断/问题

（1）躯体活动障碍　与偏瘫或平衡能力降低有关。

（2）语言沟通障碍　与大脑语言中枢功能受损有关。

（3）焦虑/抑郁　与脑部病变导致偏瘫、失语或缺少社会支持等有关。

（4）有失用综合征的危险　与意识障碍、偏瘫所致长期卧床有关。

3. 护理目标

① 患者能恢复最佳的活动能力，躯体活动能力逐步恢复正常。

② 患者能生活自理，维持正常的营养供给；吞咽功能逐步恢复正常。

③ 患者能采取有效的沟通方式表达自己的需要和情感，与人进行有效的沟通和交流。

4. 护理措施

（1）体位　急性期取平卧位或头低位，以保证脑的血液供应；瘫痪患者卧气垫床，保持肢体功能位，定时翻身，避免使用吸水管吸水和低头饮水的体位；如果患者呛咳、误吸或呕吐，应立即让患者取头侧位。

（2）饮食　鼓励能吞咽的患者自口进食，少量多餐。吞咽困难者选择软饭、半流或糊状、冻状的黏稠食物，避免粗糙、干硬、辛辣等刺激性食物；给患者提供充足的进餐时间，以利充分咀嚼；如有食物滞留口内，鼓励患者用舌的运动将食物后送以利吞咽；进食后应保持坐立位 30～60min，防止食物反流。患者吞咽困难、不能进食时给予营养支持，遵医嘱胃管鼻饲，并做好留置胃管的护理。

（3）环境　保持进餐环境的安静、舒适；进食前注意休息，进餐时不要讲话，减少环境中分散注意力的干扰因素，如关闭电视、收音机，停止护理活动等；水、茶等稀薄液体最容易导致误吸。

(4) 用药护理 使用溶栓、抗凝血药物时应严格把握药物药量，密切观察意识和血压变化，定期进行神经功能评估，监测凝血时间和凝血酶原时间，观察有无皮肤及消化道出血倾向和栓子脱落引起的小栓塞；使用尼莫地平等钙通道阻滞剂时，应监测血压变化，控制输液滴速。使用右旋糖酐40改善微循环治疗时，可出现发热、皮疹甚至过敏性休克，应密切观察。

(5) 心理护理 脑卒中后因为大脑左前半球受损可以导致抑郁，加之由于沟通障碍，肢体功能恢复的过程很长，速度较慢，日常生活依赖他人照顾等原因，如果缺少家庭和社会支持，患者发生焦虑、抑郁的可能性会加大，而焦虑与抑郁情绪阻碍了患者的有效康复，从而严重影响患者的生活质量，因此应重视对精神情绪变化的监控，提高对抑郁、焦虑状态的认识，及时发现患者的心理问题，进行针对性心理治疗（解释、安慰、鼓励、保证等），以消除患者的思想顾虑，稳定情绪，增强战胜疾病的信心。

(6) 对症护理 安全护理和康复护理措施参见本章第二节中“运动障碍”的护理。

5. 健康教育

(1) 生活指导 合理饮食，进食高蛋白、高维生素、低盐、低脂、低热量的清淡饮食，多吃新鲜蔬菜、水果、谷类、鱼类和豆类，戒烟、限酒；建立正常的生活方式，如每天坚持适当运动，做力所能及的家务，合理休息和娱乐等；起床、起坐等体位变换时动作宜缓慢，转头不宜过猛过急，洗澡时间不宜过长，训练或外出时有人陪伴等，防止跌倒；气候变化时注意保暖，防止感冒。

(2) 康复指导 偏瘫康复和语言康复都需要较长的时间，应鼓励患者树立信心，克服急于求成的心理，循序渐进，坚持锻炼。家属应关心体贴患者，给予精神支持和生活照顾，但要避免养成患者的依赖心理，鼓励和督促患者坚持锻炼，增强自我照顾的能力。

(3) 预防复发 遵医嘱正确服用抗高血压、降糖和降脂药物；定期门诊检查，动态了解血压、血糖、血脂变化和心脏功能情况；预防并发症和脑卒中复发。当患者出现头晕、头痛、一侧肢体麻木无力、讲话吐词不清或进食呛咳、发热、外伤时，家属应及时协助就诊。

6. 护理评价

① 患者能进行正常的沟通，有无构音障碍。

② 患者能进行简单的自我防护。

③ 患者的情绪平稳，有无紧张、焦虑等不良情绪。

（二）脑栓塞患者的护理

脑栓塞（cerebral embolism）是指各种栓子沿血液循环到达脑动脉，引起脑动脉血流中断而造成相应供血区的脑功能障碍。年发病率达6/10万。急性期死亡率为5%～15%，大多数因脑疝、伴发出血以及感染并发症死亡。70%以上的患者有不同程度的神经功能缺损，如偏瘫、失语等。

【疾病概要】

1. 病因

脑栓塞的病因决定于栓子的来源，心源性栓子是脑栓塞最常见的原因。如风湿性心脏病、亚急性细菌性心内膜炎、心肌梗死或心肌病等；动脉粥样硬化斑块以及附着物脱落也是形成脑血栓的一个非心源性的因素。

2. 临床表现

发病年龄大小不一，主要与风湿性心脏病的病史有关，但多以中青年为主。起病急剧，数秒或很短时间进入脑卒中。患者常有局限性偏盲、偏瘫、偏感觉障碍、抽搐等，严重者会出现突然昏迷、全身抽搐，甚至因脑水肿引发脑疝而造成死亡。

3. 实验室及其他检查

血管造影可发现脑动脉栓塞的部位；颈部彩色多普勒超声检查可发现颈动脉内粥样硬化斑块。

4. 治疗要点

治疗以原发病以及脑部病变两方面为主。原发病的治疗在于根除栓子的来源，而脑部病变与脑血栓形成相同。

【护理】

见“（一）脑血栓患者的护理”。

三、脑出血患者的护理

脑出血（intracerebral hemorrhage，ICH）系指原发性非外伤性脑实质内出血，脑出血的患病率为112/10万，年发病率为81/10万。占急性脑血管病的20%～30%。在脑出血中大脑半球出血占80%，脑干和小脑出血占20%。

【疾病概要】

（一）病因及发病机制

高血压和动脉粥样硬化是脑出血最常见的病因，一般高血压和动脉硬化并存。此外还可有先天性动脉瘤、脑动静脉畸形、脑动脉炎、血液病、脑瘤、抗凝或溶栓治疗等。当具备上述病理改变的患者，一旦在情绪激动、用力过度等诱因，出现血压急剧升高超过其血管壁所能承受的压力时，血管就会破裂出血，形成脑内大小不同的出血灶而引起脑出血。

（二）临床表现

以50岁以上高血压患者最常见，多发生在白天情绪激动、过度兴奋、劳累、用力排便时；突然起病，数分钟或数小时病情达到高峰。急性期主要表现为头痛、呕吐、意识障碍、偏瘫、失语、大小便失禁、潮式呼吸、脉搏有力而缓慢，血压升高，偶见抽搐，若血压下降，脉搏转快，体温升高，则有生命危险。由于出血部位、出血量的不同，临床表现各异，分述如下。

(1) 内囊出血　最常见，占脑出血的50%～60%。内囊出血分为外侧型、内侧型和混合型。内囊出血的患者常有三偏征，即病灶对侧出现不同程度的中枢性偏瘫、偏身感觉障碍和对侧同向偏盲；主侧大脑半球出血者尚可有失语、失用等症状；双眼球常偏向病灶侧。

(2) 脑干出血　约占10%，绝大多数为脑桥出血。常表现为突然发病，剧烈头痛、眩晕、复视、呕吐，一侧面部麻木等。出血常先从一侧开始，表现为交叉性瘫痪。头和眼转向非出血侧，呈“凝视瘫肢”状。双侧病理反射阳性，两侧瞳孔极度缩小，这种“针尖样”瞳孔为脑桥出血特征性症状。可出现中枢性高热，同时呼吸不规则，病情常迅速恶化，多数在24～48h死亡。

(3) 小脑出血　约占脑出血的10%，多见于一侧半球，尤以齿状核处出血多见。常开始为一侧枕部的疼痛、眩晕、呕吐、病侧肢体共济失调，可有脑神经麻痹、眼球震颤、两眼向病变对侧同向凝视，可无肢体瘫痪。由于临床表现没有明显的特征，诊断存在一定的难度，但是凡突然一侧后枕部剧痛、眩晕、凝视麻痹、意识障碍而无明显瘫痪者可考虑小脑出血的可能。

（4）丘脑出血　患者常出现丘脑性感觉障碍、失语、痴呆和眼球运动障碍，出血侵及内囊可出现对侧肢体瘫痪。

（5）脑叶出血　年轻人多因血管畸形、Moyamoya 病、淀粉样血管病等引起，老年人常见于高血压动脉硬化。脑叶出血的部位以顶叶多见，以后依次为颞、枕、额叶。额叶出血常表现偏瘫，精神障碍，运动性失语。顶叶出血可有偏侧感觉障碍和象限盲。颞叶出血可有感觉性失语和命名性失语、记忆缺陷。影响内侧面的沟回，出现幻嗅、幻味。枕叶出血表现为对侧同向性偏盲和象限盲。

（6）脑室出血　占脑出血的 3%～5%。发病急剧、突然头痛、呕吐，立即昏迷或昏迷加深，迅速出现下丘脑及脑干症状，即去大脑僵直、咖啡色呕吐物、高热、多汗、瞳孔极度缩小、脑脊液为血性等。

（三）实验室及其他检查

（1）血液检查　可有白细胞计数增高，60%～80%的患者可达 10×10^9/L 以上，血液尿素氮和血糖升高。

（2）头部 CT、MRI 检查　可早期发现脑出血的部位、范围和出血量，对多灶性脑出血以及脑出血合并脑梗死诊断明确，可鉴别脑梗死和脑肿瘤。

（3）腰椎穿刺检查　脑脊液压力常增高，多为血性脑脊液。重症脑出血根据临床表现可以确定诊断者，不宜行腰穿检查，以免诱发脑疝。

（四）治疗要点

脑出血急性期治疗的主要原则是：防止再出血、控制脑水肿、维持生命功能和防治并发症。

（1）一般治疗　卧床休息，保持呼吸道通畅，吸氧，鼻饲，预防感染等。

（2）调控血压　脑出血时患者的血压一般较高，这是由于颅内压增高保证脑组织供血而出现的代偿反应，因此急性期一般不应用抗高血压药物降血压。当收缩压超过 200mmHg 或舒张压超过 110mmHg 时，可适当给予作用温和的药物如硫酸镁等。急性期后，血压仍持续过高时可系统地应用抗高血压药。

（3）控制脑水肿　控制脑水肿，降低颅内压是脑出血急性期处理的一个重要环节。可选用 20%甘露醇、甘油果糖、呋塞米等。对脑出血有明显脑水肿时首选 20%甘露醇，静脉快速点滴或推注，一般 30min 内滴完。

（4）止血药　如有消化道出血者可选用止血药，如 EACA、氨甲环酸、酚磺乙胺等。

（5）手术治疗　对大脑半球出血量在 30mL 以上和小脑出血量在 10mL 以上均可考虑手术治疗，开颅清除血肿，对破入脑室者可行脑室穿刺引流。经皮颅骨钻孔，血肿穿刺抽吸亦为可行治疗方法。

【护理】

（一）护理评估

（1）健康史　评估患者有无高血压或动脉粥样硬化的病史，了解起病的方式、病情进展及有无明显诱因，如情绪激动、过度兴奋、用力排便等；询问主要症状，如头痛、意识等；了解患者的性格特点、生活习惯与饮食结构；询问用药以及治疗情况。

（2）身体状况　了解有无肢体瘫痪、意识障碍、血压升高、瞳孔缩小等；有无失语及其类型；有无吞咽困难和饮水呛咳；有无排便、排尿障碍；有无脱水征和营养失调；有无颈部抵抗和病理反射。

（3）心理-社会状况　评估患者及家属对疾病知识及预后的了解程度；了解患者有无心理障碍等不良情绪；询问家庭成员组成、家庭环境及经济状况如何；家属对患者的关心支持程度等。

（4）实验室及其他检查　血液检查有无白细胞计数和血糖的增高；头部CT检查是否存在高密度灶；MRI与DSA检查有无异常；腰穿脑脊液压力是否增高，是否为血性脑脊液。

（二）护理诊断/问题

（1）急性意识障碍　与脑出血有关。

（2）生活自理缺陷　与脑出血所致偏瘫有关。

（3）有废用综合征的危险　与意识障碍、偏瘫、长期卧床有关。

（4）焦虑/恐惧　与肢体瘫痪、失语有关。

（三）护理目标

① 患者意识障碍程度逐渐减轻，神志逐渐恢复。

② 不发生脑疝、上消化道出血等并发症，如有发现能及时处理。

③ 患者日常生活能自理。

④ 情绪稳定，积极配合治疗。

（四）护理措施

（1）饮食护理　给予高蛋白、高热量、高维生素的清淡饮食；昏迷或吞咽障碍者，24h内禁食，以防呕吐物反流至气管造成窒息或吸入性肺炎；发病第2～3天，应给鼻饲饮食。

（2）休息与安全　急性期绝对卧床休息2～4周以上，避免搬动患者，保持患者头部抬高15°～30°，以减轻脑水肿。意识障碍的患者加保护性床栏，必要时给予约束带适当约束，避免坠床等；保持环境安静、安全，严格限制探视，避免各种刺激，各项治疗护理操作应集中进行。

（3）口腔、皮肤和大小便护理　每天床上擦浴1～2次，促进血液循环；每2～3h应协助变换体位1次，注意保持床单整洁、干燥，有条件应使用气垫床，以预防压疮。保持肢体功能位置，指导和协助肢体被动运动，预防关节僵硬和肢体挛缩畸形。

（4）保持血压稳定　监测血压并做好记录，及时发现血压变化；遵医嘱调整血压在比较平稳、正常或略高于正常的水平，避免一些升高血压的动作，如打喷嚏、用力排便等。

（5）保持呼吸道通畅　取侧卧位，以利于分泌物排出；及时清理呼吸道分泌物，保持通畅，必要时协助医生做好气管切开、气管插管的准备。

（6）病情监测　密切观察病情变化，定时测量生命体征、意识、瞳孔等并详细记录；使用脱水降颅压药物时注意监测尿量与水、电解质的变化，防止低钾血症和肾功能受损。

（7）用药护理　密切监测药物的剂量、用法以及不良反应。硫酸镁可造成组织坏死，因此注射时应避免注入血管外，且不宜静脉推注过快，以免引起一过性头昏、头痛、视物模糊等；甘露醇低温出现结晶，需加温溶解后再用。

（8）并发症护理

① 脑疝：一旦发现脑疝，应立即报告医生，迅速吸氧和建立静脉通路，遵医嘱给予快

速脱水、降颅压药物，如静滴甘露醇。立即清除呕吐物和口鼻分泌物，保持呼吸道通畅，防止舌根后坠和窒息；备好气管切开包、脑室穿刺引流包、监护仪、呼吸机和抢救药物。

② 上消化道出血：遵医嘱禁食，或给予清淡、易消化、无刺激性、营养丰富的流质饮食，注意少量多餐和温度适宜，防止损伤胃黏膜。可给予保护胃黏膜和止血的药物，如雷尼替丁、巴曲酶、奥美拉唑等，并密切观察用药后反应。

（五）健康教育

（1）疾病知识宣教　告知患者疾病的相关知识以及注意事项，如戒烟戒酒、低脂饮食并注意劳逸结合，养成良好的生活习惯。

（2）避免诱因　指导患者尽量避免使血压骤然升高的各种因素。如保持情绪稳定和心态平衡，避免过分喜悦、愤怒、焦虑、恐惧、悲伤等不良心理和惊吓等刺激；避免突然用力过猛，如用力排便、打喷嚏等。

（3）控制高血压　遵医嘱正确服用抗高血压药，维持血压稳定，减少血压波动对血管的损害。

（六）护理评价

① 患者意识清楚。

② 未发生脑疝、上消化道出血等并发症。

四、蛛网膜下腔出血患者的护理

蛛网膜下腔出血（subarachnoid hemorrhage，SAH）是指颅底或大脑表面血管破裂后，血液流入蛛网膜下腔引起的一种临床综合征。SAH 占整个脑卒中的 10%，年发病率为 4/10万。

【疾病概要】

（一）病因与机制

蛛网膜下腔出血最常见的病因为先天性动脉瘤破裂，脑血管畸形及高血压动脉硬化次之。此外，还见于各种脑动脉炎、脑基底异常血管病（Moyamoya 病）、抗凝治疗导致的出血等。脑血管在上述病变的基础上，当情绪激动或体力劳动时，血压突然升高，特别是酗酒时，脑血管发生破裂，血液流入蛛网膜下腔。

（二）临床表现

见于各种年龄组，但多见于 20～40 岁青壮年，男性多见；发病前多有明显诱因如情绪激动、过度疲劳、排便用力、咳嗽、饮酒；起病急骤，剧烈头痛、面色苍白、出冷汗、恶心、呕吐等；患者可有不同程度的意识障碍，有的患者可伴有精神症状、头晕、肢体疼痛等。少数可有偏瘫、偏盲、失语、共济失调和癫痫发作等；一侧动眼神经麻痹是脑神经中最常见的；眼底检查可见玻璃体下片状出血。

（三）实验室及其他检查

（1）脑脊液（CSF）检查　具有诊断价值，压力增高，常超过 200mmH_2O 以上，呈血性，但腰椎穿刺具有一定的风险。

（2）CT 与 MRI 检查　CT 检查是诊断 SAH 的首选方法，CT 显示蛛网膜下腔内高密度影可以确诊 SAH；MRI 可检出脑干小动静脉血管畸形，SAH 急性期 MRI 检查可能诱发再出血。

（3）脑血管造影（DSA）　是确定 SAH 的病因诊断，是最有意义的辅助检查，宜在发病 3d 内或 3 周后进行。螺旋 CT 血管显像（CTA）和磁共振血管显像（MRA）也可发现动脉瘤或动静脉畸形。

（4）TCD 检查　可监测 SAH 后脑血管有无痉挛。

（四）治疗要点

蛛网膜下腔出血的治疗原则是：制止继续出血，防治血管痉挛，防止复发，降低病死率。

（1）防治再出血

① 休息：绝对卧床休息 4～6 周，一切可能使患者的血压和颅内压增高的因素均应尽量避免。对头痛和躁动不安者应用足量有效的止痛药、镇静药，以保持患者能安静休息。

② 抗纤溶药物：为制止继续出血和预防再出血，一般主张在急性期使用大剂量止血药。常用的止血药有 6-氨基己酸（EACA）、氨甲苯酸（PAMBA）、氨甲环酸、巴曲酶等。

（2）防治脑动脉痉挛　能降低细胞内 Ca^{2+} 水平的药物均能扩张血管，解除蛛网膜下腔出血引起的血管痉挛。常用药物有尼莫地平。

（3）放脑脊液疗法　腰椎穿刺放出少量脑脊液（10～20mL），对缓解头痛、减少出血引起的脑膜刺激症状有一定效果。

（4）防治脑积水　轻度的急慢性脑积水可先行药物治疗，经内科治疗无效者可考虑脑室穿刺脑脊液外引流和脑脊液分流术。

（5）手术治疗　对于颅内血管畸形，可采用手术切除、血管内介入治疗；颅内动脉瘤可行手术切除或血管内介入治疗。

【护理】

（一）护理评估

（1）病史　评估患者的基本状况，如年龄、性别等，询问有无明显诱因，如情绪激动、饮酒、重体力劳动等因素；评估患者的既往史，有无动脉硬化或高血压病史。

（2）身体状况　评估患者意识障碍等症状，有无偏瘫、偏盲、头痛等症状；询问患者有无剧烈头痛、呕吐等脑膜刺激症状，询问呕吐的性质、量等；了解针对症状的治疗情况。

（3）实验室及其他检查　评估脑脊液的改变，如压力、颜色、性状等；了解 CT 等影像学检查的情况。

（4）心理-社会状况　详细了解患者的心理状况，评估患者有无焦虑、紧张、悲观的情绪。评估患者及家属的社会支持以及经济能力，了解患者及家属对知识的认知情况等。

（二）护理诊断/问题

（1）疼痛　与脑水肿、颅内高压有关。

（2）潜在并发症　脑疝。

（3）恐惧　与担心再出血、害怕检查或手术以及担心疾病预后有关。

（三）护理目标

① 缓解或消除患者的疼痛，预防并发症的发生。

② 消除患者的紧张焦虑情绪，帮助患者以及家属掌握疾病的知识，增强自我防范意识。

（四）护理措施

（1）一般护理　绝对卧床休息 4～6 周，避免不良的声、光刺激，避免颅内压增高的因素，如情绪激动、用力排便、咳嗽等，如有便秘者可遵医嘱给予开塞露等，如有烦躁可给予镇静药。避免频繁接触和打扰患者休息，护理治疗活动应集中进行。如患者病情稳定可遵医嘱逐渐抬高床头、床上坐位、下床站立和适当活动。

(2) 用药护理　遵医嘱使用甘露醇等脱水药治疗时应快速静滴，30min 内滴完，切勿漏入组织中，防止发生组织坏死，必要时记录 24h 尿量；使用 6-氨基己酸注意有无消化道出血、直立性低血压等，该药排泄快，应持续给药；使用尼莫地平等缓解脑血管痉挛的药物时应适当控制输液速度，以免出现皮肤发红、多汗、心动过缓或过速、胃肠道不适等不良反应。

(3) 病情监测　蛛网膜下腔出血再发率较高，以 5～11d 为高峰，颅内动脉瘤初次出血后 24h 内再出血率最高。再出血的临床特点为：首次出血后病情稳定好转的情况下，突然再次出现剧烈头痛、恶心呕吐、意识障碍加重、原有局灶症状和体征重新出现等。应密切观察病情变化，发现异常及时报告医生处理。

(4) 心理护理　告知患者应保持情绪稳定，避免精神刺激；安慰鼓励患者，解释疾病的相关知识，指导患者消除紧张、恐惧、焦虑心理，增强战胜疾病的信心，配合治疗和检查。

(五) 健康教育

(1) 合理饮食　多吃维生素丰富的食物，如蔬菜、水果，养成良好的排便习惯，保持稳定的情绪，适当运动。

(2) 知识宣教　指导患者以及家属关于疾病的相关知识以及用药等的注意事项，嘱家属应关心、体贴患者，为其创造良好的休养环境，督促尽早检查和手术，发现再出血征象及时就诊。

(六) 护理评价

① 患者情绪稳定，症状减轻，能配合治疗护理活动。

② 未发生并发症。

(于艳霞　王孟春)

第五节　帕金森病患者的护理

学习目标

1. 能准确简述帕金森病的病因、发病机制、相关检查和治疗要点。
2. 能正确解释帕金森病的概念，描述其临床表现。
3. 能运用护理程序的方法，对帕金森病患者进行正确的护理和健康指导。
4. 在护理实践中，体现护士对患者的爱伤精神和人文关怀。

帕金森病（Parkinson's disease，PD）又称震颤麻痹（paralysis agitans），是一种比较常见的中老年常见的神经系统变性疾病，以静止性震颤、运动迟缓、体位不稳、肌强直为临床特征，主要病理改变是黑质多巴胺（DA）能神经元变性和路易小体形成，是黑质和黑质纹状体系统变性的一种慢性病。

【疾病概要】

（一）病因及发病机制

本病的病因未明，发病机制复杂，为多因素共同参与所致，可能与以下因素有关。

（1）神经生化变化　脑部最主要的神经通路是黑质-纹状体系统，其神经元在黑质致密区，正常情况下，机体摄入左旋酪氨酸，经酪氨酸羟化酶转化为左旋多巴，再经氨基脱羧酶转化为多巴胺，病变时，由于酪氨酸减少，最终多巴胺缺乏，多巴胺缺乏易导致锥体外系功能失调。

（2）年龄　本病多见于中老年人，60 岁以上人口的患病率高达 1%，而 40 岁以前发病者甚少，年龄老化可能与发病有关。

（3）环境因素　流行病学调查显示，长期接触工业毒素、农业毒素如杀虫剂、除草剂或某些工业化学品等可能是 PD 发病的危险因素。

（4）遗传因素　有报道 10%左右的 PD 患者有家族史，包括常染色体显性遗传或常染色体隐性遗传。细胞色素 $P450_2D_6$ 型基因可能是 PD 的易感基因之一。

（二）临床表现

多为 60 岁以后发病，男性稍多于女性，起病缓慢，进行性发展。首发症状多为震颤，随病情的发展可出现以下症状。

（1）肌强直　多从一侧的上肢或下肢近端开始，逐渐蔓延至远端、对侧甚至是全身的肌肉。若面部表情肌发生强直，可导致表情及瞬目减少，造成“面具脸”。若颈肌、躯干肌发生强直，会使躯干前倾。肌强直主要表现为屈肌和伸肌肌张力均增高，被动运动关节时始终保持阻力增高，类似弯曲软铅管的感觉，故称“铅管样肌强直”。多数患者因伴有震颤，检查时可感到均匀的阻力中出现断续停顿，如同转动齿轮感，称为“齿轮样肌强直”，这是由于肌强直与静止性震颤叠加所致。

（2）静止性震颤　多从一侧上肢开始，呈现有规律的拇指对掌和手指屈曲的不自主震颤，类似“搓丸”样动作。具有静止时明显震颤，动作时减轻，精神紧张时加重，入睡后消失等特征，故称为“静止性震颤”；随病程进展，震颤可逐步涉及下颌、唇、面和四肢。少数患者无震颤，尤其是发病年龄在 70 岁以上者。

（3）运动迟缓　患者随意动作减少、减慢。多表现为开始的动作困难和缓慢，如行走时起动和终止均有困难，但是起动后呈慌张步态。手指精细动作很难完成，系裤带、鞋带等很难进行；有书写时字越写越小并且手发抖的倾向，称为“写字过小征”。

（4）体位不稳　早期走路拖步，迈步时身体前倾，行走时步距缩短；晚期由坐位、卧位起立困难，姿态反射进一步失常，容易跌倒。

（三）辅助检查

（1）腰椎穿刺　脑脊液（CSF）检查多巴胺代谢产物，可见高香草酸降低。

（2）尿中多巴胺及其代谢产物即高香草酸亦降低。

（四）治疗要点

1. 药物治疗

早期无需药物治疗，当疾病影响患者日常生活和工作能力时，适当的药物治疗可不同程度地减轻症状，并可因减少并发症而延长生命。以替代药物如复方左旋多巴、多巴胺受体激动剂等效果较好，但不能抑制疾病发展，并且药物存在副作用以及药物衰减的缺点。

(1) 抗胆碱能药物　可协助维持纹状体的递质平衡，部分改善肌肉强直和震颤作用，常用药物有苯海索（安坦）、甲磺酸苯扎托品、丙环定等。

(2) 金刚烷胺　能促进神经末梢释放多巴胺，并阻止其再吸收，可与左旋多巴等药合用。

(3) 左旋多巴　服用左旋多巴时，应加用周围氨基酸脱羧酶抑制剂（DCI），可以防止脑外脱羧，并且禁用维生素 B_6，避免维生素 B_6 加速脑外脱羧，因为维生素 B_6 是脱羧过程的辅酶。

(4) 多巴胺受体激动剂　能直接激动纹状体，产生和多巴胺相同作用的药物。如溴隐亭，但是溴隐亭有疲乏、妄想的副作用。

2. 外科治疗

采用立体定向手术破坏丘脑腹外侧核后部可以控制对侧肢体震颤；破坏其前部则可制止对侧肌强直。适应证为 60 岁以下患者，震颤、强直和运动障碍明显以一侧肢体为重，且药物治疗效果不佳或不良反应严重者。

【护理】

（一）护理评估

(1) 健康史　评估患者的基本状况，年龄、性别、职业等；询问家族史、既往史，有无常染色体显性遗传或隐性遗传，以及有无脑部病变，如脑炎、脑动脉硬化、脑外伤等；了解患者目前的治疗情况。

(2) 身体状况　评估患者发作时有无静止性震颤、随意运动减少、肌肉强直、体位不稳等症状，询问患者每次发作持续的时间、发作频率及发作前有无预兆。

(3) 实验室及其他检查　评估患者血液检查、脑血管造影及 CT 等检查结果。

(4) 心理-社会状况　由于帕金森病患者震颤、肌肉强直等症状，因此应详细了解患者的心理状况，评估患者有无焦虑、紧张、悲观的情绪；评估患者以及家属对疾病的了解度，是否对疾病的用药措施有足够的了解。

（二）护理诊断/问题

(1) 躯体活动障碍　与神经、肌肉受损、运动减少有关。

(2) 营养失调　低于机体需要量，与吞咽困难有关。

(3) 语言沟通障碍　与咽喉部、面部肌肉强直，运动减少、减慢有关。

（三）护理目标

① 运动功能障碍进展减慢或有所改善。

② 营养状态改善，体重增加。

③ 生活自理能力有所提高。

（四）护理措施

1. 一般护理

了解患者的需要，指导和鼓励患者进行自我护理，协助患者做好生活护理。

(1) 饮食护理　给予高热量、高维生素、高纤维素、低盐、低脂、适量优质蛋白的易消化饮食，并根据病情变化及时调整和补充各种营养素，戒烟酒。由于高蛋白饮食会降低左旋多巴类药物的疗效，故不宜盲目给予过多的蛋白质。鼓励患者多食新鲜蔬菜、水果，及时补充水分，以保持大便通畅，减轻腹胀和便秘。

(2) 皮肤护理　经常更换床单，保持床单整洁、干燥，定时翻身、拍背，并注意保护骨隆突处，预防压疮。

(3) 生活护理　对于下肢行动不便、起坐困难者，应配备高位坐厕、高脚椅、手杖、床铺护栏、室内或走道扶手等必要的辅助设施；保证床的高度适中；传呼器置于患者床边；生活日用品如茶杯、毛巾、纸巾、便器、手杖等固定放置于患者伸手可及处，以方便患者取用。

(4) 大小便护理　每天双手顺时针按摩腹部，促进肠蠕动，预防便秘；还可指导适量服食蜂蜜、麻油等帮助通便；必要时遵医嘱口服液状石蜡、果导片、番泻叶等缓泻药，或给予开塞露塞肛、灌肠、人工排便等。排尿困难的患者应指导患者精神放松，腹部按摩、热敷以刺激排尿；膀胱充盈无法排尿时在无菌操作下给予导尿和留置尿管。

2. 运动训练

鼓励患者早期进行运动锻炼，运动锻炼的目的在于防止和推迟关节强直与肢体挛缩；与患者和家属共同制定切实可行的具体锻炼计划。起病初期患者主要表现为震颤，应鼓励患者尽量参加有益的社交活动，坚持适当的运动锻炼。对有功能障碍如起坐困难时，应指导患者在做完每日的一般运动后，协助患者反复练习起坐动作；对起步较困难或步行时突然僵住不能动的患者，指导患者思想要尽量放松，尽量跨大步，向前走时脚尽量抬高，双臂尽量摆动，眼睛注视前方不要注视地面等；平时注意做力所能及的家务，如叠被子、扫地等，尽量做到自己的事情自己做。患者出现显著的运动障碍而卧床不起，应帮助患者采取舒适体位，被动活动关节，按摩四肢肌肉，注意动作轻柔，勿造成患者疼痛和骨折。

3. 安全护理

对于上肢震颤未能控制、日常生活动作笨拙的患者，应谨防烧伤、烫伤等。如避免患者自行使用液化气炉灶，尽量不让患者自己倒开水以免烫伤。对有幻觉、错觉、欣快、抑郁、精神错乱、意识模糊或智能障碍的患者应特别强调专人陪护。禁止患者自行使用锐利器械和危险品；智能障碍的患者应安置在有严密监控的区域，避免自伤、坠床、坠楼、走失、伤人等意外发生。

4. 心理护理

采取有效沟通方式与患者进行有效的沟通。对由言语不清、构音障碍的患者，应耐心倾听患者的主诉，了解患者的生活需要和情感需要，可指导患者采用手势、纸笔、画板等沟通方式与他人交流，在与患者沟通的过程中态度要和蔼、诚恳，注意尊重患者，不可随意打断患者说话。PD 患者因不自主的震颤、肌强直和运动减少，精细的动作很难完成，给工作和生活带来不便或困难，因而感到无望、无助、失望、无价值、孤独及忧郁、自卑，回避人际交往，拒绝社交活动，整日沉默寡言、闷闷不乐。护士应细心观察患者的心理反应，鼓励患者表达并注意倾听他们的感情和对自己的想法和看法。

(五) 健康教育

(1) 疾病知识指导　早期轻型病例无需特殊治疗，主要是鼓励患者进行适当的活动与体育锻炼；当疾病影响到患者日常生活和工作能力时，适当的药物治疗可以不同程度减轻症状，并不能阻断病情发展，而长期的药物治疗可能有导致后期并发症的风险，因此，疾病总的趋势是越来越重。应指导患者及家属了解本病的临床表现、病程进展和主要并发症，帮助患者和照顾者适应角色的转变，掌握自我护理知识。

(2) 生活指导　患者在病程中遇事要冷静、沉着应对，避免情绪紧张、激动，以免加重病情，日常生活及社会活动中要适时调整心态以保持心理平衡。注意防寒保暖，预防上呼吸道及肺部感染，不要独自外出，以防跌倒摔伤。饮食结构与营养合理，有助于营养状况及病情的改善。给予高热量半流质饮食，少量多餐，多食蔬菜和水果，鼓励患者细嚼慢咽，忌烟酒。应勤翻身勤擦洗，防止局部皮肤受压和改善全身血液循环，预防压疮。

(3) 康复训练　鼓励患者维持和培养兴趣爱好，坚持适当的运动和体育锻炼，做力所能及的家务劳动等，可以延缓身体功能障碍的发生和发展，从而延长寿命，提高生活质量。患者应树立信心，坚持主动运动，如散步、打太极拳等，保持关节活动的最大范围；加强日常生活动作训练，进食、洗漱、穿脱衣服等应尽量自理；卧床患者协助被动活动关节和按摩肢体，预防关节僵硬和肢体挛缩。加强平衡功能及语言功能等康复训练，以利于增强自理能力。

(4) 定期门诊复查　了解血压变化和肝肾功能、血常规等指标。当患者出现发热、外伤、骨折或运动障碍、精神智能障碍加重时及时就诊。

(六) 护理评价

① 患者震颤、强直的症状减轻甚至消失。

② 患者情绪稳定，无焦虑、烦躁等心理变化。

③ 对疾病知识有深入的了解，能够清楚药物的不良反应。

(于艳霞　王孟春)

第六节　癫痫患者的护理

学习目标

1. 能准确简述癫痫的病因、影响发作因素、诊断和治疗要点。
2. 能正确解释癫痫的概念，描述其临床表现。
3. 能运用护理程序的方法，对癫痫持续状态患者进行正确的护理和健康指导。
4. 在护理实践中，体现护士对患者的爱伤精神和人文关怀。

【疾病概要】

癫痫 (epilepsy) 是一组由大脑神经元异常放电引起的以短暂性中枢神经系统功能失调为特征的慢性脑部疾病。临床上表现为运动、感觉、意识、行为、自主神经等不同程度的障碍。每次发作或每种发作称为痫性发作 (seizure)。

(一) 病因及发病机制

1. 分类

(1) 特发性 (又称原发性) 癫痫　指病因不明，脑部并无器质性病变，与遗传因素有关。多数患者在儿童或青年期首次发病。

(2) 症状性 (又称继发性) 癫痫　是由多种脑部器质性病变或代谢障碍所致，占癫痫的大多数，如脑部疾病、颅内感染、颅脑外伤以及脑血管病等。

2. 发病机制

癫痫的发病机制至今尚未完全阐明。研究发现其电生理改变是大脑神经元出现异常的、过度的同步性放电。

3. 影响癫痫发作的因素

(1) 环境因素　年龄、内分泌、睡眠等环境因素均与癫痫的发生有关，饥饿、过饱、饮酒、疲劳、感情冲动以及各种一过性的过敏反应和代谢紊乱都可以诱发癫痫。有的患者在音乐、刷牙等条件下发作，称为反射性癫痫。

(2) 遗传因素　在特发性癫痫的近亲中，癫痫的患病率为1%～6%，高于普通人群约1%。在症状性癫痫的近亲中，癫痫患病率为1.5%，也高于一般人。

(二) 临床表现

癫痫的临床表现多样，但都具有发作性、短暂性、重复性和刻板性的特点。

1. 部分性发作

是癫痫中最常见的类型，发作起始症状和脑电图特点均提示异常放电源于一侧。发作伴意识障碍为复杂性发作，发作不伴意识障碍为单纯部分性发作。

(1) 单纯部分性发作　分为4种类型，部分性运动性发作、体觉性发作或特殊感觉性发作、自主神经性发作和精神性发作。①部分性运动性发作：指局部肢体的抽搐，发作多见于一侧眼睑、口角、手指或足趾，也可涉及整个一侧面部或一侧肢体远端；发作时先从一处开始，然后按大脑皮质运动区的分布呈顺序性扩散，如自一侧拇指沿手指、腕部、前臂、肘、肩部、口角和面部逐渐发展，此发作称杰克逊（Jackson）发作。如局部的抽搐时间持续数小时或数日，称为持续性部分性癫痫。②体觉性发作：常表现为肢体的麻木感或针刺感。多数发生于口角、舌部、手指或足趾。③自主神经发作：发作时会出现自主神经紊乱的表现，如多汗、苍白、潮红、呕吐、排尿感等，但很少是癫痫发作的唯一表现。④精神性发作：发作时会出现各种类型的记忆障碍，但常为复杂部分性发作的先兆症状，有时可单独发作。

(2) 复杂部分性发作　主要特征有意识障碍，同时可出现错觉、幻觉等精神症状以及自动症等运动障碍。

(3) 部分性发作继发为全面性强直-阵挛发作　清醒时若能记得部分性发作的某个症状，即为先兆。

2. 全面性发作

特征是发作时伴有意识障碍或以意识障碍为首发症状，异常放电源于两侧大脑半球。

(1) 全面强直-阵挛发作（GTCS）　是最常见的发作类型之一，过去称为大发作，以意识丧失和全身对称性抽搐为特征。发作分三期。

① 强直期：突发意识丧失，全身骨骼肌呈现持续性收缩，双眼球上蹿，神志不清，喉肌痉挛，发出尖叫，口先强张后突闭，可咬破舌尖，颈部和躯干先屈曲后反张。上肢自上举、后旋，转为内收、旋前，下肢自屈曲转为强直。常持续10～20s转入阵挛期。

② 阵挛期：不同肌群强直和松弛相交替，由肢端延及全身。阵挛频率逐渐减慢，松弛期逐渐延长，此期持续1～3min。最后一次强烈痉挛后，抽搐突然终止，所有肌肉松弛，进入发作后期。以上两期中，可发生舌咬伤，并伴心率增快，血压升高，汗、唾液和支气管分泌物增多，瞳孔散大、光反射消失等自主神经征象。

③ 发作后期：阵挛期后尚有短暂的强直痉挛，造成牙关紧闭和大小便失禁。呼吸首先

恢复，口鼻喷出泡沫或血沫。心率、血压和瞳孔回至正常。肌张力松弛，意识逐渐清醒。整个发作历时5～10min。清醒后常感到头晕、头痛、全身酸痛和疲乏无力，对抽搐过程不能回忆，部分患者发作后进入深睡状态。GTCS若在短期内频繁发生，以致发作间歇期内意识持续昏迷者，称为癫痫持续状态，主要由不适当的停用抗癫痫药物所致，也可因外伤、肿瘤、中毒等引起。

（2）失神发作　又称小发作，多见于儿童或青年。发作时患者突然意识短暂丧失，停止当时的活动，呼之不应，两眼瞪视不动，可伴有眼睑、眉或上肢的3次/秒的颤抖，也可有简单的自动性活动，手中持物可跌落，持续5～10s，事后立即清醒，继续原先的活动，对发作无记忆。每天发作数次或数十次不等。脑电图表现为慢而不规则棘-慢波，典型的表现为每秒3次的棘-慢波组合。

（3）失张力性发作　部分或全身肌肉的张力突然降低，造成张口、颈垂、肢体下垂和跌倒。脑电图示多棘慢波或低电位活动。

（三）辅助检查

（1）脑电图（EEG）　是诊断癫痫最重要的辅助检查方法，约80%的患者可记录到癫痫活动的脑电图，如棘波、尖波、棘慢复合波、尖慢复合波等。

（2）血液检查　血常规、血糖、血寄生虫（如肺吸虫、血吸虫、囊虫等）检查，分别可了解有无贫血、低血糖和脑寄生虫病。

（3）视频EEG　对癫痫诊断和对痫性灶定位的帮助最大。

（4）脑血管造影　特别是数字减影（DSA）可发现颅内血管畸形和动脉瘤、血管狭窄或闭塞，以及颅内占位性病变等。

（5）头部CT、MRI检查　可发现脑部器质性改变、占位性病变和脑萎缩等。

（四）治疗要点

1. 发作时治疗

当患者正处在意识丧失和全身抽搐时，原则上是预防外伤及其他并发症。立即让患者就地平卧，解开衣领，头偏向一侧，保持呼吸道通畅，防止误吸，及时给氧。用压舌板等分开患者上下齿，防止发生舌咬伤。为预防再次发作，选用地西泮、苯妥英钠和苯巴比妥等药。

2. 发作间歇期治疗

癫痫患者在间歇期应定时服用抗癫痫药物，治疗原则如下。①从单一药物开始，从小剂量开始，逐渐加量。②一种药物达到最大有效血药浓度而仍不能控制发作者再加用第二种药物。③偶尔发病、EEG异常而临床无癫痫症状及5岁以下每次发作都伴有发热的儿童，一般不用抗癫痫药物。④按医嘱正确用药，并坚持长期规律服药，不能突然停药，应逐渐减量。⑤停药原则：一般应在完全控制发作4～5年后，根据患者情况逐渐减量，减量1年左右时间内无发作者方可停药，一般需要半年甚至是1年的时间才能完全停用，以免停药所致的发作。

常用抗癫痫药物：苯妥英钠、卡马西平、苯巴比妥、丙戊酸钠、乙琥胺、扑米酮、氯硝西泮等。

药物的选择：取决于癫痫的类型以及药物的不良反应，特发性GTCS应首选丙戊酸钠；特发性失神发作应首选乙琥胺；单纯部分性发作应首选卡马西平；复杂部分性发作首选卡马西平；性质不明确的GTCS应首选卡马西平。

3. 癫痫持续状态的治疗

处理原则是：尽快制止发作，保持呼吸道通畅，立即采取维持生命功能的措施和防治并发症。

(1) 尽快控制发作　①地西泮：为首选药物，10～20mg 静脉注射，以每分钟不超过 2mg 速度静注，有效而复发者可在半小时内重复注射；或 100～200mg 地西泮溶于 5%葡萄糖或生理盐水中，于 12h 内缓慢静脉滴注。如出现呼吸抑制，则需停止注射；②10%水合氯醛：成人 20～30mL，加等量植物油保留灌肠，每 8～12h 1 次；③苯妥英钠：每次剂量为 10～20mg/kg，溶于生理盐水 20～40mL 静注，速度不超过 50mg/min。

(2) 保持呼吸道通畅　平卧头偏向一侧，及时吸痰，防止误吸，必要时行气管切开以及气管插管，并准备好人工呼吸机进行机械通气。

(3) 维持生命功能　纠正脑缺氧，防治脑水肿，保护脑组织。高流量氧气吸入，监测呼吸、血压等生命体征以及心电图、血电解质变化。

(4) 对症治疗　高热时给予物理降温，及时纠正血酸碱度和电解质的变化，发生脑水肿时予甘露醇和呋塞米，注意预防和控制感染。抽搐停止后肌注苯巴比妥 0.2g，每 8～12h 1 次，清醒后改用口服抗癫痫药，并寻找病因。

4. 病因治疗

对病因明确者应针对病因治疗。如脑寄生虫病者行驱虫治疗，对于低血糖、低钙血症等代谢异常应尽快纠正，对于颅内占位性病变引起者首先考虑手术治疗。

【护理】

(一) 护理评估

(1) 健康史　评估患者的基本状况，年龄、性别等，询问家族史，如有无其他癫痫患者，以及既往有无脑部病变及外伤史等，每次发作前有无诱发因素。

(2) 身体状况　评估患者发作时有无肌肉强直、抽搐、意识障碍等症状，询问患者每次发作持续的时间、发作频率及发作前有无预兆。

(3) 实验室及其他检查　评估患者脑电图、血液检查、脑血管造影及 CT 等检查结果。

(4) 心理-社会状况　由于癫痫反复发作影响正常生活和工作，应详细了解患者的心理状况，评估患者有无焦虑、紧张、悲观的情绪。

(二) 护理诊断/问题

(1) 有窒息的危险　与喉头痉挛、气道分泌物增多有关。

(2) 有受伤的危险　与突然意识丧失、肌肉抽搐、意识障碍有关。

(3) 知识缺乏　缺乏自我保健的知识。

(4) 潜在并发症　脑水肿、酸中毒或水电解质失衡。

(三) 护理目标

① 患者情绪良好，无烦躁、焦虑等不良情绪。

② 患者受伤的程度降低或消失。

③ 呼吸道通畅，无呼吸道阻塞、窒息等的发生。

(四) 护理措施

1. 一般护理

(1) 饮食　养成良好的饮食习惯，食物应以清淡、易消化且富含营养的为宜，禁食刺激性食物，并且戒烟戒酒。

（2）休息与活动　鼓励患者适当运动，增强体质以及促进血液循环，但是避免过度劳累。

（3）保持良好的睡眠习惯　嘱患者养成良好的睡眠习惯，采取促进睡眠的方法来减轻睡眠不足。

（4）环境　保持病史环境安静，光线应较暗，温湿度适宜，促进患者身心舒适，满足患者需求。

2. 安全护理

①有前驱症状时立即平卧，防止发生摔伤；如果患者是在动态时发作，陪伴者应抱住患者缓慢就地放倒；解松领扣和裤带，摘下眼镜、义齿，将手边的柔软物垫在患者头下，移去患者身边的危险物品，以免碰撞。②将患者的头部放低，偏向一侧，使分泌物顺口角流出，避免发生误吸；床边备吸引器，并及时吸出痰液，以保持呼吸道通畅，防止窒息。③用牙垫或厚纱布、手绢、小布卷等垫在上、下磨牙之间，以防咬伤舌头及颊部，但不可强行硬塞；抽搐发作时，切不可用力按压肢体，以免造成骨折、肌肉撕裂及关节脱位。发作后患者可有短暂的意识模糊，禁用口表量体温，躁动的患者均应专人守护，放置保护性床档，必要时给予约束带适当约束。④密切观察患者生命体征及神志、瞳孔变化，发作过程中有无呼吸减慢或暂停、瞳孔散大、血压升高等；记录发作持续的时间与频率；发作停止后的恢复时间。

3. 心理护理

鼓励患者说出害怕及担忧的心理感受，指导患者进行自我调节，以维持良好的心理状态，配合长期药物治疗。鼓励安慰患者，帮助患者树立信心，指导患者承担力所能及的社会工作，在自我实现中体现自己的价值，增强患者的自信心。

4. 用药护理

告知患者应遵医嘱长期正确服药，并注意在用药期间药物的不良反应以及注意事项。

（1）原则　从小剂量开始，逐渐加量；单一用药，尽量避免联合用药；坚持长期有规律地服药，疗程一般在 4～5 年，停药遵循缓慢和逐渐减量，一般需要 6 个月以上。

（2）不良反应的观察和处理　服药期间定期查肝、肾功能以及血常规、尿常规的检查，以及时发现不良反应，多数抗癫痫药物有胃肠道反应，宜分次餐后口服。

（3）停药　通过正规系统的治疗，约 40％的癫痫患者可以完全停药。能否停药、何时停药主要是根据癫痫的类型及病因、发作已控制的时间、难易及试停药反应等。患者应在医生指导下服药和停药。GTCS、强直性发作、阵挛性发作完全控制 4～5 年后，失神发作停止半年后可考虑停药；停药前应有一个缓慢减量的过程，一般不少于 1～1.5 年。

（五）健康教育

（1）疾病相关知识指导　告诉患者癫痫是可治性疾病，大多预后良好。鼓励患者适当地参加体力和脑力劳动；但禁止做一些危险的活动，如攀高、游泳、驾驶以及在炉火旁或高压电机旁作业。并向患者解释控制癫痫发作需长时间服药的道理及注意事项，要求患者在院外仍要遵医嘱服药。告诫患者随身携带个人资料的信息卡，写上姓名、地址、病史、联系电话等，以备癫痫发作时及时了解与联系。

（2）定期到门诊复查。

（六）护理评价

① 患者情绪稳定，无不良情绪。

② 患者癫痫发作的次数减少、症状减轻或消失。

（于艳霞　王孟春）

第七节　急性脊髓炎患者的护理

学习目标

1. 能准确简述急性脊髓炎的病因、发病机制、诊断和治疗要点。
2. 能正确解释急性脊髓炎的概念，描述其临床表现。
3. 能运用护理程序的方法，对急性脊髓炎患者进行正确的护理和健康指导。
4. 在护理实践中，体现护士对患者的爱伤精神和人文关怀。

急性脊髓炎（acute myelitis）为脊髓白质脱髓鞘或坏死所致的急性脊髓横贯性损害。常在感染后或疫苗接种后发病，表现为病变水平以下肢体运动障碍、各种感觉缺失以及自主神经功能障碍。

【疾病概要】

（一）病因及发病机制

本病确切的病因未明，多数为病毒感染或接种疫苗后引起的机体自身免疫反应。脊髓血管缺血和病毒感染后，抗病毒抗体所形成的免疫复合物在脊髓血管内沉积也可能是本病的发病原因。本病可累及脊髓的任何节段，但以胸段（$T_{3\sim5}$）最为常见，因为此段脊髓供血较差而易发生。其次为颈段和腰段。

（二）临床表现

（1）各年龄组均可发病，男女均可发病，但以青壮年多见，一年四季散在发病。

（2）诱因　受凉、过度劳累、外伤等，一般病前数天或1～2周常有上呼吸道感染、腹泻等前驱症状，或有疫苗接种史。

（3）起病急，多在数小时至2～3d内发展至高峰，出现脊髓横贯性损害，病损平面以下感觉缺失，肢体瘫痪和以括约肌功能障碍为主的自主神经功能障碍。

① 感觉障碍：病变节段以下所有感觉丧失，可在感觉消失平面上缘有一感觉过敏区或束带样感觉异常，随病情恢复感觉平面逐步下降，但较运动功能恢复慢，也不明显。

② 运动障碍：早期会出现截瘫肢体肌张力低、腱反射消失、病理反射阴性、腹壁反射及提睾反射消失及尿潴留等脊髓休克的表现。脊髓休克期持续时间数天至数周不等，多为2～4周，与脊髓损害的严重程度和有无并发症有关。一般休克期3～4周后开始恢复，瘫痪肢体的肌张力增高，肌力开始恢复，常自远端开始恢复。

③ 自主神经功能障碍：早期会出现大小便潴留，膀胱可因充盈过度而出现充盈性尿失禁；损害平面以下皮肤脱屑及水肿、无汗或少汗和角化过度等自主神经障碍的表现。

④ 上升性脊髓炎起病急骤，病变常在1～2d甚至数小时内上升至延髓，病情发展迅速，

会出现吞咽困难、构音不清、呼吸肌瘫痪，甚至可致死亡。

（三）实验室及其他检查

（1）周围血象　血象检查可出现白细胞轻度增高。

（2）脑脊液　脑脊液白细胞数和蛋白含量正常或轻度增高；少数脊髓水肿严重者可有部分椎管梗阻现象。

（3）影像学检查　脊髓MRI典型改变是病变部脊髓增粗，会出现病变部位的信号异常，为斑点状或片状长T_1、长T_2信号，常为多发，或有融合，强度不均；但也有脊髓的MRI始终未出现异常。

（四）治疗要点

本病的治疗原则为：减轻症状，防治并发症，加强功能训练，促进康复。

（1）药物治疗　急性期以糖皮质激素为主，可减轻脊髓水肿，控制病情发展。常采用大剂量甲基泼尼松龙短程冲击疗法，500～1000mg静滴，1次/天，连用3～5d；其后改用泼尼松口服，40～60mg/d，以后逐渐减量后停用。也可用地塞米松10～20mg加入5%葡萄糖溶液或葡萄糖盐水中静脉滴注，每天1次，10～14d为一疗程，以后改为口服泼尼松30mg/d，每周逐步减量，5～6周内停用。B族维生素有助于神经功能的恢复。可选用适当的抗生素预防感染。

（2）康复治疗　早期宜进行被动活动、按摩、针灸、理疗等康复治疗。部分肌力恢复时，应鼓励主动活动。

【护理】

（一）护理评估

（1）健康史　评估患者的一般情况，如询问起病情况、病程与进展、以往健康状况；询问发病前有无诱发因素，如发热、上呼吸道感染、有无过劳、外伤及受凉等。

（2）身体状况　监测生命体征有无变化；评估有无感觉障碍；询问有无大小便障碍、肢体或躯干的无汗或少汗、皮肤脱屑和水肿、指甲松脆和角化等；观察有无吞咽困难、构音障碍和呼吸肌麻痹。

（3）心理-社会状况　评估患者有无烦躁、焦虑等不良情绪反应。

（4）实验室及其他检查　评估血象、脑脊液和MRI检查有无异常。

（二）护理诊断/问题

（1）躯体运动障碍　与脊髓病变所致截瘫有关。

（2）排尿异常　与脊髓损害所致自主神经功能障碍有关。

（3）低效性呼吸型态　与高位脊髓病变所致呼吸肌麻痹有关。

（三）护理目标

① 使瘫痪肢体的肌力能够逐渐恢复，活动能力能够逐渐增强。

② 排尿功能能够逐渐恢复正常，学会留置尿管的相关知识，不发生泌尿系统的感染等并发症。

（四）护理措施

（1）饮食护理　给予高蛋白、高热量、高维生素且易清淡易消化的饮食，多吃瘦肉、豆制品、新鲜蔬菜、水果和含纤维素多的食物，以刺激肠蠕动，减轻便秘和肠胀气。

（2）休息与体位　休息时卧气垫床或按摩床，保持肢体功能位置，采取舒适的体位，协助被动运动和按摩，防止关节畸形和肌肉萎缩。

(3) 皮肤护理　保持床单整洁、干燥，保护会阴部和臀部皮肤免受尿液刺激；由于患者感觉减退或缺失，不能感受疼痛等的刺激，应注意防止烫伤和冻伤。

(4) 对症护理　尿潴留时指导患者进行膀胱区按摩、热敷或进行针灸、穴位封闭等治疗，促使膀胱肌收缩、排尿，缓解尿潴留。留置尿管者严格无菌操作；每天进行尿道口的清洗、消毒；定期更换尿管和无菌接尿袋；避免尿管挤压、扭曲、阻塞；观察尿的颜色、性质与量，注意有无血尿、脓尿或结晶尿。鼓励患者多喝水，饮水量每天 2500～3000mL，避免发生尿路感染。

(5) 心理护理　患者因突然瘫痪、生活不能自理而感到焦急、忧虑、沮丧，极易产生不良情绪。护士应密切观察患者的心理变化，多与患者进行沟通，关心、体贴、尊重患者，帮助他们了解本病的治疗、预后的相关知识，增强战胜疾病的信心。

(五) 健康教育

(1) 疾病知识指导　指导患者及家属掌握疾病康复知识和自我护理方法，了解诱发因素，避免不良因素的刺激，鼓励患者树立信心，掌握疾病康复的相关知识，能够坚持不懈的进行功能恢复。

(2) 饮食指导　加强营养，进食高蛋白、高维生素饮食，多食瘦肉、鱼、豆制品、新鲜蔬菜、水果等高蛋白、高纤维素的食物，保持大便通畅。多饮水，防止发生泌尿系统感染。

(3) 生活与康复指导　本病恢复时间长，卧床期间应定时翻身，预防压疮；鼓励患者进行日常生活动作训练并注意劳逸结合，防止受伤。平日注意增强体质，避免受凉、感染等诱因。

(六) 护理评价

① 瘫痪肢体的肌力是否恢复，活动能力是否增强。

② 患者是否掌握尿管护理的相关知识，排尿功能是否恢复。

（于艳霞　王孟春）

第八节　重症肌无力患者的护理

学习目标

1. 能准确简述重症肌无力的病因、发病机制、Osserman 分型。
2. 能正确解释重症肌无力的概念，描述其临床表现。
3. 能运用护理程序的方法，对重症肌无力患者进行正确的护理和健康指导。
4. 在护理实践中，体现护士对患者的爱伤精神和人文关怀。

【疾病概要】

重症肌无力（myasthenia gravis，MG）是乙酰胆碱受体抗体（AChR-Ab）介导的，细胞免疫依赖及补体参与的神经-肌肉接头处传递障碍的自身免疫性疾病。临床表现为部分或全身骨骼肌易疲劳，常于活动后加重，休息后减轻。

（一）病因及发病机制

临床研究发现70%的MG患者胸腺肥大，10%～15%的MG患者合并胸腺瘤，有的患者有家族遗传史。在特定的遗传素质下，长期病毒感染可使胸腺的上皮细胞变成具有新抗原决定簇的肌样细胞，这些新抗原决定簇的抗原性与骨骼肌上AChR的抗原性之间有交叉，可使自身耐受机制被破坏，导致抗自身的AChR抗体产生。

实验室用电鳗鱼放电器官纯化的AChR可诱发出实验性MG模型，其临床表现及电生理改变酷似人类MG。此外，绝大多数患者可测到AChR-Ab。因此，多数学者认为重症肌无力是细胞免疫依赖、补体参与的自身免疫性疾病。总之，本病是一种与胸腺异常有关的自身免疫性疾病，但可能与某些遗传因素有关。

（二）临床表现

MG任何年龄均可发病，常见于20～40岁，40岁以前女性患病率为男性的2～3倍，本病主要的诱因多为感染、精神创伤、过度疲劳、妊娠、分娩等。

（1）起病隐袭，多数患者最先受累的肌肉是眼外肌，表现为眼睑下垂、斜视和复视，双侧常不对称，瞳孔括约肌一般不受累。

（2）受累肌肉呈病态疲劳，症状多于下午或傍晚劳累后加重，晨起或经短时休息后可减轻，呈规律的“晨轻暮重”变化。病情缓慢进行性发展逐渐累及其他脑神经支配的肌群，面肌受累时皱纹减少，表情动作无力；延髓肌肉受累时出现吞咽困难、进食时间延长、饮水呛咳、构音不清、咳嗽无力、呼吸困难。颈肌及四肢近端肌群亦常受累，表现为屈颈抬头无力、四肢乏力。整个病程也常有波动，即疾病早期常可自发缓解和复发，晚期的无力比较严重，虽经休息也不能完全缓解。

根据疾病侵犯部位及受累程度，临床上常采用Osserman分型法进行分型。

Ⅰ眼肌型：病变限于眼外肌，表现上睑下垂、复视。对药物治疗的敏感性较差，但预后好。

ⅡA轻度全身型：进展缓慢，无危象，可合并眼肌受累，对药物敏感。

ⅡB中度全身型：骨骼肌和延髓部肌肉严重受累，但无危象，药物敏感性欠佳。

Ⅲ急性重症型：症状危重，进展迅速，在数周至数月内达到高峰，可发生危象，药效差，胸腺瘤高发，常需做气管切开或借助呼吸机进行辅助呼吸，死亡率高。

Ⅳ迟发重症型：症状同Ⅲ型，但从上述Ⅰ类发展为ⅡA或ⅡB型，经2年以上的进展期逐渐发展而来。

（3）患者如果急骤发生延髓肌和呼吸肌严重无力，以致不能维持正常换气功能时，称为MG危象。危象是MG常见的死因，肺部感染或手术可诱发危象，情绪波动可使症状加重。

（三）辅助检查

1. 抗胆碱酯酶药物试验

（1）依酚氯铵（腾喜龙）试验　静注依酚氯铵5～10mg，症状迅速缓解者为阳性，一般仅维持10min左右又恢复原状。

（2）新斯的明试验　肌注甲基硫酸新斯的明0.5～1mg，20min症状明显减轻者则为阳性，可持续2h左右。为对抗新斯的明的毒蕈碱样作用，可同时肌注阿托品0.3～0.5mg。

2. 重复电刺激

必须在停用新斯的明24h后进行，低频（2～3Hz）重复刺激尺神经、面神经或腋神经，记录远端诱发电位及衰减程度，如递减幅度大于10%者称为阳性。约80%病例低频刺激可出现阳性。

3. AChR-Ab 测定

对MG的诊断具有特征性意义，其特异性可达99%以上，敏感性为88%，但正常滴度不能排除诊断。

4. 疲劳试验（Jolly 试验）

令受累肌肉在较短时间内重复收缩，如果出现无力或瘫痪，休息后又恢复正常者为阳性。常嘱患者重复睁闭眼、咀嚼。

（四）治疗要点

1. 药物治疗

（1）抗胆碱酯酶药物 通过抑制胆碱酯酶的活性，使释放至突触间隙的ACh存活时间延长而发挥效应。常用药物有溴吡斯的明、溴新斯的明等，一般从小剂量开始，以防止发生胆碱能危象，给药时间和次数因病情而定。若发生毒蕈碱样反应如呕吐、腹痛等，可用阿托品0.5mg对抗。

（2）糖皮质激素 主要通过抑制AChR抗体的生成，增加突触前膜ACh的释放量及促使终板再生、修复而发挥作用。适用于抗胆碱酯酶药反应较差并已行胸腺切除的患者。用药剂量及疗程应根据患者具体情况作个体化处理。①大剂量泼尼松（开始用60～80mg/d）口服，当症状好转时可逐渐减量至相对低的维持量（隔日服5～15mg/d），隔日用药可减轻不良反应；通常1个月内症状改善，常于数月后疗效达到高峰。②甲基泼尼松冲击疗法：反复发生危象或大剂量泼尼松不能缓解的病例可用，1g/d，连用3～5d。如1个疗程不能取得满意疗效，隔2周可再重复1个疗程，治疗2～3个疗程。应注意皮质类固醇的不良反应，如库欣综合征、高血压、糖尿病、胃溃疡、白内障、骨质疏松和戒断综合征等。

（3）其他 在上述治疗无效时可选用免疫抑制剂如硫唑嘌呤，也可用环磷酰胺、血浆置换、免疫球蛋白等。

2. 胸腺摘除和放射治疗

胸腺摘除对于有胸腺增生的患者效果较好，对胸腺瘤也有一定疗效。年轻女性及病程短、进展快的患者为胸腺摘除的适应证，对于年龄较大或因其他原因不适于胸腺摘除者可行放射治疗。

3. 危象的处理

一旦发生危象，出现呼吸肌麻痹，应立即气管切开，用人工呼吸肌辅助呼吸。同时应保证气管切开护理的无菌操作，雾化吸入、及时吸痰，保持呼吸道通畅，防止肺不张、肺部感染等并发症是抢救成功的关键。危象有三种，即肌无力危象、胆碱能危象、反拗性危象。

【护理】

（一）护理评估

（1）健康史 询问患者近期是否出现过诱发因素，如过度疲劳、妊娠、感染、分娩、精神创伤等诱因。

（2）身体状况 评估受累肌群的情况，包括受累的部位、程度等。

（3）实验室及其他检查 抗胆碱酯酶、肌疲劳试验、重复电刺激和AChR-Ab效价测定是否阳性等。

（4）心理-社会状况　患者因多个肌群受累而出现复视、吞咽困难、语言不清等，给日常生活带来极大不便而产生抑郁、烦躁心理，评估家属对疾病的认识及对患者的关怀和支持程度。

（二）护理诊断/问题

（1）生活自理缺陷　与肢体肌无力有关。

（2）营养失调　低于身体需要量，与咀嚼困难有关。

（3）焦虑/恐惧　与担心害怕有关。

（4）潜在并发症　呼吸衰竭、吸入性肺炎。

（三）护理目标

① 保持良好的营养状态。

② 患者自理能力基本得到改善，能独立完成日常活动，或在他人的帮助下完成。

③ 避免或减少并发症的发生。

（四）护理措施

1. 休息与活动

发作期应卧床休息，注意劳逸结合，活动时间最好选择清晨、休息后或肌无力症状较轻时进行，保证患者充分休息，减少或避免肌疲劳。

2. 饮食护理

宜采用高蛋白、高维生素、高热量、富含钾和钙的流质或半流质易消化饮食，因患者咀嚼、吞咽能力较差，应避免粗糙和干硬的食物；进餐前充分休息，安排患者在用药后15～30min药效较强时进餐，以避免咀嚼肌、咽喉肌疲劳，造成进食、吞咽困难；肌无力重者应喂食，进食出现呛咳或无法吞咽的患者，应给予鼻饲，同时床旁备好抽吸器和气管切开包，以防止误吸和窒息，必要时可静脉维持营养。

3. 用药护理

（1）抗胆碱酯酶药　在医生指导下从小剂量开始，尽可能延长用药间隔时间，无效则缓慢加量直至出现疗效。主要副作用有呕吐、腹痛、腹泻等毒蕈碱样反应，严重者可用小剂量阿托品拮抗。

（2）糖皮质激素　不能擅自停药或减药，长期大量使用时可出现满月脸、水牛背等类肾上腺皮质功能亢进症表现，此时不必急于停药；此类药有诱发和加重感染、消化道出血、骨质疏松、股骨头坏死等不良反应，应密切观察；在实施大剂量冲击治疗期间，尤其是开始2周可能出现肌无力加重甚至肌无力危象，应备好气管切开包和人工呼吸器。

（3）免疫抑制剂　主要不良反应是白细胞减少及肝、肾功能损害，应定期检查血象和肝肾功能。

4. 病情观察

加强肌群受累情况及肌无力发展情况的观察，为调整治疗方案及评估预后提供依据。治疗过程中应密切观察患者的呼吸频率和节律有无改变，呼吸困难有无加重，是否有发绀、咳嗽、无力、腹痛、瞳孔变化、出汗、唾液或喉头分泌物增多等现象，一旦发现应及时通知医生，同时协助医生做好抢救配合工作。

5. 并发症护理

肌无力危象是本病主要而严重的并发症。治疗过程中出现原有症状急剧恶化，甚至呼吸肌麻痹、发绀、严重呼吸困难等，为肌无力危象，应及时进行人工呼吸、吸氧，立即通知医生，同时备好气管插管及气管切开包和呼吸机，保持气道通畅，抬高床头，及时清除呼吸道分泌物；避免感染、外伤、过度紧张等，以免诱发危象。

6. 心理护理

患者常因病情感到焦急、忧虑、沮丧，极易产生不良情绪。护士应密切观察患者的心理变化，多与患者进行沟通，关心、体贴、尊重患者，提高治疗效果。

（五）健康教育

（1）疾病相关知识指导　向患者以及家属介绍有关疾病病因、常见诱因、临床经过、诊断方法及治疗方案等方面的信息，使患者对疾病的基本知识有所了解。外出时随身携带诊断卡和抗胆碱酯酶药。

（2）避免诱因　告知患者应该预防受凉感冒；保持情绪稳定，避免外伤、精神创伤；育龄期妇女应避免妊娠、人工流产等。避免使用易使重症肌无力病情加重的药物，如氨基糖苷类、新霉素、多黏菌素、奎宁、镇静药等药物。

（3）饮食指导　嘱患者摄入高热量、高维生素、高蛋白、易消化的营养食品，要养成细嚼慢咽的习惯，忌烟酒。

（4）定期复诊　教会患者自我观察病情，若出现肌无力症状加重、呼吸困难、恶心、呕吐等症状，要立即到医院就诊。

（六）护理评价

① 能独立或在他人帮助下完成日常活动，自理能力是否得到改善。

② 未出现并发症或减轻。

（于艳霞　王孟春）

第九节　神经系统常用诊疗技术及护理

学习目标

1. 能准确简述神经系统常见的诊疗技术的适应证、禁忌证。
2. 能够运用护理程序对神经系统常见的诊疗技术进行护理。
3. 能正确描述神经系统常见的诊疗技术的术中配合操作。
4. 在护理实践中体现护士对患者的爱伤精神和人文关怀。

一、腰椎穿刺术

腰椎穿刺术（lumbar puncture）简称腰穿，是通过穿刺第3～4腰椎或4～5腰椎间隙进入蛛网膜下腔放出脑脊液的技术，常用于检查脑脊液的性质，对诊断脑炎、脑膜炎、脑血管病变、脑瘤等有重要意义；亦可测定颅内压力，了解蛛网膜下腔是否阻塞，施行脊髓腔或脑室造影，有时用于鞘内注射药物治疗等。

【适应证】

① 有脑膜刺激症状，如脑膜炎、脑炎。

② 有剧烈头痛、昏迷、抽搐或瘫痪而疑为中枢神经系统疾病者。

③ 脊髓病变如肿瘤、出血或炎症。

④ 疑有颅内出血，如蛛网膜下腔出血、脑出血破入脑室。

⑤ 中枢神经系统疾病需椎管内给药者。

⑥ 中枢神经系统恶性肿瘤。

【禁忌证】

① 颅内压增高和明显视盘水肿，特别是怀疑有颅后窝肿瘤者，腰穿可促使或加重脑疝形成，引起呼吸、心跳停止。

② 病情危重、躁动不安、高位颈椎外伤、占位性病变，不宜强行腰椎穿刺。

③ 开放性颅脑损伤或有脑脊液漏者。

④ 穿刺部位有化脓性感染或脊椎结核。

⑤ 脊髓压迫症的脊髓功能处于即将丧失的临界状态。

⑥ 血液系统疾病、应用肝素等药物导致出血倾向及血小板计数$<50\times10^9$/L者。

【护理】

1. 术前护理

（1）患者准备　穿刺前向患者说明穿刺意义及注意事项，消除其恐惧、害怕心理，家属签穿刺术同意书，以取得患者配合。做普鲁卡因皮试、出凝血时间测定，嘱患者排空大小便。

（2）用物准备　准备好腰穿包及其他物品。

2. 术中护理

（1）体位　患者去枕侧卧，背部与床面垂直靠近床沿，屈颈抱膝，腰部尽量后凸使椎间隙增宽。

（2）穿刺点　一般取第3～4腰椎棘突间隙为穿刺点，即髂后上棘连线与后正中线相交处。

（3）穿刺过程　常规消毒穿刺部位皮肤，打开无菌包，术者戴无菌手套，铺消毒洞巾，行局部麻醉。当术者进针时协助患者保持腰穿正确体位，防止乱动，以免发生断针、软组织损伤及污染手术视野。穿刺针沿腰椎间隙垂直进针，推进4～6cm，儿童则为2～3cm，可感阻力突然消失，表明针尖已进入脊髓腔。拔出针芯，脑脊液自动流出，先进行测压，如压力明显增高的，针芯不可完全拔出，应使脑脊液缓慢流出，以防脑疝形成。若脑压不高，可拔出针芯放出脑脊液2～5mL置于无菌试管内备做检查，如怀疑椎管梗阻，可协助术者做脑脊液动力学检查。

（4）病情观察　在操作过程中，要密切观察病情变化，如面色、呼吸、脉搏、意识等。询问患者有无不适，如有异常立即报告医师并做处理。

（5）穿刺完毕　放液及测压后插入针芯，拔出穿刺针，穿刺点消毒后铺无菌纱布，用胶布固定。

3. 术后护理

（1）体位　嘱患者术后去枕平卧4～6h，不可抬高头部，以防出现穿刺后反应，如头痛、恶心、呕吐、眩晕等不适。

（2）病情监测　注意观察患者有无头痛、背痛、有无穿刺点感染或脑疝等并发症。

(3) 保持穿刺部位的纱布干燥，观察穿刺点有无渗液、渗血，24h不宜洗淋浴。

二、脑血管介入术

脑血管介入术（cerebral intravascular interventional therapy）是指在X线引导下，经血管途径借助引导器械递送特殊材料进入中枢神经系统的血管病变部位，来治疗颅内动脉瘤、动静脉畸形等其他脑血管疾病的一种技术。与传统的开颅手术相比，脑血管介入性治疗具有创伤小、恢复快、疗效好的优点。

【适应证】

① 颅内动脉瘤。

② 脑动静脉畸形。

③ 动脉粥样硬化性脑血管病。

【禁忌证】

① 凝血障碍者或对肝素有不良反应。

② 对比剂过敏的患者。

③ 患者一般情况极差。

④ 动脉粥样硬化性脑血管病伴有严重的血管迂曲或狭窄的或伴有严重的全身器质性疾病的患者。

【护理】

1. 术前护理

(1) 患者准备　评估患者的一般情况，如心理情况，对该技术的认知程度，指导患者以及家属了解操作过程、目的、可能出现的并发症，征得家属的同意并签字。做好操作前的各项检查，如血型、出凝血时间的检查等。遵医嘱备皮，告知患者禁食、禁水的时间；遵医嘱术前用药；留置导尿管、心电监护等。

(2) 用物准备　做好用物准备，如注射泵、监护仪、甘露醇等。

2. 术中护理

① 密切观察患者的病情变化，如出现意识或瞳孔的变化，可能出现病变血管破裂或栓塞，必须及时抢救。

② 准确记录给药的时间、剂量、速度与浓度，根据具体情况准备导丝、导管等。

③ 保持各种管道的通畅。

3. 术后护理

① 严密观察病情变化，每2h监测1次，及早发现颅内压增高、脑血栓形成，等并发症。

② 穿刺部位加压包扎制动24h，观察有无渗血，避免增加腹压的动作，如咳嗽、打喷嚏等。

③ 鼓励患者多饮水，加速对比剂的排泄。术后避免情绪激动以及剧烈运动，防止球囊移位。

④ 使用肝素时应监测凝血功能，观察有无皮肤、黏膜、消化道出血等出血倾向。

三、高压氧舱治疗术

高压氧舱治疗（hyperbaric oxygen therapy）是指让患者处在密闭的加压装置中吸入高

压力（2～3个大气压）、高浓度的氧，使其溶解于血液和组织，从而提高血氧含量、血氧张力加速侧支循环形成，以降低颅内压，减轻脑水肿，改善脑缺氧来促进神经功能恢复。

【适应证】

一氧化碳中毒、脑炎、脑卒中性脑病、缺血性脑血管病、神经性耳聋、周围神经外伤、老年痴呆等。

【禁忌证】

恶性肿瘤、诊断不明的颅内病变、出血性疾病、心功能不全、严重高血压病、原因不明的发热、上呼吸道感染、中耳炎等，女性月经期或妊娠期，有氧中毒或不能耐受高压氧者。

【护理】

1. 术前护理

协助医生做好入舱前的各项检查和准备工作。评估患者的心理状态以及对高压氧治疗的认知程度，消除患者紧张焦虑的情绪。进舱前指导患者掌握调节中耳气压的方法，如咀嚼法、吞咽法等。告知患者进舱时不能携带易燃易爆物品，并且更换治疗师准备的全棉服装。告知患者进舱前勿饱食、饥饿，不宜进食产气性食物和饮料，一般在餐后1～2h进舱治疗。进舱指导患者排空大小便，避免带入不良气味，并告知患者正确使用面罩的方法，掌握间歇吸氧的方法。

2. 术中护理

（1）加压过程护理　控制加压速度，加压初期速度宜慢，边加压边询问患者有无不适，避免并发症的发生。调节好舱内温度，夏季24～28℃，冬季18～22℃，内湿度不超过75%。稳压时指导患者戴好面罩，观察患者面罩佩戴是否正确，吸氧时不能深呼吸。随时观察患者有无氧中毒症状，如出现应及时停止吸氧。

（2）减压过程护理　减压时告知患者自主呼吸，不能屏气，以免损伤肺组织或造成肺气压伤。减压时各种引流管都要开放，尤其是气管插管的气囊在减压前应打开，以免气囊膨胀压迫气管黏膜造成损伤。减压时患者会出现耳部有胀感或出现便意、腹胀等现象，当压力超过一定程度后，气体排出可缓解。出舱后应询问患者有无皮肤瘙痒、关节疼痛等不适，如有及时通知医生处理。

（于艳霞　王孟春）

四、脑室穿刺和持续引流术

脑室穿刺引流术用于急救或诊断某些颅内压增高疾病，通过穿刺放出CSF以抢救脑危象和脑疝。同时引流脑室内的肿瘤液、炎性液、血性液，能有效地减轻其对脑室的刺激，以减轻症状，为继续抢救和治疗赢得时机。

【适应证】

① 颅内压增高出现脑危象或脑疝。

② 颅内感染须经脑室注药，自发性或外伤性脑室内出血，或脑内血肿破入脑室系统。

③ 先天性脑积水、术后脑水肿、蛛网膜下腔出血、脑室内出血、颅内占位性病变（尤其是中线部位、后颅窝肿瘤）等。

④ 开颅术中和术后颅内压监测。

【禁忌证】

① 穿刺部位有明显感染。

② 有明显出血倾向者。

③ 脑室狭小者。

④ 弥漫性脑肿胀或脑水肿患者。

【护理】

1. 术前护理

(1) 用物准备　皮肤消毒剂、麻醉药、颅骨钻、血肿穿刺包、脑室引流装置、注射器、急救用物等，按需要备颅内压监测装置。

(2) 患者准备

① 告知患者及家属脑室穿刺引流的目的、方法和术中、术后可能出现的反应与并发症，征得家属的同意与配合；躁动患者必要时使用镇静药。

② 剃掉头发，协助医生按脑室穿刺引流的不同部位备皮并定位。

③ 非紧急情况下，术前用苯巴比妥钠 0.1g 肌内注射镇静。

2. 术中配合

脑室穿刺引流的方法有侧脑室额角穿刺、侧脑室枕角穿刺和经眶侧脑室额角穿刺等。下面介绍通常使用的床旁侧脑室额角穿刺法（额入法）。

① 协助患者取仰卧位，选定前额中线旁开 2～3cm、发际后 2～3cm 为穿刺点。

② 头皮常规消毒，铺无菌巾，用 2%利多卡因局麻。

③ 快速颅骨钻孔，用导丝引导内径 3mm 的硅胶管，向垂直于两侧外耳道假想连线方向插入 4～6cm，拔出导丝即可见脑脊液流出；置入硅胶或塑料引流管并固定于头皮。

④ 连接和妥善悬挂引流装置，控制性引流 CSF，一次放出量不宜过多，以免减压太快引起脑室内出血。

3. 术后护理

① 保持脑室引流通畅，缓慢持续引流 CSF。引流管最高处距侧脑室距离为 15～20cm，以保持颅内压低于 CSF 初压水平；引流管不可受压扭曲、折叠，翻身或搬运患者等护理操作时，防止引流管牵拉、脱出；引流管内无 CSF 流出时，应查明原因，不可强行冲洗，否则可能导致脑血栓、感染的发生。

② 注意引流速度，防止引流过量、过快而导致低颅压性头痛、呕吐。同时颅内压较高情况下骤然减压，可导致硬膜外或硬膜下血肿、脑卒中甚至脑疝发生。

③ 脑室引流不畅时，先放低引流袋观察是否有 CSF 流出，必要时可在无菌条件下向外抽吸；如为引流管阻塞，则重新更换引流管。

④ 保持穿刺部位敷料干燥，伤口敷料和引流管每日更换；保持引流系统的密闭性，防止逆行感染。

⑤ 密切观察意识、瞳孔、生命体征，脑脊液引流量、性状。正常 CSF 应无色透明、无沉淀，术后 1～2d 内略带血性，以后转为橙色。a. 若术后 CSF 颜色加深、血性，提示有脑内出血，应通知医生行止血处理；b. CSF 混浊，呈毛玻璃状或有絮状物，提示发生感染，应放低引流袋低于侧脑室 7cm 以引流感染 CSF，并送标本化验，配合医生抗感染处理；c. 引流的 CSF 量多时应注意及时补充水、电解质。

⑥ 及时拔管：持续引流一般不超过 1 周，拔管前一天，夹闭引流管，并观察患者有无头痛、呕吐等症状，以便了解是否有再次颅内压升高；拔管后切口如有脑脊液漏应通知医生及时缝合，以免引起感染。

（高欣）

五、数字减影脑血管造影术

数字减影脑血管造影术（digital subtraction angiography，DSA）是应用含碘对比剂注入颈动脉、椎动脉、肱动脉或股动脉内，经连续 X 线摄影技术和（或）数字减影记录对比剂随脑血液循环的不同时期显示脑动脉、脑静脉和脑静脉窦的形态、部位、分布和行经的一种显影技术。常采取颈动脉造影、椎动脉造影、全脑血管造影。

【适应证】

（1）脑血管疾病　颅内动脉瘤、动静脉畸形、动脉狭窄闭塞、脑动脉痉挛等。

（2）颅内占位病变和颅脑外伤　脑肿瘤、颅内血肿、硬膜外和硬膜下血肿、硬膜下积液等。

【禁忌证】

① 严重的血管硬化、心力衰竭或严重的冠心病。

② 严重的肾脏病、支气管哮喘。

③ 对对比剂过敏、穿刺部位局部炎症等。

④ 有严重出血倾向。

【护理】

1. 术前护理

（1）用物准备　备好对比剂、麻醉药、生理盐水、肝素、股动脉穿刺包、无菌手套、沙袋及抢救药物等。

（2）患者准备

① 告知患者及家属脑血管造影的必要性和造影过程中可能发生的反应，消除紧张、恐惧心理，征得家属的签字同意和患者的合作。儿童与烦躁不安者应使用镇静药或在麻醉下进行。

② 检查患者出凝血时间、血小板计数，做普鲁卡因和碘过敏试验。

③ 皮肤准备穿刺部位备皮 5cm×5cm，经股、肱动脉穿刺插入导管者，按外科术前要求准备皮肤。

④ 术前 4～6h 禁食、禁水，术前 30min 排空大小便，必要时建立静脉通道和留置导尿管等。

2. 方法及术中配合

（1）颈动脉造影　取头过伸仰卧位，常规消毒皮肤及铺巾，取 1%普鲁卡因或 2%利多卡因局麻，于胸锁关节上 4～5cm，胸锁乳突肌内侧缘，颈动脉搏动明显处进针，穿刺颈动脉。以 60%泛影葡胺 10mL（在 2s 内）注入颈总动脉，当注入最后 3mL 时立即拍片，6s 内连续拍 2～3 张，侧位应有动脉、浅静脉和深静脉期，正位应有动脉和深静脉期。可在双球管同时照射下取头部的正侧位连续摄片。对比剂总量不宜超过每千克体重 1mL。造影满意后拔针，压迫止血后才能离开患者。

（2）椎动脉造影　经皮穿刺法较常用。于颈椎第 5～6 横突孔处直接穿刺椎动脉，进行侧位和额枕位摄片。对比剂用量及注入速度和摄片方法与颈动脉造影相似。

(3) 全脑血管造影　经肱动脉或股动脉插管可做全脑血管造影。在注射和摄片过程中严密观察有无碘过敏反应等，一旦发现患者出现胸闷、心慌、恶心、呕吐、呼吸急促、头晕、头痛甚至休克等碘过敏反应的表现，应立即配合医生分秒必争进行抢救。

3. 术后护理

① 密切观察意识、瞳孔、血压、脉搏、呼吸变化，注意穿刺部位有无渗血、血肿，穿刺部位应用沙袋压迫止血，股动脉穿刺者肢体制动 6～12h，同时应观察足背动脉搏动和远端皮肤颜色、温度等。

② 指导患者避免增加腹压的动作，防止出血。

③ 嘱平卧 4h 后再起床活动或进食。

④ 术后 24h 多饮水，以促进对比剂排泄。

（王盼盼）

本章小结

神经系统常见症状和体征包括头痛、意识障碍、言语障碍、感觉障碍、运动障碍。

三叉神经痛是一种原因未明的三叉神经分布区内短暂而反复发作的剧痛，有扳机点的存在，神经系统检查无阳性体征；首选药物为卡马西平。特发性面神经麻痹是因茎乳孔内面神经非特异性炎症所引起的一种周围性面神经麻痹；急性期应尽早使用糖皮质激素；使用维生素营养神经。急性炎症性脱髓鞘性多发性神经病为急性或亚急性起病的大多可恢复的多发性脊神经根（可伴脑神经）受累的一组疾病；保持呼吸道通畅防止继发感染是本病治疗的关键。

短暂性脑缺血发作是指颅内血管病变引起的一过性或短暂性、局灶性脑或视网膜功能障碍，症状一般持续 10～20min，多在 1h 内恢复，最长不超过 24h，可反复发作，不遗留神经功能缺损的症状和体征。脑血栓形成是脑血管疾病中最常见的一种。常出现偏瘫、失语；急性期治疗包括尿激酶早期溶栓、抗凝治疗、抗血小板聚集治疗、降纤治疗、脑保护治疗和早期康复训练等。

脑出血系指原发性非外伤性脑实质内出血，50 岁以上有高血压病史者，在情绪激动或体力活动时突然发病，迅速出现不同程度的意识障碍及颅内压增高症状，伴偏瘫、失语等体征。CT 等检查可明确诊断。急性期治疗的主要原则是防止再出血、控制脑水肿、维持生命功能和防治并发症。

蛛网膜下腔出血最常见的原因是先天性颅内动脉瘤，好发于脑底动脉环的交叉部，临床进展快，以头部剧烈的疼痛开始，脑膜刺激征阳性，再出血概率高。治疗要点是制止继续出血，防治继发性脑血管痉挛。护理要严格绝对卧床休息 4～6 周，控制可能导致再出血的诱因，及时观察再出血和迟发性脑血管痉挛的表现，做好药物护理的心理指导。

帕金森是常见的老年运动障碍性锥体外疾病，以静止性震颤、肌强直、运动迟缓和步态姿势异常为特征。为黑质多巴胺能神经元变性缺失和纹状体多巴胺递质变少的一种慢性疾病。治疗首选抗胆碱能药物，复方左旋多巴是治疗帕金森病的“金标准”。护理以增进患者日常生活自理能力及康复训练为主，注意观察左旋多巴制剂、抗胆碱能药物、金刚烷胺的副作用。

癫痫是一组反复的大脑神经元超同步放电所致中枢神经系统发作性功能障碍。具有突然发生和反复发作的特点。癫痫发作可分为部分性发作和全面性发作。治疗除病因治疗外，预防发作时并发症以及服用药物预防可控制发作。护理重点在发作时的处理，如保持呼吸道通畅、避免舌咬伤、避免按压抽搐肢体致骨折等，保证患者安全；观察药物的副作用。

急性脊髓炎急性期治疗以糖皮质激素为主，可用甲泼尼龙、地塞米松、泼尼松等。脊髓压迫症呈进行性发展，最后导致不同程度的脊髓横贯性损害和椎管阻塞。

重症肌无力是乙酰胆碱受体抗体（AChR-Ab）介导的，细胞免疫依赖及补体参与的神经-肌肉接头处传递障碍的自身免疫性疾病。临床表现为部分或全身骨骼肌易疲劳，常于活动后加重，休息后减轻，呈规律的“晨轻暮重”波动性变化。药物治疗常见有抗胆碱酯酶药物、糖皮质激素。加强肌无力危象的护理。

案例分析

案例 1

患者，女性，65 岁。突发右侧肢体无力 3d。患者于 3d 前晨起时自感右侧肢体无力，症状渐重。患者既往有高血压病 8 余年。入院体格检查：血压 165/105mmHg，神志清楚，运动性失语，双眼右侧同向性偏盲。右侧鼻唇沟浅，伸舌右偏。左侧肢体肌力Ⅴ级，右侧肢体肌力Ⅰ级，右侧肢体腱反射活跃，右侧巴氏征阳性。右侧偏身痛觉减退。头颅 CT 扫描示左基底节区斑片状低密度影。

问题：

1. 你考虑该患者疾病诊断是什么？诊断依据？
2. 结合上述病例提出合理的护理诊断/问题。
3. 结合病例为患者制定相应的护理措施。

案例 2

患者，女性，65 岁。因左侧肢体麻木无力 3d 入院。患者入院前 3d 早晨醒来时发现左侧肢体麻木，活动不灵，左手不能持物，无法穿衣，不能站立，无大小便失禁，言语含糊，头痛不明显，无恶心呕吐。既往有高血压病史 8 年。入院体格检查：体温 36℃，呼吸 17 次/分，脉搏 82 次/分，血压 130/90mmHg。心、肺、腹（—）。神经系统检查：神志清楚，对答切题。双侧眼底检查：视盘边缘清，无出血，无渗血，未见血管栓塞。左侧鼻唇沟变浅，咽反射存在，伸舌偏左，左侧上肢肌力Ⅱ级，下肢Ⅲ级，肌张力增高，左侧偏身痛觉减退，左侧腱反射亢进，左侧巴氏征阳性，脑膜刺激征阴性。血象检查正常，头颅 CT 检查示右基底节区出现斑片低密度灶。

问题：

1. 结合上述病例提出合理的护理诊断/问题。
2. 为患者制定相应的护理措施。

案例 3

患者，女，25 岁，反复神志不清伴肢体抽搐 3 个月就诊。否认脑外伤、脑炎病史，足月顺产，生长发育史正常。患者在就诊前一天突然意识不清，两眼凝视，颜面潮红，有咀嚼及吞咽动作，呼之不应，约半分钟后出现四肢僵直、口唇青紫，进而四肢阵挛性抽搐，口吐白沫，约 1min 后转为清醒，醒后对发生的事情不能回忆，伴有头痛及肢体酸痛。家属及患者反映这次发作与平时发作相似。神经系统检查：体温 37℃，呼吸 18 次/分，脉搏 70 次/分，血压 100/70mmHg，神志清楚，精神稍差，无明显神经系统阳性体征。

问题：

1. 该患者的疾病诊断首先考虑什么？
2. 在该患者发作期，应如何护理？
3. 作为护士，应向患者进行哪些方面的健康教育？

（于艳霞　王孟春）

目标检测

A_1 型单项选择题

1. 短暂性脑缺血发作最多见的病因是（　　）。
A. 高血压　　B. 心脏病　　C. 脑动脉痉挛
D. 动脉粥样硬化　　E. 脑栓塞
2. 不符合面神经炎病侧体征的是（　　）。
B. 口角歪向病侧　　B. 额纹消失　　C. 眼裂增大
D. 鼻唇沟平坦　　E. 不能吹口哨
3. 癫痫患者的用药原则不包括（　　）。
A. 足量　　B. 长期　　C. 规则
D. 有选择　　E. 单一
4. 脑出血最重要的治疗措施（　　）。
A. 控制脑水肿　　B. 降压治疗　　C. 抗生素治疗
D. 给予止血药　　E. 手术
5. 诊断震颤麻痹最重要的依据（　　）。
A. 病史、体征　　B. 脑脊液检查　　C. 血常规检查
D. 头部 MRI　　E. 脑栓塞脑电图
6. 重症肌无力最早受累的肌群（　　）。
A. 面肌　　B. 颈肌　　C. 咀嚼肌
D. 眼外肌　　E. 背部肌肉
7. 区别脑血栓与脑出血的主要依据是（　　）。
A. 发病诱因　　B. 脑 CT　　C. 脑脊液检查
D. 发病时间　　E. 病史检查
8. 对蛛网膜下腔出血病因诊断最具有意义的是（　　）。
A. 脑脊液检查　　B. 脑血管造影　　C. 脑 CT
D. 脑部磁共振　　E. 血常规
9. 蛛网膜下腔出血患者不应出现（　　）。
A. 剧烈头痛　　B. 频繁呕吐　　C. 一侧肢体瘫
D. 脑膜刺激征　　E. 一次性意识障碍
10. 以下疾病的发病机制与高血压无关的是（　　）。
A. 短暂性脑缺血发作　　B. 脑血栓形成　　C. 脑出血

D. 脑栓塞　　E. 蛛网膜下腔出血

A_2 型单项选择题

11. 黄先生，癫痫病史 5 年，曾有强直阵挛性发作。其最适宜的职业是（　　）。

A. 汽车驾驶员　　B. 邮递员　　C. 游泳运动员

D. 办公室职员　　E. 电工

12. 男性，65 岁，晨起床时觉右上下肢麻木，无力而跌倒。体检：神清，右上下肢瘫，口斜眼歪应采取（　　）。

A. 头部放冰袋　　B. 暂禁食　　C. 低流量吸氧

D. 立即准备腰穿　　E. 头低左侧卧位

13. 某女性患者，出现神志恍惚，步态蹒跚而被送入医院，不久即发生昏迷，体检时呼吸困难，脉搏加快，瞳孔缩小，流涎呕吐，为尽快明确昏迷原因，首选辅助检查是（　　）。

A. 脑电图　　B. 脑部 CT　　C. 脑脊液测定

D. 颅脑超声检查　　E. 呕吐物鉴定

14. 男性，28 岁，头痛，流涕，咽痛已 1 周，昨天发现四肢运动及感觉障碍自远端向近端扩展，伴吞咽及呼吸困难收治入院，护理措施最重要的是（　　）。

A. 亲切关怀，安慰，使情绪平稳

B. 多种方式保持呼吸道通畅

C. 鼻饲流质，补充营养

D. 保护四肢防冻、烫伤

E. 按摩四肢，增加血循环

15. 男性，65 岁，突然剧烈头痛伴呕吐，并迅昏迷。体检：BP 26.6/18.5kPa，T 39℃，呼吸慢，有鼾音，脉缓而有力，右上下肢瘫痪，口角左斜，心肺未见异常。护理不妥的是（　　）。

A. 密切观察生命体征变化

B. 防止呕吐物误吸

C. 发病 2h 后即可鼻饲流质

D. 为迅速降温，可头部置冰袋

E. 注意脑水肿情况，防止脑疝

16. 男性，30 岁，突然反复发作四肢强直及阵挛，伴意识障碍，口唇青紫已约 1h，至来急诊尚未终止，护理不妥的是（　　）。

A. 酒精湿化吸氧

B. 保持呼吸道畅通

C. 观察是否有头痛、呕吐等脑水肿征象

D. 注意观察生命体征

E. 增设床栏避免坠床

17. 观察到某高血压患者突然剧烈头痛伴呕吐，迅速昏迷，首先考虑（　　）。

A. 脑血栓形成　　B. 蛛网膜下腔出血　　C. 脑膜炎

D. 腔隙性脑梗死　　E. 脑出血

18. 张女士，患高血压 15 年，昨天与人争吵后突然倒地昏迷。查体有一侧上下肢瘫痪、口斜眼歪。应考虑为（　　）。

A. 癫痫发作　　B. 急性心肌梗死　　C. 脑血栓形成

D. 脑出血　　E. 蛛网膜下腔出血

19. 某急性脑出血患者，头痛，恶心，喷射性呕吐，呼吸快而不规则，血压明显增高，意识障碍。下列哪项护理措施对该患者不适用（　　）。

A. 绝对安静卧床 4 周以上

B. 每 2h 翻身 1 次，预防压疮

C. 及时清除口腔分泌物和呕吐物

D. 头部略抬高，稍向后仰

E. 若 48h 后病情稳定，可进食流食

20. 患者，女性，36 岁，癫痫大发作，预防发生窒息护士应采取的措施（　　）。

A. 绝对安静卧床减少探视

B. 移走身边危险物品

C. 将患者头放低，偏向一侧

D. 禁止喂食丸状食物

E. 快速利尿和吸氧

A_3 型单项选择题

（21～22 题共用题干）

王先生，70 岁。高血压病史 30 年，于家中如厕时突感头晕，随即倒地而送治入院，诊断为脑出血。护理体检：昏迷，左侧偏瘫，血压为 25.3/14.6kPa（190/110mmHg）。

21. 护士保持王先生安静卧床，护理动作轻柔，其目的是（　　）。

A. 防止颅内压升高　　B. 改善脑缺氧　　C. 减轻脑水肿

D. 保持呼吸道通畅　　E. 避免外伤

22. 王先生安静卧床的时间应控制至（　　）。

A. 2 周　　B. 4 周以上　　C. 3 周

D. 1 周以上　　E. 1 周以下

（23～24 题共用题干）

患者，女性，55 岁，看电视时突然右侧肢体无力，继而呼之不应。检查：深昏迷，压眶无反应，左侧瞳孔大于右侧，血压 175/95mmHg。

23. 最可能的诊断是（　　）。

A. 短暂性脑缺血发作　　B. 脑血栓　　C. 脑栓塞

D. 脑出血　　E. 吉兰-巴雷综合征

24. 最首要的处理措施是（　　）。

A. 降血压　　B. 降颅压　　C. 制动

D. 呼吸机麻痹抢救　　E. 给氧

（25～26 题共用题干）

患者，男性，48 岁，癫痫持续状态发作期间意识未回复或一次发作持续在 30min 以上。

25. 癫痫持续状态的药物治疗首选（　　）。

A. 双嘧达莫　　B. 苯妥英钠　　C. 地西泮

D. 水合氯醛　　E. 异戊巴比妥钠

26. 护士向患者介绍抗癫痫治疗的用药注意事项时，告诉患者停药过程不应少于（　　）。

A. 3周　　B. 6周　　C. 3个月

D. 4个月　　E. 5个月

（27～28题共用题干）

患者，女性65岁，因右侧面颊、下颌部发作性刀割样疼痛1周就诊，每次疼痛持续30s到2min不等，进食可以诱发，体检：未发现神经系统阳性体征，头颅CT未见异常。

27. 临床诊断首先考虑（　　）。

A. 舌咽神经痛　　B. 三叉神经痛　　C. 腮腺炎

D. 下颌肿瘤　　E. 慢性鼻窦炎

28. 治疗首先选择（　　）。

A. 布洛芬　　B. 卡马西平　　C. 地西泮

D. 吗啡　　E. 阿司匹林

（29～30题共用题干）

患者，女性，34岁，一周前有上呼吸道感染病史，近期出现肢体感觉异常，有麻木刺痛感，脑脊液检查示蛋白-细胞分离。

29. 临床诊断首先考虑（　　）。

A. 短暂性脑缺血发作　　B. 脑血栓　　C. 脑栓塞

D. 脑出血　　E. 吉兰-巴雷综合征

30. 首要的治疗措施是（　　）。

A. 糖皮质激素治疗　　B. 鼻饲营养物质　　C. 营养神经治疗

D. 抗生素治疗　　E. 气管切开，呼吸机辅助呼吸

A_4 型单项选择题

（31～33题共用题干）

某患者，37岁。做家务事突然倒地，意识丧失，全身抽搐，口吐白沫，伴尿失禁，数分钟后逐渐清醒，醒后头痛、疲乏，对所发生的事情全无记忆。

31. 该患者目前的诊断是（　　）。

A. 酮症酸中毒　　B. 癔症　　C. 高渗性昏迷

D. 癫痫　　E. 短暂性脑缺血发作

32. 发作时护士采取的护理措施不包括（　　）。

A. 使患者就地平卧

B. 迅速将小布卷置于患者一侧上、下臼齿间

C. 用力按压肢体，制止抽搐发作

D. 义齿必须取出

E. 移去身边的危险物品

33. 预防再发作的有效措施为（　　）。

A. 发作间歇期定时服药　　B. 注意休息　　C. 适当运动

D. 合理饮食　　E. 禁止患者参加有危险的活动

(34～36 题共用题干)。

患者，男性，64 岁，散步时突然头痛，眩晕伴呕吐，步态不稳。查体：血压 180/105mmHg，心率 62 次/分，双眼向右眼震，右侧指鼻欠稳准，右侧巴氏征阳性。

34. 患者可能患有的疾病是（　　）。

A. 脑桥出血　　B. 蛛网膜下腔出血　　C. 小脑出血

D. 大脑中动脉出血　　E. 脑血栓形成

35. 未明确诊断给予的进一步检查是（　　）。

A. 脑血管造影　　B. 脑电图　　C. 头颅 CT

D. 脑脊液检查　　E. 肝功能、肾功能检查

36. 处理措施不正确的是（　　）。

A. 使用利血平降血压

B. 必要时气管切开，保持气道通畅

C. 20%甘露醇 250mL 快速静脉滴注，每 6～8h 1 次

D. 立即卧床休息

E. 持续心电监测，密切观察意识状态

(37～40 题共用题干)

患者，男性，72 岁，四肢活动障碍伴加重 1 年入院。无慢性病史，查体：表情呆滞，慌张步态，四肢呈齿轮样肌张力增高，双手指鼻试验正常，头颅 MRI 无异常。

37. 以下不属于本病的体征是（　　）。

A. 手搓丸样动作　　B. 小写征　　C. 行走时步距缩短

D. 系裤带、鞋带等不易完成　　E. 偏身感觉减退

38. 本病的主要病变部位（　　）。

A. 皮质　　B. 小脑　　C. 黑质

D. 白质　　E. 丘脑

39. 针对病因治疗应选用（　　）。

A. 华法林　　B. 溴隐亭　　C. 左旋多巴

D. 甘露醇　　E. 氟哌啶醇

40. 患者用药一段时间后出现异动症，此现象是以下哪种药物的副作用（　　）。

A. 华法林　　B. 溴隐亭　　C. 左旋多巴

D. 甘露醇　　E. 苯海拉明

第十章　传染病患者的护理

传染病（communicable disease）是由各种病原体感染人体后引起的具有传染性的疾病。常见的病原体有病毒、细菌、真菌、支原体、衣原体、立克次体、螺旋体、原虫和蠕虫等。其中，由原虫和蠕虫感染人体后引起的疾病又称寄生虫病（parasitosis）。传染病属于感染性疾病，但并非所有的感染性疾病都具有传染性，有传染性的感染性疾病才是传染病。许多传染病曾严重危害人类健康，随着医疗水平和科学技术的发展，许多传染病被消灭或控制；但有些传染病仍广泛存在，如病毒性肝炎、肾综合征出血热、感染性腹泻等；一些已被消灭的传染病有死灰复燃的迹象，如结核病、梅毒、疟疾等；此外，一些新发传染病也不容忽视，如艾滋病、传染性非典型肺炎、高致病性人禽流行性感冒等，其发病率和致死率已为世人所知，给传染病的防治工作带来困难。

第一节　传染病概述

学习目标

1. 能准确简述感染过程的表现和传染病的预防，传染病流行的基本条件。

2. 能正确描述传染病的基本特征、临床特点、流行过程以及传染病的隔离和消毒方法。

3. 在护理实践中，体现护士对患者的爱伤精神和人文关怀。

一、感染与免疫

1. 感染的概念

感染（infection）是病原体侵入人体后与人体相互作用、相互斗争的过程。病原体感染人体后的表现主要与病原体的致病力和人体的免疫功能有关，因而产生了感染过程的不同表现。

2. 感染过程的表现

（1）病原体被清除　病原体侵入人体后，人体通过非特异性免疫或特异性免疫将病原体消灭或排出体外，人体不产生病理变化，也不引起任何临床表现。

（2）隐性感染（covert infection）　又称亚临床感染。是指病原体侵入机体后，仅引起机体特异性免疫应答，不引起或仅引起轻微的病理变化，而不出现任何临床症状和体征，只有通过免疫学检查才能发现这一感染过程。大多数传染病表现为隐性感染。隐性感染后人体获得对该传染病的特异性免疫力。

（3）病原携带状态（carrier state）　病原体侵入人体后，在人体内生长繁殖，并不断排出病原体，因而成为具有传染性的重要传染源，但不出现任何疾病表现的状态。根据携带病原体种类的不同可分为带菌者、带病毒者和带虫者。按其发生时机的不同，可分为潜伏期病原携带者、恢复期病原携带者和无症状病原携带者。按其携带持续时间的不同，又可分为急性病原携带者（携带持续时间小于 3 个月）和慢性病原携带者（大于 3 个月）。

（4）潜伏性感染（latent infection）　病原体侵入机体后，寄生在机体一定部位，不引起临床症状，也不能将病原体排出体外，只有当机体免疫功能下降时，病原体则乘机活跃增殖，引起发病。

（5）显性感染（overt infection）　又称临床感染。是指病原体进入人体后，不但引起机体发生免疫应答，而且通过病原体的致病作用或机体的变态反应，使机体发生组织损伤，出现病理变化和特有的临床症状和体征。少数传染病以显性感染多见。显性感染后机体获得特异性免疫力。

一般而言，传染病以隐性感染最常见，其次是病原携带状态，显性感染比例较少。

3. 感染过程中病原体的致病作用

病原体侵入人体后是否发病，取决于病原体的致病力和机体免疫应答的综合作用。病原体的致病力包括其侵袭力、毒力、数量和变异性 4 个方面。

（1）侵袭力（invasiveness）　是指病原体侵入机体并在体内扩散的能力。如有些病原体可借其分泌的酶类破坏机体组织，有些细菌的表面成分可抑制机体的吞噬作用而促进其扩散。

（2）毒力（virulence）　包括内毒素和外毒素。内毒素通过激活单核-巨噬细胞释放细胞因子而起作用。外毒素通过与靶细胞的受体结合，从而进入细胞内而起作用。

（3）数量　对同一病原体而言，入侵的数量与其致病力成正比。但不同病原体导致机体出现显性感染的最少量差别较大，如伤寒需 10 万个菌体，而痢疾只需 10 个菌体即可致病。

（4）变异性　病原体可因环境或遗传等因素而产生变异。病原体通过变异逃避机体的特异性免疫，从而使疾病发生或使疾病慢性化。

4. 感染过程中机体的免疫应答作用

免疫应答包括特异性免疫应答和非特异性免疫应答。免疫应答既是保护机体免受病原体入侵、破坏的保护性免疫应答，也是促进病理过程及组织损伤的变态反应。

（1）特异性免疫（specific immunity）　机体通过识别抗原后产生的针对该抗原的特异性免疫应答。感染后的免疫通常都是特异性免疫，它是通过后天获得的一种主动免疫。

（2）非特异性免疫（non-specific immunity）　是人体对入侵的各种病原体以及其他异物的一种清除机制。可通过遗传获得，无抗原特异性，又称先天性免疫或自然免疫。包括天然屏障（如皮肤、黏膜、血脑屏障、胎盘屏障）、吞噬作用、体液因子等。

二、传染病的流行过程及影响因素

（一）传染病流行过程的基本条件

传染病的流行过程是指传染病在人群中发生、发展和转归的过程。构成流行过程的三个基本条件是传染源、传播途径和易感人群。三个条件同时存在，使传染病不断蔓延。

1. 传染源（source of infection）

这是指病原体已在体内生长、繁殖并能将其排出体外的人或动物。主要包括患者、隐性感染者、病原携带者和受感染的动物。

（1）患者　重要的传染源，患者可借其排泄物促进病原体的播散。但不同病期的患者，传染性有所不同。

（2）隐性感染者　由于感染后无任何症状或体征而不易被发现。在某些传染病中，隐性感染者是重要的传染源，如流行性脑脊髓膜炎、脊髓灰质炎等。

（3）病原携带者　感染病原体后由于无临床症状而不易被识别，但不断排出病原体对传染病的流行意义重大，如伤寒、细菌性痢疾等。

（4）受感染的动物　某些传染病可由动物排出病原体导致人类发病，如狂犬病、鼠疫、禽流感等。

2. 传播途径（route of transmission）

这是指病原体离开传染源后到达另一个易感者所经过的途径。可通过单一途径传播，也可多种途径传播。

（1）空气、飞沫、尘埃传播　常见于呼吸道传染病，如流行性脑脊髓膜炎、麻疹等。病原体可借患者讲话、打喷嚏、咳嗽等以飞沫的形式排到空气中，易感者通过呼吸而感染。

（2）水或食物传播　常见于消化道传染病，如细菌性痢疾、伤寒等。易感者进食被污染水源、食物而感染，或进食患病动物的肉等受到感染，水源被污染常引起某些肠道传染病的爆发流行。另外，某些传染病还可通过皮肤或黏膜接触被病原体污染的疫水而感染，如钩端螺旋体病、血吸虫病等。

（3）日常生活接触传播　常见于消化道或呼吸道传染病，如霍乱、白喉等。病原体可通过污染日常生活用具如手、玩具等而传播疾病。

（4）虫媒传播　分为生物性传播和机械性传播，前者通过吸血昆虫（蚊子、跳蚤等）叮咬传播，如乙脑、斑疹伤寒等；后者通过苍蝇、蟑螂等机械性携带病原体使易感者感染，如伤寒、痢疾等。

（5）血液、血制品、体液传播　某些病原体长期在患者血液和体液中存在，如乙型病毒性肝炎、丙型病毒性肝炎、艾滋病等。

（6）土壤传播　当病原体的芽孢、幼虫或虫卵污染土壤时，土壤成为该疾病的传播途径，如破伤风、蛔虫病等。

（7）母婴传播　病原体通过母体胎盘、分娩、哺乳等方式感染胎儿或婴儿，如乙型肝炎、艾滋病等。

3. 易感人群

这是指对某种传染病缺乏特异性免疫力的人称为易感者。人群对某种传染病易感性的高低直接影响该传染病的发生和传播，易感人群越多，易感性越高，传染病越容易发生流行。有计划地进行人工预防接种，可把人群易感性降到最低。

（二）影响流行过程的因素

（1）自然因素　主要包括地理、气候和生态环境等。这些因素通过作用于流行过程的三个基本条件对传染病的发生、发展起重要作用。一方面它可直接影响病原体在外环境中的生存能力，另一方面又可影响传播途径和机体的非特异性免疫力。传染病的地区性和季节性与自然因素密切相关，如长江流域湖沼地区适合钉螺的生存，因而形成血吸虫病的地区性分布特点；夏季蚊虫滋生使乙型脑炎及疟疾等传染病呈现季节性发病的特点。

（2）社会因素　包括社会制度、经济和生活条件、文化水平、风俗习惯和宗教等。

三、传染病的基本特征和临床特点

(一) 基本特征

传染病区别于其他疾病的是：具有病原体、传染性、流行病学特征、感染后免疫四个基本特征。

1. 病原体

每一种传染病都是由特异性病原体引起的，如疟疾的病原体是疟原虫、伤寒的病原体是伤寒杆菌。临床上检出病原体对明确诊断有极其重要意义。

2. 传染性

这是传染病与其他感染性疾病的主要区别。病原体由宿主体内排出经一定途径传染给另一个宿主的特性称为传染性。不同传染病的传染性强弱不等，同一传染病的不同时期，其传染性亦各不相同。传染病患者具有传染性的时期称为传染期，是决定患者隔离期限的重要依据。

3. 流行病学特征

传染病的流行过程在自然因素和社会因素的影响下，表现出下列特征。

(1) 流行性　在一定条件下，传染病在人群中传播的特性称为流行性。按其流行强度可分为以下几种。①散发 (sporadic)：指某种传染病在某地区人群中的发病率为历年的一般发病水平，各病例间在发病时间和地点无明显联系，散在发生。②流行：指某种传染病的发病率显著高于当地常年发病率数倍 (一般 3～10 倍)。③大流行：指某传染病在一定时间内迅速蔓延，流行甚广，超出国界或洲界。④爆发：指在某一地区，短时间内突然发生大批同类传染病病例，这些病例多由同一传染源或同一传播途径所引起，如流行性感冒、食物中毒。

(2) 季节性　指某些传染病每年在一定季节内呈现发病率升高的现象。如呼吸道传染病多发于秋冬季，而消化道传染病多发于夏秋季。

(3) 地方性　某些传染病受地理气候等自然因素或人们生活习惯等社会因素的影响仅局限在一定地区内发生，这种传染病称为地方性传染病，如血吸虫病。以野生动物为主要传染源的疾病称为自然疫源性传染病，如鼠疫、狂犬病等，存在这种疾病的地区称为自然疫源地。

4. 感染后免疫

人体感染病原体后，无论是显性还是隐性感染，均能产生针对该病原体的特异性免疫。但不同病原体感染后所获免疫的持续时间长短和强弱不同。一般而言，病毒性传染病感染后免疫时间较长，甚至可保持终身，但少数例外 (如流行性感冒)；细菌、螺旋体、原虫性传染病感染后免疫时间较短，仅为数月至数年，但也有例外 (如伤寒)。蠕虫感染后一般不产生保护性免疫，因而常可重复感染。

(二) 临床特点

1. 病程发展呈现阶段性

传染病的发生、发展至恢复多呈阶段性，以急性传染病最明显，一般分为 4 期。

(1) 潜伏期　是指从病原体侵入人体到出现临床症状为止的一段时间。通常相当于病原体在体内繁殖、转移、定位、引起组织损伤和功能改变，导致临床症状出现之前的整个过程。有些传染病患者在潜伏期内即可排出病原体，具有传染性。各种传染病的潜伏期长短不一，但每种传染病的潜伏期都有一个范围，了解潜伏期有助于传染病的诊断、确定检疫期限和协助流行病学调查。

（2）前驱期　是指从机体感觉不适到出现该病明显症状为止的一段时间。症状多为非特异性全身反应，可有发热、头痛、乏力、食欲缺乏、肌肉酸痛等，一般持续1～3d。多数传染病在此期已有传染性，但少数起病急骤者可无此期。

（3）症状明显期　是指经过前驱期后，病情逐渐加重而达到顶峰，出现该病特有的症状和体征的一段时间，如典型的热型、特征性的皮疹、黄疸、肝脾大和脑膜刺激征等。此期具有较强的传染性，且容易出现各种并发症。

（4）恢复期　是指人体免疫力增强到一定程度，体内病理生理过程基本终止，患者的症状和体征逐渐消失，血清中抗体效价逐渐上升到最高水平的一段时间。此期患者体内可能还有残余病理改变或生化改变，病原体还未被完全清除，许多患者的传染性还会持续一段时间。

（5）复发与再燃　某些传染病患者进入恢复期后，体温恢复至正常一段时间，由于潜伏于体内的病原体再度繁殖到一定程度，使初发病的症状再度出现，称为复发，如伤寒、疟疾等。当病情进入恢复期时，体温已开始下降，但尚未降至正常，而再度出现发热等病初症状时，则称为再燃。

2. 临床类型

根据临床过程的长短，传染病可分为急性、亚急性、慢性；根据病情轻重程度可分为轻型、中型、重型、暴发型；根据临床特征可分为典型及非典型。临床分型对治疗、隔离和护理等具有指导意义。

四、传染病的预防

传染病预防是减少传染病发生和流行的关键。预防工作应针对传染病流行过程的三个基本环节采取相应措施。

（一）管理传染源

1. 患者的管理

（1）遵循“五早”原则　早发现、早诊断、早报告、早隔离、早治疗。积极开展传染病卫生宣传教育，提高人群对传染病识别能力。

（2）疫情报告　按照《中华人民共和国传染病防治法》相关规定，严格执行传染病报告制度。《中华人民共和国传染病防治法》将传染病分为甲、乙、丙三类，其中甲类传染病共2种，包括鼠疫、霍乱，为强制管理传染病。乙类传染病包括：传染性非典型肺炎、艾滋病、病毒性肝炎、脊髓灰质炎、人感染高致病性禽流感、麻疹、流行性出血热、狂犬病、流行性乙型脑炎、登革热、炭疽、细菌性和阿米巴性痢疾、肺结核、伤寒和副伤寒、流行性脑脊髓膜炎、百日咳、白喉、新生儿破伤风、猩红热、布氏杆菌病、淋病、梅毒、钩端螺旋体病、血吸虫病、疟疾、甲型H1N1流感，为严格管理的传染病。丙类传染病包括：流行性感冒、流行性腮腺炎、风疹、急性出血性结膜炎、麻风病、流行性和地方性斑疹伤寒、黑热病、棘球蚴病、丝虫病，除霍乱、细菌性和阿米巴性痢疾、伤寒和副伤寒以外的感染性腹泻病、手足口病。所有医务人员均为法定报告人。甲类传染病要求发现后2h内向当地卫生防疫机构报告；乙类传染病要求发现后6h内上报，但对其中传染性强、危害大的传染性非典型肺炎、炭疽中的肺炭疽和人感染高致病性禽流感三种乙类传染病，应直接按甲类传染病要求的时间内报告，并采取相应的预防控制措施；丙类传染病，可在发现后24h向当地疾病控制中心报告疫情。

（3）隔离和治疗　一旦发现传染病患者或疑似患者，应立即将其安置在一定场所予以隔离治疗，以防传染病的蔓延。隔离方式应因时、因地、因病而定，隔离期限依据该传染病的传染期或化验结果而定，在临床症状消失后连续做2～3次病原学检查，结果均为阴性者方可解除隔离。

2. 接触者的管理

曾经与传染源接触过的人，在该病的最长潜伏期内称接触者。由于其可能受到感染而处于潜伏期，有可能是传染源。对接触者应视其具体情况采取医学观察、留验、免疫接种或药物预防等措施。医学观察是指对接触者的日常活动不加限制，但每天进行必要的诊查，以了解有无早期发病的征象，主要适用于乙类传染病。留验又称隔离观察，是指对接触者的日常活动加以限制，并在指定场所进行医学观察，确诊后立即隔离治疗，主要适用于甲类传染病。

3. 病原携带者的管理

对病原携带者应做到早期发现。特别是对服务行业、托幼机构及供水行业工作人员应定期普查，如发现病原携带者应做好登记、管理和随访观察，必要时调整工作岗位或隔离治疗。

4. 动物传染源的管理

根据动物的病种和经济价值，予以隔离、治疗或杀灭。

（二）切断传播途径

根据各种传染病的不同传播途径采取不同措施。如对消化道传染病，应着重加强饮食卫生，保护水源，做好个人卫生及粪便管理，消灭苍蝇、蟑螂、老鼠等；呼吸道传染病，应提倡流行季节戴口罩，保持室内空气流通，咳嗽或打喷嚏时用手帕捂住口鼻；虫媒传染病，应大力开展杀虫、灭鼠的群众运动等。

（三）保护易感人群

主要是通过提高人体的免疫力，达到保护易感人群的目的，包括非特异性免疫力和特异性免疫力。

1. 增强非特异性免疫力

主要措施包括加强体育锻炼、合理膳食、养成良好的卫生习惯、生活规律、改善居住条件、保持愉快心情等。

2. 增强特异性免疫力

人体可通过隐性感染、显性感染或预防接种获得对该种传染病的特异性免疫力，其中免疫接种对特异性免疫力的提高起关键作用。

（1）人工主动免疫　是指将减毒或灭活的病原体、纯化的抗原和类毒素制成菌（疫）苗接种到人体内，使人体接种后1～4周产生抗体，免疫力可保持数月至数年。对易感人群进行有关生物制品的计划免疫是预防传染病的重要措施之一。儿童计划免疫要求所有儿童全部按计划接种百白破、卡介苗、脊髓灰质炎、麻疹、乙肝疫苗5种免疫制品，实现基本消灭相应疾病的目标。

（2）人工被动免疫　是指将制备好的含抗体的血清或抗毒素注入易感者体内，使机体迅速获得免疫力的方法。免疫力持续时间仅 2～3 周。常用制剂有抗毒血清、人血丙种球蛋白、特异性高价免疫球蛋白等。

五、传染病的隔离和消毒

（一）传染病的隔离

1. 隔离

将处于传染期的传染病患者、病原携带者安置于指定地点，与健康人和非传染病患者分开，防止病原体扩散和传播。

2. 隔离的原则与方法

（1）根据传播途径（接触传播、飞沫传播、空气传播和其他途径传播）制定相应的隔离与预防措施。多种传播途径并存时，在标准预防基础上，采取多种防护措施结合使用。

（2）隔离病室要求　建筑布局符合隔离要求，高危险区科室宜相对独立，与普通病区和生活区分开。服务流程确保洁净区、污染区分开，防止交叉污染。通风系统应区域化，防止区域间空气交叉污染。限制人员的出入，设置隔离标志，蓝色为接触传播隔离，粉色为飞沫传播隔离，黄色为空气传播隔离等。

（3）传染病或可疑传染病患者应单人单间隔离。条件限制时，同种病原体感染者可安置一室。产生的医疗废物，应严格按医疗废物管理条例执行，防止病原体扩散和传播。

（4）解除隔离原则　已满隔离期者、连续多次病原体检测阴性者，确定被隔离者不再排出病原体，即可解除隔离。

3. 隔离的种类

隔离主要分为 A 和 B 两大系统。A 系统是以类目为特点的隔离法，B 系统是以疾病为特点的隔离法。目前我国大多数医院采用 A 系统隔离法，分为严密隔离、接触隔离、呼吸道隔离、消化道隔离、血液-体液隔离、引流物-分泌物隔离和抗酸杆菌隔离 7 种类型。

（1）严密隔离（黄色标志）　适用于有高度传染性及致死性传染病，如白喉、鼠疫、肺炭疽等，以防止经空气和接触途径传播。具体要求如下。①单间隔离：关闭门窗，病原体相同者可同住一室，病室空气、地面、物体表面每天消毒 1～2 次，禁止探视与陪护，患者不得离开病室。②进入病室者，必须穿隔离衣、隔离鞋，戴帽子、口罩及手套，离开病室时应清洗、消毒双手。③室内物品固定使用，所用物品需消毒后方移出病室。分泌物、排泄物消毒后废弃，污染物品应装双层污物袋，标记、消毒后送出销毁。④患者出院或死亡后，病室及一切用具均须严格执行终末消毒。

（2）接触隔离（橙色标志）　适用于经接触传播的疾病如肠道感染、多重耐药菌感染、皮肤感染等。具体要求如下。①接触患者戴口罩、穿隔离衣、戴手套。②接触患者、污染物后应洗手。③患者用过的物品应装袋、标记、送消毒处理后弃去。

（3）呼吸道隔离（蓝色标志）　适用于流行性感冒、麻疹、百日咳、流行性脑脊髓膜炎等呼吸道传染病。具体要求如下。①病室每日通风至少 3 次、空气消毒 2 次。②同一病种患者，可同住一室。③进入病室者戴口罩，必要时穿隔离衣。④患者所用食具、痰杯等隔离、消毒，呼吸道分泌物消毒后废弃。⑤患者一般不能外出，如必须外出，戴口罩。

（4）消化道隔离（棕色标志）　适用于霍乱、伤寒和细菌性痢疾等肠道传染病。具体要求如下。①不同病种的患者最好分室，病室内应无蝇、无蟑螂，病室地面、物体表面每日消毒 1～2 次。②密切接触患者时，穿隔离衣、戴口罩，接触污物时需戴手套，护理不同病种患者时，更换隔离衣。③接触患者、污物后或护理下一名患者前严格洗手。④患者生活用具专用，用后消毒。

（5）血液（体液）隔离（红色标志）　适用于直接或间接接触感染的血液及体液引起的感染，如艾滋病、乙型肝炎、梅毒等。具体要求如下。①接触患者或其血液（体液）时要戴手套、穿隔离衣，若皮肤沾染其血液（体液）后立即清洗。②注意避免损伤皮肤，用过的针头、注射器浸入消毒液后送中心消毒室处理。③污染物应装袋、标记、送消毒处理后弃去。④血液污染物品表面时，立即用次氯酸钠溶液清洗消毒。

（6）引流物-分泌物隔离（绿色标志）　具体要求如下。①接触患者引流物、分泌物时要戴口罩、手套、穿隔离衣。②接触患者、污物后或护理下一名患者前严格洗手。③污染物应装袋、标记、送消毒处理后弃去。

（7）抗酸杆菌隔离（灰色标志）　适用于开放性肺结核或活动性肺结核患者。具体要求如下。①同病种患者，可同住一室，关闭门窗，安装特殊的通风装置。②密切接触患者时戴口罩、穿隔离衣。③接触患者或污物后及护理下一名患者前应洗手。④污染物应彻底清洗，消毒后弃去。

（二）传染病的消毒

（1）消毒　是通过物理、化学或生物学方法，消除或杀灭环境中病原体的一系列方法，从而切断传播途径，控制传染病的传播。

（2）消毒的种类　包括预防性消毒和疫源地消毒。前者是指对可能受到病原体污染的物品和场所进行的消毒，以预防传染病的发生。后者是指对存在或曾经存在传染源的地区进行的消毒。

（3）消毒方法　物理消毒法和化学消毒法。物理消毒法中热力灭菌法包括煮沸消毒、高压蒸汽灭菌、巴氏消毒法和干热灭菌法等。其中，高压蒸汽灭菌法是医院最常采用的消毒灭菌法。另外，非电离辐射和电离辐射消毒灭菌法也较为常用，如紫外线、微波、γ射线等。化学消毒法中常用的有含氯消毒剂、氧化消毒剂、醛类消毒剂、碘类消毒剂等。

（魏秀红　陈新娟）

第二节　传染病常见症状和体征的护理

学习目标

1. 能准确简述传染病患者常见症状和体征的实验室检查及治疗。
2. 能准确描述发热与皮疹的临床表现。
3. 能运用护理程序的方法，对发热与皮疹患者进行正确的护理和健康指导。
4. 在护理实践中，体现护士对患者的爱伤精神和人文关怀。

一、发热

感染因素和非感染因素均可引起发热。感染性发热是传染病最常见、最突出症状。热型是传染病的重要特征之一，具有鉴别诊断的意义。常见热型有稽留热、弛张热、间歇热、回归热和不规则热。稽留热常见于大叶性肺炎、肠伤寒、斑疹伤寒、恙虫病等急性发热病的极期；弛张热常见于严重肺结核、伤寒缓解期等；间歇热常见于疟疾、败血症；回归热如布氏杆菌病的发热；不规则热常见于流感和败血症等。发热可分为体温上升期、极期和体温下降期三个阶段。

（1）体温上升期　指发热病程中体温上升的时期。患者可出现畏寒、寒战等症状，见于伤寒、细菌性痢疾、疟疾等。

（2）极期　指体温上升至一定高度，然后持续一段较长时间的时期，如典型伤寒的极期。

（3）体温下降期　指升高的体温缓慢或骤然下降的时期。

（一）护理评估

（1）健康史　评估发病的地区、季节、传染病接触史等流行病学特点。询问有无发热原因及诱因，观察发热时间、起病急缓、热型特点、持续时间、伴随症状等情况，如是否伴有皮疹、黄疸、腹泻、抽搐、惊厥等。询问所用药物及效果。

（2）身体状况　评估患者的体温高低、热型、心率、面容、意识等情况，有无皮疹，全身淋巴结及肝、脾有无肿大，重要脏器如心、肺、肾、中枢神经系统是否异常等。

（3）实验室及其他检查　评估患者的血、尿、粪是否正常，是否找到病原体。结合病史评估患者血清学、脑脊液和肝功能情况，必要时进行活体组织病理检查、X线、B超或CT检查。

（4）心理-社会状况　评估患者有无因发热引起的焦虑或烦躁，有无因住院隔离引起的孤独、抑郁等。全面评估患者的心理适应能力和应对能力。

（二）护理诊断/问题

体温过高，与病原体感染有关。

（三）护理目标

体温恢复正常；患者及家属了解发热的相关知识。

（四）护理措施

1. 一般护理

（1）环境　保持室内适宜的温湿度，定期通风换气。

（2）休息与活动　发热患者注意休息，高热患者绝对卧床休息，病情好转后逐渐增加活动量。

（3）饮食　给予高热量、高蛋白、高维生素、易消化的流质或半流质饮食，保证每天至少2000mL液体的摄入，必要时静脉补液。

2. 病情监测

严密观察患者的生命体征，尤其是体温的变化及伴随症状。

3. 对症护理

根据患者情况选择物理降温或药物降温。物理降温如冰帽、冰袋冷敷头部或大动脉走行处、25%～50%的酒精擦浴等。降温过程中注意观察患者有无不适及不良反应的出现，降温后注意评价其效果。

4. 口腔护理

指导患者餐前、餐后、睡前漱口，病情严重或昏迷者给予口腔护理。

二、皮疹

许多传染病患者可出现皮疹，并表现出一定的规律性。故对皮疹的形态、色泽、出现时间、分布部位、出现的先后顺序、持续时间、消退情况等进行评估，对传染病的诊断和鉴别诊断有重要作用。根据形态差异，皮疹分为斑丘疹、出血疹、疱疹和荨麻疹。

（1）斑丘疹　斑疹是指不凸出于皮肤表面的红色皮疹，多见于斑疹伤寒等；丘疹指凸出于皮肤表面的红色皮疹，见于麻疹。

（2）出血疹　压之不退色，表现为瘀点或瘀斑，见于败血症、肾综合征出血热等。

（3）疱疹　指突出皮肤表面，内含有液体的皮疹，见于水痘、单纯疱疹等病毒性疾病。

（4）荨麻疹　指结节状突出于皮肤表面的皮疹，见于病毒性肝炎、血清病等。

1. 护理评估

（1）健康史　仔细询问皮疹出现的时间、顺序、部位、形态、持续时间、进展状况及伴随症状。同时询问有无食物或药物过敏史、传染病接触史、预防接种史及出疹后的处理过程。

（2）身体状况　评估患者神志、浅表淋巴结及全身情况。尤其注意观察全身皮肤黏膜有无红肿，皮疹的形态、大小有无变化，有无融合、溃疡或合并感染。皮疹消退后是否有脱屑、脱皮、结痂、色素沉着等情况。

（3）实验室及其他检查　评估血、尿、粪便常规检测及病原学、血清学检查情况。

（4）心理-社会状况　评估患者对皮疹的发生、发展、预后及传染性等知识了解的情况。皮疹是否引起患者的焦虑，家庭及社会的支持情况如何等。

2. 护理诊断/问题

皮肤完整性受损，与病原体和（或）其代谢产物引起皮肤毛细血管炎症有关。

3. 护理目标

患者的皮疹消退，受损组织恢复正常，未发生继发感染。

4. 护理措施

（1）一般护理　保持环境安静清洁，每天通风，避免强光刺激及对流风直吹。卧床休息。避免进食辛辣刺激性食物。

（2）病情观察　观察生命体征、意识状况、皮疹情况、伴随症状、皮疹的消退情况。

（3）皮肤护理　保持局部皮肤清洁干燥，每日用温水清洗皮肤，禁用刺激性的肥皂与化妆品，禁用酒精擦拭皮肤。保持衣被清洁、干燥、平整，穿柔软宽松内衣裤，经常换洗。避免搔抓使皮肤破损。脱皮不完全时，可用消毒剪刀修剪；局部皮肤瘙痒较重者，可用炉甘石洗剂、5%碘苷涂搽患处；对大面积瘀斑、坏死的皮肤，局部用海绵垫、气垫圈加以保护，防止继发感染；瘀斑破溃后，用无菌生理盐水清洗局部，辅以红外线灯照射，还可涂抗生素软膏，再覆盖无菌敷料。

（4）口腔护理　有口腔黏膜疹的患者，应每日常规应用温水或朵贝液漱口2～3次，每次进食后用温水清洁口腔。合并溃疡时，鼓励用吸管进食，局部用3%过氧化氢溶液清洗后涂以冰硼散。

（5）眼部护理　眼结膜充血、水肿的患者应注意保持眼部清洁，防止继发感染，可用4%硼酸水或生理盐水清洁分泌物和眼痂，滴0.25%氯霉素眼药水或抗生素眼膏，每日2～4次。

（魏秀红　陈新娟）

第三节 病毒感染患者的护理

学习目标

1. 能准确简述病毒感染的病因、发病机制、主要的辅助检查和治疗要点。
2. 能正确解释病毒感染的流行病学特点，描述其分类、临床表现。
3. 能运用护理程序的方法，对病毒感染患者进行正确的护理和健康指导。
4. 在护理实践中，体现护士对患者的爱伤精神和人文关怀。

一、病毒性肝炎患者的护理

【疾病概要】

病毒性肝炎（viral hepatitis）是由多种肝炎病毒引起的以肝脏病变为主的一组传染性疾病。按病原学分类，目前已确定的有甲型、乙型、丙型、丁型和戊型病毒性肝炎。各型肝炎临床上均以乏力、食欲减退、纳差、肝功能异常、肝大为主要表现，部分病例可出现黄疸。甲型和戊型肝炎为急性肝炎；乙型、丙型、丁型肝炎大多呈慢性感染，并可发展为肝硬化，甚至发生肝细胞癌。

（一）病原学

（1）甲型肝炎病毒（HAV） 属 RNA 病毒，感染后可在肝细胞内复制，直径 27～32nm，无包膜。电镜下可见充实或中空的两种球形颗粒，充实颗粒是完整的 HAV 颗粒，含 RNA 基因，具有感染性，中空颗粒是缺陷型病毒，有抗原性，无传染性。HAV 对外界抵抗力较强，但煮沸 5min、紫外线照射 1min 可将其杀灭。对含氯消毒剂和甲醛等敏感。

（2）乙型肝炎病毒（HBV） 属嗜肝 DNA 病毒，电镜下可见大球型、小球型和管状型 3 种病毒颗粒。大球型颗粒（又名 Dane 颗粒），是完整的 HBV 颗粒，直径 42nm，由包膜和核心两部分组成，包膜内含乙型肝炎表面抗原（HBsAg），核心部分含环状双股 DNA、DNA 聚合酶（DNAP）、核心抗原（HBcAg）和 e 抗原（HBeAg），是病毒复制的主体。HBV 抵抗力很强，能耐 60℃ 4h 及一般浓度的消毒剂，－20℃ 可保存 15 年，但煮沸 10min、高压蒸汽消毒可使之灭活。

（3）丙型肝炎病毒（HCV） 属 RNA 病毒。抗-HCV 为非保护性抗体，是有传染性的标志，HCV RNA 阳性是病毒感染和复制的直接指标。氯仿、甲醛 6h 及 60℃ 10h 可将其灭活。

（4）丁型肝炎病毒（HDV） 是一种缺陷 RNA 病毒，必须有 HBV 辅助才能复制、表达、引起肝损害。血清或肝组织中 HDV RNA 是诊断 HDV 感染最直接的依据。

（5）戊型肝炎病毒（HEV） 是一种 RNA 病毒，发病早期可在患者粪便和血液中存在，抗-HEV 阳性是近期 HEV 感染的标志。HEV 对高热、氯仿敏感。

（二）流行病学

（1）传染源 甲型和戊型肝炎传染源是急性和亚临床感染者；乙型、丙型、丁型肝炎传染源是急性、慢性肝炎患者和病毒携带者。

（2）传播途径　①粪-口途径传播：甲型和戊型肝炎的主要传播途径。②血液和体液传播：乙型、丙型和丁型肝炎的主要传播途径。③母婴传播：乙型肝炎的重要传播途径。

（3）易感人群　人类对各型肝炎普遍易感。①甲型、戊型肝炎：抗 HAV 阴性者为甲型肝炎易感人群，以幼儿、学龄前儿童发病率最高，但遇有爆发流行时各年龄组均可发病，感染后免疫力可持续终身。戊型肝炎显性感染主要发生于成人。②乙型、丙型、丁型肝炎：抗 HBs 阴性者乙型肝炎易感。HBV 感染多发生于婴幼儿及青少年，高危人群包括 HBsAg 阳性母亲的新生儿、HBsAg 阳性者的家属、反复输血及血制品者、血液透析者、多个性伴侣者、静脉药瘾者、接触血液的医务工作者。丙型肝炎多见于成年人。

（4）流行特征　秋冬季为甲型肝炎高发季节；戊型肝炎多流行在雨季或洪水过后；乙型、丙型和丁型肝炎多无明显季节性。肝炎流行多呈地区性并有家族聚集现象。

（三）发病机制

HAV 侵入机体后引起病毒血症，继而侵入肝脏并在肝细胞内繁殖，肝细胞的损伤可能是由于免疫介导引起的。HBV 侵入人体后是否引起肝细胞病变主要取决于机体的免疫应答，免疫应答既可清除病毒，亦可导致肝细胞损伤，甚至诱导病毒变异。机体免疫功能正常的成年人感染 HBV，大部分可彻底清除病毒，产生保护性抗体；当机体处于免疫耐受状态时，不发生免疫应答，多成为无症状携带者；机体处于超敏反应时，则导致大片肝细胞坏死，发生重型肝炎。乙型肝炎慢性化的机制可能与免疫耐受、免疫抑制、遗传、年龄等有关。HCV 对肝细胞有直接致病作用并可引起免疫损伤。HDV 发病机制与 HBV 类似，但 HDV 对肝细胞有直接致病作用。HEV 通过细胞免疫引起肝损害。

（四）临床表现

甲型肝炎潜伏期 2～6 周，平均 4 周。乙型肝炎潜伏期 1～6 周，平均 3 个月。丙型肝炎潜伏期 2 周～6 个月，平均 40d。丁型肝炎潜伏期 4～20 周。戊型肝炎潜伏期 2～9 周，平均 6 周。甲型和戊型肝炎主要表现为急性肝炎。乙、丙、丁型肝炎除了表现为急性肝炎外，慢性肝炎更常见。

1. 急性肝炎

分为急性黄疸型肝炎、急性无黄疸型肝炎。

（1）急性黄疸型肝炎　分为黄疸前期、黄疸期和恢复期。

① 黄疸前期（平均 5～7d）：畏寒、发热、疲乏及全身不适等病毒血症；食欲减退、厌油、恶心、呕吐、腹胀、腹痛和腹泻等消化道症状；部分患者还出现荨麻疹、斑丘疹等其他症状。本期末出现尿黄。

② 黄疸期（持续 2～6 周）：前期症状好转，发热减退，尿色深如浓茶，巩膜、皮肤黄染，约 2 周达到高峰。部分患者可有短暂便色变浅、皮肤瘙痒等肝内阻塞性黄疸的表现。体检常见肝大、质软，有轻压痛及叩击痛，也可有脾脏轻度肿大。

③ 恢复期（平均 4 周）：症状消失，黄疸逐渐消退，肝脾回缩，肝功能逐渐恢复正常。

（2）急性无黄疸型肝炎　较黄疸型肝炎更为多见，整个病程不出现黄疸，症状较轻，常因不易发现而成为重要传染源。

2. 慢性肝炎

病程超过半年者，见于乙、丙、丁型肝炎。按病情分为轻、中、重三度。

（1）轻度　反复出现乏力、厌食、恶心、肝区不适等症状，伴肝病面容、轻度肝脾大，部分患者也可无明显症状和体征，肝功能指标1～2项异常。

(2) 中度　肝大，质地中等以上，可伴有蜘蛛痣、肝掌、毛细血管扩张或肝病面容，进行性脾肿大。肝功能持续异常，肝纤维化指标上升。肝活检有中度慢性活动性肝炎的病理改变。常出现肝外多脏器损害的症状。

(3) 重度　除上述临床表现外，出现了早期肝硬化的肝活检病理改变及临床表现。

3. 重型肝炎（肝衰竭）

各型病毒性肝炎均可引起，是肝炎中最严重的一种类型，预后差，病死率高。常由劳累、感染、长期大量饮酒、应用损害肝脏的药物、妊娠等因素而诱发。

(1) 急性肝衰竭　起病较急，发展迅猛，出现极度乏力、严重消化道症状、全身中毒症状及神经精神症状。主要表现为黄疸急剧加深，肝进行性缩小、肝臭，有出血倾向，出现腹水、中毒性鼓肠、肝性脑病、急性肾衰竭等。病程一般不超过3周，病死率高。

(2) 亚急性肝衰竭　急性黄疸型肝炎起病，15日至26周出现急性肝衰竭的表现，肝性脑病出现在疾病后期，腹水较明显。病程可长达数月，易发展为坏死后性肝硬化。

(3) 慢加急性肝衰竭　慢性肝病基础上出现的急性肝功能失代偿。

(4) 慢性肝衰竭　在慢性肝炎或肝炎后肝硬化基础上发生的肝衰竭。其特点为既有慢性肝病的症状、体征和实验室检查的改变，同时又有肝衰竭的临床表现。

4. 淤胆型肝炎

又称毛细胆管炎型肝炎。其病程较长，可达2～4个月或更长，病初类似急性黄疸型肝炎，但自觉症状较轻，黄疸较重。有全身皮肤瘙痒、粪便色浅等梗阻性特征。

5. 肝炎后肝硬化

在肝炎基础上发展为肝硬化，表现为肝功能异常及门静脉高压。

（五）实验室及其他检查

1. 肝功能检查

(1) 血清酶检测　血清谷丙转氨酶（GPT）又称丙氨酸氨基转移酶（ALT），此酶在肝细胞浆内含量最丰富，肝细胞受损时释出细胞外，因此为临床上最常用的判断肝细胞损害的重要指标。谷草转氨酶（GOT）又称门冬氨酸氨基转移酶（AST），肝病时血清AST升高，与肝病严重程度呈正相关。

(2) 血清蛋白检测　持续的肝损害，肝脏合成白蛋白（A）减少，同时较多的抗原物质进入血液刺激球蛋白（G）升高，A/G比值下降或倒置反应肝功能显著下降。

(3) 胆红素检测　肝损害程度与胆红素含量呈正相关。因此急性或慢性黄疸型肝炎血清胆红素升高，活动性肝硬化时也可升高且消退缓慢。

(4) 凝血酶原活动度（PTA）检查　凝血酶原主要由肝脏合成，PTA高低与肝损害程度呈反比。如PTA＜40％提示肝损害严重，PTA越低，预后越差。

2. 肝炎病毒标记物检测

(1) 甲型肝炎　血清抗-HAV IgM阳性，提示近期有HAV感染，具有诊断意义。

(2) 乙型肝炎

① 表面抗原（HBsAg）和表面抗体（抗-HBs）：HBsAg阳性见于HBV感染者，但HBsAg阴性并不能完全排除HBV的现症感染。抗-HBs为保护性抗体，见于通过预防接种或过去感染HBV并产生特异性免疫力者。

② e 抗原（HBeAg）和 e 抗体（抗-HBeAg）：HBeAg 阳性提示 HBV 复制活跃，传染性强。抗-HBe 阳性提示 HBV 复制的减少或停止，传染性较弱；少数也可因 HBV 发生基因变异而不表达，但 HBV 此时复制活跃，传染性较强。

③ 核心抗原（HBcAg）和核心抗体（抗-HBc）：HBcAg 阳性表明 HBV 有复制，但因检测难度大，较少用于临床常规检测。IgG 型抗-HBc 阳性提示过去感染或近期低水平感染；高滴度 IgM 型抗-HBc 阳性提示 HBV 有活动性复制。

④ HBV DNA：阳性提示 HBV 的存在、复制，传染性强。

（3）丙型肝炎　抗-HCV 和 HCV RNA 均是 HCV 感染的标志。

（4）丁型肝炎　抗-HDV IgM 阳性是现症感染的标志，抗-HDV IgG 不是保护性抗体，高滴度提示感染持续存在，低滴度提示感染静止或终止。血清或肝组织中 HDV RNA 是诊断 HDV 感染最直接的依据。

（5）戊型肝炎　抗-HEV 阳性可作为近期 HEV 感染的指标。

（六）治疗要点

目前无特效治疗方法，各型肝炎仍以休息和合理营养为主，辅以药物治疗，避免饮酒、过劳和损害肝脏的药物。

1. 急性肝炎

强调早期卧床休息，症状明显好转后再逐渐增加活动。饮食宜清淡，保证足够 B 族维生素和维生素 C 的摄入。进食量过少时可由静脉补充葡萄糖和维生素 C。除急性丙型肝炎早期使用干扰素治疗外，一般不主张抗病毒治疗。

2. 慢性肝炎

综合治疗（适当休息、合理营养和心理平衡），根据患者具体情况采用以抗病毒为主、保护肝细胞、减轻肝炎症状、防止肝纤维化等综合治疗为辅的措施。①保肝药物和支持治疗：如各种维生素、葡醛内酯（肝泰乐）等。②降转氨酶药物：如五味子制剂、垂盆草冲剂等。③抗病毒药物：干扰素或核苷类似物等。④免疫调节剂：非特异性免疫增强剂如胸腺素、猪苓多糖等。⑤中医中药：可选用活血化瘀和抗纤维化治疗药物。

3. 重型肝炎

（1）支持疗法　卧床休息；静脉输注白蛋白、新鲜血浆；保持水、电解质和酸碱平衡；补充足够的 B 族维生素、维生素 C、维生素 K。

（2）促进肝细胞再生　选用肝细胞生长因子或胰高血糖素-胰岛素疗法。

（3）并发症的防治　①出血：使用止血药物、输入新鲜血浆或凝血因子复合物等。②肝性脑病：采取低蛋白饮食、服用抗生素抑制肠道细菌、口服乳果糖、保持大便通畅等方法防治氨中毒等，甘露醇联合利尿药防治脑水肿。③继发感染：根据药敏试验选用抗生素。④肝肾综合征：避免引起血容量下降的各种因素，避免使用损伤肾脏的药物。

（4）人工肝和肝移植　人工肝可替代已丧失的肝功能，清除患者血中的毒性物质，延长患者生存时间，为肝移植赢得时机。对于晚期肝硬化及肝衰竭患者可应用肝移植手术。

【护理】

（一）护理评估

（1）健康史　评估患者是否与肝炎患者密切接触；近期是否有注射、手术、血液透析治疗、血液或血制品应用史；是否应用对肝脏有损害的药物；有无嗜酒史、肝炎疫苗接种史等。询问发病情况和主要表现，如起病急缓、病程长短、有无消化道症状、出血症状、神经精神症状等。

(2) 身体状况　评估皮肤黏膜有无黄染、皮疹、瘀点或瘀斑、搔抓痕迹等；有无肝掌、蜘蛛痣、腹壁静脉曲张、移动性浊音及下肢水肿等体征；了解肝脏及肝外的症状和体征；评估患者生命体征和营养状况等。

(3) 实验室及其他检查　评估肝功能和肝炎病毒标记物的检测情况。

(4) 心理-社会状况　评估患者因疾病对正常工作、学习及家庭的影响；社会支持系统对肝炎的认识及对患者的关心程度等。

(二) 护理诊断/问题

(1) 营养失调　低于机体需要量，与食欲下降、呕吐、腹泻、消化和吸收功能障碍有关。

(2) 潜在并发症　出血、肝性脑病、继发感染、肝肾综合征等。

(3) 活动无耐力　与肝功能受损、能量代谢障碍有关。

(4) 焦虑　与病情反复、久治不愈、担心预后等有关。

(三) 护理目标

患者能恢复并保持正常体重；能逐步增加活动量，活动时无明显不适；焦虑减轻或消失；未发生并发症。

(四) 护理措施

1. 一般护理

(1) 饮食护理　进食清淡、易消化、高热量、高维生素的食物。急性期患者给予适量蛋白质1.0～1.5g/(kg·d)，食欲差者可静脉输注葡萄糖和维生素；慢性肝炎患者给予高蛋白饮食，蛋白质1.5～2.0g/(kg·d)；重症肝炎患者尤其是有肝性脑病先兆表现者应限制或禁止蛋白质摄入，合并腹水者给予低盐或无盐饮食。禁酒戒烟。

(2) 休息　卧床休息可减轻肝脏代谢负担，增加肝脏血流量，促进肝细胞的修复和再生，利于炎症的恢复。急性肝炎患者在发病1个月内卧床休息，待症状好转、肝功能改善后可逐渐增加活动。慢性肝炎患者活动期应卧床休息，稳定期可逐渐增加活动量，活动度以不感觉疲劳为度。重型肝炎需绝对卧床休息。

2. 病情观察

严密观察患者有无消化道症状、乏力是否进行性加重、黄疸变化情况、肝浊音界变化、生命体征是否稳定等。

3. 清毒与隔离

急性期隔离［甲型、戊型肝炎自发病之日起进行消化道隔离3周；急性乙型肝炎进行血液（体液）隔离至HBsAg转阴］；慢性患者和病毒携带者应定期检测各项传染性指标，禁止献血，不能从事饮食行业等工作。甲型和戊型肝炎患者的粪便等排泄物消毒后废弃。乙型、丙型、丁型肝炎的重点是禁止献血，防止通过血液和体液的传播，如加强血制品管理，减少输血机会；各种医疗器械及用具实行一用一消毒制，推广应用一次性注射用具；采取主动和被动免疫阻断母婴传播等。

4. 皮肤护理

黄疸型肝炎患者由于胆盐沉着刺激皮肤神经末梢，可以引起瘙痒。指导患者：①穿着柔软、宽松的内衣裤，经常换洗，保持床单清洁、干燥；②每日用温水擦拭全身皮肤1次，不用有刺激性的肥皂与化妆品；③瘙痒明显者局部涂擦止痒剂，或口服抗组胺药；④及时修剪指甲，避免搔抓破损皮肤，如已有破损应注意保持局部清洁、干燥，预防感染；⑤采用转移注意力的方法减轻患者皮肤瘙痒。

5. 心理护理

肝炎患者如过分忧郁、焦虑、情绪波动，都会造成中枢神经系统功能紊乱，免疫功能减退，不利于肝病恢复，指导患者正确对待疾病，保持稳定、乐观的情绪。

（五）健康教育

(1) 疾病知识指导　指导病毒性肝炎患者的家庭护理和自我保健知识，生活规律，劳逸结合，加强营养，不滥用保肝药物和其他损害肝脏的药物。适当的家庭隔离如患者的食具、用具和洗漱用品专用，家中密切接触者可行预防接种等。告知患者避免诱发疾病发作的因素，如劳累、暴饮暴食、酗酒、感染、使用肝损害的药物等，并注意定期复查。

(2) 疾病预防指导　甲型和戊型肝炎重点在于加强粪便管理，保护水源，严格饮用水的消毒，加强食品卫生和食具消毒。乙、丙、丁型肝炎预防重点在于防止通过血液和体液传播。甲肝易感者可接种甲肝减毒活疫苗，对接触者可接种人血清免疫球蛋白以防止发病。新生儿出生24h内、医务人员、保育员及与HBsAg阳性者密切接触者可考虑给予乙型肝炎疫苗接种。

（六）护理评价

患者恢复并保持正常体重、能逐步增加活动量，活动时无明显不适；患者焦虑减轻，没发生并发症。

二、流行性乙型脑炎患者的护理

【疾病概要】

流行性乙型脑炎（epidemic encephalitis B）简称乙脑，国际上又称日本脑炎，是由乙型脑炎病毒引起的以脑实质炎症为主要病变的中枢神经系统急性传染病。本病流行于夏秋季，经蚊虫叮咬传播，多见于儿童。临床上以高热、意识障碍、抽搐、病理反射及脑膜刺激征为特点。严重者可有呼吸衰竭，病死率高达20%～50%，存活者可留有后遗症。

（一）病原学

乙型脑炎病毒（简称乙脑病毒），属黄病毒科黄病毒属，为RNA病毒，具有嗜神经细胞性。病毒抵抗力不强，不耐热，对乙醚、酸等敏感，但耐低温和干燥。

（二）流行病学

(1) 传染源　乙脑是人畜共患自然疫源性疾病，动物（如猪、牛等家畜和鸭、鸡等家禽）或人受感染后出现病毒血症，是本病的传染源。其中猪（尤其幼猪）因其感染后毒血症期长、血中病毒数量多，且饲养面广、更新快，是本病的主要传染源。

(2) 传播途径　蚊虫叮咬传播，三带喙库蚊是主要的传播媒介。

(3) 易感人群　普遍易感，以10岁以下儿童居多。感染后仅少数人发病，大多数人为隐性感染，感染后可获得持久免疫力。

(4) 流行特征　本病流行于亚洲东部热带、亚热带及温带地区，呈高度散发，具有严格的季节性，多集中于7、8、9三个月。患者多为10岁以下儿童，尤以2～6岁儿童发病率最高。

（三）发病机制

感染的蚊虫在叮咬人或动物时，病毒即侵入机体。在单核-巨噬细胞内繁殖，继而进入血液循环引起病毒血症。当机体免疫力强时，只形成短暂的病毒血症，病毒很快被清除，不侵入中枢神经系统，呈隐性或轻型感染，并可获得终身免疫力；如机体免疫力低下、病毒数量多、毒力强时，病毒才通过血脑屏障进入中枢神经系统，引起脑实质广泛性炎症损害。发病机制与病毒对神经组织的直接侵袭及诱发免疫性损伤有关。

乙脑主要病变以脑实质广泛性炎症为主，尤以大脑皮质、中脑、丘脑、大脑基底部最为严重。由于病变的程度及部位不同，故临床上出现多样化的神经系统症状。

（四）临床表现

潜伏期4～21d，一般10～14d。典型的临床经过分为3期，部分患者可有后遗症及并发症。

（1）初期　病初的1～3d。起病急，体温在1～2d内升高到39～40℃，伴头痛、恶心、呕吐及嗜睡。少数可出现颈项强直及抽搐。

（2）极期　病程4～10d。初期症状加重，表现为脑实质受损的症状。①持续高热：体温高达40℃，通常持续7～10d。热度越高，热程越长，病情越重。②意识障碍：表现为程度不等的意识障碍，如嗜睡、谵妄、昏迷、定向障碍等。常持续1周，重者可长达4周。③惊厥或抽搐：表现为面部、手、足局部抽搐，重者肢体呈阵挛性抽搐，甚至全身强制性抽搐，历时数分钟至数十分钟，均伴有意识障碍。频繁抽搐可加重缺氧和脑实质损害，导致呼吸衰竭。④呼吸衰竭：是乙脑最严重的表现，多见于重症患者。主要表现为中枢性呼吸衰竭，其特点为呼吸节律不规则及幅度不均，可表现为叹息样呼吸、潮式呼吸，最后呼吸停止。少数患者还可出现周围性呼吸衰竭。⑤颅内高压：表现为剧烈头痛、呕吐、血压升高、脉搏减慢。重者可出现脑疝的表现，如昏迷加深、抽搐频繁、瞳孔忽大忽小、对光反射消失、呼吸骤停或死亡。⑥神经系统症状和体征：表现为浅反射减弱或消失，深反射先亢进后消失；肢体强直性瘫痪伴肌张力增强等病理锥体束征阳性；颈项强直、克氏征阳性等脑膜刺激征。

（3）恢复期　体温逐渐下降，精神神经症状好转，一般2周左右可完全恢复。重症患者可有神志迟钝、痴呆、四肢强直性瘫痪等，经积极治疗多于半年内恢复。

（4）后遗症期　少数重症患者半年后仍有意识障碍、痴呆、失语及肢体瘫痪等。癫痫后遗症可持续终生。

（5）并发症　支气管肺炎最常见，其次为肺不张、败血症、尿路感染等。

（五）实验室及其他检查

（1）血常规　白细胞总数多在$(10\sim20)\times10^{9}/L$，中性粒细胞80%以上，这有别于大多数病毒感染。

（2）脑脊液　压力增高，外观清亮或微混，白细胞计数常在$(50\sim500)\times10^{6}/L$，白细胞分类早期以中性粒细胞为主，后期则以淋巴细胞为主。蛋白轻度增加，糖正常或偏高，氯化物正常。

（3）血清学检查　特异性IgM抗体测定有助于早期诊断，病后3～4d即可在血清中出现。

（六）治疗要点

以对症治疗为主，处理好高热、抽搐和呼吸衰竭等危重症状是乙脑患者抢救成功的关键。

（1）对症治疗　高热者以物理降温为主，辅以药物或亚冬眠疗法；惊厥或抽搐者，及时去除病因，镇静止痉；呼吸衰竭者根据不同原因给予相应的治疗；颅内压增高早期给予脱水降颅压。

（2）中医中药治疗　白虎汤加减、清瘟败毒饮等。成药可选用安宫牛黄丸等。

（3）恢复期及后遗症处理　注意进行功能训练，包括吞咽、语言和肢体功能锻炼，还可行理疗、针灸、体疗、高压氧治疗、肢体按摩和被动运动等。

【护理】

（一）护理评估

（1）健康史　评估患者如是否与乙脑患者密切接触、近期是否去过农村、是否被蚊虫叮咬等。询问发热的时间和伴随症状，意识障碍发生的时间和过程，头痛、呕吐发生的时间和伴随症状等。

（2）身体状况　评估生命体征、瞳孔、意识障碍程度、各种反射是否存在，是否有病理反射出现等。

（3）实验室及其他检查　评估患者血常规、脑脊液、血清学等检查结果。

（4）心理-社会状况　评估患者及家属是否因乙脑影响了正常工作、学习，以及患者及家属的心理承受能力和应对能力。

（二）护理诊断/问题

（1）体温过高　与病毒血症及脑部炎症有关。

（2）意识障碍　与中枢神经系统、脑实质损害、抽搐、惊厥有关。

（3）气体交换受损　与呼吸衰竭有关。

（4）有受伤的危险　与惊厥、抽搐发作有关。

（三）护理目标

体温恢复正常；意识恢复正常；呼吸道通畅，呼吸平稳；能预防受伤的因素，不发生受伤。

（四）护理措施

1. 一般护理

（1）休息与隔离　卧床休息，减少和防止声、光各种刺激，有计划地集中安排各种检查、治疗和护理操作，以免诱发惊厥或抽搐。隔离患者直至体温正常为止，病室内无蚊、蝇。

（2）饮食　早期宜进食清淡易消化流质饮食；吞咽困难或昏迷者可给予鼻饲或静脉补充营养；恢复期逐步增加高热量、高蛋白、高维生素饮食。

2. 病情观察

严密观察生命体征、意识障碍程度、有无惊厥发作先兆、颅内压增高或脑疝的先兆；准确记录24h出入液量，注意水、电解质平衡；注意有无继发感染等并发症；恢复期观察生理功能和运动功能恢复情况。

3. 症状和体征的护理

（1）高热　见本章第二节中“发热”的相关内容。

（2）惊厥或抽搐　①将患者置于仰卧位，头偏向一侧，保持呼吸道通畅，如有痰液阻塞时，及时彻底的吸除痰液是解除呼吸道梗阻的重要措施。②用缠有纱布的压舌板或开口器置于患者上下臼齿之间，以防咬伤舌头，必要时用舌钳拉出舌头，以防舌后坠阻塞呼吸道。③注意患者安全，防止坠床等意外的发生，必要时使用床档或约束带。

4. 用药护理

注意药物的药理作用、用药方法，注意观察其不良反应，如使用大量呼吸兴奋药可诱发惊厥等。

5. 心理护理

乙脑患者及其家属常因恐慌、焦虑容易激动，医护人员应以高度的责任心、同情心给予关心与照顾，并鼓励患者积极配合治疗，树立战胜疾病的信心。

（五）健康指导

（1）疾病相关知识指导　讲解乙脑知识，如流行病学特点、临床表现等。在夏秋季节有高热、意识障碍、头痛、抽搐者，应立即送医院就诊。对于康复期仍留有神经系统症状和体征的患者，应耐心鼓励并指导其进行功能锻炼，以降低伤残率。

（2）疾病预防指导　早期发现患者，及时隔离患者直至体温正常为止；加强家禽、家畜的管理，尤其是猪的管理，搞好饲养场所的环境卫生；流行季节前对猪接种疫苗，可有效地控制乙脑在猪群中的传播流行，有助于降低人群发病率。防蚊、灭蚊是预防本病的关键。对10岁以下的儿童和从非流行区进入流行区的易感者进行乙脑疫苗的接种是预防乙脑流行的重要措施。目前普遍采用地鼠肾细胞减毒活疫苗于流行前1～2个月完成疫苗接种，保护率可达85%～98%。

（六）护理评价

患者体温恢复正常、意识恢复正常；呼吸平稳；能积极配合治疗和护理。

三、获得性免疫缺陷综合征患者的护理

【疾病概要】

获得性免疫缺陷综合征（acquired immune deficiency syndrome，AIDS）简称艾滋病，是由人类免疫缺陷病毒（human immunodeficiency virus，HIV）引起的慢性致命性传染病。主要通过性接触和血液传播。HIV特异性侵犯并破坏辅助性T淋巴细胞，并使机体多种免疫细胞受损，最终并发各种严重的机会性感染和恶性肿瘤。病死率极高。

（一）病原学

HIV为单链RNA反转录病毒，具有广泛细胞和组织嗜性。HIV在外界的抵抗力不强，对热和常用消毒剂较敏感，但对0.1%的甲醛和紫外线不敏感。

（二）流行病学

（1）传染源　艾滋病患者及无症状病毒携带者是本病主要传染源，后者更具危险性。

（2）传播途径　HIV存在于感染者的血液及各种体液（精液、唾液、泪液、阴道分泌物、乳汁）中。主要传播途径有性接触传播、血液传播和母婴传播，其中性接触传播是最常见的传播途径。

（3）易感人群　人群普遍易感。同性恋者、多个性伴侣者、静脉药瘾者和血制品使用者为本病的高危人群。

（4）流行特征　无季节性，流行与经济状况、人员交往、人文习俗、卫生知识及预防措施等因素有关。

（三）发病机制

HIV 侵入机体后，通过直接侵犯辅助性 T 细胞及单核-巨噬细胞或间接作用于 B 细胞和 NK 细胞，使多种免疫细胞受损，细胞免疫和体液免疫均受到损害而致免疫功能严重缺陷，易发生各种严重的机会性感染和肿瘤。

（四）临床表现

本病潜伏期较长，感染后需 2～10 年发展为艾滋病。感染过程分为以下 4 期。

（1）急性感染期（Ⅰ期）　部分患者出现轻微发热、全身不适、头痛、畏寒、肌肉关节酸痛等血清病样症状，持续 3～14 天。

（2）无症状感染期（Ⅱ期）　无任何症状，但具有传染性。血清中可检出 HIV RNA 及 HIV 抗体。可持续 2～10 年或更长。

（3）持续性全身淋巴结肿大期（Ⅲ期）　除腹股沟淋巴结外，全身两处或两处以上淋巴结肿大，直径 1cm 以上，质地柔软，无压痛，可活动，历时 3 个月以上，无自觉症状。

（4）艾滋病期（Ⅳ期）　HIV 感染的最终阶段，主要有以下 5 种表现。①艾滋病相关综合征：原因不明、持续 1 个月以上的发热、乏力不适、盗汗、厌食、体重下降 10%以上、慢性腹泻，伴全身淋巴结肿大和肝脾大等。②神经系统症状：头痛、癫痫、下肢瘫痪、进行性痴呆。③严重机会性感染：常出现原虫、真菌、结核杆菌和病毒感染。④继发肿瘤：常见卡波西肉瘤（多见于青壮年，呈多灶性，深蓝色或紫红色斑块，不痛不痒，常累及下肢皮肤、口腔、淋巴等）和非霍奇金淋巴瘤。⑤继发其他疾病，如慢性淋巴性间质性肺炎等。

（五）实验室及其他检查

（1）血常规　不同程度的贫血、白细胞及淋巴细胞减少。

（2）免疫学检查　HIV 抗体检测是确定 HIV 感染的最简单有效的方法。

（3）血清学检查　可做 HIV 抗原或抗体检查。

（4）HIV RNA 定量检测　此方法既有助于诊断，又可判断疗效及预后。

（六）治疗要点

至今无根治疗法，主要是针对病原学和各种并发症的治疗，早期联合应用抗病毒药是治疗的关键，早期进行抗病毒治疗对延缓发病和减少机会性感染，以及恶性肿瘤的发生有重要意义。

（1）抗病毒　根据抗病毒药物作用环节的不同分为 3 大类。①核苷类反转录酶抑制剂：如齐多夫定、双脱氧胞苷、拉米夫定等，主要是抑制 HIV 反转录酶，阻断病毒复制。②非核苷类反转录酶抑制剂：如奈非雷平，可降低 HIV DNA 水平。③蛋白酶抑制剂：主要通过抑制蛋白酶，阻断其装配成完整病毒颗粒，如沙奎那韦、英地那韦等。由于单一抗病毒药易诱发 HIV 突变，产生耐药性，故目前主张以上 3 类抗病毒药物联合治疗。

（2）抗肿瘤治疗　可根据肿瘤的不同类型选择相应的治疗，如卡波西肉瘤应用齐多夫定与干扰素联合应用等。

（3）支持及对症治疗　输血、补充维生素及营养物质，食欲不佳者可给予醋酸甲地孕酮改善症状。

【护理】

（一）护理评估

（1）健康史　询问是否为艾滋病患者或病毒携带者的性伴侣、是否为同性恋者、是否有不安全性生活史；有无静脉药瘾史；是否接受过输血、血制品、器官移植、人工授精等；询问起病经过及用药史。

（2）身体状况　评估患者的体温、营养状况、体重、皮肤、淋巴结及神经系统等有无异常。

（3）实验室及其他检查　评估患者的血常规、血清学、免疫学等检查结果。

（4）心理-社会状况　评估患者有无恐惧、抑郁、悲观、企图报复、自杀等心理倾向；了解其社会支持系统对患者的态度。

（二）护理诊断/问题

（1）有感染的危险　与免疫功能受损有关。

（2）营养失调　低于机体需要量，与发热、腹泻、并发机会性感染和恶性肿瘤有关。

（3）恐惧　与疾病预后不良、疾病折磨和担心受到歧视有关。

（4）活动无耐力　与HIV感染、并发各种机会性感染和肿瘤有关。

（5）组织完整性受损　与局部组织长期受压或机会性感染、卡波西肉瘤有关。

（三）护理目标

免疫力增强，感染控制；病因解除，食欲增加；主诉恐惧感减轻，积极配合治疗；活动耐力提高。

（四）护理措施

1. 一般护理

（1）隔离　艾滋病期患者在执行血液、体液隔离的同时，还要实施保护性隔离治疗，以防止各种机会性感染的发生。患者的日常生活用品应单独使用和定期消毒；家属接触被患者血液、体液污染的物品时，要戴手套、穿隔离衣、戴口鼻罩；处理污物后用肥皂仔细洗手。

（2）休息与活动　急性感染期和艾滋病期应卧床休息，症状减轻后可逐步增加活动；无症状感染期可以正常工作，但应避免劳累。

（3）饮食护理　给予高热量、高蛋白、高维生素、易消化的食物，并注意食物的色、香、味，少食多餐，设法促进患者食欲。不能进食者给予鼻饲或静脉营养。

2. 病情观察

观察有无肺部、胃肠道、中枢神经系统、皮肤黏膜等机会性感染的发生，如有感染症状应及早发现、及时治疗。

3. 用药护理

嘱患者按时、按量服药，使用抗病毒或抗肿瘤药物者应注意观察其不良反应，如骨髓抑制、恶心、呕吐等，必要时更换药物。

4. 对症护理

①发热：给予温水擦浴等物理降温或药物降温，鼓励患者多饮水。对机会性感染引起者选用敏感抗生素。②腹泻：做好肛周皮肤护理，每次便后用温水清洁局部，必要时涂抗生素软膏。鼓励患者多饮水，必要时遵医嘱静脉补液及使用治疗腹泻药物，并观察疗效。③呼吸困难：根据病情适当抬高床头或让患者坐起，给予氧气吸入，注意观察呼吸节律、频率及深度的变化。

5. 心理护理

多与患者有效沟通，了解并分析其真实思想，针对其心理障碍进行疏导，满足合理要求。鼓励家属及周围人尊重患者并提供帮助，使其树立战胜疾病的信心。

（五）健康教育

（1）疾病知识指导　讲解本病病因和感染途径，预防措施及保护他人和自我健康监控的方法。

（2）疾病预防指导　对 HIV 感染者实施管理。提倡安全性行为，鼓励使用安全套，献血时严格筛选供血人员，确保用血安全；在输血和使用血制品前也要严格检测抗-HIV 抗体，严禁 HIV 感染者献血、捐献精液和器官。对已感染 HIV 的育龄妇女应避免妊娠；对已受孕者应劝其终止妊娠。广泛开展宣传教育和综合治理，通过各种途径使群众了解艾滋病，并采取自我防护措施进行疾病预防。

（六）护理评价

患者免疫力增强、食欲增强；患者恐惧感减轻，积极配合治疗；患者活动耐力提高。

四、传染性非典型肺炎患者的护理

传染性非典型肺炎（infectious atypical pneumonia）又称严重急性呼吸综合征（SARS），是一种因感染 SARS 相关冠状病毒而导致的急性传染病。以急起发热、头痛、肌肉酸痛、干咳、胸闷等为特征，严重者出现快速进展的呼吸功能衰竭。在我国传染病法中，本病属乙类传染病，但按甲类传染病管理。

【疾病概要】

（一）病原学

SARS 相关冠状病毒是一种 RNA 病毒。该病毒对外界环境的抵抗力较其他冠状病毒强。4℃培养可存活 21d。但对温度和常用消毒剂敏感，如加热至 56℃ 15min 即杀灭，75％乙醇 5min 可将其灭活。

（二）流行病学

（1）传染源　患者是主要传染源。

（2）传播途径　近距离飞沫传播是本病主要传播途径；直接或间接接触患者的分泌物或排泄物亦可造成感染。

（3）易感人群　人群普遍易感，病后可获得一定免疫力。发病以青壮年居多，儿童发病率及死亡率均低，而合并有基础疾病的老年患者死亡率较高。

（4）流行特征　大中城市多见，农村地区发病甚少；冬末春初发生。在家庭和医院有聚集发病现象，社区以散发为主。

（三）发病机制

尚不清楚。目前认为主要与 SARS 病毒诱导机体免疫损伤有关。该病毒是否造成肺部直接损害有待确定。

（四）临床表现

潜伏期 1～16d，通常为 3～5d。

（1）普通型　以发热为首发症状，体温常超过 38℃，呈不规则热或弛张热、稽留热等，热程 1～2 周，可伴有畏寒、头痛、肌肉酸痛、乏力等感染中毒症状，部分患者出现皮疹、腹泻。起病 3～7d 后出现频繁干咳、气促、呼吸困难等症状，偶有痰中带血，肺部体征不明显。常无流涕、咽痛等呼吸道卡他症状。

（2）轻型 临床症状轻，病程短。

（3）重型 病情重，进展快，易出现呼吸窘迫综合征。

（五）实验室及其他检查

（1）血常规 白细胞计数早期正常或下降，晚期并发感染时可升高，重症患者减少。部分病例血小板减少。$CD4^{+}$和$CD8^{+}$ T淋巴细胞均显著减少。

（2）血液生化检查 多数患者肝功能异常，表现为丙氨酸氨基转移酶（ALT）、乳酸脱氢酶（LDH）、肌酸激酶升高。

（3）血气分析 可发现血氧饱和度降低。

（4）病原学检查 采集患者呼吸道分泌物、排泄物、血液等标本，进行病毒分离，阳性可明确诊断。

（5）免疫学检测 测血清中SARS病毒特异性抗体，双份血清4倍及以上抗体可确诊。

（6）肺部影像学 胸部X线、CT检查见肺部以间质性肺炎为主要特征。肺部阴影与症状和体征可不一致。

（六）治疗要点

目前以支持对症治疗和并发症治疗为主。

（1）对症治疗 主要包括降温、镇咳、氧气吸入、补液及纠正水、电解质平衡紊乱，保护重要脏器功能等。

（2）糖皮质激素 有严重中毒症状者建议应用。

（3）抗病毒药物 可试用利巴韦林、干扰素及奥司他韦（达菲）等药物。

（4）提高免疫力 重症患者可使用已康复患者的血清治疗，或试用免疫增强药物如胸腺素、免疫球蛋白。

【护理】

（一）护理评估

（1）健康史 评估与患者有无密切接触史、是否去过疫区；评估患者的发热时间、症状和伴随症状等。

（2）身体状况 评估患者体温、呼吸有无异常，伴随症状有无变化、肺部和腹部的症状和体征等。

（3）实验室及其检查 评估患者的血常规、血液生化、血气、影像学检查等结果。

（4）心理-社会状况 评估患者有无恐惧、抑郁、悲观等心理倾向；了解其社会支持系统对患者的态度。

（二）护理诊断/问题

（1）体温过高 与病毒感染有关。

（2）气体交换受损 与肺部病变有关。

（3）焦虑/恐惧 与隔离、担心疾病的预后有关。

（三）护理目标

体温恢复正常；呼吸道通畅，呼吸平稳；焦虑/恐惧减轻或消失。

（四）护理措施

1. 一般护理

（1）严密隔离　①设置独立的SARS隔离病区，严格执行严密隔离和呼吸道隔离的各项措施，任何家属及无关人员禁止进入病区；②患者应用专用隔离病室；③做好医务人员的个人防护及消毒；④做好隔离病区内空气消毒；⑤做好患者污染物品、排泄物、分泌物、呕吐物等的消毒及处理；⑥做好患者衣物、被服、医疗文件的消毒处理；⑦患者转院、出院、死亡应做好终末消毒。

（2）休息与活动　卧床休息，取舒适安全体位。

（3）饮食　给予高热量、高蛋白、高维生素、清淡易消化的食物，必要时静脉营养支持。

2. 对症护理

主要为发热和呼吸困难的护理。

（1）呼吸困难　保证患者氧的供给，强调早期给氧，吸氧间断时间原则上不应超过15min；保持气道通畅，必要时给予雾化吸入，以促进分泌物的排出；必要时行无创机械通气。

（2）发热　发热患者按医嘱给予药物或物理降温，并给予发热患者的常规护理。

3. 心理护理

积极主动关心患者，说明所采取消毒、隔离措施的具体要求、目的和必要性，取得患者理解与合作；创造条件保持与外界的联系，如通过电话、电视与家属交流；鼓励患者树立信心，配合治疗，战胜疾病。

（五）健康教育

（1）疾病知识指导　向患者介绍SARS的临床表现、发生发展、消毒隔离等知识，使其配合治疗，消除悲观、恐惧心理，消除不良情绪，早日康复。

（2）疾病预防指导　宣传SARS的传播及预防有关知识，如流行期间避免去人多或相对密闭地方；避免在人前打喷嚏、咳嗽，清洁鼻子后应洗手；保持公共场所空气流通；对患者用过的物品、住所及逗留过的公共场所进行充分消毒等。

（六）护理评价

患者体温恢复正常、呼吸平稳、焦虑/恐惧减轻。

五、肾综合征出血热患者的护理

肾综合征出血热（hemorrhagic fever with renal syndrome，HFRS）又称流行性出血热，是由汉坦病毒引起的自然疫源性传染病，鼠为主要传染源。临床上以发热、充血、出血、低血压休克和急性肾衰竭为特征。我国是本病的重疫区。

【疾病概要】

（一）病原学

汉坦病毒为RNA病毒，有20个以上的血清型。我国流行的主要是Ⅰ型和Ⅱ型病毒。该病毒不耐热、不耐酸，高于37℃或pH＜5.0易灭活，对紫外线、乙醇、碘酊等一般消毒剂均敏感。

（二）流行病学

（1）传染源　许多动物可携带此病毒，鼠类为最主要的传染源。其中以黑线姬鼠、褐家鼠和大林姬鼠为主。患者不是主要传染源。

（2）传播途径　多途径传播。①呼吸道传播：携带病毒的鼠的排泄物污染尘埃后形成的气溶胶经呼吸道吸入后感染。②消化道传播：食入被病毒鼠排泄物污染的食物，可经口腔或胃肠黏膜而感染。③接触传播：被鼠咬伤或破损伤口接触携带病毒的鼠血或排泄物可感染。④母婴传播：孕妇感染本病后可经胎盘感染胎儿。⑤虫媒传播：从鼠的寄生虫体内可分离出病毒，但其作用尚不明确。

(3) 易感人群　人群普遍易感，并以显性感染为主。

(4) 流行特征　亚、欧、非洲均有，我国疫情最重。每年3～5月和10月～次年1月为高峰季节。以男性青壮年农民和工人发病较多。

(三) 发病机制

病毒的直接作用与病毒感染诱发免疫损伤及细胞因子和介质共同作用引起全身中毒症状和多器官损害。

(四) 临床表现

潜伏期4～46d，平均1～2周。典型病例有5期经过，轻型患者可有越期现象，重症患者可有发热期、休克期和少尿期重叠现象。

1. 发热期

(1) 发热　起病急骤，畏寒、发热，体温达39～40℃，以稽留热和弛张热多见，热程3～7d。体温越高，热程越长，病情越重。

(2) 全身中毒症状　①头痛、腰痛、眼眶痛（"三痛"）及关节肌肉酸痛。②消化道症状：多数患者出现食欲减退、恶心、呕吐、腹痛、腹泻等。③神经症状：部分患者出现嗜睡、烦躁、谵妄、神志恍惚等。

(3) 毛细血管损伤表现　①皮肤充血：颜面、颈部、胸部充血潮红（"三红"），似醉酒貌。②出血：腋下和胸背部呈点状、搔抓样或条索状瘀点。眼结膜和软腭黏膜出血。③球结膜水肿。

(4) 肾损害　起病后2～4d出现肾损害，表现为蛋白尿、血尿和尿量减少，重者可见管型尿。

2. 低血压休克期

病程第4～6天出现低血压及休克，一般持续1～3d。此期易并发DIC、ARDS、急性肾衰竭、脑水肿等。

3. 少尿期

病程第5～8天出现，持续2～5d。表现为少尿或无尿、尿毒症、水和电解质、酸碱平衡紊乱。此期持续时间越长，病情越重。

4. 多尿期

病程第9～14天出现，持续7～14d。可分为3期。①移行期：尿量500～2000mL/d，血尿素氮、肌酐仍可上升。②多尿早期：尿量超过2000mL/d。③多尿后期：尿量超过3000mL/d，症状逐渐好转，精神、食欲逐渐恢复。此期易出现低血容量性休克和电解质紊乱。

5. 恢复期

一般情况好转，尿量逐渐减少至正常（2000mL/d以下）。本期可持续1个月至数月。

(五) 实验室及其他检查

(1) 血常规　白细胞计数增多，出现异型淋巴细胞有助于早期诊断。红细胞和血红蛋白由于血液浓缩而升高，血小板减少。

（2）尿常规　病程第2天出现蛋白尿，至少尿期达高峰。部分患者尿中可出现膜状物。

（3）血液生化　血尿素氮和血肌酐在低血压休克期开始上升。休克期及少尿期可出现代谢性酸中毒。

（4）免疫学检查　可用ELISA、免疫荧光法检测尿沉渣及血清特异性抗原及特异性抗体。

（5）病原学检查　可应用PCR法检查汉坦病毒RNA。

（六）治疗要点

尚无特效治疗措施。治疗原则为“三早一就”，即早期发现、早期休息、早期治疗和就近治疗。发热期以控制感染，减轻外渗，改善中毒症状和预防DIC为主。低血压休克期以补充血容量、纠正酸中毒、改善微循环为原则。少尿期以稳定内环境、促进利尿、导泻及透析治疗为原则。多尿期以维持水和电解质平衡，防治继发感染为主。恢复期以加强营养、注意休息、逐步恢复活动和工作为治疗原则。

【护理】

（一）护理评估

（1）健康史　评估患者居住或工作环境有无鼠类出没，有无被鼠咬伤，是否接触鼠的血液或排泄物，周围有无患病人员，是否来自疫区，是否接种过相应疫苗；询问发病情况和主要表现等。

（2）身体状况　评估患者的生命体征，尤其是体温、血压；有无消化道症状和神经精神症状；观察皮肤有无充血、出血部位、范围，观察患者尿量等。

（3）实验室及其他检查　评估患者血常规、尿常规、血液生化及免疫学检查结果变化情况。

（4）心理-社会状况　评估患者有无恐惧、抑郁、悲观等心理倾向；了解其社会支持系统对患者的态度。

（二）护理诊断/问题

（1）组织灌注无效　与全身小血管损伤、DIC、出血等导致有效血容量不足有关。

（2）体温过高　与病毒血症有关。

（3）体液过多　与肾损害、尿量减少有关。

（4）组织完整性受损　与血管壁损伤造成出血有关。

（三）护理目标

组织灌注量增加，临床症状减轻；体温恢复正常；尿量增加。

（四）护理措施

1. 一般护理

（1）休息　发病早期绝对卧床休息，忌随意搬动患者，以免加重组织器官的出血；恢复期仍要注意休息，逐渐增加活动量。

（2）饮食　发热时应适当增加饮水量；少尿期必须严格限制饮水量、钠盐和蛋白质的摄入，以免加重钠水潴留和氮质血症；多尿期应指导患者摄取高蛋白、高糖、高维生素的食物，适当增加液体的补充。

（3）消毒与隔离　患者隔离至急性症状消失为止，对其血、尿及其污染物应随时消毒。

2. 病情观察

及早发现和防治休克、急性肾衰竭和出血是本病的关键。定时测量生命体征，观察意识状态变化，注意有无休克早期征象，如体温骤降、烦躁不安、脉搏增快、脉压缩小等表现；观察皮肤黏膜和内脏出血的征象，如观察皮肤瘀斑的分布、大小，有无呕血、咯血、便血、剧烈头痛、视物模糊等表现。

3. 对症护理

(1) 高热的护理　以物理降温为主，注意不要用酒精或温水擦浴，以免加重皮肤损害。禁用致大量出汗的退热药，以免诱发患者进入休克期。

(2) 低血压休克的护理　迅速建立静脉通道，早期快速补充血容量、纠正酸中毒并使用血管活性药。注意观察心功能严防急性肺水肿的发生。

(3) 急性肾衰竭的护理　详见第五章第五节相关内容。

4. 用药护理

注意观察药物疗效与不良反应，如利巴韦林可导致白细胞减少，剂量过大抑制红细胞成熟而导致可逆性贫血，用药期间要观察血常规的变化，孕妇忌用。利尿药用药期间要观察有无低血压、低钾血症、眩晕、耳鸣、听力减退等表现，发现异常及时处理。

5. 心理护理

① 关心体贴患者，耐心向患者解释本病的特点和临床经过，细心倾听患者的诉说，并尽力满足其需求。②要求家属不要将焦虑、紧张的情绪影响患者，以免加重患者的不舒适。③鼓励患者树立战胜疾病的信心，克服消极悲观情绪和焦虑状态，以最佳的心理状态积极配合治疗和护理。

(五) 健康教育

(1) 疾病相关知识指导　肾功能恢复需较长时间，出院后仍需休息 1～3 个月，加强营养，定期复查。

(2) 疾病预防指导　防鼠、灭鼠是预防本病的关键。改善食品卫生条件，防止鼠类排泄物污染食物和水。野外作业、疫区工作时加强个人防护，不用手直接接触鼠类或其排泄物。动物实验时要防止被鼠咬伤。高危人群应接种肾综合征出血热双价疫苗。

(六) 护理评价

组织灌注量增加，临床症状减轻；患者体温恢复正常、尿量增加、血管无损伤。

六、狂犬病患者的护理

狂犬病 (rabies) 又称恐水症，是由狂犬病病毒侵犯中枢神经系统引起的急性人畜共患传染病。人狂犬病多因被病兽咬伤而感染，临床表现以特有的恐水、怕风、恐惧不安、咽肌痉挛、进行性瘫痪等为特征。因目前无特效治疗方法，病死率几乎达 100%。

【疾病概要】

(一) 病原学

狂犬病病毒是嗜神经细胞性的 RNA 病毒，形似子弹。该病毒对外界抵抗力低，易被紫外线、甲醛、碘酒、高锰酸钾及乙醇等灭活。

(二) 流行病学

(1) 传染源　带狂犬病病毒的动物是主要传染源，以狂犬最为常见，其次是病猫、病狼等。

(2) 传播途径 主要通过病兽咬伤、抓伤、舔伤皮肤或黏膜而侵入人体。

(3) 易感人群 人群普遍易感。被病兽咬伤而未做预防接种者，发病率为15%～30%。若及时处理伤口和接种疫苗后，发病率可降为0.15%。

(三) 发病机制

狂犬病病毒对神经组织有强大的亲和力。病毒自皮肤或黏膜破损处侵入体内，在伤口附近肌细胞内小量繁殖后侵入近处的末梢神经。之后沿传入神经达神经节再大量繁殖，并很快到达脑部，侵犯脑干和小脑等处的神经细胞。之后病毒从中枢神经向周围神经呈离心性扩散，侵入各器官和组织，尤以唾液腺、舌部味蕾、嗅神经上皮等处病毒数量最多。

(四) 临床表现

潜伏期一般为1～3个月（5d～19年或更长）。潜伏期长短与入侵病毒数量、被咬伤部位和机体免疫力有关。典型者有3期。

(1) 前驱期 本期持续1～4d。常有低热、头痛、倦怠、恶心、全身不适等非特异性症状，类似感冒。继而出现恐惧不安、烦躁失眠，对声、光、风等刺激敏感而有喉头紧缩感。已愈合的伤口及其相应神经支配区有麻木、痒、痛及蚁走等异样感觉，是最有意义的早期症状。

(2) 兴奋期 此期1～3d。患者逐渐进入高度兴奋状态，表现为对外界刺激极度敏感，表情恐怖、恐水、怕风、怕声，发作性咽肌痉挛而出现呼吸困难和发绀，并可有体温升高。本病最具有特征性的症状是恐水，最初为吞咽口水时诱发咽部肌肉收缩，继而逐渐加重，患者极度口渴，但不敢饮，即便闻水声、见水或仅提及水也可引起咽喉肌严重痉挛，患者常因声带痉挛而声音嘶哑，严重时出现全身肌肉阵发性抽搐和强直性惊厥，外界各种刺激（如光、声、触动等）均可激发或加重上述症状。因交感神经功能亢进表现为大量流涎、大汗淋漓、心率加快、血压升高等。多数患者神志清晰，极度痛苦，少数可出现狂躁、幻听、幻觉等精神失常症状，甚至有攻击或咬伤他人的危险。

(3) 麻痹期 本期持续6～18h。痉挛发作停止，全身弛缓性瘫痪，患者由安静进入昏迷状态，最后因呼吸、循环衰竭而死亡。

本病全程一般不超过6d。

(五) 实验室及其他检查

(1) 血常规检查 白细胞总数增多，中性粒细胞占80%以上。

(2) 脑脊液检查 细胞数及蛋白质稍增多，糖及氯化物正常。

(3) 病毒分离 取患者的唾液、泪液、脑脊液接种于鼠脑，可分离到病毒；也可取患者死后的脑组织做切片染色，可检查特异性的内格里小体。

(4) 免疫学检查 可检测脑组织涂片或唾液、尿沉渣中的病毒抗原，或血清、脑脊液中和抗体。

(六) 治疗要点

目前尚无特效治疗方法，发病后以对症综合治疗为主。

1. 感染后的处理

(1) 伤口的处理 及时、有效地处理伤口可使狂犬病的发病率明显降低。①尽快用20%肥皂水或0.1%苯扎溴铵冲洗（两者不能合用），反复冲洗至少30min，再用大量凉开水反复冲洗。②局部用70%乙醇或2%～5%碘酊反复涂拭。③伤口不宜缝合或包扎。④咬伤部位在头、颈部或严重咬伤者使用狂犬病免疫血清在伤口及周围行局部浸润注射，皮试阳性者进行脱敏疗法。⑤必要时使用抗生素和破伤风抗毒血清预防感染及破伤风。

（2）预防接种　感染后及时、全程、足量的接种狂犬病疫苗是预防本病的关键。①主动免疫：目前多采用地鼠肾疫苗接种，可用于暴露后预防，也可用于暴露前预防。暴露后疫苗5针免疫方案，即咬伤后0d、3d、7d、14d和30d各肌内注射1针（2mL）。严重咬伤者（如伤口在手指、头颈部或多处受伤）疫苗可加用，全程10针。②被动免疫：常用人抗狂犬病球蛋白。

2. 对症治疗

包括隔离患者，防止唾液污染；尽量保持患者安静，减少刺激；兴奋不安、痉挛发作时可用镇静药；加强监护、给氧，必要时气管切开，辅助呼吸；维持内环境平衡；脑水肿时给予脱水药治疗等。

【护理】

（一）护理评估

（1）健康史　评估患者有无病兽接触史、受伤后的处理措施、狂犬病疫苗接种史、发病情况和主要表现。

（2）身体状况　评估受伤部位、范围、伤口周围感觉；咽喉肌痉挛的程度及诱因；交感神经功能亢进的情况、患者的神志等。

（3）实验室及其检查　了解患者的血常规、脑脊液及免疫学检查结果。

（4）心理-社会状况　评估患者及家属对本病预后的认识；评估其心理接受能力和应对能力。

（二）护理诊断/问题

（1）皮肤完整性受损　与病兽咬伤或抓伤有关。

（2）有受伤的危险　与患者兴奋、烦躁、全身性强直性惊厥发作有关。

（3）有窒息的危险　与病毒损害中枢神经系统致呼吸肌痉挛有关。

（4）体液不足　与发热、恐水、多汗及唾液分泌过多等导致脱水有关。

（三）护理目标

皮肤完整性未受损；患者呼吸道通畅；及时补充体液，未发生脱水。

（四）护理措施

1. 一般护理

（1）预防　消灭狂犬、野犬，对家犬进行预防接种，人在暴露前及暴露后的主动、被动免疫是预防狂犬病发病最有效的措施。狂犬咬伤之后及时、有效地处理伤口（见“治疗要点”）也是预防狂犬病的有效方法。

（2）休息　卧床休息，躁狂、抽搐患者适当约束，注意安全。

（3）饮食　禁食禁水，可给予鼻饲高热量流质饮食，注意在痉挛发作的间歇期或应用镇静药后徐徐推入；必要时予静脉输液，维持水、电解质平衡。

（4）环境　保持病室安静、光线暗淡，避免风、光、声等一切不良刺激。

2. 病情观察

注意观察生命体征、恐水、怕风等表现及变化，抽搐情况、意识改变、呼吸和循环衰竭的进展，记录出入液量。

3. 对症护理

(1) 肌肉痉挛的护理　①保持室内安静，避免各种刺激，如勿使患者看见水、闻及水声、提及“水”字，输液时注意遮挡液体，操作中勿使液体触及患者。②各种检查、治理和护理集中安排，动作轻柔。

(2) 呼吸衰竭的护理　①保持呼吸道通畅，及时清除口腔及呼吸道分泌物；②必要时做好气管切开的准备工作；③呼吸肌麻痹者行人工呼吸机辅助呼吸。

4. 心理护理

护理人员安慰患者，语言严谨，减少患者独处。对于其家属应提供支持和安慰，稳定情绪。

(五) 健康教育

(1) 狂犬病相关知识指导　向患者、家属讲解该病的发展过程，及恐水、怕风的原因，避免对患者的刺激，说明配合治疗及护理的重要意义。

(2) 狂犬病预防知识指导　对于高危人群如接触患者及狂犬的工作人员、兽医、动物管理人员等应进行暴露前的疫苗接种。说明及时、有效地处理伤口及进行预防接种的重要意义。

(六) 护理评价

皮肤没有受损，患者无窒息、无脱水。

七、人禽流行性感冒患者的护理

人禽流行性感冒（human avian influenza）简称人禽流感，是由禽甲型流感病毒某些亚型引起的人急性呼吸道传染病。病毒可分为高致病性、低致病性和无致病性禽流感病毒。其中高致病性禽流感病毒感染最为严重，发病率和死亡率高。人感染后表现为高热、咳嗽和呼吸急促。

【疾病概要】

(一) 病原学

禽流感病毒属甲型流感病毒。感染人的主要为 H5N1、H7N7 及 H9N2 禽流感病毒亚型。其中感染 H5N1 的患者病情最重，病死率高。人体对禽流感病毒与人流感病毒发生基因重组突变后的新病毒几乎没有任何免疫力，一旦流行可迅速传播，造成极大危害。禽流感病毒对热、紫外线和常用消毒剂都比较敏感，如煮沸 2min 或紫外线直射可迅速使其灭活。

(二) 流行病学

(1) 传染源　主要传染源为患禽流感或携带禽流感病毒的禽类，特别是鸡；野禽在禽流感的自然传播中扮演了重要角色。

(2) 传播途径　病毒可通过呼吸道传播，也可通过消化道及接触传播。

(3) 易感人群　13 岁以下儿童为易感人群，从事家禽养殖、发病前 1 周去过家禽养殖、销售、宰杀等场所者以及接触此病毒的实验室工作人员为高危人群。

(三) 临床表现

潜伏期一般为 1～3d，通常 7d 以内。早期症状主要为发热，体温多持续在 39℃ 以上，热程 1～7d，同时伴有流涕、鼻塞、咳嗽、咽痛、头痛和全身不适等类似普通型流感的表现。部分患者可有恶心、腹痛、腹泻、稀水样便等消化道症状。重症患者病情发展迅速，可出现肺炎、急性呼吸窘迫综合征、肺出血、胸腔积液、全血细胞减少、肾衰竭、败血症、休克及 Reye 综合征等多种并发症。轻型患者可仅有轻微上呼吸道症状或结膜炎表现。

（四）实验室及其他检查

（1）血常规　白细胞计数一般不高或降低。重症患者多有白细胞计数及淋巴细胞减少，并有血小板降低。

（2）病毒抗原及基因检测　取患者呼吸道标本采用免疫荧光法（IFA）或酶联免疫法（ELISA）检测甲型流感病毒核蛋白抗原（NP）及禽流感病毒 H 亚型抗原。还可用反转录 PCR 技术（RT-PCR）检测禽流感病毒亚型特异性 H 抗原基因。

（3）病毒分离　从患者呼吸道标本（如鼻咽分泌物、口咽含漱液、气管吸出物或呼吸道上皮细胞）中分离禽流感病毒。

（4）血清学检查　发病初期和恢复期双份血清抗禽流感病毒抗体滴度有 4 倍或以上升高，有助于回顾性诊断。

（五）治疗要点

治疗原则与普通流感基本相同。

（1）对疑似和确诊患者进行隔离治疗。

（2）抗流感病毒治疗　发病 48h 内试用抗流感病毒药物如神经氨酸酶抑制剂（奥司他韦）或离子通道 M_2 受体阻滞剂（金刚烷胺、甲基金刚烷胺等）抑制病毒复制。

【护理】

（一）护理评估

（1）健康史　询问有无接触过病禽、死禽，有无从事家禽养殖、销售及宰杀，有无接触过禽类分泌物或排泄物，有无去过疫区，是否接触过患者或疑似患者等，收集流行病学资料。询问发病经过，有无发热、咳嗽、流涕等呼吸道症状和恶心、腹痛、腹泻等消化道症状。

（2）身体状况　评估体温、呼吸等生命体征以及伴随症状、肺部和腹部的症状和体征等。

（3）实验室及其检查　评估患者血常规、病毒抗原、血清学检查及胸部影像学检查结果等。

（4）心理-社会状况　评估患者及家属对疾病的了解程度、对疾病的心理反应等。

（二）护理诊断/问题

（1）体温过高　与病毒感染有关。

（2）气体交换受损　与肺炎或急性呼吸窘迫综合征有关。

（3）头痛　与病毒感染导致的毒血症、发热有关。

（三）护理目标

体温恢复正常；呼吸道通畅，呼吸平稳；头痛减轻。

（四）护理措施

1. 一般护理

（1）隔离　按甲类传染病进行隔离治疗和管理。确诊病例可置同一房间，疑似病例应置单间隔离。密切接触者：①医学观察期限暂定为 7d。②每天测试体温 1 次。

（2）休息　重症患者绝对卧床休息。

（3）饮食　给予高热量、高蛋白、高维生素易消化的半流质饮食。

2. 病情观察

密切监测生命体征、上呼吸道感染症状、消化道症状。重症患者观察有无呼吸衰竭及多脏器功能衰竭表现等。

3. 对症护理

呼吸功能障碍者给予吸氧、保持呼吸道通畅等措施。

4. 心理护理

护理人员要多关心、安慰患者，多与患者沟通，让患者了解本病常识，用良好的心态积极配合治疗，以促进康复。

（五）健康教育

(1) 增强身体的免疫力 要注意休息，避免过度劳累，参加体育锻炼。

(2) 预防指导 注意饮食卫生，不吃不洁和生冷食物。如食用禽肉及其内脏和血液制品，一定要彻底煮熟。禽蛋表面的粪便应当洗净，加工保存这类食物要生熟分开。解剖活（死）家禽及其制品后要彻底洗手。避免接触易于携带禽流感病毒的动物。打喷嚏或咳嗽时掩住口鼻，勤洗手，尽量少去空气不流通场所。禽流感职业暴露人员要做好安全防护，必要时可预防性服用神经氨酸酶抑制剂。

（六）护理评价

患者体温恢复正常，呼吸平稳，头痛消失。

（魏秀红 陈新娟）

第四节 细菌感染患者的护理

学习目标

1. 能准确简述细菌感染的病因、发病机制、主要的辅助检查和治疗要点。
2. 能正确解释细菌感染的流行病学特点，描述其分类、临床表现。
3. 能运用护理程序的方法，对细菌感染患者进行正确的护理和健康指导。
4. 在护理实践中，体现护士对患者的爱伤精神和人文关怀。

一、伤寒患者的护理

伤寒（typhoid fever）是由伤寒杆菌引起的一种急性肠道传染病。临床特征为持续发热、相对缓脉、神经系统中毒症状和消化道症状、玫瑰疹、肝脾大和白细胞减少等。肠出血和肠穿孔是本病最主要的严重并发症。

【疾病概要】

（一）病原学

伤寒杆菌属沙门菌属D群，为革兰染色阴性杆状菌，有鞭毛，能运动，为需氧和兼性厌氧菌，在普通培养基中能生长，在含胆汁的培养基中生长更佳。伤寒杆菌不产生外毒素，菌体裂解时产生的内毒素在发病机制中起重要作用。本菌主要有菌体“O”抗原、鞭毛“H”抗原和表面“Vi”抗原，三者都能刺激机体产生相应抗体，但均为非保护性抗体。该菌在外界环境中抵抗力较强，耐低温，在－20℃可长期存活，在干燥的污物、水和食物中可存活 2～3 周，在粪便中可存活 1～2 个月。但对热和一般消毒剂均敏感，60℃ 15min 即可杀灭，煮沸后迅速死亡，5%的苯酚 5min 可杀灭。

（二）流行病学

（1）传染源　患者和带菌者是传染源。患者从潜伏期末开始从粪便中排菌，发病 2～4 周排菌量最大，传染性最强。恢复期排菌减少，2%～5%的患者可持续排菌 3 个月以上，称为慢性带菌者，少数患者可成为终生排菌者。慢性带菌者是引起伤寒不断传播或流行的重要传染源。

（2）传播途径　消化道传播。伤寒杆菌从感染者的粪便中排出，通过污染的水或食物、日常生活接触、苍蝇与蟑螂等机械性携带而传播。其中食物被污染是主要的传播途径。水和食物污染可引起爆发流行。散发病例多以日常生活接触、苍蝇、蟑螂为媒介传播。

（3）易感人群　普遍易感，儿童和青壮年发病率高。病后可获得持久免疫力。伤寒与副伤寒之间无交叉免疫力。

（4）流行特征　本病在世界各地均有发病，以热带、亚热带地区多见。发展中国家，尤其是卫生供水和污水处理系统尚待完善的地区本病仍是常见的传染病。伤寒可终年发病，夏秋季多见流行。

（三）发病机制

伤寒杆菌经口进入消化道后，一般可被胃酸杀死。若侵入的病原菌数量较多，一般超过 10^5 以上或胃酸缺乏时，细菌则进入小肠，通过肠黏膜后经淋巴管进入肠道淋巴组织和肠系膜淋巴结中生长繁殖，然后经胸导管进入血流，引起第一次菌血症。此阶段属潜伏期，患者无症状。细菌随血流进入肝、脾、胆囊、骨髓等组织器官内继续大量繁殖，再次释放入血，引起第二次菌血症，同时释放内毒素，引起临床症状（相当于疾病初期）。病程的第 2～3 周，伤寒杆菌继续随血流播散到全身各器官。临床表现达极期。进入胆囊的细菌在胆汁中大量繁殖，大量细菌随胆汁入肠，部分随粪便排出体外，部分经肠黏膜再次侵入肠壁淋巴组织，使原已致敏的淋巴组织发生严重的炎症反应，导致孤立和集合淋巴滤泡坏死、溃疡形成。病变多局限于黏膜和黏膜下层，若病变累及血管可引起肠出血，若侵及肌层和浆膜层，则可引起肠穿孔。随着机体免疫能力特别是细胞免疫逐渐增强，血液和脏器中的伤寒杆菌逐渐被消灭，肠壁溃疡逐渐愈合，病情缓解进入恢复期。少数患者在症状消失后由于胆囊内长期保留病原菌而成为慢性带菌者。

（四）临床表现

1. 潜伏期 3～60d，一般 10～14d。根据临床表现的不同分为典型、轻型、暴发型、迁延型、逍遥型、顿挫型及小儿和老年型伤寒等，本节重点阐述典型伤寒。典型伤寒病程分为四期。

（1）初期　病程第 1 周。起病多缓慢，发热，体温呈阶梯形上升，5～7d 内达到 39～40℃，可伴全身不适、头痛、乏力、四肢酸痛、食欲减退、腹部不适、咽痛及咳嗽等。

（2）极期　病程的第 2～3 周。出现伤寒的典型表现。肠出血、肠穿孔等并发症也最易出现在此期。

① 发热：持续高热，以稽留热为主，常持续 2 周左右。

② 消化道症状：明显食欲缺乏，腹部不适，腹胀，多有便秘，少数有腹泻。

③ 神经系统症状：与病情的严重程度呈正比，出现特殊的中毒面容，表现为患者精神恍惚、表情淡漠、呆滞、反应迟钝、听力减退，重者可出现谵妄、昏迷。

④ 循环系统症状：常有相对缓脉（脉搏加快和体温上升不成比例）或重脉（桡动脉触诊时，每一次脉搏感觉有两次搏动的现象）。

⑤ 肝脾大：本期常可触及肿大的肝脏和脾脏，质软，有轻压痛。若患者出现黄疸和肝功能异常，常提示并发中毒性肝炎。

⑥ 玫瑰疹：病程第7～14天部分患者在胸、腹、肩背部可分批出现直径2～4mm淡红色小斑丘疹，称为玫瑰疹，压之退色，略高于皮肤，一般10个以下，2～4d内消退。

（3）缓解期　病程第3～4周。患者体温开始下降，各种症状逐渐减轻，但仍有可能出现肠道并发症。

（4）恢复期　病程第5周。患者恢复正常，临床症状消失，通常需1个月左右才能完全康复。

2. 复发与再燃

少数患者在热退后1～3周，临床症状再现，但常较上次为轻，血培养再次阳性，称为复发。复发与抗菌治疗不彻底、机体免疫力低下有关。部分缓解期患者体温开始下降尚未达正常时，体温又重新上升，血培养再次阳性，称为再燃，可能与菌血症仍未完全控制有关。

3. 并发症

肠出血最常见，肠穿孔为最严重的并发症，二者多见于病程第2～3周。常见诱因有过早活动、过量饮食或饮食中含固体及纤维较多，排便用力等。穿孔部位多位于回肠末段，常出现腹膜刺激征。

（五）实验室及其他检查

（1）血常规检查　白细胞计数、中性粒细胞、嗜酸粒细胞均减少，随病情好转逐渐恢复正常，复发时可再度减少或消失，对伤寒的病情评估有一定参考价值。

（2）细菌培养　血培养是最常用的确诊方法，发病第1～2周血培养阳性率高达80%～90%。骨髓培养阳性率高于血培养，持续时间长，尤其适用于已用抗生素治疗、血培养阴性的患者。另外还可以取粪、尿、十二指肠胆汁引流和玫瑰疹刮取液进行培养。

（3）免疫学检查　肥达试验又称肥达反应或伤寒杆菌血清凝集反应。该试验是用伤寒杆菌抗原检测患者血清中相应抗体的凝集效价，单份血清抗体效价O≥1∶80及H≥1∶160者有诊断价值，间隔1周血清抗体效价逐渐上升其诊断意义更大。还可通过对流免疫电泳（CIE）、间接血凝试验（IHA）、酶联免疫吸附试验、PCR等技术检测伤寒杆菌的抗体或核酸。

（六）治疗要点

（1）病原治疗　给予第三代喹诺酮类、第三代头孢菌素类、氯霉素、复方磺胺甲噁唑等。其中第三代喹诺酮类药物是目前治疗伤寒的首选用药，其具有抗菌谱广、杀菌作用强、细菌对其发生突变耐药的概率低、体内分布广、组织体液中药物浓度高以及口服制剂使用方便等优点。

（2）并发症治疗　肠出血患者禁食，绝对卧床休息，给予镇静药和止血药。大出血者酌情多次输血，注意水、电解质平衡，大量出血经内科治疗无效者考虑手术处理。肠穿孔者禁食，行胃肠减压，加用抗生素以控制腹膜炎，视病情尽快手术治疗。

【护理】

（一）护理评估

（1）健康史　评估发病季节，当地是否有伤寒流行，是否到过伤寒流行区，有无与伤寒患者接触史；既往是否患过伤寒，是否接种过伤寒疫苗。询问饮食、饮水及个人卫生情况等。评估患者的起病经过及治疗经过。

（2）身体状况　评估患者的早期症状，尤其是体温，除注意热度、热型外，还应观察体温与脉搏的关系，以及伴随的症状和体征。评估患者腹部情况，如有无压痛、腹胀、腹泻、肠鸣音的改变、肝脏及脾脏大小、质地等。观察有无精神、神经症状，如表情淡漠、反应迟钝、神志恍惚、谵妄、昏迷等。观察玫瑰疹的出现时间、数量及部位等。

（3）实验室及其他检查　了解患者血常规、细菌培养及免疫学等检查结果。

（4）心理-社会状况　评估患者对疾病的了解程度、心理反应、对住院隔离系统的认识及适应情况。评估患者对家庭、生活、工作、经济等的影响，社会支持系统的作用，如家属对伤害知识的了解程度、对患者的心理支持等。

（二）护理诊断/问题

（1）体温过高　与内毒素血症有关。

（2）营养失调　低于机体需要量，与进食减少、高热消耗增多、纳差、腹胀、腹泻有关。

（3）潜在并发症　肠出血、肠穿孔。

（4）焦虑　与伤寒病情严重、疾病知识缺乏有关。

（三）护理目标

体温恢复正常；解除病因，增进食欲，提高进食总热量；焦虑减轻或消失；未发生并发症。

（四）护理措施

1. 一般护理

（1）隔离与休息　按消化道传染病隔离标准，对患者粪便、尿液、呕吐物及呼吸道分泌物进行消毒，待患者症状消失、体温正常15d后，连续2次粪便培养阴性解除隔离。发热期间患者必须卧床休息至热退后1周，恢复期无并发症者可逐渐增加活动量。

（2）饮食　各期患者均应给予高热量、高蛋白、高维生素、清淡、易消化的饮食，避免生冷、过硬、产气多、刺激性强、多渣的食物或进食过饱。极期患者宜少量多餐，避免过饱，有肠出血时应禁食，静脉补充营养。缓解期宜给予流质或半流质饮食，并观察进食后肠道反应。恢复期宜节制饮食，逐渐恢复正常饮食。鼓励患者多饮水，入量不足者给予静脉补液。

2. 病情观察

密切观察生命体征，注意面色及意识状态的变化；密切观察大便情况，如颜色、性状，注意血便及大便潜血等情况；注意监测有无突发右下腹剧痛、腹肌紧张、腹部压痛及反跳痛。

3. 对症护理

（1）发热　见本章第二节中“发热”的护理。注意擦浴时避免在腹部加压用力，以免引起肠出血或肠穿孔。

（2）腹胀与便秘　腹胀时禁食易产气食物，如牛奶、糖类及高脂肪食物，并注意钾盐补充。可使用松节油热敷腹部或肛管排气，禁用新斯的明，以免诱发肠穿孔及肠出血。便秘者排便时避免用力，必要时使用开塞露或生理盐水低压灌肠，忌用泻药。

（3）肠出血、肠穿孔　肠出血者绝对卧床休息，保持病室安静，必要时遵医嘱应用镇静药，监测生命体征及大便情况；穿孔者密切监测生命体征，行胃肠减压，并积极准备手术治疗。

4. 用药护理

嘱患者遵医嘱服药，注意观察药物的疗效及不良反应。如喹诺酮类药物有无胃肠道反应、皮疹等不良反应，复方磺胺类药物注意观察有无过敏反应及胃肠道反应等。

5. 心理护理

由于伤寒病程较长，患者易出现焦虑、恐惧等不良心理反应。所以应帮助患者及其家属熟悉本病的有关知识，以消除患者的不良心理反应，使患者树立战胜疾病信心，主动积极配合治疗和护理。

（五）健康教育

（1）疾病预防指导　加强公共饮食卫生管理、水源保护和粪便管理，注意个人卫生，消灭苍蝇、蟑螂。高危人群应定期普查、普治。与带菌者密切接触或进入伤寒流行区之前，可预防接种伤寒疫苗增强特异性免疫力或预防服药。

（2）疾病知识指导　指导患者养成良好的卫生与饮食习惯，坚持饭前、便后洗手，不饮生水，不吃不洁食物等。伤寒患者痊愈后仍需定期复查其粪便。若粪便或尿液培养呈阳性持续1年或1年以上者，不可从事饮食服务业，且仍需用抗生素治疗。可能被污染的厕所、地面、食具、衣物、可使用煮沸、焚烧、阳光照射、消毒液浸泡等方法消毒，患者排泄的粪、尿等要严格消毒后弃掉。

（六）护理评价

患者体温恢复正常；食欲增加；患者焦虑消失；无并发症。

二、细菌性食物中毒患者的护理

【疾病概要】

细菌性食物中毒（bacterial food poisoning）是由于食用了被细菌或细菌毒素污染的食物而引起的急性感染中毒性疾病。按临床表现分为胃肠型与神经型两类，其中胃肠型最为多见，本节主要介绍此型。

（一）病原学

引起胃肠型食物中毒的细菌种类很多，常见的有以下几种。

（1）副溶血性弧菌　又称嗜盐杆菌，为革兰染色阴性菌。此菌广泛存在于海产品，如海鱼、海虾及含盐较高的腌制品中。生存能力较强，在抹布及砧板上可生存1个月以上，但对热和酸极为敏感，56℃ 5～10min可灭活，在食醋中3～5min即死亡。

（2）沙门菌　革兰染色阴性菌。自然环境中抵抗力较强，在水、牛奶、蛋及肉类食品中可存活数月，不耐热，60℃ 25～30min可将其灭活，煮沸立即死亡。

（3）变形杆菌　为革兰阴性杆菌，广泛存在于自然界的腐败有机体及污水中，也常存在于人及动物的肠道中。在外界环境中极易生长繁殖，其致病力主要是肠毒素。

（4）大肠杆菌　是肠道的正常菌群，一般不致病。引起食物中毒的大肠杆菌类型为产肠毒素大肠杆菌、致病性大肠杆菌、侵袭性大肠杆菌和肠出血性大肠杆菌。这些大肠杆菌对外界抵抗力较强，在水、土壤中能存活数月，但加热60℃ 15～20min可灭活。

(5) 金黄色葡萄球菌　简称金葡菌，为革兰染色阳性球菌。引起食物中毒的金葡菌只限于能产生肠毒素的菌株。本菌广泛存在于外界环境、人体皮肤、鼻咽部黏膜、指甲下及各种皮肤化脓性感染灶内。可污染肉类、牛乳、淀粉类食物等，在适宜温度下大量繁殖并产生耐热的肠毒素，该毒素煮沸30min仍能保持其毒性，是致病的主要原因。

(二) 流行病学

(1) 传染源　感染的动物或人。副溶血性弧菌主要附着于海洋生物体表生长繁殖，主要传染源为海产品。

(2) 传播途径　消化道传播，通过进食被细菌或其毒素污染的食物而传播。

(3) 易感人群　普遍易感，病后通常不产生持久免疫力，可重复感染。

(4) 流行特征　多见于夏秋季。常以集体同食者或家庭共食者同时发病为特点。

(三) 发病机制

细菌或毒素随受污染的食物进入机体，是否发病取决于食物受细菌及其毒素污染的程度、进食量及机体抵抗力等因素。沙门菌、侵袭性大肠杆菌等可直接侵入肠壁，引起黏膜充血、水肿，上皮细胞变性、坏死并可形成溃疡，导致黏液血便；金黄色葡萄球菌、产毒大肠杆菌等产生的肠毒素通过激活肠上皮细胞膜上的腺苷酸环化酶，抑制肠上皮细胞对钠和水的吸收，促进肠液和氯离子的分泌，导致水样泻。内毒素引起发热等全身中毒症状和胃肠黏膜炎症，使消化道蠕动增快产生相应症状。病程多较短，较少引发严重的毒血症和败血症症状。

(四) 临床表现

本病潜伏期短，1～24h不等，超过72h的病例可基本排除食物中毒，病程多在1～3d内，表现为先吐后泻的急性胃肠炎症状。

各种细菌引起的食物中毒临床表现基本相似，主要表现为急起腹痛、呕吐、腹泻等胃肠炎症状，一般先有腹部不适，继而出现上腹部、脐周疼痛，呈持续性或阵发性绞痛，随后出现恶心、呕吐。呕吐物多为胃内容物，部分含血液，以金黄色葡萄球菌性食物中毒呕吐最剧烈。腹泻每天数次至数十次不等，多为黄色稀水便或黏液便，出血性大肠杆菌可引起血水样便。剧烈呕吐腹泻可引起脱水、酸中毒，甚至周围循环衰竭。少数患者有发热、畏寒、乏力、头痛等全身中毒症状。

(五) 实验室及其他检查

取患者吐、泻物或可疑食物做细菌培养，分离出相同病原菌可确诊。

(六) 治疗要点

由于病原菌及其毒素多于短期内排出体外，故以对症治疗为主。剧吐不能进食或腹泻频繁者，可静脉补充所需营养，休克者给予抗休克治疗，病情严重伴高热或排黏液脓性便者，可根据病原菌选用敏感抗菌药物，如喹诺酮类、氯霉素、四环素等。

【护理】

(一) 护理评估

(1) 健康史　评估患者有无共同进餐史，是否进食了同一种食物，发病的季节，起病时间、主要症状、病情进展，患病后处理措施、服药情况及效果等。

（2）身体状况 评估患者呕吐物和排泄物的量、性质、次数，腹痛的部位、性质和持续时间。注意患者有无畏寒、发热、头痛、乏力等伴随症状，有无皮肤干瘪、眼窝凹陷、声音嘶哑、血压下降等脱水表现及周围循环衰竭表现。

（3）实验室及其他检查 评估患者血常规、大便常规、粪便培养等检查结果。

（4）心理-社会状况 评估患者对疾病的了解程度及心理状态，家庭、社会对患者的支持情况。

（二）护理诊断/问题

（1）体液不足 与细菌及其毒素作用于胃肠道黏膜，导致呕吐、腹泻引起大量体液丢失有关。

（2）腹泻 与细菌和毒素导致消化道蠕动增加有关。

（3）疼痛 腹痛，与胃肠道炎症及痉挛有关。

（4）潜在并发症，酸中毒、电解质紊乱、休克。

（三）护理目标

患者维持正常的体液平衡；恢复正常排便；腹痛减轻；未发生并发症。

（四）护理措施

1. 一般护理

（1）休息与隔离 进行消化道隔离。急性期卧床休息，以减少体力消耗。

（2）饮食 鼓励患者少量多次饮用糖盐水，以补充体液促进毒素的排出。消化道症状较轻者可进易消化、清淡流质或半流质饮食，呕吐、腹泻严重者应暂时禁食，遵医嘱静脉滴注生理盐水、葡萄糖氯化钠液等。

2. 病情观察

主要观察内容有：①监测生命体征，重症患者应注意神志、面色、皮肤黏膜弹性及温度、湿度的变化；②观察呕吐、腹泻的次数、量及性状；③注意腹痛、畏寒、发热情况；④记录24h出入量，监测血液生化，及时发现脱水、电解质紊乱及酸中毒等征象。

3. 对症护理

（1）呕吐、腹泻 有助于排除消化道内残留的毒素，故一般不予止吐处理，早期也不用止泻剂。

（2）腹痛 腹部保暖，禁食冷饮。剧烈腹痛者遵医嘱口服颠茄合剂或皮下注射阿托品，以缓解疼痛。

4. 用药护理

嘱患者餐后服药，如喹诺酮类、头孢菌素类、阿托品等，注意观察药物的疗效及不良反应。用阿托品后可出现口干、心动过速、瞳孔变大、视物模糊等不良反应。

5. 心理护理

吐泻与隔离等给患者造成不安情绪，给予耐心细致的解答，与患者进行有效的沟通，从心理上消除患者的不良心理反应。

（五）健康教育

（1）疾病知识指导 指导本病发生的原因、应对措施等有关知识，指导其识别病情变化，如对呕吐、腹泻的观察，对脱水和周围循环衰竭的观察等。

（2）预防疾病指导 注意饮食卫生，加强食品卫生管理，防止食品加工、运输、贮存过程中的污染，饮食行业工作人员要定期体检。向群众宣传预防细菌性食物中毒的卫生知识。尤其在夏秋季节，禁食不洁和腐败变质食物，不饮生水。开展爱国卫生运动，消灭苍蝇、蟑螂、老鼠等传播媒介，防治食品和水被污染。发现可疑病例要及时送诊。

（六）护理评价

患者维持正常的体液平衡；正常排便；腹痛消失；无并发症。

三、细菌性痢疾患者的护理

细菌性痢疾（bacillary dysentery）简称菌痢，是由痢疾杆菌（志贺菌属）引起的肠道传染病，又称志贺菌病。其主要临床表现为腹痛、腹泻、里急后重和黏液脓血便，可伴有发热及全身毒血症症状，严重者可有感染性休克和（或）中毒性脑病。

【疾病概要】

（一）病原学

痢疾杆菌属肠杆菌科志贺菌属，为革兰染色阴性杆菌，无鞭毛有菌毛，是一种在普通培养基上可生长的需氧菌。痢疾杆菌目前分为4群（A群志贺菌、B群福氏菌、C群鲍氏菌、D群宋内菌）47个血清型。各菌群及血清型之间无交叉免疫。痢疾杆菌主要致病力是其侵袭力，各血清型均可产生内毒素和外毒素。该菌在外界环境中生存能力较强，温度越低存活时间越长。但对理化因素的抵抗力较弱，如日光直接照射30min死亡，60℃ 10min死亡，煮沸2min即可杀灭。对苯扎溴铵、过氧乙酸等各种化学消毒剂均敏感。

（二）流行病学

（1）传染源　包括急慢性患者及带菌者。急性患者早期排菌量大，传染性强。非典型、慢性和带菌者由于症状轻或无症状，难以发现和管理，流行病学意义重大。

（2）传播途径　粪—口途径传播，该菌污染饮水、食物、生活用品，经口感染。

（3）易感人群　普遍易感。病后可获短暂免疫力，不同菌群及血清型之间无交叉免疫，故易于重复感染。

（4）流行特征　主要集中在温带和亚热带地区，尤其是卫生条件差的区域。本病全年均可发生，但以夏秋季多见，可能与气候、进食生冷瓜果机会多及苍蝇密度高等因素相关。

（三）发病机制

病原菌进入人体后是否发病，取决于细菌数量、致病力和人体的抵抗力。痢疾杆菌进入机体后，大部分被胃酸杀灭，进入肠道的少量细菌也可因正常肠道菌群的拮抗作用及肠黏膜上的分泌型IgA阻止其对肠黏膜上皮的黏附而不发病。但当机体胃肠局部抵抗力弱或细菌致病力强即可引起发病。未被消灭的细菌黏附并侵入乙状结肠与直肠黏膜上皮细胞和固有层中繁殖，引起肠黏膜的炎症反应和固有层小血管循环障碍，从而引起上皮细胞的变性、坏死、脱落形成浅表溃疡，分泌黏液和脓性分泌物，而发生腹痛、腹泻和脓血便。

痢疾杆菌内毒素引起发热和毒血症症状，外毒素引起肠黏膜细胞坏死，可能与水样腹泻及神经系统症状有关。肠道病变主要在结肠，以乙状结肠和直肠最为显著。

（四）临床表现

潜伏期一般数小时至7d，多为1～3d。根据病程长短和病情轻重分为急性菌痢和慢性菌痢。

1. 急性菌痢

根据毒血症症状及肠道症状分为3型。

（1）普通型（典型）　急起高热伴畏寒、寒战，体温可高达39℃，伴头痛、乏力、食欲缺乏等全身不适；早期有恶心、呕吐，继之出现腹痛、腹泻和里急后重，大便每日10至数十次，量少，多数患者先为稀便，而后迅速转为黏液脓血便，常伴左下腹压痛和肠鸣音亢进。发热多于1～2d后自行消退。病程多为1～2周，自行恢复，少数转为慢性。

（2）轻型（非典型）　一般无全身毒血症症状，肠道症状较轻。无发热或低热，大便每天3～5次，为糊状或稀便。病程短，3～7d可痊愈，亦可转为慢性。

（3）中毒型　多见于2～7岁体质较好的小儿。发病急骤，突发高热、频繁惊厥、昏迷、休克、呼吸衰竭等全身中毒症状明显，而肠道症状轻微。根据其临床表现可分为3型。

① 休克型（周围循环衰竭型）：较多见，以感染性休克为主要表现。患者面色苍白、四肢厥冷、心率增快、脉搏细速、尿量减少。早期血压正常或稍低，晚期血压下降甚至测不到，皮肤发花，伴不同程度意识障碍，并可出现心、肾功能不全的症状。

② 脑型（呼吸衰竭型）：较严重，患者出现脑膜脑炎、颅内压增高，甚至脑疝、中枢性呼吸衰竭。表现为剧烈头痛、喷射性呕吐、频繁或持续性惊厥、昏迷、瞳孔大小不等，可忽大忽小，对光反射迟钝或消失，呼吸节律不齐，深浅不匀，严重者出现呼吸停止。

③ 混合型：兼具两型的表现，为最凶险的类型，病死率高。

2. 慢性痢疾

病程反复发作或迁延不愈超过2个月。分为三型。

（1）慢性菌痢急性发作型　有菌痢病史，常因进食生冷食物、受凉或过度劳累等因素诱发，患者腹痛、腹泻、脓血便，但发热不明显。

（2）慢性迁延型　最多见。急性菌痢发作后，迁延不愈，多有腹痛、腹泻或腹泻与便秘交替出现、黏液脓血便。左下腹可有压痛，可扪及增粗的乙状结肠。长期腹泻可致营养不良、贫血、乏力等。

（3）慢性隐匿型　1年内有痢疾史，近期（2个月以上）无明显临床症状。粪便培养可检出痢疾杆菌，乙状结肠镜检查可见肠黏膜炎甚至溃疡等病变。

（五）实验室及其他检查

（1）血常规检查　急性期白细胞计数升高，多在（10～20）$\times 10^9$/L，以中性粒细胞升高为主。慢性菌痢可有轻度贫血。

（2）粪便检查　①粪便常规：外观为黏液脓血便，无粪质。镜检有大量脓细胞、白细胞、红细胞，并有巨噬细胞。②粪便培养：新鲜粪便培养出痢疾杆菌具有确诊价值，培养同时做药物敏感性试验可指导临床合理选用抗菌药物。

（3）免疫学检查　具有早期快速诊断的优点，但易出现假阳性反应。

（六）治疗要点

1. 急性菌痢

（1）病原治疗　喹诺酮类是目前首选药物，其他如第三代头孢菌素类、复方磺胺甲噁唑、庆大霉素等也可酌情选用。

（2）对症治疗　高热可采用物理降温及退热药，腹痛剧烈可使用解痉药，毒血症症状严重时可小剂量应用肾上腺皮质激素，保证足够水分、电解质及酸碱平衡。

2. 中毒型菌痢的治疗

（1）病原治疗　选用有效的抗菌药物静滴，如喹诺酮类或第三代头孢菌素类。

（2）对症治疗　包括扩充血容量、纠正酸中毒、使用血管活性药物、脱水、控制脑水肿、降温、给氧等措施。

3. 慢性菌痢治疗

根据细菌药物敏感试验结果合理选用有效抗生素。亦可联合应用 2 种不同类型的抗菌药物治疗。疗程 10～14d，重复 1～3 个疗程。出现肠道菌群失调者，可用微生态制剂治疗，如乳酸杆菌、双歧杆菌等。

【护理】

（一）护理评估

（1）健康史　评估患者的年龄、发病季节、平时健康状况，有无不洁饮食史、痢疾患者接触史和腹泻史。

（2）身体状况　评估患者腹泻程度、记录每天大便次数、颜色、性状和量，是否为黏液脓血便。观察腹痛的部位、性质、程度、伴随症状和有无里急后重感。注意有无高热、惊厥表现。

（3）实验室及其他检查　评估大便常规检查及病原学检查结果。

（4）心理-社会状况　评估患者对疾病的了解程度及心理状态，家庭及社会对患者的支持情况。

（二）护理诊断/问题

（1）体温过高　与细菌感染，毒素吸收有关。

（2）腹泻　与肠道痢疾杆菌感染有关。

（3）组织灌注量不足　与内毒素导致微循环障碍有关。

（4）潜在并发症　中枢性呼吸衰竭。

（三）护理目标

体温恢复正常；恢复正常排便；增加组织灌注量，减轻临床症状；未发生并发症。

（四）护理措施

1. 一般护理

（1）休息与隔离　急性期患者全身症状明显者应卧床休息，频繁腹泻伴发热、疲乏无力、严重脱水者应协助患者床边排便，以减少体力消耗。严格执行接触隔离措施，隔离至症状消失 1 周或 2 次粪便培养阴性。注意粪便、便器和尿布的消毒处理。

（2）饮食　同“细菌性食物中毒患者的护理”。

2. 病情观察

同“细菌性食物中毒患者的护理”。

3. 对症护理

（1）腹泻　观察大便的性状、颜色、次数等情况，保持肛周皮肤清洁，排便后用温水清洗肛门，局部涂抹消毒凡士林油膏。伴明显里急后重者，嘱患者排便时勿过度用力，防止脱肛。若发生脱肛，可戴手套助其回纳。

（2）循环衰竭的护理　患者取休克体位，保暖、吸氧；迅速建立静脉通道，补充血容量；在补充液体基础上，使用血管活性药物；注意观察休克症状改善情况。

4. 心理护理

指导家属关心支持患者，解除紧张恐惧感，慢性患者指导其合理用药，去除不良诱因，促进早日康复，以消除其焦虑心理。

（五）健康教育

（1）疾病预防指导 做好饮水、食品、粪便的卫生管理及防蝇灭蝇工作，改善卫生条件。严格食品卫生管理，凡从事食品加工或生产及饮食服务人员，工作时必须勤洗手。从事饮食服务性行业者应定期健康检查，发现慢性带菌者应暂时调换工作，并接受治疗。培养良好的个人卫生习惯，餐前便后洗手，不饮生水，不吃不洁食物及腐败食物。

（2）疾病知识指导 指导菌痢发生的原因、过程、临床表现、预防及治疗措施，并向家属说明粪便消毒对于传染源的控制极为重要。遵医嘱按时、按量、按疗程坚持服药。避免因进食生冷食物、暴饮暴食、过度紧张和劳累、受凉、情绪波动等诱发急性发作，一旦发病应及时就诊。

（六）护理评价

患者体温恢复正常；排便正常；组织灌注量增加；未发生并发症。

四、霍乱患者的护理

霍乱（cholera）是由霍乱弧菌引起的一种烈性肠道传染病。本病发病急，传播快，治疗不及时病死率极高，是我国法定管理的甲类传染病。典型临床表现为剧烈腹泻、呕吐，可导致严重脱水、电解质紊乱与循环衰竭。

【疾病概要】

（一）病原学

霍乱弧菌为革兰染色阴性菌，菌体呈弧形或逗点状，末端有一长鞭毛，活动力极强。霍乱弧菌属兼性厌氧菌，能产生肠毒素、神经氨酸酶、血凝素及内毒素，其中肠毒素是主要的致病因素。霍乱弧菌对干燥、热、酸和常用消毒剂（如含氯制剂、碘制剂）均敏感，干燥2h、加热55℃ 10min或煮沸1～2min即可杀灭。

（二）流行病学

（1）传染源 患者和带菌者。中重型患者排菌量大，传染性强。轻型患者、隐性感染者、潜伏期及恢复期带菌者因其不易被检出，往往成为重要的传染源。

（2）传播途径 消化道传播。主要通过水、食物、日常生活接触和苍蝇等传播，其中水最为重要，且可引起爆发流行。

（3）易感人群 普遍易感，病后可获一定的免疫力，但维持时间短暂，有再感染的可能。

（4）流行特征 热带地区可常年发病，温带地区以7～9月份为流行高峰。我国以夏秋季为流行季节。

（三）发病机制

霍乱弧菌侵入人体后是否发病取决于机体免疫力和霍乱弧菌致病力两方面。正常胃酸可杀死霍乱弧菌，但当胃酸分泌不足或侵入细菌数量较多时，未被杀死的霍乱弧菌可通过胃进入小肠，黏附于小肠黏膜上皮细胞，迅速大量繁殖并产生肠毒素。肠毒素与肠黏膜上皮细胞上的特异性受体结合，激活腺苷酸环化酶，使三磷酸腺苷（ATP）转变为环磷酸腺苷(cAMP)，当黏膜细胞内cAMP浓度升高时，即发挥其第二信使作用，刺激隐窝细胞分泌氯化物、水及碳酸氢盐，并且抑制肠绒毛细胞对氯、钠的正常吸收，导致大量水分及电解质积聚在肠腔内，超过了肠道正常的吸收功能，因而出现剧烈水样腹泻及呕吐。肠毒素还能促使肠黏膜杯状细胞分泌黏液增多，使腹泻水样便中含有大量黏液。由于腹泻导致的失水，使胆汁分泌减少，因而吐泄物成白色“米泔水”样。

剧烈腹泻、呕吐使水、电解质大量丢失，形成严重脱水、血容量骤减而出现周围循环衰竭。由于钾、钠、钙及氯化物的丧失，可发生肌肉痉挛。因循环衰竭造成肾缺血、低钾及毒素对肾脏的直接作用，可导致急性肾衰竭。由于碳酸氢盐的大量丢失、组织缺氧时进行无氧代谢导致乳酸堆积、急性肾衰竭时酸性物质无法排出，均可导致代谢性酸中毒。

（四）临床表现

潜伏期短者数小时，长者可达 7d，平均为 1～3d。典型霍乱病程分为三期。

（1）泻吐期　剧烈腹泻为首发症状，继以呕吐，多无发热、腹痛和里急后重。每日大便自数次至数十次或更多，严重者可大便失禁。大便性状初为泥浆样或黄色稀水样，有粪质，继之呈“米泔水样”，无粪臭。呕吐多为喷射状，呕吐物初为胃内容物，继为水样，严重者亦可呕吐“米泔水”样物。此期可持续数小时至 1～2d 不等。

（2）脱水期　由于严重泻、吐而引起水、电解质丢失，可出现脱水、代谢性酸中毒、肌肉痉挛、低钾血症及循环衰竭。患者表现为皮肤、黏膜干燥，皮肤弹性差，眼窝凹陷，声音轻度嘶哑，血压下降和尿量减少，烦躁不安，严重者神志淡漠或不清，出现周围循环衰竭。低钾血症可出现肌张力减弱、肌腱反射消失、鼓肠、心动过速、心律失常等表现。

（3）恢复期或反应期　大部分患者泻、吐停止，症状逐渐消失，脉搏、血压恢复正常，尿量增加，体力逐渐恢复。有少数病例由于内毒素吸收引起反应性发热，一般波动于 38～39℃，持续 1～3d，儿童多见。

（五）实验室及其他检查

1. 血液检查

白细胞计数升高至 $(10\sim30)\times10^9/L$，中性粒细胞及单核细胞增多。由于脱水血液浓缩，可见血红蛋白、血浆比重、血细胞比容均增高。血清钾、钠、氯化物降低，碳酸氢盐、尿素氮、肌酐升高。

2. 粪便检查

（1）粪便常规　粪便呈水样，镜检可见少量白细胞。

（2）粪便涂片染色　可见鱼群状排列的革兰阴性弧菌。

（3）悬滴试验　将新鲜粪便滴在玻片上，显微镜暗视野下可见穿梭样运动的弧菌。

（4）粪便培养　粪便接种在碱性培养基上培养分离出霍乱弧菌，可确诊。

3. 血清学检查

通过检查血清中抗菌抗体和抗肠毒素抗体作为追溯诊断或粪便培养阴性患者的诊断方法。

（六）治疗要点

霍乱的治疗原则包括严格隔离、补液、抗菌和对症治疗。

1. 严格隔离

按甲类传染病进行严格的接触隔离，及时上报疫情。待症状消失后 6d，做隔日粪便培养，连续 3 次阴性可解除隔离。确诊患者和疑似患者分别隔离。患者排泄物和呕吐物彻底消毒。

2. 补液

早期、迅速、足量是关键。

（1）口服补液　适用于轻中度脱水者，重度脱水者在纠正低血容量性休克后，血压恢复、病情好转，尽快以口服补液来纠正。

（2）静脉补液　适用于重度脱水和不能口服补液的脱水患者。补液原则是早期、快速、足量，先盐后糖，先快后慢，纠酸补钙，注意补钾。输液量和速度视脱水程度、血压和脉搏、尿量及血浆比重等而定。补液种类包括541液、2∶1溶液、林格乳酸钠溶液等。

3. 病原治疗

是液体治疗的辅助措施，它能控制病原菌、减少腹泻、缩短泻吐期及排菌期、缩短病程。常用药物为喹诺酮类（如环丙沙星、诺氟沙星）、复方磺胺甲噁唑等。

4. 对症治疗

急性肺水肿者暂停输液，给予强心药、利尿药、镇静药治疗；低钾血症者，口服氯化钾或枸橼酸钾，严重者静脉补钾；对急性肾衰竭者，应纠正酸中毒及电解质紊乱。

【护理】

（一）护理评估

（1）健康史　评估患者有无到过疫区，与霍乱患者有无接触史，是否处于流行季节等；评估患者起病情况及用药经过。

（2）身体状况　观察患者的大便次数、性状、量及颜色，评估腹泻程度及伴随症状。评估皮肤弹性、血压、脉搏、尿量、精神状态变化等。

（3）实验室及其检查　评估患者血常规、尿常规及粪便检查结果。

（4）心理-社会状况　评估患者和家属的心理反应，对疾病的了解程度，有无恐惧感。评估患者及家属的应对能力。

（二）护理诊断/问题

（1）腹泻　与霍乱肠毒素作用于肠道有关。

（2）体液不足　与频繁剧烈的泻、吐导致大量的水分丢失有关。

（3）有传播感染的危险　与患者大便排菌量大有关。

（4）潜在并发症　急性肾衰竭、电解质紊乱、急性肺水肿。

（5）恐惧　与突然起病、病情发展迅速、严重脱水及实施严格隔离有关。

（三）护理目标

恢复正常排便；患者维持正常的体液平衡；未发生传播感染；未发生并发症；恐惧减轻或消失。

（四）护理措施

1. 一般护理

（1）消毒隔离　严格按甲类传染病进行强制管理，采取消化道隔离，严格消毒措施。吐泻物用20%漂白粉乳剂消毒，2h后弃去。便具、餐具、衣服、地面、家具用次氯酸钠溶液消毒。枕芯、床垫日光暴晒6h或用过氧乙酸钠熏蒸。发现疫情就地隔离，并及时上报卫生防疫机构，防止疫情蔓延。

（2）饮食　剧烈泻吐者暂禁饮食，给予静脉补液，不剧烈者或病情控制后逐步过渡到温热低脂流质饮食，如果汁、米汤、淡盐水等，避免饮用牛奶、豆浆等易引起肠胀气的食物。

（3）休息　卧床休息，呕吐时头偏向一侧，协助床边排便，减少往返如厕对患者体力的消耗。

2. 病情观察

密切观察患者的生命体征和神志的变化。观察并记录呕吐物及排泄物的颜色、性质、量、次数；记录24h出入液量。根据皮肤弹性、尿量、血压、神志等变化判断脱水程度。结合实验室检查评估水、电解质和酸碱平衡状况，为进一步治疗提供依据。

3. 对症护理

（1）腹泻　观察大便情况，协助床旁或床上排便，保持肛周皮肤清洁，排便后用温水清洗肛门，局部可涂抹消毒凡士林油膏。

（2）周围循环不足的护理　建立静脉通路，根据病情轻重、脱水程度，确定输液量和速度，制定输液计划，补充血容量。患者休克时应注意保暖、吸氧。

（3）肌肉痉挛　可局部热敷、按摩、针灸等方法止痛，也可给予药物治疗。

4. 用药护理

遵医嘱使用敏感抗菌药物，注意其疗效及不良反应。遵医嘱使用血管活性药、氯化钾等药物，注意观察不良反应。

5. 心理护理

霍乱起病迅猛、病情发展快，且实施消化道严格隔离，患者病情严重及知识缺乏常产生孤独、恐惧心理。应积极向患者及家属解释病情，与患者进行有效沟通，消除紧张与恐惧感，帮助患者树立战胜疾病的信心。

（五）健康教育

（1）疾病知识指导　向患者及家属介绍霍乱的相关知识，如发病原因、临床过程及治疗方法等，消除患者紧张情绪，配合治疗。

（2）疾病预防指导　宣传本病通过饮水、食品等粪—口途径传播，教育群众养成良好的个人卫生习惯，不吃生的或未煮熟的水产品，不喝生水，饭前便后要洗手，以切断传播途径。霍乱患者须尽早隔离和治疗，并对疫点、疫区进行严密消毒、隔离。一旦发生疫情，应立即上报。

（六）护理评价

排便正常，未发生传播感染，没有出现并发症。

五、流行性脑脊髓膜炎患者的护理

流行性脑脊髓膜炎（epidemic cerebrospinal meningitis，meningococcal meningitis）简称流脑，是由脑膜炎奈瑟菌（又称脑膜炎球菌）引起的急性化脓性脑膜炎。临床表现为突起高热、剧烈头痛、频繁呕吐、皮肤黏膜瘀点、瘀斑及脑膜刺激征，严重者可出现败血症、感染性休克和脑实质损害。

【疾病概要】

（一）病原学

脑膜炎奈瑟菌为革兰染色阴性菌，呈卵圆形或肾形，双凹面相对成双排列。该菌仅存在于人体，多数存在于中性粒细胞中，裂解时能产生毒力较强的内毒素，是致病的重要因素。本菌对外界抵抗力弱，对干燥、寒冷、热和常用抗生素、消毒剂均敏感，如温度低于30℃或高于50℃时皆易死亡。根据菌体表面荚膜多糖抗原可分为13个血清型，其中以A、B、C三群最常见，我国目前流行菌群以A群为主，占90%以上。

（二）流行病学

（1）传染源　患者和带菌者，带菌者为本病重要传染源。

（2）传播途径　主要经飞沫传播。

（3）易感人群　普遍易感，以6个月至2岁的婴幼儿发病率最高。病后可产生持久的免疫力。

（4）流行特征　本病呈全球分布，散发或流行。我国各地全年均可发病，但多见于冬春季，3～4月份为高峰。

（三）发病机制

脑膜炎奈瑟菌侵入人体鼻咽部后是否发病取决于细菌和机体防御能力。如机体免疫力强，入侵的细菌被消灭；若免疫力弱，细菌在鼻咽部繁殖，大多数成为无症状带菌者，部分表现为上呼吸道炎症而获得免疫力；当机体免疫力明显下降或细菌数量多、毒力较强时，病原菌自鼻咽部黏膜侵入毛细血管和小动脉进入血液循环，形成暂时菌血症，可无症状或仅表现为皮肤出血点；仅极少通过血脑屏障侵犯脑脊髓膜，形成化脓性脑膜炎。

普通型是细菌侵袭皮肤血管内皮细胞，迅速繁殖并释放内毒素，通过吞噬细胞释放的炎症因子作用于小血管和毛细血管，引起局部出血、坏死、细胞浸润和栓塞。暴发型因细菌进入血液循环大量繁殖，释放内毒素使全身小血管痉挛，引起严重微循环障碍，导致有效循环血量减少，引起感染性休克、酸中毒甚至脑疝危及生命。

（四）临床表现

潜伏期1～10d，一般为2～3d。根据病情和病程可分为以下各型。

1. 普通型

最常见，占全部病例的90%以上。

（1）前驱期　多无症状，部分患者有咽痛、低热、咳嗽或鼻咽炎、全身不适等非特异性上呼吸道感染症状。持续1～2d。

（2）败血症期　突发畏寒、高热、头痛、食欲减退、呕吐、乏力、肌肉酸痛及神志淡漠等。约70%患者皮肤、黏膜瘀点或瘀斑，病情严重者瘀斑迅速扩大，中央呈紫黑色坏死或大疱。此期持续1～2d。

（3）脑膜炎期　除持续高热和毒血症症状外，出现明显的中枢神经系统症状，如剧烈头痛、喷射性呕吐、烦躁不安、神志淡漠、嗜睡等，严重者出现昏迷和惊厥。部分囟门未闭的婴幼儿前囟膨隆，张力增大。多于2～5d内进入恢复期。

（4）恢复期　体温逐渐降至正常，瘀点、瘀斑消失。神经系统也渐恢复正常，1～3周内痊愈。

2. 暴发型

多起病急骤，病情凶险，多见于儿童，病死率高。可分为3型。

（1）休克型　突发寒战、高热，伴头痛、呕吐，广泛的瘀点和瘀斑可迅速增多并融合成大片，伴中央坏死。循环衰竭最突出，表现为面色苍白、四肢厥冷、口周发绀、尿量减少、血压下降、脉搏细速、精神萎靡或烦躁不安。脑膜刺激征及脑脊液改变可不明显。

（2）脑膜脑炎型　以脑膜、脑实质损害为主。患者除高热、全身毒血症症状、瘀斑外，颅内高压为本型突出表现，表现为剧烈头痛、频繁呕吐呈喷射状、血压升高、反复或持续惊厥，迅速进入昏迷。严重者发生脑疝，出现中枢性呼吸衰竭。

（3）混合型　兼有上述两型表现，为最严重的类型，病死率极高。

3. 轻型

病情轻微，仅有较轻的上呼吸道感染症状，皮肤可有少量细小出血点及脑膜刺激征。

4. 慢性败血症型

极少见，可迁延数月。表现为间歇性寒战、发热、皮肤瘀点或皮疹、多发性大关节痛，少数患者有脾大，每次发作 1～6d。

（五）实验室及其他检查

（1）血常规检查　白细胞计数显著增高，多在 20×10^9/L 以上，中性粒细胞在 80%以上，并发 DIC 时血小板显著下降。

（2）脑脊液检查　初期仅有压力升高。典型脑膜炎期，压力显著升高，外观混浊呈脓样，白细胞计数可超过 1000×10^6/L，以中性粒细胞为主，蛋白含量明显增多，而糖和氯化物明显减少。

（3）细菌学检查　是确诊的重要方法。

① 涂片检查：皮肤瘀斑处刮取物或脑脊液沉淀物涂片检查，阳性率可达 60%～80%。

② 细菌培养：取血液、皮肤瘀点刺出液或脑脊液检测，培养阳性者进行药敏试验以指导治疗。

（4）免疫学检查　通过测定脑脊液中脑膜炎球菌特异性多糖抗原或血清特异抗体而快速诊断。尤其适用于已用抗生素治疗而细菌学检查阴性者。

（六）治疗要点

（1）病原治疗　尽早、足量应用细菌敏感抗生素，如青霉素、头孢菌素、磺胺等。其中青霉素由于其高效、低毒、价廉的特点目前仍为高度敏感的杀菌剂，但由于其不易透过血脑屏障，需大剂量使用才能达到有效的治疗浓度，成人每日 20 万 U/kg，儿童每日 20 万～40 万 U/kg，静脉滴注，疗程 5～7d。青霉素过敏者可选用头孢菌素和氯霉素，二者均较易通过血脑屏障。

（2）对症治疗　高热者给予物理降温，惊厥者适当选用镇静药。颅内压增高者应用脱水药降颅压，同时注意补充水、电解质。呼吸衰竭者吸痰、保持呼吸道通畅，呼吸困难者给予吸氧，必要时使用呼吸兴奋药，如洛贝林、尼克刹米等。

【护理】

（一）护理评估

（1）健康史　评估患者起病经过，包括有无呼吸道症状、发热、皮肤瘀点瘀斑、剧烈头痛、喷射性呕吐、意识障碍、惊厥、面色苍白等症状，是否接触过流脑患者及带菌者。

（2）身体状况　评估患者的生命体征、意识、皮肤、神经系统体征等。

（3）实验室及其检查　评估患者的血常规、脑脊液、细菌及免疫学检查等结果。

（4）心理-社会状况　评估患者及家属对本病知识的了解情况，评估家属及其他社会资源对患者的支持情况。

（二）护理诊断/问题

（1）体温过高　与脑膜炎球菌感染导致败血症有关。

(2) 组织灌注无效　与内毒素导致微循环障碍有关。

(3) 潜在并发症　惊厥、脑疝、呼吸衰竭。

(4) 皮肤完整性受损　与内毒素损伤皮肤血管内皮、意识障碍有关。

(5) 有受伤的危险　与意识障碍、惊厥有关。

(三) 护理目标

体温恢复正常；增加组织灌注量；减轻临床症状；未发生并发症；皮肤完整性恢复正常；未受伤。

(四) 护理措施

1. 一般护理

(1) 隔离　呼吸道隔离，患者隔离至症状消失后3d，接触者密切观察7d。

(2) 休息与体位　卧床休息，取侧卧位，头偏向一侧，防止误吸；颅内压增高者需抬高头部；腰椎穿刺术后去枕平卧4～6h。治疗护理操作要集中进行，尽量减少搬动，避免诱发惊厥。

2. 病情观察

密切观察病情变化，监测生命体征、意识状态、瞳孔变化、意识、皮疹情况等，记录出入液量，早期发现呼吸衰竭、循环衰竭、惊厥先兆。

3. 用药护理

观察药物疗效及不良反应。使用青霉素治疗者应注意有无过敏反应。应用磺胺药者应鼓励患者多饮水，每天饮水量不得少于2000mL，且保证尿量在1000mL/d以上，遵医嘱使用碱性药物以碱化尿液，避免形成结晶造成肾损害，并定期复查尿常规。应用氯霉素者应注意有无胃肠道反应、骨髓抑制等情况。

4. 对症护理

(1) 呼吸衰竭的护理　及时吸痰，保持呼吸道通畅，给予吸氧，准备好抢救物品和药物，如吸痰器、气管插管或气管切开包、呼吸兴奋药等，做好抢救准备。遵医嘱使用洛贝林等呼吸兴奋药。切忌胸外按压。

(2) 皮肤瘀点、瘀斑的护理　瘀点、瘀斑的部位不宜穿刺、按压。瘀点、瘀斑在吸收过程中常有痒感，避免搔抓。被褥保持清洁、平整，内衣裤应柔软、宽松、勤换洗。

(五) 健康教育

(1) 疾病知识指导　向患者及家属介绍流脑的相关知识，如发病原因、临床过程、预后等。指导患者及家属坚持功能锻炼、按摩以减少脑神经损害、肢体运动障碍、失语、癫痫等后遗症的发生。

(2) 疾病预防指导　开展多种形式的卫生宣传教育。搞好环境卫生和个人卫生，不随地吐痰，注意室内通风换气，勤晒衣被和儿童玩具，可以达到预防疾病的目的。体质虚弱者做好自我保护，如外出戴口罩等。流行季节前对流行区6个月至15岁的易感人群应用脑膜炎球菌多糖体菌苗进行预防接种，可明显降低发病率。流脑流行单位的密切接触者及家庭内密切接触的儿童可用药物预防并医学观察7d。

(六) 护理评价

患者体温恢复正常；组织灌注量增加，临床症状减轻；无并发症。

(魏秀红　陈新娟)

第五节　寄生虫感染患者的护理

学习目标

1. 能准确简述常见寄生虫感染疟疾、肠阿米巴病和日本血吸虫病的病因、发病机制、主要的辅助检查和治疗要点。

2. 能正确解释疟疾、肠阿米巴病和日本血吸虫病的流行病学特点，描述其分类、临床表现。

3. 能运用护理程序的方法，对疟疾、肠阿米巴病和日本血吸虫病患者进行正确的护理和健康指导。

4. 在护理实践中，体现护士对患者的爱伤精神和人文关怀。

一、疟疾患者的护理

疟疾（malaria）俗称打摆子，是由雌性按蚊叮咬人体时将其体内寄生的疟原虫传入人体引起的寄生虫病。临床特点为间歇性、反复发作的寒战、高热，继之大汗后缓解，反复发作，脾大与贫血。

【疾病概要】

（一）病原学

疟疾的病原体为疟原虫，感染人类的疟原虫有间日疟、三日疟、恶性疟和卵形疟原虫4种。其生活史相似，均包括两个阶段，即在人体内进行的无性繁殖和在蚊体内进行的有性繁殖阶段。人是中间宿主，蚊为终末宿主。

（二）流行病学

(1) 传染源　患者及带虫者是疟疾的传染源。

(2) 传播途径　雌性按蚊是主要传播媒介，蚊虫叮咬是主要传播途径。

(3) 易感人群　普遍易感，感染后可产生一定免疫力，但持续时间不长，而且各型之间无交叉免疫。多次发作或感染后，症状较轻或无症状。

(4) 流行特征　热带和亚热带地区全年可有疟疾流行。我国以夏秋季较多。

（三）发病机制

受感染的雌性按蚊叮咬人体时感染性子孢子随蚊虫的唾液进入人体，随血液循环迅速侵入肝，在肝细胞内发育成熟为裂殖体（红细胞外期）。裂殖体释放出大量裂殖子进入血液循环，裂殖子随后侵入红细胞开始裂殖体增殖（红细胞内期），先后发育成小滋养体、大滋养体、裂殖体、裂殖子。在肝细胞内与红细胞内增殖时并不引起症状。当红细胞被裂殖子胀破后，大量的裂殖子、疟色素和代谢产物及变性血红蛋白进入血液，引起典型的临床症状。进入血中的裂殖子部分可再侵入其他红细胞，又进行新一轮裂体增殖，如此不断循环，引起间歇性的发作。由于各种疟原虫裂殖体成熟所需时间不同，其发作的周期性也随之不同。反复多次发作，可因大量红细胞破坏而出现贫血。

疟原虫在人体内增殖引起强烈的吞噬反应，以致全身单核-巨噬细胞系统显著增生，表现为肝、脾肿大，周围血中单核细胞增多。

（四）临床表现

潜伏期一般恶性疟 7～12d，间日疟和卵形疟 13～15d，三日疟 24～30d。

1. 典型发作

周期性、间歇性发作，典型症状为突发寒战、高热和大量出汗。可分为以下 3 期。

（1）寒战期　突起畏寒、寒战、面色苍白、唇指发绀，伴头痛、恶心、呕吐等症状，持续 10min 至 2h。

（2）高热期　随后体温迅速上升至 40℃以上，面色潮红、结膜充血、脉搏有力，伴头痛、全身酸痛乏力，恶心、口渴、烦躁不安，持续 2～6h。

（3）大汗期　随后颜面、双手微汗，渐至全身大量出汗，体温骤降至正常，持续 0.5～1h 后进入间歇期。

疟疾初发时，发热可不规则。一般发作数次以后，才呈间歇性发作。反复发作造成大量红细胞破坏而出现不同程度的贫血。多次发作后肝、脾可明显肿大。

2. 凶险发作

多由恶性疟引起。其类型可分为脑型、超高热型、胃肠型和厥冷型。

3. 并发症

恶性疟可引起急性血管内溶血，临床称为黑尿热，表现为急起寒战、高热、腰痛、恶心、呕吐、肝脾迅速增大、进行性贫血、黄疸、尿量骤减、排酱油色尿，严重者可发生急性肾衰竭。

（五）实验室及其他检查

（1）血常规　白细胞计数一般正常，但单核细胞相对增高。红细胞与血红蛋白在多次疟疾发作后可下降，恶性疟尤为明显。

（2）疟原虫检查　血液涂片或骨髓穿刺涂片查出疟原虫是确诊的依据。

（3）血清学检查　抗疟抗体在感染后 3～4 周才出现，4～8 周达高峰，以后逐渐下降。

（六）治疗要点

（1）病原治疗　氯喹是控制发作的首选药物，磷酸伯氨喹可用于病因预防和防止复发。此外，还可使用青蒿素衍生物、甲氟喹用于控制耐氯喹疟疾的发作。

（2）对症治疗　高热者给予物理降温；抽搐者应用镇静药；脑水肿者可使用甘露醇脱水或右旋糖酐 40 改善脑循环；黑尿热者立即停用诱发溶血的抗疟药，改用青蒿素、氯喹、乙胺嘧啶，同时通过补充体液、碱化尿液，加用糖皮质激素等措施控制溶血。

【护理】

（一）护理评估

（1）健康史　评估有无被蚊虫叮咬的历史；是否有疟疾流行地区的旅居史；询问发热、热程、热型等情况及伴随症状等。

（2）身体状况　评估生命体征、营养状况、面容、贫血程度、腹部体征等。

（3）实验室及其他检查　了解血常规、疟原虫及血清学检查结果。

（4）心理-社会状况　评估患者患病后对其正常工作、学习、家庭的影响；社会支持系统对本病的认识和对患者的支持程度等。

（二）护理诊断/问题

（1）体温过高　与疟原虫感染、大量致热源释放入血有关。

（2）潜在并发症　惊厥、脑疝和黑尿热。

（3）活动无耐力　与红细胞大量破坏导致贫血有关。

（三）护理目标

体温恢复正常；未发生并发症；体力逐渐恢复，生活自理。

（四）护理措施

1. 一般护理

（1）隔离　病室应防蚊、灭蚊。患者隔离至临床症状消失。

（2）休息与饮食　发作期及热退后24h内应卧床休息。注意补充水分，食欲低下者给予流质或半流质饮食。发作间歇期给予高热量、高蛋白、高维生素、富含铁的食物。

2. 病情观察

监测生命体征的变化，尤其是体温；注意观察有无贫血的征象、脑水肿、脑疝发生的征象；观察有无尿量骤减、腰疼、黄疸、酱油色尿等黑尿热的表现。

3. 用药护理

观察药物疗效及其不良反应。口服氯喹可引起头晕、食欲缺乏、恶心、呕吐、腹泻、皮肤瘙痒等，指导患者饭后服用，减少对胃肠道刺激；静脉注射控制滴速。伯氨喹与氯喹联合应用可防止复发，注意患者有无头晕、恶心、呕吐、发绀等副作用。嘱患者多饮水或静脉补液以促进药物排泄。

4. 对症护理

寒战时要注意保暖、加盖棉被、给予热水袋，伴抽搐时注意安全。出现黑尿热的患者应立即停用奎宁或伯氨喹等诱发溶血的药物，减少不必要的搬动，避免诱发心力衰竭，给予吸氧，遵医嘱应用氢化可的松、5%碳酸氢钠等药物，以减轻溶血和肾损害。记录24h出入量，尤其观察尿量变化，及时发现肾衰竭的征象。

（五）健康教育

（1）疾病知识宣教　包括疟疾的传染过程、主要症状、治疗方法、药物不良反应、复发原因等，指导患者坚持服药，以彻底治愈。反复发作时，应速到医院复查。1～2年内有疟疾发作史及血中查到疟原虫者，于流行季节前1个月，给予抗复发治疗，以后每3个月随访1次，直至2年内无复发为止。

（2）预防知识育教　加强防蚊、灭蚊措施，如使用纱窗、蚊帐、穿长袖衣裤、房间喷洒杀虫剂及在暴露部位涂驱蚊剂等。对疟疾高发区健康人群及流行季节出入流行区的易感人群，应预防性服药。

（六）护理评价

患者体温恢复正常，无并发症，患者能说出体力下降的原因，合理安排休息和饮食。

二、肠阿米巴病患者的护理

肠阿米巴病（intestinal amebiasis）又称阿米巴痢疾，是由溶组织内阿米巴侵入结肠引起的一种寄生虫病。典型表现为腹痛、腹泻、排暗红色腥臭味的粪便。感染者约10%出现临床症状，易复发或转为慢性；多数为无症状的病原携带状态。

【疾病概要】

（一）病原学

溶组织内阿米巴有两种形态，即包囊和滋养体。滋养体是阿米巴在人体生活史中的主要阶段。包囊是溶组织内阿米巴的感染型；滋养体分大、小两型，大滋养体可伸出伪足做定向运动，有吞噬红细胞、分泌多种溶组织酶、侵入机体组织的能力，是其致病形态（侵袭型）。小滋养体一般不致病，是大滋养体和包囊的中间型。滋养体对外界环境的抵抗力弱，离体后很快死亡，也易被胃液杀灭。包囊对外环境的抵抗力强，但对热和干燥很敏感，50℃几分钟即死亡。

（二）流行病学

（1）传染源　无症状的包囊携带者、慢性和恢复期患者是主要的传染源。

（2）传播途径　粪—口传播，通过进食被包囊污染的水和食物造成传染。也可通过苍蝇、蟑螂等间接传播。

（3）易感人群　人群普遍易感，但婴儿和儿童发病机会少。营养不良、免疫力低下及接受免疫抑制剂治疗者感染率较高。病后产生的抗体无保护作用，故可反复感染。

（4）流行特征　本病遍及全球，热带、亚热带地区多见。其发病率农村高于城市，男性高于女性，成人高于儿童。秋季发病多，夏季次之。

（三）发病机制与病理改变

包囊进入消化道后，在胰蛋白酶的作用下，小滋养体脱囊而出，随粪便移行到盲肠、结肠、直肠等部位寄生。在适宜条件下（肠腔受损、机体抵抗力下降、饮食不当等），小滋养体转变为大滋养体，凭借伪足的机械运动和所分泌酶的水解作用侵入肠壁，在肠黏膜下层繁殖、扩散，形成病灶。好发部位依次为盲肠、升结肠、直肠、乙状结肠、阑尾和回肠末端。基本病理改变为组织溶解性坏死。初期表现为散在的、细小的浅表糜烂，继而形成许多孤立而色泽较淡的小脓肿，破溃后形成边缘不整、口小底大的烧瓶样溃疡。严重者可累及肌层及浆膜层，导致肠出血、肠穿孔、腹腔脓肿或弥漫性腹膜炎。

（四）临床表现

潜伏期约3周，短至4d，长达1年余。

1. 急性阿米巴痢疾

（1）轻型　占90%以上。临床症状轻微或无临床症状，但粪便中可查到滋养体和包囊。

（2）普通型　起病多缓慢，全身中毒症状较轻，无发热或低热。首发症状为腹痛、腹泻，每天排便10次左右，量中等，暗红色果酱样，有腥臭味，内含滋养体，多无里急后重。腹痛和腹部压痛以右下腹较明显。

（3）重型　起病急骤，寒战、高热，剧烈腹痛较长时间后，排出黏液血性或血水样大便，奇臭，内含大量滋养体，每日十余次。同时伴恶心、呕吐、里急后重、腹部压痛。有不同程度水、电解质紊乱甚至循环障碍。易出现肠出血、肠穿孔、腹膜炎等并发症。本型少见，见于体质衰弱、重度营养不良、孕妇或免疫功能低下者，预后差。

2. 慢性阿米巴痢疾

急性阿米巴痢疾未经彻底治疗者可转为慢性。表现为腹痛、腹泻或便秘交替出现。粪便中带少量黏液及血，腐臭，每天3～5次，可检出滋养体和包囊。症状持续存在或反复发作。间歇期可无任何症状，常由诱因引起发作，如疲劳、饮食不当、受凉等。病程持续数月至数年不等。久病者可有贫血、乏力、消瘦及神经衰弱等表现。

3. 并发症

肠出血、肠穿孔、阑尾炎、结肠肉芽肿等肠内并发症；也可并发阿米巴肝脓肿等肠外并发症。

（五）实验室及其他检查

（1）血常规检查　白细胞总数和分类均正常，当伴有细菌感染时白细胞总数和分类增高。

（2）粪便检查　肉眼观察粪便呈暗红色果酱样，含血及黏液，腥臭味。生理盐水涂片可见较多的红细胞和少量白细胞。若检到包囊（慢性）或吞噬红细胞、有活动能力的滋养体（急性）可以确诊。

（3）免疫学检查　通过检测粪便中滋养体抗原或血清中检测阿米巴滋养体抗体可明确诊断。

（4）结肠镜检查　可见大小不等的散在溃疡，表面覆有黄色脓液，活检可见滋养体。

（六）治疗要点

（1）病原治疗　甲硝唑因对各个部位、各型阿米巴原虫都有较强的杀灭作用，是目前治疗肠内、肠外各型阿米巴病的首选药物。但妊娠 3 个月内和哺乳妇女忌用。甲硝唑无效者可选用替硝唑。轻症及排包囊者，给予糠酯酰胺。还可用巴龙霉素清除肠腔中阿米巴包囊。

（2）并发症的治疗　肠出血者予止血、输血。肠穿孔、腹膜炎等应在病原治疗和广谱抗生素控制下进行手术。

【护理】

（一）护理评估

（1）健康史　评估有无不洁饮食史；有无发热、发热程度及体温变化规律；询问腹泻的程度、大便性状、有无黏液血便、有无腥臭味等；询问有无其他伴随症状。

（2）身体状况　评估生命体征、神志状态、营养状况、腹部体征等。

（3）实验室及其检查　评估患者血常规、粪便及免疫学等检查结果。

（4）心理-社会状况　评估患者对本病一般知识的了解情况、对预后的认识、对所患疾病的心理反应；评估社会支持系统对本病的认识及对患者的关心程度。

（二）护理诊断/问题

（1）腹泻　与肠阿米巴病有关。

（2）腹痛　与肠阿米巴感染，导致肠壁受损有关。

（3）潜在并发症　肠出血、肠穿孔、肠梗阻。

（三）护理目标

患者的腹泻及其引起的不适减轻或消失；腹痛减轻；未发生并发症。

（四）护理措施

（1）一般护理　观察生命体征的变化；大便次数、量、性状，是否伴有出血；严密监测有无突然发生的腹痛、腹肌紧张、腹部压痛等肠穿孔表现。病室内消灭苍蝇和蟑螂。执行接触隔离措施，患者症状消失后连续 3 次粪便检查，滋养体和包囊阴性后方可解除隔离。

（2）对症护理　频繁腹泻伴明显腹痛者，遵医嘱给予颠茄合剂或肌注阿托品等解痉药，亦可使用腹部热敷等方法以缓解不适。

（3）粪便标本采集　采集新鲜脓血便送检；留取标本容器应清洁，不应混有尿液及消毒液；气温低时，让患者排于温水清洗过的便盆中，以防滋养体死亡；服用油类、钡剂、铋剂者，停药 3d 后留取粪便标本送检；需反复多次送检。

（4）用药护理　观察药物的疗效及不良反应。甲硝唑主要以胃肠道反应为主，如恶心、腹痛、腹泻、口中金属味等。妊娠 3 个月内和哺乳期妇女忌用。用本药前后不能饮酒。

（五）健康教育

（1）疾病预防指导　改善公共卫生条件，加强粪便管理，消灭苍蝇和蟑螂。餐饮业工作者应定期体检，发现慢性患者或排包囊者，应接受治疗，确认痊愈后方能恢复原岗位工作。养成良好的个人卫生习惯，避免食入污染的食物和水，饮用水必须煮沸，不吃未洗净或未煮熟的蔬菜。饭前便后要洗手。执行接触隔离措施，患者坚持用药，症状消失后连续 3 次粪便检查，滋养体和包囊阴性后方可解除隔离。

（2）疾病知识指导　向患者解释阿米巴病的预防过程、临床经过、常见并发症、常用治疗药物及其不良反应、疗程等。讲解在治疗期间加强营养，禁饮酒，防止暴饮暴食，避免受凉、劳累等的重要性。出院后 3 个月应每月复查大便 1 次，以防复发。

（六）护理评价

患者的腹泻及其伴随症状消失，腹痛减轻，未发生并发症。

三、日本血吸虫病患者的护理

【疾病概要】

日本血吸虫病（schistosomiasis japonicum）是由日本血吸虫寄生在门静脉系统所引起的疾病。急性期主要表现为发热、肝大和压痛、腹泻或脓血便，血中嗜酸粒细胞增多；慢性期以腹泻或痢疾样粪便、肝脾大为主；晚期则以门静脉高压、巨脾和腹水为主要表现。

（一）病原学

日本血吸虫为雌雄异体，成虫主要寄生于人的门静脉系统，雌雄成虫在血管内交配，雌虫在肠壁黏膜下层的末梢静脉内产卵，部分虫卵破坏肠黏膜而进入肠腔，随粪便排出体外，入水后如温度适宜则孵化成毛蚴。毛蚴浮游于水中，遇中间宿主钉螺时即钻入其体内发育成具有传染性的尾蚴，并逸出。当人、畜接触疫水时，尾蚴很快从皮肤或黏膜侵入，发育成童虫，随血流经右心、肺、左心进入体循环，部分移至肝门脉系统分支，发育为成虫，后又逆血流移行至肠系膜静脉，雌雄交配产卵。在日本血吸虫的生活史中，人是终末宿主，钉螺是其中间宿主（图 10-1）。

（二）流行病学

（1）传染源　受感染的人和动物，如牛、羊、猪、野鼠等。

（2）传播途径　人和动物主要通过皮肤或黏膜接触含尾蚴的疫水而受染。

（3）易感人群　普遍易感，感染后有部分免疫力。

（4）流行特征　本病的流行有严格的地区性，其地理分布与钉螺的地理分布相一致。在我国长江流域流行较广，夏秋季为感染高峰。

（三）发病机制

感染初期，尾蚴侵入皮肤引起局部皮炎。童虫移行于肺，虫体及其代谢产物引起变态反应导致肺点状出血和细胞浸润。慢性血吸虫病的主要病变是由虫卵诱发的肉芽肿或虫卵沉着于肠壁黏膜下层，随门静脉血流至肝脏和结肠，引起相应损害。严重感染时，童虫可达门脉

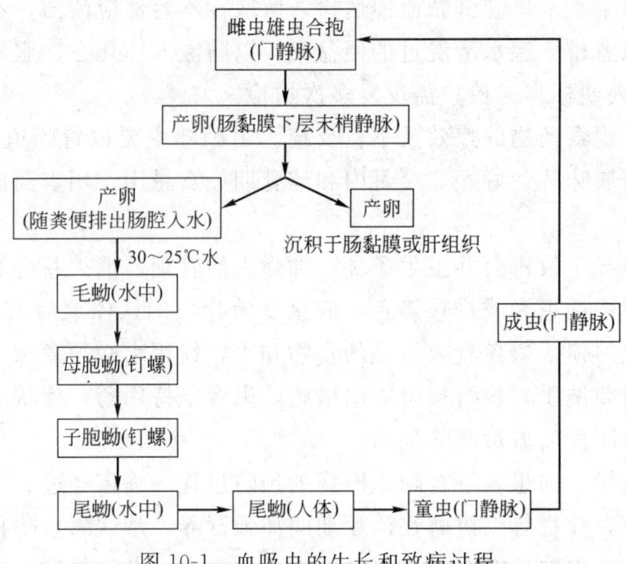

图 10-1 血吸虫的生长和致病过程

系统之外的器官，成熟产卵，产生肉芽肿性异位损害。

（四）临床表现

潜伏期一般为 40d（30～60d）。临床表现复杂多样，因虫卵沉着部位、感染轻重和机体免疫反应而异。分为急性血吸虫病、慢性血吸虫病、晚期血吸虫病和异位血吸虫病。

1. 急性血吸虫病

一般在接触疫水后数小时至 2～3d 内，局部皮肤出现粟粒大的红色丘疹或疱疹，奇痒。童虫移行于肺，可有低热、咳嗽、痰中带血，1～2 周可自行消失。在接触疫水后 1 个月左右（潜伏期），出现急性发病表现，即发热、过敏反应及消化道症状。

2. 慢性血吸虫病

急性症状消退而未经治疗或反复轻度感染而获得部分免疫力，病程超过半年以上，称慢性血吸虫病。多数无任何症状和体征。部分患者有反复发作的腹痛、腹泻，偶尔便中带血，重者可有黏液脓血便数次，伴里急后重，以及消瘦、贫血、乏力、劳动力减退等。肝大以左叶较明显，脾亦逐渐增大。

3. 晚期血吸虫病

为慢性血吸虫病的继续和发展。脾脏明显肿大最常见。腹水患者常伴有贫血、消瘦、下肢水肿、食管下端和胃底静脉曲张等表现。以结肠病变为主者出现腹痛、腹泻、便秘或两者交替出现。儿童时期反复感染者常有生长发育障碍。

4. 异位血吸虫病

（1）肺血吸虫病　虫卵沉积引起的肺间质性病变。表现为咳嗽、气急、胸闷、咯血等。

（2）脑血吸虫病　急性型表现为嗜睡、意识和精神障碍，脑膜炎刺激征及锥体束征阳性；慢性型以癫痫发作为主。

（五）实验室及其他检查

（1）血常规检查　急性期白细胞计数和嗜酸粒细胞均增高。慢性期嗜酸粒细胞也增高。晚期可因脾功能亢进，全血细胞减少。

（2）肝功能检查　急性期球蛋白显著增高，血清 ALT 轻度增高。晚期白蛋白明显降低，A/G 比值下降或倒置。

（3）粪便检查　粪便中查到虫卵或孵化出毛蚴可确诊。

（4）结肠镜及直肠黏膜活组织检查　镜检可见肠黏膜充血水肿、黄斑、息肉、溃疡及瘢痕。活检检出活虫卵有确诊价值。

（六）治疗要点

病原治疗的首选药物是吡喹酮，本药具有高效、低毒、可口服、疗程短等优点，可用于各型各期血吸虫病患者的治疗。同时可采取对症治疗。

【护理】

（一）护理评估

（1）健康史　询问患者居住地、有无疫水接触史；询问发病经过及表现，如发热、热程、发热程度及体温变化规律；询问皮肤及黏膜有无皮炎、荨麻疹；有无腹痛，腹泻的程度及大便性状等。

（2）身体状况　评估生命体征、营养状况、是否有肝脾肿大等。

（3）实验室及其他检查　评估患者血常规、肝功能、粪便及免疫学等检查结果。

（4）心理-社会状况　评估患者对本病知识的了解情况、对预后的认识、对所患疾病的心理反应；患病后对工作、学习、家庭造成的影响，家庭经济情况；社会支持系统对本病的认识及对患者的关心程度。

（二）护理诊断/问题

（1）体温过高　与血吸虫急性感染后虫卵和毒素作用有关。

（2）营养失调　低于机体需要量，与血吸虫病引起结肠、肝脏病变有关。

（三）护理目标

体温恢复正常；食欲增加，进食总热量提高。

（四）护理措施

1. 一般护理

（1）休息与活动　急性血吸虫病及晚期肝硬化失代偿时，均应卧床休息；慢性期患者可适当活动，但须避免劳累。

（2）饮食　急性期患者给予高热量、高蛋白、高维生素易消化饮食。避免煎炸、油腻、产气多的食物，减少脂肪摄入。高热、中毒症状严重者，注意供给足够水分，保持水、电解质平衡，慢性患者可予营养丰富、易消化食物，少量多餐，避免进食粗、硬、过热、多纤维刺激性食物。

2. 病情观察

急性期患者注意观察体温变化和全身状况，观察大便次数、性状和颜色以及有无腹痛，并做好记录。晚期患者定时测量体重和腹围，观察下肢水肿，肝、脾大小，肝功能变化，注意有无呕血、黑粪、意识障碍等上消化道出血及肝性脑病的表现。

3. 用药护理

应用吡喹酮时指导患者按时、按量坚持服药，并观察服药后的不良反应，如头晕、头痛、乏力、恶心、腹痛，一般不需要处理。如出现严重心律失常，应立即停药，及时报告医师。有明显头晕、嗜睡等神经系统反应者，治疗期间与停药后 24h 内勿驾驶、机械操作等工作。哺乳期妇女于服药期间直至停药后 72h 内不宜喂乳。

4. 对症护理

（1）高热　检测体温、热型。可采取物理降温措施如冷敷、温水擦浴、乙醇擦浴等，对物理降温仍高热不退者可遵医嘱使用药物降温。

（2）腹水　患者出现明显腹水时应严格限制钠盐的摄入，记录24h出入量，每日测量体重、腹围；遵医嘱使用利尿药，注意观察利尿药的效果。

（五）健康教育

（1）疾病预防指导　在流行区对患者及病畜进行普查、普治、控制传染源。加强灭螺，防止人粪与畜粪污染水源，做好粪便的无害化处理。尽量避免接触疫水，必须接触时应涂擦防护剂或穿长筒胶鞋、防护裤、戴手套。必要时可预防性服药。

（2）疾病相关知识指导　讲解血吸虫病的传播途径、临床表现、主要的治疗、常见并发症等。注意生活规律，增加营养，避免使用损肝药物，限制吸烟、饮酒。定时复查，一旦发生并发症应及时就医。

（六）护理评价

患者体温恢复正常；营养指标在正常范围内。

（魏秀红　陈新娟）

本章小结

传染病的流行过程需要三个条件：传染源、传播途径和易感人群。传染病预防的重点是管理传染源、切断传播途径和保护易感人群。

病毒性肝炎是由多种肝炎病毒引起的以肝脏损害为主要表现的全身性疾病。按病原学分甲型、乙型、丙型、丁型和戊型病毒性肝炎。护理要点在于注意休息减轻肝脏负担，甲型、戊型肝炎做好消化道隔离，乙型、丙型、丁型肝炎的重点是禁止献血，防止通过血液和体液的传播。

乙脑是由乙型脑炎病毒引起的中枢神经系统传染病。典型临床经过分为初期、极期、恢复期和后遗症期。临床上以高热、意识障碍、惊厥或抽搐、呼吸衰竭及颅内高压、神经系统症状和体征为特点。护理重点卧床休息，减少各种刺激，严密观察生命体征、意识障碍程度、有无脑疝的先兆，惊厥或抽搐者保持呼吸道通畅，防止坠床等意外的发生。

肾综合征出血热是由汉坦病毒引起的自然疫源性传染病，鼠为主要传染源，有多种途径传播。临床上以发热、充血、出血、休克和急性肾衰竭为主要临床表现，典型病例可有5期经过。防鼠、灭鼠是预防本病的关键。护理措施饮食指导，严密观察病情变化，及早发现休克、急性肾衰竭和出血等症状并进行对症护理。

狂犬病是由狂犬病病毒侵犯中枢神经系统引起的急性人畜共患传染病。患者以恐水怕风、恐惧不安、咽肌痉挛、进行性瘫痪等为特征。因目前无特效治疗方法，护理重点做好伤口的处理，避免风、光、声等一切不良刺激，预防肌肉痉挛。

细菌性痢疾是由痢疾杆菌引起的肠道传染病。本病以直肠、乙状结肠的炎症与溃疡为主要病变，以腹痛、腹泻、里急后重和黏液脓血便为主要表现，可伴有发热及全身毒血症症状，严重者可有感染性休克和中毒性脑病。患者及带菌者是本病传染源，经消化道传播。本病以病原治疗和对症治疗为主，首选喹诺酮类药物。腹泻及肛周皮肤护理为本病的护理重点。

霍乱是由霍乱弧菌引起的一种烈性肠道传染病。患者和带菌者是主要传染源，经消化道传播，人群普遍易感。典型霍乱病程分为3期，即泻吐期、脱水期和恢复期。治疗原则为隔离、补液、抗菌和对症治疗。补液及病情观察是本病护理的关键。

案例分析

案例1

贾某，男性，36岁，乏力、纳差2周就诊。HBsAg阳性2年。血清转氨酶反复升高1年多。曾住院治疗3次，服用多种保肝药物，未用干扰素等抗病毒治疗。无手术及输血史。

护理体检：一般情况可。无明显肝病面容，肝掌可疑，前胸部可见3个小蜘蛛痣。肝脏肋下未及，脾脏侧位肋下刚及，稍硬。无腹水及水肿。辅助检查：ALT 320U/L，AST 165U/L。B超示肝回声较粗，血管走行不清。

问题：

1. 该患者疾病诊断是什么？
2. 该患者存在哪些护理诊断/问题？
3. 可采取哪些护理措施？

案例2

王某，15岁，因高热、头痛、频繁呕吐3d，于1月10日来诊。患者3d前突然高热达39℃，伴发冷和寒战，同时出现剧烈头痛，频繁呕吐，呈喷射性，吐出食物和胆汁，无上腹部不适，进食少，二便正常。既往体健，无胃病和结核病史，无药物过敏史，所在学校有类似患者发生。护理查体：T 39.1℃，P 110次/分，R 22次/分，BP 120/80mmHg，急性热病容，神志清楚，皮肤散在少量出血点，浅表淋巴结未触及，巩膜不黄，咽充血（＋），扁桃体（－），颈有抵抗，两肺叩清，无啰音，心界叩诊不大，心率110次/分，律齐，腹平软，肝、脾肋下未触及，无下肢水肿，Brudzinski征（＋），Kernig征（＋），Babinski征（－）。实验室检查：血Hb 124g/L，WBC 14.4×10^9/L，N 84%，L 16%，PLT 210×10^9/L，尿常规（－），粪常规（－）。

问题：

1. 该患者最可能的疾病诊断是什么？写出诊断依据。
2. 主要的护理问题是什么？

目标检测

A_1型单项选择题

1. 预防菌痢的措施，下列哪一项最为重要（　　）。

A. 隔离治疗患者

B. 切断传播途径

C. 餐饮、幼托人员定期粪检

D. 带菌者调离工作并彻底治疗

E. 流行季节服药或活疫苗预防

2. 霍乱患者最主要的病变为（　　）。

A. 严重脱水　B. 电解质紊乱　C. 血液浓缩
D. 代谢性酸中毒　E. 内脏功能障碍

3. 在下列传染病中，发病季节最严格的疾病是（　　）。
A. 流行性乙型脑膜炎　B. 细菌性痢疾　C. 水痘
D. 流行性脑脊髓膜炎　E. 麻疹

4. 乙型肝炎病毒属于（　　）。
A. 肠道病毒　B. DNA 病毒　C. RNA 病毒
D. EB 病毒　E. 巨细胞病毒

5. 霍乱的常见临床特点为（　　）。
A. 先吐后泻　B. 先泻后吐　C. 只吐不泻
D. 只泻不吐　E. 吐、泻同时出现

6. 乙型脑炎患者必有的临床表现是（　　）。
A. 意识障碍　B. 持续高热　C. 惊厥或抽搐
D. 呼吸衰竭　E. 脑膜刺激征

7. 诊断伤寒最有价值的实验室检查是（　　）。
A. 血象　B. 血培养　C. 粪便培养
D. 尿培养　E. 肥达反应

8. 对霍乱患者采取的护理措施，下列哪一项最重要（　　）。
A. 严格隔离与消毒　B. 密切观察病情变化
C. 及时足量正确补充液体　D. 腹泻、呕吐的护理
E. 其他对症护理

9. 提高特异性免疫力的主要措施是（　　）。
A. 加强营养　B. 体育锻炼　C. 个人卫生
D. 预防接种　E. 改善生活条件

10. 防接种实行一人一针一管的主要目的是（　　）。
A. 节约人力和时间　B. 防止交叉感染
C. 保证制品质量　D. 避免差错发生
E. 容易观察反应

A_2 型单项选择题

11. 流脑患者出现高热、剧烈头痛、喷射状呕吐、惊厥、昏迷，甚至两侧瞳孔不等大、偏瘫、呼吸节律不齐等表现时，除及早应用有效抗菌药物外，下述护理措施中哪一项是最关键的（　　）。
A. 降温止惊厥　B. 吸氧及应用呼吸兴奋药
C. 减轻脑水肿防止脑疝　D. 使用肾上腺糖皮质激素
E. 观察病情，监测生命体征

12. 黄先生，47 岁。病后第 8 天出现昏迷。体检：神志不清，巩膜中度黄染，牙龈出血，颈无抵抗感，表浅淋巴结不肿大，肝界明显缩小，腹水征阳性，布氏征、克氏征阴性，未引出病理反射。该患者所患的疾病是（　　）。
A. 急性重型肝炎　B. 乙型脑炎　C. 流行性脑脊髓膜炎

D. 肾综合征出血热　　E. 钩端螺旋体病

13. 男性，30 岁。最近在农村住过 5 天，当地腹泻患者较多，曾有接触。回家 2 天后突然腹泻，后又呕吐，当天共泻 10 余次，吐过 5～6 次。无腹痛及里急后重。排出物初为黄水样便，量多，现呈米泔水样。极度口渴，小腿腓肠肌抽搐。体检：体温 36.2℃，血压 75/58mmHg，失水貌，皮肤弹性差；粪检，水样便，仅见少量红细胞、白细胞，悬滴，涂片镜检有多量革兰阴性弧菌。当前采取的护理措施以下列哪一项最为关键（　　）。

A. 使用抗菌药物　　B. 大量快速输液纠正失水等危重征

C. 卧床休息，隔离治疗　　D. 补充足够营养

E. 选用止泻药物

14. 男性，42 岁。昨晚吃过在摊贩处购买的熟食，半夜起畏寒、发热、腹痛、腹泻，至今晨 4h 内大便已达 10 余次。初为水样便，后粪便量少并有黏液和脓血，有明显里急后重感。患者的首要护理措施是（　　）。

A. 消毒隔离　　B. 病原治疗　　C. 静脉输液

D. 物理降温　　E. 解痉止痛

15. 女性，10 岁。昨天起突发寒战、高热、头痛、呕吐，今起意识模糊。体检：体温 40℃，神志不清，皮肤有紫红色斑点。颈有抵抗感，克氏征、布氏征阳性。目前治疗应首选（　　）。

A. 磺胺嘧啶　　B. 青霉素　　C. 氯霉素

D. 卡那霉素　　E. 头孢噻肟

16. 李先生，40 岁。因高热、疲乏 5 天，胸闷、气促 2 天入院。曾与 SARS 患者患者密切接触。体格检查：体温 39℃，呼吸 30 次/分，脉搏 120 次/分，血压 100/62mmHg，神志清楚，两肺呼吸音低，胸部 X 线检查发现两侧肺部有斑片状浸润性阴影。根据该患者情况，目前最主要的护理诊断是（　　）。

A. 体温过高　　B. 体液不足　　C. 活动无耐力

D. 清理呼吸道无效　　E. 气体交换受损

17. 董先生，32 岁。反复发热、间断腹泻、食欲减退 2 个月，有静脉吸毒史。经查血中抗-HIV 阳性。目前患者心情十分沉重，对治疗失去信心，感到绝望。此时，最需要的护理措施是（　　）。

A. 心理支持　　B. 物理降温

C. 给予高热量、高蛋白、高维生素、易消化饮食

D. 加强皮肤和口腔护理

E. 遵医嘱给予抗菌药物

18. 张先生，17 岁。因发热、头痛 3 天，病情加重 1 天，伴呕吐 4 次而入院。体检：体温 41℃，嗜睡，颈有明显抵抗感，克氏征（＋）。初步诊断为流行性乙型脑炎。在护理该患者过程中，最重要是观察（　　）。

A. 体温　　B. 心率、心律　　C. 有无频繁呕吐

D. 意识障碍程度　　E. 呼吸及瞳孔变化

19. 女性，28 岁。发热 10 余天，乏力、食欲缺乏、腹泻、腹胀，脾肋下触及 2cm。血白细胞总数 2.6×10^9/L，中性粒细胞 0.6，淋巴细胞 0.4。病后曾自服退热药及磺胺药、氯

霉素等，体温未降至正常。临床上疑为伤寒，为明确诊断，应选择做下列哪一项检查（　）。

A. 血培养　B. 粪便培养　C. 尿培养

D. 骨髓培养　E. 肥达反应

20. 男性，25 岁。今中午应邀与几位朋友在路边小饭店聚餐，下午 2 时多突感腹部不适，恶心、呕吐、脐周绞痛、腹泻，至今晚已泻 10 余次，排出多量黄水样便，现感明显口渴。检查见眼眶下陷，口唇干裂，腹部、手背皮肤弹性差，体温 38.5℃。据了解同食者均已发病。应诊断为（　）。

A. 伤寒　B. 细菌性痢疾　C. 霍乱

D. 食物中毒　E. 中毒性菌痢

A_3 型单项选择题

（21～23 题共用题干）

王先生，40 岁。因发热 7 天，伴全身酸痛，食欲减退，并发现两腋下有出血点，于 11 月 9 日拟诊为肾综合征出血热而入院。入院后曾一度血压下降，经给予相应的治疗后，目前体温降至正常，血压基本稳定。但近 3 天来，患者每天尿量仅 300mL。

21. 目前首位的护理诊断是（　）。

A. 体温过高　B. 体液过多　C. 营养失调，低于机体需要量

D. 活动无耐力　E. 有传播感染的危险

22. 该患者在发热过程中，不宜采用的降温护理措施是（　）。

A. 乙醇拭浴　B. 药物降温　C. 大血管处置冰袋

D. 冰帽　E. 冰枕

23. 该患者的隔离要求，下列哪一项是错误的（　）。

A. 患者住单人房间　B. 经常开门窗通风

C. 用物严格消毒处理　D. 进病室戴口罩、穿隔离衣等

E. 病室、墙壁、家具每天消毒

（24～28 题共用题干）

男性，18 岁。持续高热伴腹泻 10 天，大便每天 5～6 次，稀便，偶有黏液。食欲差，有时恶心、呕吐，右下腹感隐痛。护理体检：体温 39.5℃，脉搏 85 次/分，呼吸 22 次/分，血压 105/75mmHg。右下腹轻压痛，肝右肋下触及 2.5cm，脾左肋下 1.5cm。躯干背侧隐约见 5 颗比米粒小些、压之退色的淡红色皮疹。血白细胞总数 2.5×10^9/L，中性粒细胞 0.65，淋巴细胞 0.35。粪便镜检见少量白细胞，培养无致病菌生长。

24. 目前该患者最主要的护理问题是（　）。

A. 体温过高　B. 体液过多　C. 活动无耐力

D. 清理呼吸道无效　E. 气体交换受损

25. 你认为下列哪一项诊断最可能（　）。

A. 伤寒　B. 副伤寒　C. 细菌性痢疾

D. 急性肠炎　E. 霍乱

26. 为明确诊断，你认为该患者目前最有价值的实验室检查是（　）。

A. 血象　B. 血培养　C. 粪便培养

D. 尿培养　　E. 肥达反应

27. 你认为该患者躯干背侧玫瑰疹出现在病程的（　　）。

A. 1～6 天　　B. 7～14 天　　C. 14～20 天

D. 21～28 天　　E. 28 天以后

28. 你认为护士为该患者首选药物是（　　）。

A. 喹诺酮类　　B. 氯霉素　　C. 头孢菌素类

D. 复方磺胺甲噁唑　　E. 阿莫西林

（29～30 题共用题干）

男性，48 岁。食欲差，时有恶心、呕吐、食欲缺乏 3 个月。体检：体温 36.5℃，脉搏 85 次/分，呼吸 22 次/分，血压 110/75mmHg。肝右肋下触及 2.5cm，叩击痛。到当地医院就诊，诊断为乙型肝炎。

29. 你认为该患者最可能的传播途径是（　　）。

A. 日常生活接触　　B. 粪—口传播为主　　C. 母婴传播

D. 医源性传播　　E. 血液及体液传播

30. 你认为该患者预防乙型肝炎的人工被动免疫是使用（　　）。

A. 丙种球蛋白　　B. 胎盘球蛋白　　C. 特异性高价免疫球蛋白

D. 抗毒素　　E. 乙型肝炎疫苗

A_4 型单项选择题

（31～35 题共用题干）

男性，20 岁。昨日食海产品，今晨开始出现腹泻，大便为稀水样，呈米泔水样，大便常规检查 WBC 0～2/HP，RBC 1～2/HP，大便涂片染色见革兰阴性且排列成鱼群样细菌。该患者所患疾病诊断为霍乱。

31. 你认为该患者引起霍乱病变的主要因素是（　　）。

A. 肠毒素　　B. 内毒素　　C. 菌体抗原

D. 鞭毛抗原　　E. 特异性抗体

32. 你认为导致该患者被传染霍乱最可能的传染源是（　　）。

A. 轻型患者　　B. 中、重型患者　　C. 健康带菌者

D. 隐性感染者　　E. 患病动物

33. 目前该患者最主要的护理问题是（　　）。

A. 体温过高　　B. 体液不足　　C. 活动无耐力

D. 清理呼吸道无效　　E. 恐惧

34. 对该患者采取的护理措施，下列哪一项最重要（　　）。

A. 严格隔离与消毒　　B. 密切观察病情变化

C. 及时足量正确补充液体　　D. 腹泻、呕吐的护理

E. 其他对症护理

35. 护士对该患者采取的药物护理，应首选药物是（　　）。

A. 喹诺酮类　　B. 青霉素　　C. 氯霉素

D. 卡那霉素　　E. 头孢噻肟

（36～40 题共用题干）

女性，29 岁。乏力、食欲缺乏、腹泻、腹胀 3 个月，肝肋下 2cm。临床上已确诊为乙型肝炎。

36. 下列提示乙型肝炎有较大传染性的一组血清学检查结果是（　　）。

A. 抗-HBs 阳性，抗-HBe 阳性

B. HBsAg 阳性，HBeAg 阴性，抗-HBC 阳性

C. HBsAg 阳性，抗-HBe 阴性

D. HBsAg 阳性，HBeAg 阳性，抗-HBC 阳性

E. HBsAg 阳性

37. 为预防该患者传染他人，首先要阻断的传播途径是（　　）。

A. 日常生活接触　B. 粪—口传播为主　C. 母婴传播

D. 医源性传播　E. 血液及体液传播

38. 患者周围的人，下列哪些是乙肝疫苗最主要的接种对象（　　）。

A. 急性乙型肝炎患者　B. 慢性乙型肝炎患者

C. 接受过输血的患者　D. 乙型肝炎病毒携带者母亲

E. HBsAg 阳性者生下的新生儿

39. 接种乙肝疫苗后，对 HBV 具有免疫保护作用的抗体是（　　）。

A. 抗-HBe　B. 抗-HBC　C. 抗-IgM

D. 抗-HBx　E. 抗-HBs

40. 患者经过治疗病情已好转，HBeAg 持续阳性，现已妊娠，为阻断母婴传播，所生下的新生儿最好的预防方法是（　　）。

A. 应用乙肝疫苗　B. 应用高效价乙肝免疫球蛋白

C. 应用乙肝疫苗＋高效价免疫球蛋白

D. 应用丙种球蛋白

E. 应用乙肝疫苗＋干扰素

（魏秀红　陈新娟）

目标检测答案

第二章　目标检测参考答案

1-5　ACADC　　6-10　BECBA
11-15　DDADA　　16-20　BACAE
21-25　DBDCC　　26-30　BDDCB
31-35　DBBCD　　36-40　ADBBA

第三章　目标检测参考答案

1-5　EDCBA　　6-10　CCCCA
11-15　EDEDD　　16-20　EACEB
21-25　BEDEA　　26-30　BECEB
31-35　ADCAA　　36-40　BBDEC

第四章　目标检测参考答案

1-5　DBACC　　6-10　ACBDE
11-15　DDBBE　　16-20　CCEAD
21-25　CABED　　26-30　DEDEB
31-35　DCDDB　　36-40　ADAAE

第五章　目标检测参考答案

1-5　AAEDB　　6-10　DCBBC
11-15　DBDAB　　16-20　DECCB
21-25　DCDEB　　26-30　ACDBB
31-35　DBECA　　36-40　EBCDB

第六章　目标检测参考答案

1-5　ECDCC　　6-10　EADAA
11-15　DBDDD　　16-20　DACDE
21-25　BDEDA　　26-30　BCAEC
31-35　AABAD　　36-40　CEDAD

第七章　目标检测参考答案

1-5　DBDAC　　6-10　ABCAC
11-15　CDBDC　　16-20　EAECB

21-25　CEAEC　26-30　CCECB
31-35　ABEEB　36-40　DCEAB

第八章　目标检测参考答案

1-5　EEECA　6-10　EDCAD
11-15　CDBAC　16-20　EABDB

第九章　目标检测参考答案

1-5　DAAAA　6-10　DBBCD
11-15　DEEBC　16-20　AEDBC
21-25　EBDBC　26-30　CBBEE
31-35　DCACC　36-40　AECCC

第十章　目标检测参考答案

1-5　BAABB　6-10　BBCDB
11-15　CABBB　16-20　EAEAD
21-25　BABAA　26-30　BBAEC
31-35　ABBCA　36-40　DEEEC

参 考 文 献

[1] 陆再英，钟南山. 内科学 [M]. 第7版. 北京：人民卫生出版社，2008.

[2] 尤黎明，吴瑛. 内科护理学 [M]. 第5版. 北京：人民卫生出版社，2012.

[3] 王荣俊，毕清泉. 内科护理学 [M]. 北京师范大学出版集团/安徽大学出版社，2012.

[4] 刘华平，李峥. 内外科护理学（下册）[M]. 北京：人民卫生出版社，2006.

[5] 朱大年. 生理学 [M]. 第7版. 北京：人民卫生出版社，2008.

[6] 柏树令. 系统解剖学 [M]. 第7版. 北京：人民卫生出版社，2008.

[7] 尤黎明. 内科护理学 [M]. 北京：人民卫生出版社，2005.

[8] 李秋萍. 内科护理学 [M]. 北京：人民卫生出版社，2006.

[9] 蒋乐龙，吕云玲. 内科护理学 [M]. 西安：第四军医大学出版社，2007.

[10] 成守珍. 内外科护理学 [M]. 北京：人民卫生出版社. 2012.

[11] 李小妹. 护理学导论 [M]. 第2版. 北京：人民卫生出版社，2009.

[12] 尤黎明，吴瑛. 内科护理学 [M]. 第4版. 北京：人民卫生出版社，2006.

[13] 尤黎明. 内科护理学 [M]. 第4版. 北京：人民卫生出版社，2010.

[14] 陆再英. 内科学 [M]. 第7版. 北京：人民卫生出版社，2007.

[15] 姚景鹏. 内科护理学 [M]. 第2版. 北京：北京大学医学出版社，2008.

[16] 张建欣. 内科护理学 [M]. 南京：江苏科学技术学出版社，2011.

[17] 中华医学会骨科学分会. 骨关节炎诊治指南（2007年版）[J]. 中华关节外科杂志（电子版），2007，1（4）：281.

[18] 吕探云. 健康评估 [M]. 第2版. 北京：人民卫生出版社，2006.

[19] Jessup M，Abraham W T，Casey D E，et al. 2009 focused update：ACCF/AHA Guidelines for the Diagnosis and Management of Heart Failure in Adults：a report of the American College of Cardiology Foundation/American Heart Association Task Force on Practice Guidelines：developed in collaboration with the International Society for Heart and Lung Transplantation [J] . Circulation，2009，119：1977-2016.

[20] 中华医学会心血管病学分会，中华心血管病杂志编辑委员会. 慢性心力衰竭诊断治疗指南 [J]. 中华心血管病杂志，2007，35：1076-1095.

[21] Cam A J，Kirchhof P，Lip G Y，et al. Guidelines for the management of atrial fibrillation：the Task Force for the Management of Atrial Fibrillation of the European Society of Cardiology（ESC）[J] . Eur Heart J，2010，31：2369-2429.

[22] Mancia G，De Backer G，Dominiczak A，et al. 2007 Guidelines for the management of arterial hypertension：The Task Force for the Management of Arterial Hypertension of the European Society of Hypertension（ESH）and of the European Society of Cardiology（ESC）[J] . Eur Heart J，2007，28：1462-1536.

[23] 中国高血压防治指南修订委员会. 中国高血压防治指南2010 [J]. 中华心血管病杂志，2011，39（7）：579-616.

[24] Kushner F G，Hand M，Smith S C Jr，et al. 2009 Focused Updates：ACC/AHA Guidelines for the Management of Patients With ST-Elevation Myocardial Infarction（updating the 2004 Guideline and 2007 Focused Update）and ACC/AHA/SCAI Guidelines on Percutaneous Coronary Intervention（updating the 2005 Guideline and 2007 Focused Update）：a report of the American College of Cardiology Foundation/American Heart Association Task Force on Practice Guidelines [J]. Circulation，2009，120（22）：2271-2306.

[25] Bonow R O，Carabello B A，Chatterjee K，et al. 2008 Focused update incorporated into the ACC/AHA 2006 guidelines for the management of patients with valvular heart disease：a report of the American College of Cardiology/American Heart Association Task Force on Practice Guidelines（Writing Committee to Revise the 1998 Guidelines for the Management of Patients With Valvular Heart Disease）：endorsed by the Society of Cardiovascular Anesthesiologists，Society for Cardiovascular Angiography and Interventions，and Society of Thoracic Surgeons [J]. Circulation，2008，118：e523-661.

[26] 徐雪，李玲，马铭泽等. 消化系统疾病的皮肤表现 [J]. 临床合理用药杂志，2011，04（3）：131-133.

[27] 王晶桐，刘玉兰. 免疫介导消化系统疾病在我国的诊治现状以及今后发展方向 [J]. 胃肠病学，2010，15（9）：

513-514.

[28] 胡秀梅. 慢性胃炎临床治疗与护理 [J]. 中外健康文摘，2011，08（22）：372-373.

[29] 茅海燕. 学龄期儿童慢性胃炎的关爱护理 [J]. 护理与康复，2003，2（4）：223-224.

[30] 苏国兵，李凤辉，易利纯等. 以家庭为中心的护理在小儿慢性胃炎中的应用效果 [J]. 当代护士（专科版）. 2011（11）：56-58.

[31] 赵平. 脾胃培元散结合系统化教育在慢性胃炎护理中的应用 [J]. 中医药临床杂志，2011，23（8）：699-701.

[32] 朱秀香. 慢性胃炎的护理 [J]. 中外健康文摘，2011，08（2）：264.

[33] 郝洪艳. 慢性胃炎病人的护理 [J]. 中外健康文摘，2012，09（7）：363.

[34] 周琴. 浅谈慢性胃炎病人的护理 [J]. 医学信息，（上旬刊），2011，24（3）：1370-1371.

[35] 胡伏莲，周殿元，贾博奇. 幽门螺旋杆菌感染的基础与临床 [M]. 北京：中国科学技术出 2 版社，1997.

[36] 刘端祺，吴航宇，张宏艳等. 谈谈我国肿瘤治疗中的人文关怀 [J]. 医学与哲学（临床决策论坛版）. 2009，30（7）：385-387.

[37] 韩静，刘均娥，孟洁等. 癌症病人心理困扰程度及相关原因分析 [J]. 中华护理杂志. 2008，43（6）：516-518.

[38] 孙秀娣，牧人，周有尚等. 中国胃癌死亡率 20 年变化情况分析及发展趋势预测 [J]. 中华肿瘤杂志，2004，26（1）：6-11.

[39] 彭卫生，王英年，肖成志. 新编结核病学 [M]. 北京：中国医药科技出版社，1994.

[40] 何家荣. 实用肺结核病学 [M]. 北京：科学技术出版社，2000.

[41] 陈灏珠. 实用内科学 [M]. 第 11 版. 北京：人民卫生出版社，2001.

[42] 程娟. 溃疡性结肠炎的护理治疗 [J]. 黑龙江医学，2008，32（7）：540.

[43] 顾华英，温盛霖，梁艳娉. 溃疡性结肠炎病人的个性特征及心理状态研究 [J]. 新医学，2006，37（11）：731-732.

[44] 张成林，储兴，林周，等. 溃疡性结肠炎病人的心理健康状况及个性特征 [J]. 中国行为医学科学，2001，10（1）：37-38.